W0267947

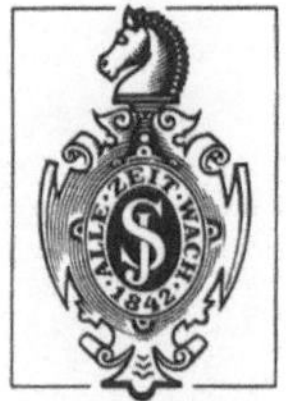
ALLE ZEIT WACH 1842

6. Kongreß der Deutschsprachigen Gesellschaft für Intraokularlinsen Implantation

6. bis 7. März 1992, München

Herausgegeben von
Th. Neuhann Ch. Hartmann R. Rochels

Mit 264 zum Teil farbigen Abbildungen

Springer-Verlag Berlin Heidelberg GmbH

Prof. Dr. med. Thomas Neuhann
Kurfürstenplatz 5, W-8000 München 40, BRD

Prof. Dr. Dr. med. Christian Hartmann
Klinik und Poliklinik für Augenheilkunde der Universität Köln,
Joseph-Stelzmann-Straße 9, W-5000 Köln 41, BRD

Prof. Dr. med. Rainer Rochels
Universitäts-Augenklinik Kiel, Hegewischstraße 2
W-2300 Kiel 1, BRD

ISBN 978-3-642-50269-9 ISBN 978-3-642-50268-2 (eBook)
DOI 10.1007/978-3-642-50268-2

Ursprünglich erschienen bei Springer-Verlag Berlin Heidelberg New York 1993
Softcover reprint of the hardcover 1st edition 1993

Satz: Elsner & Behrens GmbH, Oftersheim

25/3130-5 4 3 2 1 0 – Gedruckt auf säurefreiem Papier

Vorwort

Zum sechsten Mal legt die deutschsprachige Gesellschaft für Intraokularlinsen-Implantation und refraktive Chirurgie – erstmals unter ihrem neuen, erweiterten Namen – die Vorträge und Referate vor, die auf ihrer Jahrestagung gehalten worden sind – diesmal im März 1992 in München.

Der Band enthält fast alle Beiträge, einschließlich der schriftlichen Versionen der wissenschaftlichen Ausstellungen und der Filme. Der DGII-Band hat sich zu einer gesuchten und viel zitierten Quelle für den aktuellen wissenschaftlichen und klinischen Stand der Linsen- und refraktiven Chirurgie in Mitteleuropa entwickelt, nicht zuletzt auch dank seiner aktuellen Erscheinungsweise.

Deshalb gilt der Dank der Herausgeber auch in diesem Jahr den Mitarbeitern des Springer-Verlages, Herrn Schwind von Pro-Edit und nicht zuletzt den Autoren, die durch Einhaltung der Terminlinien alle zusammen ermöglicht haben, daß der Band auch diesmal termingerecht und in gewohnt nobler Aussattung erscheinen konnte.

Wir wünschen auch diesem Band die Beachtung und Verbreitung, die seine Vorgänger gefunden haben – die Arbeit die hinter jedem einzelnen Beitrag steckt, hat dies sicher verdient.

Th. Neuhann Chr. Hartmann R. Rochels

Inhaltsverzeichnis

Präoperative Maßnahmen

Small Incision

Optik

Klebetechnik

Haptik, Experimentelles

Nachstar

Sklerafixation der IOL

Vorderkammerlinsen

Phakoemulsifikation

Sondersituationen

Bifokallinsen

Pharmakologie

Refraktive Linsenchirurgie

Astigmatismus

Refraktive und allgemeine Hornhautchirurgie

Videos

Posters

Mitarbeiterverzeichnis (Erstautoren)

Auffarth, G., Dr. med.
Marienhospital
Akademisches Lehrkrankenhaus
der RWTH Aachen
Zeise 4
W-5100 Aachen
Bundesrepublik Deutschland
und
Medical University of South Carolina
Dept. of Ophtalmology
Storm Eye Institute
171 Ashley Avenue
Charleston, SC 29425-2236
USA

Bartz-Schmidt, K. U., Dr. med.
Universitäts-Augenklinik Köln
Joseph-Stelzmann-Str. 9
W-5000 Köln 41
Bundesrepublik Deutschland

Bastian, G. O.,
Priv.-Doz. Dr. med. habil.
Klinik für Augenheilkunde der MUL
Ratzeburger Allee 160
W-2400 Lübeck
Bundesrepublik Deutschland

Behrens-Baumann, W., Prof. Dr. med.
Augenklinik der Medizinischen
Akademie Magdeburg
Leipziger Straße 44
O-3010 Magdeburg
Bundesrepublik Deutschland

Blum, M., Dr. med.
Universitäts-Augenklinik
Im Neuenheimer Feld 400
W-6900 Heidelberg
Bundesrepublik Deutschland

Brauweiler, H. P., Dr. med.
Klinik Dardenne
Friedrich-Ebert-Straße 23–25
W-5300 Bonn-Bad-Godesberg
Bundesrepublik Deutschland

Cendelin, J., Dr. med.
I. Augenklinik
der Karlsuniversität Prag
Ke Karlovu 13
CS-12800 Praha 2
Tschechoslowakei

Clemente, P.,
Nymphenburger Straße 19
W-8000 München
Bundesrepublik Deutschland

Cornic, J.-C., Dr. med.
Clinique Bizet
23 rue Georges Bizet
F-75116 Paris
France

Damerow, A., Dr. med.
Augenabteilung des AK St. Georg
Lohmühlenstr. 5
W-2000 Hamburg 1
Bundesrepublik Deutschland

Daus, W., Priv.-Doz. Dr. med.
Universitäts-Augenklinik Heidelberg
Im Neuenheimer Feld 400
W-6900 Heidelberg
Bundesrepublik Deutschland

Dausch, D., Prof. Dr. med.
Augenabteilung
des Städt. Marienkrankenhauses
W-8450 Amberg
Bundesrepublik Deutschland

Demeler, U., Prof. Dr. med.
Zentralkrankenhaus Bremen
Augenklinik
St.-Jürgen-Straße
2800 Bremen
Bundesrepublik Deutschland

Diestelhorst, M., Dr. med.
Universitäts-Augenklinik Köln
Joseph-Stelzmann-Straße 9
W-5000 Köln 41
Bundesrepublik Deutschland

Eckhardt, B., Dr. med.
Augenklinik
Kreiskrankenhaus Bad Hersfeld
Seilerweg 29
W-6430 Bad Hersfeld
Bundesrepublik Deutschland

Effert, R.,
Dipl.-Phys. Priv.-Doz. Dr. med
Augenklinik der RWTH Aachen
Pauwelsstraße
W-5100 Aachen
Bundesrepublik Deutschland

Eisenmann, D., Dr. med.
Universitäts-Augenklinik
Friedrichstr. 18
W-6300 Gießen
Bundesrepublik Deutschland

Ernest, P., Dr. med.
Jackson, Michigan
United States of Amerika

Fechner, P. U., Dr. med.
Schmiedestraße 41
W-3000 Hannover 1
Bundesrepublik Deutschland

Förster, W., Dr. med.
Universitäts-Augenklinik
und Poliklinik
für Augenheilkunde Münster
Domagkstr. 18
W-4400 Münster
Bundesrepublik Deutschland

Fries, U., Dr. med.
Universitäts-Augenklinik
Theodor-Stern-Kai 7, H8b
W-6000 Frankfurt/Main
Bundesrepublik Deutschland

Frohn, A., Dr. med.
Universitäts-Augenklinik Tübingen
Abteilung 1: Allgemeine
Augenheilkunde
Schleichstr. 12
W-7400 Tübingen
Bundesrepublik Deutschland

Gleibs, A., Dr. med.
Diakonissen-Krankenhaus
Karlsruhe-Rüppurr
Akademisches Lehrkrankenhaus
der Universität Freiburg
Diakonissenstr. 28
W-7500 Karlsruhe
Bundesrepublik Deutschland

Gloor, B., Prof. Dr. med.
Augenklinik
Universitätsspital
CH-8091 Zürich
Schweiz

Göbbels, M., Dr. med.
Universitäts-Augenklinik
Sigmund-Freud-Str. 25
W-5300 Bonn
Bundesrepublik Deutschland

Grewing, R., Dr. med.
Augenklinik der Bundesknappschaft
W-6603 Sulzbach/Saar
Bundesrepublik Deutschland

Großkopf, P., Dr. med.
Universitäts-Augenklinik
Friedrichstr. 18
W-6300 Gießen
Bundesrepublik Deutschland

Guthoff, R., Prof. Dr. med.
Universitäts-Krankenhaus Eppendorf
Augenklinik
Martinistr. 52
W-2000 Hamburg 20
Bundesrepublik Deutschland

Haigis, W., Dr. rer. nat.
Universitäts-Augenklinik
Josef-Schneider-Str. 11
W-8700 Würzburg
Bundesrepublik Deutschland

Hanselmayer, H., Prof. Dr. med.
Universitäts-Augenklinik Graz
A-8036 Graz
Österreich

Heider, W., Dr. med.
Universitäts-Augenklinik
Theodor-Stern-Kai 7
W-6000 Frankfurt 70
Bundesrepublik Deutschland

Hermeking, H., Dr. med.
Augenklinik, Klinikum Barmen
Heusnerstr. 40
W-5600 Wuppertal 2
Bundesrepublik Deutschland

Hessemer, V., Priv.-Doz. Dr. med.
Universitäts-Augenklinik
Friedrichstr. 18
W-6300 Gießen
Bundesrepublik Deutschland

Hoppeler, Th., Dr. med.
Augenklinik Universitätsspital
CH-8091 Zürich
Schweiz

Hunold, W., Prof. Dr. med.
Marienhospital
Akademisches Lehrkrankenhaus
der RWTH Aachen
Zeise 4
W-5100 Aachen
Bundesrepublik Deutschland

Janknecht, P., Dr. med.
Universitäts-Augenklinik Freiburg
Killianstraße 5,
W-7800 Freiburg
Bundesrepublik Deutschland

Joergensen, J. S., Dr. med.
Augenarztpraxis
Jürgensallee 46
W-2000 Hamburg 52
Bundesrepublik Deutschland

Jung, U., Dr. med.
Universitäts-Augenklinik
Justus-Liebig-Universität
W-6300 Gießen
Bundesrepublik Deutschland

Kain, H. L., Priv.-Doz. Dr. med.
Universitäts-Augenklinik
Mittlere Str. 91
CH-4056 Basel
Schweiz

Kammann, J., Dr. med.
Augenklinik
des St. Johannes-Hospitals
Johannesstr. 9–13
W-4600 Dortmund 1
Bundesrepublik Deutschland

Klemen, U. M., Dr. med.
Krankenhaus St. Pölten
Augenabteilung
Propst-Führer-Str. 4
A-3100 St. Pölten
Österreich

Knorz, M. C., Dr. med.
Universitäts-Augenklinikum
Klinikum Mannheim
Theodor-Kutzer-Ufer
W-6800 Mannheim
Bundesrepublik Deutschland

Kohnen, T., Dr. med.
Klinik Dardenne
Friedrich-Ebert-Str. 23–25
W-5300 Bonn 2
Bundesrepublik Deutschland

Kuchynka, P., Doz. Dr. med.
Augenklinik
der III. Medizinischen Fakultät Prag
Srobárova 50
CS-10034 Prag 10
Tschechoslowakei

Küllenberg, C., Dr. med.
Klinikum Barmen, Augenklinik
Heusnerstraße 40
W-5600 Wuppertal 2
Bundesrepublik Deutschland

Kusel, R., Dr.
Universitäts-Augenklinik
Abteilung für Medizinische Optik
Martinistr. 52
W-2000 Hamburg 20
Bundesrepublik Deutschland

Lisch, W., Prof. Dr. med.
Augenklinik Hanau
Leimenstr. 20
W-6450 Hanau 1
Bundesrepublik Deutschland

Lommatzsch, P. K., Prof. Dr. med.
Augenklinik Universität Leipzig
Liebigstr. 14
O-7010 Leipzig
Bundesrepublik Deutschland

Lorger, C. V., Dr.
Universitäts-Augenklinik
Klinikum Mannheim
Theodor-Kutzer-Ufer
W-6800 Mannheim
Bundesrepublik Deutschland

Mathey, C., Dr. med.
Klinik Dardenne
Friedrich-Ebert-Str. 23–25
W-5300 Bonn 2
Bundesrepublik Deutschland

Mehdorn, E., Prof. Dr. med.
Marienhospital Aachen
Friedrich-Ebert-Allee 100
W-5100 Aachen
Bundesrepublik Deutschland

Menapace, R., Universitäts-Doz. Dr.
I. Universitäts-Augenklinik Wien
Spitalgasse 2
A-1090 Wien
Österreich

Michelson, G., Dr. med.
Augenklinik mit Poliklinik der
Universität Erlangen-Nürnberg
Schwabachanlage 6
W-8520 Erlangen
Bundesrepublik Deutschland

Mitschischek, E., Dr.
Augenabteilung KKH
Virchowstr. 8h
W-3150 Peine
Bundesrepublik Deutschland

Mittelviefhaus, H., Dr. med.
Universitäts-Augenklinik
Killianstr. 5
W-7800 Freiburg
Bundesrepublik Deutschland

Muntean, P., Dr. med.
Universitäts-Augenklinik Graz
A-8036 Graz
Österreich

Novak, J., MuDr.
Universitäts-Augenklinik
Benesova 1430
Hradec Královė 12
CS-500 12, Tschechoslowakei

Olsen, T., Prof. Dr. med.
Universitäts-Augenklinik
Aarhus Kommunehospital
DK-8000 Aarhus C
Dänemark

Papapanos, P., Dr. med.
I. Universitäts-Augenklinik,
Spitalgasse 2
A-1090 Wien
Österreich

Pfleger, Th., Dr. med.
I. Universitäts-Augenklinik Wien
Spitalgasse 2
A-1090 Wien
Österreich

Pham, D. T., Prof. Dr. med.
Universitäts-Augenklinik im Klinikum
Rudolf Virchow (Charlottenburg)
Freie Universität Berlin
Spandauer Damm 130
W-1000 Berlin 19
Bundesrepublik Deutschland

Posenauer, B., Dr. med.
Universitäts-Augenklinik
Killianstr. 5
W-7800 Freiburg
Bundesrepublik Deutschland

Quentin, C. D., Dr. med.
Universitäts-Augenklinik
Robert-Koch-Str. 40
W-3400 Göttingen
Bundesrepublik Deutschland

Reiner, J., Prof. Dr. med.
Stefan-Lochner-Straße 14
W-5000 Köln 50
Bundesrepublik Deutschland

Reinhard, T., Dr. med.
Augenklinik
der Heinrich-Heine-Universität
Moorenstr. 5
W-4000 Düsseldorf 1
Bundesrepublik Deutschland

Roth, E. H., Dr. med. Dipl.-Phys.
Inst. f. Physiol.-Optik
Beethovenstr. 1
W-4000 Düsseldorf 1
Bundesrepublik Deutschland

Rozsival, P., Dr. med.
Augenklinik
des Masarykkrankenhauses
Pasteurova 9
CS-40000 Usti nad Labem
Tschechoslowakei

Scharrer, A., Dr. med.
Augenklinik Fürth
Jakob-Henle-Str. 1
W-8510 Fürth
Bundesrepublik Deutschland

Schmitt, K., Dr. med
Universitäts-Augenklinik
Friedrichstr. 18
W-6300 Gießen
Bundesrepublik Deutschland

Schnaudigel, O.-E., Prof. Dr. med.
Augenklinik der Johann-Wolfgang-Goethe-Universität
Theodor-Stern-Kai 7
W-6000 Frankfurt/Main 70
Bundesrepublik Deutschland

Skorpik, Ch., Dr. med.
I. Universitäts-Augenklinik
Spitalgasse 2
A-1090 Wien
Österreich

Speiser, P., Dr. med.
Klinik für Augenkrankheiten
Kantonsspital
CH-9007 St. Gallen
Schweiz

Steuhl, K.-P., Prof. Dr. med.
Universitäts-Augenklinik
Abteilung I
Schleichstr. 12
W-7400 Tübingen
Bundesrepublik Deutschland

Struck, H. G., Doz. Dr. med. habil.
Klinik und Poliklinik
für Augenkrankheiten
der Universität Halle-Wittenberg
Magdeburger Str. 8
O-4020 Halle/S.
Bundesrepublik Deutschland

Stutzer, H., Dr. med.
Augenklinik
des Lehrkrankenhauses Kassel
Mönckebergstr. 41/43
W-3500 Kassel
Bundesrepublik Deutschland

Sundmacher, R., Prof. Dr. med.
Augenklinik
der Heinrich-Heine-Universität
Moorenstr. 5
W-4000 Düsseldorf 1
Bundesrepublik Deutschland

Waltersdorfer, R., Dr. med.
Universitäts-Augenklinik Graz
Auenbruggerplatz 4
A-8036 Graz
Österreich

Weber, U.,
Augenklinik des Akadem.
Lehrkrankenhauses Braunschweig
Salzdahlumer Str. 90
W-3300 Braunschweig
Bundesrepublik Deutschland

Wenzel, M., Dr. med.
Augenklinik der RWTH Aachen
Pauwelsstr.
W-5100 Aachen
Bundesrepublik Deutschland

Wesendahl, Th., Dr. med.
Marienhospital Aachen
Akademisches Lehrkrankenhaus
der RWTH Aachen
Zeise 9
W-5100 Aachen
Bundesrepublik Deutschland
und
Medical University of South Carolina
Dept. of Ophtalmology
Storm Eye Institute
171 Ashley Avenue
Charleston, SC 29425-2236
USA

Wetzel, W., Dr. med.
Universitäts-Augenklinik Kiel
Klinik für Ophthalmologie
Hegewischstr. 2
W-2300 Kiel 1
Bundesrepublik Deutschland

Wiegand, W., Dr. med.
Medizinisches Zentrum
für Augenheilkunde
der Philips-Universität Marburg
Robert-Koch-Str. 4
W-3550 Marburg
Bundesrepublik Deutschland

Wiemer, C., Dr. med.
Universitätsklinikum Charlottenburg
Augenklinik und Poliklinik
Spandauer Damm 120
W-1000 Berlin 19
Bundesrepublik Deutschland

Zuche, M., Dr. med.
Augenklinik Sulzbach
Lazarettstraße
W-6603 Sulzbach
Bundesrepublik Deutschland

Präoperative Maßnahmen

Vorhersagegenauigkeit von Potential Acuity Meter und Interferometer

M. Blum, M. Tetz, U. Klein, C. Böhm und H. E. Völcker

Zusammenfassung: Die Ermittlung der potentiellen Sehschärfe bei Medientrübung durch Katarakt liefert ein zusätzliches Kriterium bei der Indikationsstellung zur Operation. Alternativ zu den meist genutzten Interferometern kommt in den letzten Jahren das Potential Acuity Meter (PAM) nach Guyton und Minkowski vermehrt zum Einsatz. Bei 102 Kataraktpatienten wurde vor extracapsulärer Kataraktextraktion und Implantation einer Hinterkammerlinse die potentielle Sehschärfe mit dem PAM und einem Interferometer (Site-IRAS) bestimmt. Zwischen dem fünften bis siebten postoperativen Tag wurde bei allen Patienten der Fernvisus geprüft. Um als richtige Vorhersage gewertet zu werden, mußte der postoperative Visus innerhalb einer Visusstufe mit dem vorhergesagten Visus übereinstimmen. Bei 95 Patienten war eine vergleichende Auswertung möglich. In der Gruppe der Patienten mit präoperativem Visus >0,2 war kein Unterschied beider Geräte nachweisbar (PAM = 62,5%, IRAS = 62,5%, N = 40). Bei Patienten mit Visus >/= 0,2 waren die Vorhersagen des IRAS signifikant besser (PAM = 30,7%, IRAS = 51,2%, N = 39). Bei sehr dichten Katarakten ergaben beide Geräte keine quantitativ verwertbaren Aussagen. Die Zahl der falsch positiven Vorhersagen war beim Interferometer deutlich höher (12 gegenüber 3). Dies erscheint insbesondere in der Visusstufe >0,2 von Bedeutung. In dieser Patientengruppe bietet das PAM Vorteile.

Summary. Predicting potential visual acuity renders important information for the ophthalmologist in patients with cataractous opacification of the media. The Potential Acuity Meter (PAM) by Guyton and Minkowski has become an alternative to the more frequently used interferometers. In contrast to the interferometers the PAM functions by projecting a Snellen-chart through an aerial pinhole onto the patient's retina. Visual acuity was tested in 102 cataract patients utility the PAM and an interferometer (IRAS). All patients underwent cataract extraction with implantation of a posterior chamber lens. Five to seven days postoperatively, best corrected visual acuity was tested under standardized conditions. In 95 patients an evaluation with both instruments was possible. As per definition, results were considered identical if postoperative visual acuity was within 1 Snellen line of the predicted value. In the first group of patients with vision > 0.2, no significant difference could be found regarding the accuracy of the predictions (PAM = 62.5%, IRAS = 62.5%, N = 40). In the second group with visual acuity </= 0.2 the IRAS lead to 51.2% correct measurements and was significantly better than the PAM with 30.7% (N = 39). However there was a higher incidence of false positive results with the IRAS (12 vs 3) in both groups. In group 3 with dense cataracts (N = 10) predictions were wrong in almost all cases. In six patients both instruments did not allow determination of visual acuity due to the density of the cataract. Both instruments allowed predicting postoperative visual acuity. With very dense cataracts, it was more likely to obtain correct predictions with the IRAS; but there was a considerable number of false positive results. In patients with preoperative visiual acuity better than 0.2 the PAM seemed to be more reliable.

Einleitung

Die Ermittlung der potentiellen Sehschärfe bei Medientrübungen durch Katarakt liefert ein wichtiges zusätzliches Kriterium bei der Indikationsstellung zu einer Kataraktoperation. Eine Visusvorhersage der zu erwartenden postoperativen Sehschärfe bei eher moderaten Linsentrübungen wird heute vielfach auch von Seiten der Patienten gewünscht, während bei sehr fortgeschrittenen oder gar maturen Linsentrübungen die Indikationsstellung zur Operation in der Regel kein Problem darstellt. Zur Ermittlung des postoperativen Visus kommt, alternativ zu den meist genutzten Interferometern, in den letzten Jahren der Potential Acuity Meter (PAM) nach Guyton und Minkowski vermehrt zum Einsatz. In einer prospektiven Studie wurde an der Universitäts-Augenklinik Heidelberg die Vorhersagegenauigkeit vom PAM mit dem IRAS-Interferometer verglichen.

Methodik

In konsekutiver Reihenfolge wurden im Juni und Juli 1991 Patienten vor der Kataraktextraktion untersucht. Nach objektiver Refraktionsermittlung wurde bei spielender Pupille der bestmögliche korrigierte präoperative Fernvisus ermittelt. Hierzu wurde der Rodenstock-Sehzeichenprojektor „Rodamat M" unter Normbedingungen eingesetzt. Konnte kein Fernvisus erhoben werden, wurde unter Verwendung von Visustafeln nach Snellen ein Metervisus bestimmt. Ließ sich auch hierbei kein Wert erheben, wurde die Wahrnehmung von Handbewegungen und die Lichtscheinprojektion getestet.

Nach medikamentöser Mydriasis mit 10% Tropicamid und 5% Phenylephrinhydrochlorid Augentropfen wurde in einem zweiten Untersuchungsschritt der potentielle Visus der Patienten mit dem Potential Acuity Meter (PAM) nach Guyton und Minkowski bestimmt. Das PAM projiziert eine Miniaturvisustafel nach dem Maxwell'schen Prinzip (Abb. 1) durch ein sog. „pinhole" auf die Netzhaut der Testperson. Die Voraussetzung hierzu ist das Auffinden einer Zone von 0,15 mm Durchmesser mit möglichst geringer Linsentrübung, um den Lichtstrahl zu positionieren. Die Patienten wurden hierzu in einer möglichst entspannten Untersuchungssituation in einem abgedunkelten Raum vor einer Haag-Streit-Spaltlampe mit darauf montiertem PAM untersucht. Der Untersucher positionierte den Projektionsstrahl und stellte am PAM die entsprechende sphärische Korrektur ein, da das Verfahren refraktionsabhängig ist. Die Testperson wurde dann aufgefordert, die dargebotenen Optotypen zu lesen. Wurden drei von vier Optotypen richtig gelesen, galt die Visusstufe als erreicht.

Nach der Testung mit dem PAM wurde im gleichen Raum die potentielle Sehschärfenbestimmung mit dem SITE-IRAS-Interferometer durchgeführt. Der SITE-IRAS arbeitet mit einer Weißlichtquelle und ist ein Gerät, das wahlweise manuell gehalten oder an einer Spaltlampe montiert werden kann. Das Prinzip bei diesem Gerät, wie auch bei anderen Interferometern, besteht darin, zwei punktförmige Lichtquellen in die Knotenebene des Auges abzubilden. Von

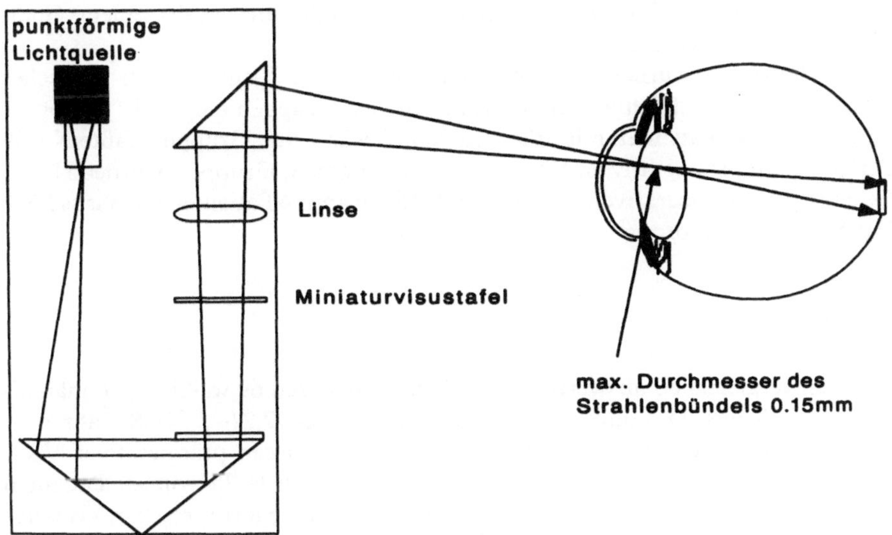

Abb. 1. Maxwell-Prinzip des Potential Acuity Meter. Eine „Lücke" von 0,15 mm ist ausreichend, um die Visustafel auf die Netzhaut des Patienten zu projizieren

beiden Lichtquellen gehen divergente Strahlenbündel aus, in deren Überlappungsbereich durch Interferenz ein Muster von hellen und dunklen Streifen entsteht. Mit Entfernung der Lichtquelle voneinander wird das Muster feiner oder gröber und das retinale Auflösungsvermögen der Interferometerstreifen kann getestet werden.

Von jedem Patienten wurde ein Untersuchungsprotokoll mit den Werten der präoperativen Untersuchungen angelegt. Die Patienten wurden nach der Untersuchung einer extrakapsulären Kataraktextraktion mit Implantation einer Hinterkammerlinse unterzogen. Zwischen dem fünften bis siebten Tag nach der Operation wurde bei allen Patienten der beste korrigierte Fernvisus bei spielender Pupille erhoben. Die Prüfung erfolgte in gleicher Weise wie die präoperativ durchgeführte Visustestung.

Die Definition der richtigen Vorhersage wurde eng gefaßt. Um als korrekte Vorhersage zu gelten, mußte der postoperative Visus innerhalb einer logarithmischen Visusstufe des mit dem vom PAM bzw. IRAS vorhergesagten potentiellen Visus liegen [14].

Patienten

Insgesamt wurden bei 102 Patienten vor geplanter Kataraktextraktion Messungen durchgeführt. Zwei Patienten wurden aus internistischen Gründen nicht operiert, bei zwei weiteren Patienten lag, erst nach der Operation feststellbar, ein deutlich visusreduzierendes Maculaödem vor. Ein Patient erlitt bei beidseitiger Vasculitis postoperativ eine Glaskörperhämorrhagie. Bei zwei Patienten mit

Visusreduktion auf Handbewegungen konnten mit nur jeweils einem Gerät präoperativ Aussagen gewonnen werden.

Die Patienten wurden anhand des präoperativen Visus, als ein klinisches Kriterium für die „Dichte“ der Katarakt, in vier Gruppen eingeteilt: Gruppe 1 umfaßte N = 40 Patienten mit präoperativem Visus > 0,2. Gruppe 2 faßte N = 39 Patienten mit präoperativem Visus </= 0,2 zusammen. Gruppe 3 wurden N = 10 Patienten mit präoperativem Visus 1/50–1/15, Gruppe 4 Patienten mit Visus LSP/HBW (N = 6) zugeordnet.

Ergebnisse

Von den vergleichend auswertbaren 95 Patienten waren 69 weiblich, 26 männlichen Geschlechts. Das durchschnittliche Alter lag bei 72,2 (+/– 10,8) Jahren.

In Gruppe 1 wurden 40 Patienten ausgewertet, deren präoperativer Visus besser als 0,2 war. Von beiden Geräten wurden jeweils 25 von 40 Patienten (62,5%) der postoperative Visus richtig innerhalb einer logarithmischen Visusstufe vorhergesagt (Tabelle 1). Von den jeweils 15 falschen Vorhersagen waren beim PAM zwei „falsch positiv“ (5%), d. h. höher als der tatsächlich erzielte postoperative Visus. Diese lagen zwei Visusstufen über dem postoperativ erreichten Visus. Beim Interferometer waren 6 (15%) „falsch positive“ Vorhersagen erfolgt, hiervon lagen zwei ebenfalls um zwei Visusstufen über dem postoperativen Visus, die anderen vier lagen noch höher.

In Gruppe 2 konnten 39 Patienten mit präoperativem Visus </0,2 ausgewertet werden. Die Vorhersage des PAM stimmte bei 12 von 39 Patienten (30,7%) (Tabelle 2). Der SITE-IRAS lieferte richtige Vorhersagen in 20 von 39 Patienten (51,2%). Der Unterschied zwischen den beiden Vorhersagen wurde im Fisher-exact-Test als signifikant berechnet (p = 0,036). Das PAM ergab nur eine falsch positive Vorhersage (2,6%), der Interferometer erneut 6 falsch positive Resultate (15,3%).

In Gruppe 3 wurden 10 Patienten mit präoperativem Visus von 1/50–1/15 ausgewertet. Bei 9 dieser 10 Patienten konnte mit beiden Geräten keine richtige Vorhersage erreicht werden. Bei einem Patient wurde mit dem Interferometer eine richtige Vorhersage gemacht.

Sechs Patienten mit sehr dichten Linsentrübungen konnten präoperativ lediglich Visusangaben im Sinne von Lichtscheinprojektion und Handbewegungen machen. Bei dieser Patientengruppe konnten mit keinem der Geräte verwertbare Visusvorhersagen erhoben werden.

Tabelle 1. Ergebnisse Gruppe 1: Patienten mit präoperativem Visus > 0,2 (n = 40)

	PAM	IRAS
Richtige Vorhersage	62,5%	62,5%
„Falsch positive“ Vorhersage	5,0%	15,0%

Tabelle 2. Ergebnisse Gruppe 2: Patienten mit präoperativem Visus </0,2 (n = 39)

	PAM	IRAS
Richtige Vorhersagen	30,7%	51,2%*
„Falsch positive" Vorhersagen	2,6%	15,3%

* p = 0,036

Diskussion

Die Untersuchung des potentiellen Visus beruht auf subjektiven Angaben der Patienten und unterliegt somit individuellen und tageszeitlichen Schwankungen. Es ist daher sinnvoll beim Vergleich von Ergebnissen ein Intervall festzulegen, innerhalb dessen die Ergebnisse der präoperativen Messungen und des tatsächlichen postoperativen Visus als gleich gewertet werden. In der vorliegenden Studie wurden zur Bestimmung dieser Intervallgrenzen eine Untersuchung von Petersen zugrundegelegt, in der die Fehlerbreite der subjektiven Sehschärfenbestimmung geprüft wurde [7]. Danach ist die Standardabweichung der Visusmessung um einen Mittelwert von 1,5 Visusstufen normalverteilt. Wir forderten in unserer Untersuchung eine Intervallgröße von +/– 1,0 Visusstufen.

Die Beurteilung der zur potentiellen Visusprüfung zur Verfügung stehenden Geräte und deren Leistungsmöglichkeiten wurde in der Literatur bei verschiedenen Autoren kontrovers diskutiert [10]. So schwanken die Intervallgrenzen, innerhalb derer eine Vorhersage als richtig gewertet wird, zwischen drei Visusstufen [1, 2, 8], zwei Visusstufen [13] und 1,5 bzw. einer logarithmischen Visusstufe [5, 11]. Dies führt z. B. beim PAM zu einer Schwankungsbreite der Meßergebnisse von 26% bis 91% richtiger Vorhersagen.

Nach Aussage von Minkowski u. Guyton [12] ist die Vorhersagegenauigkeit des PAM abhängig von der Dichte der Katarakt. Datiles et al. berücksichtigen dies in ihrer Studie zur Vorhersagegenauigkeit von PAM und Interferometer [3]. Unterschieden wurde zwischen weniger dichten Trübungen, bei denen die indirekte Ophthalmoskopie noch eine detaillierte Beurteilung der Papille erlaubte (17 Fälle) und Patienten, bei denen eine Beurteilung des Fundus nicht mehr möglich war (15 Fälle). Die Einteilung nach Funduseinblick wurde von anderen Autoren übernommen [6], stellt nach unserer Meinung jedoch ein weiteres subjektives Kriterium des Untersuchers dar. In unserer Untersuchung wurden die Patienten daher streng nach dem besten präoperativen Visus einer Untersuchungsgruppe zugeordnet und diese Gruppen getrennt ausgewertet. Dieses Kriterium beinhaltet zwar auch nur einen Teilaspekt der Kataraktbeurteilung, ist aber von anderen Untersuchern jederzeit nachvollziehbar.

Gruppe 4 zeigt, daß bei maturen Katarakten weder mit Interferometern, noch mit dem Prinzip der Maxwell'schen Apertur eine Visusbestimmung möglich ist.

Gruppe 3 umfaßte 10 Patienten bei denen ein 6-Meter-Visus nicht mehr erhoben werden konnte. Bei diesen dichten Linsentrübungen konnte keines der beiden Geräte wirklich überzeugende Resultate liefern. Zwar wurden bei einer Reihe von Patienten Visusverbesserungen vorhergesagt, jedoch eine quantitative Auswertung war nicht möglich. Gerade bei dichten Trübungen der Linse sollten Ergebnisse einer potentiellen Visusprüfung eher im Sinne einer qualitativen Prüfung gewertet werden. Hier beruht die Entscheidung zur Kataraktextraktion sowieso im wesentlichen auf klinischen und morphologischen Kriterien. Die bessere Durchdringung von Katarakten wurde erneut durch die eine richtige Visusvorhersage des Interferometers bestätigt.

Die Ergebnise der Gruppe 2 zeigen eine deutliche Abnahme der richtigen Vorhersagen bei Zunahme der Dichte der Linsentrübung. Die bessere Penetrationsfähigkeit des Interferometers führt zu einer signifikant bessern Genauigkeit der Vorhersage. In einem relativ hohen Anteil von dichten Katarakten könnte somit die Erklärung für das bessere Abschneiden des Interferometerprinzips bei bisherigen Studien liegen, bei denen keine Abstufung anhand des praeoperativen Visus vorgenommen wurde [9].

Die Ergebnisse der Gruppe 1 sind im wesentlichen mit den Ergebnissen anderer Autoren, die gleich enge Intervalldefinitionen zugrunde legten zu vergleichen. Einen signifikanten Unterschied zwischen den richtigen Vorhersagen konnte nicht gefunden werden. Das häufigere Auftreten von falsch positiven Vorhersagen stellt den am wenigsten gewünschten Effekt dar (= Überschätzung des postoperativen Visus). Es wurde beim Weißlicht-Interferometer insbesondere bei Maculaerkrankungen bereits beschrieben und mit der Größe des retinalen Testfeldes begründet [4]. Im Gegensatz hierzu wird beim PAM selektiv die Funktion der Macula geprüft. Letzteres Gerät zeigt, was diesen Fehler angeht, günstigere Ergebnisse.

Literatur

1. Carpel EF, Henderson V (1986) The influence of cataract types on potential acuity meters results. J Cataract Refract Surg 12:276–277
2. Christenbury JD, McPherson SD (1985) Potential Acuity Meter for predicting postoperative visual acuity in cataract patients. Am J Ophthalmol 225:365–366
3. Datiles MB, Edwards PA, Kaiser-Kupfer MI, McCain L, Podgor M (1987) A coperative study between the PAM and laser interferometer in cataracts. Graefes Arch Clin Exp Ophthalmol 225:457–460
4. Faulkner W (1983) Predicting acuities in capsulotomy patients: Interferometers and potential acuity meter. Am Intraocul Implant Soc J 9:434–437
5. Fish GE, Birch DG, Fuller DG, Straach R (1986) A comparison of visual function tests in eyes with maculopathy. Ophthalmology 93:1177–1182
6. Mistlberger A, Alzner E (1990) Zuverlässigkeit der Retinometeruntersuchung (Interferometer IRAS 760) für die Prognose der Sehschärfe bei Kataraktpatienten. Spektr Augenheilk 4:130–132
7. Petersen J (1990) Zur Fehlerbreite der subjektiven Visusmessung. Fortschr Ophthalmol 87:604–608
8. Severin TD, Severin SL (1988) A clinical evaluation of the potential acuity meter in 210 cases. Ann Ophthalmol 20:373–375
9. Spurny RC, Zaldivar R, Belcher D, Simmons RJ (1986) Instruments for predicting visual acuity. A clinical comparison. Arch Ophthalmol 104:196–200

10. Lachenmayr B (1990) Sehschärfenvorhersage bei Medientrübung und nicht korrigierbaren Refraktionsfehlern. Fortschr Ophthalmol 87 [Suppl]: 118–137
11. Miller ST, Graney MJ, Elam JT, Applegate WB, Freeman JM (1988) predictions of outcomes from cataract surgery in elderly persons. Ophthalmology 95: 1125–1129
12. Minkowski JS, Guyton DL (1984) New methods for predicting visual acuity after cataract surgery. Ann Ophthalmol 16: 511–516
13. Minkowski JS, Palese M, Guyton DL (1983) Potential Acuity Meter. Using a minute aerial pinhole aperture. Ophthalmology 90: 1360–1368
14. Tetz M, Klein U, Völcker HE (1991) Klinische Anwendbarkeit des potential Acuity Meter - Eine prospektive Studie. Fortschr Augenheilkd [Suppl] 1991: 221

Kapsulorhexis und Berechnung der Brechkraft der Kunstlinse

T. Olsen, K. Thim, N. Løgstrup und L. Corydon

Zusammenfassung: Die Technik der Kapsulorhexis erlaubt eine exakte endokapsuläre Fixierung der Kunstlinse. Damit wird die postoperative Vorderkammertiefe in höherem Grade von der präoperativen Anatomie des Auges beeinflußt, und die Grundlage der Berechnung der Kunstlinsenbrechkraft wird geändert. Wir haben 395 Patienten, an denen eine Hinterkammerlinse durch eine Kapsulorhexis im Kapselsack fixiert war, mit prä- sowie postoperativer Ultraschallbiometrie untersucht. Die Ergebnisse zeigten eine hochsignifikante Korrelation zwischen der postoperativen Vorderkammertiefe und den folgenden präoperativen Messungen: Die Kammertiefe, die Linsendicke und die Achsenlänge. Mittels einer multiplen Regressionsformel konnte die Position der Kunstlinse mit einem Korrelationskoeffizienten von 0,8 vorausgesagt werden. Die Anwendung dieser Formel in der Linsenberechnung bietet eine hohe Kontrolle der Refraktion nach der Linsenchirurgie.

Summary. The capsulorhexis technique ensures an in-the-bag fixation of the intraocular lens (IOL). The postoperative anterior chamber depth (ACD) may in this way be more predictable and depending on the preoperative anatomy of the eye, changing the presumptions of the IOL calculation formulas. We investigated 395 cases with capsulorhexis and in-the-bag fixation of the IOL with complete pre- and postoperative biometry. The postoperative, pseudophakic ACD was shown to be highly significantly correlated with the preoperative ACD, the lens thickness and the axial length. By means of a multiple regression equation the postoperative ACD could be predicted with a correlation coefficient of 0.8. When incorporated into the IOL calculation formalism this equation offers a high control of the refractive outcome of cataract surgery.

Die Technik der Kapsulorhexis [3, 6] ermöglicht eine exakte Plazierung der Kunstlinse in den Kapselsack bei der Linsenimplantation. Weil frühere Techniken eine hohe Frequenz von dezentrierten und subluxierten Hinterkammerlinsen zeigten, ist eine gute Zentrierung und dauerhafte endokapsulare Fixierung der Kunstlinse die Regel nach der Kapsulorhexis [1, 2].

Die verbesserten postoperativen Befunde bei pseudophaken Patienten haben gewisse Implikationen für die Kunstlinsenberechnung. Es ist zu erwarten, daß die verbesserte chirurgische Technik eine größere Standardisierung der optischen Parameter des pseudophaken Auges bewirken wird. Von besonderem Interesse ist die postoperative Vorderkammertiefe, weil dieser Parameter ein Ausschlaggeber für den refraktiven Effekt der Kunstlinse ist.

In dieser Arbeit haben wir untersucht, ob die konsequente endokapsuläre Fixierung der Kunstlinse neue Möglichkeiten für eine verbesserte Abschätzung des Implantationsortes der Kunstlinse und dadurch eine verbesserte Grundlage der Linsenberechnung darstellt.

Tabelle 1. Präoperative klinische Befunde bei 395 Patienten, an denen eine kapselsackfixierte Hinterkammerlinse durch eine Kapsulorhexis implantiert waren. *Ax* Achsenlänge, *VK(prä)* phake Vorderkammertiefe, *L* Linsendicke, *H* Abstand Hornhautscheitel-Irisebene. Mittelwerte in mm (± 1 Standardabweichung)

Ax	VK(prä)	L	H
23,48 (± 1,63)	3,16 (± 0,44)	4,50 (± 0,31)	3,25 (± 0,44)

Klinisches Material

Die Untersuchung umfaßt 395 Patienten, 139 Männer und 256 Frauen, an denen sechs Typen von kapselsackfixierten Hinterkammerlinsen nach Kapsulorhexis implantiert worden waren. Etwa 100 der Augen wurden mittels einer computergestützten Datenbank wegen sehr kurzer (<22 mm) oder sehr langer Augen (>26 mm) ausgewählt, während 295 Augen eine Normalpopulation darstellten. Die Achsenlängen verteilten sich mit 62 Augen von 20 bis 22 mm, 213 von 22 bis 24 mm, 95 Augen von 24 bis 26 mm, 15 Augen von 26 bis 28 mm und 10 Augen von 28 bis 31 mm.

Sechs verschiedene Linsentypen wurden angewandt: Pharmacia 700B (n = 58), UI80 (n = 12) und 725A (n = 114), Allergan PC57 (n = 12), 3M 815LE (n = 142) und 825XE (n = 57). Die Linsen waren alle PMMA Linsen mit modifizierten C-Bügeln.

Die Biometrie wurde präoperativ sowie 4–6 Monate postoperativ mit einem 10-Mhz-Schallkopf an einem Teknar Ophthasonic III Ultraschallgerät durchgeführt. Die angenommene Ultraschallgeschwindigkeit betrug 1550 m/s für das phake Auge und 1530 m/s für die Vorderkammer. Bei jeder Messung der Vorderkammertiefe wurde die Pupille pharmakologisch erweitert und die endokapsuläre Fixierung der Kunstlinse wurde bestätigt.

Die klinischen Befunde des Patientengutes sind in Tabelle 1 dargestellt.

Statistische Methode

Wie früher beschrieben sind heute mehrere Methoden zur Berechnung der Vorderkammertiefe nach der Linsenimplantation publiziert worden [7]. Diese Methoden stützen sich auf eine statistische Korrelation der pseudophaken Vorderkammertiefe mit einer oder mehreren der folgenden präoperativ definierten Größen:

1) Die Achsenlänge,
2) die phake Vorderkammertiefe,
3) die Linsendicke und
4) der Abstand vom Hornhautscheitel bis zur Irisebene, die sich geometrisch von der Hornhautkrümmung berechnen läßt.

Nach unseren Erfahrungen [8] ist die erfolgreichste Methode zur Wertung der Korrelation dieser Einzelfaktoren eine multilple Regressionsformel von dem Typ:

$$VK(post) = VK(iol) + \beta 1 \times Ax + \beta 2 \times VK(prä) + \beta 3 \times L + \beta 4 \times H + A \quad (1)$$

wobei VK(post) = erwartete pseudophake Vorderkammertiefe, VK(iol) = Mittelwert der pseudophaken Vorderkammertiefe für einen spezifischen Linsentyp, Ax = Achsenlänge, VK(prä) = phake Vorderkammertiefe, L = Linsendicke, H = Abstand des Hornhautscheitels zur Irisebene, und A = eine Konstante.

Die Regressionsanalyse wurde auf das Gesamtmaterial in drei Kombinationsstufen ausgeführt:

1) Ax + H,
2) Ax + H + VK(prä), und
3) Ax + H + VK(prä) + L

wobei die entsprechenden Regressionskoeffizienten ausgeleitet wurden. Zunächst wurde die Genauigkeit der Formel (1) mit Bezug auf den Mittelwert des spezifischen Linsentyps beurteilt.

Ergebnisse

Die postoperativen Vorderkammertiefen der sechs verschiedenen Linsentypen sind in Tabelle 2 dargestellt.

Signifikante Korrelationen ergaben sich für alle präoperativ definierten Größen (s. Tabelle 3). Die höchste Gesamtkorrelation war mit einer Kombination aller Prädiktoren zu beobachten: unter diesen Bedingungen kam es zu einem Korrelationskoeffizienten von 0,61 und einem signifikanten Zusammenhang zwischen der pseudophaken Vorderkammertiefe und (in abnehmender Signifikanz) der phaken Vorderkammertiefe, der Achsenlänge und der Linsendicke ($p < 0{,}001$). Der Parameter H zeigte eine signifikante Regression in den Kombinationen 1) Ax + H und 2) Ax + H + VK(prä) aber nur eine nicht signifikante Regression in der Kombination 3) Ax + H + VK(prä) + L. Aus der Gesamtregression mit Bezug auf den individuellen Linsentyp konnte die folgende Formel festgelegt werden:

Tabelle 2. Postoperative Vorderkammertiefe (mm) 6 verschiedener Kunstlinsen

Linse	700B	725A	PC57	815LE	825XE	UI80
MW	4,12	4,30	4,21	3,80	4,42	3,75
S	(± 0,31)	(± 0,39)	(± 0,27)	(± 0,31)	(± 0,36)	(± 0,38)

MW Mittelwert; *S* Standardabweichung

Tabelle 3. Ergebnisse der multiplen Regressionsanalyse der postoperativen Vorderkammertiefe in Abhängigkeit von vier präoperativen Parametern: Die Achsenlänge (*Ax*), die Abstand Hornhautscheitel-Irisebene (*H*), die phake Vorderkammertiefe (*VK(prä)*) und die Linsendicke (*L*). Der t-Wert wurde nach der Student-Verteilung berechnet. n = 395

Parameterkombination	Koeffizient	t-Wert	p	r
1. Ax	0,252	4,1	< 0,001	0,51
H	0,130	3,1	< 0,01	
2. Ax	0,084	6,5	< 0,001	0,58
H	0,137	2,2	< 0,05	
VK(prä)	0,334	6,8	< 0,001	
3. Ax	0,075	5,8	< 0,001	0,61
H	0,113	1,9	> 0,05	
VK(prä)	0,501	8,3	< 0,001	
L	0,201	4,5	< 0,001	

$$\begin{aligned} \text{VK(post)} = {} & \text{VK(iol)} + 0{,}075 \times \text{Ax} + 0{,}11 \times \text{H} + 0{,}50 \times \text{VK(prä)} \\ & + 0{,}20 \times \text{L} - 4{,}63 \end{aligned} \tag{2}$$

Mit dieser Formel kam es zu einer Gesamtkorrelation von 0,79 zwischen dem erwarteten und dem beobachteten Wert (Abb. 1). Die Standardabweichung der Fehler betrug 0,28 mm. 91% der Fälle war innerhalb von 0,5 mm von dem vorausgesagten Wert und 99% war innerhalb 1,0 mm von dem erwarteten Wert. Die Abschätzung zeigte keinen Bias mit der Achsenlänge.

Wenn diese Methode in die Berechnung der Kunstlinsenbrechkraft eingebaut wurde, konnte eine gute Übereinstimmung zwischen erwarteten und beobachteten Endrefraktion der pseudophaken Patienten nachgewiesen werden. Die Standardabweichung der Fehler betrug in dieser Situation 0,68 Dioptrien, mit 87% der Fälle innerhalb 1 Dioptrie des erwarteten Wertes (Abb. 2).

Diskussion

Diese Ergebnisse haben gezeigt, daß die pseudophake Vorderkammertiefe sich mit hoher Präzision von präoperativen Größen vorausberechnen läßt. Die hohe Korrelation zwischen dem berechneten und dem beobachteten Wert (Abb. 1) zeigt, daß nur ein geringer Teil der Varianz auf chirurgische Variationen zurückzuführen ist, und daß der größte Teil von der präoperativen Anatomie beeinflußt ist. Dieser Zusammenhang spricht dafür, daß die größere Standardisierung der Implantationstechnik mit der Kapsulorhexis eine wesentliche Erklärung für die Ergebnisse gibt.

Mit einem Korrelationskoeffizienten von 80% ist die vorliegende Methode zur Abschätzung der pseudophaken Vorderkammertiefe eine der besten Methoden, die bis jetzt in der Literatur beschrieben ist [4, 7, 9]. Viele der früheren

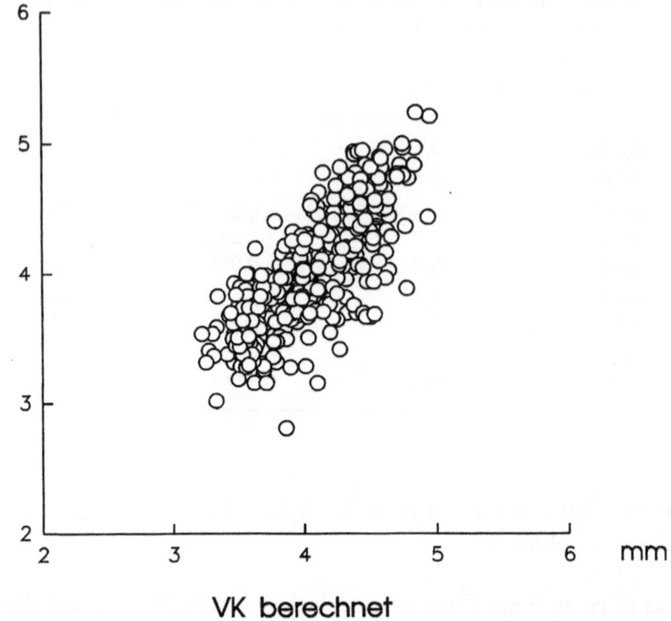

Abb. 1. Korrelation zwischen dem beobachteten und dem erwarteten Wert der pseudophaken Vorderkammertiefe (*VK*). Korrelationskoeffizient r = 0,8; n = 395

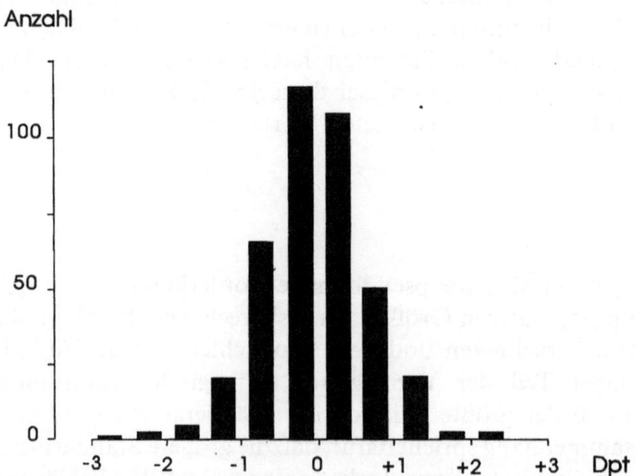

Abb. 2. Fehler der Refraktionsbestimmung bei 395 Patienten. Die Standardabweichung betrug 0,68 Dioptrien

biometrischen Arbeiten sind aber mit sulskusfixierten Kunstlinsen durchgeführt worden, und es ist wahrscheinlch, daß die Variation der Implantatoinstechnik eine nicht optimale Grundlage für die Korrelations- und Regressionsstudien der vorliegenden Art gegeben hat.

Es ist zu erwarten, daß die verbesserte Abschätzung des Implantationsortes der Kunstlinse zu einer verbesserten Berechnung der Brechkraft der Kunstlinse führen wird. Die eventuelle Verminderung der Fehler bei der Kunstlinsenberechnung muß jedoch mit den anderen Fehlerquellen zusammen betrachtet werden, vor allem mit dem Fehler der Ultraschallbiometrie. Es wurde früher von uns nachgewiesen, daß der Fehler der Vorderkammerbestimmung eine Größe von 20%–40% der Gesamtvarianz der Fehler der Refraktionsbestimmung darstellt [8]. Die Verbesserung der Kunstlinsenberechnung ist also innerhalb diesem Bereichs zu erwarten. Je kleiner die Varianz der Achsenlängemessung, je größer der relative Gewinn der Sicherheit der Kunstlinsenberechnung von der verbesserten Vorderkammerabschätzung.

Literatur

1. Bastian GO, Matzen D (1990) Zur Stabilität der Befunde kapselfixierter Linsen nach Kapsulorhexis. In: Freyler H, Skorpik Ch, Grasl M (Hrsg) 3. Kongreß der Deutschen Gesellschaft für Intraokularlinsen Implantation, Wien 1989. Springer, Wien New York, S. 217–222
2. Colvard DM, Dunn SA (1990) Intraocular lens centration with continuous tear capsulotomy. J Cataract Refract Surg 16:312–314
3. Gimbel HV, Neuhann T (1990) Development, advantages, and methods of the continuous circular capsulorhexis technique. J Cataract Refract Surg 16:31–37
4. Haigis W, Waller W, Duzanec Z, Voeske W (1990) Postoperative biometry and keratometry after posterior chamber lens implantaton. Eur J Implant Ref Surg 2:191–202
5. Hansen SO, Tetz MR, Solomon KD et al. (1988) Decentration of flexible loop posterior chamber intraocular lenses in a seris of 222 postmortem eyes. Ophthalmology 95:344–349
6. Neuhann T (1987) Theorie und Operationstechnik der Kapsulorhexis. Klin Monatsbl Augenheilkd 190:542–545
7. Olsen T (1991) Über die Schätzung der postoperativen Vorderkammertiefe mit den modernen Formeln. In: Wenzel M, Reim M, Freyler H, Hartmann C (Hrsg) 5. Kongreß der Deutschen Gesellschaft für Intraokularlinsen Implantation. Springer, Berlin Heidelberg New York, S. 156–165
8. Olsen T (1992) Sources of error in IOL calculation. J Cataract Refract Surg 18:125–129
9. Olsen T, Olesen H, Thim K, Corydon L (1992) Prediction of pseudophakic anterior chamber depth (ACD) with the newer IOL calculation formulas. J Cataract Refract Surg 18:280–285

Small Incision

Die Konstruktion nahtfreier Wunden und ihre Stabilität

P. Ernest

Viele Jahre wurde Kataraktchirurgie mit einem Zweistufenschnitt durchgeführt. Die Sklera wird senkrecht inzidiert, die Vorderkammer wird dann waagerecht irisparallel eröffnet. Ein Dreistufenschnitt mit „cornealer Lippe“ besteht zunächst in einem senkrechten skleralen Einschnitt, sodann einer horizontalen Präparation bis in klare Hornhaut und dann schließlich eine abgeschrägte Inzision in die Vorderkammer. Dies hinterläßt eine innere Wundlippe aus Endothel, Deszemet'scher Membran und Hornhautstroma, die selbstschließend ist, wenn der intraokulare Druck wieder zu normaler Höhe zurückkehrt.

Die Frage bei der Konstruktion dieser Inzision ist, wie weit hinter dem chirurgischen Limbus die Präparation beginnen soll und wie weit in klarer Hornhaut man sie durchführen soll. Die Antwort darauf ist, daß die Breite der Inzision ihrer Tiefe entsprechen soll. Die ideale Präparation in klare Cornea sollte um 1 mm liegen, zwischen 0,5 und 1,5 mm.

Es gibt Faktoren, die die corneale Gesamtpräparation beeinflussen:

1. Das Ausmaß der stumpfen Dissektion mit einem Rundmesser
2. Die Breite der Keratom-Lanze.
   Lanzen von 3,5 mm oder größerer Breite werden zu einer zusätzlichen Dissektion in klarer Horhaut führen, bevor die Deszemet'sche Membran durchtrennt wird. Keratome von 3,2 mm oder weniger werden leichter durch das Hornhautstroma dringen und weniger Dissektion bewirken, bevor sie die Deszemet'sche Membran durchdringen.

Wird die korneale Lippe weiter als 1,5 mm vorpräpariert, so bewirkt dies:

1. Mehr Faltenbildung der Hornhaut
2. Schlechtere Sichtbarkeit der Strukturen bei 12 Uhr, einschließlich Kern, Cortex und Kapsel.
3. Vermehrte Hydratation des Hornhautstromas. Die Hydratation des Hornhautstromas erfolgt, wenn die Spülöffnung des Phaco-Handgriffes und des Saugspül-Handgriffes zurückgezogen werden, so daß sie direkt an den Anschnitt des Hornhautstromas zu liegen kommen. Dies preßt Flüssigkeit in das Hornhautstroma, das hier weißlich wird und zusätzlich die Einsehbarkeit in diesem Bereich verschlechtert.

Eine Hornhautlippe von weniger als 0,5 mm führt zu

1. schlechter Wundapposition
2. Hyphaema
3. Sickerkissenbildung mit oder ohne Abflachung der Vorderkammer.

Wird die Tunnelinzision zu dünn präpariert, so ist folgendermaßen zur verfahren:

1. Das Tellermesser wird mit seiner Spitze mehr abwärts gewinkelt, um die Eindringtiefe in die Sklera zu verbessern.
2. Das sich vor dem Tellermesser aufwerfende Gewebe darf nicht gekappt werden.
3. Man kann auch die begonnene Dissektion einfach verlassen; man beginnt am anderen Ende des vorgezeichneten Schnittes, präpariert hier tiefer und schwenkt von hier aus seitlich unter die erste, zu seichte Inzision.

Wenn die Präparation zu tief gerät, helfen folgende Maßnahmen:

1. Man beginne neu mit der Inzision, nun weniger tief.
2. Man vermeide aggressives Abwickeln der Lanze („corneale Delle").
3. Präparation in klare Cornea bis 1,5 mm
4. Man vermeide übermäßiges Ein- und Ausführen von Instrumenten.

Anmerkung: Wenn die Präparation zu tief ist, führt dies zu einer sehr dünnen inneren Hornhautlippe, die hauptsächlich aus Deszemet'scher Membran und einer sehr dünnen Stromalamelle besteht. Werden Instrumente stark angewinkelt durchgeführt, so wird diese dünne innere Lippe zerreißen, die Wunde wird nicht mehr wasserdicht sein.

Warnung: Wenn die Tunneldissektion bereits zu tief ist, so hilft Aufwärts-Winkeln des Tellermessers nicht!

Maßnahmen gegen einen unabsichtlichen Einschnitt durch das Dach des Tunnels (Knopfloch):

Wie diese Komplikation zu handhaben ist hängt davon ab, ob das Knopfloch in der äußeren Tunnellamelle proximal oder distal des chirurgischen Limbus liegt.

1. Bei proximal vom chirurgischen Limbus gelegenem Knopfloch kann man noch einmal auf den Boden der skleralen Inzision zurückgehen und eine neue, nun tiefere Dissektion durchführen, die dann so weit in die klare Hornhaut vorgetragen wird, wie vorgesehen und als Zweistufenschnitt vollendet werden kann. In diesem Fall ist es überlicherweiser nicht nötig, das Knopfloch im Tunneldach zu vernähen.
2. Erfolgt die Durchtrennung des Tunneldaches distal des chirurgischen Limbus im Bereich der klaren Hornhaut, so muß man ebenfalls auf den Boden der skleralen Inzision zurückkehren und eine neue Passage in klare Hornhaut und in die Vorderkammer hinein vorpräparieren. Die Inzision muß mit einer Horizontalnaht genäht werden, die den inneren Teil des Tunnelschnitts hoch und gegen den unabsichtlichen Schnitt zieht, um die Wunde wasserdicht zu schließen.

Die Tunneltechnik kann unter 3 Gesichtspunkten bewertet und untersucht werden:

1. Induzierter Astigmatismus
2. Gonioskopie des inneren Wundaspektes
3. Druckstudien, die die mechanischen Stabilität der Inzision messen lassen.

1. Induzierter Astigmatismus

Werden Inzisionen von 4 mm gegen 7 mm und gegen 12 mm mit Hilfe der Vektor-Analyse und unter Anwendung der Jaffe-Formel verglichen, so zeigt sich, daß die 4-mm-Inzision weniger induzierten Astigmatismus hervorruft als 7-mm- und 12-mm-Inzisionen und daß die Stabilität der 4-mm-Schnitte über die Zeit hin derjenigen von 7-mm- und 12-mm-Durchschnitten überlegen ist.

In einer weiteren Studie wurden 4 Gruppen untersucht. In jeder Gruppe erfolgte eine sklerale Tunnelinzision von 4 mm Breite.

Gruppe 1 wurde mit einer X-Naht verschlossen.
Gruppe 2 wurde mit einer Horizontalnaht verschlossen.
Gruppe 3 erhielt eine Inzision mit cornealer Lippe und einer Horizontalnaht und in
Gruppe 4 erfolgte die Inzision mit cornealer Lippe und ohne Naht.

In jeder Gruppe waren 94 bis 100 Patienten zwischen 73 und 74 Jahren Durchschnittsalter. Der präoperative Augeninnendruck lag zwischen 15 und 17 mmHg und der präoperative Zylinder lag zwischen 0,88 und 1,01 Dioptrien.

Mit Vektor-Analyse und Jaffe-Formel fand sich, daß Gruppen 2–4 praktisch identische Werte für den induzierten Zylinder vom 1. Tag bis 16 Monate postoperativ hatten. Nur die 1. Gruppe mit der vertikalen X-Naht hatte in den ersten 3 postoperativen Monaten einen größeren induzierten Zylinder.

2. Gonioskopie des inneren Wundaspektes

Wir haben in einer Studie die Incidenz peripherer vorderer Synechien bei 12-mm-Schnitten gegenüber 7 mm und zwei Gruppen von 4-mm-Inzisionen untersucht. Bei den 4-mm-Schnitten war eine Gruppe mit, eine andere ohne corneale Lippe.

Gonioskopisch wurden die peripheren vorderen Synechien in folgende Gruppen eingeteilt:

a) Einzelne zipfelige Synechien
b) Mehrfach zipfelige Synechien
c) Eine bandförmige Synechie von 0,5 mm oder mehr
d) Mehrfache bandförmige Synechien von 0,5 mm oder mehr
e) Keine Synechien

Die Ergebnisse zeigen, daß bei den 12-mm-Inzisionen alle Patienten vordere Synechien, überwiegend vom bandförmigen Typ, hatten. Mit zunehmend kleineren Inzisionen wurde die peripheren vorderen Synechien immer mehr zipflig. In den beiden 4-mm-Gruppen zeigte die Gruppe ohne corneale Lippe 59%

Synechien, die Gruppe mit der Hornhautlippe zeigte nur in 5% vereinzelte zipflige Synechien.

Die Bedeutung der peripheren vorderen Synechien liegt darin, daß sie zu Sickerkissenbilung führen kann und damit zu unangenehmem Fremdkörpergefühl und bis hin zur Endophthalmitis.

3. Untersuchung der Wundstabiliät unter Druck

9 unterschiedliche Kombinationen von Inzision und Wundverschluß wurden untersucht. Die Untersuchungstechnik bestand in der Injektion von BSS bis zu einem Druck von über 400 mmHg.

Die Ergebnisse zeigen, daß alle Schnitte undicht waren, mit und ohne Irisprolaps bei Drucken unter 350 mmHg mit Ausnahme derjenigen Inzisionen, die mit einer cornealen Lippe konstruiert waren, sowie der 4-mm-Limbusinzision mit horizontaler Naht.

In einem weiteren Versuchsansatz konnte gezeigt werden, daß eine 4-mm-Inzision mit cornealer Lippe sogar Drucke von mehr als 2000 mmHg ohne Leck aushielt.

Die praktische Bedeutung dieser Studie wird an einem Einzelfall klar: eine ältere Frau wurde 1984 mit Phacoemulsifikation und einer skleralen Tunnelinzision kataraktoperiert, der Wundverschluß erfolgte mit 10,0 Nylon fortlaufend. Sie hatte eine offensichtlich geschlossene Wunde. Postoperativ, der chirurgische und funktionelle postoperative Verlauf waren gut. Im Verlauf der Zeit verschlechterte sich ihre Alzheimersche Krankheit, was zur Einweisung in eine Pflegeheim führte. Im Sommer 1991 stürzte die Patienten, wobei sie auf ihr voroperiertes Auge fiel. Zwei Wochen nach dem Sturz wurde sie in unserer Praxis vorgestellt. Bei der Untersuchung zeigte sich, daß die Intraocularlinse samt Kapsel durch den Skleraltunnel unter die Conjunctiva dissoluziert war. Aus der Studie an den Leichenaugen und illustriert durch diesen klinischen Fall entnehme ich, daß Zweistufenschnitte niemals wirklich vollständig heilen und daß solche Wunden immer potentiell rupturgefährdet sind.

Zusammenfassend gibt es durchaus Schwierigkeiten bei der Durchführung einer Inzision mit cornealer Lippe. Dazu gehören

1. Das Risiko von Deszemet. Ablösungen bei der Einführung von Instrumenten und Implantaten.
2. Hydratation des Hornhautstromas
3. Verschlechterte Sichtbedingungen während der Phacoemulsifikation durch die Hornhautfalten
4. Mehr Schwierigkeiten bei der Durchführung der Kapsulorhexis, besonders bei 12 Uhr
5. Größere Schwierigkeiten der Entfernung von Kern- und Rindenmassen bei 12 Uhr.

Die zwei entscheidenden *chirurgischen* Vorteile bei der inneren Hornhautlippe sind

1. Das Vorgehen bei einer expulsiven Blutung: Das Auge ist im Moment der Herausnahme der Instrumente bereits hermetisch verschlossen.
2. Im Falle akuter Kreislauf- oder Atembeschwerden während der Operation müssen lediglich die Instrumente zurückgezogen werden, der Patient kann sofort wiederbelebt werden und die Operation fortgesetzt werden, wann immer es dem Patienten wieder besser geht.

Die Vorteile einer inneren Hornhautlippe für den *Patienten* sind

1. Eine stabile Wunde mit größerer Flexibilität bei körperlichen Aktivitäten unmittelbar postoperativ. Es ist nicht mehr erforderlich, dem Patienten zu untersagen, sich zu bücken, zu heben, Sport zu treiben, nicht einmal das Reiben ihrer Augen muß untersagt werden.
2. Keine späten Sickerkissen
3. Kein postopertives Hyphaema
4. Kein Fremdkörpergefühl durch Nähte
5. Problemlos mögliche Anticoagulationstherapie ohne Risiko intraokularer Blutungen.

Nahtfreier Wundverschluß für große Inzisionen

H. P. Brauweiler

Zusammenfassung. In der letzten Zeit hat die Beschäftigung mit neuen Schnittechniken und den verschiedenen Aspekten der Wundarchitektur in der Kataraktchirurgie zunehmende Aufmerksamkeit gewonnen. Neben dem konventionellen Verschluß der Katarakt-Operationswunde haben neue Nahttechniken bis hin zum nahtfreien Wundverschluß selbstschließende Inzisionen zunehmend Verbreitung gefunden. Die Grundzüge dieser neuen Techniken werden insbesondere für große Schnitte bis 7 mm dargestellt.

Summary. Recently new surgical techniques dealing with the different aspects of wound architecture in cataract surgery have increasingly attracted attention. In addition to the conventional suturing of cataract wounds, new suturing techniques up to sutureless closure by means of selfsealing incisions have spread more and more. The basic principles of these new techniques, especially for larger wounds up to 7 mm, are set forth.

Mit der Einführung der Phakoemulsifikation durch Charles Kelman vor vielen Jahren wurde es erstmals möglich, die getrübte Augenlinse durch einen kleinen Schnitt zu implantieren, ohne das Auge hierfür „in zwei Hälften zu schneiden". Der erste wesentliche Schritt zu einer neuen Kataraktchirurgie war hiermit getan. Ziel sollte es nicht nur sein, die getrübte Linse aus dem Auge zu entfernen, sondern dabei auch dessen naturgegebene anatomische Struktur so wenig wie möglich zu beeinträchtigen. Alle wesentlichen Neuentwicklungen der Kataraktchirurgie der letzten Jahre zielen in diese Richtung.

Mit der Einführung der Hinterkammerlinse gelang es, die natürliche anatomische Struktur auch nach der Staroperation nachzubilden. Die Einführung der Kapsulorhexis [13] schließlich ermöglichte es, die Linse genau dort zu plazieren, wo bereits Rigley den natürlichen Ort für eine Kunstlinse sah: im Kapselsack. Auch die Suche nach neuen Inzisions- und Nahttechniken verfolgte dieselbe Richtung – Stabilität und Integrität des Auges durch den operativen Eingriff soweit wie möglich zu erhalten.

Die Einführung flexibler, faltbarer Linsen aus HEMA oder Silikon machte es möglich, die Kunstlinse durch einen Schnitt zu implantieren, der nur unwesentlich größer war, als der für die Phakoemulsifikation erforderliche Operationszugang [4, 9, 14]. Das wichtigste und ausschlaggebende Kriterium erschien den meisten Operateuren dabei die Breite des erforderlichen Schnittes, der auch zunächst als konventioneller Corneoskleralschnitt ausgeführt und durch Kreuz- oder Einzelnähte verschlossen wurde.

Erst Shepherd richtete mit seiner neuen, revolutionären limbusparallelen Nahttechnik das Augenmerk auf andere Aspekte der Wundarchitektur [16].

Durch seine limbusparallele Naht war es erstmals möglich, den Operationszugang zu verschließen, ohne wesentliche radiäre Kräfte auf die Hornhautkrümmung dabei zu erzeugen [2]. Das Prinzip wurde von anderen aufgegriffen und führte schnell zur Entwicklung ähnlicher, limbusparalleler Nahttechniken, die auch für größere Schnitte geeignet waren („Infinity Suture"), Fine [6] oder „Anchor" Suture, Masket [11]. Gleichzeitig wurde immer mehr darüber nachgedacht, welche unterschiedlichen Einflüsse die verschiedenen Komponenten der Wundkonstruktion auf Stabilität des Auges und operativ induzierten Astigmatismus haben könnte [1, 10].

Gills stellte 1990 ein Modell vor, mit dem das Verhalten einer Inzision am Auge rechnerisch erfaßt werden sollte [8]. Hieraus ergab sich eine kubische Abhängigkeit von operativ induziertem Astigmatismus und Breite der verwendeten Inzision. Untersuchungen von Koch konnten die Richtigkeit des Modells weitgehend bestätigen [8, 10]. Gills variierte in seinem Modell jedoch nur die Breite der Inzisionen, nicht deren Länge in radiärer Richtung. Geht man davon aus, daß sein Modell richtig ist, so müßte durch Annäherung der Länge eines lamellierenden Schnittes an seine Breite der operativ erzeugte Astigmatismus geringer werden und sich einer Konstante annähern (Abb. 1). Das beste Verhält-

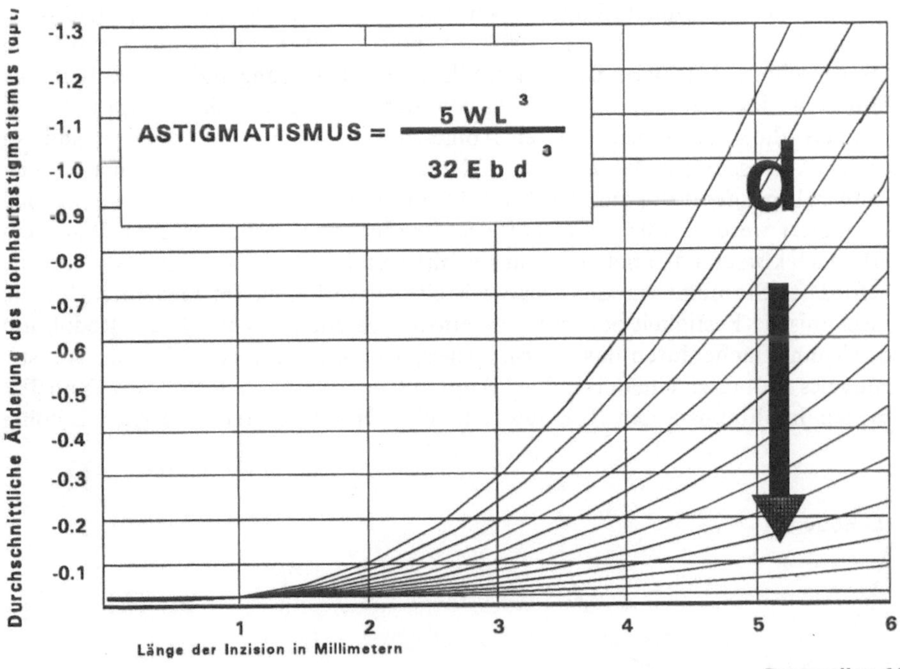

Abb. 1. Änderung des erwarteten operativ induzierten Astigmatismus für verschiedene Inzisionsbreiten bei Variation der radiären Länge eines Tunnelschnittes
(*L* Länge der Inzision, *d* radiäre Länge des Tunnels, *b* Dicke der skleralen Tunnellamelle, *W* intraokularer Druck, *E* Elastizitätsmodul der Sklera)

nis wäre dann erreicht, wenn Breite und radiäre Länge der lamellierenden Inzision einander gleichen.

Bei faltbaren Linsen wurde diese Überlegung mit der sog. „Tunnelinzision“ erstmals zusammen mit der limbusparallelen Einzelnaht verwirklicht [16]. Hier wurde Anfang 1990 auch erstmals erfolgreich versucht, auf jeglichen Nahtverschluß des Operationszuganges zu verzichten [12]. Wurde hierbei anfangs noch allein Wert auf den skleralen Anteil des Tunnels gelegt, konnte Ernest zeigen, daß ein wesentlicher Teilaspekt einer solchen selbstschließenden Inzision ein Vorderkammerzugang innerhalb der klaren Hornhaut ist [5], wodurch eine Dichtlippe geformt wird, die bei tonisiertem Bulbus zum wasserdichten Verschluß des Schnittes führt.

Stellt man nun auch für verschiedene größere Schnittbreiten die geforderten Abmessungen für corneosklerale Tunnelinzisionen einander gegenüber, so stellt man leicht fest, daß nach o.g. Hypothese weitgehend astigmatismusneutrale Inzisionen einem genau definierten Areal zugeordnet werden können (Abb. 2). Für breitere Schnitte wird dabei jedoch die radiäre Länge des Tunnels so groß, daß die Durchführung der Operation selbst sehr erschwert oder sogar unmöglich wird. Es stellte sich die Frage, wie die geforderte Dimensionierung des corneoskleralen Tunnels erhalten bleiben konnte, ohne den Ablauf der eigentlichen Operation allzusehr zu beeinträchtigen. Verschiedene Autoren haben dieses Problem auf prinzipiell ähnliche Weise gelöst. So Pallin mit seiner „Chevron-Incision“ [15], Singer mit seiner „Frown-Incision“ [17] und Brauweiler mit dem „Bogenschnitt“ [3]. Dabei ist von grundlegender Bedeutung, daß die mechanische Stabilität des Schnittes wesentlich von der Anordnung der Eckpunkte des Tunnels, d.h. von seinen äußeren Abmessungen abhängt. Wird bei Erhaltung dieser Abmessungen der zentrale, sklerale Anteil des Schnittes näher an den Limbus herangeführt, kann die Durchführung der Phakoemulsifikation erheblich erleichtert werden. Für die eigentliche Operation entsteht auf diese Weise ein erheblich kürzerer Tunnel, der dem bei faltbaren Linsen vergleichbar ist, ohne die geforderte Stabilität für die größere Breite zu verlieren. Im Gegenteil, für die mechanische Festigkeit gewinnt man einen zusätzlichen Vorteil: Die Reduktion der Tunnelfläche durch das skleral ausgesparte Kreissegment führt bei Tonisierung des Bulbus zu einem erhöhten Anpreßdruck zwischen den beiden Tunnellamellen im limbusfernen Teil des Tunnels. Dies bedeutet zusätzlich erhöhte

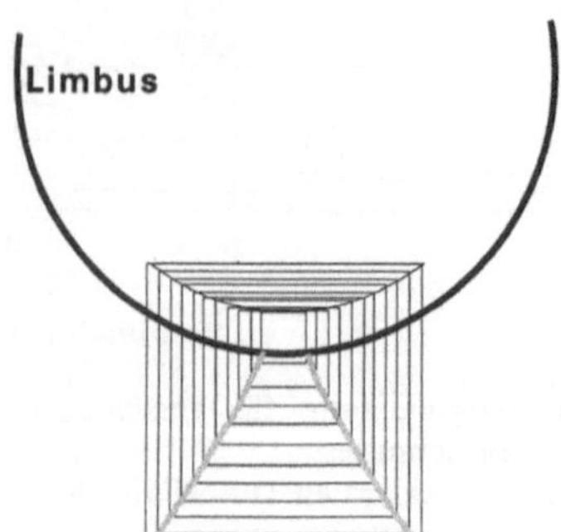

Abb. 2. Gegenüberstellung verschiedener Tunnelgrößen mit den geforderten Abmessungen; das schraffierte Areal zeigt den erwarteten astigmatismus-neutralen Bereich (sog. „incisional funnel“)

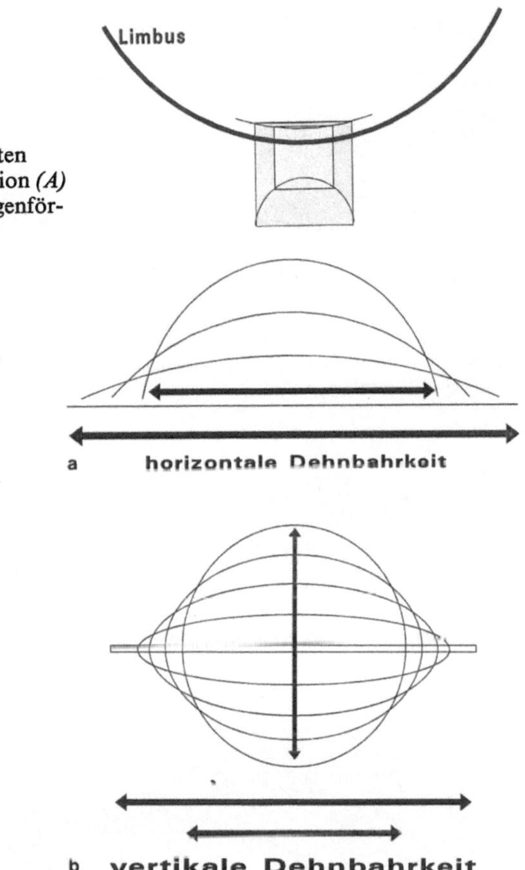

Abb. 3. Gegenüberstellung des relevanten Tunnelbereiches für Phakoemulsifikation *(A)* und mechanische Stabilität *(B)* bei bogenförmiger Schnittführung

Abb. 4a, b. Gegenüberstellung der Dehnbarkeit eines bogenförmigen Schnittes in horizontaler und vertikaler Richtung

Dichtigkeit, ohne daß Stabilität in radiärer Richtung verloren würde. Eine korrekt dimensionierte Tunnelinzision mit bogenförmigen skleralen Schnitt ist daher erfahrungsgemäß auch dann dicht, wenn die geforderte corneale Dichtlippe nur unzureichend gar nicht korrekt ausgebildet ist.

Die bogenförmige Inzision bietet aber auch noch einen weiteren, sehr wesentlichen Vorteil. Durch eine Verschiebung von oberer und unterer Tunnellamelle kann sich die Bogeninzision vertikal dehnen, so daß dann, wenn die eigentliche Tunnelbreite ausreichend groß gewählt wird, eine Linse implantiert werden kann, deren Optikdurchmesser größer ist, als die effektive Breite der Inzision, die ja der Bogensehne entspricht [3, 17]. Auf diese Weise kann eine starre PMMA-Intraokularlinse mit 6 mm Optikdurchmesser durch einen Schnitt von nur 4 mm effektiver Breite implantiert werden, eine mit 6,5 mm Optikdurchmesser durch einen Schnitt von 4,5 mm–5 mm usw. Dieser Vorteil gilt jedoch nur für die vertikale Dehnung des Schnittes bei flachen Implantaten. Wird z. B. für die Implantation faltbarer Linsen ein Implantationsinstrument verwendet, welches

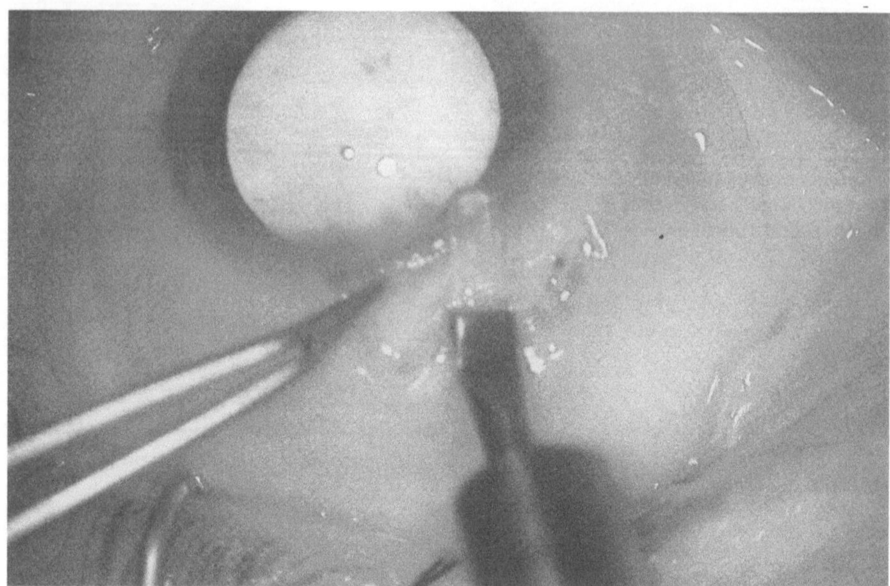

Abb. 5. Klinisches Bild der bogenförmigen Tunnelinzision

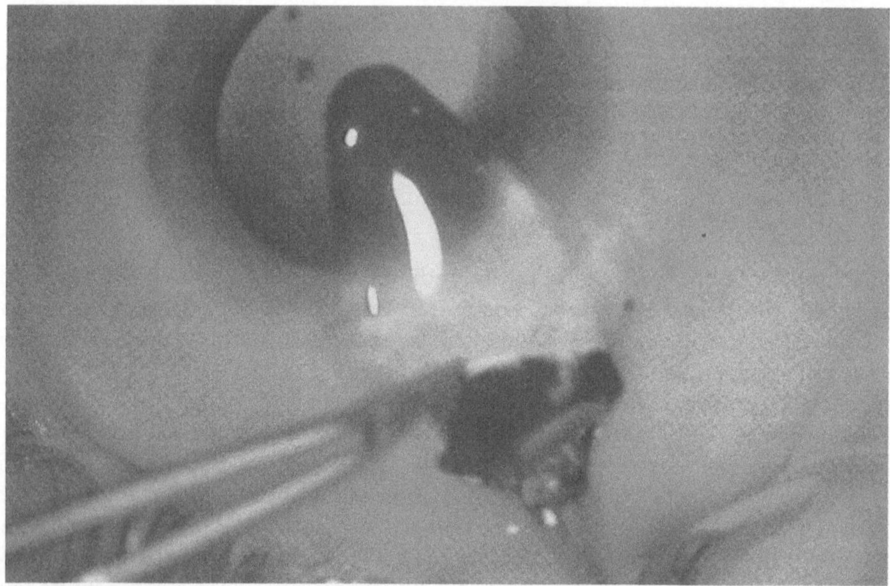

Abb. 6. Klinisches Bild der Konfiguration des Tunnels bei der Erweiterung für die Implantation: der Bogenschnitt streckt sich, die Dimensionen des Tunnels sind durch die Erweiterungslanze gut sichtbar

auch in vertikaler Richtung Raum beansprucht (Faltpinzette oder Injektor), so muß sich der Tunnel in vertikaler Richtung öffnen, und der Spielraum für horizontale Dehnung geht verloren. Die Breite des für die Implantation starrer, konventioneller Implantate erforderlichen Schnittes wird damit der bei der sog. „Small Incision"-Chirurgie mit faltbaren Linsen vergleichbar.

Die Verwendung neuer Wundarchitekturen für selbstschließende Inzisionen hat sich in jüngster Zeit mit beeindruckender Geschwindigkeit entwickelt. War die Technik bis vor kurzem noch der Implantation faltbarer Linsen vorbehalten, findet inzwischen auch ihre Anwendung für starre, konventionelle PMMA-Implantate zunehmende Verbreitung. Die Beschränkung auf kleine Linsenoptiken mit ihren bekannten Nachteilen ist dabei nicht länger erforderlich. Inzwischen publizierte mittelfristige Ergebnisse scheinen die in die neuen Techniken gesetzten Erwartungen zu erfüllen. Die erhebliche Beschleunigung der visuellen und damit auch der sozialen Rehabilitation der so operierten Patienten erscheint dabei als günstiger Nebeneffekt. Der eigentliche wesentliche Vorteil für Patient und Operateur ist der Gewinn an Sicherheit, weil das Auge kaum von seiner natürlichen mechanischen Struktur und Festigkeit verliert. Wunddehiszenzen oder gar Irisvorfälle treten nicht mehr auf. Vorderkammerblutungen, in der Vergangenheit oft ein typisches Problem der Tunnelinzisionen, werden durch die auch nach innen abdichtende corneale Dichtlippe sehr viel seltener. Nicht zuletzt wird die expulsive Blutung, bei der Phakoemulsifikation ohnehin eine seltene Komplikation, beherrschbar, weil das Auge sich schließt, sobald alle Operationsinstrumente entfernt werden.

Literatur

1. Armeniades CD, Boriek A, Knolle GE (1990) Effect of incision length, location, and shape on local corneoscleral deformation. J Cataract Refract Surg 16:83–87
2. Brauweiler HP, Kessler AS (1991) „Single Stitch"-Chirurgie mit faltbaren Silikonlinsen – Ergebnisse nach 1 Jahr. 5. Kongress des DGII in Aachen 1991. Springer, Berlin Heidelberg New York Tokyo
3. Brauweiler HP, Kessler AS, Dühr R (1991) „No Stitch" Chirurgie für konventionelle Intraokularlinsen. Ophthalmochirurgie 3:75–82
4. Brint SF, Ostick DM, Bryan JE (1991) Keratometric cylinder and visual performance following phakoemulsification and implantation with silicone small-incision or poly(methyl methacrylat) intraocular lenses. J Cataract Refract Surg 17:32–36
5. Ernest PH, Kiessling LA, Lavery KT (1991) Relative strength of cataract incisions in cadaver eyes. J Cataract Refract Surg 17:668–671
6. Fine IH (1990) Infinity Suture: modified horizontal suture for 6.5 mm incisions. In: Gills JP, Sanders DR (eds) Small-Incision Cataract Surgery. Slack Inc., Thorofare, USA, pp 141–153
7. Flahartyn PM, Siepser SB (1989) Surgically induced astigmatism in human cadaver eyes. J Cataract Refract Surg 15:19–24
8. Gills JP, Wang D, Pollard A (1990) Sutureless Extracapsular Cataract Extraction with In-The-Bag Intraocular Lens Implantation. In: Gills JP, Sanders DR (eds) Small-Incision Cataract Surgery. Slack Inc., Thorofare, USA, pp 141–153
9. Jones ED (1987) Implantations of folding intraocular lenses: results of 200 cases. Implants Ophthalmol 1:74–76

10. Koch PS (1991) Structural analysis of cataract incision construction. J Cataract Refract Surg 17:661–667
11. Masket S (1989) Keratorefractive aspects of the scleral pocket incision and closure method for cataract surgery. J Cataract Refract Surg 15:70–77
12. McFarland MS (1990) McFarland Surgical Technique. In: Gills JP, Sanders DR (eds) Small-Incision Cataract Surgery. Slack Inc., Thorofare, USA, pp 107–116
13. Neuhann T (1987) Theorie und Operationstechnik der Kapsulorhexis. Klin Monatsbl Augenheilkd 190:542–545
14. Neumann AC, McCarty GR, Sanders DR, Raanan MG (1989) Small incisions to control astigmatism during cataract surgery. J Cataract Refract Surg 15:78–84
15. Pallin SL (1990) Sutureless chevron incision adapts to both rigid and foldable lenses. Ocul Surg News Vol 1, 11
16. Shepherd JR (1989) Induced astigmatism in small incision cataract surgery. J Cataract Refract Surg 15:19–24
17. Singer JA (1991) Frown incision for minimizing induced astigmatism after small incision cataract surgery with rigid optic intraocular lens implantation. J Cataract Refract Surg 17:677–688

Klinische Erfahrung nach 1000 No-stitch-Kataraktoperationen mit Standard-PMMA-Linse

D. T. Pham, J. Wollensak und S. Drosch

Zusammenfassung. Durch eine modifizierte 7 mm trapezförmig lamellierende Inzision können die Vorteile der No-stitch-Technik auch für die Implantation einer Standard-PMMA-Hinterkammerlinse mit 6,5 mm Optikdurchmesser genutzt werden. Nach einjähriger Erfahrung mit über 1000 Operationen hat sich die Methode bewährt und wird als Routineverfahren angewendet. Klinische Erfahrungen zeigen, daß postoperative Komplikationen, die mit der bisherigen corneoskleralen Inzision im Zusammenhang standen wie Wunddehiszenz, Irisprolaps oder Hypotoniesyndrom, in den pro-mille-Bereich eliminiert werden. Auch bezüglich des Astigmatismus hat die No-stitch-Technik den geringsten Einfluß. Der induzierte Astigmatismus liegt unter 1,0 dpt und zeigt kaum Änderung von der 2. postoperativen Woche bis zum 6. Monat.

Summary. With a modified 7 mm trapezoidal lamellar incision the advantages of the No Stitch Technique can be achieved for implantation of a PCL with 6.5 mm optic diameter. After one year with over one thousand operations the method has been proven and is applied as routine procedure. The clinical experiences showed that all postoperative complications due to corneoscleral incision as wound dehiscence, iris prolapse or hypotony syndrome could be eliminated to the promille level. For astigmatism, too, the No Stitch Technique induced a minimum of corneal astigmatism (<1 dpt) which had little changes from 2nd week to 6th month postoperatively.

Einleitung

Der wichtigste Vorteil der sog. No-stitch-Technik, die bisher meistens bei der Implantation von flexiblen HKL bzw. kleineren PMMA-Linsen bei einer möglichst klein gehaltenen Inzision angewendet wurde, besteht darin, daß ein stabiler Wundverschluß erreicht werden kann [1]. Eine Nahtfixation erübrigt sich dadurch und somit auch die nahtinduzierte Astigmatismus- bzw. Refraktionsinstabiliät in der frühpostoperativen Phase [3].

Ganz offensichtlich erscheint jedoch, daß solche Vorzüge nicht entscheidend von der Breite der Inzision, sondern primär von der Art der Wundöffnung [2, 5, 8) zu sehen sind. Durch einen lamellierenden Stufenschnitt mit einer inneren cornealen Lamelle, die als Verschlußventil funktioniert, ist es möglich, wesentlich längere Inzisionen mit gleichen Charakteristika wie bei der „small incision" zu erzielen [6]. Hierbei kann eine konventionelle PMMA HKL ohne Sklerastretchung eingesetzt werden. Wir haben nach der Erprobung die Technik weiter modifiziert und seit einem Jahr als Routineverfahren eingeführt. Im folgenden werden unsere bisherigen Erfahrungen vorgelegt.

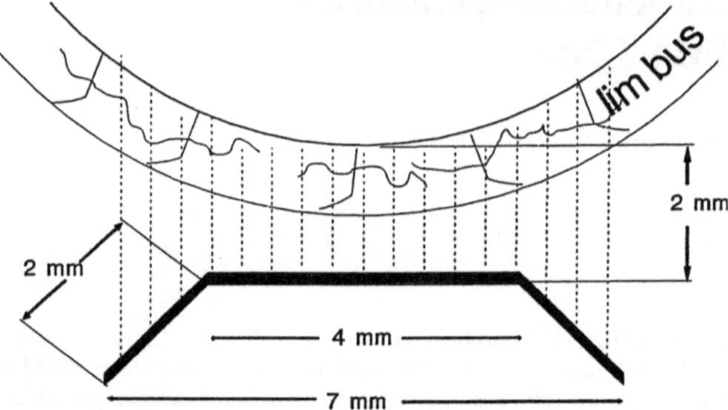

Abb. 1. Standardisierte trapezförmige Tunnelinzision mit 7 mm Breite. Die Wundlamellen umfassen den Bereich des chirurgischen Limbus und sollen eine Länge von mindestens 2 mm betragen, um den zuverlässigen Wundverschluß zu gewährleisten

Methodik

Von Januar bis Dezember 1991 wurde eine prospektive Studie durchgeführt, die sämtliche intra- und postoperative Komplikationen der Katarakt- und Implantationschirurgie erfaßt. Insgesamt wurden in diesem Zeitraum 3454 Operationen von 6 Operateuren durchgeführt. Davon wurden 1111 Operationen mit der No-stitch-Technik von zwei erfahrenen Operateuren vorgenommen. Über die Operationstechnik s. Pham u. Wollensak [7]. Die Technik wurde zuletzt weiter so standardisiert, daß im Anschluß an die 4 mm horizontale Inzision, die in mindestens 2 mm Abstand vom cornealen Limbus gelegt wird, die Schnittführung im 45°-Winkel jeweils nach posterior um 2 mm verlängert wird. Somit erhält man nach der lamellierenden Präparation in die Vorderkammer einen „Tunnel" von 7 mm Breite, was die Linsenimplantation erleichtert (Abb. 1). Als Implantat wurde durchweg one piece PMMA-Linse mit 6,5 mm Optikdurchmesser (Modell 751 A, Kabi Pharmacia) unter Healonschutz verwendet.

Ergebnisse

Intraoperativ

Nach der Erprobungsphase haben wir ab Sommer 1991 die bisherige Technik mit der corneosleralen Inzision und Kreuzstichnaht komplett durch die No-stitch-Technik ersetzt. Hierbei zeigte sich, daß die lamellierende Präparation vor allem im Bereich des chirurgischen Limbus, d. h. der blau-weißen Grenze, eine hohe Präzision erfordert. Die Strecke bis zur letzten Gefäßschlinge an der Cornea muß intakt präpariert werden, bevor man in die Vorderkammer eingeht. Die Wundlamellen sollen dabei mindestens 2 mm lang sein, um auch bei einer Wundlappenverschiebung eine ausreichende Adhäsionsfläche zu gewährleisten.

Tabelle 1. Postoperative Komplikationen (n = 1111)

	n	[%]
Hypotonie (<5 mmHg)	11	(1,0)
Irisprolaps	4	(0,3)
Dehiszenz	1	(0,09)
Sickerkissen	5	(0,4)
Hyphäma	55 (3)	(4,9)
Fibrin	41	(3,7)
Zellen^{+++}	26	(2,3)
Endophthalmitis	1	(0,09)

Wird die Wundöffnung korrekt gestaltet, so kommt intraoperativ bei Phakoemulsifikation keine Irisprolaps vor. Beim Instrumentenwechsel bleibt das Auge ein sicher verschlossenes System.

Bei der Linsenimplantation erweist sich die Linse mit langer C-Schlaufe als vorteilhaft, weil die erste Haptik durch den „Tunnel" in den Kaspelsack eingehackt werden kann. Die Linsenoptik und die zweite Haptik können dann wie auf einer Schiene zuverlässig in den Kaspelsack positioniert werden.

Postoperativ

Die Tabelle 1 zeigt eine Übersicht der postoperativen Komplikationen. Es wurde in 1% der Operationen in den ersten postoperativen Tagen ein Druckwert unter 5 mmHg gemessen. Bisher haben wir jedoch keinen einzigen Fall mit chronischer Hypotonie bzw. Hypotoniesyndrom beobachtet. Weitere Probleme, die mit dem Wundverschluß im Zusammenhang stehen, wie Irisprolaps und vorübergehende Sickerkissenbildung kam 4- bzw. 5mal vor. Insgesamt wurde dann in 5 Fällen eine Fadennachlegung durchgeführt.

Ein Hyphäma ist bisher eindeutig die häufigste postoperative Komplikation. Von 55 Fällen war allerdings nur bei 3 Patienten eine Vorkammerspülung erforderlich. Es handelt sich meistens um zarte VK-Hämorrhagien, die sich auch ohne Therapie innerhalb von 3 Tagen zurückbilden.

Eine fibrinöse Exsudation trat in weniger als 4% auf. Stärkere zelluläre Reaktion wurde in 2,3% beobachtet und eine Endophthalmitis kam bei einem Patienten am 3. postoperativen Tag vor. Dieser Patient zeigte zu keinem Zeitpunkt eine Hypotonie oder Wunddehiszenz. Trotz Vitrektomie und IOL-Explantation war ein brauchbarer Visus nicht zu erreichen. Bakteriologisch wurden Pneumokokken aus dem Glaskörpermaterial nachgewiesen.

Astigmatismus

Die Daten über den Astigmatismus stammten von einer prospektiven Gruppe mit 100 Augen von 100 Patienten. Postoperativ konnte festgestellt werden, daß ein geringer Astigmatismus gegen die Regel um ca. 20% häufiger vorkam (Abb. 2).

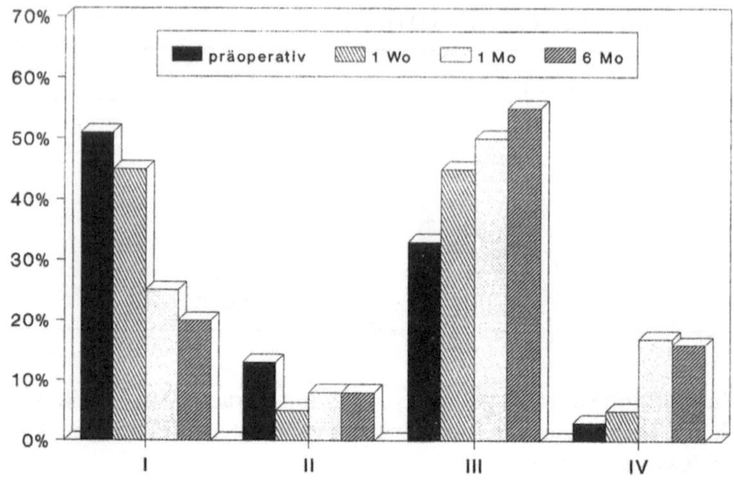

Abb. 2. Häufigkeit des Astigmatismus nach der Regel (I) bzw. gegen die Regel (III)

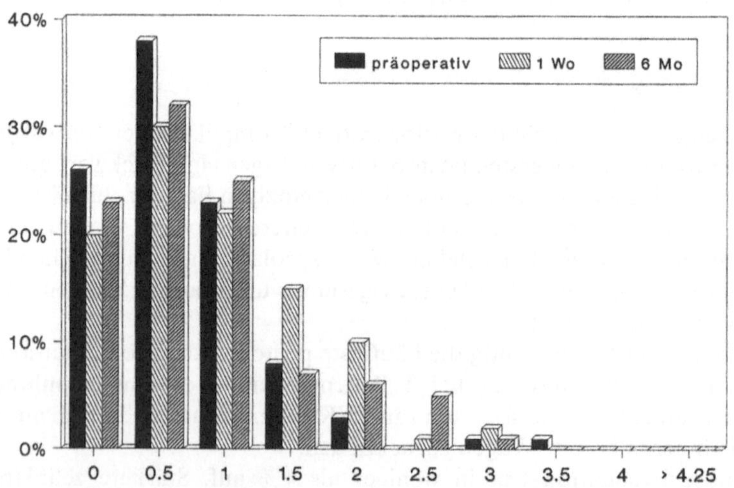

Abb. 3. Häufigkeitsverteilung der Astigmatismuswerte (dptr) gemessen am Ophthalmometer ohne Rücksicht auf den Winkel

Bezüglich der Höhe des Astigmatismus zeigte sich, daß 80% der Patienten in den ersten postoperativen Tagen einen Astigmatismus bis höchstens 1,0 dpt hatten (Abb. 3). Die Werte änderten sich in der Regel nur innerhalb der ersten Woche, blieben dann ab der zweiten Woche nahezu konstant.

Bei der Vektoranalyse (Jaffe) des operativ induzierten Astigmatismus zeigten die Werte in den ersten postoperativen Tagen und im weiteren Verlauf bis zu 6 Monaten keinen signifikanten Unterschied und lagen um 1,0 dpt.

Diskussion

Nach einjähriger Erfahrung sind wir davon überzeugt, daß die No-stitch-Technik im Vergleich zu der corneosleralen Inzision mit Kreuzstichnaht vorteilhafter ist. Der entscheidende Vorteil besteht darin, daß aufgrund der Wundkonstruktion eine wesentlich höhere intraoperative Wundstabilität besteht. Somit hat der Operateur und der operierte Patient eine größere Sicherheit.

Zusätzlich kann nicht nur Zeit, sondern auch Material gespart werden. Desweiteren können durch die No-stitch-Technik sämtliche mit dem Wundverschluß im Zusammenhang stehende postoperative Komplikationen eliminiert werden. So konnte die passagere Hypotonie auf 1% reduziert werden. Weitere Komplikationen wie Wunddehiszens, Irisprolaps, Sickerkissen wurden in den promille Bereich verringert. Das reduzierte Vorkommen der fibrinösen Vorderkammerreaktion kann dadurch erklärt werden, daß ein Irisprolaps intraoperativ seltener bei der No-stitch-Technik vorkam und die Irisirritation damit geringer ist.

Ein Hyphäma kann unmittelbar nach der Operation oder auch erst nach einigen Tagen auftreten. Während die früheren meist aus den größeren episkleralen Gefäßen stammen und ausgeprägter sind, handelt es sich bei der späten Vorderkammerhämorrhagie um zarte Hyphämata. Solche Mikrohyphämata können auch durch ungeschickte Kontaktglasuntersuchung in den ersten Tagen postoperativ durch Verschiebung der Wundlamellen hervorgerufen werden. In der frühpostoperativen Phase empfiehlt sich eine Fundusuntersuchung am besten mit indirekter binokularer Ophthalmoskopie.

In den Fällen mit Irisprolaps oder Hypotonie mit Abflachung der Vorderkammer, bei denen eine Wundrevision durchgeführt werden mußte, können wir ausnahmslos feststellen, daß die Skleralamellen nicht adäquat präpariert worden waren. Die Lamellen waren in solchen Fällen sehr schmal (1,0 mm Breite) oder die innere oder äußere Lamelle war defekt oder zeigten Stufen und radiäre Einschnitte. In einem Fall war die defekte innere Lamelle mit dem Irisprolaps nach außen umgeschlagen. Diese Probleme können zuverlässig vermieden werden, wenn die Lamellen mindestens 2 mm lang präpariert werden, d. h. sie umfaßt jedseits mindestens 1 mm meridian von der blau-weißen corneoskleralen Grenze. Somit bleiben der stabile Limbusring als Gerüst und eine ausreichende innere corneale Lamelle als Schließventil intakt. Diese sind für die Bulbusstabilität und Dichtigkeit der Wunde ausschlaggebend.

Von großer Wichtigkeit sind selbstverständlich die Ergebnisse des Astigmatismus. Der typische höhere Astigmatismus nach der Regel durch Nahtfixation in der frühpostoperativen Phase und das Umschlagen in die andere Richtung in der Spätphase konnte quantitativ beseitigt werden. Durch die flächige Wundadhäsion ist es möglich, eine rasche und stabile Wundheilung zu erzielen. In der Tat zeigte der induziert Astigmatismus ab der zweiten postoperativen Woche keine nennenswerten weiteren Änderungen. Eine wesentlich frühere Versorgung mit einer Brille ist dadurch möglich.

Literatur

1. Ernest PH, Kiessling LA, Lavery KT (1991) Relative strength of cataract incisions in cadaver eyes. J Cataract Refract Surg 17:668–671
2. Koch PS (1991) Structural analysis of cataract incision construction J Cataract Refract Surg 17:661–667
3. Menapace R (1991) Technik und Vorteile der Kleinschnitt-Kataraktchirurgie ohne Naht. In: Wenzel M, Reim M, Freyler H, Hartmann Ch (Hrsg) 5. Kongreß der Deutschsprachigen Gesellschaft für Intraokularlinsen Implantation. Springer, Berlin Heidelberg New York, S 283–292
4. Pham DT, Wollensak J, Wiemer C (1991) Implantation faltbarer Hinterkammerlinsen. Klin Monatsbl Augenheilkd 198:181–184
5. Pham DT, Wollensak J, Drosch S (1992) Frühpostoperativer kornealer Astigmatismus Vergleich verschiedener Nahttechniken Fortschr Ophthalmol. Ophthalmologe 89:305–309
6. Pham DT, Wollensak J (1991) „No-stitch"-Kataraktchirurgie als Routineverfahren. Technik und Erfahrung nach 500 Fällen. Tagung der Berlin-Brandenburgischen Augenärztlichen Gesellschaft
7. Pham DT, Wollensak J (1992) „No-stitch"-Kataraktchirurgie als Routineverfahren - Technik und Erfahrung. Klin Monatsbl Augenheilkd 200:639–643
8. Singer JA (1991) Frown incision for minimizing induced astigmatism after small incision cataract surgery with rigid optic intraocular lens implantation. J Cataract Refract Surg 17:677–688

Postoperativer Astigmatismusverlauf bei Kleinschnittkataraktchirurgie und No-stitch-Wundverschluß

Th. Pfleger, U. Scholz und Ch. Skorpik

Zusammenfassung. Eine prospektive Studie untersucht eine Gruppe von 47 Patienten nach Phakoemulsifikation und Implantation einer Hinterkammerlinse bezüglich ihres postoperativen Astigmatismusverlaufes über mindestens 6 Monate. Zum Wundverschluß wurde eine No-stitch-Technik angewendet. Die Skleralschnittlänge betrug je nach Linsentyp in Gruppe A 3,5 mm und in Gruppe B 4,5 mm. Die Daten wurden an 6 Kontrollzeitpunkten erhoben und in bezug auf die Höhe und Verlauf der Keratometriewerte ausgewertet. Nach 6 Monaten zeigte sich eine hohe Korrelation zu den Ausgangswerten, die Differenz war im Mittel jeweils kleiner als 0,5 Dioptrien (D). Es wurde der absolute Astigmatismus bestimmt. Der postoperative Anstieg betrug im Mittel 0,5 D, nach 6 Monaten war der Anstieg in beiden Gruppen 0,15 D. Weiters wurde der induzierte Astigmatismus berechnet. Bereits unmittelbar postoperativ lag in beiden Gruppen ein negativ induzierter Astigmatismus, d.h. in Richtung eines Astigmatismus gegen die Regel, vor. Nach 6 Monaten betrug dieser in Gruppe A −0,43 D und in Gruppe B −0,61 D, der Gruppenvergleich erbrachte keine signifikant unterschiedlichen Ergebnisse. Die Achsenverläufe zeigten bereits postoperativ eine Abnahme von Astigmatismen nach der Regel bei gleichzeitiger Zunahme von schiefen Achsenlagen und Astigmatismen gegen die Regel. Diese Umverteilung war in geringerem Ausmaß auch nach 6 Monaten zu beobachten.

Summary: A prospective study examining a group of 47 patients after phacoemulsification and posterior chamber lens implantation regarding its postoperative astigmatism during a minimum of 6 months. For the wound closure a „no stitch" technique was used. The length of the scleral incision was – depending on the type of IOL – 3.5 mm in Group A and 4.5 mm in Group B. Data were collected at 6 control times and evaluated in reference to the height and time shift of keratometric values. There was a high correlation between the preoperative and 6 months postoperative values. The mean difference was less than 0.5 diopters (D) in both groups. The absolute astigmatism was confirmed. The mean postoperative increase was 0.5 D, after 6 months it came down to 0.15 D in both groups. Furthermore the induced astigmatism was calculated. Immediately after the operation a negative induced astigmatism, that means in the direction of against-the-rule astigmatism, could be found in both groups. After 6 months this was −0.43 D in Group A and −0.61 D in Group B. A comparison of the two groups produced no significantly different results. Immediately after the operation the axial change exhibited a decrease of with-the-rule astigmatisms and at the same time a shift towards oblique axes and against-the-rule astigmatisms. This change could still be observed to a small extent after 6 months.

Einleitung

Abhängig von Wundgröße, Nahttechnik und Nahtmaterial variieren Höhe und Art des induzierten Astigmatismus. Hohe postoperative Zylinderwerte und Achsenänderungen verhindern eine rasche visuelle Rehabilitation und können zudem asthenopische Beschwerden hervorrufen [1]. Durch die Verringerung der Schnittweite wird die strukturelle Intgrität des Bulbus in einem größeren Ausmaß bewahrt und damit ein geringerer Astigmatismus induziert [2–4]. Dennoch kommt es bei den konventionellen Nahttechniken bedingt durch die Nahtspannung zu einem unmittelbar postoperativ induzierten Astigmatismus, der zumeist nach der Regel verläuft [5–8]. Weiters zeigte sich, daß es speziell bei größeren Wundöffnungen im späten postoperativen Verlauf zu Astigmatismusänderungen vor allem gegen die Regel kommt [9–11].

Ziel der heutigen Kataraktchirurgie muß sein, einerseits eine rasche visuelle Rehabilitation durch einen unmittelbar postoperativ möglichst geringen induzierten Astigmatismus zu ermöglichen, andererseits stabile Langzeitergebnisse ohne spätpostoperative Achsen- bzw. Astigmatismuswechsel zu gewährleisten [12, 13]. Größte intraoperative Sicherheit bei gleichzeitig kurzer Operationsdauer wird gefordert. Die „no-stitch"-Technik scheint diese Vorgaben in hohem Ausmaß zu erfüllen.

Material und Methoden

Es handelt sich um eine prospektive Studie zweier Gruppen mit insgesamt 50 Augen von 47 Patienten mit normalem Operationsverlauf. Alle Patienten wurden 1991 an der I. Univ.-Augenklinik Wien von einem Operateur operiert. Je nach Skleralschnittlänge wurden zwei Untergruppen gebildet. Gruppe A bestand aus 29 und Gruppe B aus 18 Patienten. Das Durchschnittsalter der Patienten betrug 73 Jahre.

Die Nachbeobachtungszeit betrug mindestens 6 Monate. Der Astigmatismus wurde 6mal kontrolliert; präoperativ, am 1. oder 2. postoperativen Tag, nach 1, 5, 8 und 26 Wochen. Alle Messungen wurden an demselben Meßgerät, einem Zeiss-Ophthalmometer erhoben.

Nach limbaler Eröffnung der Konjuntiva und milder Kauterisation der Gefäße wurde je nach zu implantierendem Linsentyp in Gruppe A ein 3,5 mm und in Gruppe B ein 4.5 mm langer Skleralschnitt angelegt. Der Skleralschnitt wurde immer bei 12 Uhr angelegt, d.h. es wurde unabhängig vom präoperativen Astigmatismus operiert. Dieser wird 2,5–3,5 mm hinter dem Limbus in die halbe Skleratiefe geführt. Mittels eines Rundmessers wurde nun der Wundkanal bis ca. 1 mm in die klare Hornhaut präpariert, anschließend mit einer Lanze der Wundkanal in die Vorderkammer geöffnet. Die innere Schnittöffnung wurde seitlich bogenförmig in Richtung Kammerwinkel erweitert, um bei der Phakoemulsifikation Spannungsfalten in der Hornhaut, die zu einr höheren Belastung des Hornhautendothels führen, zu vermeiden. Der innere Hornhautlappen schließt die Wunde nach Art eines Ventils. Nach Kapsulorhexis und Phakoemulsifikation der Katarakt wurde die Kunstlinse in den Kapselsack implantiert. Nach Absaugen des Healon und Injektion von etwas Luft in die Vorderkammer, um den inneren Hornhautlappen besser zu adaptieren und zu verschließen, war die Wunde mittels der „no-stitch"-Technik, d.h. ohne Naht dicht.

Intraoperativ wurde keine Astigmatismuskontrolle durchgeführt. Postoperativ wurden die Patienten durch 5–6 Wochen lokal mit Steroiden und nichtsteroidalen Antiphlogistika (Betnesol N gtt, Indoptol gtt) behandelt.

Statistische Analysen wurden über die gesamte Population und Zeit durchgeführt. Es wurden, nach Gruppen getrennt, die horizontalen und vertikalen Keratometriewerte erhoben und anschließend in bezug auf deren Höhe und zeitlicher Veränderung mittels Korrelations- und Varianzanalyse ausgewertet. Weiters wurde Höhe und Verlauf des absoluten Astigmatismus, d.h. ohne Einbeziehung der Achsenlage untersucht. Unter Einbeziehung der Achsenlage wurde der induzierte Astigmatismus berechnet. Dabei unterschieden wir je nach Achsenlage des stärker brechenden Hauptschnittes einen Astigmatismus nach der Regel und einen Astigmatismus gegen die Regel [14]. Anschließend wurden die Achsenänderungen des Zylinders über den gesamten Beobachtungszeitraum ermittelt. Hier unterschieden wir je nach Achsenlage des stärker brechenden Hauptschnittes zwischen sphärischen Augen, Achsenlagen nach und gegen die Regel, sowie schiefe Achsenlagen. Der zeitliche Wechsel der einzelnen Untergruppen wurde analysiert. Schließlich wurden die Ergebnisse auf deren Signifikanz verglichen.

Ergebnisse

Keratometrie

Die Keratometriewerte wurden präoperativ und 6 Monate postoperativ sowohl horizontal als auch vertikal gemessen und anschließend getrennt nach Gruppen ausgewertet. Als horizontale Werte wurden jene, bei denen die Achse kleiner als 45 bzw. größer 136 Grad war, als vertikale jene, bei denen die Achse zwischen 46 und 135 Grad lag, gewertet.

Präoperativ lag der Mittelwert, – die Werte in der Klammer repräsentieren die jeweilige Standardabweichung – in Gruppe A für die horizontalen Werte bei 42.40 Dioptrien (1,60 D), in Gruppe B bei 42,75 D (2,62 D), bzw. für die vertikalen Werte in Gruppe A bei 42,54 D (1,44 D), in Gruppe B bei 43.08 D (2.45 D). 6 Monate postoperativ zeigte sich bei den horizontalen Werten in Gruppe A ein mittlerer Anstieg von 0.27 D auf 42,67 D (1,61 D), in Gruppe B ein mittlerer Anstieg von 0,49 D auf 43,24 D (2,39 D). Bei den vertikal gemessenen Werten zeigte sich in Gruppe A ein Anstieg von 0,10 D auf 42,64 D (1,46 D), in Gruppe B ein Abfall von 0,2 D auf 42,88 D (2,17 D).

Die Differenz der präoperativ zu 6 Monate postoperativ gemessenen Werte betrug im Mittel bei beiden Gruppen sowohl für die horizontal als auch vertikal gemessenen Werte jeweils weniger als 0.5 Dioptrien.

Eine für beide Gruppen zusammen zwischen den Meßzeitpunkten präoperativ und 6 Monate postoperativ durchgeführte Korrelationsanalyse zeigte sowohl für die horizontal ($r = 0,90$) als auch vertikal ($r = 0,88$) gemessenen Werte eine hohe Korrelation.

Die Varianzanalyse der Keratometriewerte zeigt bezüglich der Höhe der gemessenen Werte sowohl bei den horizontalen ($p = 0,31$) als auch bei den vertikalen Werten (p = 0,32) keinen signifikanten Gruppenunterschied. Auch verlief die Veränderung der Werte sowohl horizontal (p = 0,35) als auch vertikal (p = 0,91) über den Beobachtungszeitraum bei beiden Gruppen parallel.

Zylinder

Zunächst betrachteten wir die Höhe und den Verlauf des absoluten Astigmatismus, d.h. ohne Bezug zur Achsenlage („simple subtraction method") in Dioptrien (Standardabweichung). Hier zeigte sich (Abb. 1) in Gruppe A ein etwas höherer Ausgangswert von im Mittel 0,80 D (0,83 D) als in Gruppe B von 0,63 D (0,56 D). Unmittelbar postoperativ stieg der absolute Astigmatismus in Gruppe A um im Mittel 0,54 D (0,72 D) und in Gruppe B um 0,45 D (0,60 D) an. Im weiteren postoperativen Zeitraum verlief die Rückbildung in Richtung des Ausgangswertes in beiden Gruppen nahezu parallel. Nach 6 Monaten zeigte sich in beiden Gruppen ein Anstieg des absoluten Zylinders um 0,15 D auf im Mittel in Gruppe A 0,95 D (0,78 D) und in Gruppe B 0,83 D (0,64 D).

Der Astigmatismus mit Bezug zur Achse und in weiterer Folge der operativ induzierte Astigmatismus wurden folgendermaßen ermittelt. Wir unterscheiden je nach Achsenlage des stärker brechenden Hauptschnittes einen Astigmatismus nach der Regel - die Achse liegt bei 90 ± 45 Grad - und einen Astigmatismus gegen die Regel - die Achse liegt bei 180 ± 45 Grad. Astigmatismen nach der Regel haben ein positives, diejenigen gegen die Regel ein negatives Vorzeichen. Aus der Differenz zwischen 2 Meßzeitpunkten resultiert der induzierte Astigmatismus.

Präoperativ lagen die Mittelwerte des Astigmatismus mit Bezug zur Achse in Gruppe A bei +0,13 D (1.14 D) und in Gruppe B bei +0,27 (0,79 D), es überwog daher in beiden Gruppen ein Astigmatismus nach der Regel. Bereits unmittelbar

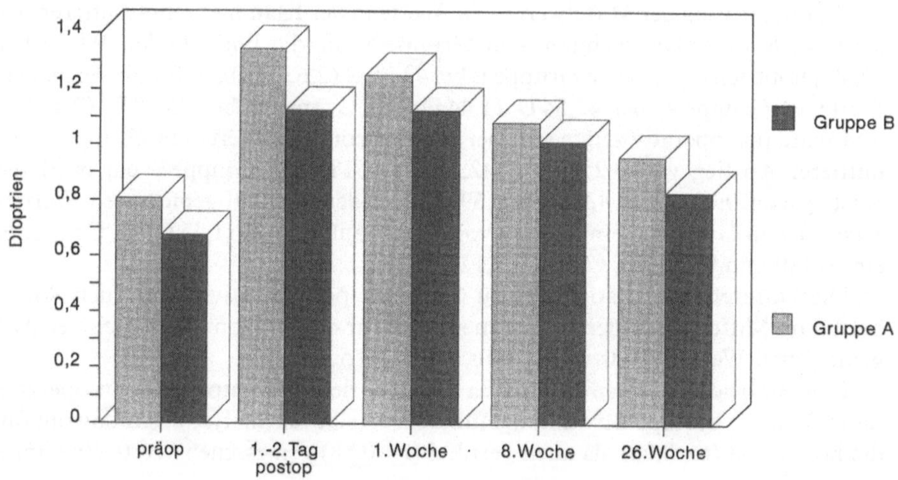

Abb. 1. Verlauf des absoluten Astigmatismus (ohne Bezug zur Achse) während des Beobachtungszeitraumes in Dioptrien

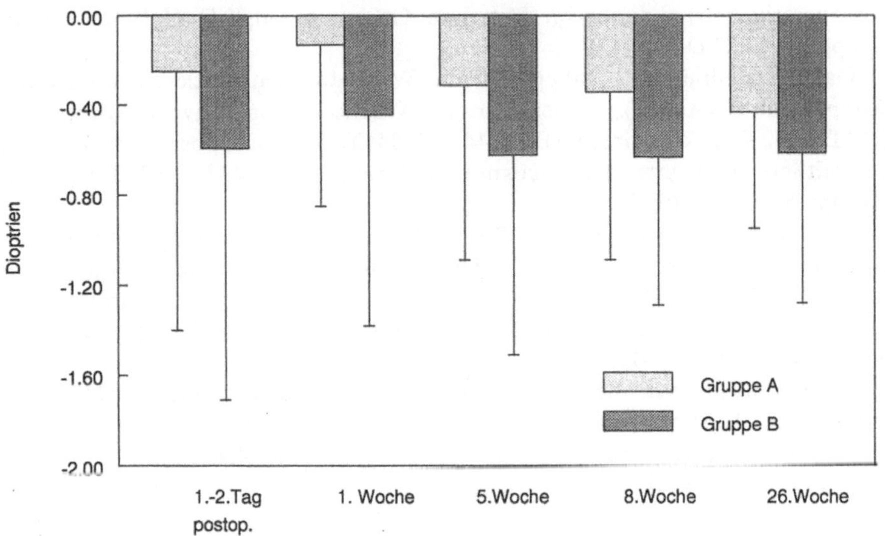

Abb. 2. Mittlerer induzierter Astigmatismus und Standardabweichung für den Beobachtungszeitraum in Dioptrien; negative Werte stehen für eine Änderung in Richtung eines Astigmatismus gegen die Regel

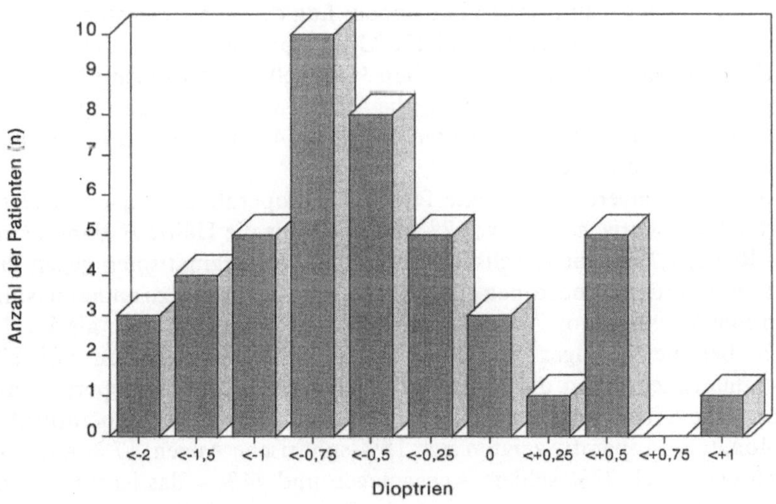

Abb. 3. Verteilung des induzierten Astigmatismus nach 6 Monaten

postoperativ überwog in beiden Gruppen im Mittel ein Astigmatismus gegen die Regel, 1 Woche postoperativ betrug dieser in Gruppe A −0,02 D (1,44 D) und in Gruppe B −0,18 D (1,13 D). Im weiteren postoperativen Verlauf nahm der Astigmatismus gegen die Regel in beiden Gruppen noch gering zu. 6 Monate postoperativ betrug dieser im Mittel in Gruppe A −0,30 D (1,19 D) und in Gruppe B −0,34 D (0,90 D).

Daraus resultierend ergaben sich die Werte für den mittleren induzierten Astigmatismus (Abb. 2). Dieser betrug 1 Woche postoperativ in Gruppe A − 0,13 D (0,72 D) und in Gruppe B −0,44 D (0,94 D). 6 Monate postoperativ betrug der mittlere induzierte Astigmatismus in Gruppe A −0,43 D (0,52 D) und in Gruppe B −0,61 D (0,67 D).

Nach 6 Monaten zeigte sich für beide Gruppen zusammen eine relative Normalverteilung des induzierten Astigmatismus (Abb. 3). Das Maximum lag mit ca. 22% zwischen −0,5 D und −0,75 D, ca. 17% zeigten einen induzierten Astigmatismus zwischen −1,0 und −2,0 D, ca. 13% einen induzierten Astigmatismus zwischen 0 und +0,5 D.

Die Varianzanalyze über 5 Meßzeitpunkte zeigte, daß bezüglich der Höhe des induzierten Astigmatismus kein signifikanter Gruppenunterschied besteht ($p = 0,70$). Die Veränderung der Werte über den Kontrollzeitraum erfolgte in beiden Gruppen parallel ($p = 0,60$).

Achsen

Bei der Betrachtung der Achsenänderungen teilten wir je nach Achsenlage des stärker brechenden Hauptschnittes die Achsenlagen in 30-Grad-Schritte. Darausfolgend bildeten sich drei Untergruppen. Lag die Achse des stärker brechenden Hauptschnittes zwischen 61 und 120 Grad, sprechen wir von einer Achsenlage nach der Regel, lag die Achse zwischen 31 und 60 bzw. zwischen 121 und 150 Grad liegt ein schiefe Achsenlage vor, lag die Achse zwischen 151 und 30 Grad sprechen wir von einer Achsenlage gegen die Regel. Als 4. Untergruppe unterschieden wir alle sphärischen Augen.

Der Achsenverteilung zeigte folgende präoperative Ausgangslage (Abb. 4). Cirka 4,5% shärische Augen, 52% d.h. mehr als die Hälfte Astigmatismen nach der Regel, 2,3% schiefe Achsenlagen und 41% Astigmatismen gegen die Regel. Bereits unmittelbar postoperativ zeigte sich im Gegensatz zu anderen Nahttechniken eine Abnahme von Astigmatismen nach der Regel um mehr als die Hälfte auf 21% bei gleichzeitiger Zunahme von schiefen Achsenlagen auf 27% und Astigmatismen gegen die Regel auf 51%. Eine Woche postoperativ hatte sich schon eine Achsenverteilung eingestellt, die der 6 Monate postoperativ ähnlich ist. 6 Monate postoperativ zeigten sich 15% sphärische Augen, 17% Astigmatismen nach der Regel, 22% schiefe Achsenlagen und 44% – das ist um 3% mehr als präoperativ – Astigmatismen gegen die Regel.

Bei Betrachtung der Verteilung der Achsendrehungen (in 15-Grad-Schritten) bezogen zum präoperativen Ausgangswert (Abb. 5) zeigte sich, daß unmittelbar postoperativ 34,5% der Augen eine Achsendrehung kleiner als 15 Grad aufwiesen, andererseits 41,3% einer Achsendrehung zwischen 45 und 90 Grad zeigten. Bereits 1 Woche postoperativ zeigten 55,1% eine Achsendrehung kleiner 15 Grad bzw. 65,4% eine Achsendrehung kleiner als 30%, sowie 27,5% eine Achsendrehung zwischen 45 und 90 Grad. Diese Verteilung blieb während des weiteren

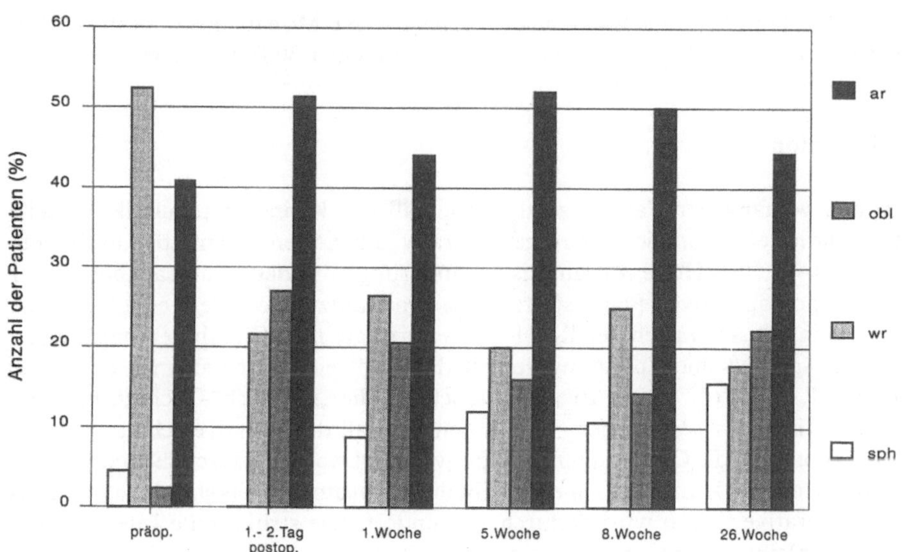

Abb. 4. Änderung der Achsenlage während des Beobachtungszeitraumes; *sph* sphärisch, *wr* Achsenlage nach der Regel, *obl* schiefe Achsenlage, *ar* Achsenlage gegen die Regel

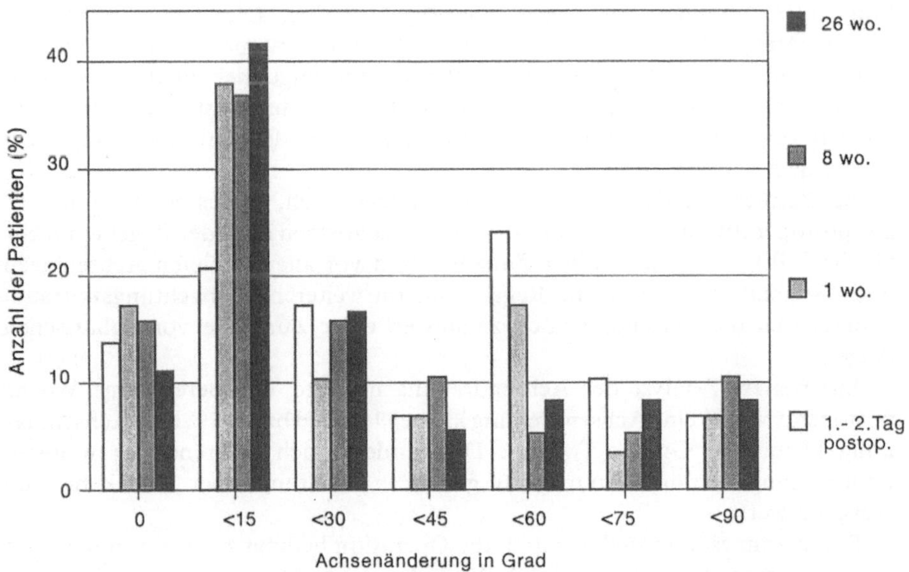

Abb. 5. Änderung der Achsenlage von präoperativ zum postoperativen Kontrollzeitpunkt in Graden

Beobachtungszeitraums weitgehend stabil, so daß 6 Monate postoperativ 69,5% der beobachteten Augen eine Achsendrehung kleiner 30% aufwiesen.

Diskussion

In den vergangenen Jahren zeigte sich, daß die Kleinschnitttechnik Vorteile hinsichtlich eines möglichst geringen operativ induzierten Astigmatismus brachte [3-6, 11-13, 15]. Hohe Astigmatismusänderungen finden hauptsächlich in der frühen postoperativen Phase statt; durch den Nahtzug vor allem eine Zunahme des Astigmatismus nach der Regel. Später erfolgte meist durch den natürlichen Heilungsprozeß und Spannungsverlust der Naht ein Astigmatismus gegen die Regel [1, 8, 9, 16]. Aus heutiger Sicht scheint die „no-stitch"-Technik mehrere Vorteile in sich zu vereinigen. Durch den Wegfall des Wundverschlusses durch eine Naht kann die Operationszeit weiter verkürzt werden. Durch die Ventilfunktion des inneren Hornhautlappens bleibt der Bulbustonus stets stabil erhalten, das intraoperative Risiko wird dadurch vermindert. Die strukturelle Integrität des Bulbus bleibt in größerem Ausmaß erhalten. Der unmittelbar postoperativ induzierte Astigmatismusanstieg bleibt gering und ermöglichst dadurch eine rasche visuelle Rehabilitation des Patienten.

Zusammenfassend zeigte sich, daß in beiden Gruppen bereits unmittelbar postoperativ ein geringer negativ induzierter Astigmatismus, d.h. in Richtung eines Astigmatismus gegen die Regel, vorlag. Dieser war 6 Monate postoperativ im Mittel in Gruppe A −0,43 D und in Gruppe B −0,61 D. Die um einen Millimeter unterschiedliche Skleralschnittlänge der beiden Gruppen machte sich nicht signifikant bemerkbar. Der absolute Astigmatismus, d.h. ohne Bezug zur Achse, war nach 6 Monaten in beiden Gruppen um 0,15 D angestiegen.

Bei Betrachtung der Achsenänderungen zeigte sich, daß es bereits unmittelbar postoperativ zu einer Abnahme von Astigmatismen nach der Regel um mehr als die Hälfte bei gleichzeitiger Zunahme von vor allem schiefen Achsenlagen und Astigmatismen gegen die Regel kam. Im weiteren Beobachtungszeitraum änderte sich die Verteilung noch zugunsten einer Zunahme von sphärischen Augen.

Die weitere Analyse der Achsendrehungen zeigte, daß bereits eine Woche postoperativ 55% eine Achsendrehung kleiner 15 Grad bzw. 65% eine Achsendrehung kleiner 30 Grad aufwiesen. Dies änderte sich während des weiteren Beobachtungszeitraumes nur mehr gering in Richtung einer Rückkehr zum Ausgangswert.

Somit kam es unmittelbar durch die Operation bedingt zu einem induzierten Astigmatismus, der einerseits durch Wegfallen des Nahtzuges bzw. Wegfallen der späteren Nahtentlastung nach einer Woche bereits weitgehend stabil blieb. Gleichfalls hatte sich zu diesem Zeitpunkt eine Achsenänderung eingestellt, die größtenteils beibehalten wurde.

Literatur

1. Heaton JM (1966) The pain in eyestrain. Am J Ophthalmol 61:104–112
2. Armeniades CD, Boriek A, Knolle GE Jr (1990) Effect of incision length, location, and shape on local corneoscleral deformation during cataract surgery. J Cataract Refract Surg 16:83–871
3. Artaria LG (1991) Visuelle Rehabilitation nach Kataraktchirurgie mit kleinem Schnitt. In: Schott K, Jakobi KW, Freyler H (Hrsg) 4. Kongreß der Deutschen Gesellschaft für Intraokularlinsenimplantation. Springer, Berlin Heidelberg New York Tokyo, S 136–142
4. Shepherd JR (1989) Induced astigmatism in small incision cataract surgery. J Cataract Refract Surg 15:85–88
5. Steinert RF, Brint SF, White SM, Fine IH (1991) Astigmatism after small incision cataract surgery; a prospective, randomized, multicenter comparison of 4- and 6.5 mm incisions. Ophthalmology 98:417–424
6. Wishart MS, Wishart PK, Gregor ZJ (1986) Corneal astigmatism following cataract extraction. Br J Ophthalmol 70:825–830
7. Neumann AC, McCarty GR, Sanders DR, Raanan MG (1989) Small incisions to control astigmatism during cataract surgery. Cataract Refract Surg 15
8. Jampel HD,Thompson JR, Baker CC, Stark WJ (1986) A computerized analysis after cataract surgery. Ophthalmic surg 17:12
9. Axt JC (1987) Longitudinal study of postoperative astigmatism. J Cataract Refract Surg 13:381–388
10. Richards SC, Brodstein RS et al. (1988) Long-term course of surgically induced astigmatism. J Cataract Refract Surg 14:270–276
11. Pfleger Th, Menapace R, Amon M, Papapanos P (1991) Postoperativer Astigmatismusverlauf nach 3.5 mm-Skleraltunnelschnitt und HEMA-Hinterkammerlinse versus 6.5 mm-Skleralstufenschnitt und PMMA-Hinterkammerlinse. 89. Tagung der Deutschen Ophthalmologischen Gesellschaft, September 1991, Leipzig
12. Menapace R (1991) Technik und Vorteile der Kleinschnitt-Kataraktchirurgie ohne Naht. 5. Kongreß der Deutschen Gesellschaft für Intraokularlinsenimplantation, 8. bis 9. März 1991, Aachen
13. Menapace R, Radax U, Amnon M, Papapanos P (1991) Kleinschnitt-Kataraktchirurgie ohne Naht: Bericht über 100 konsekutive Fälle, Spektrum Augenheilkd 5:135–140
14. Naeser K (1990) Conversion of keratometer readings to polar values. Cataract Refract Surg 16:741–745
15. Masket S (1989) Keratorefractive aspects of the scleral pocket incision and closure for cataract surgery. J Cataract Refract Surg 15:85–88
16. Funder W, Havelec L, Stierschneider H (1974) Der postoperative Hornhautastigmatismus, ein Problem der Staroperation. Klin Monatsbl Augenheilkd 165:244–258

Wundverschluß ohne Naht: Ergebnisse von 65 Fällen nach Kleinschnittkataraktextraktion mit einer Schnittöffnung von 6,5 mm

J. S. Joergensen, I. Onzain und J. Müller-Bergh

Zusammenfassung: In einer prospektiven Studie wurde bei 65 Patienten eine Kleinschnittkataraktextraktion ohne Nathverschluß durchgeführt. In allen Fällen wurde nach Anlegen einer 6,5-mm-Schnittöffnung (2,5 mm hinter dem Limbus) ein Skleratunnel bis in die Kornea hinein präpariert. Nach durchgeführter Kapsulorhexis und Phacoemulsification wurde eine 6,5-mm-PMMA-Hinterkammerlinse in den Kapselsack implantiert. Der intra- und postoperative Verlauf war komplikationslos. In keinem Fall war eine postoperative Versorgung der Wunde mit einer Naht erforderlich. Der Nachuntersuchungs-Zeitraum betrug bis zu 3 Monaten (durchschnittlich 6 Wochen). Der Astigmatismus betrug am 2. postoperativen Tag 0,06 dptr (S.D. = +/− 0,85 dptr), nach 6 Wochen 0,58 dptr (S.D. = +/− 0,67 dptr) und nach 3 Monaten 0,63 dptr (S.D. = +/− 0,67 dptr). Der unkorrigierte Visus war nach der ersten postoperativen Woche über 80% der Patienten besser als 0,7. Unsere bisherigen Erfahrungen haben gezeigt, daß korneosklerale Tunnelinzisionen bis zu 6,5 mm ohne Nahtverschluß gut verheilen. Bis jetzt konnte kein Fall einer Wunddehiszens beobachtet werden.

Summary. A series of 65 6,5 mm incision PMMA-intraocular lens implanted cases closed without sutures were evaluated in a prospective study for surgically induced astigmatism. Calculations of diopters (D) (vector analysis) of mean induced keratometric astigmatism were 0.06 D (S.D. +/− 0.85 D) at two days, 0.58 D (S.D. = +/− 0.67 D) at 6 weeks and 0.63 D (S.D. = +/− 0.68 D) at 3 months postoperatively. The postoperative results and astigmatic analysis revealed that the "no suture" method created physically stable, watertight incisions, with minimal induced astigmatism. Three months follow-up results demonstrated less than 1.0 D of astigmatic change without signifikant change in against-the-rule-astigmatism.

In einer gerade veröffentlichten Studie (Joergensen und Mitarbeiter, 1992) konnten wir nachweisen, daß bei der Kleinschnittkataraktextraktion mit Nahtverschluß der Einfluß der Größe der Schnittöffnung, ob 4,0 mm, 5,0 mm oder 6,5 mm, auf den intraoperativ induzierten Astigmatismus oder auf die postoperative visuelle Rehabilitation ohne Bedeutung ist.

Das Ziel dieser Untersuchung ist, die Auswirkung eines „Wundverschlusses ohne Naht" bei einer Schnittöffnung von 6,5 mm auf den postoperativen Astigmatismus zu untersuchen.

Material und Methode

In einer prospektiven Studie wurde bei 65 Patienten sukzessive eine Kleinschnittkataraktextraktion (KSKE) ohne Nachtverschluß bei einer Schnittöffnung von 6,5 mm durchgeführt. In Tabelle 1 sind die Patientendaten zusammengefaßt. Es

Tabelle 1 Zusammenfassung der Patientendaten (No-stitch-Technik)

Anzahl: 65 Patienten

Geschlecht: 22 Männer
43 Frauen

Alter: 73,0 + 8,2 (55–88) Jahre

präoperat. Visus: 0,17 + 0,12 (HBW – 0,4)
präoperat. Astigm.: + 0,22 + 0,66 (– 2,0 – + 1,0) zyl. dptr/0

handelt sich dabei um eine selektive Gruppe von 65 Patienten im Alter zwischen 55 und 88 Jahren (Durchschnittsalter 73,0 Jahre +/– 8,2 J). Alle Patienten wurden vom gleichen Operateur (J. S. J) in Retrobulbäranästhesie operiert. Die Technik der KSKE war in allen Fällen gleich.

Mit dem abgewinkelten Rundmesser Präparieren einer 6,5 mm corneoskleralen Tunnelinzision (in 2,5 mm Limbusabstand). Die Tunnelinzision wird bis in die klare Cornea hinein präpariert, bevor die Vorderkammer eröffnet wird. In allen Fällen Durchführung einer Kapsulorhexis und Hydrodissektion des Kerns. Anschließend Phakoemulsifikation des Kerns und Aspiration-Irrigation der Rindenreste. Unter Healon Schutz-Implantation einer 6,5-mm-Pharmacia-PMMA-Linse in den Kapselsack. In allen Fällen erfolgte der Wundverschluß ohne Naht.

Die Nachuntersuchungsperiode betrug bis zu 3 Monaten, wobei die Patienten nach zwei Tagen, nach 6 Wochen und nach 3 Monaten nachuntersucht wurden.

Ergebnisse

Der durchschnittliche Astigmatismus vor der Operation betrug + 0,22 dptr (S.D. = +/– 0,66 dptr). Der Astigmatismus betrug am 2. postoperativen Tag + 0,66 dptr (S.D. = +/– 0,85 dptr), nach 6 Wochen + 0,58 (S.D. = +/– 0,67 dptr) und nach 3 Monaten postoperativ + 0,63 dptr (S.D. = +/– 0,68 dptr) (Tabelle 2). Der Verlauf des postoperativen Astigmatismus ohne Nahtverschluß bei einer

Tabelle 2. Astigmatismusverhalten (Vektoranalyse nach Jaffe) nach 2 Tagen, 6 Wochen und drei Monaten nach KSKE ohne Nahtverschluß bei einer Schnittöffnung von 6,5 mm

	MW	SD	Min	Max	n
prä-Op	(0,22)	(0,60)	(–2,00)	(1,00)	65
2 Tage	0,06	0,85	–1,50	2,12	65
6 Wochen	0,58	0,67	–1,03	1,80	56
3 Monate	0,63	0,68	–1,00	1,89	44

Schnittöffnung von 6,5 mm ist in Abb. 1 dargestellt. In der gleichen Abbildung ist zum Vergleich der Verlauf des postoperativen Astigmatismus durch Verschluß mit drei Einzelknopfnähten bei einer gleichen Schnittöffnung dargestellt (Joergensen und Mitarbeiter, 1992). Das Astigmatismusverhalten nach Vektoranalyse (Jaffe) ist in Tabelle 2 dargestellt.

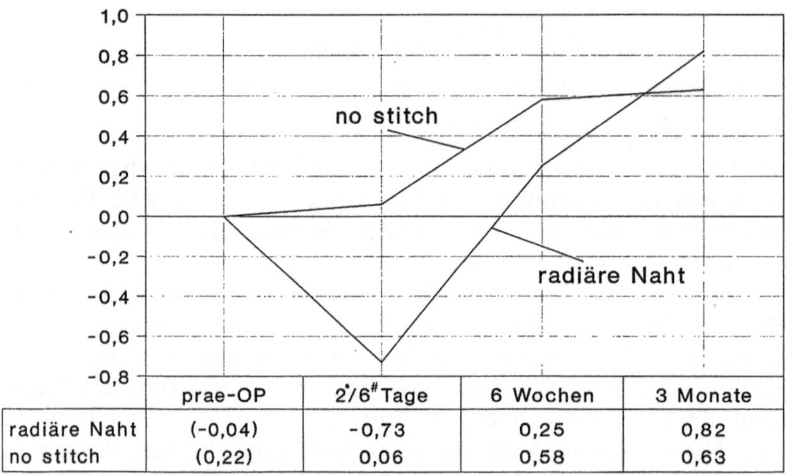

	prae-OP	2*/6# Tage	6 Wochen	3 Monate
radiäre Naht	(-0,04)	-0,73	0,25	0,82
no stitch	(0,22)	0,06	0,58	0,63

Abb. 1. Präoperative Änderungen des intraoperativ induzierten Astigmatismus ohne Nahtverschluß und mit Nahtverschluß (drei Einzelknopfnähte) bei einer Schnittöffnung von 6,5 mm. * Kontrolle am 2. postoperativen Tag bei Wundverschluß ohne Naht, # Kontrolle am 6. postoperativen Tag bei Wundverschluß mit Naht

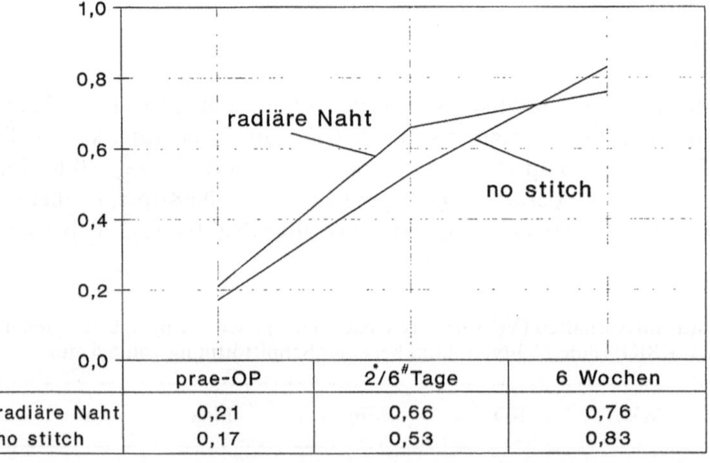

	prae-OP	2*/6# Tage	6 Wochen
radiäre Naht	0,21	0,66	0,76
no stitch	0,17	0,53	0,83

Abb. 2. Postoperative Änderungen des Visus nach KSKE ohne Nahtverschluß und mit Nahtverschluß bei einer Schnittöffnung von 6,5 mm. * Kontrolle am 2. postoperativen Tag bei Wundverschluß ohne Naht, # Kontrolle am 6. postoperativen Tag bei Wundverschluß mit Naht

Das Sehvermögen vor der Operation lag zwischen Handbewegung und 0,4 (Durchschnittswert 0,17 +/− 0,12). Das erreichte Sehvermögen betrug am 2. postoperativen Tag 0,53 (S.D. = +/− 0,16), nach 6 Wochen postoperativ 0,83 (S.D. = +/− 0,18; Abb. 2).

Der intraoperative und postoperative Verlauf war ohne Komplikationen. Besonders konnte keine Hypotonie oder Hyphema beobachtet werden. In keinem Fall war eine sekundäre Fadennachlegung erforderlich.

Diskussion

Während die Vorteile der Kleinschnittkataraktextraktion gegenüber der konventionellen extrakapsulären Kataraktextraktion eindeutig nachgewiesen sind [2, 4], ist die Bedeutung des Wundverschlusses mit oder ohne Naht auf den intraoperativ indizierten Astigmatismus und auf die visuelle Rehabilitation weniger abgeklärt. Die Grundlagen des Wundverschlusses ohne Naht sind von Ernest [1] untersucht worden. Wird beim Anlegen der Schnittöffnung die Tunnelinzision bis in die klare Cornea hinein präpariert, entsteht eine korneale Lippe mit automatischem Ventilwundverschluß.

Das hat zur Folge, daß nach Tonisierung des Auges durch die Parazentese-Öffnung am Ende der Operation sich die innere corneare Lippe ventilartig verschließt.

In einer prospektiven Studie wurde bei 65 Patienten eine KSKE (Schnittöffnung 6,5 mm) ohne Nahtverschluß durchgeführt. Zwischen dem präoperativen und dem 2. postoperativen Tag konnte kein signifikanter Unterschied im Astigmatismus gefunden werden. Zwischen dem präoperativen und dem Astigmatismus nach 6 Wochen und nach 3 Monaten wurde ein signifikanter Unterschied gefunden. Die statistische Analyse beim Wundverschluß mit drei Einzelkopfnähten bei einer gleichen Schnittöffnung ergab im gleichen Zeitraum ein ähnliches Bild [3].

Abbildung 1 zeigt, daß beim Wundverschluß ohne Naht der Astigmatismus gegen die Regel innerhalb der ersten 3 Monate postoperativ leicht von 0,22 dpt auf 0,63 dpt zunimmt. Die Streuung der Werte des Astigmatismus waren bei einer Schnittöffnung von 6.5 mm ohne Naht geringer als mit Nahtverschluß. Bis jetzt konnte innerhalb der ersten 3 Monate kein Ausrutscher oder sehr hoher Astigmatismus gegen die Regel im Sinne einer Wunddehiszens oder insuffizienter Wundvernarbung gefunden werden.

Ein weiterer Vorteil der beim Wundverschluß ohne Naht angewandten Tunnelinzisionstechnik ist, daß es während der Phakoemulsifikation sehr selten zum Irisprolaps kommt. Bedingt durch den gleichen Ventilmechanismus gibt es intraoperativ auch keine Probleme, die Vorderkammer zu erhalten.

Zusammenfassend läßt sich feststellen, daß der Verlauf des postoperativen Astigmatismus nach Kleinschnittkataraktextraktion bei einer Schnittöffnung von 6,5 mm ohne Nahtverschluß statistisch vergleichbare Resultate wie nach Verschluß durch drei Einzelkopfnähte zeigt. Ein Wundverschluß ohne Naht ließ sich problemlos bis zu Schnittöffnungen von 6,5 mm durchführen. Der postoperative

Verlauf war komplikationslos, es kam zu keiner Wundleckage, Wunddehiszens, Hypotonie oder Hyphema. Langzeitbeobachtungen müssen jedoch abgewartet werden, um eine endgültige Aussage über die Stailität der Wundvernarbung und über die routinemäßige Anwendung eines Wundverschlusses ohne Naht bei so großen Schnittöffnungen zu erhalten.

Literatur

1. Ernest P (1990) Introduction to sutureless surgery. In: Gills JP, Sanders DR (eds) Small-incision cataract surgery. Kugler, Am Amstelveen, p 103–107
2. Gills JP (1990) Sutureless cataract surgery. In: Gills JP, Sanders DR (eds) Small-incision cataract surgery. Kugler, Amt Amstelveen, pp 127–140
3. JoergensenJS, Müller-Bergh J, Müller M (1992) Intraoperativ induzierter Astigmatismus nach Kleinschnitt-Katarakt-Extraktion: Eine Analyse nach Anlegen einer Schnittöffnung von 4,0 mm, 5,0 mm und 6,5 mm. Klin Monatsbl Augenheilkd 200: 118–122
4. Sanders DR, Barnet RW, Brint SF, Ernest PH, Faulkner ED; Fine H, McFarland MS (1989) Symposium: Preferred Techniques for single-stitch cataract/IOL surgery. Ocular Surg News [Suppl]

Intraokularlinsen für die Implantation durch kleine Inzisionen

R. Menapace

Zusammenfassung. Die Bedeutung der Kleinschnitt-Kataraktchirurgie ist durch die jüngste Entwicklung von Ohne-Naht-Techniken gestiegen. Bislang galten Schnitte bis maximal 4 mm Weite als klein. Die Einführung von Polymethylmethacrylat-(PMMA-)Linsen mit kleiner Optik verlangt jedoch ein Überdenken dieser willkürlich festgelegten Obergrenze. Es erscheint sinnvoll, das Kriterium der Astigmatismusneutralität miteinzubeziehen. Theoretische Überlegungen und experimentelle Untersuchungen haben die Auswirkungen der verschiedenen Arten von Wundkonstruktion und Wundverschluß auf die Stabilität der Hornhautkuppel erhellt und damit eine Neueingrenzung unter Berücksichtigung dieses Kriteriums ermöglicht. – Kleinschnittlinsen *im engeren Sinne* haben vorformbare Optiken. Zu Silikon oder Hydrogel ist jüngst Acryl als flexibles Material hinzugekommen. Neu ist auch der Einsatz von thermoplastischen Materialien. Neben den bewährten Kahn- werden zunehmend Offenschlingendesigns verwendet. Der Durchmesser der verformbaren Optik beträgt dabei 6 mm und mehr. Aufgrund von erhöhtem Brechungsindex und optimiertem Implantationsinstrumentar können einzelne Modelle durch die unerweiterte Phakoemulsifikationsöffnung implantiert werden. – Als Kleinschnittlinsen *im weiteren Sinne* können PMMA-Linsen mit einem (kleinsten) Optikdurchmesser von 5 mm gelten. Die nötige Schnittweite liegt nur knapp darüber. Voraussetzung für den Einsatz dieser Linsen war ein perfektes Zentrierverhalten, welches durch Optimierung von Kapsulotomietechnik und Haptikkonstruktion möglich wurde. Eine angemessene Operationstechnik ist Vorbedingung. Nachteile auch bei gut zentrierter Optik sind die erhöhte Blendempfindlichkeit bei weiter Pupille und der beeinträchtigte Einblick in die Fundusperipherie. Die Frage nach dem optimalen Rhexisdurchmesser ist noch offen. Die Auswirkung der Schnittweite von etwas über 5 mm auf die Langzeitstabilität des Astigmatismus bleibt abzuwarten.

Summary. Small-incision cataract surgery has evoked further interest by recently developed no-stitch techniques. Sofar, incisions not exceeding 4 mm in width had been considered small. On the other hand, renewed interest is concentrated on poly (methyl methacrylate) (PMMA) lenses due to the introduction of small-optic narrow-profile designs. This requires a redefinition of what can still be considered a small incision. It appears logical to adopt astigmatic neutrality as the decisive criterion. This has been made possible by theoretical and experimental models which have elucidated the impact of wound construction and closure on corneal stability. – Silicone and hydrogel lenses have been widely used in small-incision surgery. Flexible acrylic lenses and thermoplastic copolymer lenses are promising new concepts. Open-loop designs are increasingly favored instead of monobloc designs. The preferred optic diameter with these lenses is 6 mm. An increased refractive index and refined implantation instruments have allowed insertion through wounds as small as 3 mm in diameter. – Small-optic PMMA lenses require a wound size of sligthly more than 5 mm according to the (smallest) optic diameter. This has become possible by improvements in capsulotomy technique and haptic construction, the combination of which guarantees reliable optic centration. A proper surgical technique is a prerequisite. Disadvantages inspite of adequate centration are an increased glare disability with a wide pupil and a reduced visibility of the peripheral fundus. The question of the preferred rhexis diameter is still unanswered. The impact of the wider incision on long-therm stability of astigmatism remains to be established.

Die jüngste Entwicklung der Kataraktchirurgie ist von dem Bestreben geprägt, die Weite der für die Linsenimplantation notwendigen Öffnung zu verringern. Angestrebtes Ziel ist dabei, die Linse durch die unerweiterte Phakoemulsifikationsöffnung in das Auge einführen zu können.

Vorteile einer verringerten Schnittweite

Dieses Bestreben ist durch eine Reihe von Vorteilen motiviert: *Intra*operativ fördert die kleine Inzision Dichtigkeit und Stabilität des vorderen Augensegmentes. Sie erlaubt die vollständige Entfaltung des Kapselsackes während der Implantation und damit die problemlose und gezielte Fixation der Linse. Die Stabilisierung des Kapseldiaphragmas verhindert ein nachträgliches Herausgleiten von Haptiken in den Sulkus oder Inkarzerieren der Optik in der Rhexisöffnung („Knopfloch-Phänomen"). Durch den rascheren Wundverschluß werden Operationsdauer und Lichtbelastung verringert.

*Post*operativ werden Wundheilung sowie physische und visuelle Rehabilitation beschleunigt: Ein kleiner Schnitt erhöht die Festigkeit der Wunde und erhält die Rückstellfähigkeit der Hornhaut. Die Gefahr der Wundsprengung wird verringert. Der induzierte Astigmatismus wird vermindert: Dies gilt sowohl für den durch Wundkompression bedingten transienten „Frühpeak" mit der Regel als auch für den durch Wundklaffung verursachten protrahierten „Spätshift" gegen die Regel [45, 52, 53]. Folge ist das rasche Erreichen einer stabilen Refraktion [15, 43]. Ein kleiner Schnitt erlaubt zudem den sinnvollen Einsatz einer Ohne-Naht-Technik [27–29]. Dadurch werden der nahtzugbedingte astigmatische Frühpeak eliminiert und die visuelle Rehabilitation optimiert [32, 38]. Die Kombination eines schmalen und langen Skleraltunnel mit einem kornealen Ventil im Rahmen der Ohne-Naht-Technik bringt noch weitere Vorteile. So ist intraoperativ die volle Dichtigkeit der Wunde auch dann gegeben, wenn die Wunde nicht durch ein Instrument tamponiert wird. Die postoperative Festigkeit dieser Wunden ist wesentlich höher als die herkömmlicher genähter Inzisionen [9, 24]. Durch den völligen Wegfall der Notwendigkeit eines Nahtverschlusses werden die Operationsdauer und Lichtbelastung minimiert.

Definition der „kleinen Inzision"

Der wohl gravierendste der genannten Vorteile ist die Astigmatismusneutralität. Armeniades [4] konnte am Leichenbulbus zeigen, daß ein limbaler Schnitt von 3 mm Länge die Hornhautarchitektur nicht beeinträchtigt. Auf der Basis der Beziehung zwischen Inzisionsweite und Abstand der Inzision vom Limbus auf der einen Seite und dem Ausmaß des induzierten Astigmatismus auf der anderen Seite [14] hat Koch [21] den astigmatismusneutralen „Inzisionstrichter" („Incisional funnel") definiert. Solange ein Schnitt die Dimensionen dieses imaginären, sich mit zunehmendem Abstand von Limbus weitenden Trichters nicht überschreitet, induziert er keinen Astigmatismus.

Bislang galt ein Schnitt von 3,5 bis maximal 4 mm, wie er für die Implantation von flexiblen Kahn- und Offenschlingenlinsen nötig ist als „kleiner Schnitt" – im Gegensatz zu dem mit 7–8 mm doppelt so großen Schnitt, wie er für die Implantation herkömmlicher Polymethylmethacrylat- (PMMA-) Linsen erforderlich ist. Das Aufkommen von PMMA-Linsen mit kleiner Optik (5×5 oder 5×6 mm) und die Einführung astigmatismusneutraler Inzionstechniken (lamellierter selbstdichtender Sklerokornealtunnel; „frown"/„chevron" und „corneal stretch" incision [8, 28, 13, 37, 48]) lassen vor dem Hintergrund der genannten Zusammenhänge zwischen Schnittlänge und -lokalisation folgende Begriffserweiterung sinnvoll erscheinen:

Als kleine Inzision *im engeren Sinne* ist wie bisher ein Schnitt anzusehen, dessen Weite nur unwesentlich über die der *Phakoemulsifikationsöffnung* hinausgeht. Da alle gängigen flexiblen Linsen über einen Schnitt von maximal 4 mm Weite implantiert werden können, bietet sich dieser Wert als Obergrenze an. – Als kleine Inzisionen *im weiteren Sinne* kommen alle jene Schnitte hinzu, die die Dimensionen des *„Inzisionstrichters"* nicht überschreiten und die damit die Bedingungen der Astigmatismusneutralität erfüllen. Soweit derzeit absehbar, ist dies bei entsprechend posteriorer Lokalisation bis zu einer Schnittweite von knapp über 5 mm gewährleistet. PMMA-Linsen mit einem kleinsten Optikdurchmesser von 5 mm können über einen solchen Skleratunnel implantiert werden. Aufgrund der für die Erhaltung der Astigmatismusneutralität erforderlichen Rückverlagerung innerhalb des sich zunehmend weitenden Inzisionstrichters sollte eine Inzisionsweite 5 mm nicht wesentlich überschritten werden. Zum einen treten operative Erschwernisse auf: Der lange und gekrümmte Skleratunnel schränkt die Beweglichkeit der Instrumente ein und behindert die Präparation einer Korneallippe wie das Einführen der Linse. Skleradehnung, Hornhautfaltung, Vorderkammerkollaps und Vorderkammerleckage während der Phakoemulsifikation, Endothelkontakt während der Linsenimplantation und Ventilinsuffizienz sind imminente Komplikationen. Eine bogenförmige Gestaltung des skleralen Tunneleingangs wirkt diesen Erschwernissen wohl entgegen, bringt jedoch andere Nachteile mit sich: Aufgrund der Schwächung der die limbale Spange schienenden oberflächlichen Skleralamelle und der Verringerung der Kontaktfläche zwischen oberflächlicher und tiefer Skleralamelle steigt besonders bei Verzicht auf einen Nahtverschluß die Gefahr eines postoperativen Astigmatismusdriftes in die Horizontale [5]. Zudem steigt die Gefahr einer postoperativen Wundklaffung bei Druck auf die unmittelbar hinter der Inzision gelegene Skleraregion. Ein ausreichend langer Tunnel ist somit Garant für die Stabilität der Wunde [8, 14, 22].

Kunstlinsen für die Implantation durch „kleine" Schnitte:

Die für die Implantationen erforderliche Schnittweite wird durch den kleinsten Durchmesser der Linse bestimmt. Bei Offenschlingen- und Kahnlinsen ist dieser im wesentlichen ident mit dem kleinsten Durchmesser der Optik. Bei Disklinsen ist er je nach Verformbarkeit der Haptik größer. Derzeit gibt es zwei praktikable Methoden, eine Linse (Optik) für die Implantation durch eine kleine Öffnung im obigen Sinne geeignet zu machen: Das ist zum einen die Verwendung verformbarer Materialien mit Formgedächtnis, die eine Faltung oder Rollung der Optik erlauben. Für eine Optik von 6 mm Durchmesser ist derzeit bei Kahn- und Offenschlingendesigns eine Schnittweite von 3,5 bis maximal 4 mm, bei Diskdesigns von mindestens 5 mm nötig. Zum anderen kann man den Durchmesser der Optik maximal reduzieren, was eine optimale Haptik- und Kapsulotomiegestaltung voraussetzt und selbst bei perfekter Zentrierung die Nachteile eines eingeschränkten Funduseinblickes und einer erhöhten Blendempfindlichkeit mit sich bringt.

Verformbare Kunstlinsen für die Implantation durch eine 3,5–4-mm-Öffnung: flexible und thermoplastische Intraokularlinsen

Flexible Linsen aus Silikon, Hydrogel oder Acryl. Über Material, Design und klinische Eignung von flexiblen Silikon- und Hydrogellinsen habe ich anderenorts auführlich berichtet [30]. Als flexible Alternativmaterialien zum harten und spröden PMMA haben sich im klinischen Einsatz die Silikone RMX-3 der Firma STAAR sowie SLM-1/UV und SLM-2/UV der Firma Allergan Medical Optics (AMO), aber auch das Hydrogel Polymacon der Firma Alcon bewährt. Für die Haptik hat sich das Flaschendesign (Monoblock-Kahnlinsen der Firmen STAAR und Alcon) bewährt (Abb. 1, 2). Dabei läuft die Optik in zwei plattenartige Haptiken (Flanschen) aus. Letztere können mit der Optik eine Ebene bilden (Silikonlinse AA4203 der Firma STAAR) oder mit deren Rückfläche eine gemeinsame posteriore Krümmung aufweisen (Hydrogellinse IOGEL der Firma Alcon). Disklinsen haben sich nicht durchgesetzt. Um Deformierungen der zirkulären Haptik mit möglicher Luxation der gesamten Linse in die Vorderkammer [7] auszuschließen, müssen rigide Materialien verwendet werden. Mit wachsender Dioptrienstärke und damit Mittendicke wird die Faltung der Optik zunehmend schwierig und inkomplett. Die erforderliche Schnittweite nimmt ebenso zu wie die bei der Entfaltung abrupt freiwerdenden und schockartig auf Kapsel und Zonularapparat wirkenden Federkräfte [7, 50].

Die Verbreitung von Monoblocklinsen hat durch Berichte über vereinzelte Luxationen in den Glaskörper nach Nd:YAG-Laser-Kapsulotomie einen Einbruch erlitten. Diese Komplikation wurde vor allem bei dem mittlerweile vom Markt genommenen Typ PC-12 der IOGEL-Linse beobachtet (bis zu 5%:[25, 41]). Sie wurde jedoch auch – wenn auch seltener – bei dem kürzeren Modell 1103 sowie – wenn auch nur ausnahmsweise (0,02%:[16]) – bei Kahnlinsen aus Silikon beobachtet. Ein jüngst berichteter Fall einer nach Nd:YAG-Laser-Kapsulotomie in den Glaskörper luxierten PMMA-Dikslinse [3] zeigt, daß dies ein immanentes Problem aller Linsen mit platten- oder scheibenförmigen Haptiken ist, indem diese eine feste Verankerung zwischen den Kapselblättern verhindern. Dies

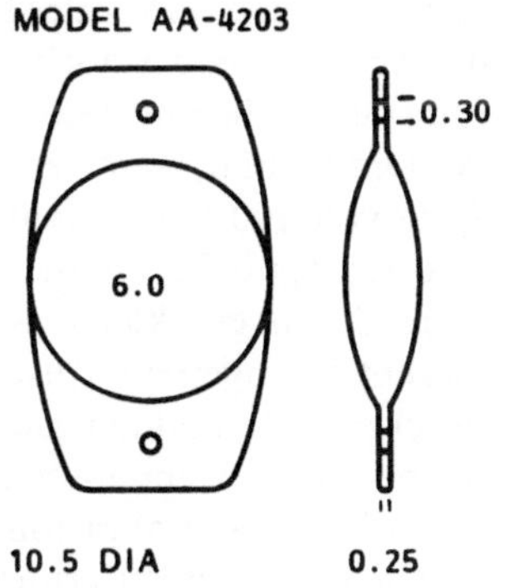

MODEL AA-4203
0.30
6.0
10.5 DIA
0.25

Abb. 1. Monoblocksilikonlinse AA4203C der Firma STAAR: planes Flanschendesign

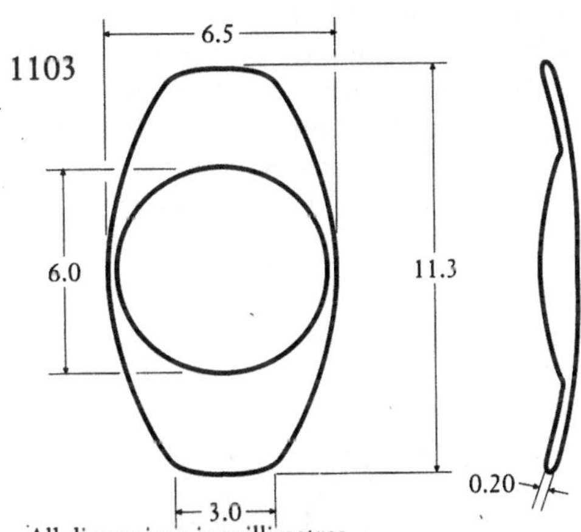

Abb. 2. Monoblockhydrogellinse IOGEL 1103 der Firma Alcon: posterior-konvexes Flanschendesign

erlaubt eine Luxation auch nach erst viele Monate postoperativ durchgeführter Kapsulotomie (6 Monate: [41]. bzw. 1 1/2 Jahre postOP: [3]).

In unserem Krankengut von weit über 1000 Kahnlinsen haben wir diese Komplikation bislang allerdings nie beobachtet. Dies hängt möglicherweise damit zusammen, daß wir Nd:YAG-Kapsulotomien prinzipiell nicht vor Ablauf von sechs Monaten durchgeführt und die Öffnung nicht weiter als 4–5 mm gemacht haben, wobei darauf geachtet wurde, daß diese insbesondere in der zur Linsenachse normalen Achse nicht über den Optikrand hinausgeführt wurde. Unter diesen Kautelen verliefen die mittlerweile über 50 bei IOGEL-Augen durchgeführten Nd:YAG-Kapsulotomien problemlos. Der Eingriff selbst ließ sich leicht und aufgrund des bei diesen Fällen durchwegs vorhandenen Abstandes der Kapsel zur Linse [31] leicht durchführen.

Ein Vorteil des Flanschendesigns ist die technisch leicht und atraumatisch durchführbare Austauschbarkeit der Linse gegen eine kaspelsackgestützte J-loop PMMA-Linse [33].

Um eine durch Entfaltung von eingerollten Flaschenenden bedingte Luxation nach Kapsulotomie zu vermeiden wurde ein gegenüber dem Kapselsackmodell

1103 neuerlich verkürztes Modell mit der Bezeichnung 1003 konzipiert, das durch die Abrundung der noch kompakter ausgeführten Flanschen und die Vergrößerung der Optik eine diskoide Gestalt erhielt. Gleichzeitig wurde der Durchmesser der Optik auf 6,4 mm vergrößert. Der Autor hat dieses Modell im Rahmen einer Serie von 100 Ohne-Naht-Operationen in gefaltetem Zustand implantiert und insgesamt gute Ergebnisse erzielt. Hervorzuheben ist die leichte Implantierbarkeit auch durch ein kleine Kapsulorhexis. Als Nachteile wurde die Neigung zu Dezentrierungen als Ausdruck des für diese Fälle offenbar zu geringen Längsdurchmessers und der meist fehlende Abstand der Optik zur Irishinterfläche zu nennen, auch wenn diese keine für den Patienten nachteilige Auswirkungen wie Edge-Glare oder abrasionsbedingter Pigmentdispersion hatten.

Nicht zuletzt aufgrund der bei Monoblocklinsen nicht auszuschließenden Luxationen in den Glaskörper ist seit Anfang dieser Dekade das Interesse an Offenschlingenlinsen mit Silikonoptik und eingesetzten Bügeln aus Polyimid (STAAR Elastimide) oder Prolene (AMO Phacoflex) gestiegen, wobei letztere (Abb. 3) besonders stark propagiert wurden. Dazu beigetragen haben der speziell entwickelte Injektor, der als Einmalgerät mitgeliefert wird (Prodigy) und die Tatsache, daß das Silikonmaterial als derzeit einziges einen UV-Absorber eingebunden hat. Nach Veränderungen am Injektor (kürzere Silikonlippe und

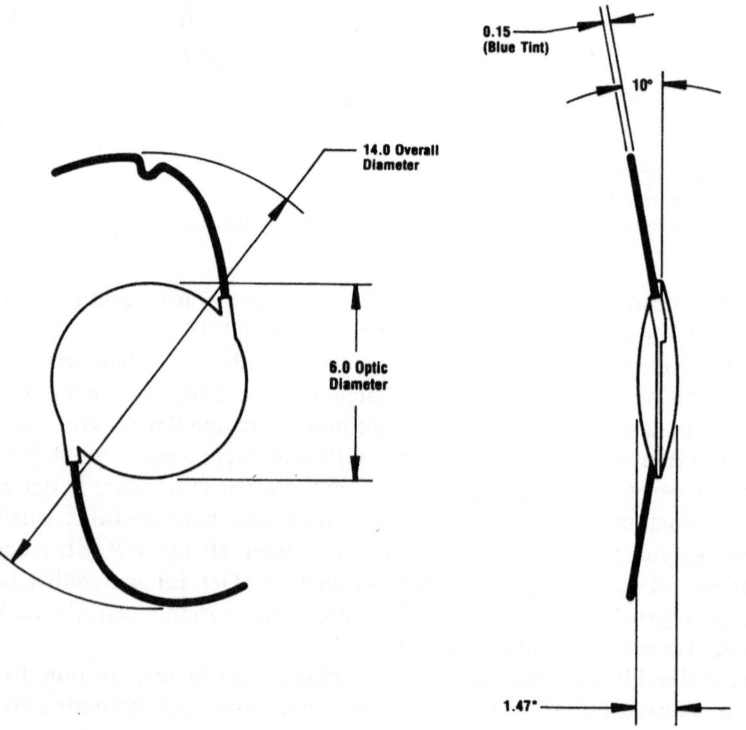

Abb. 3. Offenschlingenlinse Phacoflex SI19NB der Firma AMO mit Silikonoptik und Prolenehaptiken

begrenztes Spiel) sowie am Haptikdesign (Übergang von J-loop- zu C-loop-Design) und am Silikonmaterial (erhöhter Brechungsindex) ist nunmehr ein System in klinischer Erprobung, das eine Implantation über die unerweiterte Phakoöffnung gestatten soll. Die Erfahrungen des Autors fußen auf einer Implantationsserie von 130 Linsen mit einer durchschnittlichen Nachbeobachtungszeit von derzeit einem Jahr. Die Mehrzahl der eingesetzten Linsen hatten entweder ein modifiziertes J-loop- (Typ SI19NB) oder C-loop-Design (Typ SI26NB) und wurden unabhängig von der Dioptrienstärke mit dem fortentwickelten Injektor Typ 1A durch einen auf 4 mm erweiterten sklerokornealen Ventiltunnel implantiert. Bei richtiger Handhabung waren Rollung sowie Einführen und Entfalten problemlos durchführbar. Hervorzuheben ist die gute Steuerbarkeit des Entfaltungsvorganges, der mit der gezielten Kapselsackfixation der horizontal orientierten Bügel endet. Blockierungen der Linse im Injektor wie beim Erstmodell PRO-1 gelegentlich zu beobachten traten beim verbesserten Modell Pro-1A ebensowenig auf wie eine Durchspießung oder Einklemmung der Iris [40]. Die Linse eignet sich auch für die Implantation mit dem Faulkner-Folder [12]. Beim Einführen der gefalteten Linse durch einen engen Tunnel muß ein Knicken der Bügel vermieden werden, da dies eine bleibende Dezentrierung der Optik nach sich zieht [6]. Bei der Einführung und Entfaltung der Linse muß die Kammer mittels reichlich viskoelastischer Substanz tief gestellt sein, um ausreichend Abstand zu Endothel und Hinterkapsel zu gewährleisten. Ansonsten droht Gefahr seitens der führenden Haptik, indem das Endothel während des Einführens durch das Bügelende angespießt oder die Hinterkapsel durch den während der Entfaltung nach unten durchschwingenden Bügel aufgenommen wird. Weitere wesentliche Voraussetzungen für einen befriedigenden Linsensitz im Kapselsack ist eine gut zentrierte, nicht über den Optikrand hinausreichende Kapsulorhexisöffnung. Die hochflexiblen Prolenebügel können den dezentrierenden Kräften eines asymmetrisch schrumpfenden Kapselsackes oder eines den Optikrand querenden oder diesem anliegenden Rhexisrandes nicht widerstehen. Es muß auch darauf geachtet werden, daß die Optik einer primär vollständig im Kapselsack befindlichen Linse nicht als Folge einer Abflachung der Vorderkammer sekundär vor die Kapsulorhexis gerät („Knopfloch-Phänomen"). Aus diesem Grunde empfiehlt sich die Anwendung einer Ohne-Naht-Technik. Wird bei dieser das I/A Handstück nach Absaugen des Viskoelastikums in Pedalstellung 1 (Infusion offen) abrupt zurückgezogen, rastet das Hornhautventil ein und verhindert eine Abflachung der Kammer. Bei noch weitgestellter Pupille kann die Lage der Optik dann mittels über die seitliche Parazeteseöffnung eingeführtem Push-Pull-Häkchen verifiziert und nötigenfalls korrigiert werden, bevor die Pupille enggestellt wird.

Hohe Erwartungen werden in Linsen mit Acryloptik gesetzt [26]. Das hochbrechende und flexible Material erlaubt die Herstellung von Linsen, die mit geeigneten Faltpinzetten über die Phakoemulsifikationsöffnung implantiert werden können (Abb. 4). Auch diese haben ein Offenschlingendesign mit Acryloptik und Bügeln aus herkömmlichen Materialien. Optische Qualität und biologische Verträglichkeit scheinen sehr gut zu sein. Das Implantationsinstrumentar ist einfach und erlaubt eine sichere Führung der Linse. Die Entfaltung

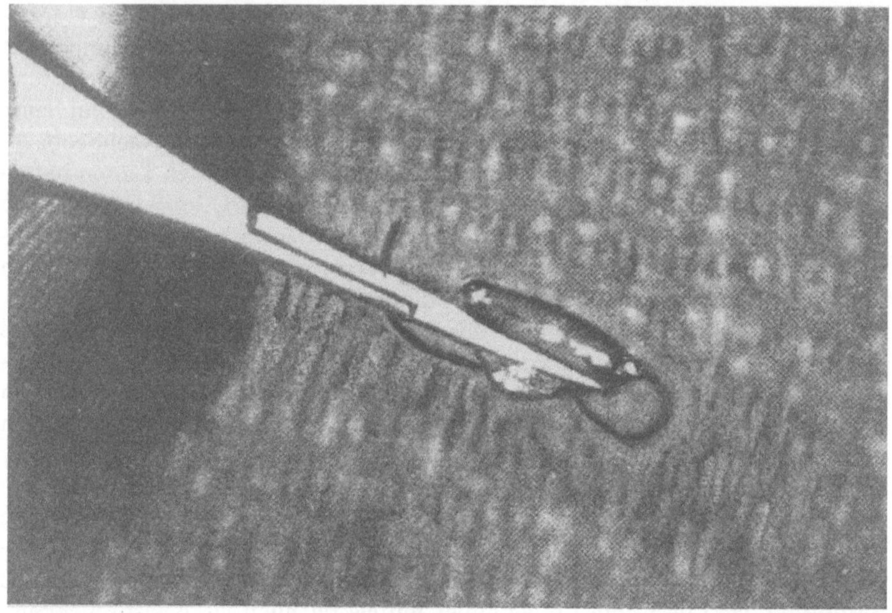

Abb. 4. Acryllinse mit Faltpinzette für Implantation durch unerweiterte Phakoöffnung (Quelle: Slack Inc.)

vollzieht sich langsam und damit schonend und kontrollierbar. Detaillierte klinische Resultate liegen jedoch derzeit noch nicht vor.

Thermoplastische Linsen aus MMA-HEMA-EDGMA-Copolymer. Ein neuer Weg wurde mit der Einführung thermoplastischer Materialien beschritten. Diese werden oberhalb der sogenannten Glas-Übergangstemperatur zunehmend elastisch verformbar, unterhalb davon sind sie hart und formstabil. Die von der Firma Optical Radiation Company entwickelte „MemoryLens" ist eine Offenschlingenlinse, deren Optik aus einem thermoplastischen Copolymerisat besteht. Da die Glas-Übergangstemperatur nur knapp über der Raumtemperatur liegt, entfaltet sich die im chemischen Hitzebad gerollte und im Kältebad formfixierte Optik während der kurzen Zeit der extraokularen Manipulation nicht. Bei der im Auge herrschenden Körpertemperatur jedoch nimmt die Optik langsam wieder ihre ursprüngliche plane Form an (Abb. 5). Das Material ist hochbrechend und aufgrund seines HEMA-Gehaltes hydrophil und YAG-resistenter als PMMA [18]. Erste klinische Erfahrungsberichte sind vielversprechend [36, 51]. Ein Nachteil ist der derzeit noch aufwendige Rollungsvorgang. Die Implantation setzt eine tiefe Kammer und die Manipulation der Linse im Auge Übung voraus, da sich die Linse mit dem Eintritt ins Auge sofort und unaufhaltsam zu entfalten beginnt. Die vollständige Entfaltung nimmt bis zu 10 Minuten in Anspruch, verlängert die Operation jedoch nicht wesentlich, da mit dem Einrotieren der Linse in den Kapselsack und dem Absaugen des Viskoela-

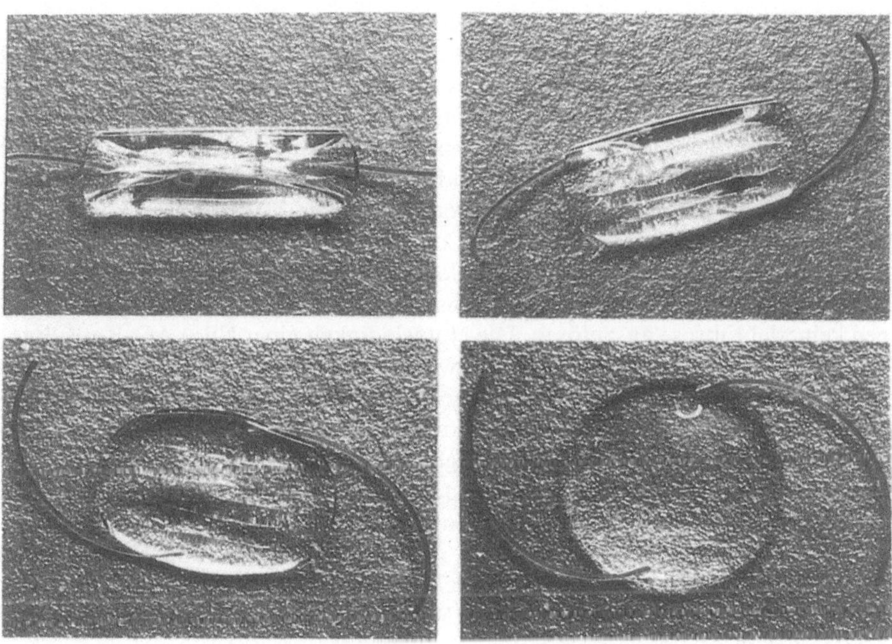

Abb. 5. a Entfaltungsvorgang einer Memorylinse (Quelle: Optical Radiation Company), **b** Linse in situ

stikums nicht bis zum Abschluß des Entfaltungsvorganges abgewartet werden muß.

Motivation für die Verwendung der genannten Alternativmaterialien war nicht nur die mit ihrer Verformbarkeit verbundene Möglichkeit, sie über eine kleinere als ihrem Optikdurchmesser entsprechende Wunde zu implantieren. Darüberhinaus versprachen sie eine über die von PMMA hinausgehende Biokompatibilität. Härte und Hydrophobie von PMMA führen im Fall eines Kontaktes zu Endothelschäden und Uveareizung. Auch bei vollständiger Kapselsackfixation ist besonders in Augen mit gestörter Blut-Kammerwasser-Schranke mit einer Zellbesiedelung der Linsenoberfläche zu rechnen. Weitere Unzulänglichkeiten sind unzureichende Widerstandsfähigkeit gegenüber Nd:YAG-Laser-Einwirkung (Sprungbildung) und die wenn überhaupt noch unzureichende Hemmung der Kapselfibrose. Silikone und gequollene Hydrogele sind weich, letztere und thermoplastische HEMA-Copolymere hydrophil. Die daraus resultierenden prinzipiellen Vorteile gegenüber herkömmlichem PMMA hängen in der Praxis sehr von der Zusammensetzung und Reinheit des Materials ab. Hohe optische Qualität und gute Verträglichkeit im Auge können wir für die Silikone der Firmen STAAR und AMO sowie für das Hydrogel Polymacon der Firma Alcon bestätigen. Die genannten Silikone wiesen keine klinisch relevanten Einlagerungen, Schichtungen und Verfärbungen und eine ähnlich geringe Zellbesiedelung wie herkömmliches PMMA auf. Demgegenüber war die Zellbesiedelung von Polymacon signifikant geringer [1], was auf eine besonders gute Biokompatibilität dieses Materials hinweist. Diese Verträglichkeit von Acryl und MMA-HEMA-EDGMA-Copolymer ist laut ersten klinischen Erfahrungsberichten als mindestens gleich gut wie die von herkömmlichem PMMA einzustufen.

Die genannten Alternativmaterialien zeichnen sich zudem durch Resistenz gegenüber Nd:YAG-Laserbeschuß und durch eine im Vergleich zu PMMA möglicherweise geringere Kapselfibroserate aus. Die YAG-Resistenz von Polymacon und MMA-HEMA-EDGMA-Copolymer ist höher als die von PMMA [18, 49]. Sprungbildungen treten bei diesen ebensowenig auf wie bei Silikonen. Kapselsackfixierte IOGEL-Hydrogellinsen scheinen nach eigenen Beobachtungen keinerlei Fibrose auszulösen. Die Notwendigkeit einer Nd:YAG-Kapsulotomie ergibt sich vielmehr aus dem Einwachsen von Regeneraten in den häufig vorhandenen Spaltraum zwischen Kapsel und Linsenhinterfläche. Die Fibroserate nach Kapselsackfixation der kahnförmigen Silikonlinse AA-4203C der Firma STAAR wurde unterschiedlich angegeben. Sie wurde von Milauskas [34] innerhalb des ersten postoperativen Jahres mit kanpp 28%, von Shephard dagegen mit 16,5% und 4,85% nach Sulkus- bzw. Saccusfixation beziffert [46]. Für die Offenschlingenlinse der Firma AMO haben Steinert und Mitarbeiter in guter Übereinstimmung mit eigenen Beobachtungen eine geringere Fibroserate als nach Kapselsackfixation von PMMA-Linsen mit vergleichbarem Design berichtet [52].

Eine Rückwendung des Interesses auf PMMA-Linsen hat sich aus zwei Gründen ergeben: Zum einen ließen Berichte über Verfärbungen von Silikonlinsen [35] und Einlagerungen in die Oberfläche von Hydrogellinsen [56] Zweifel an der Langzeitstabilität der Alternativmaterialien aufkommen. Zum anderen gelang es, die Oberfläche von PMMA-Linsen durch Modifikation hydrophil und damit biokompatibler zu machen. Entscheidend waren jedoch die Entwicklungen auf den Gebieten der Kapsulotomietechnik und der Haptikgeometrie, wodurch das Zentrierverhalten der PMMA-Linsen optimiert und der Optikdurchmesser kleiner gehalten werden konnte. Dies führte zur Entwicklung von PMMA-Linsen mit einem (kleinsten) Optikdurchmesser von nur 5 mm.

PMMA-Kunstlinsen für die Implantation durch eine Öffnung von etwas über 5 mm („Small-optic" PMMA-Linsen)

Von den Protagonisten dieses Linsentyps wird ein kleinster Optikdurchmesser von 5 mm als noch tolerabel angesehen. Als Argument wird angeführt, daß der Durchmesser der freien Optik bei Modellen mit Positionierlöchern nicht größer ist. Wir haben in zwei Serien zu je über 50 Stück zwei Linsenmodelle (Pharmacia 740P mit runder 5 mm-Optik und „capsular-C"-Schlaufe: Abb. 6, Optical Radiation Company C410F mit ovaler 5×6 mm-Optik und modifizierter C-Schlaufe: Abb. 7) eingesetzt und unter anderem hinsichtlich ihres Zentrierverhaltens [2] und einer eventuellen verstärkten Blendempfindlichkeit des Patienten unter Nachtsichtbedingungen untersucht und verglichen [54]. Bei Fixation in einem Kapselsack mit intakter Rhexis zentrierten beide Linsen sehr gut. Bei

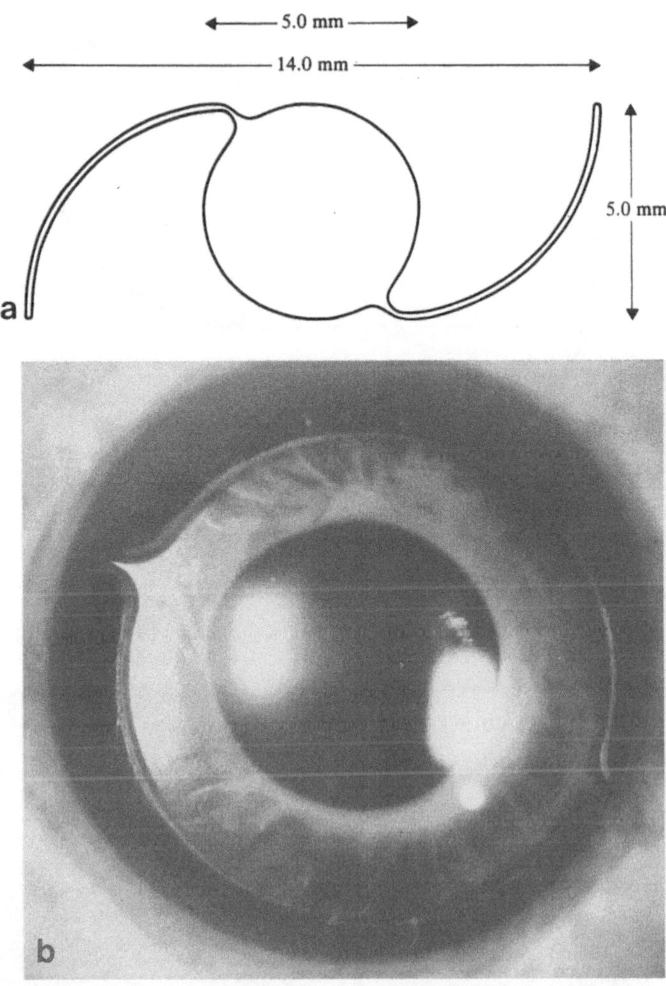

Abb. 6. a Linsenmodell 740P der Firma Pharmacia mit 5 mm-PMMA-Optik; **b** 740P-Linse in situ

Überkreuzung des Optikrandes durch eine ausladende Rhexis oder bei Rhexiseinrissen wurden in beiden Gruppen gelegentlich Dezentrierungen beobachtet, wobei diese bei Typ 740P geringer ausfielen als bei Typ C410F. Dieser Unterschied verstärkte sich bei Aufsitzen des Optikrandes auf dem Rhexisrand („Edge capture") und bei asymmetrischer Haptikpositionierung. Aufgrund des kleinen Optikdurchmessers kann der Optikrand trotz des nur geringen Ausmaßes der Dezentrierung in die Pupillenöffnung gelangen. Dies trifft wiederum besonders auf jüngere Patienten mit noch guter Pupillenmotilität zu. Der im Vergleich zu Typ C410F höhere Widerstand von Typ 740P gegen dezentrierende Kräfte bestätigt die Effektivität des „capsular C"-Haptikdesigns. Der größere Optikdurchmesser des Typ C410F kann die stärkere Dezentrierungsneigung nur

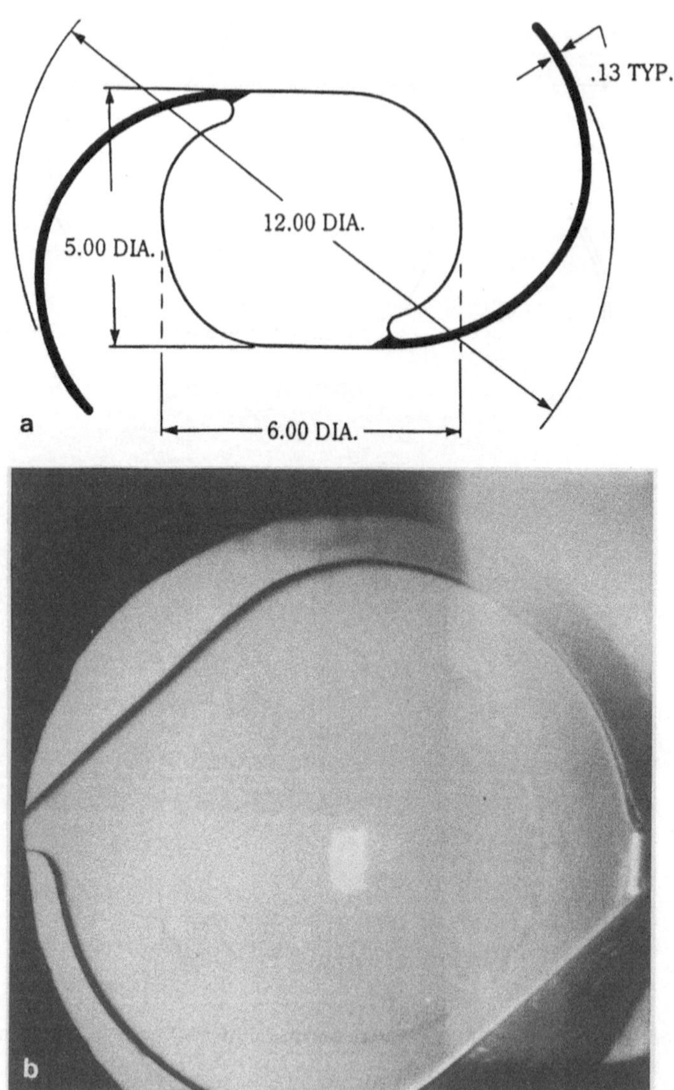

Abb. 7. a Linsenmodell C410F der Firma ORC mit 5×6 mm-PMMA-Optik; **b** C410F in situ

teilweise wettmachen, da diese bevorzugt normal zur Längsachse und damit in Richtung des geringeren Optikdurchmessers stattfindet. Dafür bringt das Design von Typ C410F Vorteile hinsichtlich der Blendempfindlichkeit bei weiter Pupille. Ist diese bei optimaler Zentrierung für beide Linsentypen bei einer Pupillenweite von maximal 5 mm gegenüber 7 mm-Optiken unverändert, so nimmt sie mit zunehmendem Pupillendurchmesser bei Typ 740P stärker zu als bei Typ C410F. In der Praxis wird das obere Segment einer weiten Pupille durch das Oberlid mehr oder weniger vignettiert, sodaß bei Horizontalstellung der Linse die durch die obere Optikkante verursachte Lichtbeugung reduziert wird.

Trotz der insgesamt guten funktionellen Ergebnisse stehen dem Vorteil der Implantierbarkeit über eine Öffnung von wenig mehr als 5 mm Nachteile gegenüber, deren klinischen Relevanz noch ungewiß ist. Zunächst bleibt noch zu klären, welcher Rhexisdurchmesser am geeignetsten ist. Wir haben eine Öffnung von 4 mm angestrebt, um eine knappe zirkumferentielle Überlappung der Optik durch das vordere Kapselblatt zu gewährleisten. Damit wird ein Kontakt des Rhexisrandes zur Hinterkapsel vermieden und eine Vignettierung des Optikrandes durch das im Bereich der Kontaktzone ringförmig fibrosierende vordere Kapselblatt erzielt, während die Kapsel im Bereich der Verklebungszone außerhalb der Optik klar bleibt. Dies führt allerdings zu einer Reduktion der ohnehin kleinen optischen Zone auf 4 mm. Bei großem Rhexisdurchmesser haben wird die Ausbildung einer zirkulären Fibrose entlang der peripheren Kontaktzone zwischen Optik und Hinterkapsel beobachtet, die den nutzbaren Optikdurchmesser ebenfalls einengt. Somit wird bei enger wie bei weiter Rhexisöffnung der Einblick in die Netzhautperipherie beeinträchtigt. Im letzteren Fall besteht zudem die Gefahr des Übergreifens der Fibrose auf die zentrale Kapsel hinter der Optik. – In der Praxis läßt sich die angestrebte Kapselöffnung nicht immer verwirklichen. Durch abschnittweises Überlappen und Ausgreifen des Rhexisrandes treten Mischformen der angeführten Idealtypen auf, die nicht nur ästhetisch sondern auch funktionell unbefriedigend sind, auch wenn die Haptik den dezentrierenden Kräften des unsymmetrisch schrumpfenden Kapselsackes widerstehen mag.

Literaturberichte sind bislang sporadisch und wenig detailliert. Joergensen [17] berichtete über subjektive Bledungsempfindungen besonders junger Patienten. Klemen und Fridrich [19] gaben Probleme bei der Biomikroskopie und Laserkoagulation der Fundusperipherie an. Der mit 44% erstaunlich hohe Anteil von in ihrem Ausmaß nicht definierten Dezentrierungen, wobei bei 6 von insgesamt 86 Augen eine chirurgische Rezentrierung erforderlich wurde, steht im krassem Gegensatz zu unseren Ergebnissen.

Auf den Astigmatismusverlauf wurde von keinem der genannten Autoren Bezug genommen. Eigene Untersuchungen im Zusammenhang mit einem No-stitch-Verfahren lassen nach drei Monaten bei Inzisionen von etwas über 5 mm Weite im Gegensatz zu 4 mm-Inzisionen [38] eine Tendenz zur Achsenbewegung in die Horizontale erkennen [39]. Dies wurde von anderen Autoren bestätigt [44]. Nach experimentellen Untersuchungen von Koch und Mitarbeitern [20] sowie Samuelson und Mitarbeitern [42] weisen 4 mm weite Skleraltunnelinzisionen eine so hohe Stabilität auf, daß die Induktion eines nennenswerten Astigmatismus gegen die Regel auszuschließen ist. Shepard [45] fand nach Wundverschluß mit einer Horizontalnaht eine Änderung des Astigmatismusbetrages von 0,13 D nach einer Woche und 0,22 D nach 3 Monaten. Fine [11] fand nach Ohne-Naht-Chirurgie kurz postoperativ wie nach 5 und mehr Monaten ebenfalls vernachlässigbar geringe Werte (0,13 bzw. 0,14 D gegen die Regel). Nur Kondrot [23] fand nach einem Jahr höhere Werte. Exakte Vektoranalysen über längere Zeiträume liegen noch nicht vor. Ein progredienter Spätshift, wie er von Sanders für 6,5 mm weite Inzisionen im Gegensatz zu 4 mm berichtet wurde [44], läßt sich für 5 mm-PMMA-Linsen insbesondere bei Ohne-Naht-Chirurgie aufgrund der bislang publizierten Daten jedenfalls nicht ausschließen.

Der Vollständigkeit halber sei noch ein Linsentyp aus PMMA erwähnt, dessen Optik zu beiden Seiten der Längsachse klappbare Vignetten aufweist, die sich bei der Implantation im Wundkanal anlegen und im Auge wiederum entfalten. Diese Konstruktion (Typ PC-28LB „Phacofit"-Linse der Firma AMO) erlaubt die Implantation über einen Schnitt von nur 3,5 mm Weite und verhindert Blendungsphänomene durch Abdeckung der Kanten im Bereich der Pupillaröffnung [10]. Dies wird allerdings mit einer weiteren Einschränkung des peripheren Funduseinblicks entlang der Vignetten erkauft. Ein Optic-Capture kann zur Kompression der opaken Vignetten mit sekundären Einengung der optischen Zone führen. Aufgrund dieser Nachteile hat sich das Konzept nicht durchgesetzt.

Ein Vorteil von small-optic PMMA-Linsen ist die infolge des kleinen Optikdurchmessers verringerte Mittendicke. Das geringe Gewicht verringert die trägheitsbedingte Belastung des Zonularapparates bei raschen Augenbewegungen. Der Abstand zur Irishinterfläche verhindert die Irritation und Abrasion von Pigmentepithel sowie die iridokapsuläre Synechisierung mit konsekutiver Zellaufwanderung. Dies könnte besonders bei gleichzeitig durchgeführter Filteroperation, in deren Folge häufig Fibrinexsudation, Synechisierung und Zellaufwanderung beobachtet werden [55], vorteilhaft sein.

Ein weiterer Vorteil von small-optic PMMA-Linsen ist die im Vergleich zu den gefalteten oder gerollten verformbaren Linsen geringere Dehnung der Wunde während der Implantation. So konnte Kondrot [24] an Leichenbulbi zeigen, daß die Widerstandsfähigkeit von selbstdichtenden Tunnelinzisionen nach Aufdehnung durch einen Linseninjektor vermindert wurde. Einschränkend ist allerdings anzumerken, daß dies nicht unbedingt im selben Ausmaß auf lebendes Gewebe zutreffen muß und nicht auszuschließen ist, daß eine derartige Schwächung des Ventilmechanismus bereits während der Phakoemulsifikation durch die Vibrationen und Exkursionen des Handstücks entsteht. Nach den eigenen Erfahrungen mit 200 No-stitch-Operationen, bei denen flexible Linsen mittels Injektor oder Faltpinzette implantiert wurden, ist in keinem Fall eine Spätdehiszenz der Wunde eingetreten.

Schlußbemerkung

Das wohl entscheidenste Argument für die Kleinschnitt-Kataraktchirurgie ist die rasche Stabilisierung der Refraktion und die Mitigierung oder möglicherweise Eliminierung des astigmatischen Spätshifts. Sie ist zugleich der sinnvolle Einsatzbereich für die jüngst eingeführte Ohne-Naht-Technik, da bei größeren Schnittweiten von der vermehrten Hornhautbelastung abgesehen intraoperative Probleme auftreten können („Stress-or-flow-Dilemma": [28, 32]) und ein postoperatives Shiften des Astigmatismus in die Horizontale wahrscheinlich ist.

Der zukünftige Stellenwert der Alternativen „verformbare Optik aus Alternativmaterialien“ oder „kleine Optik aus PMMA“ wird durch die Antwort auf die Frage nach dem optimalen und minimalen Durchmesser der Optik entscheidend beeinflußt werden. Eine Differenzierung nach Alter, Weitstellbarkeit der Pupille und Zustand der Netzhautperipherie erscheint sinnvoll. Die Bedeutung des Optikdurchmessers für das Fibrosierungs- und damit für das Eintrübungs- und Schrumpfungsverhalten der Kapselblätter muß in die Überlegungen miteinbezogen werden. Dies gilt auch für den optimalen Durchmesser der Rhexis und die Beziehung des vorderen Kapselblattes zur Optik. Eine zirkulär vom vorderen Kapselblatt knapp überlappte 6 mm-Optik erachten wir derzeit als besten Kompromiß. Die Vorteile der größeren Optik bei kleinerer Inzision erscheinen uns den Nachteil der noch zu erweisenden Langzeitstabilität der vorformbaren Alternativmaterialien im Auge zu überwiegen. Berichte über Verfärbung von Silikon- und Einlagerungen auf Hydrogellinsen dürfen nicht überbewertet werden. Nach unseren eigenen Beobachtungen sind die Silikonlinsen gelegentlich zu beachtenden Einschlüsse, Schichtungen und Verfärbungen präexistente Produktionsmängel, die in Art und Ausprägung je nach Hersteller unterschiedlich und insgesamt klinisch irrelevant sind. Siepser und Wieland [47] konnten für Hydrogele zeigen, daß selbst bei hohem Wassergehalt kein Präzipitate in die Matrix eindringen. Die bei Kahnlinsen berichteten Luxationen in den Glaskörper dürften durch entsprechende Anpassung des Haptikdesigns sowie durch Unterlassung früher, weiter Kapsulotomien vermeidbar sein. Unsre klinischen Erfahrungen mit Silikon- und Hydrogellinsen mit geeignetem Kahndesign sind tatsächlich sehr gut. Für ein endgültiges Urteil hinsichtlich des zu bevorzugenden Materials, des Optikdurchmessers, der Rhexisgröße und der Haptikgestalt müssen jedoch noch die Langzeitergebnisse entsprechend ausgelegter klinischer Implantstudien abgewartet werden.

Literatur

1. Amon M, Menapace R (1990) Cellular invasion on the surface of hydrogel PCL implants. J Cataract Refract Surg 17:774–779
2. Amon M, Menapace R, Papapanos P, Radax U (1992) Clinical results with three different kinds of small-incision PMMA-IOLs. Abstrakt Symposium on Cataract, IOL and Refractive Surgery, 12.–15. 4. 1992, San Diego
3. Argento C (1991) Post capsulotomy complication. J Cataract Refract Surg 17:385–386
4. Armeniades CD, Boriek A, Knolle GE (1990) Effect of incision length, location and shape on local corneoscleral deformation during cataract surgery. J Cataract Refract Surg 16:83–87
5. Bloomberg LR (1990) Bloomberg surgical technique. In: Gills JP, Sanders DR (Hrsg) Small-incision cataract surgery. Slack, Thorofare, NJ, pp 166–173
6. Davison JA (1991) Modified insertion technique for the SI-18NB intraocular lens. J Cataract Refract Surg 17:849–853
7. Duncker G (1991) Erste Erfahrungen nach Phakoemulsifikation mit Implantation unterschiedlicher scheibenförmiger Silikonhinterkammerlinsen. In: Wenzel W, Reim M, Freyler H, Hartmann C (Hrsg) 5. Kongreß der Deutschsprachigen Gesellschaft für Intraokularlinsenimplantation. Springer, Berlin Heidelberg New York, S 387–394
8. Ernest PH (1990) Introduction to sutureless surgery. In: Gills JP, Sanders DR (eds) Small-incision cataract surgery. Slack, Thorofare, NJ, pp 103–105

9. Ernest PH, Kiessling LA, Lavery KT (1991) Relative strength of cataract incisions in cadaver eyes. J Cataract Refract Surg 17 [Suppl]:668–671
10. Fine IH, Robertson JE (1989) Initial experience with the AMO PC-28LB (Phacofit®) small-incision implant: A preliminary report. J Cataract Refract Surg 15:327–331
11. Fine IH (1991) Architecture and construction of a self-sealing incision for cataract surgery. J Cataract Refract Surg 17 [Suppl]:672–676
12. Fine IH (1992) Comparison of techniques for using folding forceps to implant silicone lenses. Ocular Suregery News 3/2:28–29
13. Freeman JM (1991) Corneal stretch incision for cataract surgery: A technique for no-suture closure and control of astigmatism. J Cataract Refract Surg 17 [Suppl]:696–701
14. Gills JP, Wang D, Pollard A (1990) Sutureless extracapsular cataract extraction with in-the-bag intraocular lens implantation. In: Gills JP Sanders DR (eds) Small-incision cataract surgery. Slack, Thorofare, NJ, pp 141–153
15. Gills JP, Sanders DR (1991) Use of small incisions to control induced astigmatism and inflammation following cataract surgery. J Cataract Refract Surg 17 [Suppl]:740–744
16. Grabow HB, Sanders DR (1990) Implantation of STAAR single-piece silicone lens. In: Gills JP, Sanders DR (eds) Small-incision cataract surgery. Slack, Thorofare, NJ, pp 29–56
17. Joergensen JS, Müller-Bergh JA (1991) Erste Ergebnisse nach Kapselsackimplantation einer 5-mm-one-piece PMMA Hinterkammerlinse (Phacobag). In: Schott K, Jacobi KW, Freyler H (Hrsg) 4. Kongreß der Deutschen Gesellschaft für Intraokularlinsenimplantation. Springer, Berlin Heidelberg New York Tokyo, S 32–37
18. Johnson StH, Henderson Ch (1991) Neodymium:YAG laser damage to UV-absorbing poly (methyl methacrylate) and UV-absorbing MMA-HEMA-EDGMA polymer intraocular lens material. J Cataract Refract Surg 17:604–607
19. Klemen UM, Fridrich K (1991) PMMA Hinterkammerlinsenplantation bei Kleinschnitttechnik. In: Wenzel W, Reim M, Freyler H, Hartmann Ch (Hrsg) 5. Kongreß der Deutschsprachigen Gesellschaft für Intraokularlinsenimplantation. Springer, Berlin Heidelberg New York, S 293–302
20. Koch DD, DelPero RA, Wong TC, et al. (1987) Scleral flap surgery for modification of corneal astigmatism. Am J Ophthalmol 104:259–264
21. Koch PS (1991) Structural analysis of cataract incision construction. J Cataract Refract Surg 17 [Suppl]:661–667
22. Kondrot EC (1990) Kondrot surgical technique. In: Gills JP, Sanders DR (eds) Small-incision cataract surgery. Slack, Thorofare, NJ, pp 161–165
23. Kondrot EC (1991) Keratometric cylinder and visual recovery following phacoemulsification and intraocular lens implantation using a self-sealing cataract incision. J Cataract Refract Surg 17 [Suppl]:731–733
24. Kondrot EC (1991) Rupturing pressure in cadaver eyes with three types of cataract incisions. J Cataract Refract Surg 17 [Suppl]:745–748
25. Levy JH, Pisacano AM, Anello RD (1990) Displacement of bag-placed hydrogel lenses into the vitreous following neodymium:YAG laser capsulotomy. J Cataract Refract Surg 16:563–566
26. Mackool RJ (1991) Acrylic IOL implanted through 3-mm incision. Ocular Surg News 9/9:1,39
27. Menapace R (1991) Corneal valve incision for self-sealing surgery. Ocular Surg News 9/9:73
28. Menapace R (1991) Technik und Vorteile der Kataraktchirurgie ohne Naht. In: Wenzel W, Reim M, Freyler H, Hartmann Ch (Hrsg) 5. Kongreß der Deutschsprachigen Gesellschaft für Intraokularlinsenimplantation. Springer, Berlin Heidelberg New York Tokyo, S 283–292
29. Menapace R, Radax U, Amon M, Papapanos P. Kleinschnitt-Kataraktchirurgie ohne Naht (1991) Bericht über 100 konsekutive Fälle. Spektrum Augenheilkd 5:135–140
30. Menapace R (1991) Aktueller Stand der Implantation flexibler Intraokularlinsen. Fortschr Ophthalmol 88:421–428

31. Menapace R, Amon M, Radax U (1992) Evalution of 200 IOGEL® 1103 bag-style lenses implanted through a small incision. J Cataract Refract Surg 18:252–264
32. Menapace R, Radax U, Amon M, Papapanos P (1992) No-stitch cataract surgery with flexible lenses. Evaluation of 100 consecutive cases. J Cataract Refract Surg (in press)
33. Menapace R, Yalon M (1992) Exchange of IOGEL hydrogel one-piece foldable intraocular lens for bag-fixated J-loop PMMA implant. Surgical technique and laboratory findings. J Cataract Refract Surg (in press)
34. Milauskas AT (1987) Posterior capsule opacification after silicone lens implantation and its management. J Cataract Refract Surg 13:644–648
35. Milauskas AT (1991) Silicone intraocular lens implant discoloration in humans. Arch Ophthalmol 109:913
36. Neuhann Th, Neuhann T (1991) Erste Erfahrungen mit MemoryLens – Eine thermoplastische Intraokularlinse zur Implantation durch kleine Inzisionen. In: Wenzel W, Reim M, Freyler H, Hartmann Ch (Hrsg) 5. Kongreß der Deutschsprachigen Gesellschaft für Intraokularlinsenimplantation. Springer, Berlin Heidelberg New York Tokyo, S 371–374
37. Pallin SL (1991) Chevron sutureless closure. Apreliminary report. J Cataract Refract Surg 17 [Suppl]:706–709
38. Papapanos P, Menapace R, Radax U, Amon M, Pfleger Th (1992) Verlauf des Astigmatismus nach Kleinschnitt-Kataraktchirurgie ohne Naht. Spektrum Augenheilkd 6:31–35
39. Papapanos P, Menapace R, Amon M, Radax U (1992) Astigmatismus nach Ohne-Naht Kataraktchirurgie mit 4 mm und 5 mm Wundschnittweite: Mittelfristige Ergebnisse. In: Neuhann Th, Hartmann Ch, Rochels R (Hrsg) 6. Kongreß der Deutschen Gesellschaft für Intraokularlinsenimplantation. Springer, Berlin Heidelberg New York Tokyo
40. Poepel B, Knorz MC (1991) Implantation faltbarer Silikonlinsen – Eine vergleichbare Studie. In: Wenzel W, Reim M, Freyler H, Hartmann Ch (Hrsg) 5. Kongreß der Deutschsprachigen Gesellschaft für Intraokularlinsenimplantation. Springer, Berlin Heidelberg New York Tokyo, S 407–414
41. Saad M, Demeler U (1991) Luxationsgefahr von IOGEL-Linsen in den Glaskörper postoperativ und nach YAG-Kapsulotomie. In: Wenzel W, Reim M, Freyler H, Hartmann Ch (Hrsg) 5. Kongreß der Deutschsprachigen Gesellschaft für Intraokularlinsenimplantation. Springer, Berlin Heidelberg New York Tokyo, S 381–386
42. Samuelson SW, Koch DD, Kuglen CC (1991) Determination of maximal incision length for true small-incision surgery. Ophthalmic Surg 22:204–207
43. Sanders DR, Spigelmann L, Kraff MC (1983) Quantitative assessment of postsurgical breakdown of the blood-aqueous barrier. Arch Ophthalmol 101:131–133
44. Sanders DR, Shephard J, Ernest PH, et al. (1990) Effect of incision size and suture configuration on induced astigmatism and visual rehabilitation. In: Gills JP, Sanders DR (eds) Small-incision cataract surgery. Slack, Thorofare, NJ, S 15–25
45. Shepard JR (1989) Induced astigmatism in small incision cataract surgery. J Cataract Refract Surg 15:85–88
46. Shephard JR (1989) Capsular opacification associated with silicone implants. J Cataract Refract Surg 15:448–450
47. Siepser StB, Wieland M (1991) Animal model experimentation using the expansile hydrogel intraocular lens. J Cataract Refract Surg 17:491–694
48. Singer JA (1991) Frown incision for minimizing induced astigmatism after small incision cataract surgery. J Cataract Refract Surg 17 [Suppl]:677–688
49. Skelnik DL, Lindstrom RL, Allarakhia L, et al. (1987) YAG laser interaction with Alcon IOGEL intraocular lenses: an in vitro toxicity assay. J Cataract Refract Surg 13:662–668
50. Skorpik Ch, Menapace R, Grasl M, et al. (1990) Experience with silicone-disc-IOLs. Abstract 8th Congress of the European Intraocular Implantlens Council, 10.–14. 9. 1990, Dublin
51. Skorpik Ch, Freyler H, Scholz U, et al. (1991) New rolled IOL continues to show good early results. Ophthalmology Times 16/20:12

52. Steinert RF, Brint SF, White SM, Fine IH (1991) Astigmatism after small incision surgery. A prospective, randomized, multicenter comparison of 4- and 6.5-mm incisions. Ophthalmology 98:417–424
53. Talamo JH, Stark WJ, Gottsch JD, et al. (1991) Natural history of corneal astigmatism after cataract surgery. J Cataract Refract Surg 17:313–318
54. Vass C, Menapace R, Amon M (1992) The influence of IOL optic diameter on postoperative contrast sensitivity. Abstrakt Symposium on Cataract, IOL and Refractive Surgery, 12.–15. 4. 1992, San Diego
55. Wedrich A, Menapace R, Radax U, et al. (1992) Combined small-incision surgery and trabeculectomy – Technique and results. International Ophthalmology 16:408–414
56. Yalon M, Menapace R (1991) Deposits found embedded in hydrogel IOLs. Ocular Surgery News 9/10:1,9

Optik

Dispersionen intraokular verwendeter Materialien

J. Reiner

Zusammenfassung. Die Disperion oder Farbenzerstreuung ist eine wichtige Eigenschaft optischer Medien. Gekennzeichnet werden kann sie mittels der Abbe'schen Zahl. Bei intraokular verwendeten Materialien wurde die Abbe'sche Zahl nur selten angegeben. Bei intraokularen Linsen kann aus der Abbe'schen Zahl auf den Einfluß auf die chromatische Abberation des pseudophaken Auges geschlossen werden.

Einführung

Unter der Farbenzerstreuung oder Dispersion ist die Eigenschaft optischer Medien zu verstehen, Licht verschiedener Wellenlänge verschieden stark zu brechen. Die Brechung des Lichtes an der Trennfläche eines Mediums wird durch den Brechungsindex oder die Brechzahl n gekennzeichnet. In der Regel wird der Brechungsindex auf das Licht der grünen Quecksilberlinie e bezogen und als mittlere Brechung n_e bezeichnet.

Früher wurde die mittlere Brechung auf die gelbe Helium-Linie d, davor auf die gelbe Natrium-Linie D bezogen. Die von Gullstrand ermittelten Brechungsindizes für die Medien des schematischen Auges sind auf die gelbe Natrium-Linie D bezogen.

Zur Kennzeichnung der farbenzerstreuenden Eigenschaft optischen Mediums verwendet man die relative reziproke Dispersion oder Abbe'sche Zahl ν. Diese ergibt sich aus drei verschiedenen Brechungsindizes und zwar aus der mittleren Brechung $n_{e'}$ dem Brechungsindex für die rote Kadmiumlinie $n_{c'}$ und der blauen Kadmiumlinie $n_{F'}$. Die Berechnung der Abbe'schen Zahl erfolgt nach folgender Formel:

$$\nu = \frac{n_e - 1}{n_{F'} - n_{c'}}$$

Da es sich bei der Abbe'schen Zahl um eine reziproke Größe handelt, bedeutet eine große Abbe'sche Zahl ($\nu = 60$) eine geringe Dispersion und eine kleine Abbe'sche Zahl ($\nu = 30$) eine hohe Dispersion.

Als Material für die Herstellung intraokularer Linsen wird Polymetacrylat PMMA oder auch Silikonkautschuk verwendet. PMMA weist eine höhere Brechzahl n_e oder auch eine höhere Abbe'sche Zahl ν_e auf als Silikonkautschuk.

Das bedeutet, daß Linsen gleicher Dioptrienwirkung des Silikonkautschuk stärker gekrümmte Flächen haben müssen als Linsen aus PMMA; zugleich weisen sie bei gleichem Durchmesser eine größere Mittendicke auf.

Die Farbenzerstreuung der Silikonlinie ist infolge der niedrigen Abbe'schen Zahl etwas höher als die der Linse aus PMMA. Die relativ geringe Erhöhung der Farbenzerstreuung wird jedoch von den Patienten nicht wahrgenommen.

Würde man intraokulare Linsen aus Polycarbonat PC (Macrolon von Bayer/Leverkusen) verwenden, so würde diese weniger gekrümmte Flächen und eine geringere Mittendicke aufweisen als Linsen aus PMMA. Die Farbenzerstreuung würde bei einer Abbe'schen Zahl von $\nu = 30$ etwa doppel so hoch sein als bei einer gleichstarken Linse aus PMMA. Damit würde sich die chromatische Aberration des Auges erhöhen und möglicherweise vom Patienten – insbesondere bei Vorhandensein von Zentrierfehlern – registriert.

Die Silikon-Öle OP 1000 und OP 5000 weisen fast die gleichen und die gleichen Abbe'schen Zahlen auf wie Silikonkautschuk. Taucht man eine Silikonlinse in Silikonöl, so scheint diese zu verschwinden. Man erkennt durchsichtige Medien, die aneinander grenzen nur dann, wenn sie unterschiedliche Brechungsindizes aufweisen.

Methocel hat eine andere und eine andere Abbe'sche Zahl als PMMA oder Silikonkautschuk. Darin können also intraokulare Linsen erkannt werden.

Bei der unter der Bezeichnung D3VV Nr. 221 angegebenen Substanz handelt es sich um eine Flüssigkeit, welche durch Bestrahlung mit Blaulicht in einen festen Zustand übergeführt werden kann. Sie wurde versuchweise für injizierte intraokulare Linsen verwendet.

Nach der Phakoemulsifikation (ohne Kapsularhexis) wird die Substanz in die Linsenkapsel injiziert. Eine kurzzeitige Bestrahlung mit Blaulicht läßt die injizierte Substanz verfestigen.

Geht man vom schematischen Auge aus, welches vor der Operation als emmetropisch angenommen wurde, unter der Annahme, die Radien der Linsenflächen hätten sich nicht verändert, so würde sich mit der injizierten Linse eine Myopie von etwa −30 dpt ergeben. Der Brechungsindex des injizierten Materials ist erheblich höher als vom Material der natürlichen Augenlinse.

Tabelle 1

	n_d	n_e	ν
PMMA	1,492	1,493	58
Silikonkautschuk	–	1,408	53
Polycarbonat PC	–	1,59	30
Silikon-Öl OP 1000	1,4033	1,4050	53,51
Silikon-Öl OP 5000	1,4034	1,4052	54,25
Methocel	1,3371	1,3381	58,80
D3VV Nr. 221	1,5308	1,5343	34,49

Tabelle 2

	n_d	n_e	ν
HHO1	1,3331	1,3343	63,96
HNC11	1,3340	1,3353	62,17
WW	1,3538	1,3552	63,85

Ein weiterer Nachteil würde sich noch dadurch ergeben, als die Substanz der Abbe'schen Zahl von $\nu = 34{,}49$ aufweist, was eine - möglicherweise - störende chormatische Aberration zur Folge hätte.

Emmetropie würde sich ergeben - bei unveränderten Radien -, wenn man eine Substanz mit dem Brechungsindex von $n_e = 1{,}4085$ injizieren und verfestigen könnte.

Eine sinnvolle Anwendung injizierter intraokularer Linsen wird erst dann möglich, wenn eine Möglichkeit zur Beeinflussung der Krümmungsradien der Linsenflächen und ein Verfahren zur interoperativen Refraktionsbestimmung zur Verfügung stehen werden.

In der Tabelle 2 sind die optischen Daten von Wasser HHO1 und von physiologischer Kochsalzlösung HNC22 enthalten. Bemerkenswert sind die niedrigen Brechungsindizes und sehr hohe Abbe'sche Zahlen über 60. Das Kammerwasser und auch der Glaskörper dürften ähnliche Abbe'sche Zahlen haben. Sie verursachen nur eine geringe chromatische Aberration. Die Abbe'schen Zahlen der Linsensubstanz sind nicht bekannt. Bei der Substanz WW in der Tabelle 2 handelt es sich um eine Äthylalkohol-Lösung (Whisky).

Literatur

1. Alpav JJ, Fechner PU (1984) Intraokularlinsen. Stuttgart
2. Reiner J (1982) Grundlagen der ophthalmologischen Optik. Stutgart
3. Schober H (1970) Das Sehen. Leipzig
4. Hettlich HJ et al. (1991) Endokapsuläre Polymerisation einer injezierbaren Intraokularlinse. 4. Kongreß der DGII

Verlaufsbeobachtungen bei kapselsackfixierten Hinterkammerlinsen mit 5-mm-Optik

W. Wetzel, R. Gast und G. Duncker

Zusammenfassung. Bei 40 Augen mit seniler Cataract wurde routinemäßig eine Phakoemulsifikation mit Hinterkammerlinsen-Implantation in den Kapselsack durchgeführt. Verwendet wurden Hinterkammerlinsen mit runder 5-mm-Optik. Der Wundverschluß der 5 mm breiten Inzisionen in Sklerataschen-Technik erfolgte durch eine limbusparallele Einzelnaht. 5 Tage postoperativ und nochmals bei einer Nachuntersuchung nach etwa 1 Jahr wurde der Status fotodokumentiert und die Linsenposition, die Zentrierung sowie die refraktiven Parameter bestimmt. Weiterhin wurden subjektive Beschwerden evaluiert. Hierbei fanden sich Hinweise auf eine erhöhte Empfindlichkeit gegenüber Linsendezentrierungen und Probleme bei speziellen Lichtverhältnissen. Andererseits ergaben sich kurzfristig, aber nicht langfristig vorteilhaftere Astigmatismuswerte durch die Kleinschnitt- und Einzelnaht-Technik gegenüber 7-mm-Inzisionen mit Kreuzstichnahtverschluß. Über die Indikationen für Hinterkammerlinsen mit kleiner Optik ist daher sorgfältig nachzudenken.

Summary. Phacoemulsification with implantation of a PMMA intraocular lens into the capsular bag was performed in 40 eyes. Intraocular lenses with a round optic (5 mm diameter) were used. The incisions in sclera pocket technique were adapted with a single stitch suture. IOL status and refraction were documented 5 days postoperatively and again 1 year postoperatively. Some patients reported visual problems especially in relative adaptive mydriasis. Concerning centration an increased sensibility of the patients could be observed in small IOL. Nevertheless, we found advantages in short term astigmatism, but no general advantages in long term astigmatism for 5 mm incision and single stitch suture as compared to 7 mm incision and continuous suture. Therefore the indications for the implantation of 5 mm intraocular lenses should be discussed carefully.

Einleitung

Mit der zunehmenden Verbreitung der Phakoemulsifikation ist die Breite der notwendigen Vorderkammer-Schnitteröffnung im Wesentlichen von der Größe des Implantats abhängig. Neben dem Einsatz flexibler IOL-Materialien geht ein Trend daher zur Verkleinerung des Optik-Durchmesser herkömmlicher PMMA-Linsen von vormals etwa 7 mm auf bis zu 5 mm. In dieser Studie soll daher der postoperative Verlauf speziell bei PMMA-Linsen mit einer an die Kleinschnitt-Chirurgie angepaßten Optikgröße von 5 mm verfolgt und mit vorher erhobenen Daten verglichen werden.

Material und Methoden

Bei 40 Augen von Cataract-Patienten wurde eine Phakoemulsifikation in jeweils gleicher Technik von einem Operateur durchgeführt. Die Kapseleröffnung erfolgte durch Kapsulorhexis, wobei auf einen runden, cirkulär intakten Rhexisrand ohne radiäre Einrisse Wert gelegt wurde. Dies ermöglichte eine gezielte kontrollierte Implantation der Hinterkammerlinse in den Kapselsack. Implantiert wurden Ein-Stück-PMMA-Hinterkammerlinsen mit runder Optik von 5 mm Durchmesser und radiär am Optikrand ansetzenden Bügeln in J-Form (Pharmacia Typ 740 P). Die sklerale 3-Stufen-Inzision wurde mit einer Horizontalnaht in Single-stitch-Technik [3] wieder verschlossen.

Alle Patienten-Augen wurden am 5. postoperativen Tag und erneut nach Ablauf eines Jahres nachuntersucht. Zu beiden Zeitpunkten wurde die Zentrierung der IOL in Bezug auf den Limbus und die Position der Bügel biomikroskopisch kontrolliert. Weiterhin wurde der Hornhaut-Astigmatismus mit dem Keratometer nach Littmann sowie die objektive Refraktion mit dem Autorefraktor der Fa. Topcon bestimmt. Diese Daten wurden mit Ergebnissen vorheriger, ähnlich angelegter Studien an 79 Augen mit 7 mm-PMMA-Linse und Kreuzstich-Nahtverschluß verglichen.

Ergebnisse

Sowohl am 5. postoperativen Tag als auch 1 Jahr postoperativ war in allen Fällen eine symmetrische Fixation beider Linsenbügel im Kapselsack zu beobachten. Sicherlich ist dies der Grund dafür, daß in einer Skala von sehr gut bis ungenügend zu keinem Zeitpunkt auffällig schlechte Zentrierungen zu beobachten waren. Eine 60jährige Patientin mit der am weitesten, ca. 1 mm nach temporal oben dezentrierten Linse klagte über zeitweise in der Dunkelheit und der Dämmerung auftretende Haloerscheinungen um Lichtquellen bei ansonsten gutem korrigierten Visus von 0.8.

Der Verlauf des Hornhaut-Astigmatismus ließ einen operativ induzierten Anstieg von durchschnittlich 0.94 ± 1.01 dptr präoperativ auf 1.48 ± 1.39 dptr frühpostoperativ erkennen. Der spätpostoperative Astigmatismuswert (nach einem Jahr) lag dann wiederum etwas niedriger bei durchschnittlich 1.28 ± 0.96 dptr (Abb. 1).

Interessant ist auch die Betrachtung dieser Veränderungen unter Einbeziehung der Astigmatismusachsen. Es wurden daher Polar-Graphiken nach dem TABO-Schema angelegt. Abbildung 2 zeigt in einer solchen Graphik für einige, weitgehend repräsentativ ausgewählte Fälle die Entwicklung vom präoperativen zum frühpostoperativen Astigmatismus, dargestellt durch einen Vektorpfeil, die vom frühpostoperativen zum spätpostoperativen, dargestellt durch einen weiteren. Auffallend ist eine Tendenz zur 90°-Achse, die in 55% der Fälle beobachtet wurde. Andererseits sind auch schräge Achsen, zumindest frühpostoperativ, nicht selten.

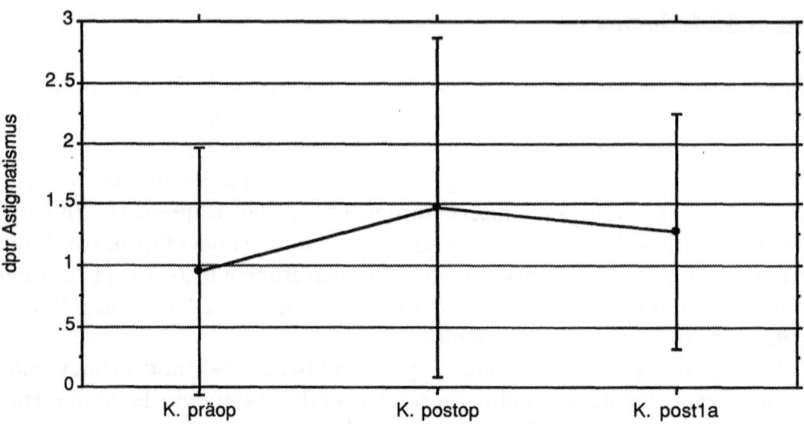

Abb. 1. Stärke des Hornhautastigmatismus (Mittelwerte und Standardabweichungen) präoperativ *(linke Säule),* frühpostoperativ *(mittlere Säule)* und spätpostoperativ *(rechte Säule)*

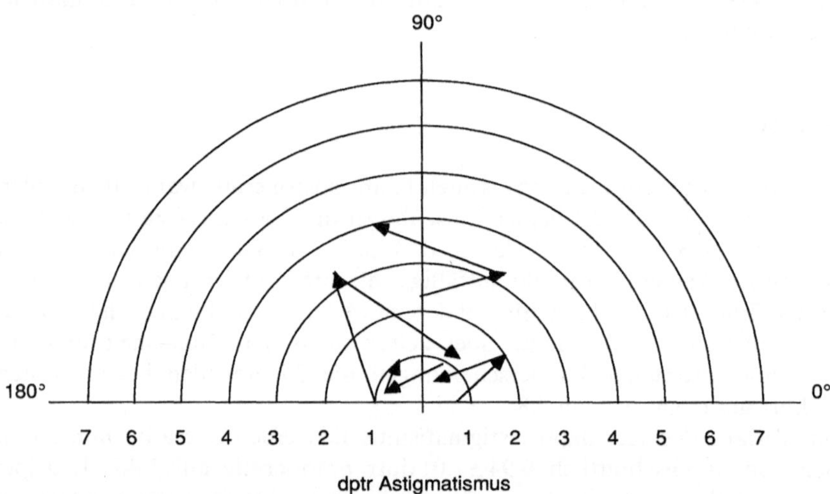

Abb. 2. Ausgewählte Astigmatismus-Verläufe (Stärke und Achse) dargestellt analog zum TABO-Schema: für einen Fall jeweils 2 zusammengehörige *Pfeile,* davon erster Pfeil für Veränderung vom präoperativen zum frühpostoperativen Astigmatismus, daran sich anschließender zweiter Pfeil für Veränderung vom frühpostoperativen zum spätpostoperativen Astigmatismus

Diskussion

Der frühpostoperative Astigmatismus bei 5-mm-Schnitt und single-stitch-Nahtverschluß war signifikant (etwa um den Faktor 2) geringer als bei 7-mm-Schnitt mit Kreuzstichnaht [4]. Keine signifikanten Unterschiede zwischen den Kollektiven ergaben sich beim Astigmatismuswert nach einem Jahr. Allerdings bestand beim 7-mm-Schnitt mit Kreuzstichnahtverschluß, trotz großer frühpostoperativer Ausschläge in die 0°-Richtung, eine deutliche Tendenz, den präoperativen Astigmatismus sowohl nach Stärke, als auch nach Achse wiedereinzunehmen [4]. Anders dagegen bei 5-mm-Schnitt mit Horizontalnaht: Die frühpostoperativen „Ausschläge" sind, wie oben erwähnt, zwar geringer, die Entwicklung der Achsen aber uneinheitlicher mit häufiger spätpostoperativer Tendenz zur 90°-Achse oder gar auch schräger Achsen. Dies mag weniger bedeutsam erscheinen, wenn der dazugehörige Astigmatismuswert relativ niedrig liegt, kann jedoch im Einzelfall den Patienten durchaus stören. Es bleibt immerhin der Vorteil einer schnelleren postoperativen Rehabilitation für den kleineren Schnitt, bedingt auch durch die schnellere Wundheilung.

Abgesehen von Einzelfällen waren die Zentrierung und die Konstanz der Kapselfixation über einen 1-Jahres-Zeitraum für das genannte Kollektiv mit 5-mm-Linsen vergleichbar mit den Ergebnissen eigener vorheriger Studien bei 7-mm-Linsen [1]. Ein Optik-Durchmesser von nur 5 mm kann allerdings Probleme bei adaptationsbedingt weiter Pupille mit sich bringen (Haloerscheinungen), darüber hinaus wirken sich Dezentrierungen folgenschwerer aus, da der Optikrand leichter in den Pupillarbereich geraten kann, wie auch andere Autoren feststellten [2].

Daraus sollten unserer Ansicht nach die folgenden Konsequenzen gezogen werden: In jedem Fall muß intraoperativ eine Kapselsackfixation der 5-mm-Linse sicherzustellen sein, da speziell eine asymmetrische Fixation der Bügel die Zentrierung entschieden negativ beeinflussen dürfte. Bei Patienten mit einem Lebensalter unter 60 Jahren sollte wegen der größeren adaptationsbedingt möglichen Pupillenweite eher eine Linse mit größerer Optik als 5 mm implantiert werden, ebenso bei Patienten, bei denen ein Netzhaut-chirurgischer Eingriff zu erwarten steht. Sehr gut eignen sich 5-mm-Hinterkammerlinsen dagegen, wenn die Pupille intraoperativ nicht oder nur mäßig zu erweitern ist, etwa nach langjähriger Miotika-Therapie. Bei Z.n. Goniotrepanation kann beispielweise ein exzentrischer Zugang neben dem Sickerkissen gewählt und trotz geringer Pupillenweite auf eine Iridotomie verzichtet werden. Die Kapsulorhexis kann ziemlich genau am Pupillarsaum entlang angelegt und die 5-mm-Hinterkammerlinse sicher einsehbar mit beiden Bügeln im Kapselsack plaziert werden. Die Implantation durch eine Kapsulorhexis-Öffnung von etwa 4 mm ist problemlos und weitgehend atraumatisch ohne größeren Zonulastreß, besonders wichtig in Fällen mit Pseudoexfoliationssyndrom. Die Implantation einer 7-mm-Linse in den Kapselsack ist hierbei vergleichweise schwierig oder gar unmöglich.

Literatur

1. Duncker G, Wetzel W (1990) Linsenposition nach geplanter Kapselsackfixierung: Ergebnisse von 200 konsekutiv operierten Phakoemulsifikationen. Fortschr Ophthalmol 87:140–143

2. Klemen UM, Fridrich K (1991) PMMA-Hinterkammerlinsenimplantation bei Kleinschnittechnik. In: Wenzel M, Reim M, Freyler H, Hartmann C (Hrsg) 5. Kongreß der Deutschen Gesellschaft für Intraokularlinsen-Implantation. Springer-Verlag, Berlin Heidelberg New York, S 293–302
3. Shepard JR (1989) Induced astigmatism in small incision cataract surgery. J Cataract Refract Surg 15:85–88
4. Wetzel W, Gast R, Duncker G (1990) Verlaufsbeobachtung des Hornhaut-Astigmatismus nach Phakoemulsifikation mit Intraokularlinsen-Implantation. In: Schott K, Jacobi KW, Freyler H (Hrsg) 4. Kongreß der Deutschen Gesellschaft für Intraokularlinsen-Implantation. Springer-Verlag, Berlin Heidelberg New York, S 143–149

Störende optische Phänomene nach Implantation von Hinterkammerlinsen mit ovoider Optik

C. Küllenberg, H. Hermeking und E. Gerke

Zusammenfassung. Um die Frage zu klären, ob durch die Verkleinerung des optischen Durchmessers von Hinterkammerlinsen (HKL) funktionelle Beeinträchtigungen entstehen, wurden 100 konsekutive Patienten, die an unserer Klinik nach Phakoemulsifikation eine HKL mit ovoider Optik (5 mm/6 mm) erhielten, in eine prospektive Studie aufgenommen. 3 Monate postoperativ wurden die Patienten nachuntersucht und standardisiert nach störenden optischen Phänomenen (z. B. Halos und Blendempfindlichkeit) befragt. Als Vergleichskollektiv dienten 100 Patienten, die mit identischer Implantationstechnik eine HKL mit runder Optik (6 mm Durchmesser) erhalten hatten. In beiden Gruppen gaben 4% der Patienten störende optische Phänomene an. Bei ovoider Optik korrelierte dies in 3 Fällen mit einer geringen Dezentrierung der HKL. Ein Kontrastempfindlichkeits-Test (Visual Contrast Test System, Vistech Inc.) wurde randomisiert bei jeweils 25 Patienten, die ophthalmoskopisch keine erkennbare retinale Pathologie aufwiesen, durchgeführt. Auch hier war das Ergebnis beider Gruppen identisch ($p = 0,86$; Wilcoxontest).

Summary. In order to investigate the functional effects of small ovoid optics 100 consecutive patients were enrolled in a prospective study. Phacoemulsification and implantation of a posterior chamber intraocular lens (PC-IOL) with 5 mm/6 mm ovoid optics was performed in one eye. All patients had a follow-up three months postoperatively. In a standard manner they were asked whether they experienced any undesired optical images, e.g. halos and/or glare. To compare the data we also evaluated 100 patients who received a PC-IOL with 6 mm diameter round optics using the same technique of implantation. In both groups 4% of the patients reported disturbing optical phenomena. In 3 cases with ovoid optics the PC-IOL was slightly decentered. Of each group 25 patients without ophthalmoscopically detectable retinal abnormality were randomly chosen for retinal contrast sensivity testing. Using the Visual Contrast Test System (Vistech. Inc.) we did not find any difference between the groups ($p = 0.86$; Wilcoxon-test).

Basierend auf der Phakoemulsifikation als Standardtechnik der Kataraktchirurgie wurden in den letzten Jahren verschiedene Techniken angegeben, um das Operationstrauma zu verringern und eine möglichst rasche optische Rehabilitation zu erzielen [2, 4, 5]. Durch sklerale Tunnelinzisionen wird es ermöglicht, eine Schnittweite von bis zu 6,5 mm mit einem günstigen induzierten Astigmatismus zu kombinieren [1]. Es werden einstückige PMMA-Hinterkammerlinsen (HKL) mit verkleinerter Rundoptik (Abb. 1) oder sogenannte Phako-Profil-HKL mit ovoider Optik implantiert (Abb. 2). Bei ovoider Optik ergibt sich die erforderliche Inzisionsbreite aus dem kleinsten Optikdurchmesser. Über störende optische Phänomene nach Implantation von Phako-Profil-HKL wurde berichtet [1, 3]. Wir sind in der vorliegenden Studie der Frage nachgegangen, ob eine verkleinerte

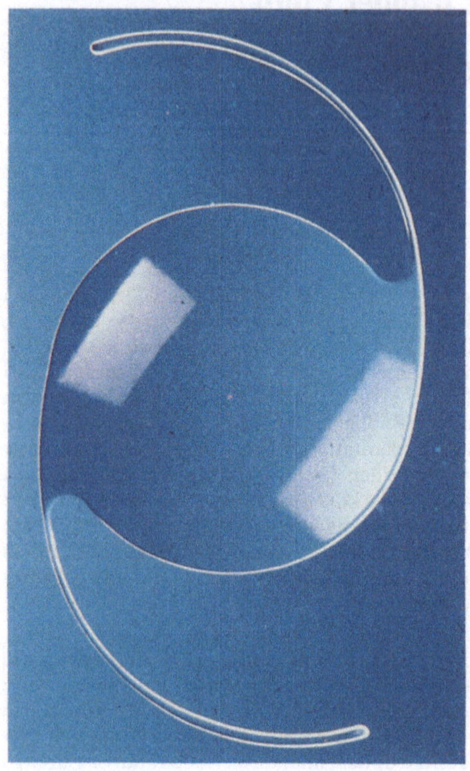

Abb. 1. HKL mit verkleinerter Rundoptik, Durchmesser 6,0 mm. Implantat der Patientengruppe 2

ovoide Optik für den Patienten spürbare Folgen hat im Vergleich zu einer HKL mit Rundoptik, deren Durchmesser dem größten Durchmesser der Phako-Profil-Optik entspricht.

Methode und Patienten

200 Patienten wurden in der Zeit von Februar bis Mai 1991 in eine prospektive Studie aufgenommen. Das einzige Ausschlußkriterium war eine präoperativ sich in Mydriasis befindliche Pupille, da in dieser Situation störende Blenderscheinungen post operationem zu erwarten sind. Dies traf für einen Patienten mit traumatischer Katarakt und atonischer Pupille zu. Mit dieser Ausnahme wurden die 200 ausgewerteten Patienten von einem Operateur (H.H.) konsekutiv operiert.

Die Operationstechnik war einheitlich: es wurde eine sklerale Tunnelinzision angelegt; anschließend wurde eine zirkuläre Kapsulorhexis und eine bimanuelle Phakoemulsifikation durchgeführt. 100 Patienten erhielten eine HKL mit 5 mm × 6 mm messender ovoider Optik (Gruppe 1). 100 Patienten erhielten Hinterkammerlinsen mit einer Rundoptik von 6 mm Durchmesser (Gruppe 2), somit einer größeren Optik (Tabelle 1).

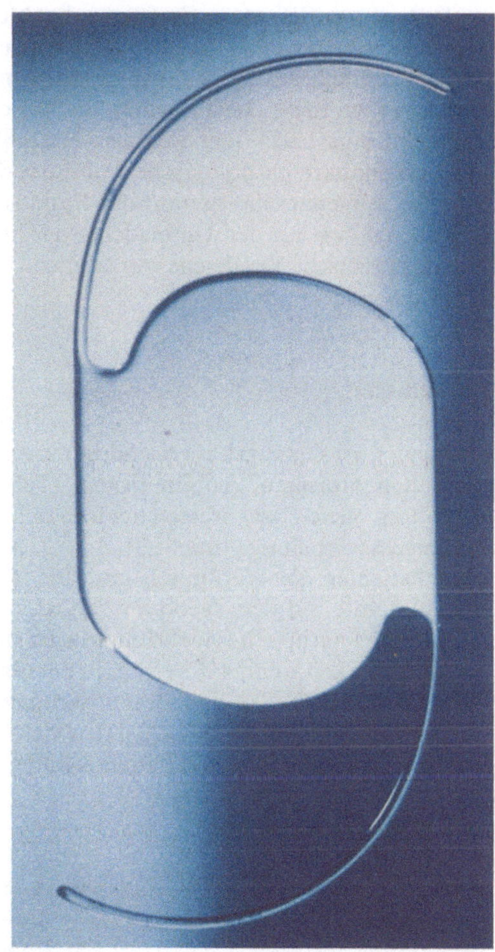

Abb. 2. HKL mit ovoider Optik (5,0 mm × 6,0 mm). Implantat der Patientengruppe 1

Tabelle 1. Abmessungen der implantierten Hinterkammerlinsen

	Gruppe 1 (n = 100)	Gruppe 2 (n = 100)
Optik	5 mm × 6 mm	6 mm
Form	ovoid	cirkulär
Gesamtdurchmesser	12,5 mm	12,0 mm

3 Monate postoperativ wurden die Patienten nachuntersucht. Sie wurden zunächst mit einer offenen Fragestellung nach Problemen mit ihrem operierten Auge befragt. Anschließend wurde gezielt nach störenden Blenderscheinungen, Reflexen oder Halos gefragt. Dem Interviewer war nicht bekannt, welche HKL

implantiert worden war. Es folgte die Messung des Hornhautastigmatismus (Ophthalmometer nach Javal) und die Visusbestimmung. Randomisiert wurde bei 25 Patienten aus jeder Gruppe ein Kontrast-Test durchgeführt (VCTS der Firma Vistech Inc.). Hierfür waren die Einschlußkriterien: Visus 0,5 oder besser, Astigmatismus 1,5 D oder weniger. Ausschlußkriterium waren ophthalmoskopisch erkennbare pathologische Fundusveränderungen. Die Untersuchung der vorderen Augenabschnitte und des Fundus in Mydriasis erfolgte abschließend. Erst danach war für den Untersucher der implantierte HKL-Typ erkennbar.

Für statistische Vergleiche wurde nach Überprüfung der Daten der Wilcoxon-Test verwendet.

Ergebnisse

Die beiden Patientengruppen sind homogen in bezug auf Alter, postoperativen Visus und Hornhaut-Astigmatismus (Tabelle 2). Während die Rechts/Links-Verteilung gleich ist, unterscheiden sich die Gruppen signifikant in ihrer Geschlechtsverteilung (Tabelle 3). Zum Zeitpunkt der Nachuntersuchung war bei zwei Patienten der Gruppe 1 und bei einem Patienten der Gruppe 2 eine Kapsulotomie mit dem Neodym-YAG-Laser erfolgt. Unsere Befragung ergab, daß in beiden Gruppen vier Patienten über störende optische Phänomene klagten, deren Häufigkeit somit 4% betrug. In der Gruppe 1 (ovoide Optik) war in drei der vier betroffenen Augen eine Dezentrierung des Implantats festzustellen (Abb. 3). In der Gruppe 2 war die HKL bei den vier betroffenen Patienten exakt zentriert. In dieser Gruppe waren zwei Patienten mit geringer Dezentrierung subjektiv nicht gestört.

Tabelle 2. Basisdaten: Vergleich der Patientengruppen 3 Monate nach OP

	Gruppe 1 (n = 100)	Gruppe 2 (n = 100)
Alter (a), p = 0,54*	72,3 +/− 9,3	71,1 +/− 11,0
Visus, p = 0,45*	0,65 +/− 0,28	0,69 +/− 0,27
HH-Astigmatismus (D), p = 0,13*	0,93 +/− 0,82	0,72 +/− 0,62

* Wilcoxon-Test, Mittelwert +/− Standardabweichung

Tabelle 3. Basisdaten: Geschlechts- und Seitenverteilung innerhalb der Patientengruppen

Gruppe 1 (n = 100) ovoide Optik	Gruppe 2 (n = 100) Rundoptik
m/w = 22/78	m/w 41/59
R/L = 60/40	R/L = 56/44

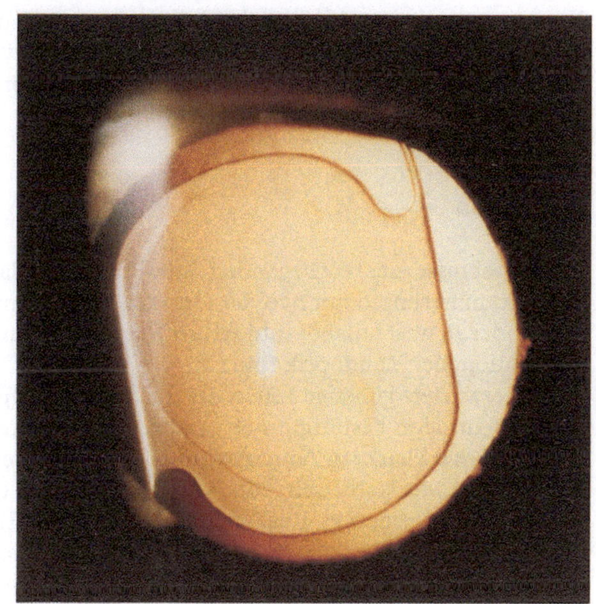

Abb. 3. Nach nasal dezentrierte HKL mit ovoider Optik, linkes Auge in Mydriasis. Der Patient berichtet störende Halos und Blenderscheinungen unter skotopischen Bedingungen. Temporal wird die Optik vom vorderen Kapselblatt nicht gedeckt

Tabelle 4. Häufigkeit störender optischer Phänomene innerhalb der Patientengruppen

Gruppe 1 (n = 100) ovoide Optik	Gruppe 2 (n = 100) Rundoptik
4%	4%

Tabelle 5. Ergebnisse des VCTS-Kontrasttests

Gruppe 1 (n = 25) ovoide Optik	Gruppe 2 (n = 25) Rundoptik
22,5 +/– 3,6	22,5 +/– 5,2

Zahl der erkannten Testmarken pro Patient
Mittelwert +/– Standardabweichung
p = 0,86 (Wilcoxon-Test)

Bei der Auswertung des VCTS-Kontrasttests wurde die Zahl der von jedem Patienten erkannten Prüfmarken addiert. Das durchschnittliche Ergebnis war in beiden Gruppen gleich (Tabelle 5).

Die insgesamt acht symptomatischen Patienten waren jünger und wiesen eine bessere Maculafunktion als der Durchschnitt auf. In den Ergebnissen des

Kontrasttests unterschieden sie sich nicht von den anderen Probanden. Aus beiden Gruppen nahmen nach Randomisierung je zwei Patienten an diesem Test teil. Aufgrund der kleinen Anzahl symptomatischer Patienten ergibt sich keine ausreichende Basis zur statistischen Analyse.

Diskussion

Die Ergebnisse der vorliegenden Studie zeigen, daß die einstückige PMMA-Hinterkammerlinsen mit ovoider Optik nicht zu klinisch nachweisbarer funktioneller oder zu wesentlicher subjektiver Beeinträchtigung im Vergleich zu HKL mit konventioneller Rundoptik führen.

Der erwartete günstige Effekt der durch ovoide Optik ermöglichten Verkleinerung der Inzision bestätigte sich in unserem Patientengut nicht; wir konnten im Gegenteil den kleineren Astigmatismus nach größerer Inzision feststellen. Dieser Unterschied war statistisch jedoch nicht signifikant (Tabelle 2). Da der Untersucher keine Information über den implantierten HKL-Typ hatte, scheint eine Beeinflussung des Vergleichs durch Voreingenommenheit eliminiert. Ein Untersucher-Einfluß auf das absolute Ergebnis kann jedoch nicht ausgeschlossen werden. Die von uns gefundene Häufigkeit störender optischer Phänomene war in beiden Gruppen mit 4% erheblich geringer als die von Masket publizierte [3], der sie mit 45% für die 5×6 mm Optik und mit 17% bei runder Optik angibt. Masket vermutet, daß die Kanten der ovalären Optik für die Aberrationen verantwortlich seien. Da in unserer Studie der Patientenanteil mit subjektiv störenden optischen Phänomenen unabhängig vom Design der Optik war, sind möglicherweise noch andere Faktoren bedeutsam. Neben den optischen Eigenschaften des PMMA, insbesondere dem Dispersionsverhalten, ist eine nicht optimal an das Implantat angepaßte Kapsulorhexis als Ursache der von der Patienten berichteten Störungen in Betracht zu ziehen.

Aus unseren Ergebnissen schließen wir, daß nach Implantation einer HKL mit verkleinerter Optik nur ein geringer Teil der Patienten (unter 5%) störende optische Phänomene erfährt. Durch die zusätzliche Optikverkleinerung durch ovoides Design wird dieser Anteil nicht erhöht. Aus der resultierenden Verringerung der Inzisionsweite ergaben sich jedoch auch keine Vorteile im Hinblick auf den postoperativen Astigmatismus.

Somit erscheint die Implantation einer Phako-Profil-HKL indiziert, wenn durch den kleineren Querdurchmesser die Implantation erleichtert wird [1]. Dies ist bei allen Patienten der Fall, wenn die Pupille nur wenig erweitert werden kann. In dieser Situation ergibt sich intraoperativ der Vorteil einer geringeren Traumatisierung, postoperativ sind optische Störungen auch unter skotopischen Bedingungen nicht zu befürchten.

Unser besonderer Dank gilt Dr. A. E. Willwerth, der die statistischen Berechnungen erstellte. Wir möchten allen Mitarbeiterinnen und Mitarbeitern der Augenklinik Wuppertal danken, die uns bei der Organisation der Studie unterstützt haben.

Literatur

1. Hermeking H, Küllenberg C, Gerke E (1991) PMMA-Linsenimplantation mit single stitch-Verschluß: Postoperative Auswertung von 100 Fällen. Sitzungsbericht 153. Vers. des Vereins Rheinisch-Westfälischer Augenärzte, S 249–254
2. Koch DD, Del Pero RA, Cheu Wong T et al. (1987) Scleral flap surgery for modification of corneal astigmatism. Am J Ophthalmol 104:259–264
3. Masket S (1991) Mitteilung in: Ocular Surg News 2:1
4. Neumann AC, McCarty GR, Sanders DR et al. (1989) Small incisions to control astigmatism during cataract surgery. J Cataract Refract Surg 15:78–84
5. Shepherd JR (1989) Induced astigmatism in small incision cataract surgery. J Cataract Refract Surg 15:85–88

Astigmatismus nach Ohne-Naht-Kataraktchirurgie mit 4 mm und 5,2 mm Wundschnittweite – mittelfristige Ergebnisse

P. Papapanos, R. Menapace, M. Amon und U. Radax

Zusammenfassung: Die Kleinschnitt-Kataraktchirurgie mit flexiblen Linsen führt zu einer Verringerung des induzierten Hornhautastigmatismus. PMMA-Linsen mit 5-mm-Optik sollen ähnlich gute Astigmatismusresultate erzielen wie die durch einen 4 mm breiten Wundschnitt implantierten Weichlinsen. Die Anwendung der Ohne-Naht-Technik soll bei beiden Methoden zu einer weiteren Optimierung führen. Die Unterschiede im Astigmatismusverhalten wurde bei den oben genannten zwei Verfahren untersucht. Die Auswertung unserer Ergebnisse zeigt in beiden Gruppen eine geringe Veränderung des präoperativen Zylinderwertes. Der vertikale Frühastigmatismus wurde eliminiert. Ein schon in der Frühphase eintretender horizontaler Astingmatismus war in der 4-mm-Gruppe ein seltenes Phänomen. In der 5-mm-Gruppe hingegen, war diese Veränderung wesentlich öfter zu beobachten, wobei der Zylinderwert in diesen Fällen nicht größer als 0,75 dpt war. Zusammenfassend zeigt die bei der 5-mm-Gruppe öfter eintretende deutliche Achsendrehung, daß der Erhalt der Hornhautarchitektonik bei der 4-mm-Gruppe besser gewährleistet ist.

Summary. Small incision cataract surgery with flexible lenses results in a reduction of induced postoperative astigmatism. With "small optic" (5 mm) PMMA lenses one would expect similar astigmatism results. No-stitch techniques should optimize astigmatic changes with both lens types. We compared the difference of postoperative astigmatic change with both procedures. 100 consecutively operated eyes with a 4 mm incision cataract surgery and 40 consecutively operated eyes with a 5.2 mm incision cataract surgery were included in the study. Corneal astigmatism was measured with a Zeiss keratometer. Measurements were made preoperatively and 1–2 days, one week, one month and three months postoperatively. For both groups, mean astigmatism change was found to be minimal. A with the rule peak was not found. Early horizontal shifting was rare in the 4 mm group. In contrast, early astigmatism shifting was much more common in the 5 mm group. In the latter group the amount of early against the rule change of astigmatism did never exceed 0.75 dpt. In conclusion, the more frequent early against the rule shifting of the 5 mm group showed that the 4 mm group better maintains stability of the corneal architecture.

Einleitung

Die Reduktion des induzierten Hornhautastigmatismus nach Kataraktoperation war das Ziel mehrerer Veränderungen in der Operationstechnik. Dies konnte durch die Weiterentwicklung von mehreren Faktoren erreicht werden:

Wundschnitt. Die Länge und Lage des Schnittes erwiesen sich als entscheidente Parameter für die Stabilität der Hornhautarchitektonik [1, 5]. Die Einführung der Phakoemulsifikation erlaubte die Durchführung der Operation durch einen wesentlich kleineren Schnitt. Die Rücklagerung des Schnittes gewährleistet eine bessere Stabilität der Wunde [1, 5].

IOL. Die Einführung von flexiblen Linsen konnte die Vorteile der Phakoemulsifikation erhalten, indem sie nur noch eine geringgradige Erweiterung des Operationsschnittes erforderten [2, 4, 12, 14, 15]. Dies war auch der Anreiz zur Entwicklung von small-optic-PMMA-Linsen.

Nähte. In allen Phasen der Entwicklung der Operationstechnik wurde durch neue Nahtmethoden und -materialen versucht, den Nahtzug zu mildern und auf diese Weise den induzierten Astigmatismus zu reduzieren [3, 6, 8].

Die Kombination aller obengenannten Parameter führte zur Durchsetzung der Kleinschnitt-Kataraktchirurgie (3,5–4-mm-Inzision, flexible Linse, eine horizontale Naht) als geeignetste Methode für die Reduktion des Astigmatismus nach Kataraktoperation [4, 7, 8, 12, 14, 15].

Die letztens entwickelte *Ohne-Naht-Technik* hat zu einer weiteren Optimierung der Astigmatismusresultate geführt [13]. Diese Technik vereint alle Vorteile der Kleinschnitt-Kataraktchirurgie und erlaubt zusätzlich die Unterlassung des Nahtverschlusses. Die geeignete Präparation des Schnittes ermöglicht es, die limbale Spange und dadurch die Hornhautstruktur unversehrt zu lassen [9, 10, 11].

Die Ohne-Naht-Technik kann bei verschiedenen Wundschnittweiten eingesetzt werden. Die Frage, ob bei größerer Schnittlänge die Vorteile des nahtlosen Verschlusses in bezug auf die postoperative Astigmatismusentwicklung erhalten bleiben, war Gegenstand der vorliegenden Studie.

Methodik

Das Krankengut bestand aus 140 Augen von 129 Patienten (24 männlich, 105 weiblich) mit einem Durchschnittsalter von 74,5 Jahre. 100 konsekutiv operierte Augen mit einer 4-mm-Schnitt-Ohne-Naht-Kataraktoperation („4-mm-Gruppe“) wurden 40 konsekutiv operierten Augen mit einer 5,2-mm-Schnitt-Ohne-Naht-Kataraktoperation („5-mm-Gruppe“) gegenübergestellt. Für die Präparation des Wundschnittes wurde die von Menapace beschriebene Technik angewandt [9, 10, 11]. Es wurde Wert darauf gelegt, den limbalen Abstand des Schnittes bei allen Fällen konstant auf 3 mm zu halten. Als Implantate dienten bei der 4-mm-Gruppe gefaltete Linsen aus Hydrogel oder Silikon und bei der 5-mm-Gruppe PMMA-Linsen mit einer 5-mm- beziehungsweise 5 × 6-mm-Optik.

Die Astigmatismusmessungen wurden mit Hilfe eines Zeiss-Keratometers druchgeführt. Der Astigmatismus wurde über eine Zeit von drei Monaten kontrolliert. Die Untersuchungen fanden präoperativ sowie 1 bis 2 Tage, eine Woche, ein Monat und drei Monate postoperativ statt. Die Messung am ersten postoperativen Tag wurde in einigen Fällen durch korneales Ödem oder Salbereste erschwert. In diesen Fällen wurde die Untersuchung auf den zweiten Tag verschoben. Für die Auswertung unserer Daten wurden die Veränderungen der Zylinderwerte und der Zylinderachsen herangezogen.

Tabelle 1. Verlauf des absoluten und des induzierten Hornhautastigmatismus für beide Gruppen

Absoluter Astigmatismus

Präoperativ	1–2 Tage post	1 Woche	1 Monat	3 Monate
4-mm-Gruppe				
Ā: 0,79 dpt s: +/− 0,75	Ā: 0,95 dpt s: +/− 0,79	Ā: 0,87 dpt s: +/− 0,82	Ā: 0,82 dpt s: +/− 0,71	Ā: 0,76 dpt s: +/− 0,70
5-mm-Gruppe				
Ā: 0,64 dpt s: +/− 0,55	Ā: 0,76 dpt s: +/− 0,65	Ā: 0,69 dpt s: +/− 0,60	Ā: 0,68 dpt s: +/− 0,55	Ā: 0,66 dpt s: +/− 0,53

Induzierter Astigmatismus

	1–2 Tage post	1 Woche	1 Monat	3 Monate
4-mm-Gruppe	D̄: 0,54 dpt s: +/− 0,48	D̄: 0,43 dpt s: +/− 0,32	D̄: 0,36 dpt s: +/− 0,29	D̄: 0,30 dpt s: +/− 0,26
5-mm-Gruppe	D: 0,46 dpt s: +/− 0,46	D: 0,49 dpt s: +/− 0,43	D: 0,46 dpt s: +/− 0,46	D: 0,36 dpt s: +/− 0,32

Ā: Mittelwert des Hornhautastigmatismus.
D̄: Mittelwert des induzierten Hornhautastigmatismus.
s: Standardabweichung

Ergebnisse

Die Resultate dieser Studie sind in den Tabellen 1–5 zusammengefaßt.

Tabelle 1 zeigt für beide Gruppen die *Mittelwerte* des absoluten sowie des induzierten Hornhautastigmatismus. Der induzierte Astigmatismus ergibt sich aus der Differenz der Beträge des präoperativen und jeweiligen postoperativen Absolutwertes. Der Ausgangsastigmatismus betrug in mittel 0,79 dpt für die 4-mm-Gruppe und 0,64 dpt für die 5-mm-Gruppe. Die Astigmatismusmittelwerte ein Monat und drei Monate postoperativ waren für die 4-mm-Gruppe (0,82 dpt bzw. 0,76 dpt) ebenso wie für die 5-mm-Gruppe (0,68 dpt bzw. 0,66 dpt) praktisch ident mit den präoperativen Werten. Der Mittelwert des induzierten Astigmatismus wurde in beiden Gruppen fortlaufend geringer. Nach drei Monaten betrug er nur noch 0,30 dpt in der 4-mm-Gruppe und 0,36 dpt in der 5-mm-Gruppe.

Abbildungen 1 und 2 stellen den Verlauf des mittleren absoluten Hornhautastigmatismus graphisch dar. Die schon nach einer Woche in beiden Gruppen eintretende Annäherung an den Ausgangswert ist deutlich zu erkennen. Die Vernachlässigbarkeit der Differenzen konnte durch die statistische Auswertung mittels gepaartem T-Test bewiesen werden: In beiden Gruppen waren die

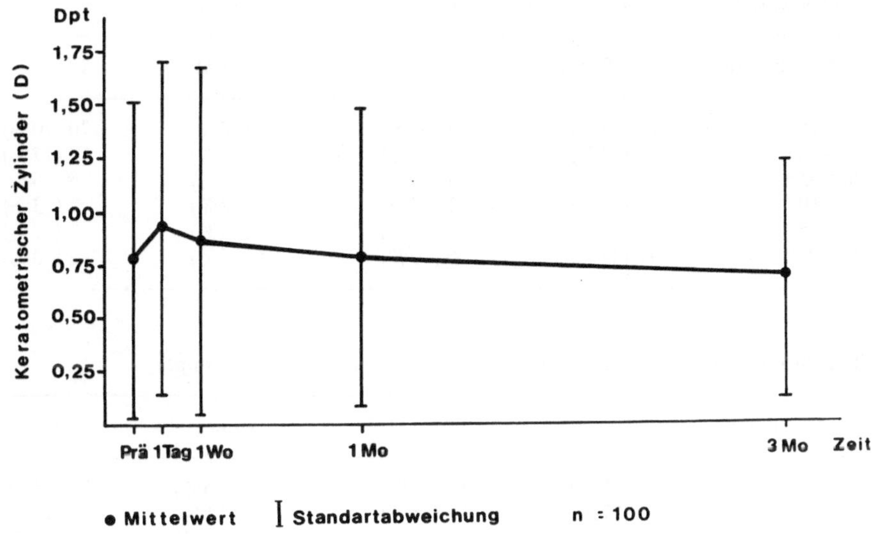

Abb. 1. Verlauf des keratometrischen Zylinderwertes im Mittel (4-mm-Gruppe)

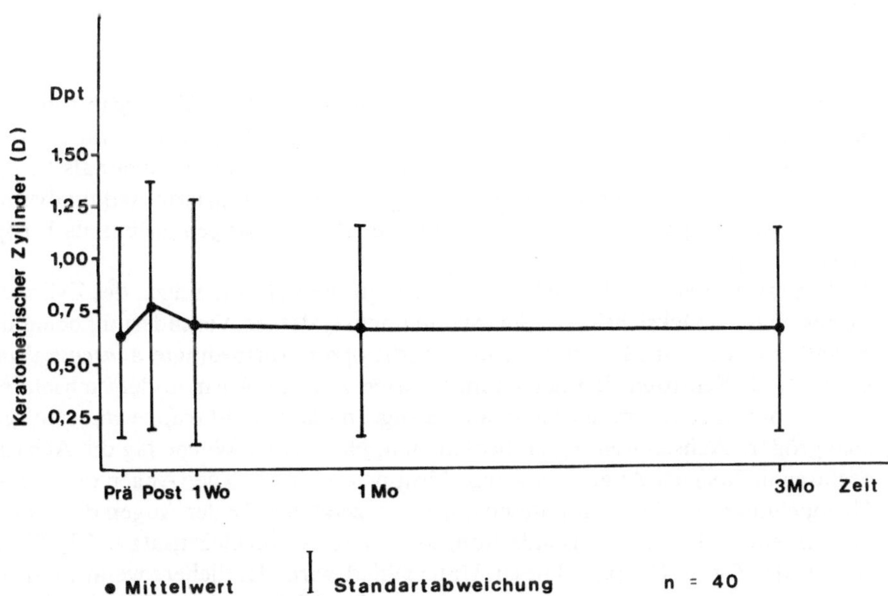

Abb. 2. Verlauf des keratometrischen Zylinderwertes im Mittel (5-mm-Gruppe)

Differenzen mit Ausnahme der ersten Messung am 1.–2. postoperativen Tag nicht signifikant. Die Signifikanz der ersten Messung kann durch das korneale Ödem im Wundbereich sowie mit der Schwierigkeit den Wert zu erheben, erklärt werden.

Tabelle 2. Induzierte Achsendrehung des Astigmatismus (4-mm-Gruppe)

Achsendrehung	1–2 Tage post	1 Woche	1 Monat	3 Monate
0°–15°	48 (48%)	67 (65%)	67 (65%)	70 (70%)
15°–30°	21 (21%)	13 (13%)	17 (17%)	17 (17%)
30°–45°	8 (8%)	8 (8%)	6 (6%)	5 (5%)
45°–60°	4 (4%)	3 (3%)	2 (2%)	3 (3%)
60°–75°	7 (7%)	3 (3%)	3 (3%)	2 (2%)
75°–90°	12 (12%)	6 (6%)	5 (5%)	3 (3%)

Tabelle 3. Induzierte Achsendrehung des Astigmatismus (5-mm-Gruppe)

Achsendrehung	1–2 Tage post	1 Woche	1 Monat	3 Monate
0°–15°	20 (50%)	18 (45%)	21 (52,5%)	23 (57,5%)
15°–30°	9 (22,5%)	10 (25%)	7 (17,5%)	6 (15%)
30°–45°	3 (7,5%)	6 (15%)	3 (7,5%)	5 (12,5%)
45°–60°	4 (10%)	2 (5%)	3 (7,5%)	0 (0%)
60°–75°	1 (2,5%)	0 (0%)	0 (0%)	2 (5%)
75°–90°	3 (7,5%)	4 (10%)	6 (15%)	4 (10%)

Die Betrachtung des induzierten Astigmatismus im *Einzelfall* ergab folgende Auffälligkeiten. In der 4-mm-Gruppe zeigten 85% der Augen einen induzierten Astigmatismus von weniger als 0,5 dpt und nur 2% der Fälle von mehr als 1,0 dpt (max.: 1,4 dpt). In der 5-mm-Gruppe hingegen war der induzierte Astigmatismus bei 75% der Augen kleiner als 0,5 dpt und bei 15% der Augen größer als 1,0 dpt (max.: 1,4 dpt).

Alle erwähnten Vergleiche beziehen sich auf die Veränderungen des Zylinderwertes *ohne* Berücksichtigung der Zylinderachse, dessen Veränderung ebenfalls bedeutend sind. Tabelle 2 und 3 gruppiert die operationsbedingte *Achsendrehung* in 15-Grade-Schritten. Bei der 4-mm-Gruppe war das Ausmaß der Achsendrehung in der überwiegenden Mehrzahl gering. In der 5-mm-Gruppe war häufiger eine größere Achsendrehung zu beobachten: Nach einer Woche lag die Achsendrehung in 78% der Augen der 4-mm-Gruppe und in 70% der Augen der 5-mm-Gruppe unter 30°. Drei Monate postoperativ zeigten 87% der Augen der 4-mm-Gruppe eine induzierte Achsendrehung kleiner als 30° im Gegensatz zu 72,5% der Augen der 5-mm-Gruppe. Dieser Unterschied wird deutlicher, wenn man die Fälle mit einer Achsendrehung von mehr als 60° betrachtet: 5% der 4-mm-Gruppe gegenüber 15% der 5-mm-Gruppe. In beiden Gruppen war bei allen Fällen mit großer Achsendrehung der Betrag des induzierten Zylinders niemals größer als 0,75 dpt. Abbildungen 3 und 4 stellen die Veränderungen der Zylinderachse graphisch dar.

Bei großen Achsendrehungen (>60°) ist die Richtung von entscheidender Bedeutung. Die Ergebnisse der Analyse dieses Parameters werden in Tabelle 4

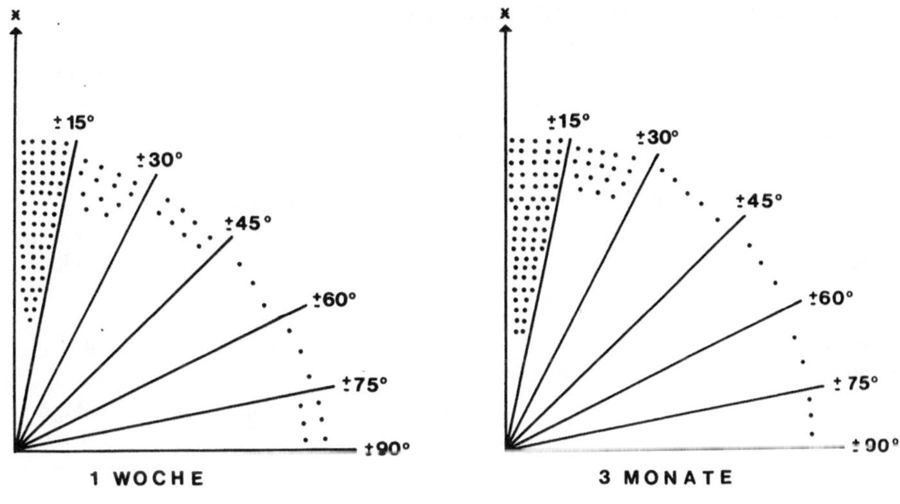

Abb. 3. Graphische Darstellung der Achsendrehung eine Woche und drei Monate postoperativ (4-mm-Gruppe)

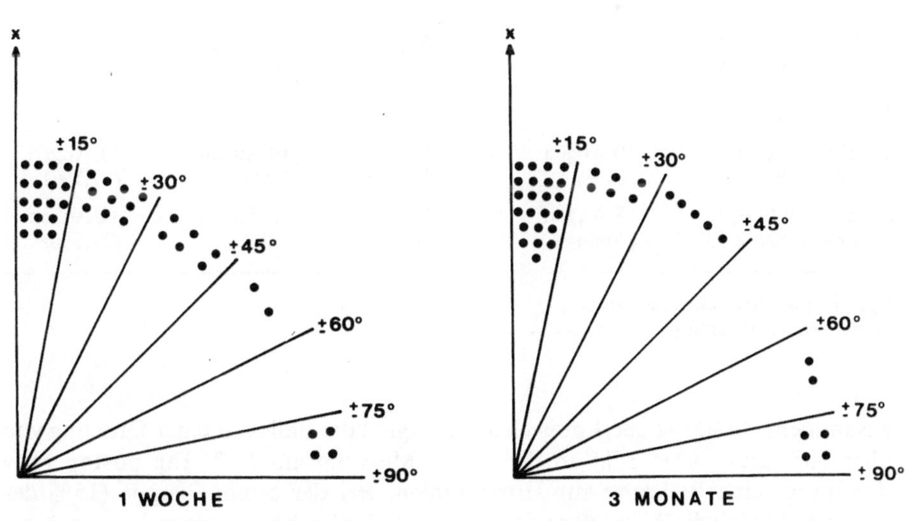

Abb. 4. Graphische Darstellung der Achsendrehung eine Woche und drei Monate postoperativ (5-mm-Gruppe)

Tabelle 4. Richtung von größeren Achsendrehungen (über 60°) in beiden Gruppen

	1–2 Tage post	1 Woche	1 Monat	3 Monate
4-mm-Gruppe				
Vertikal (>60°)	10 Augen (10%)	3 Augen (3%)	2 Augen (2%)	0
Horizontal (>60°)	9 Augen (9%)	6 Augen (6%)	6 Augen (6%)	5 Augen (5%)
5-mm-Gruppe				
Vertikal (>60°)	0	0	0	0
Horizontal (>60°)	4 Augen (10%)	4 Augen (10%)	6 Augen (15%)	6 Augen (15%)

Tabelle 5. Zusammenstellung von Zylinderwerten und Achsedrehung für die besten Fälle beider Gruppen

Werte	1–2 Tage post	1 Woche	1 Monat	3 Monate
4-mm-Gruppe				
I: Zyl. <0,25 dpt und Achse <15°	22 Augen (22%)	30 Augen (30%)	31 Augen (31%)	38 Augen (38%)
II: Zyl. <0,5 dpt und Achse <30°	20 Augen (20%)	22 Augen (22%)	34 Augen (34%)	34 Augen (34%)
5-mm-Gruppe				
I: Zyl. <0,25 dpt und Achse <15°	10 Augen (25%)	10 Augen (25%)	10 Augen (25%)	11 Augen (27,5%)
II: Zyl. <0,5 dpt und Achse <30°	8 Augen (20%)	11 Augen (27,5%)	12 Augen (30%)	11 Augen (27,5%)

Zyl.: Induzierter Astigmatismus
Achse: Achsendrehung

zusammengefaßt. Bei der 4-mm-Gruppe zeigten die Fälle mit einer Drehung von über 60° (dies waren 5%) ab der ersten Messung am 1.–2. Tag postoperativ durchwegs eine Richtung zur Horizontalen. Bei der 5-mm-Gruppe (15% der Fälle) dreht sich die Achse über den gesamten Beobachtungszeitraum ausnahmslos in der Horizontale. Bemerkenswert war, daß während der Zeit des kornealen Ödems in Wundbereich (1.–2. Tag) in der 4-mm-Gruppe bei 10% der Fälle eine vorübergehende Achsendrehung in Richtung der Vertikalen auftrat, während dies in der 5-mm-Gruppe in keinem Fall zu beobachten war.

In Tabelle 5 werden *beide Parameter*, Zylinderwert und Zylinderachse für die *besten Fälle* beider Gruppen zusammengefaßt. 38% der Augen der 4-mm-Gruppe und 27,5% der Augen der 5-mm-Gruppe zeigten nach drei Monaten praktisch keine Veränderung des Hornhautastigmatismus (Zylinder: < 0,25 dpt, Achsedrehung: < 15°). 34% der Augen der 4-mm-Gruppe und 27,5% der Augen der 5-mm-Gruppe zeigten eine geringe Differenz zum Ausgangswert (Zylinder: < 0,5 dpt, Achsedrehung: < 30°). Somit führte die 4-mm-Ohne-Naht-Kataraktoperation in 72% der Fälle zu keiner bedeutenden Veränderung des Astigmatismus (Zylinder: < 0,5 dpt, Achsedrehung: < 30°) im Gegensatz zu 55% der Fälle der 5-mm-Ohne-Naht-Kataraktoperation.

Diskussion

Die Ohne-Naht-Technik optimiert die Astigmatismusresultate der Kataraktchirurgie [13]. Sie beinhaltet alle Vorteile der Kleinschnitt-Chirurgie, die als solche schon zu einer bedeutenden Reduktion des Astigmatismus führt [2, 7, 14]. Zusätzlich wird durch den Wegfall der Notwendigkeit eines Nahtverschlusses der vertikale Astigmatismus der Frühphase eliminiert [13]. Bei der herkömmlichen Kleinschnitt-Technik konnte ein solcher entstehen, auch wenn dieser in Vergleich zu größeren Inzisionen in Ausmaß und Dauer geringer ausfiel [4, 12, 15]. Wie die Ergebnisse dieser Studie zeigen, haben beide Gruppen keinen induzierten vertikalen Astigmatismus entwickelt.

Eine Auswirkung herkömmlicher Wundschnitte ist die Destabilisierung der Hornhautarchitektonik mit konsekutiver Abflachung der Hornhautkrümmung in der vertikalen Achse [7]. Bei diesen wird diese Wirkung jedoch – bedingt durch den Nahtzug – vorübergehend maskiert. Demzufolge wird die horizontale Drehung mit dem allmählichen Nachlassen des Nahtzuges erst in der Spätphase offenbar [7]. Das Ausmaß des induzierten horizontalen Astigmatismus hängt von der Länge und der Lage des Wundschnittes ab [1, 5]. Ein skleraler Tunnelschnitt von 4 mm Weite läßt die Hornhautarchitektur weitgehend unbeeinflußt [14]. Die beschriebene Ohne-Naht-Technik [9, 10, 11] bietet die Vorteile des skleralen Tunnelschnittes und beläßt darüberhinaus durch die lamellierende Unterbrückung die limbale Spange unversehrt. Unsere Studie bestätigte diese Aussagen für die 4-mm-Gruppe. Der induzierte Astigmatismus war in den meisten Fällen vernachlässigbar, eine Destabilisierung der Hornhautarchitektonik wurde tatsächlich vermieden. Eine frühe Drehung der Achse in der Horizontalen war ein seltenes Ereignis (5%). Die 5-mm-Gruppe zeigte demgegenüber einige Unterschiede: Der vertikale Astigmatismus in der Frühphase wurde wohl auch eliminiert, der Prozentsatz der horizontalen Achsendrehung war jedoch mit 15% deutlich größer. Die Ursache dieses Unterschiedes kann nur im größeren Wundschnitt (5,2 mm gegenüber 4 mm) liegen [8]. Die Stabilität der Hornhaut bleibt bei dieser Weite trotz sklerokornealer Lamellierungstechnik nicht immer erhalten. Dies erklärt auch weswegen in der Phase des kornealen Ödems im Wundbereich während der ersten postoperativen Tage die 5-mm-Gruppe im Gegensatz zur 4-mm-Gruppe keine vorübergehende vertikale Achsendrehung zeigen konnte: Der Krümmungserhöhende Effekt des Wundödems kann aufgrund der breiteren Wunde nicht auf die zentrale Hornhaut übergreifen. Demgegenüber konnte dieser in der 4-mm-Gruppe in immerhin 10% der Fälle eine zentrale Ansteigung bewirken. Die Gewährleistung einer besseren Hornhautstabilität in der 4-mm-Gruppe spiegelt sich letztlich auch in der unterschiedlichen Anzahl der „besten Fälle" (Zyl. < 0,5 dpt und Achsendrehung < 30°) wieder (72% gegenüber 55% in der 5-mm-Gruppe). Die Bemerkungen über möglichen Folgen des 5,2-mm-Schnittes sollten nicht überbewertet werden. Auch diese Gruppe lieferte zufriedenstellende Ergebnisse: Der induzierte Astigmatismus war in über der Hälfte der Fälle minimal, in 85% der Fälle kleiner als 1,0 dpt und niemals größer als 1,4 dpt.

Um eventuelle Spätauswirkungen auf den Astigmatismus zu erfassen, ist eine weitere Verlaufsbeobachtung unseres Krankengutes nötig. Die bisherigen Beobachtungen liefern keinen Hinweis auf eine solche Entwicklung.

Zusammenfassend lassen die Ergebnisse dieser Studie die beschriebene Ohne-Naht-Kleinschnitt-Technik [9, 10, 11] bezüglich der Astigmatismusproblematik als die derzeit optimale Methode der Kataraktchirurgie erscheinen. Die Astigmatismusresultate sind in beiden Gruppen zufriedenstellend, wobei die 4-mm-Gruppe durch ihren kleineren Wundschnitt den Erhalt der Hornhautarchitektur besser gewährleistet.

Literatur

1. Armeniades CD, Boriek A, Knolle GE (1990) Effect of incision length location and shape on local corneoscleral deformation during cataract surgery. J Cataract Refract Surg 16:83-87
2. Artaria LG (1991) Visuelle Rehabilitation nach Kataraktchirurgie mit kleinem Schnitt. In: Schott K, Jacobi KW, Freyler H (Hrsg) 4. Kongreß der Deutschen Gesellschaft für Intraokularlinsen-Implantation. Springer, Berlin Heidelberg New York Tokyo, S 136–142
3. Cravy T (1989) Long-term corneal astigmatism related to selected elastic, monofilament, nonabsorable sutures. J Cataract Refract Surg 15:61–69
4. Gills J, Sanders R (1991) Use of small incisions to control astigmatism and inflammation following cataract surgery. J Cataract Refract Surg 17 [Supp 1]:740–744
5. Koch P (1991) Structural analysis of cataract incision construction. J Cataract Refract Surg 17 [Suppl]:661–667
6. Masket S (1987) Deep versus appositional suturing of the scleral pocket incision for astigmatic control in cataract surgery. J Cataract Refract Surg 13:131–135
7. Masket S (1989) Keratorfractive aspects of the scleral pocket incision and closure method for catarakt surgery J Cataract Refract Surg 15:70–77
8. Masket S (1991) Horizontal anchor suture closure method for small incision cataract surgery. J Cataract Refract Surg 17 [Suppl]:689–695
9. Menapace R (1991) Technik und Vorteile der Kleinschnitt-Kataraktchirurgie ohne Naht. In: 5. Kongreß der Deutschen Gesellschaft für Intraokularlinsen-Implantation. Springer, Berlin Heidelberg New York Tokyo, S 283–292
10. Menapace R, Radax U, Amon M, Papapanos P (1991) Kleinschnitt-Kataraktchirurgie ohne Naht: Bericht über 100 konsekutive Fälle. Spektrum Augenheilkd 5/4:135–140
11. Menapace R, Radax U, Amon M, Papapanos P (1991) No-stich small incision cataract surgery with flexible lenses. Technique and results with 100 consecutive cases. J Cataract Refract Surg (in press)

12. Neumann A, McCarty G, Sanders D, Raanan M (1989) Small incisions to control astigmatism during cataract surgery. J Cataract Refract Surg 15:78–84
13. Papapanos P, Menapace R, Radax U, Amon M (1992) Verlauf des Astigmatismus nach Kleinschnitt-Kataraktchirurgie Ohne Naht. Spektrum Augenheilkd 6/1:31–35
14. Shephard JR (1989) Induced astigmatism in small incision cataract surgery. J Cataract Refract Surg 15:85–88
15. Steinert R, Brint S, White S, Fine H (1991) Astigmatism after small incision cataract surgery. A prospective, randomized, multicenter comparison of 4- and 6.5-mm Incisions. Ophthalmology 98/4:417–423

Ein Jahr Erfahrung mit der „Memory-Lens®", einer thermoplastischen Linse für Kleinschnittimplantation

Ch. Skorpik, H. Freyler, U. Scholz, H. Weghaupt und W. Scheidel

Zusammenfassung: Die „Memory-Lens®", die von der Firma ORC hergestellt wird, ist eine Hinterkammerlinse für Kleinschnitt-Kataraktchirurgie. Der optische Teil der Linse besteht aus thermoplastischem Material (MMA, Hema, EDGMA, UV-Absorber). Die Linse wird in der sog. „Thermal Exchange Unit" erhitzt. Dadurch wird das Material weich und verformbar. Mit einem „Roller" wird die erhitzte Linse gerollt und im „Roller" eingespannt wieder abgekühlt. Unmittelbar vor der Implantation wird die Linse aus dem „Roller" genommen und – da sie sich sofort zu entfalten beginnt – möglichst schnell implantiert. Zwischen November 1990 und Oktober 1991 wurden an unserer Klinik 35 Linsen implantiert (Modell U 780 A und U 940 A). In 9 Fällen mußte die Wunde genäht werden, sonst konnte die Wunde immer mit no-stitch-Technik dicht geschlossen gehalten werden. Schnittlänge 3,5 mm bzw. 4,5 mm. Die einzigen Probleme traten bei der Faltung auf. Kleinste Optikbrüche im Bereich des Bügelansatzes führten zu Bügellockerungen im „Roller". Auch Doppelfaltungen wurden beobachtet. Die Verträglichkeit des Materials ist bisher hervorragend. Es trat keinerlei Zellbesiedlung des Implantates auf. Im Spätverlauf wurde auf 2 Implantaten eine feine Membran zirkulär zentral von der Kapsulorhexis beobachtet. Spezifische Komplikationen traten bislang keine auf.

Summary. The "Memory-Lens®" manufactured by ORC is a three piece posterior chamber lens for small incision cataract surgery. The optical part of the lens consists of thermoplastic material (MMA, Hema, EDGMA, UV-absorber). The IOL is heated in a so called "Thermal Exchange Unit". The heated material becomes soft and foldable. Within a special "roller" the heated IOL is rolled and then cooled again. The folded IOL remains compressed in the "roller" until implantation is performed. Between November 1990 and October 1991 35 IOL's were implanted (model U 780 A and U 940 A). In 9 cases the wound had to be sutured, all other wounds were tightly closed with a no-stitch preparation technique (wound opening 3.5 resp. 4.5 mm). The only problems occurred during the folding process. Minimal breaks in the optic at the point where the haptic is fixed leaded to loosening of loops. Also double folding (S-phenomenon) occurred. Up to now the biocompatibility of the IOL's is excellent. No foreign body reaction with giant cells was observed. In 2 cases 8 months postoperatively a circular transpartent membrane central of the capsulorhexis on the anterior surface fo the IOL was observed. Specific complications did not occure during the follow-up period.

Einleitung

Wegen der nur kleinen Wundöffnungen, die man für Phakoemulsifikation benötigt, ist man versucht Kunstlinsen durch diese kleinen Wunden hindurch zu implantieren. Man möchte die Wunde dabei möglichst wenig erweitern. Die dadurch ausgelöste Entwicklung geht einerseits in Richtung harter PMMA-Linsen mit kleinem Optikdurchmesser und andererseits in Richtung faltbarer flexibler Linsen aus verformbaren Materialien [11]. Silikon und Hema haben sich als solche bisher klinisch bewährt [5, 6, 10]. Die „Memory Lens®" der Firma ORC geht einen neuen Weg [8]. Die Linse ist thermoplastisch, d. h. bei normaler Raumtemperatur ist das Material hart. Bei zunehmender Temperatur wird es weich und bei über 60 °C verformbar. Es behält dabei seine Formerinnerung. Die Linse kann in gerolltem Zustand implantiert werden und nimmt nach einigen Minuten ihre ursprüngliche plane Konfiguration an. Die Linse bleibt dann formstabil wie eine PMMA-Linse. Probleme, wie Linsenluxationen, die bei Linsen aus flexiblen Materialien nach YAG-Kapsulotomien aufgetreten sind [4, 9] oder Linsenverbiegungen durch Kapselsackschrumpfungen sollen nicht auftreten können [3, 5].

Material und Methodik

Zwischen November 1990 und Oktober 1991 wurden an unserer Klinik 35 Memory-Linsen nach Phakoemulsifikation implantiert. 30mal das Modell U 780 A und nur 5mal das Nachfolgemodell U 940 A. Das Modell U 780 A hat 7 mm, das Modell U 940 A 6 mm Optikdurchmesser. Der Gesamtdurchmesser ist beim Modell U 780 A 14 mm, beim Modell U 940 A 13 mm. Das Design ist konventionell, die Linsen haben eingesetzte modifizierte C-Bügel aus 4-0 Prolene, die 10° zur Optik angewinkelt sind. Die Optik ist bikonvex. Das Optikmaterial besteht aus hydrophobem Methylmethacrylat sowie hydrophilem Hema, einer Vernetzersubstanz und UV-Absorber, einem Monomer, das mit Hema und Methylmethacrylat copolymerisiert. Die Linse ist insgesamt hydrophil, der refraktive Index beträgt 1,47. Die Linse wird in hydratisiertem Zustand in BSS-Lösung geliefert. Außer zur Faltung selbst bleibt sie auch während der gesamten Zeit bis zur Implantation in BSS-Lösung. Die Linse wird zur Zeit noch in ein spezielles Rollinstrument eingelegt, in der aktivierten sogenannten „thermal exchange unit", im roten Behälter auf über 65 °C erhitzt und anschließend gerollt. Noch im Rollinstrument eingespannt wird die zusammengerollte und komprimierte Linse im blauen kalten Teil der „thermal exchange unit" abgekühlt. Dort verbleibt sie bis knapp vor der Implantation. Unmittelbar vor der Implantation wird das Rollinstrument aus der „thermal exchange unit" genommen. Der Roller wird geöffnet und die gerollte Linse entnommen. Die Implantation muß unverzüglich erfolgen, weil sich die Linse bedingt durch die warme Raumtemperatur sofort zu entfalten beginnt.

Eine Linse wurde ungefaltet implantiert, weil bei der zuvor implantierten gefalteten Linse nach der Implantation eine Bügellockerung bemerkt wurde. Die Linse mußte nach Schnitterweiterung explantiert und verworfen werden. Alle anderen Linsen wurden gefaltet durch eine kleine Wundöffnung mit einer McPherson-Pinzette implantiert. Die Schnittlänge war beim Modell U 780 A 4–4,5 mm, beim Modell U 940 A 3,5 mm. In 9 Fällen mußte die Wunde genäht werden, in allen übrigen Fällen konnte die Wunde mit einer no-stitch-Präparations-Technik wasserdicht geschlossen gehalten werden [7]. Der Schnitt wurde 2,5–3 mm vom Limbus entfernt angelegt. Dann wurde in die periphere Hornhaut

Tabelle 1. Begleiterkrankungen

	Patienten
Diabetes mellitus II	9
Hypertonie	5
trockene senile Makulopathie	4
Offenwinkelglaukom	1
PCP, M. Bechterew	2

ein skleraler Tunnel präpariert, der dem Durchmesser des Phakoansatzes entspricht. Danach wurde ein klappenförmiger innerer Hornhautlappen geschnitten. Nach Kapsulorhexis und Phakoemulsifikation wurde die Wunde innen auf den für die Implantation nötigen Durchmesser erweitert. Die Linse wurde direkt in den Kapselsack implantiert. Mit etwas Luft wurde die innere Hornhautklappe adaptiert und geschlossen, der Bulbus mit Ringerlösung tonisiert. Die conjunctivale Wunde wurde mit Kauterisation geschlossen. Das Durchschnittsalter der Patienten war 73 Jahre (29 Männer, 6 Frauen); die Begleiterkrankungen sind in einer Tabelle zusammengefaßt (Tabelle 1).

Ergebnisse

Faltung, Implantation

Wie zuvor angeführt, mußte 1 Linse explantiert werden, weil sich ein Bügel gelockert hatte. Viermal brach ein Bügel im Zusammenhang mit dem Rollvorgang noch vor der Implantation im Roller aus. Es wurden umschriebene Brüche in der Optik im Bügelansatzbereich festgestellt. Einmal wurde sofort nach der Implantation ein kleiner Bruch in der Optik, an der Stelle wo die Haptik eingesetzt ist, beobachtet. Der Bügelsitz wurde geprüft und die Linse belassen. Bei 3 Linsen kam es zu einer Doppelfaltung, einer S-Konfiguration. Zwei dieser Linsen wurden verworfen, 1 Optik war sogar entlang der Doppelfaltungslinie gebrochen. Die dritte Linse war unverletzt, so daß sie nach neuerlicher Faltung problemlos implantiert werden konnte. Bei einer Linse wurde mit der Implantationspinzette der Optikrand an einer Stelle etwas beschädigt. Die Linse wurde wegen der Geringfügigkeit der Veränderung belassen.

Trotz der angeführten Komplikationen erwies sich der Faltvorgang insgesamt als recht problemlos. Der für die Präparation und Faltung notwendige Zeitaufwand ist bei einiger Übung minimal. Linsen mit höheren Dioptrien ließen sich ebenfalls gut falten und implantieren (Tabelle 2). Die Implantation war in allen Fällen leicht durchführbar und die Linsen konnten immer sicher in den Kapselsack positioniert werden. Auch bei Glaskörperdruck bestand nie die Gefahr der Kapselruptur. Die Linse öffnet sich ja langsam aber schnell genug, daß bereits beim Absaugen des viskoelastischen Materials die Linsenbügel sicher im

Tabelle 2. IOL-Dioptrien

Dioptrien	Patienten
16,5–20,5	9
21,0–22,5	16
23,0–24,0	10

Sack liegen und keine Luxationsgefahr mehr besteht. Nach ca. 10 Minuten, d. h. nach Ende der Operation ist die ursprüngliche Linsenkonfiguration wieder erreicht.

Postoperativer Verlauf

Die mittlere Nachuntersuchungszeit beträgt 8 Monate, alle Linsen werden sehr gut toleriert. Kapselspannfalten bestanden nur kurz postoperativ. Die Kapsel liegt meist der Linsenhinterfläche an. Nachstar und YAG-Laser-Kapsulotomie gab es bisher nocht nicht. Sechsmal kam es kurz postoperativ zu einer geringen Fibrinausschwitzung in die Vorderkammer. In 3 dieser Fälle entwickelten sich umschriebene punktförmige Synechien zwischen der Iris und dem freien Rand der vorderen Kapsel. Auffällig war, daß es niemals – nicht einmal bei den Augen mit Fibrinbildung – zu einer Zellbesiedlung der Linsenoberfläche kam. In einigen Fällen wurden lediglich etwas freies Pigment und umschrieben lokalisierte, weiße, staubförmige, feine, glänzende Partikel festgestellt. Sechsmal wurden peripher im Faltungsbereich klinisch unerhebliche, kratzerartig wirkende, zarte Oberflächenveränderungen gefunden (Abb. 1). Die Oberfläche des Materials wirkte insgesamt nicht so glatt und spiegelnd wie PMMA, sondern eher seidenmatt. Zuletzt bemerkten wir im späteren Verlauf etwa 8 Monate postoperativ bei 2 Patienten zentral von der Kapsulorhexis zirkulär das Vorwachsen einer feinen klaren Membran mit umschriebenen weißen Fibrosen (Abb. 2). Das Phänomen ist uns nicht erklärbar und muß weiter beobachtet werden. Das Linsenmaterial war von gleichmäßig guter Qualität. Der mittlere Visus ist unter Ausschluß schwerer visusbeeinträchtigender Begleiterkrankungen sehr zufriedenstellend (0,89). Einmal trat 2 Monate postoperativ eine rhegmatogene Netzhautablösung auf. Die Netzhaut konnte operativ (Cerclage) wieder zum Anliegen gebracht werden. Ein Zusammenhang mit der Implantation dieser Kunstlinse ist auszuschließen.

Diskussion

Die Ergebnisse sind insgesamt sehr gut und es fällt auf, daß die einzigen echten Probleme nur Linsenverletzungen und Doppelfaltungen waren. Komplikationen traten also nur im Zusammenhang mit dem Faltvorgang auf. Trotz größtmöglicher Anstrengung waren offenbar kleine Fehler passiert. Die Linsen lagen

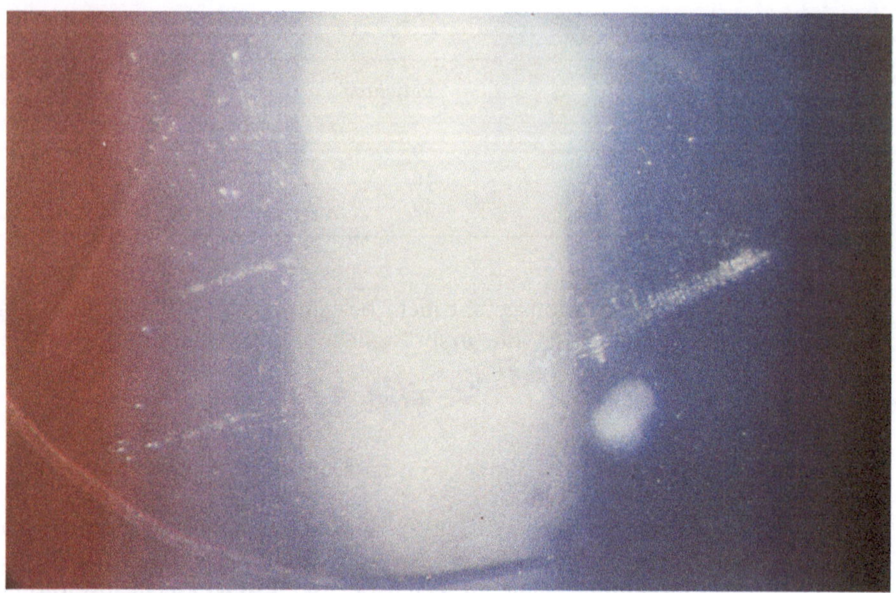

Abb. 1. Staubartige weiße Auflagerungen und kratzerartige Oberflächenveränderungen

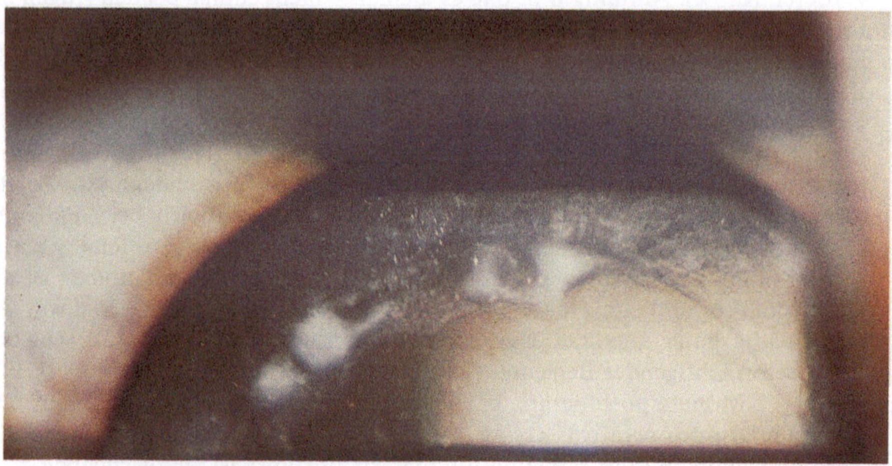

Abb. 2. Feine klare Membran mit umschriebenen weißen Fibrosen zentral von der Kapsulorhexis auf der Linsenvorderfläche

möglicherweise nicht ganz ideal ausgerichtet im Roller, so daß es bei Faltung zu ungleichmäßiger Druck- und Zugbelastung des Materials gekommen war. Der Ansatz der Haptik ist ja die dünnste und damit verletzlichste Stelle der Linse. Das Problem soll durch ein neues optimiertes Faltsystem behoben werden. Die

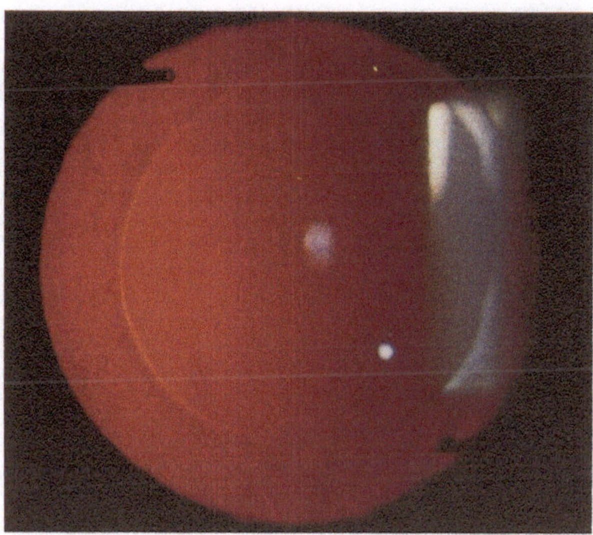

Abb. 3. Kapselsack-implantierte „Memory-Lens®“, reizfreier Zustand

Präparation der Linse soll dann schnell und problemlos durchführbar sein. Bisher war ja der Faltvorgang etwas gewöhnungsbedürftig und wegen der relativen Kompliziertheit abschreckend. Eine weite Verbreitung kann die Linse nur bei einfacher Handhabung erzielen. Die biologische Verträglichkeit des Materials ist bisher ausgezeichnet (Abb. 3). Dafür spricht das Fehlen jeglicher Fremdkörperreaktion auf das Material. Wahrscheinlich ist dafür die hydrophile Hema-Komponente verantwortlich [1, 2]. Trotzdem muß man diese Linsen mit der neuen Materialkombination noch weiterhin genau beobachten, ehe man darüber endgültig urteilen kann.

Literatur

1. Amon M, Menapace R (1991) Cellular invasion on hydrogel and poly(methyl methacrylate) implants. An in vivo study. J Cataract Refract Surg 17:774–779
2. Amon M, Menapace R (1992) Beurteilung der biologischen Verträglichkeit von PMMA-, heparinmodifizierten PMMA- und Hydrogel-Intraokularlinsen mit Hilfe der Spiegelmikroskopie. Klin Monatsbl Augenheilkd 200:95-100
3. Faulkner GD (1986) Early experience with Staar silicone elastic lens implants. J Cataract Refract Surg 12:36–39
4. Levy JH, Pisacano AM, Anello RD (1990) Displacement of bag-placed hydrogel lenses into the vitreous following neodymium: YAG laser capsulotomy. J Cataract Refract Surg 16:563–566
5. Levy JH, Pisacano AM, Anello RD (1991) Clinical Results with Silicone Intraocular Implants. Eur J Implant Ref Surg 13:7–12
6. Menapace R, Skorpik Ch, Wedrich A (1990) Evaluation of 150 consecutive cases of poly HEMA posterior chamber lenses implanted in the bag using a small-incision technique. J Cataract Refract Surg 16:567–577
7. Menapace R (1991) Technik und Vorteile der Kleinschnitt-Kataraktchirurgie ohne Naht. 5. Kongr der DGII, Wenzel et al. (Hrsg) Springer, Berlin Heidelberg

8. Neuhann Th, Neuhann T (1991) Erste Erfahrungen mit Memory Lens – Eine thermoplastische Intraokularlinse zur Implantation durch kleine Inzisionen. 5. Kongr der DGII. Wenzel et al. (Hrsg) Springer, Berlin Heidelberg New York Tokyo
9. Saad M, Demeler U (1991) Luxationsgefahr von IOGEL-Linsen in den Glaskörper postoperativ und nach YAG-Kapsulotomie (1991). 5. Kongr der DGII, Wenzel et al. (Hrsg) Springer, Berlin Heidelber New York Tokyo
10. Skorpik Ch (1988) Klinische und experimentelle Ergebnisse nach Implantation von Hinterkammerlinsen aus Silikonmaterial. Suppl Spektrum d Augenheilk 2
11. Skorpik Ch (1991) Kleinschnitt-Kataraktchirurgie. 5. Kongr der DGII, Wenzel et al. (Hrsg) Springer, Berlin Heidelberg New York Tokyo

Astigmatismus nach Phakoemulsifikation und Implantation verschiedengroßer PMMA-IOL's

B. Eckhardt und W. Hütz

Zusammenfassung. Die Höhe des Astigmatismus in der frühen postoperativen Phase beeinflußt entscheidend den Zeitraum bis zur optischen Rehabilitation des Patienten. Bei der Phakoemulsifikation wird die Größe der corneoskleralen Inzision nur durch die Größe der zu implantierenden IOL bedingt. Um den operativ induzierten Astigmatismus zu reduzieren, geht der Trend zur Reduktion der Inzisionsgröße und Implantation kleiner IOL. Der Zusammenhang zwischen IOL-Größe und postop. Astigmatismus wurde (von Sept. 91 bis Dez. 91) in einer randomisierten Studie (3 Gruppen à 30 Augen) überprüft. Nach Phakoemulsifikation wurde entweder eine One-piece-PMMA-Linse mit einem Durchmesser der optischen Zone von 7×7 mm über eine sklerale Tunnelinzision von 7,2 mm, eine 6×6-mm-IOL über eine 6,2-mm-Inzision oder eine 5×6-mm-IOL durch eine 5,2-mm-Inzision in den Kapselsack implantiert. Der Wundverschluß erfolgte durch 5,4 oder 3 10-Nylon-Einzelknüpfnähte. Die Astigmatismen am 1. postoperativen Tag, nach 6 Tagen und nach 6 Wochen wurden mit Hilfe des TMS-Systemes mit den präoperativen Werten verglichen und das Maß der IOL-Zentrierung bei Kapselsackimplantation bewertet. Lassen sich in der frühen postoperativen Phase noch deutliche Unterschiede in der Höhe des operativ induzierten Astigmatismus feststellen, so nivellieren sich diese Unterschiede im weiteren Verlauf. Der Vorteil der frühen postoperativen Wundstabilität wird erkauft durch eine Reihe von Nachteilen, die sich in Form von IOL-Dezentrierungen oder schlechterer Netzhautbeurteilbarkeit niederschlagen können.

Summary. One of the main facts for visual rehabilitation is the size of operative induced astigmatism in the early postoperative period. Using phakoemulsification, the corneoscleral incision width depends only on the size of the IOL using for implantation, so, tendency small IOL were implanted nowadays. In a prospective randomized study (3 groups of 30 eyes), the context between size of IOL/width of the corneoscleral tunnel and postoperativ induced astigmatism was investigated. After continuous circular capsulorhexis and phakoemulsification either a one-piece PMMA-IOL with an optic size of 7×7 mm was implanted through a 7,2 mm corneoscleral incision or a 6×6 mm IOL was implanted through a 6,2 mm incision or a 5×6 mm IOL was implanted through a 5,2 mm incision and intended to be in the capsular bag. Woundclosure was done with 5, 4, or 3 10-0 nylon stiches. Astigmatism was examined 1 day, one week and 6 weeks after surgery using the corneatopography instrument TMS. These results compared with the praeperative once and the proportion of decentration was registered. In the early postoperative phase the advantage of small corneoscleral incisions is evident. Minimal tissue trauma results in an accelerated healing process and in early visual rehabilitation. The operative induced astigmatism degrades postoperatively in all 3 groups in a short time to nearly the same level. The advantage of early postoperative rehabilitation by using small PMMA IOL's will be purchased by several disadvantages such as decentration of the IOL or worth insight of the fundusperiphery.

Einführung

Wird die größe der korneoskleralen Inzision bei der konventionellen ECCE-Technik mit Exprimieren oder Ausspülen des Linsenkernes durch den Querschnitt des Linsenkernes bestimmt, so wird bei der Phakoemulsifikation die Größe des Korneoskleralschnittes durch den Querschnitt der zu implantierenden Kunstlinse bedingt.

Zur Implantation muß die Phakoemulsifikationsöffnung von 3,2-mm auf die Größe der zu implantierenden IOL erweitert werden. Dabei liegt der Gedanke nahe, immer kleinere IOL durch immer kleinere Korneoskleralschnitte zu implantieren, um die Vorteile der Phakoemulsifikation ganz auszuschöpfen [8, 10, 12].

Die Höhe des Astigmatismus in der frühen postoperativen Phase beeinflußt entscheidend den Zeitpunkt bis zur optischen Rehabilitation des Patienten [2, 10].

Die Astigmatismushöhe ist abhängig von:

1) dem Ausmaß der episkleralen Kauterisation,
2) der Lage des CS- Schnittes in bezug auf den Limbus,
3) der Schnittflächengestaltung sowie
4) der corneoskleralen Schnittlänge.
5) Bei der Nahttechnik ist entscheidend, ob:
   - fortlaufend genäht,
   - Einzelknüpfnähte angelegt
   - limbusparallel gestochen oder
   - die No-stitch-Technik angewandt wird.

Um die Relevanz der verschiedenen Schnittlängen auf den operativ induzierten postoperativen Astigmatismus zu untersuchen, führten wir eine randomisierte prospektive Studie durch. Zur Reduktion der genannten Einflußfaktoren, wurde sie von nur 2 Operateuren durchgeführt.

Patienten und Methode

Unser Kollektiv wurde in drei Gruppen à 30 Patientenaugen eingeteilt (Sept. 91–Dez. 91), auf gleiche Alters- und Geschlechtsstruktur wurde geachtet.

Nach cirkulärer Kapsulorhexis und Phakoemulsifikation wurde entweder eine

- one-piece-PMMA-IOL (Pharmacia 725A, AMO 57 NB) von 7×7 mm optischem Durchmesser durch eine 7,2-mm-Inzision, eine
- 6×6-mm-one-piece-PMMA-IOL (Alcon MZ20BD) durch eine 6,2-mm-Inzision oder eine
- 5×6-mm-one-piece-PMMA-IOL (Alcon MZ60BD) durch eine 5,2-mm-Inzision unter viskoelastischem Schutz in den Kapselsack implantiert.

Der Wundverschluß erfolg durch 5, 4 oder 3 Einzelknüpfnähte (10-Nylon). Die Nachbehandlung bestand bei allen Patienten in lokaler Gentamycin- und Dexamethasongabe.

Präoperativ, am 1. Tag postoperativ, 6 Tage postoperativ sowie bislang 6 Wochen postoperativ wurden zum einen die Keratometerwerte nach Javal, die subjektive und objektive Refraktion sowie eine Hornhauttopographie mit dem TMS-System durchgeführt. Die Beurteilung der Zentrierung erfolgte im regredienten Licht bei maximal erweiterten Pupille.

Ergebnisse

Betrug der chirurgisch induzierte Astigmatismus bei der Verwendung der konventionell von uns verwandten PMMA-IOL mit 7×7-mm-Optik und 5 Einzelknüpffäden am

1. postoperativen Tag im Mittel 3,25 dpt, so reduzierte er sich nach einer Woche auf 2,75 dpt. Eine weitere Reduktion auf 2,0 dpt erfolgte in der Zeit bis zur 6. postop. Woche.

Bei den IOL mit 6×6-mm-Optik und einem Wundverschluß mit nur 4 Einzelknüpffäden kam es im Laufe der

ersten Woche zu einer Reduktion des Astigmatismus von 2,50 dpt im Mittel auf 1.75 dpt.

Nach 6 Wochen betrug der Astigmatismus durchschnittlich 1.0 dpt. Noch besser lagen die Verhältnisse bei den IOL mit 5×6-mm-Optik und 3 Einzelknüpfnähen, betrug der Astigmatismus am

1. Tag postoperativ noch 2.25 dpt,
nach 1 Woche 1.50 dpt, so war nach
6 Wochen nur noch ein Astigmatismus von 0.75 dpt nachweisbar.

Bei einem Astigmatismus von 1.50 dpt und mehr führen wir nach der 6. postoperativen Woche, in Anlehnung an Pillunat [11] eine Teilfädendiszision zur weiteren Astigmatismuskorrektur durch, wodurch eine weitere wesentliche Astigmatismusreduktion erreicht werden kann, sodaß die optische Rehabilitation in der Regel in der achten Woche abgeschlossen ist.

Im Hinblick auf die Zentrierung der IOL's gab es in unserem Kollektiv, bei strenger Kapselsackimplantation, keine Unterschiede.

Diskussion

Die Ergebnisse der Studie bestätigen einerseits, daß die Höhe des operativ induzierten Astigmatismus mit der corneoskleralen Schnittlänge korreliert [14], des weiteren, daß mit Hilfe der small-incision-Technik der Zeitpunkt der optischen Rehabilitation durch Brillenglasverordnung einige Wochen vorverlegt werden kann [2], da die Teilfädendiszision weitgehend überflüssig ist.

Da mit Hilfe der Fadendiszision [5, 7, 11] auch höhere postoperative Astigmatismen befriedigend korregiert werden können, ist zu diskutieren, wie bedeutsam auf Dauer der Zeitgewinn durch frühere Brillenordination bei der

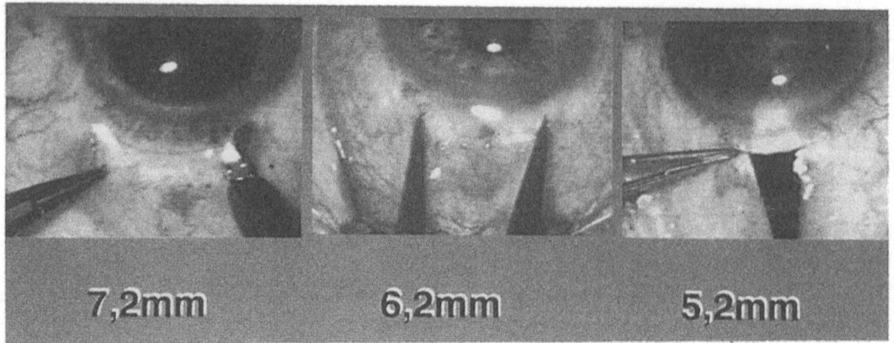

Abb. 1. Länge der korneoskleralen Inzicion nach Phakoemulsifikation

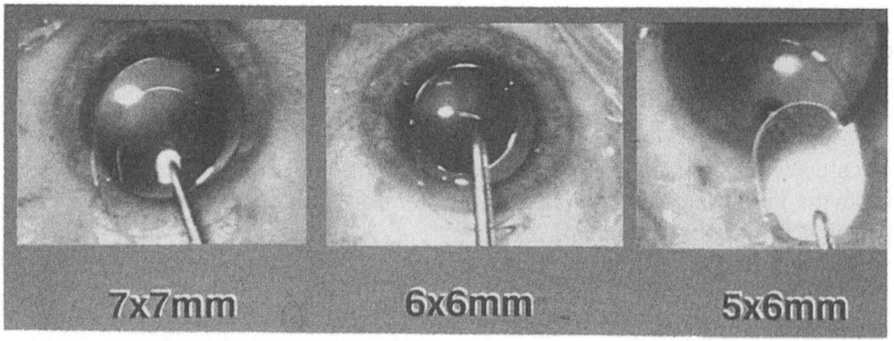

Abb. 2. Größe der Intraokularlinsen

operativ inducierter Astigmatismus			
1. postop Tag:	3.25dpt	2.50dpt	2.25dpt
7. postop Tag:	2.75dpt	1.75dpt	1.50dpt
6. postop Wo.:	2.00dpt	1.00dpt	0.75dpt
	7x7 mm	6x6 mm	5x6 mm

Abb. 3. Ausmaß des operativ induzierten Astigmatismus

small-incision-Technik zu bewerten ist, bzw. in wieweit durch die Implantation „kleiner IOL" Nachteile erkauft werden, die durch die Implantation „großer IOL" vermieden werden.

Insbesondere auf folgende Fakten soll hingewiesen werden:

- Die Implantation „kleiner PMMA-IOL" führt zu einer kleineren Kontaktzone PMMA-hintere Linsenkapsel. Dadurch kommt es durch die Anlagerung beider Kapselblätter zu einer stärkeren Kapselfibrosierung insbesondere in Richtung auf den Linsenäquator hin. Diese ist nicht, wie die zentrale Fibrose, einer YAG-Kapsulotomie zugänglich.

- Primäre oder sekundäre Pupillenverlagerungen bzw. sekundäre HKL-Verlagerungen bei nicht sicher im Kapselsack fixierter IOL, erreichen bei kleinen IOL schnell nicht tolerierbare Grenzen [1]. Dadurch ist die Fundusbeurteilung und die Möglichkeit einer adäquaten Lasertherapie in der Funduseripherie deutlich reduziert, wenn nicht sogar unmöglich.
  Aufgrund der prismatischen Wirkungen der Plus-IOL (‚Prisma Basis hinterer Pol') [6], kommt es bei der Fundusspiegelung und natürlich auch beim Lasern zu einer Netzhautzone im toten Winkel, die bei der Koagulation (durch die IOL, durch deren prismatische Wirkung; an ihr vorbei, durch die Kapselfibrose) nur sehr schlecht evtl. unter Zuhilfenahme des Eindellers, behandelt werden kann.
- Letztlich kann bei Verwendung „kleiner IOL" bei „jugendlichen Patienten" unter mesoptischen Bedingungen die physiologische Mydriasis das Auftreten monokularer Diplopie bewirken [9], insbesondere bei leichter Dezentrierung der IOL, die auch bei strenger Kapselsackfixation durch unterschiedliche Kapselschrumpfungsvorgänge vorkommen kann [3].

Wie groß muß oder wie klein darf nun die Größe der korneoskleralen Inzision und damit die Größe der zu verwendenden IOL sein?

Da die Korrektur des operativ induzierten Astigmatismus bei Verwendung von Einzelknüpffäden unserer Meinung nach unproblematisch ist, sehen wir in der Verwendung immer kleinerer IOL die Gefahr, daß Probleme, die an sich vermeidbar sind, unnötigerweise auftreten, zumal die zeitliche Dimension der schnelleren optischen Rehabilitation durch die small-inzision sich in einer Größenordnung von etwa 2 Wochen bewegt.

Aus diesem Grund ziehen wir die Implantation „großer IOL" mit 7×7-mm-Optik für die Routineimplantation vor und reservieren die „kleinen IOL" für spezielle Indikationen z. B. für die Implantation bei Glaukompatienten nach fistulierender Op durch eine corneale Inzision.

Literatur

1. Althaus C, Möller M, Sundmacher R (1991) Kleine Hinterkammerlinse mit Prolenehaptik versus große Monopiece-Hinterkammerlinse - Untersuchung der Positionsstabilität an 763 Fällen. In: Wenzel M, Reim M, Freyler H, Hartmann C (Hrsg) 5. Kongreß der Deutschen Gesellschaft für Intraokularlinsen Implantation. Springer, Berlin Heidelberg New York Tokyo, S 303–310
2. Artaria LG (1990) Kleinschnitt-Kataraktchirurgie: Änderungen des postoperativen Astigmatismus. Klin Monatsbl Augenheilkd 196:316–319
3. Dunker G, Wetzel W (1990) Linsenposition nach geplanter Kapselsackfixierung: Ergebnisse von 200 konsekutiv operierten Phakoemulsifikationen. Fortschr Ophthalmol 87:140–143
4. Gills JP, Sanders DR (1991) Use of small incisions to control induced astigmatism and inflammation following cataract surgery. J Cataract Refract Surg 17:740–744

5. Giers U, Pillunat LE (1989) Verringerung des Astigmatismus nach Durchtrennung korneoskleraler Einzelknüpfnähte. Sitzungsber. Rhein. Westf. Augenärzte 151:335–339
6. Heider HW, Steinkamp GW, Ohrloff Ch (1991) Einfluß der Kapselsackschrumpfung auf das Zentrierverhalten kapselsackfixierter PMMA-Intraokularlinsen. In: Wenzel M, Reim M, Freyler H, Hartmann Ch (Hrsg) 5. Kongreß der Deutschen Gesellschaft für Intraokularlinsen Implantation. Springer, Berlin Heidelberg New York Tokyo S 481–487
7. Kilchhofer A (1988) Ergebnisse der Laserfadendurchtrennung bei hohem postoperativem Astigmatismus nach Katarakt-Operation. Klin Monatsbl Augenheilkd 192:450–452
8. Klemen UM, Fridrich K (1991) PMMA-Hinterkammerlinsenimplantation bei Kleinschnittechnik. In: Wenzel M, Reim M, Freyler H, Hartmann Ch (Hrsg) 5. Kongreß der Deutschen Gesellschaft für Intraokularlinsen Implantation. Springer, Berlin Heidelberg New York Tokyo, S 293–302
9. McDonnell PJ, Spanton DJ (1990) Decentration of the posterior lens implant the effect of optic size on the incidence of visual aberrations. Eye 4:132–137
10. Menapace R (1991) Technik und Vorteile der Kleinschnitt-Kataraktchirurgie ohne Naht. In: Wenzel M, Reim M, Freyler H, Hartmann Ch (Hrsg) 5. Kongreß der Deutschen Gesellschaft für Intraokularlinsen Implantation. Springer, Berlin Heidelberg New York Tokyo, S 283–292
11. Pillunat LE, Giers U (1991) Astigmatismusreduktion nach Durchtrennung von Korneoskleralfäden mit dem Argonlaser. In: Wenzel M, Reim M, Freyler H, Hartmann Ch (Hrsg) 5. Kongreß der Deutschen Gesellschaft für Intraokularlinsen Implantation. Springer, Berlin Heidelberg New York Tokyo, S 233–242
12. Skorpik C (1991) Kleinschnitt-Kataraktchirurgie. In: Wenzel M, Reim M, Freyler H, Hartmann Ch (Hrsg) 5. Kongreß der Deutschen Gesellschaft für Intraokularlinsen Implantation. Springer, Berlin Heidelberg New York Tokyo, S 275–282

Zentrierung, Endothelzellzahl und funktionelle Ergebnisse nach Implantation faltbarer Silikonlinsen

K.-P. Steuhl, S. Schüller und A. Frohn

Zusammenfassung. Die Größe der skleralen Inzision bei Phakoemulsifikation und Kunstlinsenimplantation wird im wesentlichen durch die Größe des Implantates bestimmt. Mit Hilfe faltbarer Silikonlinsen läßt sich eine sichere Implantation durch eine 4 mm große Skleratasche erreichen. In einer prospektiven Studie mit 30 Kataraktpatienten (mittleres Alter 59 ± 12 Jahre) wurden am ersten postoperativen Tag, nach der ersten postoperativen Woche, nach 3 und 6 Monaten Refraktion, Visus, Endothelzellzahl und Linsenzentrierung bestimmt. Implantiert wurden faltbare Silikonlinsen mit einem Optikdurchmesser von 6,0 mm, die Operation wurde von einem Operateur mittels Phakoemulsifikation, Kapsulorhexis (Durchmesser 4–6 mm), Kapselsackimplantation und einer Kreuzstichnaht als Wundverschluß durchgeführt. Nach 6 Monaten betrug die beste Sehschärfe 1,1 (±0,1), der Astigmatismus wurde mit – 0,45 (±0,39) bestimmt, der gesamte Endothelzellverlust lag unter 20%, und alle Linsen waren mit einer mittleren Abweichung von 63 μ ± 24 μ zentriert. Zusammenfassend läßt sich mit dem beschriebenen Operationsverfahren eine zur schnellen Rehabilitation führende und auch auf Dauer gut zentrierte Linsenimplantation erreichen.

Summary. In intraocular lens implantation following phacoemulsification, the minimal length of the scleral incision is usually limited by the size of the implanted lens. Flexibel, foldable silicon lenses allow incisions smaller than the implant (diameter 4 mm). In a prospective study with 30 cataract patients aged 59 ± 12 years we evaluated the performance following implantation of a 6.0 mm flexibel silicon lens after phacoemulsification. The eyes were examined one day, one week, 3 and 6 months postoperatively, and the results compared to the preoperative status. After 6 months visual acuity reached 1.1 (±0.1), the astigmatism was – 0.45 (±0.39), and the total endothelial cell loss was below 20%. All lenses remained centered in the capsular bag with a mean deviation from the optical axes of only 63 μ ± 24 μ. We conclude that this small scleral incision required for flexibel silicon IOL shortens the time for rehabilitation and shows no severe dislocation of the implant after 6 months.

Nach Einführung der Phakoemulsifikation wird die Größe der Sklerainzision zur Kunstlinsenimplantation vom Durchmesser des Implantates bestimmt. Mit Hilfe faltbarer Intraokularlinsen ist es möglich, die Größe der Schnittöffnung für die Kunstlinsenimplantation derjenigen für die Phakoemulsifikation anzunähern [1, 3, 14]. Die Vorteile einer letztlich kleineren Schnittöffnung liegen in einer geringeren Traumatisierung des Auges, in einem verkürzten Heilungsverlauf mit schnellerer Rehabilitation und in einem geringeren operativ induzierten Astigmatismus [16, 17]. Letztlich lassen sich die Ergebnisse der Phakoemulsifikaion durch „scleral pocket incision" mit „non-stitch-technique" oder Horizontalnaht und Kapsulorhexis optimieren [11, 13, 19]. Ziel der vorliegenden prospektiven Studie war es, die visuelle Rehabilitation, die Zentrierung und den

Endothelzellverlust nach Implantation von 30 Silikonlinsen über 6 Monate zu dokumentieren, um damit bessere Aussagen über die Qualität des Implantates machen zu können.

Material und Methoden

Operationstechnik: Alle operativen Eingriffe wurden von einem Operateur (K.P.S.) durchgeführt. Nach Eröffnen der Bindehaut wurde 2,5 mm hinter dem Limbus eine 4 mm lange, sklerale Inzision (etwa halbe Skleradicke) zwischen 10 und 11 h angelegt. Mit dem Tellermesser erfolgte daraufhin eine lamelläre Tunnelpräparation bis knapp 1 mm in die klare, periphere Hornhaut. Die Vorderkammer wurde dann mit einer 3,5 mm breiten Lanze korneal eröffnet und mittels Healon® stabilisiert. Anschließend erfolgte die Kapsulorhexis mit einer Kapselpinzette, wobei eine im Durchmesser 5 bis 6 mm große Öffnung angestrebt wurde. Nach bimanueller Phakoemulsifikation in der Hinterkammer und Absaugen der Linsenrinde wurde der Kapselsack mittels Healon® gestellt, der Skleratunnel auf 4 mm erweitert und die Silikonlinse (Fa. AMO, Typ SI 19 NB, 6 mm Optik, zwei eingesetzte Prolenebügel, Gesamtdurchmesser 14 mm) durch den mitgelieferten Injektor in den Kapselsack implantiert. Nach Absaugen des Healons® und Stellen der Vorderkammer mittels BSS® erfolgte, obwohl die sklerale Inzision wasserdicht war, als zusätzliche Sicherung eine Kreuzstichnaht (10-0 Nylon). Intraoperativ wurden 2 mg Prednisolon, 50 mg Mezlocillin lokal und 500 mg Acetazolamid intravenös appliziert. Die postoperative Behandlung erfolgte bei allen Patienten nach einem festgelegten Schema mit Dexamethason, Neomycin und Indometacin. Bei Augendruckwerten über 25 mmHg wurden 250 mg Acetazolamid oral verabreicht. Die Ausschlußkriterien für diese Studie sind in Tabelle 1 zusammengefaßt. Visusentwicklung, Astigmatismus (objektive Werte mit dem Ophthalmometer nach Zeiss) und Endothelzellzahl (bestimmt mit

Tabelle 1. Ausschlußkriterien

Präoperativ	**Intra- und postoperativ**
Alter > 70 und < 50	Limbusinzision
Hornhauttrübungen	defekte Rhexis (2 Patienten)
nicht erweiterbare Pupille	andere als Phako
Rubeosis iridis	Impl. nicht „in the bag“
Glaukom	primäre Diszision
Amblyopie	Zonulariß
diabetische Retinopathie	Iristrauma
frühere Operationen	Vorderkammerblutung
Ablatio	Fibrinreaktion
Iritis	Endophthalmitis
Makuladegeneration	Fistulation (1 Patient)
	YAG-Kapsulotomie
	Ablatio
	1 Patient kam nicht zur Nachkontrolle

dem Endothelmikroskop der Fa. Leitz (Biophthal)) wurden präoperativ und postoperativ nach einem Tag, einer Woche, 3 Monaten und 6 Monaten bestimmt. Das Zentrierverhalten wurde nach der von Frohn et al. beschriebenen Methode nach dem 3. postoperativen Monat ausgewertet [5].

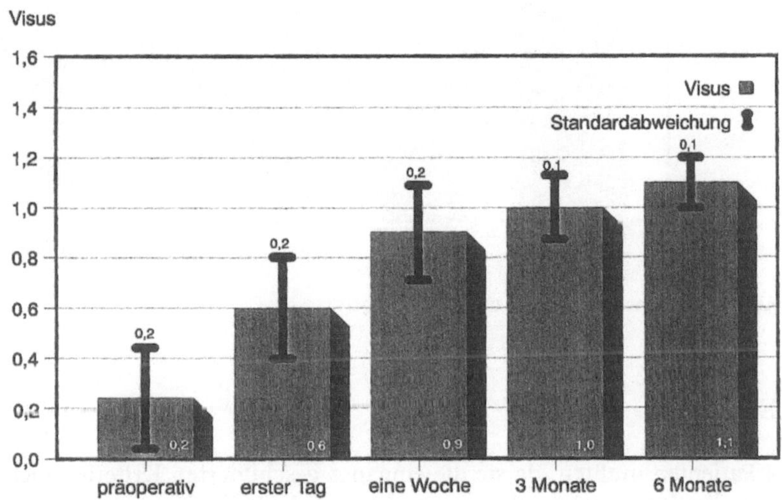

Abb. 1. Visusentwicklung (prä- und postoperativ)

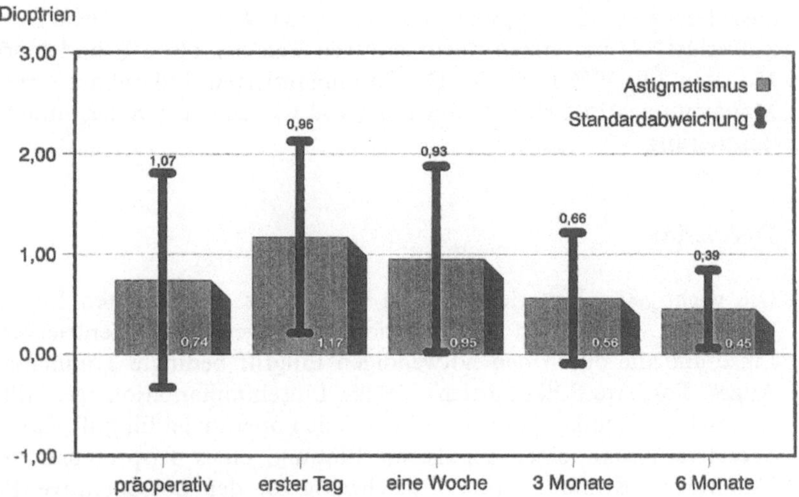

Abb. 2. Astigmatismuswerte (prä- und postoperativ)

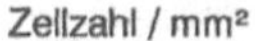

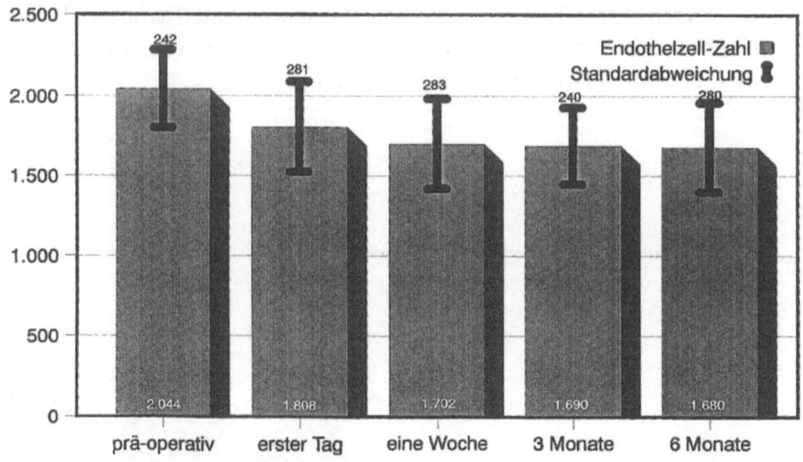

Abb. 3. Endothelzellen (prä- und postoperativ)

Ergebnisse

4 Patienten mußten, da sie die eingangs geschilderten Kriterien nicht erfüllten, von der Studie ausgeschlossen werden (Tabelle 1). Die postoperative Visusentwicklung und das Verhalten des Astigmatismus sind den Abb. 1 und 2 zu entnehmen. Die Sehfunktion war demnach bereits nach einer Woche auf einen Mittelwert von $0{,}9 \pm 0{,}2$ angestiegen. Der Astigmatismus zeige direkt postoperativ mit $1{,}17 \pm 0{,}96$ den höchsten Wert und betrug im 6. postoperativen Monat $0{,}45 \pm 0{,}39$. Auffallend war, daß bereits in der frühen postoperativen Phase leicht auszukorrigierende Astigmatismuswerte von $0{,}95 \pm 0{,}93$ vorlagen. Der Endothelzellverlust lag am ersten postoperativen Tag bei $11 \pm 8\%$ und betrug nach 6 Monaten $17 \pm 10\%$ (Abb. 3). Die 30 implantierten Silikonlinsen zeigen nach 3 Monaten im Mittel eine Abweichung von $63 \pm 24\,\mu m$ von der limbusbezogenen Zentrierung.

Diskussion

Die wichtigsten Kriterien, die die Güte einer implantierten Intraokularlinse bestimmen, sind neben dem funktionellen Ergebnis das Zentrierverhalten der Linse und die durch den notwendigen Eingriff bedingte Traumatisierung des Auges. Faltbare Silikonlinsen, die die Linsenimplantation mit Hilfe der sog. Kleinschnittechnik erlauben, verkürzen den operativen Eingriff, minimieren das operative Risiko einer expulsiven Blutung, eines Irisprolapses sowie einer bakteriellen Kontamination. Gleichzeitig ist der postoperative Reizzustand geringer, was den Heilungsverlauf insgesamt verkürzt [7, 11]. Zwei wesentliche qualitative Faktoren, die bisher nur mit ungenauen Daten belegt sind, betreffen den vermuteten, womöglich schnittbedingten höheren Endothelzellverlust sowie die exakte Bestimmung des Zentrierverhaltens von Weichlinsen [4, 15]. Daß eine Linsendezentrierung sowohl von PMMA-Linsen als auch von Silikonlinsen als schwerwiegende Komplikation der Implantationschirurgie bewertet werden muß, ist vielfach bekannt [2, 6, 18]. Aufgrund mangelhaften Zentrierverhaltens der Weichlinsen mit nachfolgender Pigmentdispersion gilt die Sulcusimplantation heutzutage als obsolet [12]. Auch bei einer nicht geschlossenen Kapsulorhexis erscheint die Implantation einer Weichlinse gefährlicher als die einer PMMA-Linse mit ausreichend großem Durchmesser der Optik. Deshalb haben wir eine geschlossene Kapsulorhexis als eine Vorbedingungen für die Aufnahme der Patienten in diese Studie angesehen. Wenn man das Zentrierverhalten der 30 Silikonlinsen unserer Studie den strengen Kriterien einer Graduierung unterwirft, zeigen nach 3 Monaten alle Linsen im Mittel eine ideale Zentrierung [20].

Der Endothelzellverlust lag operationsbedingt (vgl. präoperativ: postoperativ (1. Tag)) bei 11% (±8). Im weiteren Verlauf (bis zum 6. postoperativen Monat) lag dieser Wert bei 17% (±10). Der operationsbedingte Endothelzellverlust der zentralen Hornhaut ist mit Angaben in der Literatur vergleichbar. Bei längerer Nachbeobachtungszeit steigt die Endothelzellverlustrate in unserem Krankengut allerdings an. Dies könnte bedeuten, daß die sklerale Tunnelpräparation mit entsprechendem Ventilmechanismus im Bereich der Vorderkammerperforation bei Manipulation mit dem Phakoansatz zu einem lokalisierten Endothelzellverlust führt, der erst nach Monaten durch Zellmigration ausgeglichen wird. Dieser Endothelzellverlust ist aber insgesamt noch vergleichbar mit Langzeitbeobachtungen anderer Autoren [8, 9, 10].

Zusammenfassend lassen sich bei entsprechenden Voraussetzungen (Kapselsackimplantation, geschlossene Kapsulorhexis) mit der hier implantierten Silikonlinse eine ausgezeichnete Zentrierung und ein begrenzter, mit anderen Operationstechniken vergleichbarer Endothelzellverlust erzielen. Neben den schon bekannten guten Ergebnissen bezüglich Visus und Astigmatismusentwicklung ist der beschriebene Linsentyp, wenn man die relativen Kontraindikationen beachtet (Patientenalter unter 55 Jahre, periphere Netzhautveränderungen, inkomplette Kapsulorhexis, Defekte der hinteren Linsenkapsel) insbesondere bezüglich der schnellen Rehabilitation der Patienten von Vorteil.

Literatur

1. Allaraktria L, Knoll RL, Lindstrom RL (1987) Soft intraocular lenses. J Cataract Refract Surg 13:607–620
2. Duncker G (1991) Erste Erfahrungen nach Phakoemulsifikation mit Implantation unterschiedlicher scheibenförmiger Silikonhinterkammerlinsen. In: Wenzel M, Reim M, Freyler H, Hartmann C (Hrsg) 5. Kongreß der Deutschen Gesellschaft für Intraokularlinsen Implantation. Springer, Berlin Heidelberg New York Tokyo, S 387–394
3. Faulkner GD (1987) Folding and inserting silicone intraocular lenses. J Cataract Refract Surg 13:678–681

4. Faulkner GD (1987) Endothelial cell loss after phacoemulsification and insertion of silicone lens implants. J Cataract Refract Surg 13:649–652
5. Frohn A, Lisch W, Frohn W (1989) Die Messung der Kunstlinsenzentrierung mit einer geometrischen Konstruktion. In: Schott K, Jacobi KW, Freyler H (Hrsg) 4. Kongreß der Deutschen Gesellschaft für Intraokularlinsen Implantation. Springer, Berlin Heidelberg New York Tokyo, S 260–266
6. Guthoff R, Abramo F, Draeger J, Chumbley LC, Lang GK, Neumann W (1990) Forces on intraocular lens haptics induced by capsular fibrosis. An experimental study. Graefes Arch Clin Exp Ophthalmol 228:363–368
7. Kamps S, Wenzel M (1991) Entzündungsreaktionen nach der Implantation von PMMA-Linsen und Silikonlinsen in das Kaninchenauge. In: Wenzel M, Reim M, Freyler H, Hartmann C (Hrsg) 5. Kongreß der Deutschen Gesellschaft für Intraokularlinsen-Implantation. Springer, Berlin Heidelberg New York Tokyo, S 421–428
8. Kohnen TW, Felderhoff TH, Han J, Koch H-R (1991) Endothelzellverlust nach endokapsulärer und konventioneller Phakoemulsifikation. In: Wenzel M, Reim M, Freyler H, Hartmann C (Hrsg) 5. Kongreß der Deutschen Gesellschaft für Intraokularlinsen Implantation. Springer, Berlin Heidelberg New York Tokyo, S 354–365
9. Kraft MC, Sanders DR, Liebermann HL (1982) Monitoring of continuing endothelial cell loss with cataract extraction and intraocular lens implantation. Ophthalmology 89:30–34
10. Matsuda M, Miyake K, Inaba M (1988) Long-term corneal endothelial changes after intraocular lens implantation. Am J Ophthalmol 105:248–252
11. Menapace R (1991) Technik und Vorteile der Kleinschnitt-Kataraktchirurgie ohne Naht. In: Wenzel M, Reim M, Freyler H, Hartmann C (Hrsg) 5. Kongreß der Deutschen Gesellschaft für Intraokularlinsen Implantation. Springer, Berlin Heidelberg New York Tokyo, S 283–292
12. Menapace R, Skorpik CH, Wedrich A (1989) Eignung der flexiblen pHema-Linse Iogel® PC-12 für die Sulcus- und Kapselsackfixation. Bericht über 200 Fälle. In: Freyler H, Skorpik CH, Grasl M (Hrsg) 3. Kongreß der Deutschen Gesellschaft für Intraokularlinsen Implantation. Springer, Wien New York, S 117–129
13. Neuhann T (1987) Theorie und Operationstechnik der Kapsulorhexis. Klin Monatsbl Augenheilkd 190:542–545
14. Neuhann Th, Neuhann T (1991) Erste Erfahrungen mit Memory Lens – Eine thermoplastische Intraokularlinse zur Implantation durch kleine Inzisionen. In: Wenzel M, Reim M, Freyler H, Hartmann C (Hrsg) 5. Kongreß der Deutschen Gesellschaft für Intraokularlinsen Implantation. Springer, Berlin Heidelberg New York Tokyo, S 371–374
15. Poepel B, Knorz MC (1991) Implantation faltbarer Silikonlinsen – Eine vergleichende Studie. In: Wenzel M, Reim M, Freyler H, Hartmann C (Hrsg) 5. Kongreß der Deutschen Gesellschaft für Intraokularlinsen Implantation. Springer, Berlin Heidelberg New York Tokyo, S 407–414
16. Shepherd JR (1989) Induced astigmatism in small incision cataract surgery. J Cataract Refract Surg 15:85–88
17. Skorpik CH (1991) Kleinschnitt-Kataraktchirurgie. In: Wenzel M, Reim M, Freyler H, Hartmann C (Hrsg) 5. Kongreß der Deutschen Gesellschaft für Intraokularlinsen Implantation. Springer, Berlin Heidelberg New York Tokyo, S 275–282
18. Smiddy WE, Flynn HW Jr (1991) Management of dislocated posterior chamber intraocular lenses. Ophthalmology 98:889–894
19. Steinert RF, Brint SF, White SM, Fine IH (1991) Astigmatism after small incision cataract surgery. Ophthalmology 98:417–424
20. Weidle EG, Riemann S, Lisch W (1989) Zentrierverhalten kapselsackfixierter Hinterkammerlinsen nach Kapsulorhexis. In: Freyler H, Skorpik CH, Grasl M (Hrsg) 3. Kongreß der Deutschen Gesellschaft für Intraokularlinsen Implantation. Springer, Wien New York, S 182–189

Erste Erfahrungen mit einer neuen faltbaren Acryllinse (Acrysof®)

E. Mehdorn, W. Hunold und G. Auffarth

Zusammenfassung. In 25 Augen von 23 Patienten wurde eine neuartige faltbare Linse, die „Acrysof®" (Alcon Surgical Inc.), implantiert. Die bikonvexe 6-mm-Optik dieser IOL besteht aus einem Acrylat-Copolymer mit einem hohen optischen Index (1,55). Sie ist deswegen erheblich dünner als bei Silikon- oder PMMA-Linsen gleicher Dioptrienstärke. Anders als bei bisherigen faltbaren Linsen besteht die Haptik aus PMMA. Die Linse läßt sich leicht falten, wenn sie wenige Sekunden in 35–40°C warme BSS-Lösung getaucht wird. Die Linse wurde über einen 3,5 bis 4 mm breiten corneo-scleralen Tunnel in den Kapselsack implantiert. Es traten weder intraoperativ noch postoperativ irgendwelche Komplikationen auf. Der postoperative intraokulare Reiz verschwand erheblich schneller als gewohnt. Refraktion und Visus hatten sich meist schon in der zweiten Woche stabilisiert. Während der 6monatigen Nachbeobachtung blieb die Zentrierung perfekt, und die Hinterkapsel erschien uns transparenter zu bleiben als bei PMMA-Linsen.

Summary. We implanted in 25 eyes of 23 patients the new small incision IOL Acrysof® (Alcon Surgical Inc.). The biconvex 6 mm optic of this IOL is made of an acrylic copolymer with a high refractive index (1.55). The optic therefore is thinner than that of silicone or PMMA lenses of comparable power. As opposed to other foldable lenses the haptics are made of PMMA. The lens becomes easily foldable in warm (35–40 °C) BSS, and unfolds very smoothly within the eye. We inserted the lens trough a 3.5 to 4 mm corneoscleral tunnel. No intraoperative or postoperative complications occurred. We were impressed by the rapid disappearace of intraocular cells and flare. Refraction and visual acuity had usually stabilized during the second postoperative week. During the 6 months follow-up the centration of the lens was excellent, and it was our impression that the posterior capsule opacifies less than with PMMA lensens.

Einleitung

Ein wesentlicher Vorteil der Phakoemulsifikation ist der kleine Schnitt und die damit verbundene raschere Wundheilung und Rehabilitation. Um diesen Vorteil zu nutzen, möchte man möglichst Linsen implantieren, die so klein im Durchmesser sind, daß der Phakoschnitt nicht erweitert zu werden braucht. Der kleinste z.Z. verfügbare Linsendurchmesser beträgt 5 mm. Er erscheint vielen Implanteuren zu klein wegen der optischen Probleme, die bereits bei einer geringen Dezentrierung oder einer etwas weiteren Pupille auftreten können. Auch wird der Einblick auf die periphere Netzhaut erschwert, wenn die Kapsulorhexis sehr klein ausgefallen ist. Große, steife Linsen werden deshalb von vielen Operateuren bevorzugt, obgleich sie den Vorteil des kleinen Schnitts zunichtemachen.

Als Kompromiß bieten sich faltbare Linsen an, die trotz eines großen Durchmessers durch einen kleinen Schnitt implantiert werden können. Bisher verfügbare Faltlinsen haben aber einige entscheidende Nachteile, die sie gegenüber den heutigen Ganz-PMMA-Linsen als antiquiert erscheinen lassen. Silikonlinsen sind durchweg sehr dick und erfordern deshalb eine Erweiterung des Phakoschnitts, die kaum geringer ausfällt als bei Implantation einer PMMA-Linse von 5 mm Durchmesser. Keine der Silkonlinsen hat eine PMMA-Haptik, die meisten haben Prolenehaptiken, die den Kräften des schrumpfenden Kapselsacks bekanntlich nicht hinreichend widerstehen. Hydrogellinsen bleiben auch im Auge weich und verformbar und gehen keine stabile Verbindung mit dem Gewebe ein, sodaß bei einer späteren hinteren Kapsulotomie die Linse in den Glaskörper hinausschnappen kann [5, 6, 7]. Aus diesen Gründen haben wir bislang gezögert, faltbare Linsen in größeren Stückzahlen zu implantieren.

Umso mehr waren wir an der Erprobung einer neuartigen faltbaren Linse interessiert, welche die Vorteile der modernen PMMA-Linse mit einer geringen Mittendicke und guter Faltbarkeit zu vereinigen scheint.

Eigenschaften der IOL

Die Acrysof® (Alcon Surgical Inc.) ist eine dreistückige Linse mit einer bikonvexen 6-mm-Optik aus einem Acrylat-Copolymer mit chemisch gebundenem UV-Absorber und einer C-förmigen 13-mm-PMMA-Haptik. Die Linse läßt sich leicht falten, wenn sie zuvor für wenige Sekunden in 35–40 °C warme BSS-Lösung getaucht wird. Im Auge entfaltet sie sich langsam, innerhalb von 2–10 s. Die volle optische Stabilität wird nach 10 Minuten erreicht. Der Brechungsindex beträgt 1,558 bei 37 °C und liegt damit erheblich über dem von PMMA (1,49) und Silikon (1,41). Eine Acrysof von 24 dpt ist deswegen etwa nur halb so dick wie eine Silikonlinse gleicher Dioptrienstärke. Die optische Auflösung entspricht der von PMMA. Die physikalische und chemische Stabilität des Materials wurde sehr intensiv studiert [1]. In vitro und in vivo wurde die Alterungsstabilität des Materials und seine UV-Stabilität für 15–20 Jahre simuliert, ohne daß eine Veränderung nachgewiesen werden konnte [1]. Neben zahlreichen von der FDA geforderten Toxizitätstests und Biokompatibilitätstets wurden fertige Acrysof-Linsen bei Kaninchen in die Vorderkammer und bei Cynomolgus-Affen in den Kapselsack implantiert, wobei auch die Stabilität der Linse bei Nd:YAG-Laserkapsulotomie nachgewiesen wurde [1]. Das Material ist eindeutig nichtmutagen, nicht-toxisch, nicht-Komplent-aktivierend, und ruft keine intraokulare Entzündung hervor. Die Biokompatibilität entspricht der von PMMA [1]. Die Acrysof ist bislang weltweit in 700 Augen implantiert worden.

Patienten / Operative Technik

Im Rahmen einer internationalen Studie wurde die Linse in 25 Augen von 23 Patienten implantiert. Die Studie verlangte folgende Ausschlußkriterien: Alter unter 60 Jahren, proliferative diabetische Retinopathie, Uveitis, schwere Hornhautdystrophie, unkontrolliertes Glaukom, Röteln-Cataract, Cataracta congenita, Mikrophthalmus, Cornea plana, extrem flache Vorderkammer, schwere Optikusatrophie. Die Linse durfte auch nicht implantiert werden, wenn während der Operation folgende Komplikationen auftraten: Kapselruptur, Glaskörperverlust, Vorderkammerblutung, Zonulolyse, Glaskörperdruck. Eine Implantation in beide Augen desselben Patienten war von der FDA zugelassen worden.

Das mittlere Alter unserer Patienten betrug 79 Jahre. Die mittlere Sehschärfe lag präoperativ bei 0,24 (0,01 bis 0,5). Bei allen Patienten wurde eine Phakoemulsifikation nach vorheriger 5–6-mm-Kapsulorhexis und Hydrodissektion durchgeführt. Die Linse wurde für wenige Sekunden in 35–40°C warme BSS-Lösung getaucht und mit einer modifizierten Faulkner-Pinzette („Western-Folder") gefaltet, welche verhindert, daß die Linsenoberflächen sich gegenseitig berühren und aneinander haften. Wegen einer ausgeprägten Oberflächenadhäsion der IOL wurde auf eine gute Befeuchtung oder Beschichtung mit Healon geachtet. Die Linse wurde über einen 3,5–4 mm breiten und etwa 3–4 mm langen corneoscleralen Tunnel in den Kapselsack implantiert. Die Wunde wurde mit einer Einzelkreuznaht verschlossen, obgleich die Tunnelpräparation ähnlich dreistufig ausgeführt wurde wie bei der No-stitch-Technik. Eine intraoperative Keratoskopie mit dem Maloney-Trichter wurde nur gelegentlich interessehalber durchgeführt. Die Beurteilung erschien uns zu unsicher, um Veränderungen an der Naht vorzunehmen. Postoperative Kontrollen erfolgten in den ersten drei Tagen täglich, dann in der 2.–3. Woche, 4.–8. Woche, im 4.–6. Monat und im 7.–12. Monat. Die mittlere Nachbeobachtungszeit beträgt im Augenblick 6 Monate (Minimum 5 Monate, Maximum 7 Monate).

Ergebnisse

Die Linsen lassen sich problemlos falten. Das Einführen in die Vorderkammer ist einfach, da die Linse sehr dünn und die Western-Folder-Pinzette schlank ist. Im Auge entfaltet sich die Linse im Zeitlupentempo, sodaß die Hornhaut nicht durch ein Auseinanderschnellen der Linse gefährdet wird. Man hat Zeit zur Positionierung der IOL in den Kapselsack. Gewöhnungsbedürftig ist anfangs die Adhäsion der IOL an den Pinzetten. Gibt man aber der IOL ein wenig Zeit, so löst sie sich während des Enfaltens von selbst von der Faltpinzette. Man muß aber erwähnen, daß diese Adhäsion nur zwischen Linse und Pinzette beobachtet wurde. Aber weder die Kapsel noch die Iris schienen irgendwie an der IOL zu kleben. Auch blieb beim Durchführen durch den corneo-scleralen Tunnel keinerlei Gewebe an der IOL haften. Der Kapselsack wird gut ausgespannt, und die Linse zentriert sehr gut. Eine der ersten IOLs wurde unmittelbar nach dem Entfalten wieder explantiert, da der Eindruck einer sehr feinen Fissur in der Optik bestand. Möglicherweise handelte es sich aber nur um eine optische Irregularität durch den Faltungsstreß, die im Laufe weniger Stunden verschwunden wäre. Bei einer Patientin wurde die Acrysof beidseits implantiert.

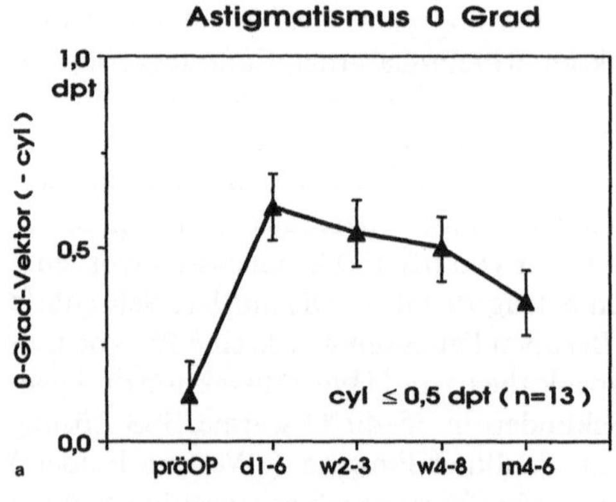

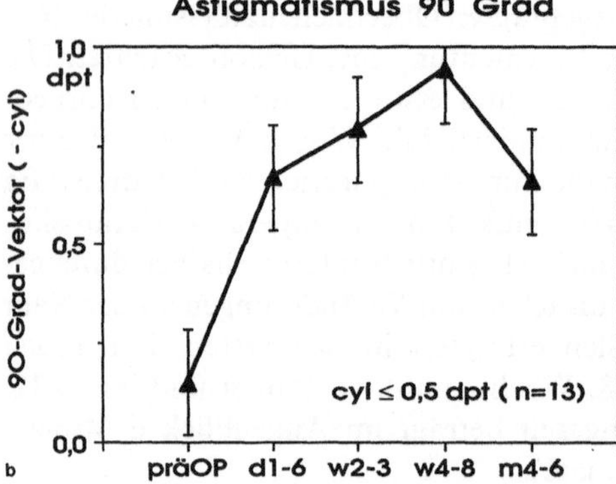

Abb. 1 a, b. Postoperativer Astigmatismus von 13 Augen mit einem präoperativen Astigmatismus $\leq 0{,}5$ dpt. **a** 0-Grad-Vektor (Minuszylinder), **b** 90-Grad-Vektor (Minuszylinder). Postoperativ steigt der Astigmatismus etwas an, und die Achse des Minuszylinders dreht etwas nach 90 Grad (stärkerer Anstieg des 90-Grad-Vektors). Nach der zweiten Woche tritt nur noch eine geringfügige Refraktionsänderung auf

Der postoperative Verlauf zeichnete sich durch eine sehr rasche Rückbildung der intraokularen Entzündung und eine schnelle Stabilisierung der Refraktioen (Abb. 1) und Sehschärfe (Abb. 2) aus. Wir haben weder in der frühen, noch in der späteren postoperativen Phase beobachten können, daß sich mehr Zellen auf der Linse niederschlagen als wir es von PMMA-Linsen gewohnt waren. Im Gegenteil, die Linsen schienen uns bei fast allen Fällen sehr klare Oberflächen zu besitzen. Ähnlich wie bei PMMA-Linsen konnte man gelegentlich kleine Scheuerstellen oder Kratzer von der Implantationspinzette erkennen.

Der mittlere absolute Astigmatismus aller Augen betrug präoperativ 0,72 dpt ± 0,63, stieg postoperativ auf 0,99 dpt ± 0,84 an und blieb dann ab der zweiten Woche fast konstant mit einer leicht fallenden Tendenz. Betrachtet man die Augen mit einem präoperativen Astigmatismus von $\leq 0{,}5$ dpt (Abb. 1 a u. b), so zeigte sich neben einer geringen Zunahme des Astigmatismus eine geringe Tendenz der Achsendrehung nach 90 Grad (Minuszylinder), sodaß die 90-Grad-Vektoren im Vergleich zu den 0-Grad-Vektoren etwas stärker anstiegen. Die Zunahme des Astigmatismus war gering, wie aus der Skalierung der Abb. 1 zu entnehmen ist. Die Achsendrehung des Minuszylinders nach 90 Grad dürfte z. T. darauf zurückzuführen sein, daß die Inzision nicht bei 12 Uhr, sondern eher bei 10–11 Uhr erfolgte. Ferner war bei denjenigen Augen, die postoperativ zunächst

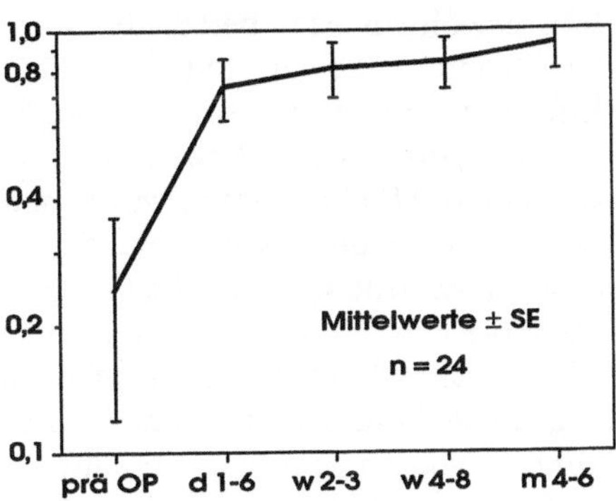

Abb. 2. Postoperative Sehschärfenentwicklung aller Augen. 20 der 24 Augen (83%) erreichten innerhalb von 4 Tagen ihre endgültige Sehschärfe. Die übrigen folgten etwas später nach, weswegen sich nach der zweiten Woche noch ein leichter Anstieg der Mittelwertskurve ergibt

nur einen minimalen Astigmatismus aufwiesen, im Laufe der ersten Wochen die Ausbildung eines geringen Minuszylinders Achse 90 Grad zu beobachten.

Die Sehschärfe erreichte bei 83% der Augen am 4. postoperativen Tag den endgültigen Wert (Abb. 2). In den 6 Monaten seit der Operation ist bei keinem einzigen Auge die Sehschärfe abgefallen. Dem entspricht unsere Beobachtung, daß die Hinterkapsel in allen Augen im Zentrum klar geblieben ist. Sie erschien uns insgesamt etwas transparenter als bei PMMA-Linsen, die wir etwa zu selben Zeit im Partnerauge implantiert hatten. Bei keinem Auge wurde bislang eine Hinterkapseldiszision durchgeführt.

Postoperative Komplikationen traten während der 6monatigen Nachbeobachtungszeit nicht auf. Alle Linsen sind unverändert gut zentriert, keine hat ihre Lage verändert. In allen Augen ist der Kapselsack ohne Falten. Zwei Patienten, denen wir am Partnerauge eine PMMA-Linse implantiert hatten, berichteten spontan darüber, daß das Auge mit der Acrysof® ein etwas helleres, brillianteres Bild hätte als das Auge mit der PMMA-Linse, obgleich der Visus gleich war.

Diskussion

Die ersten Erfahrungen mit der neuartigen Faltlinse Acrysof sind ermutigend. Soweit man bei der kleinen Fallzahl und der kurzen Nachbeobachtungszeit sagen kann, scheint die Linse gegenüber bisher gebräuchlichen Faltlinsen einige entscheidende Vorteile zu besitzen: geringe Mittendicke, dadurch bessere Faltbarkeit und kleinerer Schnitt, im Auge steife Optik und PMMA-Haptiken mit hervorragenden Zentrierungseigenschaften. Die Notwendigkeit, die Linse vor dem Falten in warme BSS tauchen zu müssen, stellte für uns kein sonderliches Problem dar. Die OP-Schwester hat lediglich eine kleine BSS-Flasche in ein thermostatgesteuertes Wasserbad zu stellen, wie es in jedem chirurgischen OP zur Verfügung steht. Die warme BSS-Lösung wird unmittelbar vor Gebrauch in ein kleines Schälchen geschüttet, in das die IOL eingetaucht wird. Das Verfahren ist jedenfalls dem heute gebräuchlichen Faltverfahren bei der Memory-Lens überlegen. Schädigungen der Linse, wie sie häufig bei der Faltung der Memory-Lens berichtet wurden [8], hatten wir nicht bzw. war nur bei einer IOL eine fragliche kleine Fissur aufgetreten. Auch konnten wir uns bald an die hohe Adhäsion der

IOL gewöhnen bzw. besser damit umgehen. Die Schnittechnik kann man so modifizieren, daß ganz auf eine Naht verzichtet werden könnte. Bei etwas mehr Erfahrung mit der IOL sollte es möglich sein, zumindest bei mittleren Dioptrienstärken ganz auf eine Erweiterung des 3,2 mm breiten Phakolanzenschnitts zu verzichten. Möglicherweise würde man so noch weniger Astigmatismus induzieren und eine noch schnellere Stabilisierung der Refraktion und Sehschärfe erzielen. Es ließe sich dann im Gegensatz zur heute verschiedentlich propagierten Pseudo-Kleinschnittechnik mit Implantation von 6–7-mm-Optiken [2] eine echte Kleinschnittechnik mit einer großen, im Auge steifen Linse verwirklichen. Unsere Ergebnisse bestätigen die günstigen Erfahrungen mit der Acrysof®, über welche kürzlich von anderer Seite berichtet wurde [3, 4].

Bemerkenswert war die Tatsache, daß die Acrysof trotz ihrer Adhäsionsneigung an den Pinzetten an der Oberfläche klar blieb. Eine Ablagerung von Eiweißpartikeln, eine Besiedelung mit Zellen oder gar ein Überwachsen mit einer Membran, wie sie bei der Memory-Lens innerhalb einer mittleren Nachbeobachtung von 8 Monaten beschrieben wurde [8], haben wir bei unserer 6monatigen Nachbeobachtung nicht finden können. Wie bei allen neuen Materialien wird allerdings erst die Zeit zeigen, ob die Linse auf Dauer gut verträglich ist und ihre Verträglichkeit mit der von PMMA-Linsen gleichziehen kann. Das neue Material könnte aber auch dem PMMA überlegen sein, etwa in der Verhütung oder Behinderung der Nachstarbildung.

Literatur

1. Alcon Surgical IOL (1990) Clinical Investigation of the molded acrylic soft intraocular lens model MA 60 BM – Investigator brochure, Fort Worth (USA)
2. Brauweiler P, Kessler AS (1991) Sutureless cataract surgery with implantation of conventinal 6,0 mm and 6,5 mm one piece PMMA intraocular lenses, surgical technique and results of 250 consecutive cases. Vortrag, IX European Intraocular Implantlens Congress, Valencia
3. Brint SF (1991) Initial USA clinical results with the alcon acrysof acrylic IOL. Vortrag, IX European Intraocular Implantlens Congress, Valencia
4. Condon PI, Packard RBS, Cory CC (1991) Clinical investigation of a new molded acrylic soft intraocular lens. Vortrag, IX European Intraocular Implantens Congress, Valencia
5. Demeler U, Rudolf-Spatny R (1990) Vor- und Nachteile sowie Komplikationen nach 100 IOGEL-Linsenimplantationen, S 101–104. In: Freyler H, Skorpik Ch, Grasl M (Hrsg) 3. Kongreß der Deutschen Gesellschaft für Intraokularlinsen Implantation. Springer, Wien New York
6. Menapace R (1992) Linsen für die Implantation durch kleine Inzisionen. Vortrag, 5. Kongreß der Deutschen Gesellschaft für Intraokularlinsen Implantation, München (s. diesen Band)
7. Menapace R, Skorpik Ch, Wedrich A (1990) Eignung der flexiblen pHema-Linse IOGEL® PC-12 für die Sulkus- und Kapselsackfixation. Bericht über 200 Fälle, S 117–129. In: Freyler H, Skorpik Ch, Grasl M (Hrsg) 3. Kongreß der Deutschen Gesellschaft für Intraokularlinsen Implantation. Springer, Wien New York
8. Skorpik Ch, Freyler H, Weghaupt H, Scholz U, Scheidel W (1992) Ein Jahr Erfahrung mit der Memory-Lens, einer thermoplastischen Linse für Kleinschnittimplantation. Vortrag, 5. Kongreß der Deutschen Gesellschaft für Intraokularlinsen Implantation, München (s. diesen Band)

Klebetechnik

Technik und Ergebnisse des Wundverschlusses durch Klebetechnik nach Phakoemulsifikation und IOL-Implantation

J. Kammann, G. Dornbach, C. Vollenberg und I. Linares

Zusammenfassung: Die Einführung der skleralen und cornealen Kleinschnittchirurgie sowie die Geometrie neuer IOL macht es möglich, die Wundadaptation nahtlos oder nur durch eine Naht durchzuführen. Eine weitere Möglichkeit besteht darin die Wundränder zu kleben. Die Klebetechnik bietet den Vorteil einer gleichmäßigen Ausspannung der Sklera- und Bindehaut-Wunde. Die postoperativen Ergebnisse bis zu ½ Jahr nach Anwendung der Klebetechnik werden verglichen mit den Ergebnissen der anderen Wundverschluß-Techniken. Postoperativer Visus und IOD sind bei allen Techniken gleich. Bezüglich des Astigmatismus zeigt die No-stitch-Technik die geringsten Veränderungen. In allen Gruppen besteht nach etwa ½ Jahr die Tendenz zu einem Astigmatismus gegen die Regel, der bei Schnitten ≥ 6 mm besonders ausgeprägt ist. Bei Anwendung der No-stitch-Technik und der Klebetechnik ist die Hyphämarate geringer. Die Wahl der Wundverschluß-Technik sollte von der jeweiligen OP-Situation abhängig gemacht werden.

Summary. The introduction of scleral and corneal small incision surgery as well as new IOL geometries allow sutureless or one-stitch wound closure. A further possibility is adhesive wound closure. The glue technique provides the advantage of regular wound tensioning of sclera and conjunctiva. The study compares the post-operative results after application of the glue technique and other wound closure techniques with a follow-up of up to 6 months. Postoperative vision and IOP are almost identical with all techniques. In the astigmatic course, the slightest changes were observed with no-stitch wound closure. After a period of about 6 months, an against-the-rule astigmatism, with its most severe form with incisions ≥ 6 mm, was found in all groups. After application of the no-stitch or glue technique the hyphema rate was comparatively smaller. However, the decision for a wound closure technique should be made based on the individual case.

Einleitung

Das Ziel der Cataract-Operateure war seit jeher nach wenig traumatisierender kurzer Operation eine schnelle Wundheilung mit gutem Sehvermögen bei stabilem kleinem Astigmatismus. Die Technik der Phakoemulsifikation – verbunden mit der skleralen oder cornealen Kleinschnittchirurgie –, sowie die neuen Linsengeometrien und -materialien ermöglichen eine schonende Operation. Am zeitaufwendigsten war bisher mit einem Anteil von bis zu 30% [1] der Verschluß des konventionellen Corneoskleralschnittes oder Cornealschnittes entweder mittels limbusparalleler fortlaufender Naht oder durch radiäre Einzel- oder X-Nähte. Limbusferne schmale Schnittführungen mit Tunnelung der Sklera teilweise bis in die Hornhaut oder Anlegen eines rein cornealen Tunnels in verschiedenen Variationen [2–4] erlauben neue Techniken des Wundverschlusses wie „One-Stitch" mit einer horizontalen Matratzennaht oder „No-Stitch" ohne

Naht. Hierbei versiegelt sich die Wunde selbsttätig nach dem Ventil-Prinzip durch den intraokularen Druck. Eine andere Art der Wundadaptation mit Verkürzung der Operationszeit [5] ist die Verklebung des Schnittes mit Fibrinkleber. Wir verglichen die postoperativen Ergebnisse nach Wundverklebung mit denen der anderen beiden Gruppen.

Material und Methode

Wir untersuchten 268 Augen an 278 Patienten zur Cataract-Operation durch Phakoemulsifikation mit Implantation einer intraokularen Linse. Patienten mit Risikofaktoren wie Glaukom, Makuladegeneration oder diabetische Retinopathie wurden nicht ausgeschlossen. Nach Anlegung eines 3-Stufen-Schnittes, im Sklerabereich 2,5 mm („No-stitch"-Technik) bis 3 mm („One-stich"-Technik und Klebetechnik) vom Limbus entfernt, oder im Corneabereich, folgte die Eröffnung der vorderen Linsenkapsel durch Kapsulorhexis unter Methylzelluloseschutz (Adatocel®), Hydrodissektion und Phakoemulsifikation. Je nach Linsenmodell wurde der Skleraschnitt auf 4,5–6,5 mm verbreitert und die Intraokularlinse unter Methylzellulose-Schutz im Kapselsack positioniert. Implantiert wurden 174 einstückige PMMA-Linsen mit einer Optik von 5–7 mm und einem Gesamtdurchmesser von 10–14 mm, sowie 111 gefaltete Silikon-Disk-Linsen mit einer Optik von 5,5–6 mm und einem Gesamtdurchmesser von 9,6 bis 9,8 mm. Diese konnten auch durch einen 3,5 mm breiten (Cornealtunnel implantiert werden („No-stitch-Technik"). Nach Absaugung der viskoelastischen Substanz wurde die Wunde in der „One-stitch"-Gruppe entweder durch eine horizontale Matratzennaht (117 Patienten), in der „No-stitch"-Gruppe durch den intraokularen Druck nach Instillation von Ringerlösung in die Vorderkammer durch eine Parazentese (70 Patienten) oder durch Verklebung der Wunde mit Fibrinkleber (98 Patienten) geschlossen. Zur Anwendung kam Tissucol-Duo® der Firma Immuno. Die Original-Ampulle enthält eine Menge von 0,5 ml, es reicht jedoch ein Drittel hiervon, so daß wir den Inhalt für 3 Applikationen aufgeteilt haben. Zunächst wird die erste Komponente, Fibrinogen, durch eine Sauter-Kanüle in den Wundspalt gegeben. Danach wird die zweite Komponente, das Plasminogen, als Aktivator hinzugefügt. Mit einer Pinzette werden die Wundränder mit nur leichtem Druck für circa 1 Minute adaptiert und die abgetragene Bindehaut über den Schnitt an den Limbus gelegt und verklebt dort.

Der Astigmatismus wurde mit dem Zeiss-Ophthalmometer praeoperativ, am 1. postoperativen Tag, nach einer Woche, ca. 3 Monaten und ca. 6 Monaten gemessen. Zum gleichen Zeitpunkt wurden Visus und intraokularer Druck bestimmt.

Ergebnisse

Der Vergleich bezüglich Visus und Druck zeigte in allen drei Gruppen keine Unterschiede. Die Durchschnittswerte für den intraokularen Druck lagen im Bereich von 14 mmHg, der durchschnittliche postoperative Visus war, einschließlich der Patienten mit diabetischer oder seniler Makulopathie, in allen Gruppen 0,7.

Tabelle 1. Komplikationen

	Schnittgröße	1-stitch	0-stitch	Klebetechnik
Hypotonie	4–4,5 mm	1	1	1
	5–5,5 mm	6	–	4
	≥6 mm	4	4	4
T-Erhöhung	4–4,5 mm	1	3	1
	5–5,5 mm	11	1	5
	≥6 mm	3	–	6
Hyphäma	4–4,5 mm	1	2	1
	5–5,5 mm	7	3	2
	≥6 mm	2	2	3
Fadennachlegung	4–4,5 mm	–	–	–
	5–5,5 mm	1	1	1
	≥6 mm	3	–	2
Filterkissen	4–4,5 mm	–	1	–
	5–5,5 mm	–	–	–
	≥6 mm	1	–	1

In Tabelle 1 sind die aufgetretenen Komplikationen aufgelistet. Die angegebenen Hypotonien betreffen im wesentlichen den 1. postoperativen Tag. Die Tensionserhöhungen wurden bei Glaukompatienten festgestellt.

Ein wesentliches Kriterium der Patienten für den Operationserfolg ist der möglichst frühe gute Visus mit stabiler Refraktion. Daher kommt der Höhe des Astigmatismus eine große Bedeutung zu.

Die Abbildungen 1–3 zeigen unsere Ergebnisse bezüglich Auswirkung auf den Astigmatismus. Die „One-Stitch"-Gruppe zeigt die klassischen Veränderungen wie nach konventioneller Operation, d. h. es tritt nach ca. 2–3 Monaten eine gewisse Stabilität im Bereich des Ausgangswertes ein. In der Gruppe der Klebetechnik sind die Änderungen ähnlich, die Differenz zum präoperativen Wert ist am 1. Tag jedoch höher. Die kleinste Veränderung im Laufe der Zeit zeigt die Gruppe ohne Naht. Hier steigt nach ca. 4 Monaten die Differenz wieder etwas, d. h. es kommt häufiger zu einem Astigmatismus gegen die Regel.

Die Ergebnisse der Vektoranalyse nach der Methode von Jaffe [6] sind auf dem rechten Dia dargestellt. Auch hier ist in der „No-stitch"-Gruppe der induzierte Astigmatismus am stabilsten. Weil der Wert des Vektors immer positiv ist und nicht wie bei der Subtraktionsmethode eventuelle Minuswerte den Durchschnittsbetrag senken, scheint der Wert des induzierten Astigmatismus höher.

Die Schnittgröße war jeweils abhängig vom Optikdurchmesser oder vom Material der IOL. Siliconlinsen lassen sich falten und benötigen nur eine Schnittgröße von 3,5 mm. PMMA-Linsen brauchen bei Anwendung der Tunneltechnik immer eine Schnittgröße von ca. 0,5 mm kleiner als der Linsendurchmesser. Wegen der immer neu aufkommenden Diskussion über die beste Größe der Optiken haben wir die Auswirkungen auf den Astigmatismus nach Schnittgröße aufgeschlüsselt.

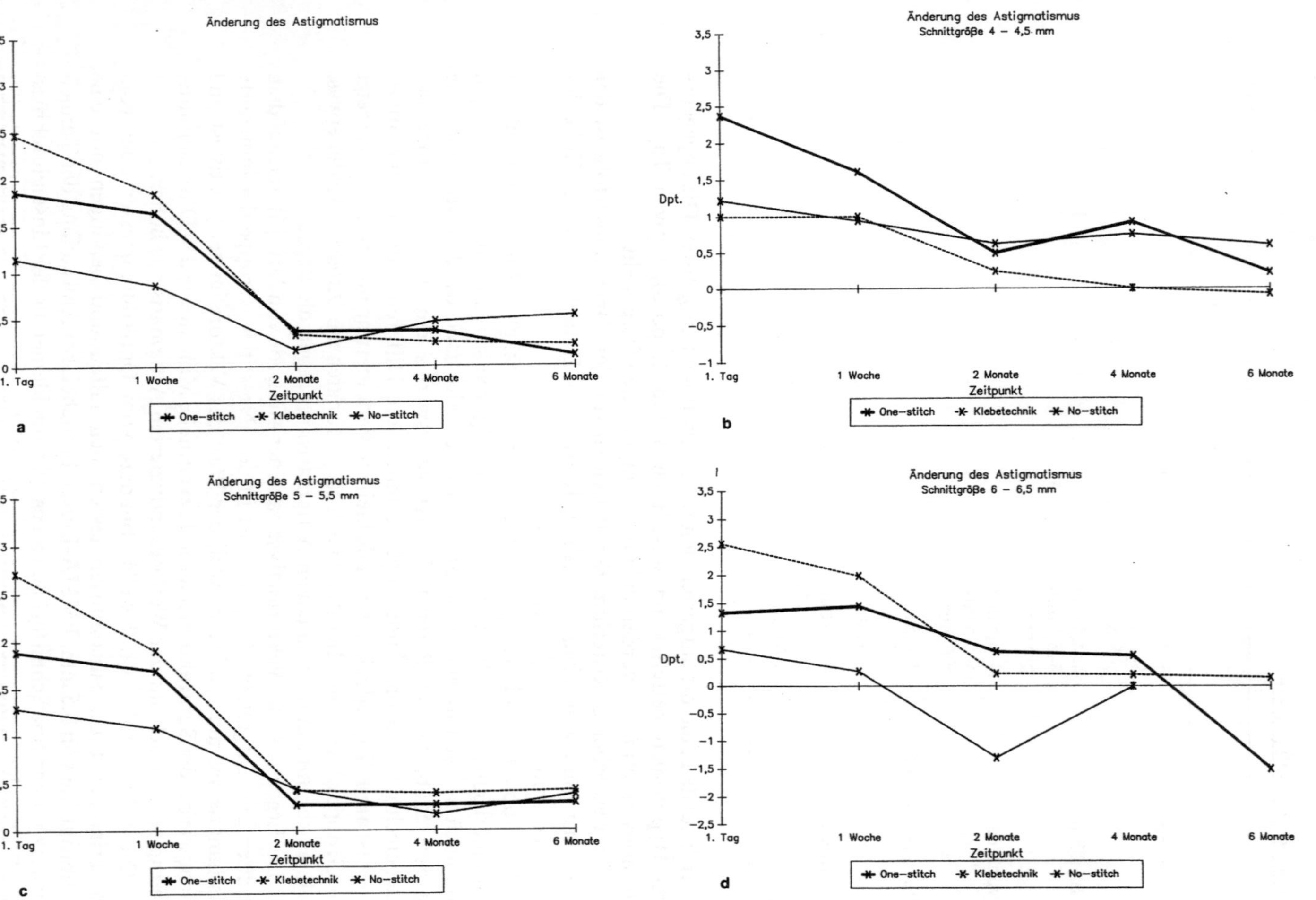

Abb. 1 a–d. Änderung des Astigmatismus. **a** Alle, **b** kleine Schnitte, **c** mittlere Schnitte, **d** große Schnitte

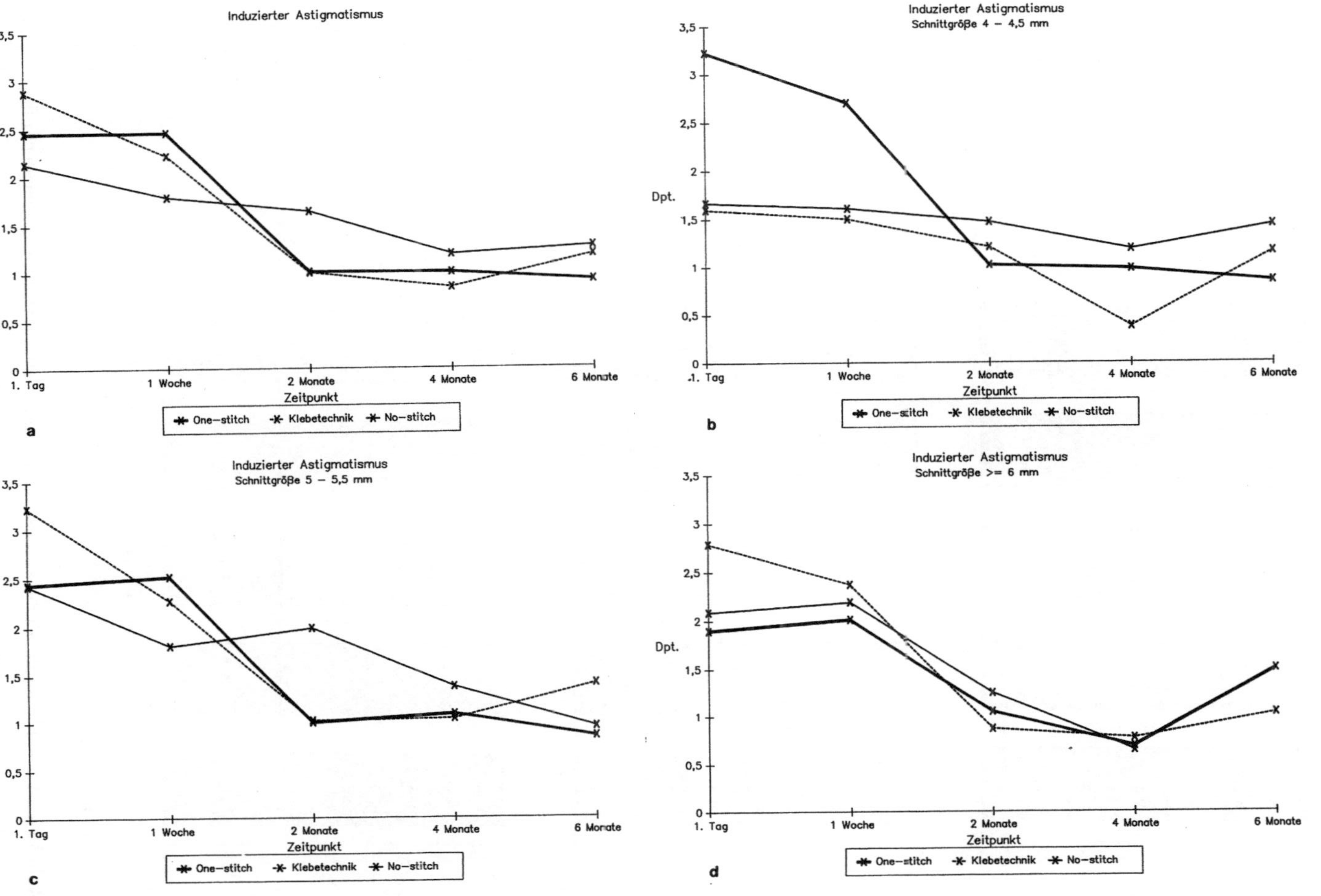

Abb. 2a–d. Induzierter Astigmatismus (Vektoranalyse nach Jaffe). **a** Alle, **b** kleine Schnitte, **c** mittlere Schnitte, **d** große Schnitte

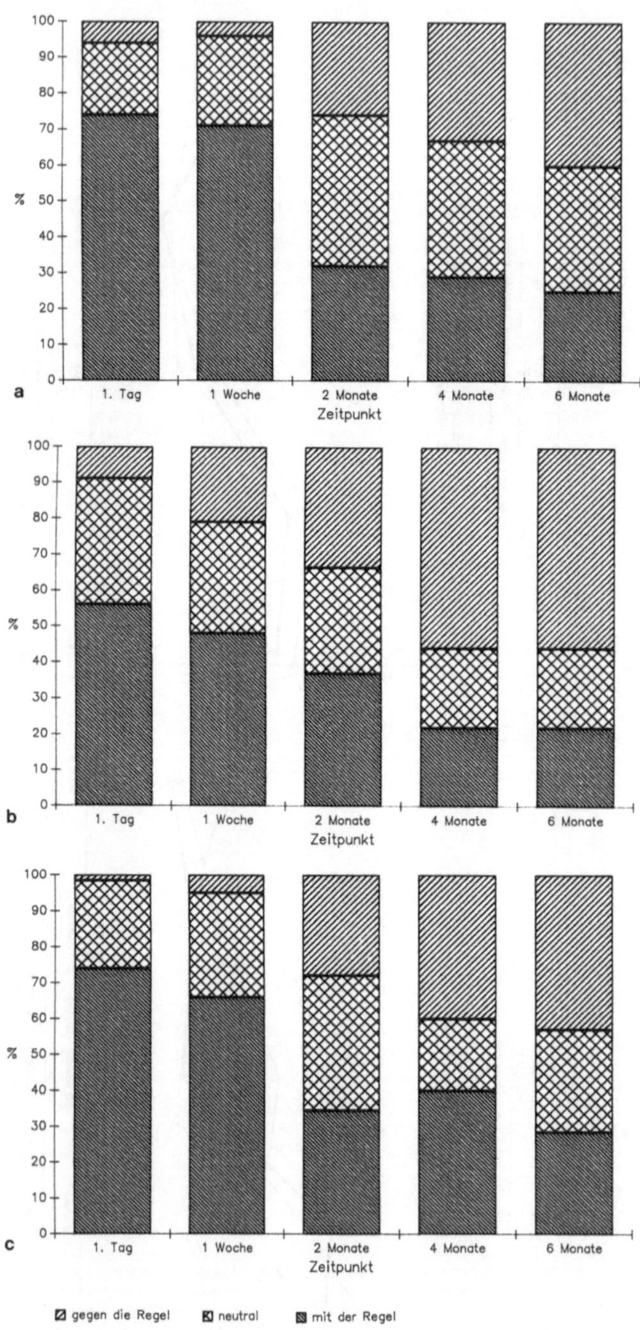

Abb. 3a–c. Achsendrehung. **a** One-stitch-Technik, **b** No-stitch-Technik **c** Klebetechnik

Bei kleinen Schnitten zeigt sich in der Gruppe „Klebetechnik" nach 6 Monaten ein negativer Wert bei der Änderung des Astigmatismus (Abb. 1b), d. h. der Wert nach 6 Monaten ist durchschnittlich kleiner als praeoperativ. Der induzierte Astigmatismus (Abb. 2b) steigt jedoch nach 4 Monaten an, was die Entstehung eines Astigmatismus gegen die Regel bedeuten könnte. Deutliche Unterschiede bestehen zwischen „One-stitch" mit hohem Wert am 1. Tag und Stabilität nach 2 Monaten und „No-stitch" mit stabilem Astigmatismus vom 1. Tag an.

Bei mittelgroßen Schnitten (Abb. 1c und 2c) sind die größten Schwankungen bei der Gruppe „Klebetechnik" zu sehen, wo wahrscheinlich erst nach Abbau des Fibrins nach etwa 2 Monaten der Astigmatismus kleiner wird.

Bei den großen Schnitten (Abb. 1d und 2d) sind die größten Veränderungen in der Gruppe „No-stitch". Wir haben hier zwar noch keine Ergebnisse nach 6 Monaten, es ist aber für den induzierten Astigmatismus auch mit einem Anstieg zu rechnen. In der „One-stitch"-Gruppe ist der Astigmatismus nach 6 Monaten durchschnittlich niedriger als der praeoperative Wert. Da jedoch der durchschnittliche induzierte Astigmatismus steigt, entsteht wahrscheinlich ein leichter Astigmatismus gegen die Regel.

Die Abb. 3a–c zeigen die Achsendrehung. Im Verlauf von 6 Monaten nimmt die Drehung gegen die Regel zu, in der „No-stitch"-Gruppe (Abb. 3b) sind es jedoch über 50% der Fälle. Hierbei ist zu berücksichtigen, daß Ergebnisse der großen Schnitte noch nicht erfaßt sind. Die Klebetechnik (Abb. 3c) liefert ähnliche Werte wie die „One-stitch"-Technik (Abb. 3a).

Diskussion

In der Kleinschnittchirurgie ist bei der Wahl des Wundverschlusses immer die Anatomie des Auges, die Erfahrung des Operateurs und das zu implantierende Linsenmaterial zu berücksichtigen. Keine der von uns untersuchten Methoden ist grundsätzlich zu empfehlen oder abzulehnen. Die „No-stitch"-Technik hat den Vorteil des geringeren induzierten Astigmatismus und der kleineren Hyphäma-Rate. Sie zeigt bei kleinen Schnitten schnelle stabile Wundverhältnisse und ist zeitsparend. Nachteilig ist, daß durch die Präparations-Technik die Operation erschwert ist. Die Sicht ist durch Faltenbildung der Cornea besonders im kranialen Bereich schlecht, so daß häufiger intraoperativ Komplikationen auftreten können und diese schwer zu beherrschen sind. Es sollten nur Linsen mit kleiner Optik oder faltbare IOL implantiert werden. Größere Schnitte zeigen die Tendenz der Entstehung eines Astigmatismus gegen die Regel.

Bei der „On-stitch"-Technik und der Klebetechnik erfolgt die Präparation nicht bis in die klare Cornea, die Sicht ist besser, es können auch Linsen mit größeren Optiken implantiert werden. Die Astigmatismus-Schwankungen sind größer, die Wunde ist instabiler, und es tritt bei der „One-stitch"-Technik häufiger ein Hyphäma auf. Durch den Blustillungseffekt des Fibrins ist die Rate nach Anwendung der Klebetechnik geringer, die Wundverhältnisse stabilisieren sich schneller. Wegen der Gefahr des Eindringen von Fibrin in die Vorderkammer wurde bei reinem Cornealschnitt auf die Klebetechnik verzichtet.

Wie andere Autoren [7, 8, 9] haben auch wir die Erfahrung gemacht, daß kleine Schnitte von bis zu 4 mm die besten Ergebnisse zeigen. Sollten größere Schnitte erforderlich sein, ist die Anwendung der Klebetechnik eine gute Alternative zum konventionellen Wundverschluß.

Literatur

1. Pallin SL (1991) Chevron sutureless closure: a preliminary report. J Cataract Refract Surg 17[Suppl]: 706–709
2. Koch PS (1991) Structural analysis of cataract incision construction. J Cataract Refract Surg 17: 661–667
3. Fine H (1991) Architecture and construction of a self-sealing incision for cataract surgery. J Cataract Refract Surg 17: 672–676
4. Grabow HB (1991) Early results of 500 cases of no-stitch cataract surgery. J Cataract Refract Surg 17: 726–730
5. Henrick A, Kalpakian B, Gaster RN, Vanley C (1991) Organic tissue glue in the closure of cataract incisions in rabbit eyes. J Cataract Refract Surg 17: 551–555
6. Jaffe NS, Clayman HM (1975) The pathophysiology of corneal astigmatism after cataract extraction. Trans Am Acas Ophthalmol Otolaryngol 79: OP-615–OP-630
7. Steinert RF, Brint SF, White SM, Fine IH (1991) Astigmatism after small incision cataract surgery. Ophthalmology 98: 417–424
8. Shepherd JR (1989) Induced astigmatism in small incision cataract surgery. J Cataract Refract Surg 15: 83–88
9. Jörgensen JS, Müller-Bergh J, Müller M (1992) Intraoperativ induzierter Astigmatismus nach „Kleinschnitt-Katarakt-Extraktion" – Eine Analyse nach Anlegen einer Schnittöffnung von 4,0 mm, 5,0 mm und 6,5 mm. Klin Monatsbl Augenheilkd 200: 118–122

Wundverschluß mit Fibrinkleber nach Phakoemulsifikation mit Hinterkammerlinsenimplantation

M. Zuche, U. Mester und M. Rauber

Zusammenfassung. Durch die Präparation einer Skleratasche bei der Kataraktoperation mit Phakoemulsifikation ändern sich die Voraussetzungen für den postoperativen Wundverschluß grundlegend. Neben dem Wundverschluß mit einer Einzelnaht oder ohne Naht ist auch eine Wundadaptation durch Fibrinkleber möglich geworden. Dieser biologische Klebstoff gewährleistet einen schnellen, reizfreien, technisch einfachen und sehr festen Wundverschluß. Dadurch wird der Entwicklung eines postoperativen Astigmatismus gegen die Regel durch Dehiszenz der Wundspalte entgegenwirkt.

In einer komparativen Studie an 385 konsekutiven Patienten wurde bei 218 Patienten ein Wundverschluß mit einer limbusparallelen Einzelknopfnaht, bei 167 Patienten ein Wundverschluß mit Fibrin durchgeführt. Beide Verfahren waren komplikationsfrei. Der induzierte postoperative Astigmatismus war in der Fibrinklebergruppe (0.67 dpt nach der Subtraktionsmethode, 0.84 dpt nach der Vektormethode) nach durchschnittlich 6 Monaten geringer als in der Single-stitch-Gruppe (0.83 dpt nach der Subraktionsmethode, 0.99 dpt nach der Vektormethode). In beiden Gruppen entstand nur ein geringer, nicht signifikant unterschiedlicher postoperativer Astigmatismus gegen die Regel (Single-stitch-Gruppe: −0.07 dpt nach Cravy and −0.11 nach Naeser, Fibrinklebergruppe: −0.13 dpt nach Cravy und −0.19 nach Naeser). Dies bestätigt unsere Erwartungen an diese neue Technik des Wundverschlusses in der Kataraktchirurgie mit Kleinschnittechnik.

Summary. The scleral pocket technique has dramatically changed the wound closure after phaco with PCL. Besides by single-stitch techniques, wound closure by fibrin adhesive became possible.

The application of this biological substance is rapid, easy and non-irritating, resulting in a very firm wound adaptation. This avoids the inferior edge of the scleral incision sagging away from the superior edge, thus reducing the potential for against-the-rule astigmatism.

A comparative study of 385 consecutive patients was conducted: 167 patients received only fibrin glue for wound closure, 218 patients were operated on with single-stitch procedure. No complications were observed in either group. Surgically induced astigmatism was smaller in the fibrin group (subtraction method: 0.67 dpt, vector analysis: 0.84 dpt) than in the single-stitch group (substraction method: 0.83 dpt, vector analysis: 0.99 dpt). There was only minimal, statistically not significant different against-the-rule astigmatism development: single-stitch-group: −0.07 dpt (Cravy) and −0.11 dpt (Naeser); fibrin adhesive group: −0.13 dpt (Cravy) and −0.19 dpt (Naeser). These results demonstrate that postoperative astigmatism against the rule can be prevented with fibrin glue. We therefore continue to use fibrin adhesive for the routine wound closure in small incision cataract surgery.

Einleitung

Die Technik des Wundverschlusses nach Kataraktoperation spielt für die Induktion eines postoperativen Astigmatismus vielleicht die wichtigste Rolle [3]. Bei nahtlosen Techniken des Wundverschlusses besteht die Tendenz zur Ausbildung eines postoperativen Astigmatismus gegen die Regel, dessen Ausmaß aufgrund fehlender Langzeitbeobachtungen zur Zeit nur geschätzt werden kann. In einer komparativen Studie wollten wir im Vergleich mit einem Wundverschluß mit limbusparalleler Einzelknopfnaht folgende Fragen klären:

1. Kann durch die Fibrinklebung einer selbstschließenden Sklerawunde der induzierte Astigmatismus verringert werden?
2. Wirkt sie einer späten Wunddehiszenz infolge postoperativen Druckanstiegs und somit einem Astigmatismus gegen die Regel entgegen?

Zusätzlich versprachen wir uns vom Wundverschluß mit Fibrin eine Sicherung der Wunde vor eindringenden Keimen und die Verhütung postoperativ entstehender Sickerkissen.

Patientengut und Methoden

385 sukzessive Patienten, 239 Frauen und 146 Männer, wurden ohne Vorselektion in die Studie aufgenommen. Die Linsenstärke wurde nach Keratometrie mit dem Keratometer nach Zeiss und sonographischer Achsenlängenmessung auf eine Refraktion von −0.75 dpt berechnet. Es erfolgt bei unserem Operationsverfahren eine Bindehauteröffnung limbal von 11 h bis 1 h. Anschließend wird die Sklera in 2.5 mm Limbusabstand in einem horizontalen Schnitt von 5 mm Breite lamelliert. Die Kapsulorhexis wird mit dem Satomesser durchgeführt. Nach üblicher Phakoemulsifikation und Hinterkammerlinsenimplantation (6.0 und 6.5 mm Durchmesser der Linsen der Firmen Intraoptics und Pharmacia) wurde der Skleraschnitt mittels zweier alternativer Verfahren verschlossen, wobei die Wahl des Verfahrens dem Zufall überlassen blieb. Bei 218 Patienten erfolgte der Verschluß der Skleralippen durch eine limbusparallele Einzelknopfnaht mit Nylon 10–0, anschließend eine gedeckte Bindehautnaht mit 10–0 Nylon. Bei den übrigen 167 Fällen wurden Sklera und Conjunctiva mit dem Fibrinkleber (Tissuco® DuoS) mit Hilfe einer Doppelspritze verschlossen. Untersucht wurden alle Patienten präoperativ, am ersten postoperativen Tag, nach etwa 1 Woche und nach 6 Monaten.

Erfaßte Parameter waren: Alter, Geschlecht, Seite des operierten Auges, prä- und postoperative Refraktion, prä- und postoperativer Visus, begleitende Augenerkrankungen, intraoperative und postoperative Komplikationen. Die Messung der Hornhautradien erfolgte mit dem Keratometer nach Javal.

Änderungen des Astigmatismus wurden nach mehreren Verfahren ermittelt (Methode von Cravy, Jaffe und Naeser sowie Subtraktionsmethode). Bei der von uns angewendeten Subtraktionsmethode wird der Differenzbetrag aus dem postoperativen Astigmatismus und dem präoperativen Astigmatismus berechnet. Die Daten wurden mit dem U-Test, dem χ-Test, dem Student-t-Test für paarige und unabhängige Stichproben und dem Wilcoxon-Rangtest auf Signifikanz hin überprüft.

Bei den 385 Patienten lagen neben der Katarakt folgende ophthalmologische Erkrankungen vor: Retinopathia diabetica (24 Patienten), ausgeprägte altersbedingte Maculadegeneration (43), Drusen und Pigmentepitheldefekte im Bereich der Macula (63), Glaukom (39), Pseudoexfoliationssyndrom (5), Morbus Coats (1), juxtafoveoläre chorioretinitische Narbe (1), Retinitis pigmentosa (1), epiretinale Gliose (9), Synschisis scintillans (4), beginnende Fuchs'sche Hornhautdystrophie (25), Hornhautnarben (20), Zustand nach retinalem Gefäßprozeß (2). 10 Patienten wurden am amblyopen Auge operiert, 8 waren am gleichen Auge bereits voroperiert. In 3 Fällen lag ein Z.n. perforierender Verletzung vor und bei 3 weiteren eine Contusionskatarakt.

Ergebnis

Beide Untersuchungsgruppen unterschieden sich statistisch nicht in der Geschlechtsverteilung, der Altersverteilung, der Seitenverteilung der operierten Augen, dem präoperativen sphärischen Äquivalent, dem präoperativen Visus und Astigmatismus. Schwerwiegende postoperative Komplikationen traten in keiner der beiden Gruppen auf. Ein postoperatives, sich schnell resorbierendes Hyphäma fand sich bei 7 Patienten der Single-Stitch-Gruppe und bei einem Patienten der Fibrinklebergruppe. In beiden Gruppen kam es jeweils zu einer protrahierten postoperativen Hornhautdekompensation.

Der postoperative Visus stieg in beiden Gruppen deutlich an. Während präoperativ nur 3% der Single-stitch-Gruppe und 4% der Fibrinklebergruppe

Tabelle 1. Astigmatismusberechnung bei 167 Patienten mit Wundverschluß mittels Fibrinkleber und 218 Patienten mit Wundverschluß mit Single-stitch-Naht

	Single-stitch-Gruppe	Fibrinkleber Gruppe	Gesamt Patientengut
präop. Astigm.	0,65 (±0,89)	0,66 (±0,86)	0,65 (±0,88)
Astigm. 1. Tag postop.	0,37 (±0,54)	0,40 (±0,57)	0,38 (±0,55)
Astigm. 5. Tag postop.	0,56 (±0,57)	0,58 (±0,78)	0,58 (±0,70)
Astigm. 6 Mo. postop.	1,12 (±1,01)**	0,89 (±0,81)**	1,02 (±0,94)
Differenzbetrag Astigm. präop./ Astigm. 1. Tag postop.	0,75 (±0,83)	0,69 (±0,84)	0,72 (±0,84)
Differenz Astigm. postop./Astigm. 6 Mo. postop. (simple substraction)	-0,47 (±0,95)**	-0,22 (±0,89)**	-0,36 (±0,93)
Differenzbertrag Astigm. präop./ Astigm. 6 Mo. postop.	0,83 (±0,66)**	0,67 (±0,62)***	0,76 (±0,65)
Astigm. änderung nach Vektormethode (Jaffe 1975) 6 Mo. postop.	0,99 (±0,68)**	0,84 (±0,63)**	0,92 (±0,67)
Astigm. änderung mit/gegen die Regel 6 Mo. postop. nach Cravy (1979)	-0,07 (±1,07)	-0,13 (±0,97)	-0,10 (±1,03)
Astigm. änderung mit/gegen die Regel 6 Mo. postop. nach Naeser (1991)	-0,09 (±1,14)	-0,17 (±1,00)	-0,13 (±1,08)

** = signifikanter Unterschied zwischen beiden Gruppen auf dem 5%-Niveau
*** = signifikanter Unterschied zwischen beiden Gruppen auf dem 1%-Niveau

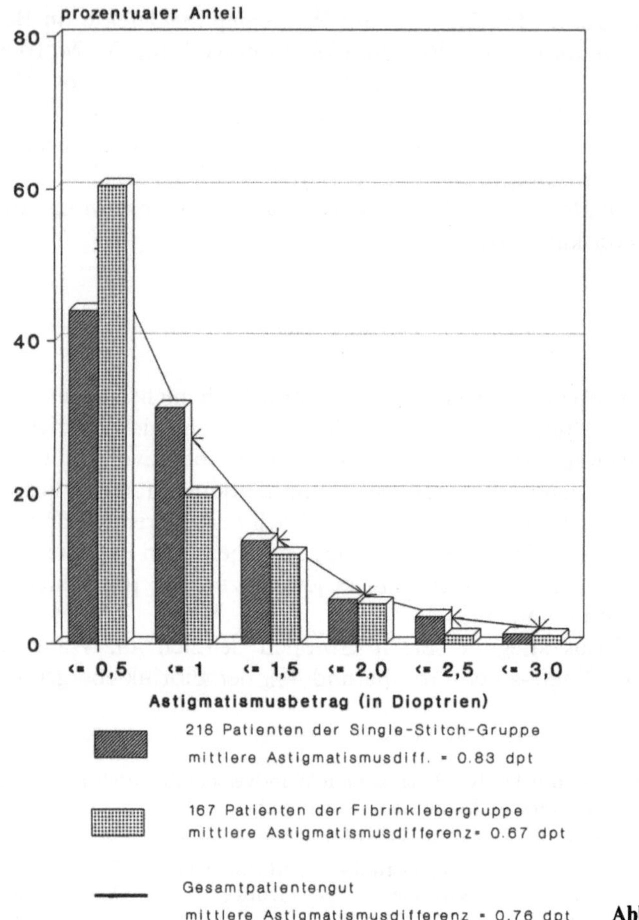

Abb. 1

einen Visus von 0.5 und mehr hatten, lag bereits am ersten postoperativen Tag der Anteil bei 19% bzw. 24%, um nach 6 Monaten auf 74% bzw. 81% anzusteigen.

Die Verteilung der postoperativen Visusergebnisse war in beiden Gruppen nicht signifikant verschieden. Sowohl der mittlere Betrag des postoperativen Astigmatismus als auch der induzierte Astigmatismus waren dagegen in der Fibrinklebergruppe geringer (s. Tabelle 1).

Die nach der Subtraktionsmethode bestimmte Astigmatismusdifferenz nach 6 Monaten betrug in beiden Gruppen in über 98% weniger als 2.5 Dioptrien. Lediglich 1.4% der Single-stitch-Gruppe und 1.2% der Fibrinklebergruppe zeigten größere Abweichungen des präoperativen vom postoperativen Astigmatismus (s. Abb. 1). Dabei hatten nach 6 Monaten 63% der Patienten mit Single-stitch-Verschluß im Vergleich zu 51% der Patienten der Fibrinklebergruppe einen größeren Astigmatismus als präoperativ (signifikant auf dem 5%-Niveau im χ-Test).

Tabelle 2. Häufigkeitsverteilung der Lage der Astigmatismusachse prä- und post-operativ bei der Single-stitch-Gruppe und bei der Fibrinklebergruppe

	Astigmatismuswinkel in Grad						Kein Astigmatismus
	0±15	30±15	60±15	90±15	120±15	150±15	
Präoperativ Fibrinkleber	15 9,0%	6 3,6%	14 8,4%	57 34,1%	11 6,6%	5 3,0%	59 35,3%
Präoperativ One-stitch-G.	20 9,2%	9 4,1%	13 6,0%	54 24,8%	11 5,0%	12 5,5%	99 45,4%
Postoperativ Fibrinkleber	18 10,8%	4 2,4%	26 15,6%	57 34,1%	11 6,6%	6 3,6%	45 26,9%
Postoperativ One-stitch-G.	31 14,2%	22 10,1%	37 17,0%	63 28,9%	14 6,4%	6 2,8%	45 20,6%
WKC Fibrinklebergruppe	18 10,8%	19 11,4%	28 16,8%	52 31,1%	16 9,6%	12 7,2%	22 13,2%
WKC One-stitch-Gr.	28 12,8%	29 13,3%	45 20,6%	59 27,1%	14 6,4%	20 9,2%	23 10,6%

WKC = Winkel des Korrekturvektors Ks nach Cravy

Nach 6 Monaten konnte eine Induktion eines Astigmatismus gegen die Regel von durchschnittlich 0.07 dpt in der Single-stitch-Gruppe und von 0,13 dpt in der Fibrinklebergruppe beobachtet werden (Unterschied nicht signifikant). Was die Lage der postoperativen Astigmatismus nach 6 Monaten angeht, so finden sich keine signifikanten Unterschiede zwischen den beiden Untersuchungsgruppen (Tabelle 2).

Diskussion

Bei allen Patienten beider Gruppen wurde ein sicherer Skleral- und Bindehautverschluß erreicht. Komplikationen wie Irisprolaps, Fistelbildung oder intraokulare Infektion traten nicht auf. Der verwendete Fibrinkleber verursachte in keinem Fall einen Vorderkammerreizzustand. Dies beobachtete auch Buschmann [2] der mit Fibrinkleber Linsenverletzungen versorgte.

Buzard [3] fand keine Abhängigkeit zwischen Länge der Inzision und Größe des postoperativen Astigmatismus und vermutete, daß der Art des Wundverschlusses die größte Bedeutung für den induzierten Astigmatismus zukomme. Er diskutierte bereits mögliche Vorteile eines organischen Klebers, der No-stitch-Techniken noch sicherer machen könnte. Henrick [8] untersuchte in tierexperimentellen Studien Fibrinkleber zum Verschluß des Kataraktschnittes. Dabei zeigte sich, daß damit eine sehr feste Adaptation der Schnittlefzen erzielt wurde.

Im Vergleich zu neueren Ergebnissen anderer Autoren (Tabelle 3) findet sich bei unseren Patienten ein geringer postoperativer Astigmatismus, wobei von uns

Tabelle 3. Vergleich unserer Ergebnisse mit jüngerer Literatur

Autor	Jahr	Patienten	Methodische Besonderheit	Beobachtungszeit	Induzierter Astigmatismus	Astimatismus mit/gegen die Regel
Brint	1991	43	small incision	6 Wochen	1,33 (Meth. ?)	
		53	small incision	6 Wochen	1,03 (Meth. ?)	
Buzard	1991	185	Single-Stitch	> 1 Monat	0,6–0,85 (Vek. M.)	
Golychev	1990	130	lamell. Skleraeröffnung	7 Monate	1,8 (Vek. M.)	
Howard	1991	295	4-mm-Inzision faltbare Silikonlinse	5 Monate		–0,14
Masket	1991	20	4-mm-Inzis., nahtlos	4 Monate		–0,27
	1991	50	4–6-mm-Inzis. mit Naht	4 Monate		–0,01 bis –0,66
Ohrloff	1990	?	Phakoemulsifikation	12 Wochen	1,0 (Meth. ?)	
	1990	?	Kernexpression	12 Wochen	3,3 (Meth. ?)	
Parker	1989	66	Nahtverschluß	?		–0,69
Shepherd	1989	99	small incision	3 Monate		–0,22
Singer	1991	45	„Frown incision“	6 Monate	0.84 (Vek. M.)	–0,69
		32	Standardskleratasche	6 Monate	1.15 (Vek. M.)	–1,0
Steinert	1990	130	4-mm-Inzision	3 Monate	0,82 (Vek. M.)	–0,21
			6-mm-Inzision	3 Monate	1,03 (Vek. M.)	–0,2
Thalamo	1991	137		12 Monate	0,57–2,14	
Zuche/Mester	1992	167	Fibrinkleber	6 Monate	0,84 (Vek. M.)	–0,13
		218	Single-Stitch (6,0–6,5-mm-Inzision)	6 Monate	0,99 (Vek. M.)	–0,07

auch Intraokularlinsen mit relativ großem Durchmesser (6.5 mm) implantiert wurden. Da die Eröffnung der Skleratasche weder besonders weit posterior (2.5 mm Limbusabstand) erfolgte, noch besondere Geometrien (z. B. gegenläufige Krümmung zum Limbus) aufwies, spricht der geringe postoperative Astigmatismus für einen positiven Effekt des Fibrinklebers.

Während Buzard bei 18% seiner Patienten nach Kataraktoperation einen Astigmatismus größer 2 dpt und bei 6% einen Astigmatismus größer 3 dpt fand, zeigte sich bei unserer Studie nur in 11.9% der Single-stitch-Gruppe und in 3% der Fibrinklebergruppe ein Astigmatismus größer/gleich 2 dpt.

No-stitch-Techniken können durch Wunddehiszenz zur Induktion eines Astigmatismus gegen die Regel (AGR) führen. Singer [16] modifizierte daher seine Inzisionstechnik, wodurch er den AGR von 1.0 dpt auf 0.69 dpt verringern konnte. Masket [11] entwickelte eine aufwendige astigmatismusneutrale Nahttechnik, womit der AGR bei einer 5-mm-Inzision auf 0.21 dpt begrenzt werden konnte. Howard (1991) reduzierte dagegen die Inzisionslänge und implantierte faltbare Silikonlinsen. In unserer Studie kam es weder beim Wundverschluß mit limbusparalleler Einzelknopfnaht (0.07 dpt) noch beim Wundverschluß mit Fibrinkleber (0.13 dpt) zu einem größerem AGR.

Die Fibrinklebung einer selbstschließenden Inzision vereinigt somit die Vorteile der No-stitch-Technik mit einer zusätzlichen Sicherheit bezüglich der Induktion eines AGR.

Literatur

1. Brint SF, Ostrick M, Bryan JE (1991) Keratometric cylinder and visual performance following phacoemulsification and implantation with silicone small-incision or poly(methyl methacrylate) intraocular lenses. J Cataract Refract Surg 17:32–36
2. Buschmann W (1982) Wiederherstellung einer weitgehend klaren Linse nach perforiender Verletzung. Klin Monatsbl Augenheilkd 181:487–489
3. Buzard KA, Shearing SP (1991) Comparison of postoperative astigmatism with incisions of varying length closed with horizontal sutures and with no sutures. J Cataract Refract Surg 17:734–739
4. Cravy TV (1979) Calculation of the change in corneal astigmatism following cataract extraction. Ophthalm Surg 10:38–48
5. Fine H (1991) Architecture and construction of a self-sealing incision for cataract surgery. J Cataract Refract Surg 17:672–76
6. Golychev VN (1990) The effect of the incision in cataract extraction on corneal astigmatism. Oftalmol Zh 3:160–161
7. Gregersen M (1988) Lamellierende Schnittführung zur Eröffnung der Vorderkammer bei der Katarakt-Extraktion. Klin Mbl Augenheilk 193:364–369
8. Henrick A, Basilio K et al. (1991) Organic tissue glue in the closure of cataract incisions in rabbit eyes. J Cataract Refract Surg 17:551–555
9. Jaffe NS, Clayman HM (1975) The pathophysiology of corneal astigmatism after cataract extraction. Trans Am Acad Ophthalmol Otolaryngol 79:615–630
10. Maloney WF (1991) Universal small incision for cataract surgery. J Cataract Refract Surg 17:702–705
11. Masket S (1991) Horizontal anchor suture closure method for small incision cataract surgery. J Cataract Refract Surg 17, 689–695
12. Naeser K (1991) Conversion of Keratometer Readings to polar values. J Cataract Refract Surg 16:741–745

13. Ohrloff C (1990) Vergleichende Bewertung von ICCE, ECCE und Phakoemulsifikation. Fortschr Ophthalmol 87:14–21
14. Parker WT, Clorfeine GS (1989) Long-term evolution of astigmatism following planned extracapsular extraction. Arch Ophthalmol 107:353–357
15. Shepherd JR (1989) Induced astigmatism in small incision cataract surgery. J Cataract Refract Surg 15:S 85–88
16. Singer JA (1991) Frown incision for minimizing induced astigmatism after small incision cataract surgery with rigid optic intraocular lens implantatin. J Cataract Refract Surg 17:677–87
17. Steinert RF, Brint SF, White SM et al. (1991) Astigmatism after Small Incision Cataract Surgery. Ophthalmology 98:417–424
18. Thalamo JH, Stark WJ et al. (1991) Natural history of corneal astigmatism after cataract surgery. J Cataract Refract Surg 17:313–318

Erste Erfahrungen mit n-Butyl-2-cyanoacrylat zum nahtlosen Katarakt-Wundverschluß

W. Lisch, M. Wohlrab, Ch. Lisch und B. G. Beck

Zusammenfassung. Erste Mitteilung über Katarakt-Wundverschluß mit n-Butyl-2-cyanoacrylat (Histoacryl blau). Vor der Klebung der Sklerarinne muß diese möglichst trocken sein. Für den Klebevorgang sollte lediglich ein Minimum an Histoacryl verwendet werden. Bei 15 der 25 Patienten konnte 2 bis 3 Monate nach Operation eine Kontrolle durchgeführt werden. Der Wundbereich sowie der intraokulare Befund waren frei von Komplikationen.

Summary. Following is the first report on closure of cataract incisions with n-Butyl-2-cyanoacrylate (Histoacryl blue). Our initial experience with this tissue glue for the closure of cataract incisions indicates that the scleral groove must be dry before being closed. Another important prerequisite appears to us to be that only a minimum of Histoacryl blue should be used in the procedure described here. Follow-up examinations of 15 of 25 patients were possible 2 to 3 months after surgery. All 15 eyes were free of wound or intraocular complications.

Einleitung

Seit mehreren Jahren führen wir im Rahmen der Phakoemulsifikation je nach Durchmesser der HKL eine 5,0 bis 6,5 mm lange tangentiale sklerale, in die periphere Hornhaut reichende Tunnelinzision durch. Die weiteren Schritte sind: Kapsulorhexis nach der Erstbeschreibung von Neuhann [3], Hydrodissektion von hinterer Kapsel und Rinde, bimanuelle Phakoemulsifikation, Absaugung der Rindenanteile sowie Implantation der Linse in den Kapselsack mit Hilfe von visköser Flüssigkeit. Der Wundverschluß erfolgte in der Regel in Form einer 10-0-Nylon-Kreuzstichnaht. Gerade bei der Kleinschnitt-Technik mit Tunnelpräparation stellten wir uns immer wieder die Frage, ob überhaupt eine Naht zum Verschluß der Sklerawunde noch notwendig ist. Wir konnten uns bisher nicht für ein „No-stitch"-Vorgehen entscheiden. Alternativ entschlossen wir uns, den Verschluß der skleralen Inzision mit Gewebekleber in ausgesuchten Fällen vorzunehmen. Derzeit liegt Histoacryl blau ausschließlich in Form einer sterilen Plastikampulle mit 0,5 g dünnflüssigem, blau gefärbtem Gewebekleber vor. Der Kleber wurde bisher zur Klebung glatter und frischer Hautwunden verwendet.

Methode und Ergebnisse

Seit April 1991 verschlossen wir bei 25 Patienten (15 Frauen, 10 Männer) die sklerale Wundrinne nach bimanueller Phakoemulsifikation und HKL-Implantation mit Histoacryl blau. Das Alter der Patienten belief sich zwischen 17 und 78 Jahren. Für den Klebevorgang der Hautwunde wird die dünn ausgezogene Spitze der Plastikampulle mit einer Schere abgeschnitten. Für den Verschluß der Sklerawunde ist jedoch dieses Vorgehen unter keinen Umständen anwendbar, da eine viel zu große Menge an Klebeflüssigkeit aus der abgeschnittenen Spitze ohne entsprechende Regulation ausfließt. Wir haben uns bisher damit beholfen, daß wir aus der sterilen Plastikampulle etwa 0,2 ml Histoacryl mit einer 2,0-ml-Spritze bzw. 20-0-Nadel entnehmen. Anschließend wird die 20-0-Nadel gegen eine Sautter'sche Einmalkanüle ausgetauscht. Vor dem eigentlichen Klebevorgang wird die vordere Augenkammer tief mit Luft gefüllt, um die Sklerarinne mit dem Dreieckstupfer gut zu trocknen. Die Histoacryl enthaltene Spritze mit der Kanüle wird mit einer Hand senkrecht zur Sklerarinne gehalten, während die andere Hand einen Dreieckstupfer bereithält. Durch tupfende bzw. gleitende Bewegung der Kanüle wird eine möglichst geringe Menge von Histoacryl auf die Sklerarinne aufgetragen, die sich am Schluß der Klebung als zarter bläulicher Streifen darstellt. In die Tunnelinzision selbst wird kein Histoacryl eingebracht. Der Zylinderkolben der Spritze darf beim Klebevorgang nicht betätigt werden. Der Klebevorgang dauert etwa 5 s. Die Wunde ist nach der Klebung sofort fest. Die in der vorderen Augenkammer befindliche Luft wird über die bimanuelle Luftlanzeninzision gegen BSS-Lösung ausgetauscht.

Bei 3 der 25 Patienten trat in den ersten 2 postoperativen Tagen eine Fistulation auf, die eine Wundrevision mit Fadenlegung notwendig machte. Primär konnte jedoch bei diesen Patienten keine ausreichende Trocknung der Sklerarinne erzielt werden. Alle 25 Augen zeigten bereits in den ersten postoperativen Tagen nur einen geringen Vorderkammerreizzustand (Abb. 1). Bei allen Patienten verschwand der durch die Bindehaut schimmernde bläuliche Streifen spätestens 2–3 Wochen postoperativ. Bei 3 Patienten bestand in der oberen Bulbusbindehaut etwa 3 Wochen lang eine vermehrte Dilatation der Bindehautgefäße (Abb. 2). 2 Patienten zeigten feine subkonjunktivale kristalline Einlagerungen im Wundbereich ohne besonderen Fremdkörperreiz. 15 der 25 Patienten konnten 2–3 Monate postoperativ nachkontrolliert werden. Die Sklerawunde war dicht und die umgebende Bindehaut unauffällig. Der intraoculare Befund war völlig reizlos. Der Astigmatismus zeigte Werte von 0 bis 2 Dioptrien gegen die Regel. Der Mittelwert betrug 0,5 Dioptrien. Ohne Makulaveränderungen schwankte das Sehvermögen zwischen 20/25 und 20/20.

Diskussion

Histoacryl blau wurde bereits 1980 zum Verschluß von Hornhautwunden getestet [1]. Dabei wurden keine toxischen Nebenerscheinungen festgestellt. Je nach Einwirkungszeit des Klebers wurde histologisch eine verzögerte Narbenbildung

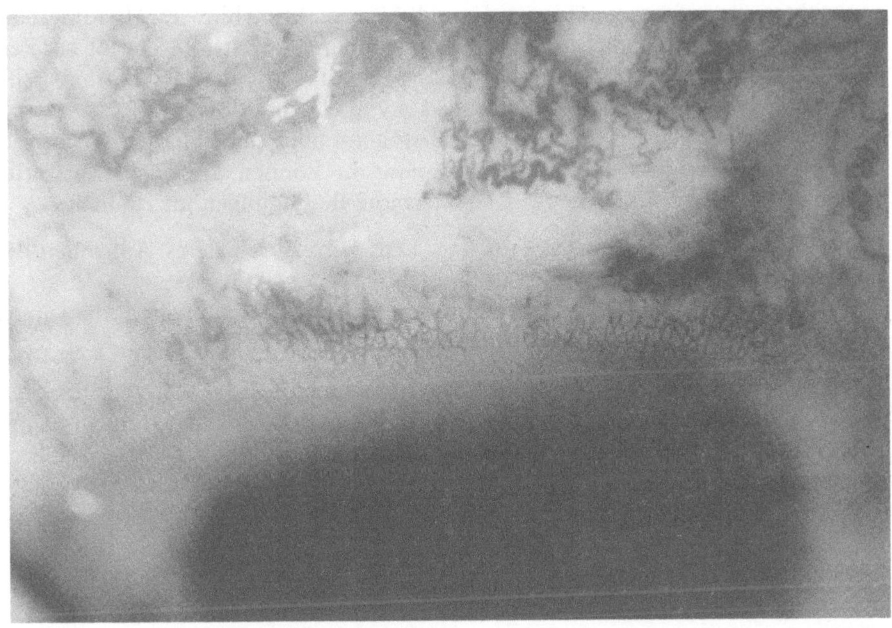

Abb. 1. Verschluß der skleralen Kataraktinzision mit Histoacryl blau 7 Tage postoperativ

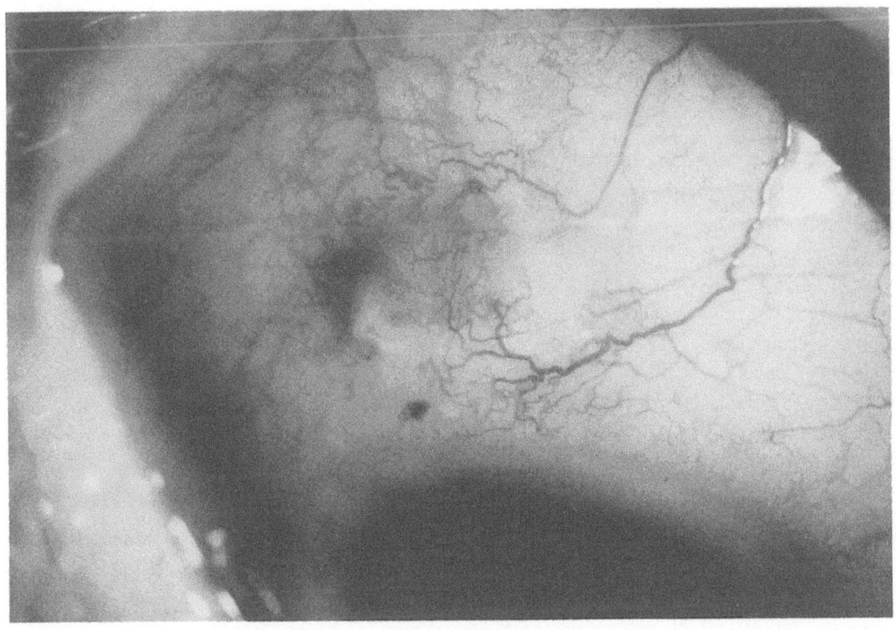

Abb. 2. Dilatation der Bindehautgefäße im Bereich der Klebung 1 Monat postoperativ

beobachtet, die auf eine verlängerte Fremdkörperreaktion hinwies. Histologische Untersuchungen bei Abdichtung von Sklerawunden mit Histoacryl liegen zur Zeit nicht vor. In der Netzhautchirurgie fand Histoacryl auch Beachtung beim Versuch eines möglichst festen Verschlusses von Netzhautlöchern [2].

Unsere bisherigen Erfahrungen mit Histoacryl blau zum skleralen Wundverschluß der sklero-cornealen Tunnelpräparation können als positiv gewertet werden. Für die Applikation des Klebers sind 2 Bedingungen unerläßlich:

1. Eine möglichst trockene Sklerarinne. Dies wird durch tiefes Aufstellen der vorderen Augenkammer mit Luft erreicht.
2. Eine möglichst geringe Auftragungsmenge des Klebers auf die Sklerarinne. Vorerst steht hierfür kein spezieller Applikator zur Verfügung.

Klinische, aber insbesondere histologische Untersuchungen werden zeigen, ob der Verschluß von lamellären Sklerawunden im Rahmen der Kataraktchirurgie mit Histoacrylkleber eine echte Alternative zu anderen Wundverschlußverfahren darstellt.

Literatur

1. Kraus-Mackiw E, Schiele KH, Müller Ruchholtz W, Daus W (1980) Wundheilung nach Verschluß des Hornhautschnittes mit Gewebekleber. In: Naumann GOH, Gloor B (Hrsg) Wundheilung des Auges und ihre Komplikationen. Bergmann, München, S 243
2. McCuen II BW (1989) Synthetic retinal glue (Chapter 133). In: Ryan SJ (ed) Retina. Mosby, St. Louis, p 353
3. Neuhann T (1987) Theorie und Operationstechnik der Kapsulorhexis. Klin Monatsbl Augenheilkd 190:542

Haptik, Experimentelles

Welche Implantationstechnik belastet die Zonulafasern am stärksten?

R. Effert, H. Hunfeld, E. Imkamp und M. Reim

Zusammenfassung: Um Kunstlinsen in den Kapselsack zu positionieren, kann die Linse z. B. mit einer Implantationspinzette senkrecht eingeschoben werden. Häufig erfolgt auch eine „Eindrehung“ der Linse, z. B. unter Zuhilfenahme eines Positionierloches oder durch Fassen einer Haptik mit einer Pinzette. Die bei der Stauchung der Haptiken kurzfristig auftretenden Kräfte übertragen sich auf den Kapselsack bzw. die Zonulafasern. Um die Größe der Kräfte zu quantifizieren, mußte zunächst untersucht werden, um welchen Betrag die jeweils frei stehende Haptik während der Implantation kurzfristig gestaucht wird. Hierzu wurden Serienfotos unter einem Op-Mikroskop während des Implantationsvorganges von Kunstlinsen in den Kapselsack von Schweine- und Autopsieaugen angefertigt. Die Auswertung von n = 43 Versuchsreihen zeigte, daß J-Schlaufen bei Implantation mit einer Pinzette kurzfristig um 1,59 ± 0,34 mm gestaucht werden, C-Schlaufenhaptiken bei Eindrehung je nach Technik um 2,78 ± 0,37 mm bzw. 3,19 ± 0,4 mm verformt werden. Anschließend wurden n = 150 Haptiken von Kunstlinsen verschiedener Hersteller um die genannten Beträge auf einer Hochpräzisionswaage gestaucht, um die wirkenden Kräfte zu bestimmen. Bei J-Schlaufenlinsen aus Polypropylen treten bei Stauchung um 1,6 mm kurzfristig Rückstellkräfte je nach Hersteller zwischen 2,7 ± 0,63 und 4,9 ± 1,32 mm auf (mN = Milli Newton, 1 mN entspricht ungefähr dem Gewicht einer Masse von 0,1 mg). Bei C-Schlaufenlinsen auf PMMA liegen die Werte um ca. 300–500% höher (15,4 ± 4,2 und 22,0 ± 2,34 mN). Offenbar ist die Belastung bei gleichem Linsentyp bei der Drehtechnik höher. Das gleiche gilt in stärkerem Maße für die Verwendung von Haptiken auf PMMA.

Summary. To place intraocular lenses in the bag, an implantion forceps in frequently used. In another method the intraocular lens is rotated until the second haptic slides into the bag. During implantation one or two haptics are compressed for a short period of time and generate tension on the capsular bag and the zonular fibres. To quantify the amount, by which the haptics are bent, from n = 43 autopsy and pig eyes photographes were taken during the implantation process, using a microscope and a scale. In this way we found, that haptics of J-loop lenses were compressed on 1.59 ± 0.34 mm for a short time during the implantation with a forceps, while haptics of J-loop lenses were compressed on 2.78 mm ± 0.37 and 3.19 mm ± 0.4 respectively. Afterwards n = 150 haptics of different manufactures were compressed on a high precision scale. In order to compress on haptic of a J-loop lens (polypropylen) by 1.6 mm a force of 2.7 ± 0.63 mN and 4.9 ± 1.32mN respectively is necessary, (mN = Milli Newton). However to compress a C-loop lense (PMMA) by 2.9 mm, a force of 15.4 ± 4.2 mN and 22.0 ± 2.34 mN is necessary. Obviously for the same lens type the stress for the zonula fibres is higher by rotating the lense in the capsular bag. The same is valid for haptics of PMMA in comparison to polypropylen in a much higher level.

Einleitung

Um Kunstlinsen in den Kapselsack zu positionieren, kann die Linse z. B. mit einer Implantationspizette senkrecht eingeschoben werden („Kompressionstechnik"). Häufig erfolgt auch eine „Drehung" der Linse, z. B. unter Zuhilfenahme eines Positionierloches oder durch Fassen einer Haptik mit einer Pinzette. Die bei der Stauchung der Haptiken kurzfristig auftretenden Kräfte übertragen sich auf den Kapselsack bzw. die Zonulafasern. In der vorliegenden Studie wird untersucht, welche Kräfte während der Implantation in Abhängigkeit von der Implantationstechnik und dem verwendeten Linsentyp auftreten.

Methode

Um oben genannte Fragestellung zu beantworten, mußte zunächst geklärt werden, um welchen Betrag die freistehende Haptik während des Implantationsvorganges kurzfristig maximal gestaucht wird. Hierzu wurden in Autopsieaugen und in Schweineaugen Kunstlinsen verschiedenen Types in den Kapselsack mit verschiedenen Techniken implantiert. Gleichzeitig wurden Serienfotos im 1/10 s Abstand unter dem Operationsmikroskop angefertigt. Auf diese Weise konnte

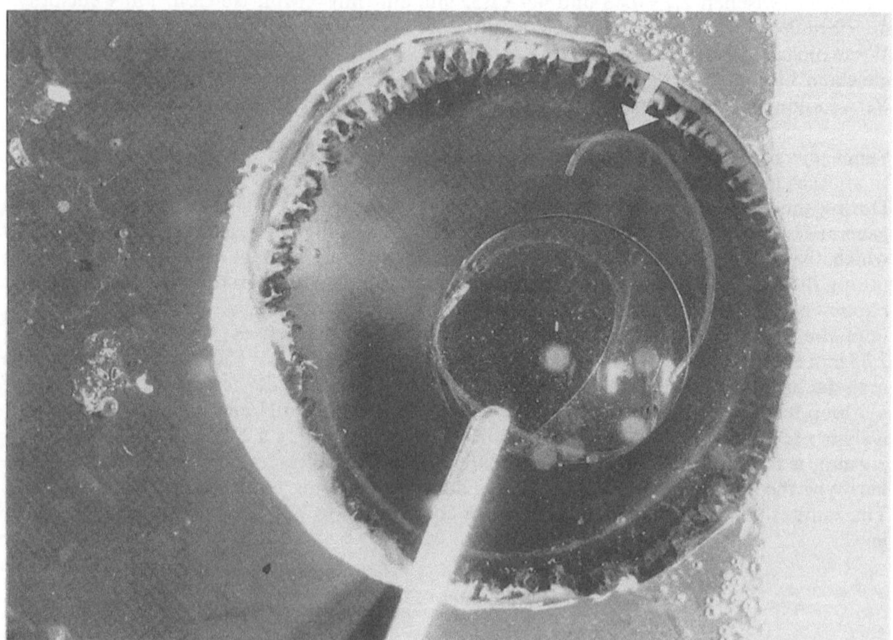

Abb. 1. Maximale Kompression einer J-Schlaufenlinse während der Implantation in den Kapselsack bei senkrechtem Einschub („Kompressionstechnik"). Unter zu Hilfenahme der Meßskala konnten die maximalen Stauchungsgrade quantitativ bestimmt werden

durch Auswertung der Fotos der kurzfrisig auftretende maximale Stauchungsgrad einer Haptik bestimmt werden (Abb. 1). Anschließend wurde jeweils eine Haptik in eine spezielle Halterung eingespannt und auf der Meßplatte einer Hochpräzisionswaage gestaucht [1]. Dabei trat das Problem auf, daß nach Kompression einer Haptik die auftretenden Rückstellkräfte innerhalb von Sekunden sehr stark abfallen [2]. Um definierte Vergleichswerte zu erhalten wurden aus diesem Grund die angezeigten Meßwerte nach 5 s Kompressionszeit abgelesen.

Ergebnisse

Die Auswertung von n = 43 Versuchsreihen zeigte, daß J-Schlaufen bei senkrechtem Einschub z. B. mit einer Implantationspinzette kurzfristig um 1,6 ± 0,3 mm gestaucht werden. Bei Rotation von C-Schlaufenhaptiken wurden dagegen in Abhängigkeit von Linsentyp Werte zwischen 2,8 mm ± 0,4 mm bzw. 3,2 mm ± 0,4 mm gemessen. Alle untersuchten Linsen hatten einen Gesamtdurchmesser von 13,4 bzw. 14 mm.

Bei J-Schlaufenlinsen aus Polypropylen treten bei Stauchung um 1,6 mm kurzfristig Rückstellkräfte je nach Hersteller zwischen 2,7 ± 0,63 und 4,9 ± 1,32 mN auf (mN = Milli Newton, 1 mN entspricht ungefähr dem Gewicht einer Masse von 0,1 mg). Bei C-Schlaufenlinsen auf PMMA liegen die Werte um ca. 300–500% höher (15,4 ± 4,2 und 22.0 ± 2,34 mN)[1].

Diskussion

Offenbar wird eine Haptik bei der „Drehtechnik“ stärker gestaucht als bei der „Kompressionstechnik“, dementsprechend ist auch die Belastung für die Zonulafasern bei Drehung größer, wenn der gleiche Linsentyp verwendet wird.

Die Werte für Haptiken für PMMA liegen regelhaft um 300–500% über denen von Polypropylen. Auch beim gleichen Hersteller treten bei unterschiedlichen Linsentypen erhebliche Schwankungsbreiten auf.

Ob die gemessenen Differenzen klinisch relevant sind, ist schwierig zu beurteilen. Das intakte Kapselsack-Zonularfasersystem ist sicherlich ausreichend stabil, um den gemessenen Rückstellkräften standzuhalten [3]. Bei vorgeschädigtem Auge (z. B. Exfoliatio lentis) oder bei Implantation in den Sulcus nach Hinterkapselruptur ist es aber sicher doch sinnvoll wenig zu „drehen“ bzw. Linsen mit Haptiken geringerer Rückstellkraft zu verwenden.

---

[1] Eine genaue Darstellung der Meßergebnisse erfolgt in den Klinischen Monatsblättern für Augenheilkunde.

Literatur

1. Effert R, Danassis H, Heim T (1990) Quantifizierung der wirkenden Kräfte im Kapselsack nach Implantation von intraokularen Linsen. Fortschr Ophthalmol 87:579–582
2. Effert R, Imkamp E, Hunfeld P (1991) Dauerbelastung des Kapselsackes durch Haptiken inraokularer Kunstlinsen. In: Wenzel M, Reim M, Freyler H, Hartmann C (Hrsg) 5. Kongreß d. DGII. Springer, Berlin Heidelberg New York Tokyo, S 488–492
3. Imkamp E, Effert R, Böhmer H, Reim M (1992) Die Dehnungskapazität der Kapsulorhexis im Tiermodell. Der Ophthalmologe 89:271–273

Ein Kapselsackmodell zur Optimierung von Kunstlinsenhaptiken – Erste vergleichende Untersuchungen an 74 Intraokularlinsentypen

R. Guthoff, J. Gustmann und J. Draeger

Zusammenfassung. Nach Elastizitätsmessungen des von Kern und Rindenmassen gereinigten menschlichen Kapselsacks wird ein Modell aus Siliconkautschuk entwickelt, das es erlaubt, vergleichende Untersuchungen zur Verformung verschiedener Intraokularlinsentypen durchzuführen. Durch die Angabe eines Verformungsquotienten, gebildet aus dem größten und kleinsten Kapselsackmodelldurchmeser, ist es möglich, durch einen Meßwert eine Aussage über die Anpassungsfähigkeit eines Kunstlinsenmodells an den menschlichen Kapselsack zu machen. Die Werte schwanken zwischen 1,0 und 1,92, wobei sowohl Haptikgeometrie als auch Haptikmaterial den Verformungsquotienten beeinflussen.

Summary. A model of the capsular bag is designed and manufactured using silicone rubber membranes of defined elasticity. This was possible following the biomechanical evaluation of human capsular bags after removing nucleus and cortex material in cadaver eyes.

The implantation of artificial lenses designed for bag- and/or sulcus fixation caused reproducible deformation of the model. Its degree was defined by the quotient given by the largest and smallest diameter of the artificial bag after lens implantation.

Readings varied from 1.0 to 1.92. Haptic geometry as well as haptic material influenced the degree of deformation.

Einleitung

Die Haptik einer Kunstlinse sollte definitionsgemäß die Verankerung des Implantats dauerhaft sicherstellen. Damit ist eine mechanische Wechselwirkung mit dem Implantationsort sowohl während der Implantation verbunden als auch in einer für die Umgebung weniger belastenden Form während des weiteren Lebens des Patienten. Es liegt nahe zu versuchen, aus dieser Notwendigkeit eine Tugend zu machen und diese Wechselwirkung so zu gestalten, daß neben der sicheren Fixation auch andere günstige Einflüsse erreicht werden. So ist zumindest in Tierexperimenten nachgewiesen worden, daß eine stabile Abstützung der Linse im Kapselsack mit einer glaskörperwärts konvexen Optik die Entstehung axialen Nachstars verzögert [1]. Diese Vorstellungen sind jedoch für den klinischen Bereich Arbeitshypothesen, und es ist bisher nicht gelungen, sie statistisch zu sichern. Welche Gründe können für dieses wissenschaftliche Defizit verantwortlich sein?

In erster Linie sicher das völlig inhomogene Kollektiv der Patienten und das der Chirurgie.

In zweiter Linie ist es die Vielzahl der verwendeten Linsentypen, an deren Charakterisierung in Normenausschüssen zwar gearbeitet wird, im Hinblick auf die uns hier interessierenden mechanischen Eigenschaften jedoch weit davon entfernt aufgrund der Herstellerangaben Vergleiche anzustellen [3].

Wir wissen bisher aus der Anschauung, daß bestimmte, in den Kapselsack implantierte Kunstlinsen Spannungsfalten in der hinteren Kapsel zumindest für einige Tage erzeugen, und wir wissen durch die Arbeiten von Miyake und von Zirm [4, 5], daß bestimmte Haptikformen zu deutlichen Abweichungen des Kapselsackäquators von der Kreisform führen. Wegen der zu erwartenden biologischen Schwankungsbreite der Kapselsackdimensionen [2] und der nicht standardisierbaren mechanischen Eigenschaften des Zonulaapparates sind quantifizierende Aussagen die postoperative Form des Kapselsacks durch biologische Modelle nicht zu erwarten.

Jeder von uns hat *seinen kleinen Kompromiß* auf einer empirischen Ebene gesucht und gefunden. Um jedoch vergleichend über den Einfluß der Kunstlinsengeometrie z. B. im Hinblick auf die Nachstarrate Aussagen machen zu können, sind quantitative Untersuchungen notwendig.

Material und Methode

Um im physikalischen Sinn vergleichende Untersuchungen über die Wechselwirkung des im Zonulaapparat verankerten Kapselsack mit der Kunstlinsenhaptik durchführen zu können, haben wir versucht.

1. die mechanischen Eigenschaften des von Trübungselementen gereinigten Kapselsacks zu erfassen und
2. sie der Konstruktion eines künstlichen Kapselsacks, der beliebig vielen vergleichenden Messungen zugänglich ist, zugrunde zu legen.

Dazu haben wir J- und C-Schlingen-Linsen in enukleierte Auen implantiert und die Form des Kapselsackäquators gemessen. Die so entstandenen Daten schwankten beträchtlich, zwischen den einzelnen anatomischen Präparaten, lieferten aber zumindest Anhalte bei der Suche nach geeigneten Modellen.

Nach Experimenten mit unterschiedlich dicken Kunststoffolien, sind wir auf Silikonkautschukmembranen in einer definierten Stärke gestoßen. So entstand ein ringförmiges Modell mit einem Durchmesser von 10,5 mm. Durch die Höhe des auf Stoß geklebten Zylinders ist eine Feinabstufung und Angleichung an die mechanischen Eigenschaften entsprechend des Systems Kapselsack/Zonulaapparat möglich. Wir entschieden uns für die Maße 0,12 mm Wandstärke, 3 mm Wandhöhe und einem Durchmesser von 10,5 und 9,5 mm (Abb. 1).

In diesem Modell wurden 74 verschiedene Kunstlinsentypen, die uns die Hersteller für diesen Zweck zur Verfügung gestellt haben, untersucht und die Implantate auf die halbe Höhe des Silikonzylinders positioniert. Zur Erfassung der Verformung haben wir die Modelle im Durchlicht auf einer Millimeterskala fotodokumentiert (Abb. 2).

Aus den jeweiligen Meßwerten des jeweils größten und kleinsten Durchmessers des verformten Kapselsackmodells läßt sich ein Verformungsquotient bilden und als modelltypisch einem Implantat zuordnen.

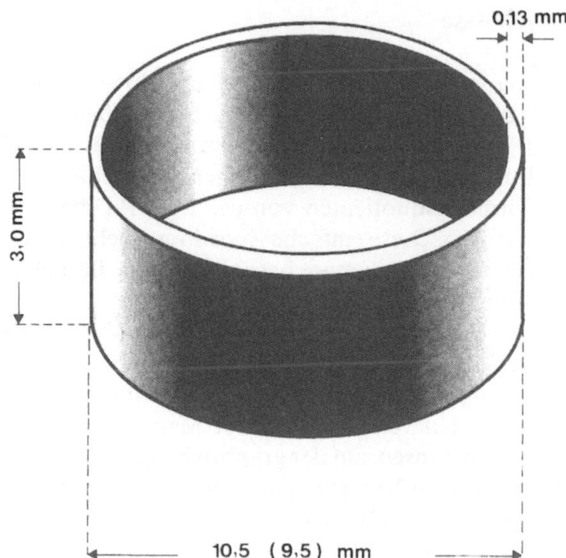

Abb. 1. Schematische Darstellung des aus Silikonkautschuk gefertigten Kapselsackmodells

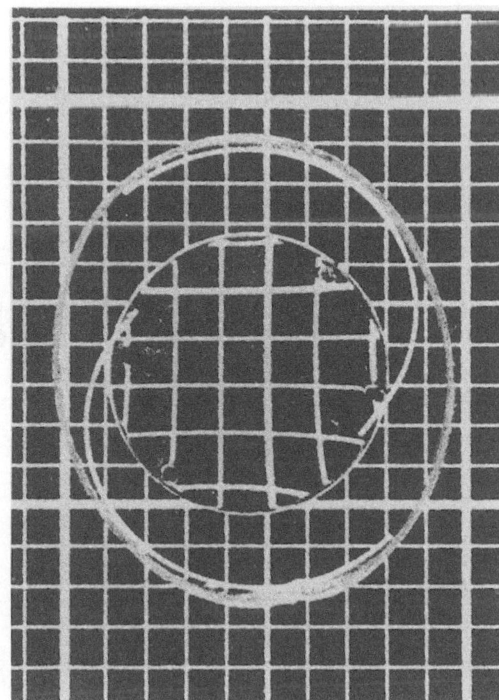

Abb. 2. C-Schlingen-Linse Typ 34L (siehe Tabelle 1, Nr. 46) in einem künstlichen Kapselsack mit einem Ausgangsdurchmesser von 10,5 mm. Der hier dargestellte Verformungsquotient entspricht bei einem kleinsten Durchmesser von 10,0 und einem größten Durchmesser von 11,5 mm 1,15

Ergebnisse

Wir haben diese Messungen in einem Modell-Kapselsack mit 10,5 mm Durchmesser und unter einer Vorstellung einer möglichen postoperativen Schrumpfung auch in einem 9,5 mm messenden Kapselsack durchgeführt.

Für die uns allen geläufigen Mehrstück J-Schlingen-Linsen ließen sich Verformungsquotienten von ca. 1,45, für die C-Schlingen-Linsen von ca. 1,15 nachweisen. Diese einfache Zuordnung geht jedoch verloren, wenn wir das breite Angebot der Implantate besonders unter Berücksichtigung der aus einem Stück gefertigten Linsentypen betrachten.

Der Verformungsquotient (Abb. 3, Tabelle 1) variierte von 1,0, das entspricht einem kreisrunden Kapselsack nach Implantation und 1,74. Erstaunlicherweise war es sogar eine C-Schlingen-Linse eines Herstellers, die das 10,5-mm-Modell am stärksten verformte. In der Mehrzahl sind es jedoch die verschiedenen J-Schlingen-Linsen, auf der graphischen Darstellung in Abb. 3 als Ovale dargestellt, die die großen Verformungsquotienten erreichen.

Verformungsquotienten nur gering > 1 wiesen die meisten C-Schlingen-Linsen auf, Quotienten, die sich nicht mehr meßbar von 1 unterscheiden, entstanden bei Linsen mit primär runder Haptik oder solchen, deren Außendurchmesser sich nur noch gering oder gar nicht mehr von der angenommenen Größe des Kapselsacks

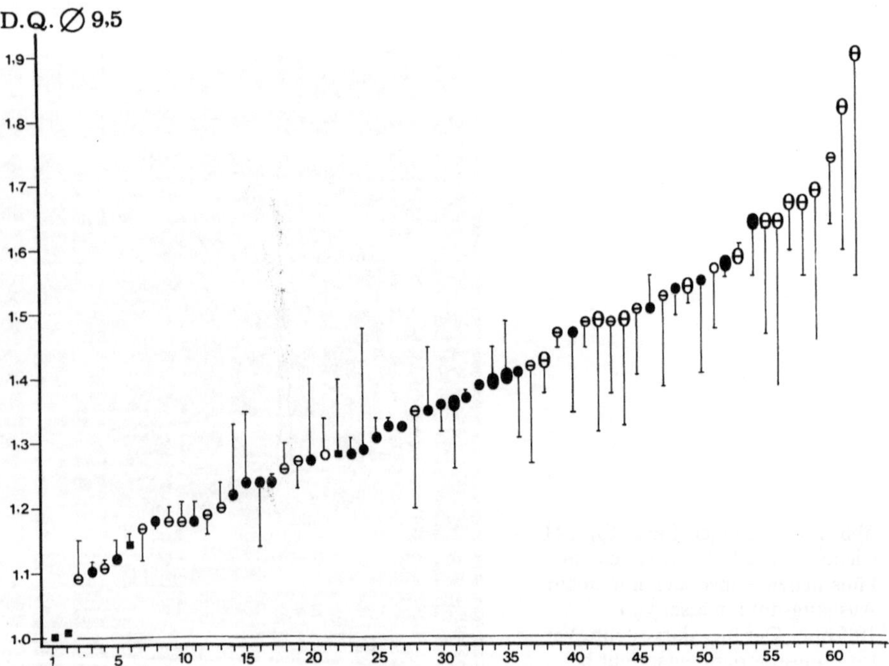

Abb. 3. Graphische Darstellung der in Tabelle 1 erfaßten Wertpaare geordnet nach ihrem Verformungsquotienten im 9,5 mm großen Kapselsack

Tabelle 1. Verformungsquotienten bei 9,5 mm und 10,5 mm Ausgangskapselsackdurchmesser von insgesamt 74 Intraokularlinsen

Linsentyp		Kapselsackdurchmesser (mm)	
		9,5	10,5
01. Adatomed	70 P	1,22	1,33
02. Adatomed	75 ST	1,0	
03. Adatomed	76 P	1,32	1,34
04. Adatomed	53 P	1,36	1,26
05. Adatomed	66 P	1,31	1,34
06. Adatomed	73 P		1,03
07. Adatomed	74 NH	1,47	1,35
08. Adatomed	72 P	1,0	1,0
09. Adatomed	46 P	1,26	1,3
10. Adatomed	45 NH	1,42	1,27
11. Adatomed	85 LT	1,01	1,0
12. Adatomed	86 P	1,37	1,38
13. 3 M	17 LE	1,55	1,41
14. 3 M	191 N	1,28	1,31
15. 3 M	190	1,54	1,50
16. 3 M	191 T		
17. STORZ Coburn	95 UV	1,35	1,45
18. STORZ Coburn	68 UV PC	1,29	1,48
19. STORZ Coburn	127 UV	1,27	1,23
20. AMO	S1–19 NB	1,49	1,45
21. AMO	PC 26 TB	1,40	1,49
22. AMO	PC 65 CN	1,20	1,24
23. AMO	PC 65 CT	1,35	1,20
24. AMO	PC 20 AB	1,18	1,21
25. AMO	PC 15 B	1,82	1,60
26. AMO	PC 25 NB	1,39	1,45
27. Iolab	103 G	1,69	1,46
28. Iolab	P 256 E	1,53	1,39
29. Iolab	6741 B	1,41	1,31
30. Iolab	G 157 G	1,43	1,38
31. Iolab	G 107 G	1,49	1,32
32. Iolab	G 106 G	1,49	1,38
33. Iolab	G 156 H	1,47	1,45
34. Iolab	9372 M	1,24	1,35
35. Iolab	6441 B	1,33	1,33
36. Domilens	JP-60	1,67	1,60
37. Domilens	JP-62	1,49	1,33
38. Domilens	Flex 7		1,36
39. Domilens	MIC 6		1,33
40. Domilens	Perlens		1,33
41. Domilens	LP-72	1,18	1,20
42. Domilens	LP-70		1,16
43. Morcher	47 A	1,0	
44. Morcher	55		1,06
45. Morcher	33 L	1,54	1,52
46. Morcher	34 L	1,09	1,15
47. Morcher	48	1,27	1,40

Tabelle 1 (Fortsetzung)

Linsentyp		Kapselsackdurchmesser (mm)	
		9,5	10,5
48. Morcher	58	1,14	1,16
49. Morcher	36	1,03	
50. Morcher	53	1,24	1,14
51. Morcher	52 L	1,12	1,15
52. Morcher	53 E	1,24	1,25
53. Morcher	51	1,58	1,56
54. Morcher	51 B	1,64	1,56
55. Technomed	UV 80 A		1,26
56. Technomed	C 840 Z2	1,28	1,34
57. Technomed	UV 40 A	1,11	1,12
58. Technomed	UV 41 K4	1,51	1,41
59. Technomed	C 580 H	1,36	1,32
60. Technomed	UV 31 K4	1,67	1,56
61. Technomed	UV 31 A4	1,64	1,47
62. Pharmacia	720 A	1,39	1,39
63. Pharmacia	350 A	1,28	1,40
64. Pharmacia	740 P	1,51	1,56
65. Pharmacia	722 A	1,18	1,21
66. Pharmacia	751 A	1,10	1,12
67. Pharmacia	808 A	1,18	1,17
68. Pharmacia	187 A	1,64	1,39
69. Dr. Schmidt	MSF 700	1,57	1,48
70. Dr. Schmidt	MC 220 O	1,74	1,64
71. Dr. Schmidt	C 320	1,17	1,12
72. Dr. Schmidt	C 320 OM	1,19	1,16
73. Dr. Schmidt	S 120 OM	1,59	1,60
74. Dr. Schmidt	S 120 PP	1,92	1,56

unterscheidet. Es handelt sich hier um Linsen, die bewußt auf eine Vorspannung zur Abstützung im Kapselsackäquator verzichten.

Betrachten wir die Verformungsquotienten in den auf 9,5 mm verkleinerten Kapselsack, so unterscheiden sich die Linsentypen noch stärker voneinander, und die Werte reichen von 1,0–1,92.

Durch den Vergleich der Verformungsquotienten bei 9,5 und 10,5 mm Kapselsackdurchmesser können wir versuchen, die Dynamik der Kapselsackschrumpfung zu erfassen. Ausgehend von dem 9,5-mm-Modell fällt auf, daß es bei fast allen Modellen mit einem Quotienten von über 1,4 zu einer geringeren Verformung (zu einem kleineren Quotienten) in dem auf 10,5 mm vergrößerten Kapselsack kommt. Bei einigen der Linsen ändert sich der Quotient nicht oder nur sehr gering. (z. B. Nr. 1, 2, 4, 5, 23, 33, 34, 40, 50, 54). Bei einer Gruppe jedoch führt die Implantation in den größeren Kapselsack zu einer noch stärkeren Verformung (z. B. Nr. 43, 45, 51, 57, 60, 62, 63).

Diskussion

Das vorgestellte Modell bietet die Möglichkeit, einen Aspekt der Wechselwirkung Kunstlinse/Kapselsack/Zonulafasern in vitro nachzuvollziehen. Mit der Angabe des Verformungsquotienten läßt sich ein wohl definierter biomechanischer Parameter der meisten für den Kapselsack bestimmten Implantate erfassen und zu Vergleichen heranziehen.

Betrachten wir den Einfluß der Kapselsackgröße auf den Verformungsquotienten, so verhalten sich die einzelnen Implantate recht unterschiedlich.

Bei den meisten Modellen, darunter fallen fast alle J-Schlingen-Linsen, nimmt die Verformung des Modells, wenn der Durchmesser abnimmt, zu.

Bei den sogenannten „modifizierten" J- und C-Schlingen-Linsen fast ausnahmslos „One-piece-Linsen" kommt es nach Implantation in einen kleineren Kapselsack ganz im Gegensatz dazu zu einer Annäherung an die Kreisform, zu einer Abnahme des Verformungsquotienten.

In der 3. Gruppe von Kunstlinsen bleibt das Verhältnis vom größten zum kleinsten Durchmesser unabhängig vom Durchmesser konstant.

Und schließlich gibt es meßtechnisch gesehen einige Linsen mit einem für beide Untersuchungen gleichen idealen Verformungsquotienten von 1,0. Hierbei handelt es sich um Linsen, die von vornherein bereits mit einer annähernd kreisförmigen Haptik ausgestattet sind oder die auf eine Vorspannung zur Fixierung des Implantates weitestgehend verzichten.

Nach diesen Ergebnissen, die jedoch eine unerwartet große Schwankungsbreite in den Kapselsackverformungen der verschiedenen Linsentypen nachgewiesen haben, erscheint es sinnvoll, in klinischen Studien, die mehrere Linsentypen einbeziehen, auf die Vergleichbarkeit der verwendeten Implantate auch im Hinblick auf ihre biomechanischen Eigenschaften zu achten.

Literatur

1. Apple DJ, Tetz MR, Hansen SO (1987) Intercapsular implantation of various posterior chamber lens styles. Animal test results.Ophthal Fract 5:100–104; 132–134
2. Galand A, Bonhomme L, Collee M (1984) Direct measurement of the capsular bag. J. Amer. intra-ocular. Implant Soc. 10:475–476
3. Guthoff R, Abramo F, Draeger J (1990) Zur Rückstellelastizität von Intraocularlinsenhaptiken. Klin Monatsb Augenheilkd 197:27–32
4. Miyake K, Maekubo K (1982) Posterior chamber lenses: Experimental studies on their fixation during operation. (Engl. Abstract). Nippon Ganka Gakkai Cazzhi 86:1359–1361
5. Zirm ME (1990) The SFVT surgical system. Eur J Implant Refractive Surg 2:169–177

Nachstar

Erfolgsquote, Komplikationen und Rezidive der chirurgischen Nachstarabsaugung

P. Janknecht und J. Funk

Zusammenfassung. 224 Nachstarabsaugungen wurden retrospektiv untersucht. Der Visus stieg bei 96% an. Die wichtigsten Komplikationen waren: Hinterkapselruptur (9%), Netzhautablösung (1%), Aderhautamotio und Hornhautendothelkompensation (je 0,5%). 106 Fälle konnten mehr als 1 Jahr nachbeobachtet werden; bei diesen betrug die Rezidivquote 40,1%.

Summary. 224 peelings of cataracta secundaria were retrospectively analyzed. Visual acuity increased in 96%. Major complications were: rupture of the posterior capsule (9%), retinal detachment (1%), choroidal detachment and decompensation of the corneal endothelium (0.5% each). In 106 cases follow-up was longer than 1 year, 40.1% of whom suffered from recurrent secondary cataract.

Einleitung

Die chirurgische Nachstarabsaugung wird als komplikationsarme Behandlung beschrieben [10]. Wir wollten dies an unserem Krankengut überprüfen und darüberhinhaus feststellen, wie oft mit Nachstarrezidivien nach chirurgischer Absaugung zu rechnen ist.

Patienten und Methodik

224 Operationen bei 171 Patienten (einige wurden rechts und links und/oder mehrfach operiert) wurden retrospektiv ausgewertet (Tabelle 1). In den Fällen, in

Tabelle 1. Übersicht über Patienten und Operationen

Anzahl der Patienten	171
davon Frauen	101
Durschnittsalter: 67 Jahre	
Anzahl der Operationen	224
davon mit:	
sekundärer HKL-Implantation	25
Vitrektomie	2
Linsenreposition	2
Lidoperation	1

Tabelle 2. Komplikationen bei chirurgischer Nachstarabsaugung

intraop. Hinterkapselruptur	20 (9%)*
davon mit Glaskörperprolaps	11 (5%)
postop. Netzhautablösung	2 (1%)
postop. irreversible HH-Dekompensation	1 (0.5%)
postop. revisionsbedürftige Aderhautamotio (Absaugung mit sekundärer HKL-Implantation)	1 (0.5%)

* zusätzlich 2 fragliche Kapselrupturen

Tabelle 3. Übersicht über die Nachstarrezidivhäufigkeit

Nachbeobachtungszeit länger als 1 Jahr	106	
davon:		
Visusabfall um $\geq$ 3 Stufen durch erneuten Nachstar		43 (40,1%)
Visusabfall um $\geq$ 3 Stufen durch sonstige Gründe		6 (5,7%)
Konstanter Visus		57 (53,7%)

denen aus den Krankenblattaufzeichnungen kein aktueller Befund zu erhalten war, wurden die nachbehandelnden Augenärzte über Visus und Nachstarentwicklung befragt.

Ergebnisse

Der Visus postoperativ bei 96% aller Operierten von durchschnittlich 0,16 auf 0,54 an. Bei 5 Patienten verringerte sich der Visus postoperativ, davon in 1 Fall > 2 Visusstufen (Grund: Nachblutung nach gleichzeitig vorgenommener Vitrektomie).

In Tabelle 2 sind die wesentlichen Komplikationen aufgeführt. Bemerkenswert ist das Auftreten von 2 Netzhautablösungen und die 9%ige Rate an Hinterkapselrupturen. Betrachtet man die Operationen, bei denen sekundär eine HKL implantiert wurde, isoliert, so fand sich unter diesen bei 8% eine Kapselruptur. Eine Amotio retinae kam in dieser Gruppe nicht vor.

Tabelle 3 informiert über 106 Patienten, bei denen der Visusverlauf über > 1 Jahr nach Nachstarabsaugung eruiert werden konnte (Mittelwert: 22 Monate). Ein Rezidiv kam bei 40,1% vor. 34 Augen wurden mehrfach operiert, davon 29 zweimal, 4 dreimal, 1 viermal. Das durchschnittliche Intervall zwischen Katarakt-OP und Nachstarabsaugung betrug 31 Monate, zwischen Absaugung und Rezidiv 20 Monate.

Diskussion

Chirurgische Absaugung beseitigt vergleichbar effektiv wie die YAG-Kapsulotomie [8] den regeneratorischen Nachstar.

Unsere Kapselrupturrate lag höher als in der Literatur [3, 10]. Weder gleichzeitig vorgenommene weitere Eingriffe (z. B. HKL-Implantation: bei diesem Subkollektiv gleiche Kapselrupturrate) noch die Erfahrung des Operateurs hatten Einfluß auf die Kapselrupturrate. Die Diskrepanz muß daher letztlich ungeklärt bleiben.

2 Netzhautablösungen traten in zeitlichem Zusammenhang mit der Nachstarabsaugung auf. In einem Fall war es zu Kapselruptur, Glaskörperprolaps und Linsendislokation gekommen, so daß auch ein kausaler Zusammenhang mit der Absaugung vorliegen dürfte.

Im anderen Fall trat die Amotio 7 Monate nach komplikationsloser Nachstarabsaugung auf. Bei Fehlen einer Amotio am Partnerauge trotz Katarakt-OP und fehlenden äußeren Einwirkungen, die die Amotio hätten erklären können, glauben wir, die Netzhautablösung der Nachstarabsaugung zuschreiben zu müssen. Somit liegt die Häufigkeit einer postoperativen Amotio etwa in dem Bereich der YAG-Kapsulotomie [1, 2, 4, 8], woraus allerdings nicht gefolgert werden kann, daß hier kein Unterschied vorliege.

Bei 106 Patienten betrug die Verlaufsbeobachtungszeit mehr als 1 Jahr. Unsere Rezidivrate von 40% ist somit keine Inzidenz des Nachstarrezidivs. Dennoch denken wir, daß dieser Wert die Inzidenz gut abschätzt. Denn bei den Patienten, deren Operation zwar länger als ein Jahr zurücklag, deren letzter Visus jedoch weniger als 1 Jahr vom OP-Datum entfernt gemessen wurde, fanden sich einige, deren Visus durch Nachstar vermindert war oder gar YAG-gelasert waren neben solchen, deren Visus konstant geblieben war. Die Verkürzung des zeitlichen Abstandes zwischen der Nachstaroperation und dem Rezidiv mag daran liegen, daß bei der 1. Absaugung die Elschnig-Perlen nicht vollständig beseitigt werden konnten. Eine Spekulation wäre, daß die verbliebenen Linsenepithelzellen durch das Manipulieren aggressiver werden und deshalb schneller wachsen.

Trotz der unerwartet hohen Komplikations- und Rezidivrate halten wir es nicht für sinnvoll, die chirurgische Nachstarabsaugung vollständig aufzugeben und stattdessen in jedem Fall eine YAG-Kapsulotomie durchzuführen. Sicherlich hat die Hinterkapsel eine physiologische Funktion [7] und vermindert vielleicht doch die Häufigkeit der Pseudophakieamotio. Letzteres läßt sich zumindest aus der nach Icce-OP höheren Pseudophakieamotiorate im Vergleich zur Ecce-OP herleiten [5, 6, 9]. Unsere Zahlen sind zu klein, um statistisch signifikante Vergleiche mit der YAG-Kapsulotomie zu erlauben. Nicht zu unterschätzen ist außerdem, daß die Absaugung im Unterschied zur YAG-Kapsulotomie oft einen besseren Funduseinblick ermöglicht.

Resumée: Der Erhalt der hinteren Linsenkapsel ist vermutlich vorteilhaft. Die Nachstarabsaugung ist nicht komplikationslos. Im Aufklärungsgespräch müssen die Patienten auf die Möglichkeit eines Rezidivs hingewiesen werden. Eine überkritische Haltung gegenüber der YAG-Kapsulotomie bei regeneratorischem Nachstar ist nach vorliegenden Daten nicht angebracht. Wenn technische

Schwierigkeiten für die Nachstarabsaugung bestehen (hintere Synechien, inadäquate Mydriasis), wenn der Patient eine ambulante Behandlung wünscht oder sich vor der retrobulbären Injektion fürchtet, sollte man die YAG-Laser Kapsulotomie vorziehen.

Literatur

1. Dardenne MU, Gerten GJ, Kokkas K, Kermani O (1989) Retrospective study of retinal detachment following neodymium: YAG laser posterior capsulotomy. J Cataract Refract Surg 15:676–680
2. Ficker LA, Vickers S, Capon MRC, Mellerio J, Cooling RJ (1987) Retinal detachment following Nd:YAG posterior capsulotomy. Eye 1:86–89
3. Gills JP (1982) Polishing of the posterior capsule. Contact Lens 355–357
4. Koch DD, Liu JF, Gill EP, Parke DW (1989) Axial myopia increases the risk of retinal complications after Neodymium-Yag laser posterior capsulotomy. Arch Ophthalmol 107:986–990
5. Müller W, Brandt IIP (1985) Netzhautablösung. Enke, Stuttgart
6. Schnaudigel OE, Welt R, Heider W, Doden W (1987) Amotio retinae nach extrakapsulärer Kataraktoperation mit Implantation einer Hinterkammerlinse. Klin Monatsbl Augenheilkd 190:482–483
7. Schubert IID, Morris WC, Trokel SL, Balasz ED (1985) The role of the vitreous in the intraocular pressure rise after Neodymium-Yag laser capsulotomy. Arch Ophthalmol 103:1538–1542
8. Shah GR, Gills JP, Durham DG, Ausmus WII (1986) Three thousand YAG lasers in posterior capsulotomies: an analysis of complications and comparison to polishing and surgical discission. Ophthalmic Surg 17:473–477
9. Smith P, Stark W, Maumenee E, Enger CL, Michels RG, Glaser BM, Bonham RD (1987) Retinal detachment after extracapsular cataract extraction with posterior chamber intraocular lens. Ophthalmology 94:121–125
10. Trinkmann R, Jungmann P, Knorz MC (1989) Peeling technique for cataracta secundaria associated with posterior chamber lenses. J Cataract Refract Surg 15:212–214

Eine In-vivo-Methode für die meßtechnische Untersuchung der Nachstarmembran

A. Frohn und H. J. Thiel

Zusammenfassung. Eine In-vivo-Methode zur Messung der Dicke der regeneratorischen Nachstarschicht nach extrakapsulärer Kataraktextraktion wird vorgestellt. Sie beruht auf dem konfokalen sagittalen Laserabtastungs-Prinzip. Die Methode erreicht eine bessere Auflösung als die Echografie und stellt damit neue Untersuchungsmöglichkeiten der Ausbreitung der Nachstarschicht zur Verfügung.

Summary. This paper describes an in-vivo method for measurement of thickness of secondary cataract. It is based upon a confocal scanning device. The method provides higher resolution than other in-vivo methods.

Einleitung

Die hohe Inszidenz der postoperativen Entwicklung von Nachstar macht die Cataracta secundaria zu einem Problem von hoher klinischer Relevanz. Ein grundlegendes Verständnis für die Ausbreitung der Zellen auf der hinteren Linsenkapsel, den Einfluß von Linsenformen auf die Entstehung der Nachstarmembran [3–5] und den Erfolg präventiver pharmakologischer Maßnahmen [6, 7, 10, 11] ist erforderlich. Daher werden valide Methoden für die Untersuchung von Nachstarmembranen benötigt. Erkenntnisse konnte man bereits von histologischen und cytologischen Untersuchungen gewinnen. Die Kapseldisruption wurde mit Hochgeschwindigkeitskameras in vitro untersucht. Zusätzliche Einblicke können von In-vivo-Methoden erwartet werden. Dafür steht zur Zeit nur die Echografie zur Verfügung [1, 9]. Dies ist jedoch eine Methode, mit der wegen des geringen Auflösungsvermögens nur dickere Schichten untersucht werden können. Für feinere Strukturen steht kein In-vivo-Verfahren zur Verfügung. Auch können mit keiner Methode longitudinal reproduzierbare Ergebnisse gewonnen werden, da keine örtlich reproduzierbaren Abbildungen angefertigt werden können. Daher wurde der Versuch unternommen, eine Methode zu finden, mit der die regeneratorische Nachstarschicht in vivo meßtechnisch mit ausreichender Auflösung untersucht werden kann.

Material und Methode

Es wurde ein konfokales Laserabtastungsgerät verwendet, das mit einem He-Ne-Laser und zwei Galvanometerscannern ausgerüstet ist. Die Fokussteuerung wird durch Verschiebung der Optik entlang der optischen Achse über Schrittmotoren durchgeführt. Durch die Fokussteuerung können verschiedene Ebenen abgetastet werden.

Die detektierten Lichtintensitäten werden auf einem Grafikmonitor mit maximal 512×512 Pixeln abgebildet. Dabei liegt das Bild technisch auf 256 Graustufen vor, in der Grafik werden jedoch nur 64 abgebildet. Diese werden über eine Farbpalette mit den Farben einer Glühskala (Farben von dunkelrot bis hellgelb) farbkodiert. Es können sagittale und frontale optische Schnitte angefertigt werden. Im Sagittalmodus beträgt die Länge der registrierten Zeile grundsätzlich 2500 μ. Die Vorschubtiefe und damit der vertikale Abbildungsmaßstab kann in einem Bereich von 500 μ–4800 μ gewählt werden. Das Gerät kann jedoch nur auf einen Vorschub geeicht werden. Daher wurde die Sagittalaufnahme, die in dieser Arbeit gezeigt wird, mit einem Vertikalvorschub von 1500 μ durchgeführt. Auf eine Untersuchung mit anderen Vorschubwerten wurde grundsätzlich verzichtet. Die grafische Darstellung wird jedoch in einem Quadrat vorgenommen, so daß alle Sagittalbilder in dem Verhältnis 2500/1500 vertikal verzerrt sind, was bei der Beurteilung der sagittalen Bilder berücksichtigt werden sollte. Die Optik wird auf die untersuchte Region fokussiert. Der Laserscanner tastet die Region zeilenförmig ab. Nach der Registrierung einer Bildzeile wird die Optik ein Stück weit sagittal auf das Auge zu oder von dem Auge weg bewegt. In der neuen Position wird erneut eine Zeile aufgenommen. Aufgrund des konfokalen Prinzipes der Meßapparatur gelangt nur Licht aus der eingestellten Fokalebene auf den Detektor. Die registrierten Bildzeilen sind demnach bezüglich ihrer drei Raumkoordinaten exakt definiert.

Der Kopf des Patienten wird auf einer Kinn- und Stirnstütze plaziert. Der Patient fixiert während der Untersuchung mit den kontralateralen Auge ein rechteckiges Fixationslicht. Durch Verschieben des Fixationslichtes ist es möglich, jeden erreichbaren Punkt des Auges aufzusuchen und zu vermessen. Die Optik wird an der Hornhaut durch frontale Schichtung am konfokalen Hornhautringbild zentriert. Nach Umschalten auf den Sagittalmodus wird tiefer fokussiert, indem die Stirnstütze eingezogen wird. Dabei wird die Vorderkammer durchfahren, bis die Kunstlinsenvorderfläche erscheint. Hier wird erneut auf den Frontalmodus umgeschaltet, wodurch analog zur Hornhaut ein Ring abgebildet wird, der die frontale Tomografie durch die Linse repräsentiert. Die Optik wird nochmals zentriert, bis der Ring in der Mitte des Bildes steht. Dies ist notwendig, weil die meisten Intraokularlinsen in Relation zur Hornhaut leicht dezentriert liegen. Wenn die Zentrierung der Kunstlinse nicht ganz genau gelingt, wird am Linsenhinterrand im Sagittalschnitt eine Doppelkonturierung durch eine Spiegelung in der Intraokularlinse sichtbar (Abb. 1). Dies beeinflußt zwar die Messungen nicht, ist aber zumindestens störend. Nach der Zentrierung kann weiter in Richtung der hinteren Linsenkapsel fokussiert werden. Wenn die hintere Linsenkapsel erreicht ist, erscheint auf der Lasertomografie die Kapsel hinter der Hinterfläche der Intraokularlinse. Im Sagittalschnitt ist die Dicke der Auflagerungen beurteilbar (Abb. 1) und die Struktur der Wedlschen Blasenzellen erkennbar.

Jetzt liegt zunächst nur ein horizontaler Sagittalschnitt vor. Die Lasereinheit ist jedoch drehbar gelagert, so daß ein Sagittalschnitt bei beliebigen Winkeln

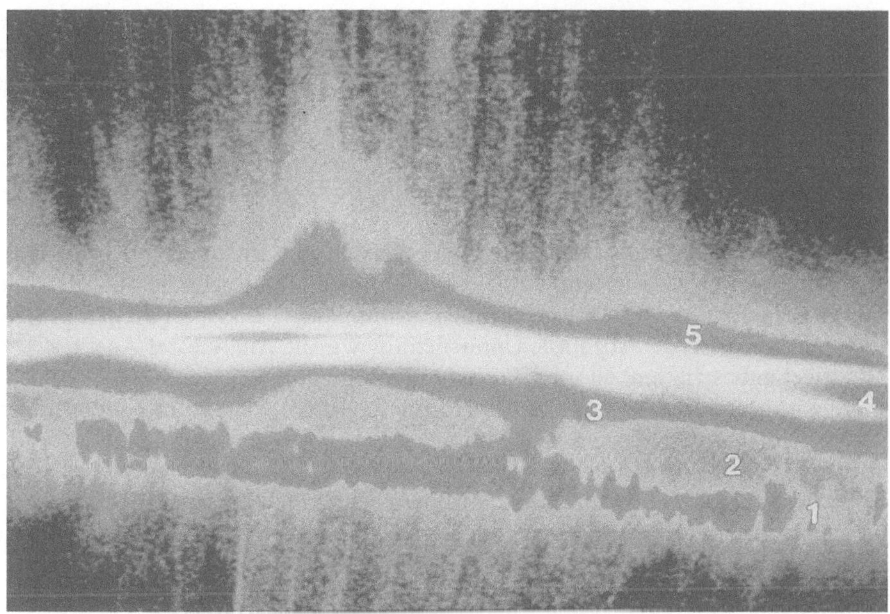

Abb. 1. Sagittalschnitt durch die Region der hinteren Linsenkapsel. Erkennbar sind *(von unten nach oben)* folgende Schichten: hintere Linsenkapsel *(1)*, regeneratorischer Nachstar *(2)*, Spalt zwischen Linse und Nachstar *(3)*, Lichtspiegelung an der hinteren Fläche der Intraokularlinse *(4)*, Hinterfläche der Intraokularlinse *(5)*

angefertigt werden kann. Es sollten grundsätzlich bei allen Untersuchungen acht Sagittaltomografien mit je zwei Schnitten in den Meridianen 0 Grad, 30 Grad, 60 Grad und 90 Grad durch Drehen der Lasereinheit durchgeführt werden. Dadurch entsteht eine sternförmige Anordnung der Untersuchungsgebiete.

Ergebnisse

Die Dicke der hinteren Linsenkapsel

Um die Validität der Methode zu belegen, wurde in 256 Sagittalschnitten bei 32 Patienten die Dicke der hinteren Linsenkapsel gemessen. Die gefundenen Dicken der hinteren Linsenkapsel lagen im Bereich des hinteren Linsenpols bei 4,68 ± 1,3 μ und damit im Bereich der Literaturangaben. Die Dicke der Linsenkapsel ist am hinteren Pol der Linse mit ca. 4 μ am kleinsten, und erreicht im Äquatorbereich bis zu 35 μ [8].

Mittlere Nachstardicke

In einem Kollektiv von 44 Patienten, welche sich einer extrakapsulären Kataraktextraktion mit Implantion einer Hinterkammerlinse unterzogen und regeneratorischen Nachstar entwickelt hatten, wurde die mittlere Dicke der Nachstarschicht im Zentrum hinter dier Intraokularlinse in je acht Sagittalschnitten bestimmt. Die Operation lag im Mittel 732±409 Tage zurück. Es waren nur konvex-konkave Linsen des Types Pharmacia UI52B oder Cooper Style 751.61 implantiert worden. Die mittlere Dicke der Nachstarschicht betrug $52\mu \pm 24\mu$.

Diskussion

Das Auflösungsvermögen der Echografie erreicht mit entsprechenden Vorlaufstrecken etwa 50μ. Aus der vorgelegten Untersuchung geht hervor, daß die mittlere Nachstardicke in dieser Größenordnung liegt. Daher ist die Echografie nicht gut geeignet, derart subtile Untersuchung wie die Analyse der Ausbreitung, Oberflächenbeschaffenheit und Wachstumsgeschwindigkeit der Nachstarschicht durchzuführen. Wie bereits für die Hornhaut unter Verwendung der gleichen Optik gezeigt wurde [2], liegt das Auflösungsvermögen der sagittalen Laserabtastung im Bereich von 5μ. Im Bereich der Vorderkammer liegt infolge der optischen Vergrößerung durch die Hornhaut eine noch bessere Auflösung vor, was auch durch die Messungen an der hinteren Linsenkapsel bestätigt wird. Somit steht mit der Laserabtastung eine Methode zur Untersuchung der Nachstarschicht mit hohem Auflösungsvermögen zur Verfügung.

Literatur

1. Clemens S, Kroll P, Busse H (1987) Echografie der Linsenhinterkapsel vor Implantation einer Kunstlinse. Klin Monatsbl Augenheilkd 191:110–112
2. Frohn A, Jean B, Thiel HJ (1991) Validität und Reproduzierbarkeit von konfokalen Hornhautmessungen. Klin Monatsbl Augenheilkd 199:22–24
3. Guthoff R, Abramo F, Draeger J (1990) Zur Rückstellelastizität von Intraokularlinsen-Haptiken verschiedener Geometrie und verschiedenen Materials. Klin Monatsbl Augenheilkd 197:27–32
4. Hanselmeyer H (1985) Zur Wahl des Implantlinsenmodells. Klin Monatsbl Augenheilkd 187:419–420
5. Hutz W, Kustermann R, Hessemer V (1990) Prospektive Studie über die Häufigkeit des Nachstares bei verschiedenen Linsentypen mit und ohne Laser ridge. Fortschr Ophthalmol 87:583–587
6. Krasnov MM, Dvali ML, Polunin GS, Ivanov MN, Federov AA, Shramko IA (1990) Effectiveness of the use of proteolytic enzymes in extracapsular cataract extraction. Vestn Oftalmol 106:10–14
7. Lagoutte F, Shima N, Comte P (1990) Implantation in the sulcus in front of the accluded lens sac. Contribution to the prevention of secondary cataract. Bull Soc Ophthalmol Fr 90:279–281
8. Naumann GOH (1980) Die Linse. In: Dörr W, Seifert G, Ühlinger E (eds) Spezielle pathologische Anatomie, Bd 12 (Naumann GOH: Pathologie des Auges). Springer, Berlin Heidelberg New York Tokyo
9. Oksala A (1961) Über die akustische Struktur der trüben und durchsichtigen Linse. Klin Monatsbl Augenheilkd 138:374–380
10. Sourdille P, Ducournau Y (1990) Effect of daunomycin on epithelial cells of the crystalline lens. Ophthalmologie 4:107–108
11. Zaturinsky B, Naveh N, Saks D, Solomon AS (1990) Prevention of posterior capsular opacification by cryolysis and the use of heparinized irrigation solution during extracapsular lens extraction in rabbits. Ophthalmic Surg 21:431–434

Sklerafixation der IOL

Sklerafixation – Innenstich versus Außenstich – Eine vergleichende Studie mit Vorstellung einer neuen Technik mit dem Schlaufenfaden

H. Hermeking und E. Gerke

Zusammenfassung: In unserer Klinik wird die Implantation von Hinterkammerlinsen mit transkleraler Fixation seit September 1989 durchgeführt. Es bestehen 3 Hauptindikationen: Aphakie nach intrakapsulärer Cataractextraktion, traumatische Linsenluxation und intraoperative Komplikationen während geplanter extrakapsulärer Chirurgie. Anfänglich benutzten wir die Innenstichtechnik, indem eine Nadel vom Augeninneren durch die Sklera geführt wurde. Dies schloß auch das Verknoten von zwei 9×0-Prolene-Fäden an der Haptik einer one-piece-Intraokularlinse ein. Dieses Verfahren stellte sich als sehr zeitaufwendig und technisch schwierig heraus. Darüber hinaus beobachteten wir eine beträchtliche Anzahl von Kurzzeitkomplikationen, wie corneale Reaktion, protrahierte Entzündungen und Glaskörperblutungen.

In der vorliegenden Publikation führen wir zwei grundsätzliche Modifikationen ein:

- mit dem Prolene-Schlaufenfaden wird eine knotenfreie und einfache Verankerung an der Haptiköse einer Linse ermöglicht. Der Schlaufenfaden ist speziell für diesen Zweck entworfen. Eine zeitaufwendige Verknotung erübrigt sich, die transklerale Fixation ist zudem durch eine doppelte Fadenführung zusätzlich gesichert.
- Skeraltaschen in der 3.00 h und 9.00 h Position ermöglichen das Versenken der Prolene-Fäden, indem in der Basis der Tasche die Außenstichführung angelegt wird. Die Außenstichführung geschieht über eine Kanüle, vom Augeninneren wird die Kanüle dann mit der Nadel des Prolene-Schlaufenfaden gefüttert, danach wird die Kanüle der Nadel des Prolene-Schlaufenfadens behutsam nach außen geführt.

Unsere bisheringen Ergebnisse mit diesen Modifikationen, die Material und Technik betreffen, sind sehr positiv. Die Komplikationen, die der transskleralen Fixation einer Hinterkammerlinse anglastet werden können, konnten damit beträchtlich verringert werden. Dies wird dargestellt mit den hauptsächlichen postoperativen Komplikationen, differenzierte Aussagen über die postoperativen Komplikationen werden in Kürze publiziert.

Summary. In our clinic the implantation of posterior chamber intraocular lenses (PC-IOL) with transscleral fixation is used since September 1989. There are 3 main indications: aphakia after intracapsular cataract extraction, traumatic cataract, and intraoperative complications during planned extracapsular surgery. In our initial cases the needle was passed through the sclera from inisde the eye (ab interno technique). This included knotting of two prolene sutures on the haptic of the PC-IOL, and turned out to be time consuming and quite difficult. Moreover we noticed a considerable rate of short-term complications, e. g. corneal haze, prolonged inflammation, an vitreous hemorrhage. In the present paper we introduce two principal modifications. Firstly the loops of the PC-IOL are provided with a hole, which allows easy fixation of a prolene loop suture especially designed for this purposes. Thus the time consuming knotting is no longer necessary.

Secondly the transscleral suturing is performed ab externo by piercing the sclera with a cannula at the base of the scleral pocket incisions in the 3 and 9 o'clock positions. The needle of the loop suture is inserted into the cannula, which is then gently retracted.

Our preliminary results with these modifications are encouraging. The complications related to transscleral fixation of a PC-IOL could be significantly reduced.

A controlled clinical study comparing our modified technique with the conventional ab interno-technique is currently being carried out.

Methode und Operationstechnik

Seit 2 1/2 Jahren werden in unserem Hause alle Augen, bei denen eine anatomische Halterung für eine Hinterkammerlinse fehlt, operativ einheitlich mit der transskleralen Verankerung einer Hinterkammerlinse versorgt. Die Indikationsstellung läßt sich dabei in 3 Gruppen unterteilen: aphake Augen, bei denen primär eine intrakapsuläre Katarakt-Extraktion vorgenommen worden war, Augen mit Subluxation oder Luxation der Linse nach Trauma und Augen, bei denen durch eine intraoperative Zonulolyse oder Kapsulotomie die übliche Implantation einer Hinterkammerlinse nicht mehr möglich war.

In der Literatur werden für die Sklerafixation von Hinterkammerlinsen zahlreiche Operationstechniken angeführt [2–4, 7–9]. Sie lassen sich trotz unterschiedlichster Techniken in 2 Gruppen unterteilen:

- der transklerale Stich wird über die Inzision vom Augeninneren geführt, im folgenden mit Innenstichgruppe bezeichnet.
- ein transkleraler Außenstich führt zur transkleralen Verankerung, im folgenden Außenstichgruppe genannt.

Unser Patientenkollektiv wurde sowohl mit der Innenstichtechnik als auch mit der Außenstichtechnik operiert, wobei die Innenstichtechnik später zugunsten der Außenstichtechnik verlassen wurde. Gleichzeitig bestand die Zielsetzung, durch angepaßtes Material die Operationszeit zu verkürzen, die Technik zu vereinfachen und damit das operative Trauma zu minimieren.

Zur Technik

Allen Eingriffen war gemeinsam, daß eine je nach Erfordernissen mehr oder weniger ausgiebige vordere Vitrektomie durchgeführt wurde. Des weiteren erfolgte bei allen Eingriffen die transklerale Verankerung bei 3.00 und 9.00 h.

Zur Innenstichgruppe: Hier wurde anfänglich sehr aufwendig die Verknotung an einer zunächst nicht mit einer Öse versehenen Haptik durchgeführt. Dabei wurde jede Haptik jeweils mit einer Prolenenaht verknotet, die mit einer gebogenen CIF-4-Nadel armiert war. Die derart mit Fäden versehene Intraokularlinse wurde dann über die Inzision per Innenstich nach skleral verankert, die Verknotung erfolgte unter einen Skleraldeckel. Diese Technik wurde in der weiteren Anwendung durch die Einführung einer Haptiköse etwas erleichtert.

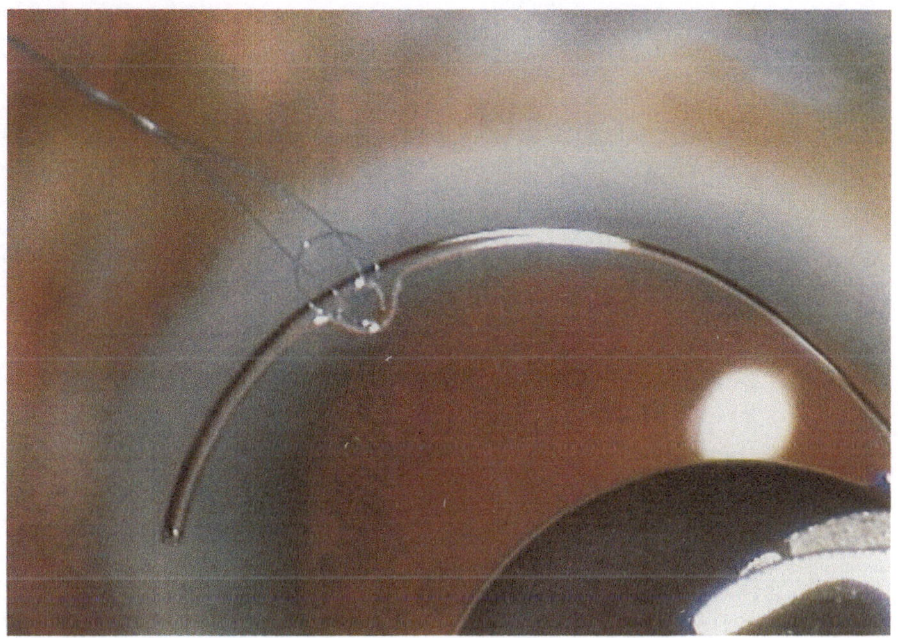

Abb. 1. Die typische Konfiguration des Schlaufenfadens nach Armierung einer one-piece-PMMA-Linse mit Haptiköse (PC 279W Fa. Polytech)

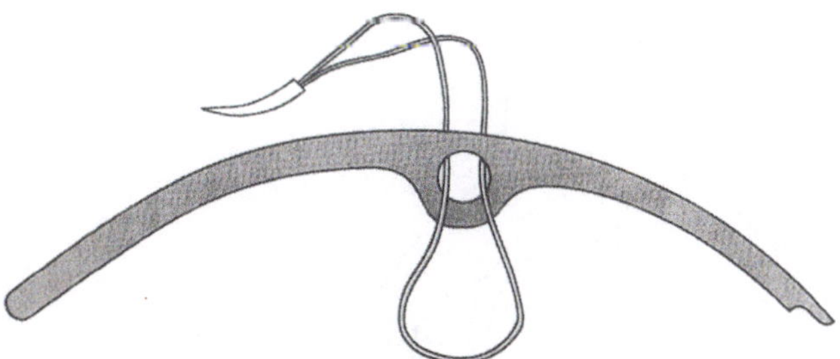

Abb. 2. Prinzip des 10×0-Prolene-Schlaufenfadens: Einlegen in die Haptiköse

Zur Außenstichtechnik

Bei ihrer Entwicklung stand die Idee im Vordergrund, die komplizierte Verknotung von Linsenhaptik und Faden überflüssig zu machen und stattdessen eine unkomplizierte und schnelle Aufhängung des Fadens an der Haptik zu finden. Die Lösung dieses Problems ist der Prolene-Schlaufenfaden, der mit einer einzigen Nadel armiert ist (Abb. 1–3). Eine am Scheitelpunkt der Haptik sitzende

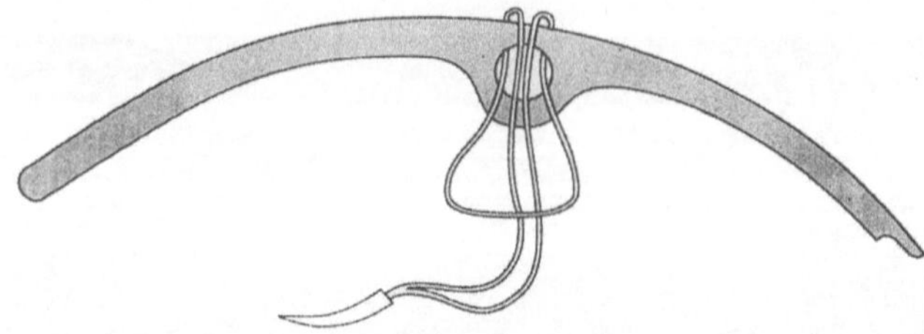

Abb. 3. Prinzip des Schlaufenfadens: Durchziehung der Fadenarmierung durch die Fadenschlaufe

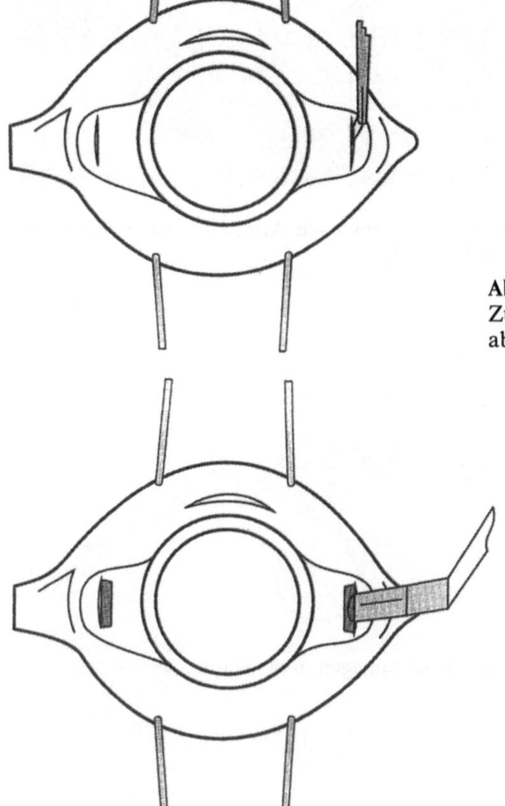

Abb. 4. Anlegen einer skleralen Tasche: Zunächst Vorritzung in 3 mm Limbusabstand

Abb. 5. Anlegen einer skleralen Tasche: Mit dem Lamelliermesser wird bis ca. 1 mm Limbusabstand eine 2 mm tiefe Tasche präpariert

Öse erleichtert und sichert die Verankerung des Prolene-Schlaufenfadens. Ausgehend von diesem Fadenkonzept wurde eine Technik entwickelt, die den Außenstich imitiert (Abb. 4–8).

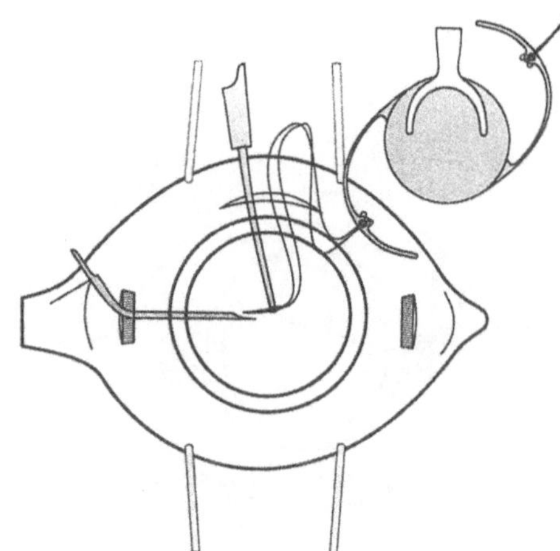

Abb. 6. Nach Durchstechung der Basis der Skleratasche in ca. 1 mm Limbusabstand wird die Kanüle mit der Nadel des Schlaufenfadens vom Augeninneren gefüttert

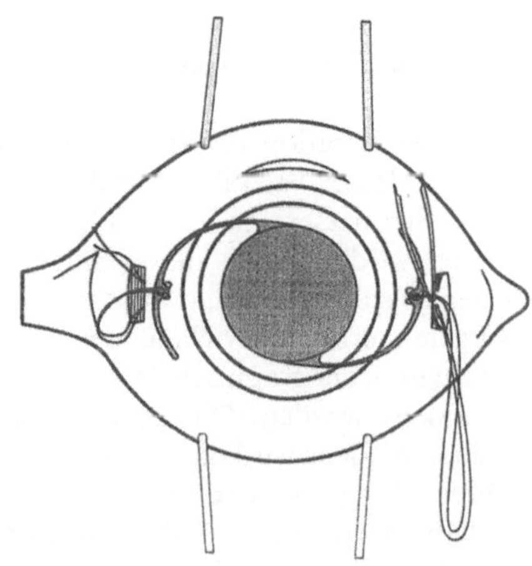

Abb. 7. Nachdem der Schlaufenfaden transskleral liegt und die Linse implantiert ist, wird mit der Nadel des Schlaufenfadens die Sklera in der Tasche limbusparallel nochmals aufgenommen

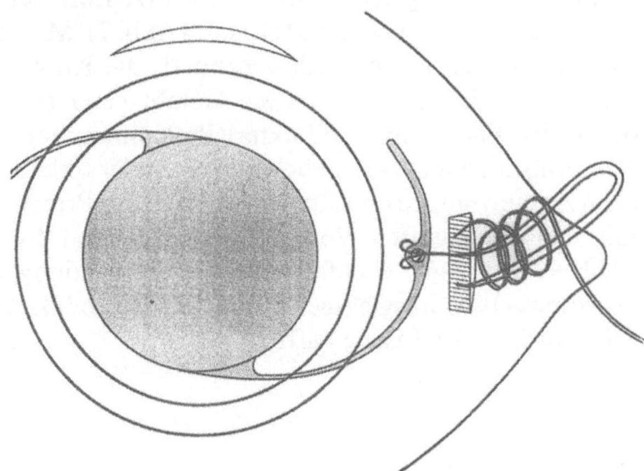

Abb. 8. Die auf diese Weise entstandene Schlaufe wird 3fach verknotet und in die Tasche versenkt

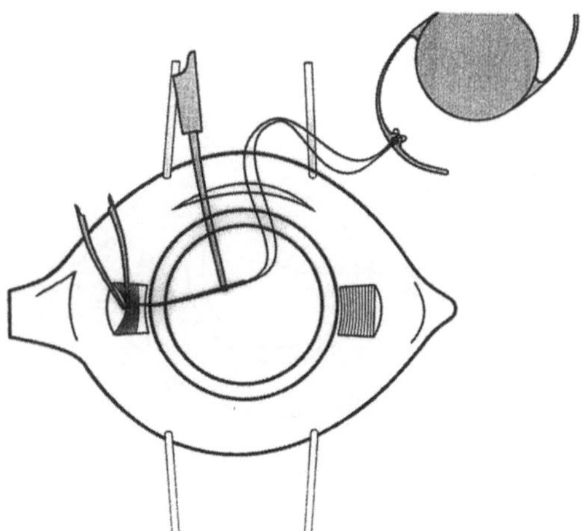

Abb. 9. Die Anwendung des Prolene-Schlaufenfadens und damit Nutzung seiner Vorteile ist auch für die Innenstichtechnik von Vorteil. Bei der Innenstichtechnik empfiehlt sich eine ausgiebige Präparation der Skleraltasche, um sicher zu gehen, daß die Nadel in die Tasche mündet. Natürlich ist bei der Innenstichtechnik eine Armierung mit einer längeren Nadel von Nöten

Zur Technik im einzelnen

Nach Präparation von Bindehaut und Sklera wird in 3 mm Limbusabstand mit einem Messer skleral vorgeritzt, um danach diese Vorritzung mit Hilfe eines Lamelliermessers zu einer skleralen Tasche von ca. 2 mm Tiefe zu erweitern. Später wird die Basis dieser Skleratasche in etwa 1 mm Limbusabstand [1] mit einer speziellen Kanüle durchstochen, um danach die so liegende Kanüle im Augeninnern mit der Nadel des Schlaufenfadens zu füttern. Der Schlaufenfaden ist zuvor in der graphisch dargestellten Weise (Abb. 2 u. 3) an der Haptik der Linse verankert worden. Die über die Inzision in die Kanüle gefütterte Nadel des Schlafenfadens wird dann mittels der Kanüle unkompliziert nach außen geführt. Dieser Vorgang wird natürlich auf der jeweils gegenüberliegenden Seite in beschriebener Weise wiederholt. Der Schlaufenfaden liegt nun bds. derart, daß er durch die Basis der Skleratasche durch die Sklera durchtritt. Nach Implantation und Positionierung der one-peace-PMMA-Linse wird der Schlaufenfaden in der Tasche mittels Stich nochmals fixiert (Abb. 7). Mit der derart gebildeten Schlaufe wird der Faden letztendlich verknotet, die Knotung wird dabei in die Tasche versenkt (Abb. 8). Damit ist die Gefahr einer transskleralen Dochtwirkung [6] durch den Faden für eine bakterielle Kontamination aufgehoben, die Skleratasche erübrigt ein zuzsätzliches Vernähen der Sklera und bedeutet somit zusätzlichen Zeitgewinn. Grundsätzlich läßt sich das Prinzip des Schlaufenfadens und die mit ihm verknüpften Vorteile auch bei dem Innenstichverfahren anwenden (Abb. 9). Dies gilt ebenfalls für die Anwendung der Skleratasche, die dann allerdings etwas ausgiebiger präpariert sein muß, damit der von innen geführte Stich auch in die Tasche trifft.

Klinische Ergebnisse

In dieser Studie gehen die ersten 100 Patienten ein, die mit sklerafixierter Hinterkammerlinse versorgt wurden. Bei den hier angeführten Befunden beträgt die mittlere Beobachtungszeit 13 Monate. Die ersten 40 Patienten wurden ausschließlich mit der Innenstichtechnik operiert, bei den restlichen 60 wurde die Außenstichtechnik angewandt. An dieser Stelle sei nun die Komplikationen der operativen Frühphase, die die ersten 14 Tage nach dem Eingriff umfaßt, angeführt (Tabelle 1 und 2). Wird diese Frühphase differenziert nach Innen- und Außenstich, sowie es hier vollzogen wurde, so fallen die zahlreichen Befunde in der operativen Frühphase der Innenstichgruppe besonders auf. Hier stehen insbesondere die Hornhautreaktionen und iritischen Reaktionen im Vordergrund.

Positiv hebt sich dagegen die Außenstichgruppe ab, hier waren Frühkomplikationen ausgesprochen selten zu verzeichnen, leichte iritische Reaktionen gab es in 3 Fällen, passagere Hypotonie mit Chorioidalablatio in zwei Fällen und in einem Fall eine leichte Glaskörpereinblutung, die sich ausgesprochen rasch resorbierte. Sie war durch eine Blutung aus dem Inzisionsbereich intraoperativ zustande gekommen. Die fehlenden Hornhautreaktionen in dieser Gruppe sprechen für

Tabelle 1. Komplikationen nach sklerafixierter HKL-Implantation (n = 40) 14 Tage post operationem

Innenstich	
- Hornhautreaktion	13
- iritische Reaktionen	4
- Irisverziehungen	4
- Hypopyoniritis mit Uveitis	2
- Hyphaema	4
- Pseudophakosdezentrierung	1
- Hypotonie mit Chorioidalablatio	3
- Glaskörpereinblutung	2

Tabelle 2. Komplikationen nach sklerafixierter Hinterkammerlinsenimplantation (n = 60) 14 Tage post operationem

Außenstich	
- Hornhautreaktion	0
- iritische Reaktionen	3
- Hypopyonirits	0
- Irisverziehungen	0
- Hyphaema	6
- Pseudophakosdezentrierung	0
- Hypotonie mit Chorioidalablatio	0
- Glaskörpereinblutung	1

Tabelle 3. Komplikationen nach sklerafixierter Hinterkammerlinsenimplantation (n = 40) (Spätphase, 3 Monate post operationem)

Innenstich	
– protrahierter intraokularer Reizzustand	2
– Hypopyonirits	2
– Iritisrezidiv	1
– zystoides Makulaödem	2
– in Resorption befindliche GK-Einblutung	2
– Netzhautablösung mit atypischem NH-Riß	1
– Zentralvenenthrombose	1

Tabelle 4. Komplikationen nach sklerafixierter Hinterkammerlinsenimplantation (n = 60) (Spätphase, 3 Monate post operationem)

Außenstich	
– Iritis (Rezidiv)	1

eine besonders schonende operative Vorgehensweise. Ein weiterer Index für eine atraumatische Technik mag auch darin zu sehen sein, daß die iritischen Reaktionen gegenüber der Vergleichsgruppe des transskleralen Innenstiches erheblich reduziert war. Lediglich in 3 Fällen war hier ein stärkerer intraokularer Vorderkammerreizzustand in Form von Zellen und Tyndall zu beobachten. In keinem Falle war eine fibrinöse Reaktion zu verzeichnen. In beiden Gruppen war in einer geringen Fallzahl passager eine Hypotonie mit Chorioidalablatio zu verzeichnen, nämlich 3 in der Innenstichgruppe sowie 2 in der Außenstichgruppe.

Ein noch größerer Unterschied, was Häufigkeit und Schweregrad der postoperativen Komplikationen anbetraf, war bei beiden Gruppen in der postoperativen Spätphase zu beobachten (Tabelle 3, 4).

In der Innenstichgruppe fielen hier 2 Patienten mit protrahiertem intraokularen Reizzustand auf, der erst unter entsprechender antiphlogistischer Therapie langsam verschwand. Zwei andere Patienten entwickelten erst 3 Monate nach dem Eingriff eine Hypopyoniritis. Ein weiterer Patient der Innenstichgruppe zeigte in der Spätphase ein Iritisrezidiv. Bei zwei Patienten wurde ein fluoreszenzangiographisch gesichertes zystoides Makulaödem gesehen. Des weiteren vollzog sich in 2 Fällen eine nur langsame Resorption einer schon in der Frühphase vorhandenen Glaskörpereinblutung. Besonders eklatant erscheint uns unter diesen 40 Fällen des Innenstichkollektivs das Auftreten einer Netzhautablösung mit atypischem Netzhautriß sowie in einem Fall Auftreten einer Zentralvenenthrombose.

Dagegen waren in der postoperativen Spätphase der Außenstichgrupe so gut wie keine Komplikationen zu verzeichnen. Hier war nur in einem Fall bei in der frühen postoperativen Phase fehlender iritischer Reaktion eine Iritis beobachtet worden; bei diesem Patienten waren auch präoperativ Iritiden bekannt.

Im Rahmen dieser Publikation wurde bewußt bei der Auflistung von Komplikationen auf die Heterogenität der Indikationsgruppen nicht eingegangen.

Diskussion

Inwieweit die Komplikationen im einzelnen nun wirklich der jeweiligen Technik anzulasten sind, soll an dieser Stelle nicht erörtert werden. Zweifelsfrei ist jedoch die Häufigkeit und auch die Schwere der Befunde der Innenstichgruppe massiv. Ähnliche Komplikationen sind auch in der Literatur angegeben [2, 5, 7], eine Endophthalmitis [6] trat in unserem Patientengut jedoch nicht auf, wohl aufgrund der skleralen Versenkung des Prolenefadens.

Hervorzuheben ist bei unseren Befunden insbesondere das Auftreten einer Netzhautablösung mit atypischem Netzhautriß in der Innenstichgruppe. Obwohl wie erwähnt hier nicht in aller Ausführlichkeit die postoperativen Probleme nach Sklerafixation differenziert werden sollen, so wird durch die vorliegende Aufschlüsselung jedoch schon deutlich, daß die sklerale Verankerung einer Linse über den blinden retropupillaren Innenstich mit erheblichen Problemen belastet ist. Die Vielzahl an cornealen Reaktionen in der Frühphase beispielsweise sprechen schon für ein erheblich größeres Trauma bei Anwendung des Innenstiches. Diese Reaktionen erklären wir durch die technisch nicht ganz einfach zu erreichende Position des skleralen Durchstiches. Dies ist sicher bedingt durch den Umstand, daß die Bewegungsfreiheit, die für den Innenstich erforderlich ist, zum einen durch die Inzision und zum anderen durch die räumlichen Verhältnisse in der Vorderkammer bzw. im Retropupillarraum erheblich eingeschränkt ist. Durch Änderung der Nadelkonfiguration lassen sich diesbezüglich nur minimale Erleichterungen erzielen. Die Nähe der Netzhaut und unsere Beobachtung einer Netzhautablösung mit atypischem Netzhautriß führen uns neben den anderen Befunden zu der Folgerung, daß die sklerale Verankerung einer Linse mittels blindem retropupillarem Innenstich mit bedenklichen Komplikationen einhergehen kann. Wir haben diese Technik deshalb völlig verlassen und halten den Innenstich nur dann für erlaubt, wenn er endoskopisch kontrolliert erfolgt. Inwieweit der endoskopisch geführte Innenstich bessere Ergebnisse liefert, können wir mit unseren Ergebnissen noch nicht belegen.

Ausgeprochen positive Erfahrungen haben wir dagegen mit der imitierten Außenstichmethodik, wie sie eingangs geschildert wurde, gemacht. Unter den 60 Fällen, die mit dieser Methode versorgt wurden, wurde in keinem Falle weder operativ noch postoperativ eine ernste klinische Komplikation notiert. Im Zentrum dieser Außenstichmethode steht der Prolene-Schlaufenfaden, mit dessen Anwendung erhebliche Zeitersparnis und damit eine Reduktion des Operationstraumas verbunden ist. Bei der mit ihm entwickelten imitierten Außenstichmethodik wurde darauf geachtet, daß die technische Durchführung soweit wie möglich vereinfacht wurde. In einem Prozent der Fälle kam es bei dem Außenstichverfahren zu einer klinisch unbedeutenden passageren Hypotonie mit Chorioidalablatio. Sie war jeweils am 4. postoperativen Tag verschwunden. Wir führten diese weniger auf eine ciliare Reaktion zurück als vielmehr auf eine ausgiebige Vitrektomie, die in allen diesen Fällen operativ über die Incision durchgeführt worden war. Ob wir mit dieser Interpretation richtig liegen, werden wir erst nach größerer Fallzahl und Vergleich eines Patientenkollektivs mit endoskopisch geführtem Innenstich und gezielter Sulcus-Implantation beantworten können. Beachtenswert ist unserer Meinung die Tatsache, daß keine nennenswerten bzw. klinisch bedeutsamen Komplikationen mit der imitierten Außenstichtechnik verzeichnet wurden. Die Anwendung des Schlaufenfadens und das von ihm abgeleitete Außenstichverfahren ist nach unseren Erfahrungen ein ausgesprochen atraumatischer und erfolgsversprechender Eingriff zur optischen Rehabilitation.

Literatur

1. Duffey RJ, Holland EJ, Agapitos PJ, Lindstrom RL (1989) Anatomic study of transsclerally sutured intraocular lens implantation. Am Ophthalmol 108:300–309
2. Grehn F (1989) Hinterkammerlinsenimplantation mit Nahtfixation im Sulkus. Mittelfristige Ergebnisse. In: Freyler H, Skorpik C, Grasl M (Hrsg) 3. Kongreß der deutschen Gesellschaft für Intraocularlinsen-Implantation. Springer, Berlin Heidelberg New York Tokyo, S 223–228
3. Hu BV, Skin DH, Gibbs KA, Hong YJ (1988) Arch Ophthalmol 106:416–420
4. Mannarino AP, Hannush SP (1990) A new technique for transscleral fixation of a posterior chamber intraocular lens in the absence of capsular support during penetrating keratoplaty. Refract Corneal Surg 6:353–356
5. Price FW Jr, Whitson WE (1990) Suprachoroidal hemorrhage after placement of a scleralfixated lens. J Cataract Refract Surg 16:514–515
6. Schechter RJ (1990) Suture-wick endophthalmitis with sutured posterior chamber infraocular lenses. J Cataract Refract Surg 16:755–756
7. San HA, Smith PW (1990) Current trends in suture fixation of posterior chamber intraocular lenses. Ophthalmic Surg 21:689–695
8. Smiddy WE, Sawusch MP, O-Brien TP, Scott DR, Huang SS (1990) Implantation of scleral fixated posterior chamber intraocular lenses. J Cataract Refract Surg 16:691–696
9. Stark WJ, Gottsch JD, Goodmann DF, Goodmann GL, Pratzer K (1989) Posterior chamber intraocular lens implantation in the absence of capsular support. Arch Ophthalmol 107:1078–1083

Sklerale Nahtfixation von Hinterkammerlinsen – Technik und Ergebnisse

W. Daus, M. Tetz, P. Buschendorff und H. E. Völcker

Zusammenfassung. Im Zeitraum von 7/90 bis 2/92 wurde bei 27 Augen von 26 Patienten (Durschschnittsalter 63 Jahre) eine skleranahtfixierte Hinterkammerlinsenimplantationen (HKL) vorgenommen. Bei 8 Augen wurde die Linsenimplantation mit und bei 19 Augen ohne gleichzeitige perforierende Keratoplastik durchgeführt. Intraoperativ wurden stets lamelläre Sklerataschen präpariert, in denen die Proleneknoten eingebettet wurden, mit dem Ziel der Infektionsprophylaxe zur Vermeidung einer möglichen Fadendochtwirkung. Nach vorderer Vitrektomie wurden bei geplanter Linsenimplantation ohne Keratoplastik prolenearmierte Fäden von außen nach innen gestochen, sodaß die Vorderkammer geschlossen blieb und der vordere Augenabschnitt durch Deformierung kaum traumatisiert wurde. Bei gleichzeitiger Keratoplastik wurden die prolenearmierten Nadeln über die Trepanationsöffnung von innen nach außen gestochen.

Postoperativ verbesserte sich die Sehschärfe bzw. blieb unverändert bei 26 der 27 operierten Augen (96%). Intraoperativ kam es einmal zu einer Blutung aus dem Ziliarkörper mit Spontanresorption. 2 Augen entwickelten eine vorübergehende Fibrinreaktion. Bei 4 Augen war postoperativ ein Glaskörperstrang in der Vorderkammer beobachtbar. Während einer Nachbeobachtungszeit von durchschnittlich 1 Jahr (+/−4,8 Monate) traten keine ernsten Komplikationen auf. Alle Linsen waren ausreichend zentriert. Die skleranahtfixierte HKL-Implantation führte in der vorliegenden Patientengruppe zu mittelfristig günstigen Resultaten. Längerfristige Nachuntersuchungen sind erforderlich, um die Langzeitstabilität der Nahtfixierung und Inzidenz der postoperativen Amotio retinae und eines späten cystoiden Maculaödems zu beurteilen.

Summary. We report on 27 eyes of 26 patients that underwent implantation of an intrasclerally fixated posterior chamber lens (IOL). Eight eyes had a simultaneous perforating keratoplasty. In all eyes skleral pockets were prepared to bury the prolene knots in order to prevent suture wick infections.

Following anterior vitrectomy, with intrasclerally fixated IOL's in cases without keratoplasty the needle was directed from the outside to inside. Thus significant deformation of the globe was avoided. With an open system in cases with keratoplasty, the technique was inversed with stitches from the inside to the outside. Visual acuity improved or remained stable in 26 eyes (96%). There was one self-limiting intraoperative hemorrhage from the ciliary body. Two eyes showed a transient fibrin reaction. Despite the fact that vitrectomy was performed in all eyes postoperatively a small vitreous strand in the anterior chamber of 4 eyes was noted. During the follow-up of 12 (+/−4.8) months no IOL-related complications were observed and the IOL's were sufficiently centered. During our intermediate follow-up overall results were encouraging. Longer follow-ups will be necessary to judge upon the long term stability and incidence of complications such as retinal detachment and CME.

Einleitung

Im allgemeinen ist die intakte hintere Linsenkapsel die anatomische Voraussetzung für eine sichere Implantation einer Hinterkammerlinse. Fehlt die hintere Linsenkapsel ganz oder teilweise, so stehen bei geplanter Linsenimplantation alternative Techniken zur Verfügung. Diese umfassen z. B. die Implantation einer kammerwinkelgestützten Vorderkammerlinse, sowie die Implantation einer Hinterkammerlinse (HKL) entweder nahtfixiert an der Irisrückfläche oder nahfixiert in der Sklera. Bei ausreichenden Kapselresten ist auch die gezielte Sulcusimplantation einer HKL möglich. Als nicht bulbuseröffnender Eingriff steht zur Aphakiekorrektur auch die Epikeratophakie zur Verfügung. Die transskleral durch Sulcusnähte fixierte HKL-Implantation ist eine technisch und zeitlich aufwendige Operationsmethode, weil unter anderem in der Regel eine vordere Vitrektomie sowie das Vorlegen von Prolenefäden transskleral notwendig sind. Nachfolgend wird auf die Indikationen, die Techniken sowie die Operationsergebnisse dieser Methode bei 27 konsekutiv operierten Augen eingegangen.

Patienten und Methodik

Patienten

Es wird über 27 Augen bei 26 Patienten (19 Frauen und 8 Männer) mit einem Durchschnittsalter von 63 Jahren berichtet, bei denen im Zeitraum 7/90 bis 2/92 eine nahtfixierte HKL-Implantation vorgenommen wurde. Bei 8 Patienten (8 Augen) wurde die skleranahtfixierte HKL-Implantation mit gleichzeitiger perforierender Keratoplastik vorgenommen. Letztere war bei 7 Augen notwendig wegen einer pseudophaken bullösen Keratopathie und bei einem Auge wegen monokularer Diplopie und gesteigerter Blendungsempfindlichkeit durch eine traumatisch bedingte zentrale Hornhautnarbe mit i.c. Aphakie. Bei 4 dieser 8 Augen wurde gleichzeitig eine Vorderkammerlinse explantiert, die restlichen Augen waren zum Zeitpunkt der Operation i.c. aphak. Bei 18 Patienten (19 Augen) wurde eine skleranahtfixierte HKL-Implantation ohne perforierende Keratoplastik durchgeführt. Bei 16 Augen handelte es sich um eine sekundäre HKL-Implantation (8 Augen mit i.c. Aphakie, 5 Augen mit spontaner Dislokation der HKL bei Kapsel- und/oder Zonuladefekten). Ein Auge wies eine traumatische Luxation der HKL in die Vorderkammer auf, bei 2 Augen handelte es sich um eine traumatische Luxation der eigenen Linse. Bei 3 Augen wurde die sulkusnahtfixierte HKL-Implantation unmittelbar nach Auftreten einer Kapselruptur bei geplanter ECCE mit HKL-Implantation durchgeführt.

Operationstechnik und perioperative Therapie

Das operative Vorgehen orientierte sich daran, ob die skleranahtfixierte HKL-Implantation mit oder ohne gleichzeitige Keratoplastik vorgenommen wurde. Bei beiden Varianten wurden lamelläre Sklerataschen in einem Limbusabstand von 0,5–1,0 mm präpariert, bevor die Augen über einen Corneoskleralschnitt oder die Hornhauttrepanation eröffnet wurden. Die Sklerataschen wurden gegenüberliegend im schrägen Meridian angelegt.

Bei der sulcusnahtfixierten HKL-Implantation *mit perforierender Keratoplastik* erfolgte nach Taschenpräparation, Hornhauttrepanation und evtl. Entfernung einer Vorderkammerlinse eine open-sky-Vitrektomie mit der Weckerschere und einem Klöti-Vitrektomiegerät. Anschließend wurde je ein Prolenefaden mit langer Nadel (Ethicon CIF-4 oder STC-6) vom Augeninneren nach Entlangführen der Nadelspitze hinter der Iris durch die sklerale Grundlamelle der Skleratasche nach außen gestochen. Die Enden der Prolenefäden wurden an die Linsenbügel geknotet und eine 3-Stück-Hinterkammerlinse mit 6.5 mm biconvexer PMMA-Optik und Prolenehaptiken implantiert. Das äußere Ende des Prolenefadens wurde mit einer „ledigen" Nadel durch die sklerale Grundlamelle geführt und mit einer Schlaufe auf der Lamelle verknotet. Nach Beschichtung der HKL-Vorderfläche mit Healon folgte das Einnähen des Hornhauttransplants mit fortlaufender 10/0-Naht. Die lamellären Skleradeckel wurden mit einer 10/0-Nylonnaht verschlossen.

Bei der sulcusnahtfixierten HKL-Implantation *ohne perforierende Keratoplastik* wurde nach Taschenpräparation, und ggf. Entfernung einer luxierten Linse eine Vitrektomie mit der Weckerschere und dem Klöti-Vitrektomiegerät vorgenommen. Anschließend wurde je ein Prolenefaden pro Skleratasche mit langer Nadel von außen durch die sklerale Grundlamelle eingestochen und durch die gegenüberliegende periphere Hornhaut ausgestochen (Abb. 1). Nach Entfernung der Nadel ließ sich das Fadenende mit einem Irishäkchen aus der Vorderkammer durch den Corneoskleralschnitt nach außen ziehen. Die Enden der Prolenefäden wurden an die Linsenbügel geknotet und oben genannte HKL nach Gabe von Healon in die Hinterkammer implantiert. Nach Verschluß des Corneosklera-

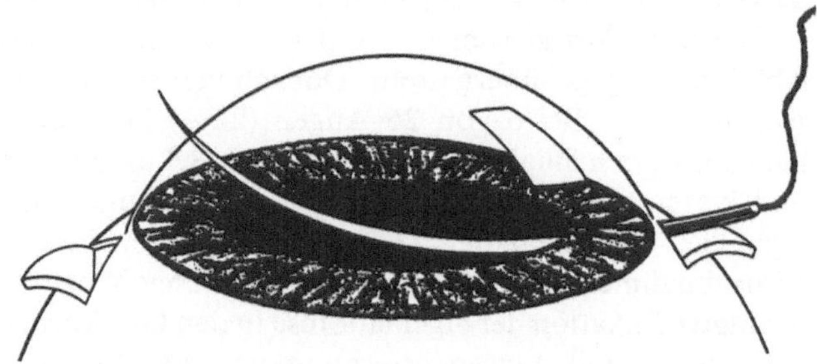

Abb. 1. Nach Präparation lamellärer Sklerataschen und vorderer Vitrektomie wurde die prolenearmierte Nadel durch die sklerale Grundlamelle eingestochen und durch die periphere Hornhaut ausgestochen (Aus Daus et al. [5])

schnitts konnten die lamellären Skleradeckel mit einer 10/0-Nylonnaht verschlossen werden. Als chirurgische Variante wurde bei den zwei zuletzt operierten Augen der Prolenefaden anstatt mit langer Nadel kanülengeführt in die Vorderkammer eingebracht. Dazu wurde der Prolenefaden in eine 21-gauge-Kanüle eingeführt, die Kanüle durch die sklerale Grundlamelle von außen nach innen eingestochen und das Fadenende mit einer Pinzette durch den Corneoskleralschnitt nach außen geführt.

Am Ende der Operation erfolgte eine subconjunctivale Injektion von 10 mg Gentamycin und 4 mg Dexamethason, gefolgt von der Gabe von 2%-Pilocarpin-Augensalbe. Alle Patienten erhielten perioperativ 0.8 bis 1.5 mg Dexamethason pro kg Körpergewicht und 500 mg Acetazolamid. Postoperativ wurde die systemische Dexamethasongabe in absteigender Dosierung für 5–7 Tage fortgesetzt. Eine lokale Steroidapplikation erfolgte für mindestens 4 Wochen.

Ergebnisse

Intraoperativ kam es einmal zu einer Blutung aus dem Ziliarkörper, die sich am 4. postoperativen Tag spontan resorbiert hatte. Während der frühen postoperativen Phase von 5–10 Tagen gestaltete sich der postoperative Heilverlauf bei allen Augen mit sulcusnahtfixierter HKL-Implantation und gleichzeitiger perforierender Keratoplastik (8 Augen) ohne Komplikationen. Bei den 19 Augen mit sulcusnahtfixierter HKL-Implantation ohne gleichzeitige perforierende Keratoplastik kam es bei 2 Augen zu einer frühpostoperativen fibrinösen Entzündung, die sich unter lokaler und systemischer Cortisonbehandlung zurückbildete. Insgesamt fand sich bei 4 Augen bei der Spaltlampenuntersuchung ein Glaskörperstrang in der Vorderkammer (je 2× nach gleichzeitiger perforierender Keratoplastik und 2× nach alleiniger nahtfixierter HKL-Implantation).

Im postoperativen Verlauf kam es bei einer durchschnittlichen Nachbeobachtungszeit von 1 Jahr (+/− 4,8 Monate) zu keinen Problemen, die durch die nahtfixierte Hinterkammerlinse verursacht waren. Bei einer Patientin war 1 Jahr postoperativ der obere Knoten des Prolenefadens unter der Bindehaut erkennbar. Alle nahtfixierten Linsen waren in der optischen Achse ausreichend zentriert. Subjektiv klagte keiner der Patienten über Halos oder monokulare Diplopien.

Die best korrigierten prä-und postoperativen Sehschärfeergebnisse sind in Abbildung 2 gegenübergestellt. Danach verbesserte sich der Visus bei 20 von 27 Augen (74%). Bei 6 von 26 Augen (22%) blieb der Visus konstant. Hierbei handelte es sich 5mal um Augen mit einer Sekundärimplantation bei i.c. Aphakie und klarer Hornhaut und einmal um das Auge mit Hornhautnarbe und i.c. Aphakie. Bei einem der 27 operierten Augen kam es postoperativ zu einer Visusabnahme. Diese Patientin erlitt an diesem Auge 6 Monate nach contusionsbedingter Luxation der eigenen Linse in den Glaskörper und erfolgte pars-plana-Vitrektomie mit Linsenentfernung und nahtfixiertr HKL-Implantation eine erneute Contusio bulbi. Diese Verletzung führte zur Ruptur der Corneoskleralnaht mit Verlust der nahtfixierten HKL und Glaskörperblutung. Daraufhin wurde der Corneoskleralschnitt erneut vernäht und eine erneute Vitrektomie

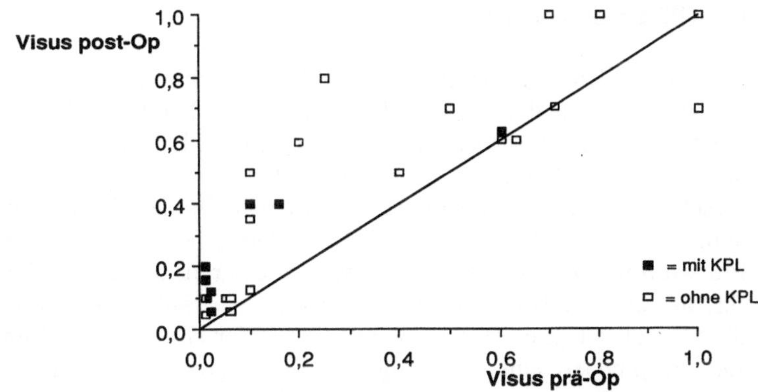

Abb. 2. Korrigierter prä- und postoperativer Visus bei 27 Augen mit skleranahtfixierter HKL-Implantation

vorgenommen. Bei 7 Augen mit postoperativem Visus $\leq 0{,}1$ war die Ursache der reduzierten Sehschärfe ein vorbestehendes cystoides Maculaödem (4 Augen) oder eine altersbedingte Makuladegeneration (3 Augen).

Diskussion

Nach vorliegenden Ergebnissen und nach Mitteilungen anderer Autoren [8–12, 17, 21, 24, 25, 27–30] hat sich die Methode der skleranahtfixierten HKL-Implantation bei Augen mit fehlender oder inkomplett erhaltener Linsenkapsel mittelfristig bewährt. Indikationen für die skleranahtfixierte HKL-Implantation beinhalten die funktionelle Aphakie mit fehlender oder unzureichend erhaltener Linsenkapsel, bei der eine dauerhafte Fixierung einer HKL ohne Naht nicht sicher gewährleistet ist. Auch luxierte eigene Linsen und dislozierte Kunstlinsen können nach Entfernung durch eine skleranahtfixierte HKL ersetzt werden [5, 6].

Eine weitere Indikation beinhaltet die beginnende oder manifeste pseudophake bullöse Keratopathie nach Vorderkammerlinsenimplantation. Weil die alleinige Explantation einer Vorderkammerlinse das Hornhautendothel erneut traumatisiert, sollte bei beginnender pseudophaker bullöser Keratopathie die IOL-Entfernung mit einer perforierenden Keratoplastik kombiniert werden [7]. Zur Aphakiekorrektur bietet sich während desselben Eingriffs die sulcusnahtfixierte HKL-Implantation an. Eine primäre Sulkusnahtfixation ist bei ausgeprägter intraoperativer Zonuladialyse, Kapselruptur oder Kapselverlust bei geplanter ECCE mit HKL-Implantation zu erwägen. Im vorliegenden Patientengut kam es weder intra- noch postoperativ zu ernsten Komplikationen im Zusammenhang mit der skleralen Nahtfixation. Auf Grund dieser und anderer klinischer und histopathologischer Untersuchungsergebnisse sollten die folgenden operativen und perioperativen Besonderheiten beachtet werden [2, 16, 23].

Lamelläre Skleratasche

Die äußeren Knoten der zur Fixierung der Linsenhaptik erforderlichen Prolenefäden sollten intraskleral liegen. Eine episklerale Knotung birgt die Gefahr einer Dochtwirkung mit Fortleitung einer Infektion entlang des transskleralen Stichkanals ins Auge [8, 16, 23]. Ein zweites Risiko bei episkleraler Knotung ist die versehentliche Entfernung des vermeintlichen „Bindehaut oder Sklerafadens" mit dann drohender Luxation der HKL. Diese Risiken lassen sich durch die Präparation lamellärer Skelrataschen reduzieren, die den Proleneknoten intraskleral einbetten. Um die Prolenefäden durch den sulcus ciliaris zu führen, werden die Skleratasche etwa 0,5–1,0 mm hinter der „Blau-Weiß-Grenze" präpariert. Zur Prophylaxe einer Blutung aus dem Ziliarkörper sollte eine möglichst gefäßarme Region bevorzugt werden. Da die vorderen Ziliararterien mit den geraden Augenmuskeln verlaufen, ist die 12-Uhr-, 3-Uhr-, 6-Uhr- und 9-Uhr-Region für die Skleratasche nach Möglichkeit zu meiden. Günstiger ist eine Nahtfixierung im Bereich der schrägen Quadranten.

Vitrektomie

Eine vordere Vitrektomie ist vor der sulcusnahfixierten HKL-Implantation in der Regel erforderlich, um Komplikationen durch Glaskörperstränge in der vorderen und hinteren Augenkammer wie z. B. Keratohyaloideopathie, Sekundärglaukom und Traktionen an der Netzhaut zu vermeiden [5, 6, 28, 29]. Die Vorderkammer, die Pupillarebene und der vordere Glaskörperraum sollten sorgfältig von Glaskörperresten befreit werden. Nach erfolgter HKL-Implantation ist zu prüfen, ob Glaskörper in die Vorderkammer gelangt ist, der zu entfernen ist.

Nahtmaterial, Fadenführung und Befestigung der Linsenhaptik

Meist wird Prolenematerial in der Stärke 9/0 oder 10/0 verwendet. Wegen der langen Strecken zwischen Ein- und Ausstich sind mindestens 16 mm lange Nadeln erforderlich (z. B. CIF-4-Nadel oder STC-6-Nadel der Fa. Ethicon). Zur kanülengeführten Fadenlegung mit diesem Nahtmaterial eignen sich 21-g-Kanülen. Nach Hermeking [12, 13] empfiehlt es sich bei der skleranahtfixierten HKL-Implantation ohne perforierende Keratoplastik, die prolenearmierte Nadel von *außen nach innen* zu stechen. Dazu wird die Nadel durch die sklerale Grundlamelle von außen eingestochen, hinter der Iris entlanggeführt und durch die gegenüberliegende periphere Hornhaut ausgestochen. Vorteil dieser – der „McCannel-Naht" ähnlichen – Methode ist [18], daß die Vorderkammer während der Stichführung durch Einzelknüpftnähte geschlossen ist. Dadurch wird der vordere Ausgenabschnitt durch die geringere Deformierung während der Manipulation mit den relativ langen Nadel weniger traumatisiert [6]. Bei der skleranahtfixierten HKL-Implantation mit gleichzeitiger perforierender Keratoplastik sollte die prolenearmierte Nadel von *innen nach außen* gestochen werden. Nach Entlangführen der

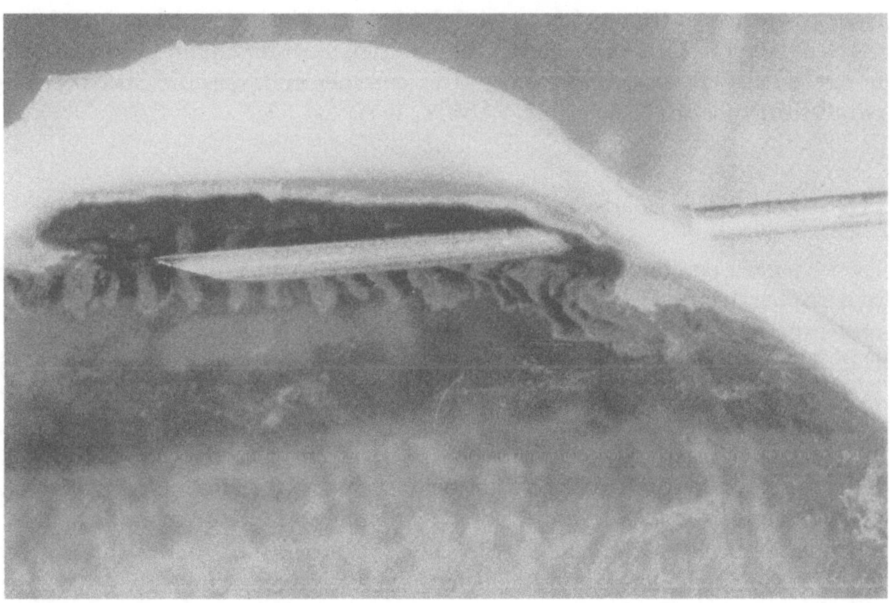

Abb. 3. Unfixiertes humanes Spenderauge 6 Stunden post mortem, zur Veranschaulichung der Technik: Ein Sklera-Ziliarkörperdurchstich von außen mit Stichrichtung parallel zur Irisrückfläche führt zum gewünschten Sulcuseinstich

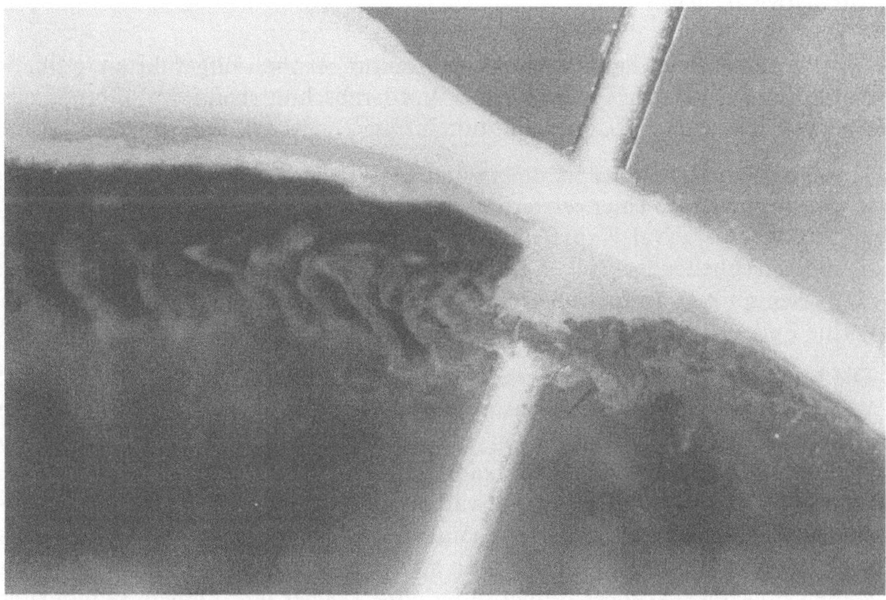

Abb. 4. Bei gleichem äußeren Einstichpunkt wie in Abb. 3 mit Stichrichtung senkrecht zur Sklera kommt es zur Perforation der pars plicata des Ziliarkörpers

Nadelspitze an der Irisrückfläche wird der Sulcus ciliaris erreicht und die Nadel durch die sklerale Grundlamelle der präparierten Skleratasche ausgestochen. Um in den Sulcus ciliaris zu gelangen, ist es entscheidend, daß die Stischführung parallel zur Irisrückfläche erfolgt (Abb. 1, 3, 4).

Fixationsort Sulcus ciliaris

Der sicherste Fixationsort für die Linsenbügel bei fehlender hinterer Linsenkapsel ist der Sulcus ciliaris [1, 14]. Obwohl auch diese Region nicht avaskulär ist, scheint nach experimentellen und klinischen Ergebnissen hier der Kontakt zwischen IOL-Haptiken und uvealen Gefäßstrukturen am ehesten toleriert zu werden [1, 14]. Weil man ohne endoskopische Kontrolle vom Glaskörperraum oder Einsatz von abgewinkelten Spiegeln in der Pupillarebene nicht sicher sein kann, ob die Prolenefäden tatsächlich im Sulcus lokalisiert sind, sollte man die Linse nicht durch Zug an den Prolenefäden positionieren, sondern die Linsenbügel gezielt mit einer Pinzette in den Sulcus implantieren und die Prolenefäden beim Knoten nur leicht anspannen. Tatsächlich belegen klinische und histopathologische Studien, daß sich die Schlaufen häufig nicht am intendierten Fixationsort, dem sulcus ciliaris befinden [2, 16]. Inwieweit histopathologisch beobachtete pseudomembranöse Umwachsungen der Bügel auch bei inkompletter Sulcusfixation und/oder bei fehlender Naht Stabilität gewährleistet, ist unsicher [16].

Alternative Techniken

Die folgenden Techniken zur Aphakiekorrektur bei oben aufgeführten Indikationen kommen – je nach individuellen Vorderabschnittsbefund – alternativ zur skleranahtfixierten HKL-Implantation infrage

1. die Implantation einer kammerwinkelgestützten Vorderkammerlinse (VKL),
2. die Implantation einer retroiridal nahtfixierten HKL,
3. bei intraoperativer Kapselruptur das Anlegen einer hinteren Kapsulorhexis mit anschließender Sulcus-Implantation einer HKL mit Verankerung der Linsenoptik in den peripher erhaltenen Kapselsack, und
4. die Epikeratophakie.

Die Implantation einer kammerwinkelgestützten VKL ist technisch und zeitlich weniger aufwendig als die sulcusnahtfixierte HKL-Implantation. Zu bedenken ist jedoch, daß nach Legler et al. [15] Vorderkammerlinsen im Vergleich zu irisgestützten Linsen und Hinterkammerlinsen in den letzten Jahren der am häufigsten explantierte Linsentyp waren. Hauptgründe für die Explantationen sind nach Legler et al. [15] Hornhautendotheldekompensationen und chronische Entzündungen. Entschließt man sich dennoch zur VKL-Implantation, so sollten Ein-Stück-Vorderkammerlinsen ohne Löcher mit offenen, semiflexiblen Bügeln bevorzugt werden. Die Implantation dieser letzteren kammerwinkelgestützten Intraokularlinsen liefert ebenfalls gute Resultate, und Langzeitbeobachtungen werden letztendlich zeigen, welches Verfahren auf Dauer sicherer ist [1, 15, 22].

Uns erscheint in diesem Zusammenhang beim IOL-Austausch der Zustand des Kammerwinkels der Augen von besonderer Wichtigkeit. Bei deutlich vorgeschädigtem Kammerwinkel mit ausgeprägten Goniosynechien und/oder Sekundärglaukom verbietet sich häufig die Implantation einer VKL. Bei der irisnahtfixierten HKL-Implantation wird die HKL retroiridal mit zwei Nähten an der peripheren Iris angenäht. Auch diese Methode hat sich in mehreren Studien bewährt [11, 26, 31]. Busin et al. [4] beobachteten allerdings in einigen Fällen das Auftreten einer Pseudophakodonesis, die bereits von Binkhorst [3, 7] als hauptsächliche Ursache für einen chronischen Endothelzellverlust angesehen wird, der zur bullösen Keratopathie führen kann. Außerdem ist möglicherweise die Inzidenz eines zystoiden Maculaödems höher [22]. Eine hintere Kapsulorhexis nach intraoperativer Kapselruptur mit anschließender HKL-Implantation in den Sulcus und Fixation der Linsenoptik im peripher erhaltenen Kapselsack kann in geeigneten Fällen ebenfalls zu guten und stabilen Ergebnissen führen [20]. Die Epikeratophakie hat gegenüber allen genannten Verfahren den Vorteil, daß eine Eröffnung des Augapfels bei dieser Methode nicht erforderlich ist [19]. Wenn ein bulbuseröffnender Eingriff aus anderen Gründen notwendig ist, wie z. B. bei Keratoplastik, Linsenluxation oder geplanter Vitrektomie, so bietet sich eine skleranahtfixierte HKL-Implantation an. Auch bei Kapselruptur mit Glaskörpervorfall im Rahmen einer geplanten ECCE mit HKL-Implantation kommt die nahtfixierte HKL-Implantation als eine empfehlenswerte Alternative zur Vorderkammerlinsen-Implantation in Frage.

Die skleranahtfixierte HKL-Implantation führte in der vorliegenden Patientengruppe zu mittelfristig günstigen Resultaten. Längerfristige Nachuntersuchungen sind erforderlich, um die noch bestehenden offenen Fragen, insbesondere hinsichtlich der Langzeitstabilität der Nahtfixierung, Inzidenz einer postoperativen Amotio retinae und eines späten cystoiden Maculaödems zu beantworten.

Literatur

1. Apple DJ, Mamalis N, Olson RJ, Kincaid MC (1989) Intraocular lenses Evolution, Designs, Complications and Pathology. Williams & Wilkins, Baltimore
2. Apple DJ, Price FW, Gwin T, Imkamp E, Daun M, Casanova R, Hansen St (1989) Sutured retropupillary posterior chamber intraocular lenses for exchange or secondary implantation. Ophthalmology 96:1241–1247
3. Binkhorst CD, Loones LH, Nygaard P (1978) Die Bedeutung der Spiegelmikroskopie und -graphie des Hornhautendothels für die Einpflanzung künsticher Augenlinsen. Ber Dtsch Ophthalmol Ges 75:93–103
4. Busin M, Brauweiler P, Böker T, Spitznas M (1989) Complications of sulcus-supported intraocular lenses with iris sutures, implanted during penetrating keratoplasty after cataract extraction. Ophthalmology 97:401–405
5. Daus W, Buschendorff P, Völcker HE (1992) Sklerale Nahtfixation von Hinterkammerlinsen Indikationen, Techniken und Ergebnisse. Ophthalmochirurgie 1:19–30
6. Daus W, Weiß H (1991) Sulcusnahtfixierte Hinterkammerlinsenimplantation bei beidseitiger traumatischer Linsenluxation. Fortschr Ophthalmol [Suppl] 1:122

7. Daus W, Völcker HE, Homberg A (1991) Pathologie des Hornhautendothels bei der bullösen Keratopathie nach Iris-Cliplinsen-Implantation. Klin Monatsbl Augenheilk 199:1–7
8. Duffey RJ, Holland EJ, Agapitos PJ, Lindstrom RL (1989) Anatomic study of transsclerally sutured intraocular lens implantation. Am J Ophthalmol 108:300–309
9. Grehn F (1989) Hinterkammerlinsenimplantation mit Nahtfixation im Sulcus. Mittelfristige Ergebnisse. In: Freyler H, Skorpik C, Grasl M (Hrsg) 3. Kongreß der Deutschen Gesellschaft für Intraokularlinsen-Implantation. Springer, Berlin Heidelberg New York, S 223–228
10. Grehn F, Sundmacher R (1989) Fixation of posterior chamber lenses by transscleral sutures. Techniques and preliminary results. Arch Ophthalmol 107:954–955
11. Hall JR, Muenzler WS (1985) Intraocular lens replacement in pseudophakic bullous keratopathy Trans Ophthal Soc UK 104:541–545
12. Hermeking H, Schmitz P, Gerke E (1991) Sklerafixation von Hinterkammerlinsen. Fortschr Ophthalmol 88:390–392
13. Hermeking H, Gerke E (1992) Sklerafixation – Innenstich versus Außenstich. Eine vergleichende Studie mit Vorstellung einer neuen Technik. Vortrag gehalten auf der 6. Tagung der DGII am 6. 3. 92 in München
14. Hunold W, Tetz MR, Kleine E, Hollweg G, Hansen SO, Apple DJ (1989) A method to study the interaction between intraocular lens loops and anterior segment vasculature. J Cataract Refract Surg 15:289–296
15. Legler U, Apple DJ, Assia EI, Tetz MR (1991) Komplikationen bei Intraokularlinsen – Eine Analyse von explantierten Kunstlinsen. In: Wenzel M, Reim M, Freyler H, Hartmann C 5. Kongreß der Deutschsprachingen Springer, Berlin Heidelberg, New York, S 743–753
16. Lubniewski AJ, Holland EJ, Van Meter WS, Gussler D, Parelman J, Smith EM (1990) Histologic study of eyes with transsclerally sutured posterior chamber intraocular lenses. Am J Ophthalmol 110:237–243
17. Malbran ES, Malbran E, Negri I (1986) Lens guide suture for transport and fixation in secondary IOL implantation after intracapsular extraction. Int Ophthalmol Clin 9:151–160
18. McCannel MA (1976) A retrievable suture idea for anterior uveal problems. Ophthalmic Surg 72:98–100
19. McDonalds MB, Kaufman HE, Aquavella JV et al. (1987) The nationwide study of epikeratophakia for aphakia in adults. Am J Ophthalmol 103:358–365
20. Neuhann TT, Neuhann T (1991) The Rhexis Fixated Lens. Video gezeigt auf dem Kongreß der American Society of Cataract and Refractive Surgery in Boston 1991
21. Pannu JS (1988) A new suturing technique for ciliary sulcus fixation in the absence of posterior capsule. Ophthalmic Surg 19:751–754
22. Price FW, Whitson WE (1989) Visual results of suture fixated posterior chamber lenses during penetrating keratoplasty. Ophthalmology 96:1234–1239
23. Schechter RJ (1990) Suture-wick endophthalmitis with sutured posterior chamber intraocular lenses. J Cataract Refract Surg 16:755–756
24. Sen HA, Smith PW (1990) Current trends in suture fixation of posterior chamber in intraocular lenses. Ophthalmic Surg 21:689–695
25. Soong HK, Meyer RF, Sugar A (1987) Posterior chamber IOL implantation during keratoplasty for aphakic or pseudoaphakic corneal edema. Cornea 6:306–312
26 Soong HK, Musch DC, Kowal V et al. (1989) Implantation of posterior chamber intraocular lenses in the absence of lens capsule during penetrating keratoplasty. Arch Ophthalmol 107:660–665
27. Spigelman AV, Lindstrom RL, Nichols BD, Lindquist TD, Lane SS (1988) Implantation of a posterior chamber lens without capsular support during penetrating keratoplasty or as a secondary lens implant. Ophthalmic Surg 19:396–398
28. Stark WJ, Goodman G, Goodman DF, Gottsch JG (1988) Posterior chamber intraocular lens implantation in the absence of posterior capsular support. Ophthalmic Surg 19:240–243

29. Stark WJ, Gottsch JG, Goodman DF, Goodman GL, Pratzer K (1989) Posterior chamber intraocular lens implantation in the absence of capsular support. Arch Ophthalmol 107:1078–1083
30. Sundmacher R, Althaus C, Wester R (1991) Experience with transscleral fixation of posterior chamber lenses. Graefe's Arch Clin Exp Ophthalmol 229:512–516
31. Waring GO III, Kenyon KR, Gemmill MC (1988) Results of anterior segment reconstruction for aphakic and pseudophakic corneal edema. Ophthalmology 95:836–841

Technische Details bei der transskleralen Hinterkammerlinsenfixation – Skleralappen- und Knotentechniken

H. Mittelviefhaus

Zusammenfassung. Durch einen Skleradeckel über den transkleralen Fixationsnähten läßt sich eine mögliche Eintrittspforte für Keime verschließen. Von insgesamt 99 Patienten wurden 62 Patienten ohne Skleradeckel und 37 Patienten mit einem Skleralappen operiert. Dabei wurden 3 verschiedene Fäden zur Fixation an den Linsenhaptiken und der Sklera benutzt. Die Fixationsfäden verursachten bei einer Reihe von Patienten Bindehautreizungen, so daß bei drei Patienten eine Bindehautrevision erfordlich wurde und die transkleralen Nähte bei vier Patienten entfernt werden mußten. Bei 22 Patienten wurde ein einfach armierter Schlaufenfaden ohne Knoten an der Hinterkammerlinse befestigt. Mit diesem Faden werden gleichzeitig die Intraokularlinse befestigt und der Skleralappen geschlossen. Auf weitere Skleranähte kann verzichtet, Bindehautirritationen können vermieden werden. Mit dieser Technik werden die Operationszeit verkürzt und die Gefahr einer Dochtwirkung der transskleralen Fixationsnähte ausgeschlossen.

Summary. Transscleral sutures provide a track for bacteria to gain entrance into the eye and cause late endophthalmitis. This can be avoided if the sutures are buried under a scleral flap. Between 1987 and 1992 different techniques of transscleral suture fixation of posterior chamber lenses were used in 99 patients. Three distinct sutures were anchored to the haptic of the lens and to the sclera. 62 patients were operated without a scleral flap. In three patients a secondary tenon flap was necessary and in four patients transscleral sutures had to be removed because of conjunctival irrations. 37 patients were operated with an overlying partial thickness scleral flap. 22 of these patients were operated with our new sling-suture-technique. In this technique a single armed sling-suture is fixed savely to the haptic of the posterior chamber lens without any knots. With these sling-sutures the scleral flaps are closed at the same time as the posterior chamber lens is pulled into the final position and fixed. Additional scleral sutures are not necessary and conjunctival irritations can be prevented. The operation time is reduced with this technique and the risc of infection via transscleral suture tracks is minimized.

Einleitung

Die Dochtwirkung ungedeckter transkleraler Fixationsnähte kann zu einer späten Endophthalmitis führen. Die schwerwiegende Spätkomplikation läßt sich durch einen Skleradeckel über den geknoteten transskleralen Fäden vermeiden [2]. Ein Nachteil des Skleradeckels ist der Aufwand für die Präparation. Sie kann vor allem bei den unvorhergesehenen Einnähungen, bei denen der Augapfel bereits geöffnet und weich ist, Schwierigkeiten bereiten. Ein weiterer Nachteil ist der Zeitaufwand für die zusätzliche Naht zum Verschluß des Skleradeckels. Im folgenden wird die Entwicklung unserer derzeit bevorzugten Technik dargestellt.

Material und Methode

Zwischen 1987 und 1991 wurden bei 99 Patienten eine Hinterkammerlinse mit einer transskleralen Naht im Sulcus ciliaris fixiert [1, 4, 5, 6]. Bei 64 Patienten erfolgte die transsklerale Nahtfixation als Wahleingriff (Vorderkammerlinsenaustausch und perforierende Keratoplastik 42; sekundäre Intraokularlinseneinpflanzung 16; Operation einer traumatisch dislozierten Linse 6) und bei 35 Patienten als unvorhergesehener Eingriff wegen Verlust des Kapselapparates. 62 Patienten wurden ohne Skleradeckel und 37 mit Skleradeckel operiert. Bei 20 der 62 ohne Skleradeckel, wurde ein mit zwei geraden Spatula-Nadeln (Ethicon STC-6) doppelt armierter 10-0-Polypropylen-Faden an jeder der beiden Haptiken der Intraokularlinsen befestigt. Sowohl in 3-h- als auch in 9-h-Position wurden jeweils zwei Fäden durch den Sulcus ciliaris gestochen und geknotet. Bei 42 der 62 Patienten wurde ein einfach amierter Faden an der Haptik befestigt und in 3-h-und in 9-h-Position jeweils nur ein 10-0-Polypropylen-Faden mit der STC-6-Spatula-Nadel durch den Sulcus ciliaris geführt und gegen eine Schlaufe des gleichen Fadens geknotet. Bei 15 der 37 Operationen mit Skleradeckel wurde ebenfalls ein einfach amierter 10-0-Polypropylen-Faden an den Haptiken befestigt. Bei den weiteren 22 dieser 37 Patienten wurde ein neu entwickelter Schlaufenfaden (Ethicon X-900 STC-6) verwandt. Dieser Faden wird zunächst durch das Positionsloch an der Haptik einer One-piece-Hinterkammerlinse (Morcher G-48) geführt. Das Schlaufenende wird mit der Nadel wieder aufgegriffen und der Faden angezogen und dadurch ohne Knoten an der Linse befestigt. Mit dem gleichen Faden wird anschließend der Skleradeckel von unten her lamellär durchstochen. Die gute Gleitfähigkeit des Fadens erlaubt es, durch einen einzigen Knoten gleichzeitig die Intraokularlinse zu positionieren und zu befestigen und den Skleradeckel zu schließen [4, 5]. Von den 37 Eingriffen mit Skleradeckel wurden 29 Operationen als Wahleingriffe durchgeführt bei denen der Skleradeckel bereits vor der Bulbuseröffnung präpariert werden konnte. Bei den übrigen 8 Operationen wurde der Augapfel zunächst passager mit 8-0-Seiden-Einzelknopfnähten verschlossen bevor der Skleralappen präpariert wurde. Es wurden recheckige wie dreieckige Skleralappen getestet, mit Basis zum Limbus und limbusferner Basis. Die rechteckigen Skleralappen wurden mit 10-0-Nylon geschlossen, bei den dreieckigen Skleralappen wurde bei einzelnen Patienten auf eine Skleranaht verzichtet.

Ergebnisse

Die doppelt armierten Fixationsfäden konnten flach auf der Sklera geknotet und z. T. auch in einer Sklerakerbe zwischen den beiden Skleradurchstichstellen versenkt werden. Sie verursachten nur vereinzelt passagere Bindehautreizungen. Seit Verwendung eines einfach armierten 10-0-Fixationsfadens, der gegen eine Fadenschlaufe geknotet werden muß, haben wir bei mehr als der Hälfte der Patienten Bindehautirritationen beobachtet. Diese wurden vor allem durch die abgeschnittene Schlaufe des Fadens verursacht, da deren Enden häufig senkrecht

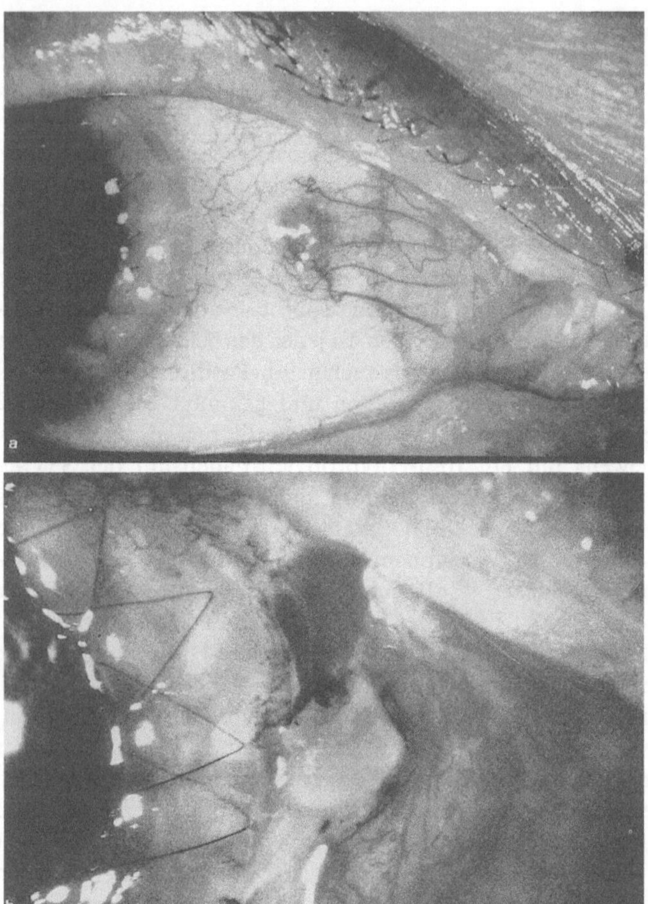

Abb. 1 a, b. Komplikationen der skleralen Nahtfixation. **a** Die abgeschnittene Schlaufe des Fixationsfadens durchspießt die Bindehaut und verursacht ein Granulom. **b** Der limbusständige Skleradeckel ist unter der Bindehaut vorgefallen

hochstehen und die Bindehaut durchspießen (Abb. 1a). Bei zwei Patienten wanderten die transkleralen Fixationsfäden vollständig durch die Bindehaut hindurch und lagen reizfrei der Bindehaut auf. Bei insgesamt drei Patienten wurden Bindehautrevisionen erforderlich und bei vier Patienten wurden die transkleralen Nähte entfernt, ohne daß es dadurch zu einer Dislokation der Hinterkammerlinse gekommen ist.

Bei den Patienten, die mit Skleralappen operiert wurden, hat sich ein dreieckiger Lappen mit Basis am Limbus als einfachste und schnellste Technik bewährt. Die Präparation konnte am leichtesten am geschlossenen oder passager geschlossenen Augapfel durchgeführt werden. Bei einem dieser Patienten haben wir eine Bindehautreizung durch eine nicht versenkte und lang abgeschnittene Skleranaht gesehen. Bei einer Patientin, bei der der Skleralappen nicht durch eine Naht fixiert worden war, kam es zu einem Prolabs des Skleralappens unter der darüberliegenden Bindehautschürze hinweg (Abb. 1b). Durch die Verwendung des neuen Schlaufenfadens konnte die Operationstechnik weiter vereinfacht und die Operationszeit verkürzt werden. Die Skleralappen ließen sich sicher schließen. Bindehautreizungen wurden nicht beobachtet.

Diskussion

Die Handhabung von vier Fixationsfäden zur transkleralen Befestigung der Hinterkammerlinse hat sich als umständlich erwiesen. Sie wurde deshalb zugunsten des einfach armierten Fadens verlassen. Dadurch muß die Sklera in der 3 h und 9 h Position jeweils nur noch einmal perforiert werden. Ein Vorteil der doppeltarmierten Fäden war, daß sie flach auf der Sklera geknotet oder in einer Skleratasche versenkt werden konnten. Sie haben deshalb keine Bindehautreizungen verursacht. Erst die Nachuntersuchungen unserer Patienten haben gezeigt, daß die abgeschnittene Schlaufe des einfach armierten Fadens dazu neigt, sich senkrecht aufzustellen und die Bindehaut zu perforieren. Auch Bindehaut-Tenon-Schürzen konnten die dadurch entstehenden Bindehautreizungen nicht in allen Fällen beseitigen. Bei den vier Patienten, bei denen die transskleralen Fixationsnähte mehr als 1/2 Jahr nach der Operation entfernt wurden, kam es erfreulicherweise weder zu einer Pseudophakodonesis noch zu einer Dislokation der Intraokularlinse. Bei den beiden Patienten bei denen die Fixationsfäden reizfrei durch die Bindehaut hindurchgewandert sind, besteht die Gefahr einer Endophthalmitis, wenn es zu einer Infektion der Bindehaut und der transskleralen Fixationsfäden kommt. Die Verwendung eines Skleralappens kann ein solches Risiko sicher ausschließen, wenn der Skleralappen nicht unter der Bindehautschürze vorluxiert. Wir haben deshalb die Sklera mit versenkten Fäden fixiert, was durch Verwendung unseres Schlaufenfadens einfach geworden ist. Bei diesem Verfahren ist es möglich, die Fixationsfäden ohne Knoten sicher an den Linsenhaptiken zu befestigen. Dadurch stehen auch keine abgeschnittenen Fadenenden mehr an der Haptik vor, die Ursache für Irritationen im Sulcus ciliaris sein könnten. Die Sklera wird in der 3-h- und 9-h-Position nur einmal perforiert. Mit den Fäden ist es außerdem möglich, die Intraokularlinse zu positionieren, sie zu befestigen und gleichzeitig den Skleralappen sicher zu schließen (Abb. 2). Auf weitere Skleranähte kann dabei verzichtet werden. Wir haben bei den so operierten 22 Patienten keine Bindehautirritationen mehr beobachtet. Die neue Technik verkürzt die Operationszeit und schließt die Gefahr einer Dochtwirkung der transskleralen Fixationsnähte aus [4, 5]. Die Knotentechnik mit der gleichzeitig die Intraokularlinse befestigt und der Skleralappen verschlossen werden kann, läßt sich in abgewandelter Form auch dann anwenden, wenn die transskleralen Linsenfixation ab-externo durchgeführt wird [3, 7]. Hierzu wird ein zweiter, einfach armierter 10-0-Faden mit einer kurzen gebogenen Nadel durch die Unterseite des Skleralappens gestochen und gegen den transskleralen

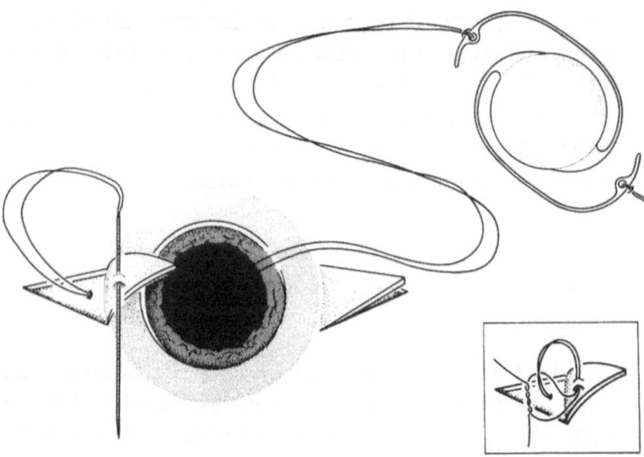

Abb. 2. Der 10-0-Polypropylen-Schlaufenfaden (Ethicon X900/STC-6) wird ohne Knoten sicher an der Haptik der Hinterkammerlinse befestigt. Die transsklerale Naht wird durch den Sulcus ciliaris und die Unterseite des Skleralappens gestochen. Nach Entfernung der Nadel wird eines der Enden um beide Fäden geschlungen, angezogen und geknotet. Dadurch wird die Hinterkammerlinse positioniert und gleichzeitig der Skleralappen verschlossen

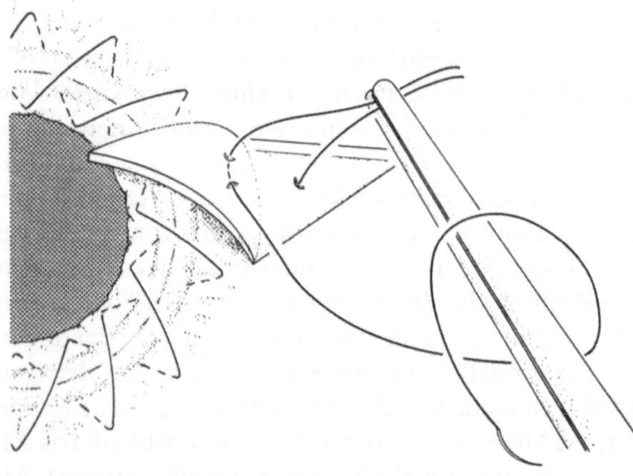

Abb. 3. Der einfach armierte transskleral gestochene 10-0-Polypropylen-Fixationsfaden (Ethicon/STC-6), der an der Haptik der Hinterkammerlinse befestigt ist, wird gegen einen zweiten 10-0-Faden geknotet, der durch die Unterseite des Skleralappens gestochen wurde

Fixationsfaden geknotet. Dabei muß das Ende des zweiten Hilfsfadens ebenfalls gefaßt und mit geknotet werden (Abb. 3).

Literatur

1. Grehn F, Sundmacher R (1989) Fixation of posterior chamber lenses by transscleral sutures: technique and preliminary results. Arch Ophthalmol 107:954–955
2. Heilskov T, Joondeph BC, Olson KR, Blankenship GW (1989) Late endophthalmitis after transscleral fixation of a posterior chamber intraocular lens. Arch Ophthalmol 107:1427

3. Lewis JS (1991) Ab externo sulcus fixation. Ophthalmic Surg 22:692–695
4. Mittelviefhaus H (1991) Verringerung des Risikos einer intraoperativen Kontamination und Keimeinschleppung bei der transskleralen Hinterkammerlinsenfixation Befestigung der Intraokularlinse. Fortschr Ophthalmol 88 [Suppl] 180:430
5. Mittelviefhaus H (1992) Refinement of the technique in transcleral suture fixation of posterior chamber lenses. Ophthalmic Surg 23:496–498
6. Mittelviefhaus H, Grehn F (1991) Transsklerale Hinterkammerlinsenfixation - 4 Jahre Erfahrungen. Kongreßband zum 5. Kongreß der Deutschen Gesellschaft für Intraokularlinsen Implantationen. Springer, Wien New York, S 597–604
7. Sundmacher R, Althaus Ch, Wester R (1991) Experience with transscleral fixation of posterior chamber lenses. Graefe's Arch Clin Exp Ophthalmol 229:512–516

Vorderkammerlinsen

Sekundäre Vorderkammerlinsenimplantation – Erfahrungen bei 305 Implantationen über 10 Jahre

P. Clemente

Zusammenfassung: Vorderkammerlinsen (VKL) werden weithin insgesamt als übermäßig komplikationsträchtig angesehen und abgelehnt. Grund dafür sind hauptsächlich die Mißerfolge der Linsen mit Schlaufenhaptik (Leiske, Azar, Stableflex, Dubroff).

Ziel der Studie war es, die Verträglichkeit der Fußplattenhaptik bzw. deren Komplikationen retrospektiv zu analysieren. Es wurde ein Fallkollektiv von 305 sekundär implantierter VKL nach unkomplizierter ICCE-Aphakie gewählt. Da in dieser Gruppe die Implantation als gesonderter Schritt vorgenommen wird, ist sie zur Feststellung linsenbedingter Komplikationen besonders geeignet.

Der Nachbeobachtungszeitraum erstreckt sich über 10 Jahre (im Mittel 4–5 Jahre). Verwendet wurden folgende VKL mit Fußplattenhaptik: 50 starre Kelman II, 234 flexible Kelman Omnifit, 21 flexible Surefit.

Untersucht wurden bester prä- und postoperativer Visus, sowie das Auftreten von Hornhautdekompensation, Ablatio retinae, persistierendes cystoides Maculaödem, neu auftretendes/verschlechtertes Glaucom.

Im Ergebnis ist die Komplikationsrate der VKL mit Fußplattenhaptik extrem niedrig, auch im Langzeitverlauf. Bei der sekundären Implantation ist die geringe Traumatisierung durch die Operation selbst im Gegensatz zum operativen Vorgehen bei der nahtfixierten HKL hervorzuheben.

Die niedrige Komplikationsrate schneidet im Vergleich mit der Komplikationsrate alternativer Verfahren der operativen Aphakiekorrektur sehr günstig ab und zeigt die Leistungsfähigkeit des Prinzips VKL Typ Kelman-Choyce bei adäquater Indikation und chirurgischer Technik.

Meine Ergebnisse bestätigen die umfassende und richtungsweisende Arbeit von David Apple über Vorderkammerlinsen aus dem Jahre 1987 [2, 3].

Summary. Anterior Chamber lenses (ACL) have, in contrast to my experience, a reputation of being overly complication prone. Therefore a majority of surgeons believes they should be abandonned altogether. The main reason for the bad image is the unacceptable high rate of complications with closed loop ACL (Azar, Leiske, Stableflex, Dubroff).

From the very beginning I used exclusively ACLs with footplate haptic type Kelman-Choyce.

The aim of this study was to retrospectively analyse the tolerance of rather the possibility of complications of the footplate haptic. A collectiv of 305 secondarily implanted ACL after uneventful ICCE was chosen. This group is especially suited to find out IOL related complications.

The followup time was 10 years, 4–5 years in the middle. The used ACLs with footplatehaptic were: 50 rigid Kelman II, 234 flexible Kelman OF, 21 flexible Surefit. Examined was the best pre- and postop. vision as well as the signs of keratopathy, retinal detachement, persisting CME and glaucoma.

The complication rate is extremely low over the years comparing favourably with alternative methods of surgical correction of aphakia.

In case of scondary implantation the operation is less traumatizing than a sutured PCL.

My results confirm the fundamental work of D. Apple, published 1987 [2, 3].

Einleitung

Seit Anfang 1982, also seit nunmehr 10 Jahren, habe ich über 3000 VKL implantiert, davon 305 VKL sekundär bei unkomplizierter Aphakie nach ICCE. Dabei habe ich jedoch ausschließlich VKL Typ Kelman-Choyce aus feinstpoliertem PMMA mit Fußplattenhaptik verwendet [5, 6, 15].

Rückblickend bin ich heute sehr glücklich darüber, daß ich von diesem Prinzip nie abgewichen bin.

Mit komplikationsträchtigen VKL habe ich nie experimentiert. So habe ich weder irisgetragene Linsen verwendet, noch offene kammerwinkelgestützte Schlaufenlinsen Typ Dubroff implantiert, und schon gar nicht geschlossene Schlaufenlinsen, wie die Stableflex-, die Azar- und die Leiske-Linse. – Diese Schlaufenlinsen wurden in immensen Zahlen verwendet. Nach einer Arbeit von David Apple aus dem Jahre 1991 wurden allein in den USA 306000 VKL mit geschlossener flexibler Schlaufenhaptik implantiert [11].

Die extrem hohe Komplikationsrate der Schlaufenlinsen hat dem Ruf der VKL schwer geschadet und weithin zur pauschalen Ablehnung aller VKL geführt [7, 9, 12, 13].

Eine solche pauschale Ablehnung ist keineswegs gerechtfertigt. Eine differenzierte Betrachtungsweise ist dringend erforderlich!

Material und Methode

Linsenbedingte Komplikationen kann man sinnvoll nur an einem Modell untersuchen, welches von anderen Komplikationsmöglichkeiten so weitgehend

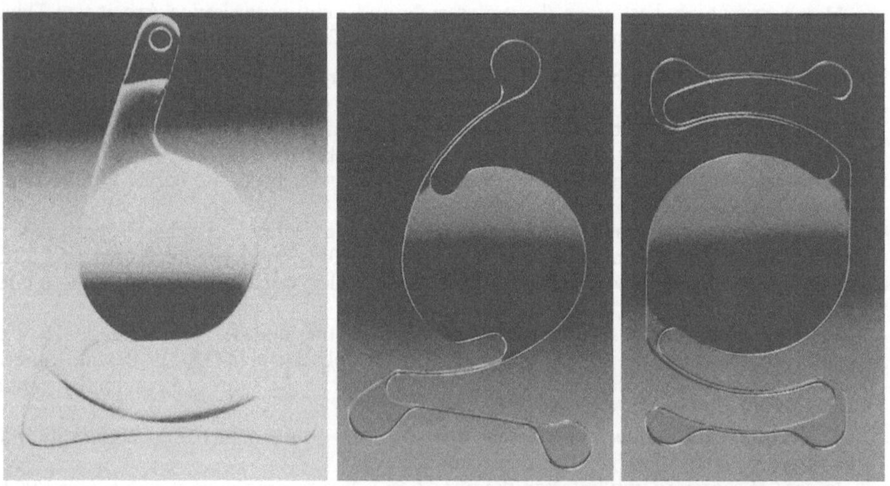

Abb. 1. Von links nach rechts: Die drei von mir verwendeten VKL mit Fußplattenhaptik: **a** starre Kelman II, 1978; **b** flexible Kelman Omnifit, 1983, NO HOLE 1991 (d. h. ohne Positionsloch: „closed microloop"); **c** flexible Surefit, 1985

wie möglich frei ist. Für die VKL ist die sekundäre Implantation nach unkomplizierter ICCE (aber auch ECCE) das einzig adäquate Modell. Hier sind alle nicht linsenkorrellierten Komplikationsmöglichkeiten auf ein Minimum reduziert: nämlich im Wesentlichen auf Schnitt und Naht!

Ziel meiner Studie war es, die Verträglichkeit der Fußplattenhaptik an Hand einer retrospektiven Analyse von 305 sekundär implantierten VKL nach unkomplizierter ICCE darzulegen. Der Zeitraum meiner Untersuchung betrug 10 Jahre, die mittlere Nachbeobachtungszeit 4–5 Jahre.

Zur sekundären VKL-Implantation habe ich seit 1982 50 starre Kelman-II-Linsen, 234 flexible Omnifit- und 21 flexible Surefit-Linsen verwendet: alles Linsen mit Fußplattenhaptik! (Abb. 1)

Abbildung 1 zeigt die starre Kelman II, die Kelman Omnifit – es gibt sie auf meine Veranlassung hin seit 1991 als NO HOLE, d. h. ohne Positionsloch (closed microloop!) – und die flexible Surefit.

Ergebnisse

In der Tabelle 1 ist die Häufigkeit von Hornhautdystrophie, Ablatio retinae, CME, und Verschlechterung eines präoperativ bestehenden Glaucoms aufgeführt.

Dies sind die klassischen, dem Prinzip VKL angelasteten Komplikationen!

Wie daraus ersichtlich ist, hatte ich keinen Fall einer Hornhautdystrophie, und nur 2 Fälle von Netzhautablösung, die operativ angelegt werden konnten, sowie 3 Fälle von persistierendem CME.

Als besonders aussagekräftig kann man den Vergleich der prä- und postoperativen Sehschärfe bewerten. Dieser geht aus Tabelle 2 hervor. In 291 Fällen war der prä- und postoperative Visus gleich, in 3 Fällen schlechter wegen persistierendem CME, in 11 Fällen Zunahme einer bestehenden senilen Maculadegeneration.

Die Statistik weist also eine extrem niedrige Komplikationsrate auf. Sie widerlegt damit das gängige Vorurteil gegen VKL an sich. Sie zeigt, daß sich mit

Tabelle 1. Komplikationen bei 305 Pseudophakien nach Sec. VKL Impl.

1.	Hornhautdystrophie	0
2.	Ablatio Retinae (operativ angelegt)	2 Fälle (0,6%)
3.	Persistierendes CME	3 Fälle (1%)
4.	Verschlechterung eines präop. bestehenden Glaucoms	0

Tabelle 2. Vergleich der besten prä- und postoperativen Sehschärfe

1.	Gleicher Visus prä- und postoperativ	291 Fälle (96%)
2.	Visus schlechter wegen persistierendem CME	3 Fälle (1%)
3.	Visus schlechter wegen progr. Degen. Mac.	11 Fälle (3%)

richtig konstruierter VKL – das sind ausschließlich solche mit Fußplattenhaptik – hervorragende Ergebnisse erzielen lassen!

Diskussion

Diese positiven klinischen Erfahrungen mit VKL mit Fußplattenhaptik bestätigen die histopathologischen Untersuchungen von David Apple. David Apple hat durch seine grundlegende Arbeit, die bereits 1987 publiziert wurde, genaue Kriterien erarbeitet, und damit die VKL endgültig aus dem Bereich der reinen Empirie herausgeführt [2, 3]. Warum diese Arbeit bei uns nicht zur Kenntnis genommen wird, ist unverständlich.

Das Kernstück seiner Analyse geht aus den nächsten beiden Abbildungen hervor (Abb. 2 und Abb. 3); ich verdanke sie D. Apple:

Abbildung 2 zeigt die feinstens polierte Fußplatte der Choyce-Mark-VIII-Linse in starker Vergrößerung und die klinische Situation: Die ausgeprägten Fußplatten der horizontal (sekundär) implantierten Linse sind deutlich zu erkennen.

Abbildung 3 zeigt im histologischen Bild die zarte Membran, die sich um die Auflagefläche der Fußplatte im Kammerwinkel bildet. Nach David Apples Untersuchungen bildet diese Membran eine Schutzbarriere zwischen Linse und Iris-Ciliarkörpergewebe, eine Barriere zum Schutz der Blutkammerwasser-

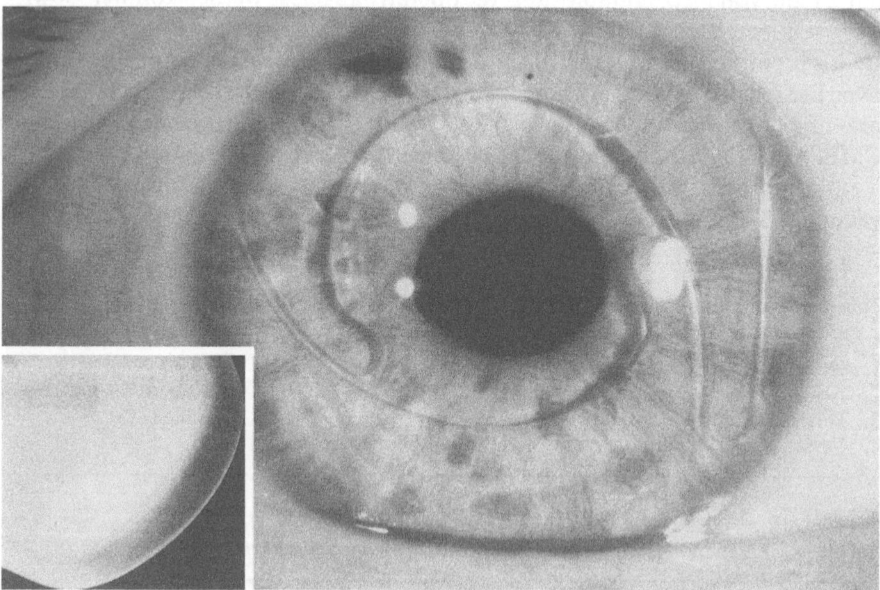

Abb. 2. (P. Clemente) Kelman OF VKL, Zustand nach sekundärer Implantation nach ICCE: Fußplattenhaptik deutlich zu erkennen. Im Ausschnitt links in starker Vergrößerung eine Fußplatte aus feinst poliertem PMMA (D. Apple)

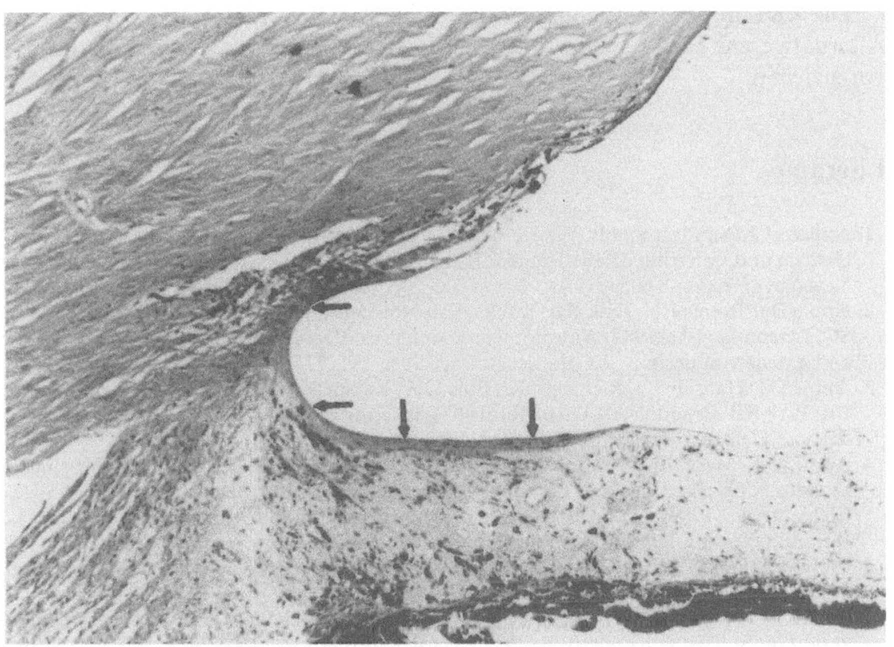

Abb. 3. (D. Apple) Darstellung der zarten Membran, die sich im Kammerwinkel um die Auflagefläche der Fußplattenhaptik bildet und dadurch die Haptik sequestriert – Schutzbarriere zwischen Linse und Iris-Ciliarkörpergewebe, (vergleichbar der Sequestrierung der Haptik durch den Kapselsack). (Aus Apple et al. [2], mit freundlicher Genehmigung der Autoren)

schranke. Die Membran besteht aus einer Kombination von fibrösem und descemetähnlichem Gewebe (Descemetisation). Es entsteht damit eine Situation, vergleichbar mit der Situation der Linsenhaptik im Kapselsack: die Sequestrierung der Linsenhaptik!

In den USA sind in letzter Zeit einige sehr positive Beiträge zur primären und sekundären Implantation von VKL Typ Kelman-Choyce erschienen [8, 10, 14]. In Deutschland dagegen wird die VKL immer noch unpopulärer. Bei der DGII 1991 in Aachen z. B. erschien unter 113 Beiträgen kein einziger Beitrag über die VKL mehr. Dafür kann man im Kongreßbericht so markige Sätze lesen, wie: „ Mit Abstand am traumatischsten ist aber die Implantation von kammerwinkelgestützten VKL" [1], oder: „die langfristigen Komplikationen von VKL sind bekannt" [9].

Abschließend möchte ich sagen: Die sekundäre Implantation einer klinisch sicheren VKL ist technisch einfacher, weniger zeitraubend und nicht so traumatisch wie die in Mode gekommene Implantation nahtfixierter HKL. Nach neuesten amerikanischen Untersuchungen ist der Endothelverlust nach einem Jahr bei VKL nur etwa halb so hoch wie bei nahtfixierter HKL [8]. D. Apple nennt die Nahtfixation der HKL ein fragwürdiges Vorgehen [4].

Die VKL mit Fußplattenhaptik Typ Kelman-Choyce ist daher nicht nur eine Alternative zur HKL, sondern der sekundär implantierten, nahtfixierten HKL vorzuziehen.

Literatur

1. Althaus Ch, Sundmacher R, Wester R (1991) Transsklerale Hinterkammerlinsenfixation – Gelöste und weiterhin offene Fragen. 5. Kongreß der DGII. Springer, Berlin Heidelberg New York Tokyo, S 605–613
2. Apple DJ, Brems RN, Park RB, Kavka-Van Norman D, Hansen SO, Tetz MR, Richards SC, Letchinger SD (1987) Anterior chamber lenses. Part I: Complications and pathology and a review of designs. J Cataract Refract Surg 13:157–174
3. Apple DJ, Hansen SO, Richards SC, Ellis GW, Kavka-Van Norman D, Tetz MR, Pfeffer BR, Park RB, Crandall AS, Olson RJ (1987) Anterior chamber lenses. Part II: a laboratory study. J Cataract Refract Surg 13:175–189
4. Apple DJ, Mamalis N, Olson RJ, Kincaid MC (1989) Intraocular Lenses, Evolution Designs, Complications and Pathology. Williams & Wilkins, Baltimore, p 105
5. Clemente P (1984) Erfahrungen mit der Vorderkammerlinsenimplantation nach i.c. Kataraktextraktion. Klin Mbl Augenheilkd 184:566–568
6. Clemente P (1989) Die Vorderkammerlinse, Wege und Irrwege, Ophthalmo-Chirurgie 1:154–156
7. Grehn F (1989) Hinterkammerlinsenimplantation nach vorderer Vitrektomie mit Nahtfixation im Sulcus. 2. Kongreß der DGII. Enke, Stuttgart, S 125–:129
8. Hassan TS, Soong HK, Sugar A, Meyer RF (1991) Implantation of Kelman-style Open-Loop Anterior Chamber lenses during Keratoplasty for Aphakic and Pseudophakic Bullous Keratopathy, A Comparison with Irissutured Posterior Chamber Lenses. Ophthalmology 98/6:875–880
9. Höh H, Rupprecht KW, Nikoloudakis N, Krannig HJ (1991) Vorläufige Ergebnisse nach Implantation retroiridal irisfixierter HKL, 5. Kongreß der DGII, Springer, S 614–618
10. Koenig STB, Dermott ML, Hyndink RA (1989) Penetrating Keratoplasty and Intraocular Lens Exchange for Pseudophakic Bullous Keratopathy Associated with a Closed-Loop Anterior Chamber Intraocular Lens. Am J Ophthalmol 108:43–48
11. Lim ES, Apple DJ, Tsai JC, Morgan RC, Wasserman D, Assia EI (1991) an Analysis of flexible Anterior Chamber Lenses with special Reference to the normalized Rate of Lens Explantation. Ophthalmology 98/2:243–246
12. Mittelviefhaus H, Grehn F (1991) Transsklerale Hinterkammerlinsenfixation – 4 Jahre Erfahrungen. 5. Kongreß der DGII. Springer, Berlin Heidelberg New York Tokyo, S 597–604
13. Sundmacher R, Althaus Ch, Wester R (1991) Experience with transscleral fixation of posterior lenses. Graefe's Arch Clin Exp Ophthalmol 229:512–516
14. Williamson DE (1991) Incidence of cystoid macula edema and retinal detachment after intracapsular cataract, IOL and refractiv surgery. Boston April 8
15. Walser E, Clemente P (1985) Die Vorderkammerlinse – Rückblick und neuere Erfahrungen. Fortschr Ophthalmol 82:319–320

Neues Instrument zur vorderen, kontrollierten Kapsulotomie

(Hochfrequenzkapsulotomie nach Klöti)

P. Speiser, R. Klöti und C. Coester

Zusammenfassung. Vorstellung eines neuen Instruments, mit welchem die vordere Linsenkapsel mittels Hochfrequenzstromes eröffnet werden kann. Es erlaubt auf einfache Weise und selbst bei erschwerten Bedingungen die Größe der Kapsulotomieöffnung genau zu bestimmen. Der Kapsulotomierand ist wegen einer Graufärbung deutlich sichtbar und mechanisch ungewöhnlich strapazierfähig, was die Linsenimplantation erleichtert. Das Instrument wurde bisher bei 300 Kataraktfällen angewendet, ohne daß spezielle Komplikationen aufgetreten wären.

Summary. A circular anterior capsultomy can easily be performed with the high-frequency instrument introduced here, even when visualization is difficult. The thin greyisch capsulotomy edge is visible and withstands mechanical stress well. The instrument has been used to date in more than 300 consecutive cataract operations without special complications.

Einleitung

Es hat sich in den letzten Jahren gezeigt, daß eine kontinuierliche zirkuläre Eröffnung der vorderen Linsenkapsel, wie bei einer Kapsulorhexis, die beste Prophylaxe peripherer Einrisse darstellt. Dies ist auch die günstigste Voraussetzung für eine sichere „in-the-bag"-Implantation. Die perfekte Ausführung einer Kapsulorhexis verlangt jedoch großes Geschick, welches wohl nur von häufig operierenden Augenärzten erreicht werden kann; andernfalls ist die Gefahr der Verursachung seitlicher Einrisse wohl größer als bei der „can-opener"-Technik. Mit einem neuartigen Kapsulotomieinstrument kann nun aber auch ein weniger geübter Operateur schöne Kapselöffnungen erzeugen.

Beschreibung des Instrumentes

1974 ist von Klöti die bipolare-koaxiale Nassfeld-Diathermie in die Mikrochirurgie eingeführt worden [3]. Als Weiterentwicklung ist daraus ein Hochfrequenz-Kapsulotomiegerät entstanden, das vor der klinischen Anwendung [2, 3] an Schweins- und Augenbankaugen [4, 5] geprüft wurde. Es besteht aus einem kleinen Handgriff und einer Mikroelektrode, welche einen Durchmesser von nur 0,6 mm aufweist. Aus der stumpfen inaktiven Elektrode ragt als kleine Spitze die aktive Elektrode heraus (Abb. 1). Mit dieser Spitze wird die vordere Linsenkapsel

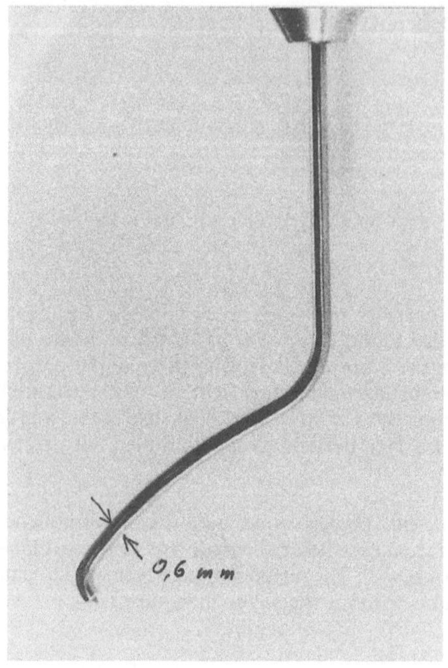

Abb. 1. HF-Kapsulotomieinstrument, Mikroelektrode

geschnitten. Im zugehörigen Steuergerät sind Modulation, Stromstärke und Spannung festgelegt[1].

Verfahren

Damit herausgefräste Kapselteilchen und wegen der Erwärmung entstehende Luftbläschen optisch nicht stören, ist es wichtig, die Vorderkammer vor der Kapsulotomie mit einer viskösen Substanz zu füllen. Das Instrument wird dann durch eine schmale Öffnung in die Kammer eingeführt. Mit einem kurzen Stromstoß wird bei 12 h ein kleines Loch in die Kapsel gemacht; ein zweites dann auch bei 6 h. Der Abstand der beiden Löcher bestimmt den Durchmesser der Kapselöffnung. Die beiden Öffnungen werden dann mit dem Instrument zu einem Kreis verbunden (Abb 2).

Ergebnisse

Seit Frühjahr 1991 haben wir das HF-Kapsulotomieinstrument bei 300 Patienten angewendet und damit sehr gute Erfahrungen gemacht. Die Handhabung ist einfach. Die Öffnung in der vorderen Linsenkapsel kann in ihrer Größe genau

[1] hergestellt von Oertli-Instrumente AG, Gemperenstr. 18, CH-9442 Berneck/Schweiz

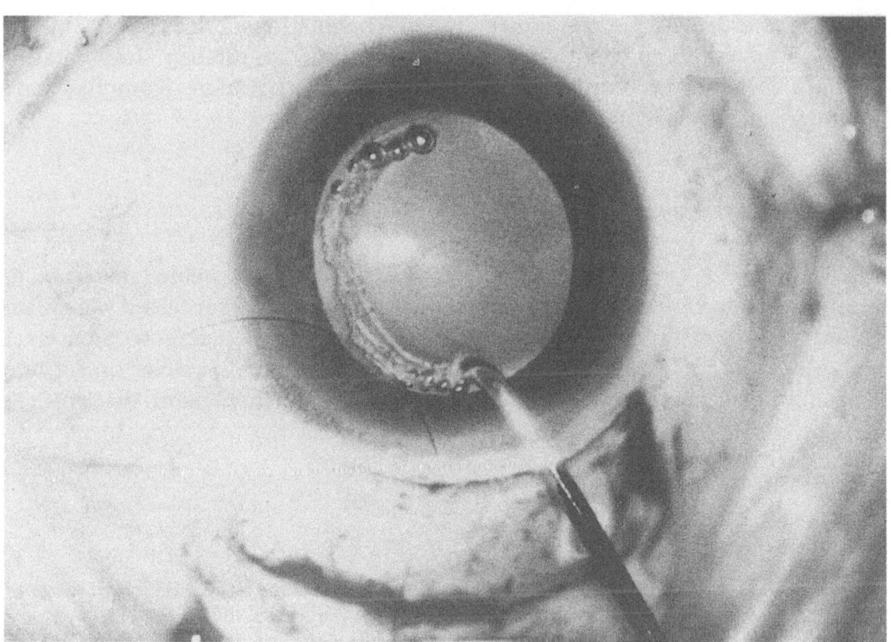

Abb. 2. HF-Kapsulotomiegerät in der Vorderkammer mit teilweise eröffneter vorderer Linsenkapsel

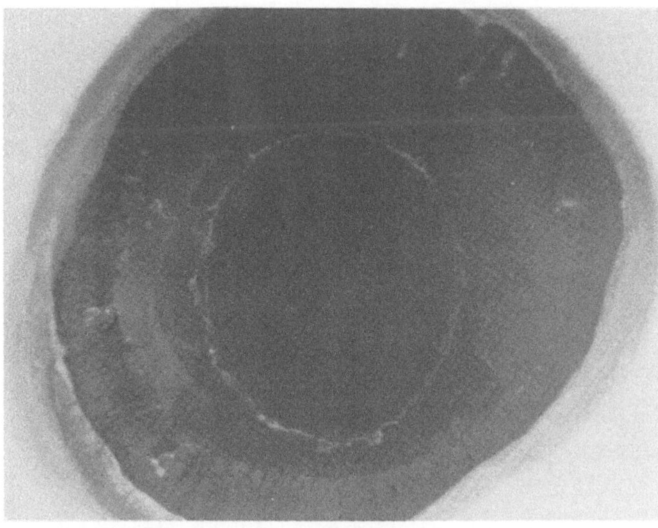

Abb. 3. Extrakapsuläre Aphakie mit vorderer Kapsulotomieöffnung. Man beachte den sichtbaren Kapsulotomierand (Schweinsauge, Hornhaut und Iris entfernt)

bestimmt werden. Wegen des feinen grauen Koagulationssaumes (Abb. 3) ist der Kapsulotomierand gut sichtbar. Dies erleichtert die „in-the-bag“-Implantation. Radiäre Einrisse der Vorderkapsel sind sehr selten. Andere Komplikationen konnten wir nicht feststellen.

Schlußbemerkungen

Mit dem HF-Kapsulotomiegerät nach Klöti steht uns heute ein einfaches Instrument zur Verfügung, mit welchem die vordere Linsenkapsel auf sichere und genau vorausbestimmbare Weise geöffnet werden kann. Es gelingt so, auch einem weniger geübten Chirurgen, Kapsulotomien zu machen, welche einer guten Kapsulorhexis zumindest ebenbürtig sind. Von Nachteil sind die größeren Kosten.

Literatur

1. Coester C, Klöti R, Speiser P (1992) Vordere Hochfrequenz (HF)-Kapsulotomie: Klinisch-chirurgische Erfahrungen. Klin Monatsbl Augenheilkd (im Druck)
2. Gassmann F, Schimmelpfennig B, Klöti R (1988) Anterior capsulotomy by means of bipolar radio-frequency endodiathermy. J Cataract Refract Surg 14:673–676
3. Klöti R (1974) Vitrectomie via partie plane du corps ciliaire avec le Vitreous Stripper. Atti Soc Oftal Lombarda 29:295–301
4. Klöti R (1984) Bipolar-Nassfeld-Diathermie in der Mikrochirurgie. Klin Monatsbl Augenheilkd 184:442–444
5. Klöti R (1992) Vordere Hochfrequenz (HF)-Kapsulotomie (experimentelle Studie). Klin Monatsbl Augenheilkd (im Druck)

Phakoemulsifikation

Phakoemulsifikation, die Methode der Wahl in der Kataraktchirurgie

P. Kuchynka, J. Křepelková, P. Novák und K. Sedláček

Zusammenfassung: Die Autoren beschreiben ihre ersten Erkenntnisse und Probleme der Phakoemulsifikation an ihren ersten 300 Patienten. An diesen ersten 100 Patienten wurde ein 3,5 mm weiter korneoskleraler Schnitt angelegt und die vordere Linsenkapsel wurde zirkulär durch kleine radiäre Schnitte geöffnet. An den letzten 200 Patienten bevorzugten sie die Skleraltasche und die Kapsulorhexis. Die Phakoemulsifikation wurde immer in der Linsenkapsel oder in der Pupillarebene durchgeführt. Den Schnitt verschlossen sie mit einer radiären Einzelknüpfnaht. Die Perforation der hinteren Kapsel war die ernsteste und zugleich häufigste Komplikation bei den ersten 100 Patienten (11 von 100 Fällen). Danach hat sich die Anzahl dieser häufigsten Komplikationen mit wachsender Erfahrung erheblich verringert (5 von 200 Fällen). Dieselben Probleme, die die Autoren am Anfang gehabt haben, entstehen wieder, wenn auch in geringer Häufigkeit, wenn sie die Phakoemulsifikation als Methode der Wahl angefangen haben durchzuführen.

Summary. Complications and problems in the first 300 patients operated on by phacoemulsification technique are described. In the first 100 cases the procedure began with the creation of the corneoscleral incision and the anterior capsule was opened in a can opener fashion. In the second group of 200 patients we preferred the scleral incision, and the anterior capsule was opened mainly by capsulorhexis. The phacoemulsificaton was predominantly performed in the capsular bag or in the iris plane. The wound was closed with interrupted sutures. The most common and the most serious complication as well in the first 100 cases was posterior capsule rupture (11%). Then the percentage of this most common complication was diminished significantly with increasing experience of the surgeon (2,5% in 200 cases). The same problems which the authors had in their first operations appeared again, though in a smaller amount as soon as they started to work with phacoemulsification as a method of choice of cataract surgery.

Einleitung

Dr. Kelman hat die erste Phakoemulsifikation bei Menschen im Jahr 1967 durchgeführt [1]. Seit dieser Zeit hat diese Methode eine große Verbreitung erfahren nicht zuletzt auch im Zusammenhang mit der Implantation von kleinen PMMA-Phakolinsen bzw. von flexiblen Linsen. Für viele Operateure hat diese eine erhebliche Änderung in ihrer bis dahin gewohnten extrakapsulären Operationstechnik mit sich gebracht. Desgleichen ist am Anfang die Anzahl der Komplikationen ziemlich hoch [2–5] und zusammen mit dem teuren Gerät ist ein Zögern der Ophthalmochirurgen, die mit dieser Methode beginnen wollen, begreiflich. Vor kurzem sind in die Tschechoslowakei 7 moderne Phakomaschinen importiert worden und etliche Kliniken haben nun die ersten Erfahrungen mit dieser Methode gewonnen, aber auch die Probleme kennengelernt. Aus diesem Grunde gestatte ich mir, sie mit den Komplikationen bekanntzumachenn, die wir mit zwei Gruppen von Patienten hatten.

Methode

An den ersten 100 Patienten wurde ein 3–4 mm weiter korneoskleraler Schnitt angelegt und die vordere Linsenkapsel wurde zirkulär durch kleine radiäre Schnitte geöffnet. An den letzten 200 Patienten bevorzugten wir die Skleraltasche und die Kapsulorhexis. Die Phakoemulsifikation wurde größtenteils in der Linsenkapsel oder in der Pupillarebene beidhändig durchgeführt. Nach der Implantation der Linse verschlossen wir den Schnitt mit einer radiären Einzelknüpfnaht.

Ergebnisse

Die Perforation der hinteren Kapsel war die ernsteste und zugleich die häufigste Komplikation bei den ersten 100 Patienten (11 von 100 Fällen). Die weitere Komplikation war die partielle Atrophie der Regenbogenhaut (5%), und die Keratitis striata die mehr als 7 Tage andauerte (4%). Zu der Keratitis bullosa ist es nicht gekommen. In 6 Fällen mußten wir die Phakoemulsifikation in eine normale extrakapsuläre Extraktion konvertieren (Tabelle 1).

Tabelle 1. Die Komplikationen der Phakoemulsifikation bei den beiden Patientengruppen

	I. Gruppe	II. Gruppe
Die Perforation der hinteren Kapsel mit Glaskörperverlust	7	3
Die Perforation der hinteren Kapsel ohne Gaskörperverlust	4	2
Keratitis striata die mehr als 7 Tage andauerte	4	0
Kreatitis bullosa	0	0
Die partielle Atrophie der Regenbogenhaut	5	0
Die Konversion in die extrakapsuläre Extraktion	6	6

Tabelle 2. Die Sehschärfe nach einem halben Jahr bei der ersten Patientengruppe

6/6–6/9	80 Patienten
6/12	8 (Dezentrierung der Linse, Trübung der hinteren Kapsel)
6/18	5 (Zystoides Makulaoedem, Myop. Degeneration)
6/24–6/36	5 (DM, Makulopathie)
6/60	2 (Retinitis pigmentosa, DM)

Tabelle 3. Die Sehschärfe nach einem halben Jahr bei der zweiten Patientengruppe

6/6–6/9	168 Patienten
6/12	12 (Makulaopathie, Trübung der hinteren Kapsel)
6/18	10 (Zystoides Makulaoedem, Makulopathie, DM)
6/24–6/36	6 (Makulopathie, DM Myop. Degeneration)
6/60	4 (Retinitis pigmentosa, DM, Atrophie des Sehnervs)

Bei der zweiten Gruppe von Kranken hatten wir eine Perforation der hinteren Kapsel wesentlich weniger oft (5 von 200 Patienten). Aber wir mußten ebenfalls in 6 Fällen die Phakoemulsifikation in die normale extrakapsuläre Extraktion konvertieren (Tabelle 1). Die Sehschärfe 6/6–6/8 nach einem halben Jahr war bei der ersten Patientengruppe in 80% der Fälle (Tabelle 2). Die zweite Gruppe hatte die Sehschärfe 6/6–6/8 in 84% der Fälle (Tabelle 3).

Diskussion

Obwohl die Operation sehr einfach aussieht, muß der Operateur manche Schwierigkeiten überwinden und er sollte mindestens 100 Fälle operieren, damit er mit dieser Methode näher bekannt werde. Dem entspricht auch der hohe Prozentsatz von Komplikationen, die wir bei der ersten Patientengruppe hatten (11% von Perforationen der hinteren Kapsel). Aber später hat sich die Anzahl der Komplikationen mit wachsender Erfahrung erheblich verringert (2,5% von Perforationen der hinteren Kapsel). Die Ergebnisse der Sehschärfe nach einem halben Jahr entsprechen den Resultaten nach normaler extrakapsulärer Extraktion. Nach unseren Erfahrungen, ist es einfacher für den Ophthalmochirurgen, der mit dieser Methode beginnen will, nach Auswahl der Patienten (d. h. mit einem guten Hintergrundreflex, mit einem nur halbharten Nukleus usw.) mit der weiten Kapsulotomie zu beginnen. Die beidhändige „Nuclear-Tilt"-Phakotechnik ist die best geeignete Technik für Anfänger in dieser Methode. Erst nach Beherrschen dieser grundlegenden Technik ist es möglich, die Phakoemulsifikation als Methode der Wahl zu benützen. Aber es ist notwendig sich dessen bewußt zu sein, daß die gleichen Probleme, die sie am Anfang hatten, wiederentstehen, wenn sie die Phakoemulsifikation bei mehr als 90% von Patienten durchzuführen beginnen.

Jetzt nach mehr als 500 Fällen können wir nur bestätigen, daß es überhaupt nicht leicht ist, diese Methode so zu beherrschen, daß sie in ihren Händen sicherer ist als eine normale extrakapsuläre Extraktion. Es ist uns auch klar, daß die Phakoemulsifikation nicht ein Ende der Entwicklung der Kataraktchirurgie ist, aber daß diese Methode ein weiterer Schritt in der Entwicklung ist, den wir lernen müssen.

Literatur

1. Kelman CD (1967) Phaco-emulsification and aspiration: A new technique of cataract removal. Am J Ophthalmol 64:23–35
2. Kelman CD (1974) Symposium: Phacoemulsificaton. Summary of personal experience. Trans Am Acad Ophthalmol Otol 78:35–38
3. Kratz RP (1974) Symposium: Phacoemulsificaton. Difficulties, Complications and Management. Am Acad Ophthalmol Otol 78:18–21
4. Hurite FG (1974) Symposium: Phacoemulsification. The Contraindications to Phacoemulsification and Summary of Personal Experience. Trans Am Acad Ophthalmol Otol 78:14–17
5. Faulkner GD (1987) Endothelial cell loss after pahcoemulsification and insertion of silicone lens implants. J Cataract Refract Surg 13:649–652

Zum derzeitigen Stand der Katarakt- und refraktiven Hornhautchirurgie – Ergebnisse der Umfrage der DGII

M. Wenzel und Th. Neuhann

Zusammenfassung. Im Dezember 1991 wurde eine Umfrage der Deutschsprachigen Gesellschaft für Intraokularlinsenimplantation durchgeführt. Die Angaben von 465 Augenärzten aus 185 Kliniken konnten ausgewertet werden. Über 80% aller Augenoperationen des „durchschnittlichen" Teilnehmers waren Kataraktoperationen. 40% der Kollegen bevorzugten die Phakoemulsifikation, dabei wurde zu 32% nach Tunnelschnitt die Operationswunde nicht vernäht. Die Kapsulorhexis findet mittlerweile auch bei der manuellen Kernentbindung überwiegend Verwendung. In 12% aller Abteilungen wird überwiegend ambulant operiert. 9% der Kollegen übten (sphärisch-)refraktive Hornhautchirurgie aus, weitere 10% Astigmatismuschirurgie.

Summary. A survey on the status of cataract and refractive surgery in 1990 has been carried out by the German-speaking society of implant surgery. The data of 465 surgeons working in 185 eyeclinics were involved. More than 80% of the eye-surgeries performed were cataracts. 40% of all surgeons preferred phacoemulsification. Kapsulorhexis was preferred by surgeons both doing phacoemulsification and expression of the nucleus. Routine outpatient surgery is performed in 12% of all eyeclinics. Spheric-refractive corneal surgery is done by 9% of ophthalmic surgeons, astigmatic surgery by another 10%.

Anläßlich der jährlichen Tagungen der DGII werden Umfragen zu den Operationsgewohnheiten durchgeführt. Wir bedanken uns herzlich bei allen Teilnehmern der Umfrage. Im Vergleich mit der vorjährigen Umfrage [5] haben wir diesmal etwa die Hälfte der Fragen beibehalten, um kurzfristige Trends erkennen zu können. Die andern Fragen betrafen neue Schwerpunkte. Entsprechend wurden einige Aspekte der vorjährigen Umfrage in diesem Jahr nicht mitberücksichtigt.

Methodik

Ein Bogen mit 17 Fragen zu individuellen Operationsgewohnheiten wurde im Dezember 1991 zusammen mit den Einladungen zum 6. Kongreß der DGII verschickt. Wenn mehrere Kollegen an einem Haus operativ tätig sind, wurde meist mit einem gemeinsamen Bogen geantwortet. Da im deutschen Sprachraum überwiegend mehrere Kollegen zusammen an einer Abteilung kataraktchirurgisch tätig sind, unterscheidet sich diese Umfrage von solchen in anderen Ländern (1–4). Die folgenden Auswertungen beziehen sich primär auf die Zahl der eingeschickten Bögen und demnach der teilnehmenden Augenabteilungen und nicht auf die Zahl der Kollegen an einer Abteilung. Wenn im Folgenden die jährliche Operationsfrequenz einzelner Augenabteilungen („Häuser") genannt werden, so ist zu berücksichtigen, daß in wenigen Fällen die Teilnehmer der Umfrage nicht stellvertretend für alle operativ tätigen Kollegen der Abteilung geantwortet haben, die tatsächlichen Operationszahlen einer Abteilung also höher liegen können. Die Frage nach der Teilnehmerquote ist daher nicht sicher zu beantworten. Bei vergleichbaren regionalen Umfragen liegt sie meist etwa um 50% [1–4].

Die Kollegen aus den fünf neuen Bundesländern wurden nicht mehr, wie im Vorjahr, gesondert angeschrieben. Da viele von ihnen noch nicht in gleichem Maße wie im alten Bundesgebiet berufspolitisch organisiert sind, haben sie die Fragebögen nicht erhalten. Dadurch ist die Rückmeldung von diesen Kollegen geringer als im Vorjahr [5].

Die einzelnen Daten wurden auf eine Abhängigkeit vom Herkunsftsland, von der Operationsfrequenz und der Operationsart (Phako) untersucht. Wenn es im Folgenden nicht extra vermerkt ist, weichen die Angaben in den Untergruppen nicht wesentlich voneinander ab.

Ergebnisse und Diskussion

Anzahl der Kataraktoperateure in einem Haus

Viele Augenärzte operieren zusammen an einem Haus, sei es als kooperierende Belegärzte, sei es als Chefärzte mit Oberärzten und Assistenten. Die Werte weichen nicht wesentlich von denen des Vorjahres ab. Im Mittel (Median) operieren drei Kollegen an einer Klinik Katarakte (Tabelle 1). Wenn in einem Haus mehrere Kollegen operierten, wurde überwiegend nur ein gemeinsamer Fragebogen eingesandt. Mit den 185 beantworteten Bögen wurden die Daten von insgesamt 465 operativ tätigen Augenärzten erfaßt.

Herkunftsland

26 Antwortbögen (14%) kamen aus Österreich, 20 (11%) aus der Schweiz, 14 (8%) aus den neuen deutschen Bundesländern, 113 (61%) aus dem alten Gebiet

Tabelle 1. Anzahl der Kataraktoperateure an einer Augenabteilung

	Anzahl der Katarakt-Operateure an einer Abteilung						
	1	2	3	4	5	6	>6
Anzahl der Häuser (relativer Anteil %)	31 (18%)	43 (25%)	27 (16%)	17 (10%)	16 (9%)	13 (8%)	22 (13%)

der BRD und 12 (6%) aus anderen Ländern oder der Bogen war ohne Landesangabe. Die Operationsgewohnheiten der Teilnehmer aus den übrigen Ländern, auch aus osteuropäischen Ländern, glichen denen der deutschsprachigen Länder, so daß ihre Angaben im Folgenden nicht gesondert betrachtet werden müssen.

Anzahl der Kataraktoperationen 1990

Die an der Umfrage beteiligten Augenärzte haben 1990 zusammen 111822 Kataraktoperationen durchgeführt. Die Kliniken können nach ihrer Operationsfrequenz in vier Gruppen unterteilt werden, wobei aus jeder Gruppe gleich viele Antwortbögen eingingen: 1) 760–4000 Operationen/Jahr, 2) 419–750 Operationen/Jahr, 3) 200–410 Operationen/Jahr und 4) unter 200 Operationen/Jahr, wobei ein Kollege refraktive Hornhautchirurgie, aber keine Kataraktoperationen durchführte.

Anteil der Kataraktoperationen mit Linsenimplantation

An 86% der Augenkliniken wurde zu über 90% nach einer Kataraktoperation eine Linse implantiert. Die Implantationshäufigkeit lag im ehemaligen Gebiet der DDR bereits deutlich höher als noch im Vorjahr. Die mittlere Implantationsfrequenz (Median) der Kollegen ist von 60% im Jahr 1989 auf 90% im Jahr 1990 angestiegen: Ein „durchschnittlicher" Augenarzt hat in den neuen Bundesländern nach 90% aller Kataraktoperationen eine Linse implantiert.

Anteil der Kataraktoperationen am gesamten Operationsspektrum

Die Kataraktoperation ist wohl die häufigste Augenoperation (Tabelle 2). Für die Hälfte der Ophthalmochirurgen sind über 80% ihrer Eingriffe Kataraktoperationen gewesen. Dieser relativ hohe Anteil an Kataraktoperationen ist nur teilweise dadurch zu erklären, daß diese Umfrage primär an Kataraktchirurgen gerichtet war.

Tabelle 2. Anteil der Kataraktoperationen am gesamten Operationsspektrum

	Anteil der Kataraktoperationen am gesamten Operationsspektrum (in %)									
	0–9	10–19	20–29	30–39	40–49	50–59	60–69	70–79	80–89	90–100
Anzahl der Häuser (relativer Anteil %)	1 (1%)	2 (1%)	17 (9%)	4 (2%)	13 (7%)	19 (11%)	17 (9%)	19 (11%)	36 (20%)	54 (30%)

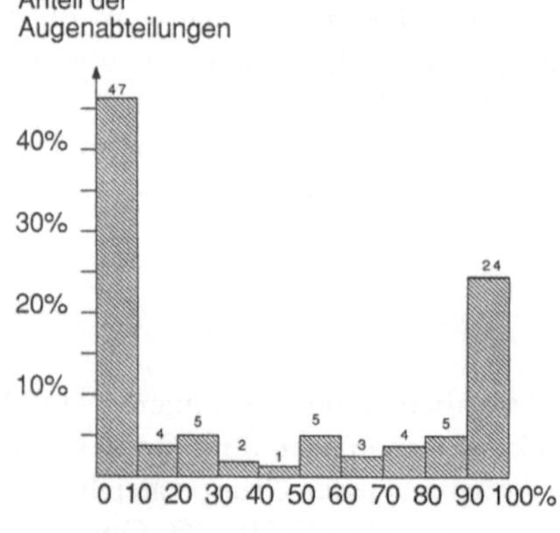

Abb. 1. Anwendung der Phakoemulsifikation zur Kataraktoperation. Anteil der Augenabteilung und Prozentsatz der Operationen, in denen die Phakoemulsifikation Anwendung fand (vgl. Tabelle 3)

Linsenextraktion – Manuelle Kernexprimation, Phakoemulsifikation, intrakapsulär

Die manuelle Kernexprimation ist die in den meisten Häusern bevorzugte Operationsmethode geblieben, doch hat die Phakoemulsifikation im vergangenen Jahr eine weiter zunehmende Verbreitung gefunden. An 58% der Häuser wird bevorzugt die manuelle Exprimation gewählt, an 40% die Phakoemulsifikation. Nur an wenigen Augenabteilungen finden die beiden Operationsverfahren gleichmäßig nebeneinander Anwendung (Abb. 1). Es ist bekannt, daß Operateure mit einer hohen Operationsfrequenz öfters die Phakoemulsifikation anwenden als solche mit niedrigeren Operationszahlen [4, 5]. Diese Tendenz läßt sich auch aus der Tabelle 3 ablesen: In den Abteilungen mit einer hohen Operationsfrequenz von über 750 Kataraktoperationen im Jahr wird die Phakoemulsifikation etwas häufiger bevorzugt (55%) als die manuelle Kernexprimation (45%). Im Gegensatz dazu wird in Augenabteilungen mit einer relativ niedrigen Operationsrate von <200/Jahr die Phakoemulsifikation nur zu 18% bevorzugt.

An 6% der Häuser werden zu ≥ 10% intrakapsuläre Kataraktextraktionen durchgeführt. An vier Kliniken (2%) wurden ≥ 50% der Katarakte IC operiert, davon waren zwei Kliniken im Gebiet der ehemaligen DDR.

Eröffnung der Vorderkapsel

Die Kapsulorhexis hat sich im Vergleich zum Vorjahr noch weiter durchgesetzt. Die Vorderkapsel wird vor der Phakoemulsifikation zu 96% mit einer Rhexis geöffnet. Die Einzelstichinzision („Can Opener") wird von 3% der Kollegen bevorzugt, der „Briefkastenschlitz (Letter Box)" nur von 1%.

Mittlerweile ist die Rhexis aber auch zur verbreitesten Methode bei der manuellen Kernexprimation geworden. So bevorzugen 42% der Kollegen, die überwiegend manuell exprimieren, die Kapsulorhexis. Dann werden zuweilen ein oder zwei Entlastungsschnitte angelegt. 38% bevorzugen die Einzelstichinzision, 19% den Briefkastenschlitz und 1% die Hochfrequenzdiathermie. Die Rate der

Kollegen, die die Rhexis bevorzugen, hat seit dem vorigen Jahr noch zugenommen [5].

Schnittführung – Corneoskleral, Corneal, 3-Stufen-Tunnelschnitt

Der Tunnelschnitt hat sich auch in Europa rasch verbreitet. 65% der Operateure bevorzugen ihn zur Phakoemulsifikation. Das ist eine rasche Zunahme, wurde er von den meisten Operateuren erst vor einem oder zwei Jahren eingeführt. Der korneosklerale Zugang zur Phakoemulsifikation wird von 34% der Augenärzte gebraucht. Zur manuellen Kernexprimation wird von 83% der Kollegen ein korneoskleraler Zugang bevorzugt, 14% bevorzugen einen kornealen Schnitt und die verbliebenen 4% bevorzugen einen skleralen Zugang.

Wundverschluß

Eine fortlaufende Naht ist von 61% aller Operateure bevorzugt worden. Sie war sowohl nach Phakoemulsifikation als auch nach manueller Exprimation des Kernes die verbreiteste Technik. Besonders nach einer Phakoemulsifikation hat sich in Zusammenhang mit der Schnittführung auch die Nahttechnik geändert: 37% der Operateure verzichten nach einem Tunnelschnitt überwiegend auf eine Wundnaht.

Multifokale Linsen

An 14% der Kliniken wurden 1990 multifokale Linsen getestet. Routinemäßig wurden sie selten implantiert. An 11% der Kliniken waren weniger als 10% aller Implantate multifokal, an 3% der Häuser waren zwischen 10 und 12% aller Linsen multifokal.

Sekundärimplantation bei IC-Aphakie

Zur Sekundärimplantation bei IC-Aphakie wurde zu 81% eine Vorderkammerlinse bevorzugt und zu 19% eine nahtfixierte Hinterkammerlinse.

Anästhesie

Zu 89% wurde eine Lokalanästhesie bei der Kataraktoperation bevorzugt, zu 11% wurde überwiegend in ITN operiert.

Tabelle 3. Anteil der Kataraktoperationen mit Phakoemulsifikation in Beziehung zu den jährlichen Operationszahlen

	Anteil der Kataraktoperationen mit Phakoemulsifikation (in %)									
	0–9	10–19	20–29	30–39	40–49	50–59	60–69	70–79	80–89	90–100
Anzahl der Häuser mit einer Op.-Frequenz ≥ 750/Jahr (relativer Anteil %)	13 28	3 6	5 11	– –	– –	1 2	2 4	3 6	2 4	17 37
Anzahl der Häuser mit einer Op.-Frequenz 419–730/Jahr (relativer Anteil %)	16 35	3 6	3 6	2 4	– –	3 6	2 4	2 4	5 11	10 22
Anzahl der Häuser mit einer Op.-Frequenz 200–410/Jahr (relativer Anteil %)	20 43	2 4	2 4	1 2	1 2	4 9	1 2	1 2	2 4	12 26
Anzahl der Häuser mit einer Op.-Frequenz < 200/Jahr (relativer Anteil %)	38 80	– –	– –	– –	1 2	1 2	– –	1 2	– –	6 13
Anzahl aller Häuser (relativer Anteil %, vgl. Abb. 1)	87 (47%)	8 (4%)	10 (5%)	3 (2%)	2 (1%)	9 (5%)	5 (3%)	7 (4%)	9 (5%)	45 (24%)

Tabelle 4. Durchschnittliche Wartezeit auf eine reguläre Kataraktoperation

	Wartezeit auf eine Kataraktoperation in Wochen										
	0–4	5–9	10–14	15–19	20–24	25–29	30–34	35–39	40–49	50–59	60–62
Anzahl der Häuser (relativer Anteil %)	34 (19%)	41 (23%)	34 (19%)	17 (9%)	12 (7%)	12 (7%)	8 (5%)	9 (5%)	10 (6%)	3 (2%)	2 (1%)

Wartezeit

Die mittlere Wartezeit auf eine Kataraktoperation liegt bei zehn Wochen, wobei es immer noch vereinzelt Wartezeiten von über einem Jahr gibt (Tabelle 4). Im Vergleich zum Vorjahr hat sich die Wartezeit nicht verändert (5). Die mittlere Wartezeit liegt in Häusern mit hoher Operationsfrequenz (>750/Jahr) bei 22 Wochen und damit fast dreimal so hoch wie in Häusern mit niedriger Operationsfrequenz (<200/Jahr), wo sie 8 Wochen beträgt.

Ambulante Kataraktoperationen

Eine ambulante Kataraktoperation ist an einem Drittel der Häuser möglich, doch werden meist nur weniger als 10% aller Operationen ambulant durchgeführt. 12% der Antworten stammten aus Häusern, in denen überwiegend ambulant operiert wird (Abb. 2). Darunter waren fast ebensoviele Häuser mit einer überdurchschnittlichen Operationsfrequenz wie mit einer niedrigeren.

Refraktive Hornhautchirurgie

Eine sphärisch-refraktive Hornhautoperation wurde nur selten indiziert. Ein Drittel der Kollegen hatte vereinzelten Patienten zu einer refraktiven Hornhautoperation geraten, doch waren es meist weniger als 10 Patienten im Jahr (Abb. 3). Zwei Drittel aller Befragten hatten 1990 weder refraktive Eingriffe vorgenommen noch Patienten eine solche Operation auswärts empfohlen.

1990 wurden relativ wenige refraktive Hornhautoperationen durchgeführt. Nur 19% der antwortenden Kollegen haben 1990 zusammen 520 Operationen durchgeführt. Am häufigsten wurde eine Astigmatismusoperation vorgenom-

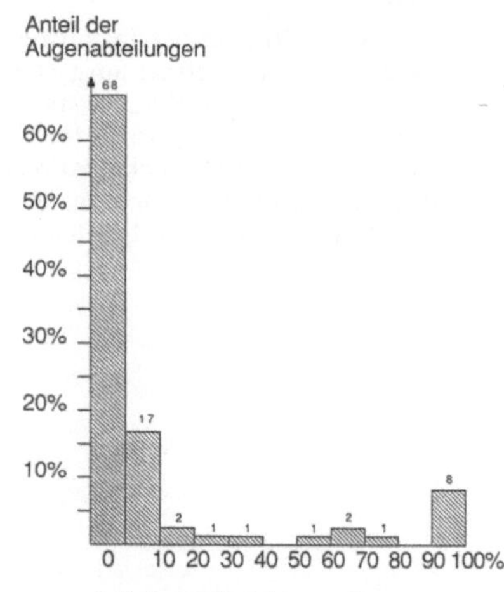

Abb. 2. Ambulante Kataraktoperationen. Anteil der Augenabteilungen und Prozentsatz der Operationen, die ambulant durchgeführt worden sind

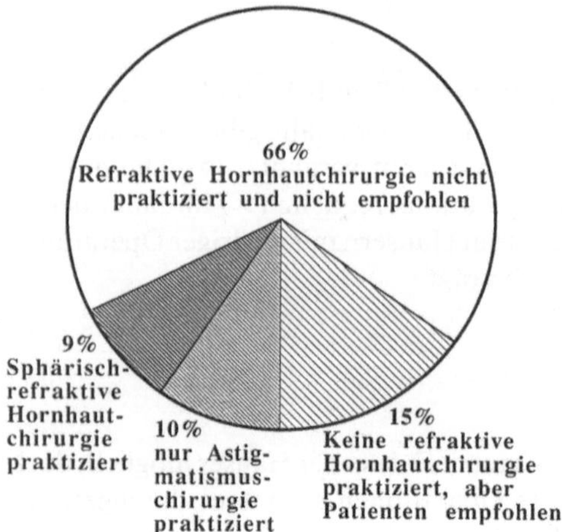

Abb. 3. Refraktive Hornhautchirurgie 1990. 66% der Kollegen hat weder refraktive Eingriffe vorgenommen noch Patienten eine solche Operation auswärts empfohlen. 15% hatten Patienten die Operation empfohlen und zu refraktiv-chirurgischen Kollegen überwiesen. 10% hatten lediglich Astigmatismuskorrekturen durchgeführt, meist nach einer Keratoplastik. 9% der Kollegen hatte selbständig sphärisch-refraktive Eingriffe vorgenommen

men, 9% aller teilnehmenden Kollegen haben zusammen 223 Operationen durchgeführt, 2% der Kollegen haben zusammen 211 mal eine Excimer-Laser-Keratomileusis vorgenommen, 4% der Kollegen haben zusammen 53 radiäre Keratotomien durchgeführt, 3% der Kollegen haben zusammen 27 Epikeratophakien sowie 1% der Kollegen zusammen 6 andere refraktive Hornhautoperationen durchgeführt.

Literatur

1. Beckett R, Rosen ES (1989) Results of the 1988 survey on cataract and intraocular lens implantation in the United Kingdom. Eur J Implant Ref Surg 1:231–235
2. Bucher PJM (1990) The status of european cataract surgery. Eur J Implant Ref Surg 2:95–100
3. Carr M (1989) Cataract, intraocular lens, and refractive surgery in 1987 with a forecast to 1995. J Cataract Refract Surg 14:664–667
4. Leaming DV (1990) Practice styles and preferences of ASCRS members – 1989 survey. J Cataract Refract Surg 16:624–632
5. Reim M, Wenzel M, Bucher PJM (1991) Zum derzeitigen Stand der Kataraktchirurgie im deutschsprachigen Europa. In: Wenzel M, Reim M, Freyler H, Hartmann Ch: 5. Kongreß der DGII. Springer, Berlin Heidelberg New York 1991 (19–30)

Sondersituationen

Was tun bei massiver Chorioidaleffusion und bei expulsiver Blutung bei der Kataraktoperation?

B. Gloor und A. Kalman

Zusammenfassung. Nachdem die Erfolgsrate der extrakapsulären Kataraktextraktion mit Implantation von Hinterkammerlinsen um die 99% erreicht hat, wird es Zeit, sich mit den schwersten Komplikationen dieser Chirurgie, selbst wenn sie nur im Promille-Bereich liegen, zu beschäftigen. Dazu gehören die massive Chorioidaleffusion und die expulsive Blutung. Auf Grund der Angaben in der Literatur und eigener Erfahrungen an 12 Patienten (13 Augen), 7 Frauen und 5 Männer, 61–68 Jahre alt (Median 78 Jahre), werden praktische Anweisungen gegeben, wie die Komplikationen gemeistert werden können und müssen. Wesentliche Punkte sind: Ausschalten der Risikofaktoren; Operationstechniken, welche einen sofortigen Wundverschluß erlauben; Arbeit so lang als möglich in geschlossenem System; sofortiges Erkennen des Ereignisses; wissen, in welchem Zeitpunkt des Geschehens was die richtige Maßnahme ist: Wann wie und ob Irisreposition? Ob und wann Vitrektomie? Wann Skleraeröffnung zur Evakuation des Blutes, früh oder nach 10–14 Tagen? Wann Wundrevision?

Summary. The succes rate of cataract extraction with the implantation of posterior chamber lenses is reaching in several hands almost 99%, it is time to focus on rare, but often devastating complications such as massive choroidal effusion and expulsive hemorrhage. Reports in the literature and our own experiences with 12 patients (13 eyes) 61–88 yrs old (median 78 yrs) are the basis for giving practical instructions on how to deal with these complications. The main points are: Elimination of risk factors; surgical techniques permitting immediate closure of the wound; surgery as long as possible in a closed system; instantaneous recognition of the event; knowledge of the right measure which depends on the phase of surgery; knowledge of, when, how, and whether or not the Iris has to be repositionned; when and whether or not a vitrectomy has to be done; when a sklerotomy has to be performed and at what time a revision of the wound has to be done.

Nachdem die Erfolgsrate der extrakapsulären Kataraktextraktion mit Implantation von Hinterkammerlinsen um die 99% erreicht hat, wird es Zeit, sich mit den schwersten Komplikationen dieser Chirurgie, selbst wenn sie nur im Promille-Bereich (1,6‰ [9]) liegen, zu beschäftigen. Dazu gehören die massive Chorioidaleffusion und die expulsive Blutung. Sind die der Operationsphase angepassten Regeln, diesen Komplikationen zu begegnen, bekannt, sind sie einigermaßen beherrschbar.

Material und Methode

Die im folgenden erteilten Regeln fußen auf seit 1974 mit 12 Patienten (13 Augen; 7 Frauen, 5 Männer) im Alter von 61–88 Jahren (Median 78 Jahre) gemachten Erfahrungen von massiven Chorioidaleffusionen und expulsiven Blutungen, fünf davon bereits 1983 veröffentlicht [5]. 12mal kam das Ereignis bei einer Katarakt-OP, 1× nach einer Trabekulektomie. 4 Patienten hatten ein Glaukom, 2 davon ein Kapselhäutchenglaukom. Die jüngste Patientin (61jährig) war hochmyop.

Verhaltensregeln

Wesentliche Punkte, um mit der massiven Chorioidaleffusion oder -blutung zu Rande zu kommen, sind:
1. Ausschalten der Risikofaktoren;
2. Operationstechniken, welche einen sofortigen Wundverschluß erlauben;
3. Arbeit so lang als möglich in geschlossenem System;
4. sofortiges Erkennen des Ereignisses;
5. wissen, in welcher Operationsphase was die richtige Maßnahme ist.

1. Erkennen und Ausschalten der Risikofaktoren

Eine 1990 [9] erschienene retrospektive Analyse von 68 Fällen von expulsiver Blutung aus einem Kollektiv von 35459 Patienten ergab als statistisch signifikante Risikofaktoren ein Glaukom, vergrößerte Achsenlänge, generalisierte Arteriosklerose und erhöhte Pulsrate während der Operation. Die expulsive Blutung ist in Lokalanaesthesie signifikant häufiger als in Narkose! Dies bedeutet, daß man Patienten mit voraussehbarem erhöhten Risiko, insbesondere auch solche mit expulsiver Blutung am ersten Auge wenn irgendwie möglich in Narkose operiert. Ein zu hoher Blutdruck während der Operation ist ungünstig. Die Oculopression verhindert eine Chorioidalblutung oder Chorioidaleffusion nicht, fördert sie vielleicht sogar [5].

2. OP-Techniken, welche sofortigen Wundverschluß erlauben

OP-Techniken, welche sofortigen Wundverschluß erlauben sind, wenn man die Kernexpression wählt, ein sklerokornealer Drei-Stufenschnitt und das Vorlegen von 3 Sicherungsnähten, welche diesen Namen verdienen (7-0-Seide), nach Präparation der ersten 2 Stufen vor Eröffnen der Vorderkammer, nach der Expression des Kernes der provisorische Verschluß mit diesen Nähten und im Operationsbesteck Instrumente, welche kräftig genug sind, die Nähte bei einer expulsiven Blutung auch zuzuziehen (2. Nadelhalter! die üblichen Knüpfpinzetten reichen nicht aus).

3. Arbeit im geschlossenen System

Bei der Expressionsmethode erlauben die besprochenen Operationstechniken weitgehend, außer während der Zeit der Expression des Linsenkernes und des

Einschiebens der Hinterkammerlinse die Arbeit im geschlossenen System mit einem wählbaren Druck um 10–20 mmHg. Noch mehr gilt dies bei der Phakoemulsifikation, wobei aber ein zugewiesener Patient in unserer Serie die expulsive Blutung nach Erweiterung der Öffnung auf 7 mm nach Phakoemulsifikation produzierte. Ein weiterer Fortschritt dürfte die Kleinschnitt-Technik mit oder ohne Naht sein.

4. Erkennen des Beginns des Ereignisses

Die Chorioidaleffusion und/oder expulsive Blutung kann sich in jeder Phase der Operation ereignen: bei der ersten Öffnung, nach der Kapsulotomie, bei und nach Expressio, während des Absaugens, während der Implantation, während und sogar Minuten bis Stunden bis Tage nach dem Zunähen [2] (sog. gedeckte expulsive Blutung, in unserer Serie nach Trabekulektomie). Bei ihrem Beginn sind vorerst massive Chorioidaleffusion und expulsive Blutung nicht auseinanderzuhalten. Beide verursachen eine Volumenzunahme im hinteren Segment. Wie rasch sich eine massivste Chorioidaleffusion entwickeln kann, weiß der Neztzhautchirurg, der bei einem hochmyopen Bulbus die retroretinale Flüssigkeit drainiert! Wichtig ist, schon die *frühen Symptome der Chorioidaleffusion und/oder expulsiven Blutung* zu erkennen: Bei vorher weichem Auge geht die Vorderkammer unvermittelt und unerklärlich verloren, der Bulbus wird hart, die Iris prolabiert. Exprimation der Linse, Riß der Zonula und Glaskörperprolaps, Netzhautexpulsion können folgen.

Differentialdiagnostisch muß an zwei Dinge gedacht werden:

1. Gefangennahme von Spülflüssigkeit im retrolentalen Raum oder im Glaskörper (Ventilmechanismus; z. B. (iatrogene?) Lücke in der Zonula)
2. Pressen des Patienten (Valsalva; Husten oder Brechreiz).

5. Der OP-Phase angepaßte richtige Maßnahmen

In jeder Phase lautet die Faustregel fast ausnehmungslos: Sofort verschließen!! Gleichzeitig sind sofort allgemeine Maßnahmen einzuleiten:

1. Anti-Trendelenburg-Lage verstärken;
2. Sofortige Senkung des Blutdruckes durch den Anästhesisten. Dies ist bei Intubationsnarkose einfach, aber auch bei Lokalanästhesie möglich, vor allem wenn man mit „stand by" eines Anästhesisten operiert (z. B. eine Kapsel Nifedipin (Adalat) schlucken oder 1 Tabl. Adalat retard zerkauen lassen).
3. Ansetzen einer Mannitol-Infusion (20%, 100 ml-250 ml).

Die „Expulsive" ereignet sich bis und mit Expressio des Linsenkernes, das Linsenkapsel-Zonula-Diaphragma bleibt intrakt: Alles daran setzen, das Zonula-Linsendiaphragma intakt zu erhalten. In dieser Phase soll man nicht versuchen, weitere Linsenmassen herauszuholen, sondern mit weiteren 7-0-Seidennähten die

Wunde schrittweise verschließen. Die Nadel läßt sich, hat man mit einem Stufenschnitt eröffnet, über die sich verwölbende Iris vorschieben. Iris nicht in die Wunde einnähen. Erleichterung der Reposition der Iris mit kleinen basalen Iredektomien oder Iridotomien.

Günstige Variante im weiteren Verlauf: Wenn der Druck – nach der Mannitol-Infusion – sinkt und die Vorderkammer sich wieder herstellt, bildet die Reposition der Iris kein Problem mehr. Die Linsenrestmassen können abgesaugt werden; gelegentlich stellt sich die VK so gut wieder her, daß sogar an eine Primär-Implantation gedacht werden kann.

Ungünstigere Variante: Der Bulbus bleibt hart, die Vorderkammer ist nicht wieder herstellbar, die Iris ist noch nicht völlig reponiert: die Seidennähte werden durch dichtgelegte 10-0-Nylon- oder Prolen-Nähte ersetzt, die Iris wird abschnittweise reponiert. Gelegentlich wird eine Sektoriridektomie notwendig.

Die „Expulsive“ sprengt das Zonula-Linsendiaphragma und Glaskörper prolabiert: Keine Zeit für eine „Glaskörper-Toilette“ verlieren, sondern sofort zunähen, selbst wenn die Iris und Glaskörper eingeklemmt werden: In dieser Phase sind eine Iris- und Glaskörpereinklemmung ein geradezu unbedeutender Schaden gegenüber dem, was in den nächsten Sekunden passieren kann, nämlich daß sich die Retina präsentiert und diese in die korneosklerale Wunde eingeklemmt wird. (Abb. 1). Mit dem Übernähen sind 10 bis 20 Minuten leicht verstrichen. Bleibt der Bulbus hart und ist ein vollständiger Wunderverschluß nicht möglich, inspiziert man den Fundusreflex zentral und peripher und sucht nach der größten Erhebung. Dort macht man frühestens 15 min nach dem Ereignis (Gerinnungszeit!) eine mit einem limbusparallelem Einschnitt zwischen den Muskelansätzen 4 mm hinter dem Limbus mit einer Gilette- oder einer Beaverklinge Nr. 64 bis auf die Chorioidea. Falls sich kein Blut oder Flüssigkeit entleert, kann in den übrigen

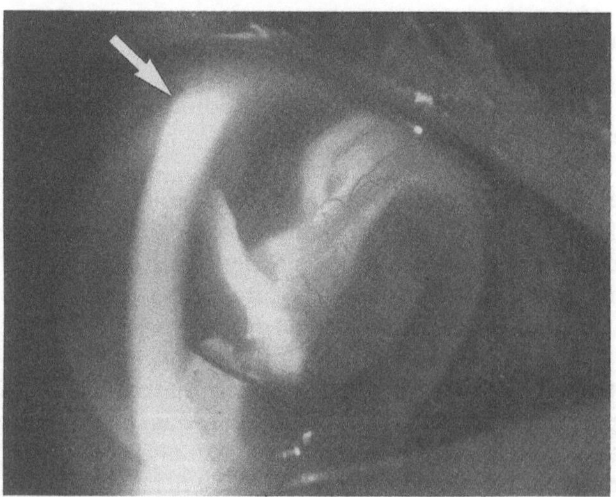

Abb. 1. Retina eingeklemmt in Kataraktwunde: Status nach expulsiver Chorioidalblutung. Ein rechtzeitiger, „notfallmäßiger“ Wundverschluß gelang dem Chirurgen nicht, weil er keine Sicherungsnähte vorgelegt hatte

Quadranten die Drainage versucht werden. Gelingt diese, wird ein besserer Wundverschluß möglich. Weitere Mannöver, welche den intraokulären Druck zu sehr erniedrigen, sind in dieser Operations-Phase zu meiden.

Die „Expulsive" sprengt das Zonula-Linsendiaphragma, der Glaskörper prolabiert und die Netzhaut drängt gegen die Wunde!!: Falls die Netzhaut entgegenkommt, muß nach dem Knoten der Sicherungsnähten sofort eine Inzision der Sklera 4 mm vom Limbus entfernt zwischen den Muskelansätzen mit einem Beavermesser (Nr. 64) oder einer Klinge erfolgen, um zu versuchen, die Blutung nach außen zu drainieren. Ist eine Drainagestelle in einem Quadranten unergiebig, ist eine weitere in einem anderen Quadranten zu erstellen. Hat der Chirurg auf die Sicherungsnähte verzichtet, empfiehlt Stubbs [10] vor jedem Versuch die Wunde zu verschließen, die breite Eröffnung der Sklera. Selbst wenn Revisionsoperationen durch vitreoretinale Chirurgen nach Einklemmung der Nezthaut in die Wunde in 2 von 3 Fällen befriedigende Resultate ergaben [1], hat eine Einklemmung und Verletzung der Netzhaut eine extrem schlechte Prognose (zwei unserer Fälle), während ein eingeklemmter Glaskörper eine später behebbare Komplikation bedeutet und in dieser Phase belassen werden soll. Mit einem vollständigen Wundverschluß wird die Operation beendet.

Weiteres Vorgehen

Postoperativ läßt sich mit indirekter Ophthalmoskopie meist schon differenzieren, was sich ereignet hat: Eine massive expulsive subchorioidale Blutung, mit oder ohne Durchbruch in den Glaskörperraum, eine mäßige expulsive Blutung oder nur eine Chorioidal-Effusion. Die Erhebung der letzteren verschwinden i.d.R. innert Tagen, während es bei einer anfänglich nicht durchgebrochenen Blutung zu einer Verfärbung des Glaskörpers und des Kammerwassers durch Blutfarbstoffe kommt. Vor allem, wenn es in den Glaskörperraum geblutet hat, ist die Echographie für die weitere Orientierung über die intraokulären Verhältnisse entscheidend.

Nach einer massiven expulsiven Blutung sind das Blut bzw. die Koagula zu entfernen [6]. Mit der Entfernung warteten wir bis jetzt bis 10.– 12. Tag. Eine neueste Arbeit [3] zeigt, daß man echographisch die Verflüssigung der Koagula durchschnittlich um den 14. Tag feststellen kann. Um diese Zeit ist die Blutungsquelle soweit organisiert, daß eine (intraoperative) Nachblutung unwahrscheinlich wird. Im weiteren Verlauf kann sich die Netzhaut- und Chorioidalablösung spontan zurückbilden. Die mit Abwarten der Spontanresorption erreichte Funktion [3] spricht aber unbedingt gegen ein Abwarten, sondern für ein aktives Vorgehen.

Die wesentlichen Punkte des Eingriffes sind folgende: Äquatorparallele Eröffnung der Sklera 4 mm hinter dem Limbus: es entleeren sich schwarzes, verflüssigtes Blut, gelegentlich auch noch Koagula, dann evtl. Schnitt vergrößern, evtl. feines Saugrohr benutzen und absaugen (Vorsicht!). Schrittweise Auffüllen des Bulbus von vorne mit physiol. Kochsalzlösung. Stets erneutes Drainieren von

Blut bis keines mehr nachfließt. Darauf peinlich genaue Wundrevision mit Vitrektomie im corneoskleralen Schnittbereich. Die corneosklerale Wunde darf weit eröffnet werden. Enthält das Auge eine Hinterkammerlinse und verhindert diese eine sichere Lösung von Glaskörperadhärenzen am Wundrand, ist sie zu entfernen. Mit diesem Vorgehen erreichten wir in zwei aussichtslos erscheinenden Fällen gute Resultate, einmal einen Visus von 0,6, einmal Fingerzählen. Konnte das Kapseldiaphragma erhalten bleiben, ja sogar ohne Kapseldiaphragma ist, bei nicht weiter kompliziertem Verlauf, eine Sekundärimplantation einer Hinterkammerlinse möglich [1, 7, 8]. Damit können gute Operationsresultate erreicht werden mit Visus bis 0,6.

Literatur

1. Bryant WR (1989) Secondary intraocular lens implantation in eyes that experienced suprachorioidal hemorrhage during primary cataract surgery. J Cataract Refract Surg 15:629–633
2. Canning CR, Lavin M, McCartney ACE, Hitchiings RA, Gregor ZJ (1989) Delayed suprachoroidal haemorrhage after Glaucoma operations. Eye 3:327–331
3. Chu TH, Cano MR, Green RL, Ligett PE, Lean JS (1991) Massive suprachoroidal hemorrhage with central retinal apposition. A clinical and echographic study. Arch Ophthalmol 109:1575–1581
4. Freeman WR, Schneiderman TE, Weinreb RN, Baerveldt G (1991) Hemorrhagic choroidal detachment with anterior vitreoretinal adhesions. Ophthalmic Surg 22:670–675
5. Gloor B (1983) Gibt es schwere Komplikationen der Oculopression? Klin Monatsbl Augenheilkd 182:431–433
6. Lambrou FH, Meredith TA, Kaplan HJ (1987) Secondary surgical management of expulsive choroidal hemorrhage. Arch Ophthalmol 105:1195–1198
7. Leatherbarrow B, Trevett A, Tullo AB (1988) Secondary Lens Implantation: Incidence, Indications and Complications. Eye 2:370–375
8. Pearson PA, Owen DG, Maliszewski M, Smith ThJ (1989) Anterior chamber lens implantation after vitreous loss. Brit J Ophthalmology 73:596–599
9. Speaker MG, Guerriero PN, Met JA, Coad ChrT, Berger A, Marmor M (1991) A case-control study of risk factors for intraoperative suprachorioidal expulsive hemorrhage. Ophthalmology 96:202–210
10. Stubbs GM (1990) Treatment of deep choroidal hemorrhage: Report of a case of massive degree with complete recovery of vision. Eur J Implant Refract Surg 2:105–106

Eine Hinterkammerlinse mit Irisblende für idiopathische und traumatische Aniridie

R. Sundmacher, T. Reinhard und C. Althaus

Zusammenfassung. Seit Juni 1991 haben wir in der Universitäts-Augenklinik Düsseldorf in 3 Augen mit kongenitaler Aniridie und Katarakt und in 4 Augen mit traumatischer Aniridie und Aphakie oder Katarakt eine zusammen mit der Fa. Morcher entworfene Hinterkammerlinse mit Irisblendenfunktion in den Sulcus ciliaris eingesetzt oder bei fehlenden Kapselsackstrukturen dort eingenäht.

Intraoperativ war insbesondere bei traumatischer Aniridie und in Kombination mit perforierender Keratoplastik das Einführen und korrekte Positionieren der sehr großen Linse sehr schwierig.

Postoperativ hatten wir in zwei Fällen im bisherigen Beobachtungszeitraum von bis zu 9 Monaten mit einem vorbekannten und postoperativ dekompensierten, konservativ jedoch gut beherrschbaren Sekundärglaukom zu tun. In einem weiteren Fall einer postoperativen Drucksteigerung mußte fistulierend operiert werden. Ob und in welchem Ausmaß ein chronischer Endothelzellverlust auftritt, werden die weiteren Untersuchungen zeigen. Ein zystoides Makulaödem ist bisher in keinem Fall aufgetreten. In allen Fällen war ein wesentlicher Visusanstieg nachweisbar.

Eine Implantation dieser potentiell risikoträchtigen Irisblenden-Intraokularlinse sollte nur in spezialisierten Zentren vorgenommen werden.

Summary. Since June 1991 we have implanted a new intraocular lens with an artificial iris diaphragm into three eyes with congenital aniridia and cataract and into 4 eyes with traumatic aniridia and aphakia or cataract.

Intraoperatively we experienced considerable difficulties in positioning the large lens, especially in all cases with traumatic aniridia and simultaneously performed keratoplasty.

Postoperatively three traumatic cases required glaucoma treatment. Two cases responded to medical therapy, one case had to undergo surgery. Up to now there has been no cystoid macula edema nor an endothelial cell loss. However, the follow-up period is too short for a valid judgement.

This potentially risky and certainly difficult operation should be performed in special centres only.

Eine Aniridie kann kongenital vorhanden sein oder posttraumatisch auftreten. Bei der *kongenitalen* Aniridie fehlt die Iris häufig nicht komplett, sondern es besteht ein rudimentär angelegter Irisstumpf. Dieser ist zirkulär unterschiedlich ausgeprägt.

Vier Phänotypen der kongenitalen Aniridie können unterschieden werden [1–5, 9–12, 15, 16]:

1. Die „klassische“ Form der Aniridie: Hierbei ist die Sehschärfe häufig auf Werte unter 0.1 reduziert. Als Ursache der Visusminderung wird neben der

starken Blendung [1] eine primär oder sekundär auftretende anomale Foveastruktur diskutiert [1, 2, 15, 16]. Desweiteren ist ursächlich auch eine Optikushypoplasie in Betracht zu ziehen [9]. Ein Nystagmus tritt in bis zu 90% der Patienten auf. Die Hornhaut weist nahezu obligat einen deutlichen Pannus auf. Die Zonulafasern sind häufig gelockert und bedingen eine Ectopia lentis. Das Vorkommen einer Katarakt wird in bis zu 85% der Patienten beschrieben. Ein Sekundärglaukom entwickelt sich in bis zu 50% der Patienten. Darüberhinaus wird das gehäufte Vorkommen eines primär hyperplastischen Glaskörpers (PHPV) beschrieben.
2. Die Aniridie mit recht guter Sehschärfe von i.d.R. mehr als 0.5, selten auftretendem Sekundärglaukom und regelrechter Foveastruktur.
3. Die Aniridie mit geistiger Retardierung.
4. Die Aniridie mit angeborenen urogenitalen Anomalien (u.a. Wilms-Tumor).

Zur Besserung der optischen Verhältnisse sind Tintentätowierungen der Hornhaut, Lidspaltenverengungen und Kontaktlinsen mit Irisblende versucht worden [1, 14]. Bei sich entwickelnder Cataracta corticonuclearis sind sowohl intra- als auch extrakapsuläre Kataraktoperationen mit und ohne Implantation von Intraokularlinsen vorgenommen worden [3, 7, 8, 10].

Die *traumatische* Aniridie tritt v. a. nach spitzen Bulbusverletzungen, aber auch nach schweren Prellungen mit Bulbusruptur auf [13]. In der Folge können Hornhautnarben, eine Keratopathia bullosa und ein Sekundärglaukom hinzukommen. Bei Linsenerhalt kann sich eine Cataracta traumatica entwickeln.

Solche Augen sind bisher mit perforierenden Keratoplastiken, z. T. mit Kataraktchirurgie und konventioneller Intraokularlinsenimplantation versorgt worden. Ein künstliches Irisdiaphragma ohne Blende ist bereits in der Silikonölchirurgie zum Endothelschutz erprobt worden [6].

Sowohl bei der kongenitalen, als auch bei der traumatischen Aniridie stellt sich die Frage, ob anläßlich einer Kataraktoperation zusammen mit einer Hinterkammerlinse gleichzeitig eine Irisblende eingepflanzt werden kann, um damit bessere Funktionsergebnisse zu erhalten.

Patienten, Methodik und Material

In Zusammenarbeit mit der Fa. Morcher (Kapuzinerweg 12, 7000 Stuttgart 50) wurde eine Hinterkammerlinse entwickelt, deren Blendendurchmesser 11 mm beträgt bei einem Pupillendurchmessr von 5 mm. In der Pupille ist der optische Aphakieteil fest verankert. Mit Bügeln beträgt der Gesamtdurchmesser 13.5 mm. Der große Scheibendurchmesser wurde gewählt, um ganz sicher zu sein, daß diese neuartige Hinterkammerlinsen ihre Blendenfunktion voll erfüllt. Optik und Irisblende liegen in einer Ebene. Die Abwinkelung der Haptik beträgt 10° (Tabelle 1). Das Linsendesign ist in Abbildung 1 dargestellt.

Seit Juni 1991 haben wir diese Linse in insgesamt 7 Augen implantiert. Bei 3 Augen lag eine „klassische" kongenitale Aniridie, bei 4 Augen eine traumatische Aniridie vor. Die Patientendaten können den Tabellen 2 und 3 entnommen werden.

Tabelle 1. Daten der neuen Irisblenden-Intraokularlinse

Material		schwarz gefärbtes PMMA
Durchmesser	Blende	11.0 mm
	inkl. Bügel	13.5 mm
Pupillendurchmesser		5 mm
Toxikolog. Untersuchungen		ohne Anhalt für Unverträglichkeit

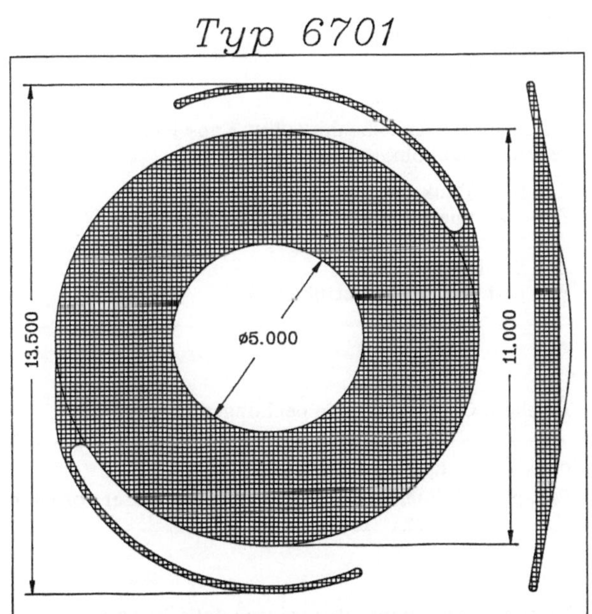

Abb. 1. Hinterkammerlinse mit Irisblendenfunktion der Fa. Morcher

Die Operationsindikation wurde sehr restriktiv gestellt. Eine Implantation der neuen Hinterkammerlinse wurde bei kongenitaler Aniridie nur bei normotoner Augeninnendrucklage vorgenommen. Bei traumatischer Aniridie erfolgte die Operation nur, wenn eine stabile Augeninnendrucklage und stabile Netzhautsituation vorlagen.

Die Operationsdaten können Tabellen 4 und 5 entnommen werden.

Präoperativ wurden, jeweils soweit möglich, eine Bestimmung des besten korrigierten Visus, des Retinometervisus, eine Spaltlampenuntersuchung, Gonioskopie, Aplanationstonometrie, ophthalmoskopische Untersuchung, Endotheluntersuchung und retinale Fluoreszenzangiographie vorgenommen. Postoperativ wurde im 4-Wochen-Rhythmus nach demselben Konzept untersucht, ergänzt um eine Vorderkammertiefenbestimmung.

Tabelle 2. Patientendaten bei „klassischer" kongenitaler Aniridie

Zahl der Patienten	2
Zahl der Augen	3
Patientenalter (Jahre)	21,37 Jahre
Geschlecht	weiblich

Tabelle 3. Patientendaten bei traumatischer Aniridie

Zahl der Patienten	4
Zahl der Augen	4
Patientenalter (Jahre)	26, 41, 51, 52
Geschlecht	1 weiblich, 3 männlich
Cataracta traumatica	1
Traumatische Aphakie mit vollst. Kapselverlust	3
Sekundärglaukom, reguliert	3
Z.n. fist. Glaukomop.	1
Z.n. Zyklodiathermie	1
Z.n. Cerclage	1
Z.n. Schlielop	1
Z.n. perf. Kp. mit eingetrübtem Tp.	1

Tabelle 4. Operationsdaten bei kongenitaler Aniridie

Phakoemulsifikation nach Rhexis	3
Pars-plana-Hinterkapseldiszision mit begrenzter vorderer Vitrektomie	1

Tabelle 5. Operationsdaten bei traumatischer Aniridie

Phakoemulsifikation nach Rhexis	1
Vordere Vitrektomie	1
Transsklerale IOL-Einnähung	3
Perforierende Keratoplastik	3
Trepanationsdurchmesser	7.5 mm
Tp.-Durchmesser	7.7 mm

Ergebnisse

Intraoperativ stellte sich die Implantation der sehr großen neuen Hinterkammerlinse in den Sulcus ciliaris als z. T. außerordentlich schwierig heraus. Bei traumatischer Aniridie und bei Kombination mit perforierender Keratoplastik waren die Positionierungsprobleme noch wesentlich ausgeprägter als bei kongeni-

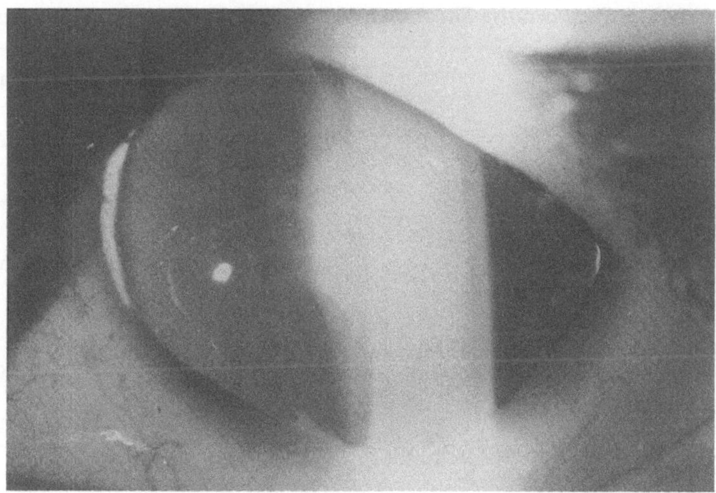

Abb. 2. Präoperativer Befund bei der 21jährigen Patientin S.H. mit kongenitaler Aniridie, Visus 0.2

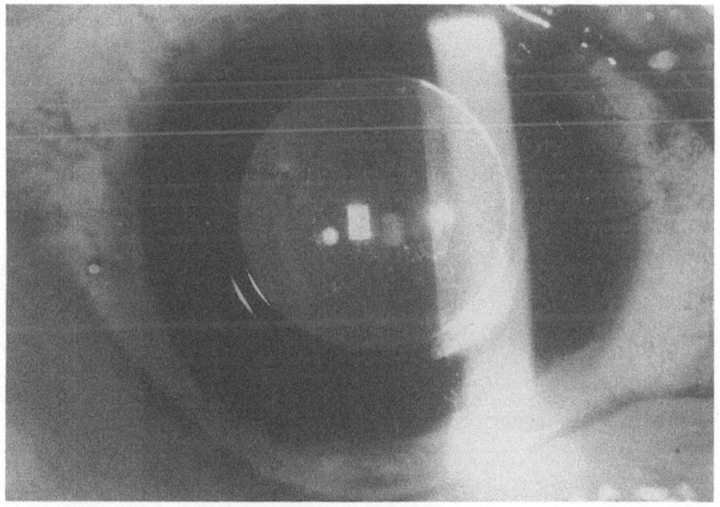

Abb. 3. Postoperativer Befund bei derselben Patientin wie in Abbildung 2 nach Phakoemulsifikation und Implantation der Irisblenden-Intraokularlinse, Visus 0.63

taler Aniridie. Innerhalb der Nachbeobachtungszeit von bis zu 9 Monaten wurden die Irisblendenlinsen gut vertragen (Abb. 2, 3). Die postoperativen Schwierigkeiten können Tabelle 6 entnommen werden.

Funktionell war in beiden Gruppen ein wesentlicher Visusgewinn zu verzeichnen, der bei traumatischer Aniridie erwartungsgemäß durchschnittlich deutlicher

Tabelle 6. Postoperative Situation bei kongenitaler und traumatischer Aniridie

	kongenitale (n = 3)	traumatische Aniridie (n = 4)
Hornhaut		
Pannusaktivierung	0	0
Sicca	(+), n = 3	(+), n = 4
end. Immunreaktionen	entfällt	0
Fadenentfernung	problemlos (n = 2)	problemlos (n = 2)
Postop. Fistel, Fadennachl.	0	2
Fibrinöse Reaktionen	1	0
Prolongierter Vk-Reizzustand	3	4
Pigmentauflagerung IOL	++ (n = 3)	++ (n = 4)
IOL-Zentrierung	gut (n = 3)	gut (n = 4)
-Stellung	gerade (n = 3)	gerade (n = 4)
-Bügel im Sulcus ciliaris	5	?
auf dem „Irisstummel“	1	?
Tensioanstieg	0	3
Ophthalmoskopie	unauffällig (n = 3)	unauffällig (n = 4)
Periphere Netzhautbeurteilbarkeit	gut (n = 3)	gut (n = 4)
Retinale Fluoreszenzangiogr. ohne Makulaödem	3	4

Tabelle 7. Visusangaben bei kongenitaler Aniridie

Auge	1	2	3
Bester je ermittelter Visus präoperativ	0.2	0.25	0.3
Unmittelbar präoperativer Visus	0.1	0.20	0.2
Präoperativer Retinometervisus	0	0.63	0.63
Postoperativer Visus	0.32	0.6	0.6
Bemerkungen	deutl. Nystagmusreduz.		

Tabelle 8. Visusangaben bei traumatischer Aniridie

Auge	1	2	3	4
Präoperativer Visus	Fz	Fz	0.1	Fz
Präoperativr Retinometervisus	0.4	0.4	0.63	0.63
Postoperativer Visus	0.4	0.8	0.1	0.5

als bei kongenitaler Aniridie ausfiel (Tabellen 7, 8). Die Visussteigerungen bei kongenitaler Aniridie waren aber insgesamt größer als wir erwartet hatten. In einem Fall schwand sogar ein präoperativ deutlicher Nystagmus bis auf eine geringe Restunruhe.

Diskussion

Bei kongenitaler Aniridie mit Cataracta corticonuclearis und bei traumatischer Aniridie mit Aphakie oder Cataracta traumatica haben wir in sieben Augen Hinterkammerlinsen mit Irisblendenfunktion implantiert.

Primär erwarteten wir mehrere operative Probleme:

1. Bei kongenitaler Aniridie ein gesteigertes Zonulolyserisiko mit möglichem Glaskörperverlust,
2. bei kongenitaler und traumatischer Aniridie ein schwieriges Positionieren der bewußt sehr groß gewählten neuen Hinterkammerlinse,
3. bei traumatischer Aniridie und gleichzeitigem Verlust haltefähiger Linsenkapselteile die zusätzliche Notwendigkeit der transskleralen Nahtfixation der IOL.

Bei kongenitaler Aniridie trat bei keiner der drei Operationen eine Zonulolyse auf. Hingegen war bei allen Operationen das Einführen und Positionieren der neuen Hinterkammerlinse mit einem Blendendurchmessr von 11 mm in den Sulcus ciliaris auch bei kornealer Öffnung über 190° schwierig, gelang aber in allen Fällen.

Bei traumatischer Aniridie waren die Positionierungsprobleme noch größer. Das erklärt sich dadurch, daß wir in 3 der 4 Fälle gleichzeitig eine perforierende Keratoplastik mit einer Trepanöffnung von 7.5 mm durchführten. Diese 7.5-mm-Öffnung mußte so deformiert werden, daß die 11-mm-Scheibe, die mit angelegten Bügeln sogar 12 mm im Durchmesser aufweist, hindurchpaßte.

Postoperativ erwarteten wir vor allem Probleme im Hinblick auf eine anhaltende Störung der Blut-Kammerwasserschranke, was sich in gewissem Umfang durch einen länger postoperativ anhaltenden Reizzustand bewahrheitete. Die Spätfolgen einer Störung der Blut-Kammerwasserschranke - Endothelzellverlust, zystoides Makulaödem - waren bei den bisherigen Follow-up-Untersuchungen nicht zu beobachten.

Augeninnendruckprobleme traten bisher in nur drei der sieben Fälle auf - alle bei traumatischer Aniridie - und konnten in zwei Fällen konservativ gut beherrscht werden. In einem Fall war eine modifizierte Operation nach Scheie erforderlich. Insgesamt war nur eine fibrinöse Reaktion zu beobachten. Auffällig waren jedoch in allen Fällen deutliche Pigmentauflagerungen der Hinterkammerlinse durch eine massive intraoperative Pigmentausschwemmung. Diese Pigmentauflagerungen wurden postoperativ allmählich phagozytiert.

In einem Fall von kongenitaler Aniridie haben wir bereits intraoperativ bei festen Hinterkapselfibroplasien eine Hinterkapseldiszision vorgenommen, in einem weiteren Fall von kongenitaler Aniridie zwei Monate postoperativ eine YAG-Laserkapsulotomie, die ohne Schwierigkeiten durchzuführen war und problemlos toleriert wurde. Eine Dislokation eines Linsen-Bügels auf den anterioren Anteil des „Irisstummels" trat in einem Fall von kongenitaler Aniridie auf. Der Bügel liegt dort gonioskopisch sichtbar fest.

Die funktionellen Ergebnisse nach Implantation dieser neuen Irisblenden-Intraokularlinse sind gut. Um intra- und postoperative schwere Komplikationen zu vermeiden, ist unbedingt eine sehr kritische Patientenauswahl erforderlich. In der Augenklinik der Heinrich-Heine-Universität Düsseldorf wird nur bei jedem zweiten bis dritten Patienten mit kongenitaler oder traumatischer Aniridie eine Irisblenden-Intraokularlinse implantiert, weil die restlichen Patienten vom Risiko her nicht kalkulierbare Kontraindikationen aufweisen. Solche Kontraindikationen stellen bei der kongenitalen Aniridie besonders nicht eingestellte Sekundärglaukome dar. Bei der traumatischen Aniridie veranlassen uns sowohl ein nicht reguliertes Sekundärglaukom als auch eine nicht stabile Netzhautsituation, z. B. nach Netzhautoperationen, von der Implantation der neuen Hinterkammerlinse Abstand zu nehmen.

Zusammengefaßt sind die bisherigen Ergebnisse bei starker Zurückhaltung in der Indikationsstellung und Beherrschung aller hierfür erforderlichen mikrochirurgischen Möglichkeiten gut. Wir möchten jedoch ausdrücklich davor warnen, unsere vorläufigen Erfolge und Ergebnisse schon als sicheren Grund für die Indikationsstellung zur Implantation dieser neuen Hinterkammerlinse zu betrachten. So veranlassen uns die mit dem beschriebenen sehr großen Linsentyp erfahrenen Implantationsschwierigkeiten dazu, bei der nächsten Patientenserie eine etwas verkleinerte Linse zu erproben. Diese Erprobungsphase wird bei dem sehr kleinen Patientenkreis erneut 9–12 Monate beanspruchen. Wir sind zuversichtlich, mit der Erprobung dieser ersten Irisblenden-Intraokularlinse ein wichtiges Gebiet der Implantationschirurgie eröffnet zu haben.

Literatur

1. Alger L (1945) The cause and treatment of poor vision in aniridia. Am J Ophthalmol 28:730–735
2. Berens C (1936) The eye and its diseases. Saunders, Philadelphia
3. Dennis D (1906) Double congenital aniridia with glaucoma and cataract. Extraction with resulting good vision. Observations on the action of eserin where the iris is absent. Arch Ophthalmol 35:718–724
4. Elsas F, Maumenee I, Kenyon K, Yoder F (1977) Familial aniridia with preserved ocular function. Am J Ophthalmol 83:718–724
5. Heidenkummer H, Mangouritsas G, Kampik A (1991) Klinische Anwendung und Ergebnisse der transskleralen Nd-YAG-Zyklophotokoagulation bei therapierefraktärem Glaukom. Klin Monatsbl Augenheilkd 198:174–180
6. Heimann K, Konen W (1990) Künstliches Irisdiaphragma für die Silikonölchirurgie. Fortschr Ophthalmol 87:329–330
7. Johns K, O'Day D (1991) Posterior chamber intraocular lenses after cataract extraction in patients with aniridia. Ophthalmology 98:1698–1702
8. Küchle M, Naumann G (1990) Extrakapsuläre Kataraktextraktion und Hinterkammerlinsenimplantation bei Aniridie. 4. Band DGII:311–315
9. Layman P, Anderson R, Flynn J (1974) Frequent occurrence of hypoplastic optic disks in patients with aniridia. Am J Ophthalmol 77:513–516
10. Lewallen W (1958) Aniridia and related iris defects. Arch Ophthalmol 59:831–839
11. Mackman G, Brightbill F, Opitz J (1979) Corneal changes in aniridia. Am J Ophthalmol 87:497–502
12. Omi C, Almeida G, Cohen R, Mandia C, Kwitko S (1991) Modified Schocket implant for refractory glaucoma. Ophthalmology 98:211–214

13. Rossa V, Sundmacher R (1991) Kontusionsbedingte traumatische Aniridie. Klin Mbl Augenheilk 199:444–445
14. Schulze F (1991) Irisrekonstruktion: Operation, Laser oder Kontaktlinsen mit Irisstruktur. Fortschr Ophthalmol 88:30–34
15. Schaffer R, Cohen J (1975) Visual reduction in aniridia. J Pediatr Ophthalmol 12:220–222
16. Vogt A (1924) Über angeborenes und vererbtes Fehlen der Macula lutea. Klin Monatsbl Augenheilkd 72:806

Operatives Vorgehen und Verlauf bei Cataracta traumatica

G. Michelson, A. Händel und G. O. H. Naumann

Zusammenfassung. Wir untersuchten prospektiv 180 Patienten (147 Männer, 33 Frauen), die sich einer Cataract-Extraktion bei traumatisch bedingter Linsentrübung unterziehen mußten. Die Cataracta traumatica war bei 114 Patienten (63,5%) durch eine perforierende Augenverletzung („CatperfVerl"), bei 66 Patienten (30,3%) durch eine Contusio bulbi („Catcontusio") bedingt. Präoperativ betrug der mittlere Visus (cc) bei der Gruppe „CatperfVerl" 0,15 ± 0,16, bei der Gruppe „Catcontusio" 0,14 ± 0,1. Die Zeitspanne zwischen Verletzung und Operation unterschied sich signifikant bei beiden Gruppen. Bei contusionell bedingter Cataract erfolgte die Cataract-Extraction bei 43,5% der Patienten 10 und mehr Jahre nach der Verletzung, bei perforierenden Augenverletzungen wurde die Cataract-Extraction in 59,9% der Patienten in den ersten 3 Wochen nach der Verletzung durchgeführt. In beiden Gruppen wurde in der überwiegenden Anzahl die Cataract extracapsulär mit Implantation einer Hinterkammerlinse entfernt. Signifikant häufiger wurde bei contusionell bedingter Cataract eine *intracapsuläre* Cataract-Extraction mit bzw. ohne HKL-Implantation durchgeführt („CatperfVerl" 5,3%, „Catcontusio" 20,4%). Bei Entlassung betrug der mittlere Visus bei der Gruppe „CatperfVerl" im Mittel 0,69 ± 0,15 (32% der operierten Augen Visuswerte besser als 0,6), bei Patienten der Gruppe „Catcontusio" im Mittel 0,59 ± 0,34 (58% der operierten Augen Visuswerte besser als 0,6).

Summary. The surgical management and the prognosis of traumatic induced cataracts differs form age-related cataracts. We examined prospectively 180 patients (147 males, 33 females) who underwent a cataract extraction in case of traumatic induced cataract (after perforating injury 63.5%, after blunt trauma 30.3%). The mean age was 42.1 ± 20.6 years (min 2 years, max 87 years). Preoperatively the mean visual acuity (cc) was 0.14 ± 0.1 respectively 0.15 ± 0.16. The intervall between trauma and cataract-extraction differs significantly: In case of traumatic cataract induced by blunt trauma 43.5% of the patients was operated 10 and more after injury, in case of perforating injury the cataract-extraction was performed in 59.9% in the first 21 days after injury. In both groups the majority of cataract-extraction was done extracapsular with implantation of a backchamber lens. In 20.4% of traumatic cataracts due to blunt injury the cataract extraction was performed intracapsular (in cataract after perforating injury 5.3%). The mean visual acuity improved to 0.69 ± 0.15 (cataract after perforating injury), respectively 0.59 ± 0.34 (cataract after blunt trauma).

Das Ziel jeglicher Operation nach einer okulären Verletzung ist die langandauernde Wiederherstellung der Sehkraft. Die Entfernung der traumatisch getrübten Linse ist in der Regel nicht notfallmäßig sofort notwendig und sollte erst nach Kontrolle anderer Komplikationsmöglichkeiten durchgeführt werden. Als absolute Indikation zur sofortigen Cataract-Indikation betrachtet man folgende Situationen: Phakolytisches Glaukom bei hypermaturer Cataract, pupillo-lenticulärer Block bei Subluxatio lentis, cilio-lenticulärer Block („malignes Glau-

Tabelle 1. Hauptkomplikationen nach okulärem Trauma

1. Expulsive Blutung
2. Infektion
3. Sekundärglaukome
4. retinale Defekte, Amotio retinae
5. Fibröse Veränderung des Glaskörpers mit
   Cilioschisis und persistierender Hypotonie
   Traktionsamotio
6. Persistierende Hypotonia bulbi
   bei Wundfistel
   bei traumatischer Cyclodialyse
   bei phakoanaphylaktischer Endophthalmitis
   bei hämogranulomatöser Endophthalmitis
7. Subluxatio, Luxatio lentis
8. traumatische Opticussschädigung mit Opticusatrophie
9. Glaskörperhämorrhagie
10. „black ball"-Hyphäma

kom") und phakoanaphylaktische Endophthalmitis (Hypotonia bulbi!). Die traumatisch bedingte Cataract ist per definitionem nur ein Aspekt der Augenverletzung. Tabelle 1 listet kursorisch eine Reihe der möglichen Komplikationen auf, die in Erwägung gezogen werden sollten. Die operative Behandlung sowie der weitere Krankheitsverlauf bei traumatisch bedingten Cataracten unterscheidet sich von altersbedingten Cataract-Formen.

Patienten und Methodik

Im Rahmen dieser Arbeit untersuchten wir prospektiv 180 Patienten (147 Männer, 33 Frauen), die sich einer Catarct-Extraktion bei traumatisch bedingter Linsentrübung unterziehen mußten. Die Cataracta traumatica war bei 114 Patienten (63,5%) durch eine perforierende Augenverletzung („CatperfVerl"), bei 66 Patienten (30,3%) durch eine Contusio bulbi („Catcontusio") bedingt. Das mittlere Alter betrug bei der Gruppe „CatperfVerl" 35,5 ± 20,1 Jahre (min 1,3 J, max 80,7 J), bei der Gruppe „Catcontusio" 54,2 ± 16,1 Jahre (min 6,6 J, max 87,6 J). Das Aufsuchen der Patienten sowie die statistische Analyse der Daten erfolgte mit Hilfe der „Erlanger Augenblätter".

Ergebnisse

Präoperativ betrug der mittlere Visus (cc) bei der Gruppe „CatperfVerl" 0,15 ± 0,16 bei einem durchschnittlichen Laser-Interferenz-Visus von 0,71 ± 0,25, bei der Gruppe „Catcontusio" 0,14 ± 0,1 bei einem durchschnittlichen Laser-Interferenz-Visus von 0,7 ± 0,2. Bei ca. der Hälfte der Patienten der Gruppe „Catcontusio" (46,3%) wurde präoperativ eine Subluxatio lentis, bei 9,3% eine Luxatio lentis diagnostiziert. Bei der Gruppe „CatperfVerl" zeigte sich präopera-

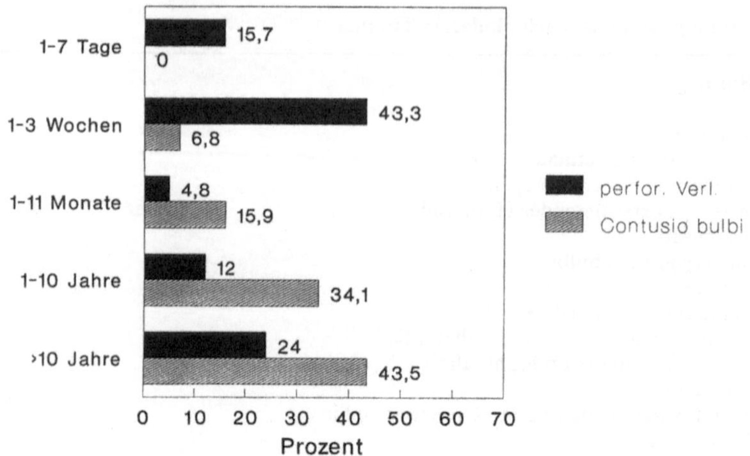

Abb. 1. Zeitintervall zwischen Verletzung und Cataract-Extraction bei Linsentrübungen nach perforierenden Verletzungen bzw. nach Contusio bulbi

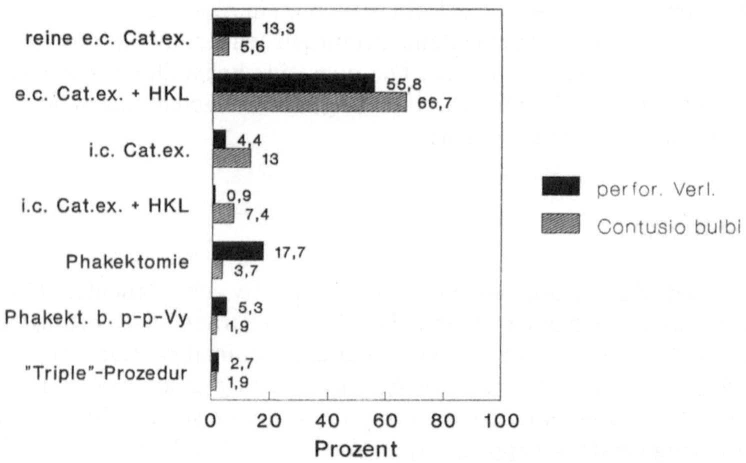

Abb. 2. Verteilung der Operationsart bei Linsentrübung nach perforierenden Verletzungen bzw. nach Contusio bulbi

tiv signifikant seltener eine Linsenverlagerung (Subluxatio lentis 23%, Luxatio lentis 0%). *OP-Verlauf:* Der überwiegende Teil der Operationen (92,2%) wurde in Intubationsnarkose durchgeführt („Catcontusio" 87%, „CatperfVerl" 94,7%). Die Zeitspanne zwischen Verletzung und Operation unterschied sich signifikant bei beiden Gruppen. Bei contusionell bedingter Cataract erfolgte die Cataract-Extraction bei 43,5% der Patienten 10 und mehr Jahre nach der Verletzung. Bei perforierenden Augenverletzungen wurde die Cataract-Extraction in 59,9% der Patienten in den ersten 3 Wochen nach der Verletzung durchgeführt (Abbildung 1). Das operative Versorgungsspektrum der Cataract-Extractionen unterschied sich in Abhängigkeit von der Ursache: In beiden Gruppen wurde in der überwiegenden Anzahl der Cataract extracapsulär mit Implantation einer Hinterkammerlinse entfernt („CatperfVerl" 55,6%, „Catcontusio" 66,7%). Signifikant häufiger wurde bei contusionell bedingter Cataract eine *intracapsuläre* Cataract-Extraction mit bzw. ohne HKL-Implantation durchgeführt („CatperfVerl" 5,3%, „Catcontusio" 20,4%). Die detaillierte Auflistung des operativen Spektrums zeigt Abbildung 2. Die Häufigkeit von Glaskörperverlust war bei der Gruppe „CatperfVerl" 13,3%, bei der Gruppe „Catcontusio" 24,1%. Bei der Entlassungsuntersuchung wiesen einen Augeninnendruck von größer 25 mmHg 4% der Patienten der Gruppe „CatperfVerl" auf und 0% Patienten der Gruppe „Catcontusio". Der mittlere Visus betrug zu diesem Zeitpunkt bei der Gruppe „CatperfVerl" im Mittel 0,69 ± 0,15 (32% der operierten Augen Visuswerte besser als 0.6), bei Patienten der Gruppe „Catcontusio" im Mittel 0,59 ± 0,34 (58% der operierten Augen Visuswerte besser als 0,6).

Diskussion und Zusammenfassung

Die Daten zeigen, daß die Gruppe der *contusionell* bedingten Cataracten ein deutlich höheres operatives Risiko des Glaskörperverlustes bei der Catarakt-Extraction aufweisen als altersbedingte Cataracte. Bei Subluxatio bzw. Luxatio lentis ist deshalb zur besseren Stabilisierung des vorderen Segmentes die Verwendung eines Flieringa-Ringes nützlich.

Bei Linsentrübungen, die verursacht worden sind durch *perforierende* Verletzungen, bewährte sich ein 2zeitiges Vorgehen (Erlanger 5-Punkte Programm, Naumann und Völcker 1988): *Primär* Wundversorgung mit Stellen und Stabilisierung der VK, Herstellung eines offenen Kammerwinkels, nach Intervall *sekundär* Versorgung der Cataracta traumatica (Tabelle 2).

Literatur

1. Naumann GOH, Völcker HE (1984) Surgery for traumatic cataract. In: Steele AD, Drews RC (eds) Cataract surgery, ophthalmology 2. Butterworths, London, pp 168–183

Tabelle 2. Operatives Vorgehen bei Cataracta traumatica nach perforierender Verletzung

Erlanger 5-Punkte-Programm

Primärversorgung

1 Anästhesie in ITN (cave Succinycholin)
2 Excision der prolabierten nekrotischen Iris-Anteile
3 eventuell hintere Sklerotomie (AH-Amotio)
4 mehrere Lanzettenincisionen (Iris-Cornea Kontakt)
5 präoperativ nicht-steroidale Antiphlogistica

Sekundärversorgung

Cataractextraction (z. B. in Verbindung mit KPL, Cyclopexie)

Hinterkammerlinse bei Aderhautmelanom und Ritinitis pigmentosa (Demonstration)

P. K. Lommatzsch

Zusammenfassung. Beschreibung eines Auges mit Retinitis pigmentosa und Aderhautmelanom, dem vor der Diagnos des Melanoms eine HKL in den Kapselsack implantiert wurde.

Summary. Demonstration of an enucleated eye with a choroidal melanoma and retinitis pigmentosa. Before the melanoma was diagnosed an ECCE with implantation of a posterior chamber lens had been performed.

Eine 58jährige Patientin (St., Chr.) mit seit 30 Jahren bekannter Retinitis pigmentosa und Schwerhörigkeit (USHER-Syndrom) ist seit 1985 in regelmäßiger augenärztlicher Kontrolle.

Noch im Juli 1990 war eine Funduskontolle durchgeführt worden, wobei außer den bekannten Pigmentveränderungen der mittleren Fundusperipherie keine Auffälligkeiten beschrieben wurden. Im Jahr 1991 entwickelte sich dann eine Cataracta corticalis posterior, so daß im Mai 1991 am linken Auge eine ECCE mit Kapsulorhexis und Hydrodissektion durchgeführt und eine 25D-Hinterkammerlinse vom Typ 76P der Fa. Adatomed implantiert wurde. Im Juli 1991 folgte eine YAG-Laser-Kapsulotomie wegen eine sich einstellenden Kapselfibrose.

Im Oktober 1991 wurde bei einer Funduskontrolle erstmalig nasal der Papille des operierten linken Auges der Verdacht auf Aderhautmelanom erhoben und die Patientin nach Leipzig überwiesen. Wir fanden am linken Auge nasal der Papille einen pigmentierten Tumor von etwa 5 PD Ausdehnung und einer Prominenz von 4,1 mm bei einer Basis von 11,4×9,3 mm (Abb. 1). Außerdem bestand eine wachsgelbe atrophische Papille, die Netzhautgefäße waren sehr dünn und am gesamten Fundus waren die typischen knochenkörperförmigen Pigmentierungen zu erkennen. ERG-Potentiale waren beidseits ausgelöscht, der Visus betrug rechts 0,3 p, +3,0 Nd VII und links 1/35 bei hochgradig konzentrisch eingeengtem Gesichtsfeld. Wir entschlossen uns daher am 11. 10. 1991 zur Enucleatio bulbi links.

Histologisch bestätigte sich das Melanom der Aderhaut, das aus Spindelzellen des Typs A und B zusammengesetzt war (Abb. 2, 3). Die Netzhaut zeigte einen Verlust der Photorezeptoren und eine Destruktion der Netzhautschichten. Zahlreiche proliferierte Pigmentepithelien lagerten sich vorwiegend perikapillar ab. Das Pigmentepithel wandert nach der Zerstörung der normalen horizontalen

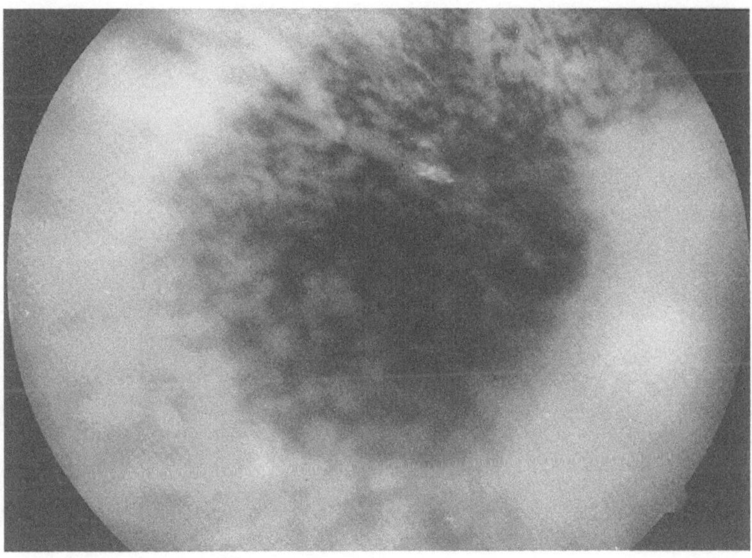

Abb. 1. Fundusfoto des Aderhautmelanoms, Visus 1/35

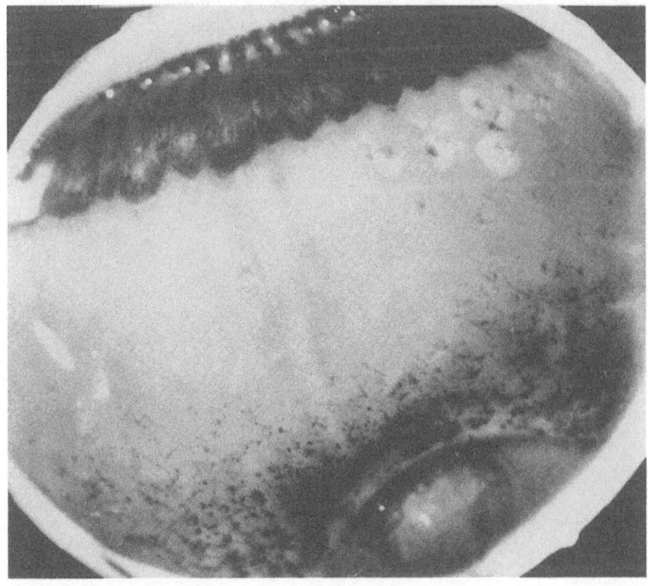

Abb. 2. Aufgeschnittener formalinfixierter Bulbus. Aderhautmelanom. Knochenkörperchenartige Pigmentierungen bei Retinitis pigmentosa

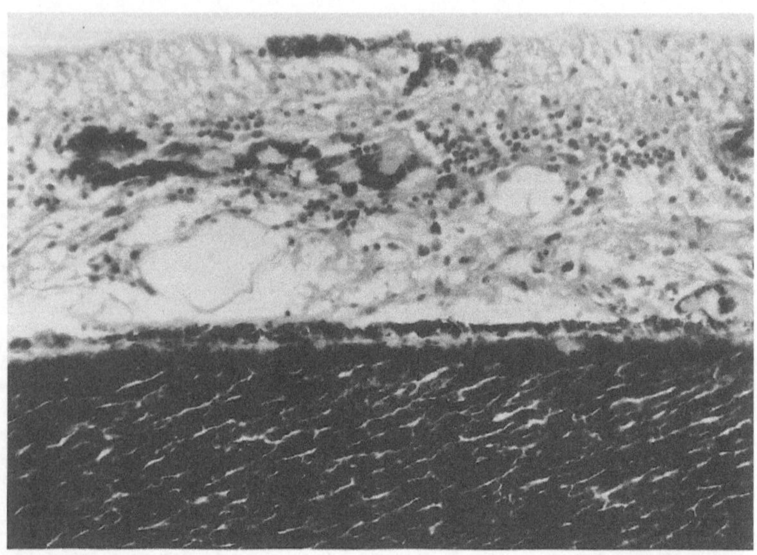

Abb. 3. HE-Schnitt. Über dem Melanom atrophische Netzhaut, völliger Verlust der Stäbchen, proliferierte Pigmentepithelien besonders perivaskulär in der degenerierten Netzhaut

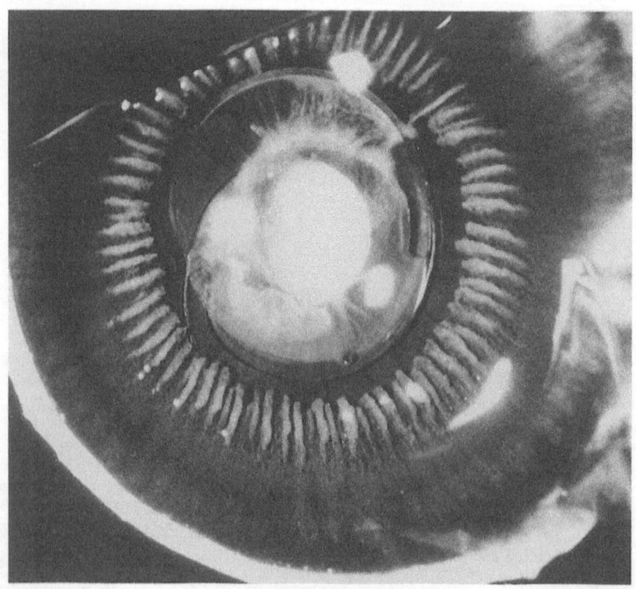

Abb. 4. Ansicht auf die künstliche Linse im Kapselsack von dorsal. Eine Haptik sitzt im Kapselsack, die andere ist in den Sulcus iridociliaris gerutscht

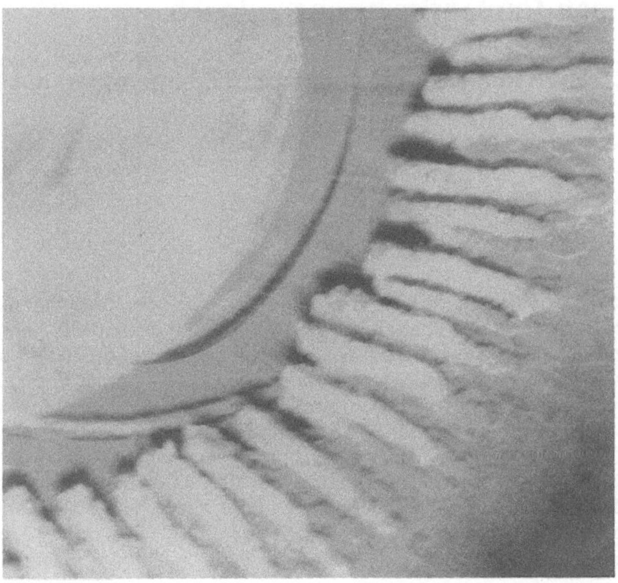

Abb. 5. Stärkere Vergrößerung. Intakte Zonula über der aus dem Kapselsack gerutschten Haptikschleife

Leitstrukturen in die sensorische Netzhaut ein und siedelt sich vorwiegend um die Kapillarwände an. Das „knochenkörperchenartige" Muster ist damit durch das Kapillarnetz der Retina vorgegeben. Der Tumor hatte am eröffneten formalinfixierten Bulbus eine Ausdehnung von 9 mm und eine Höhe von 4 mm. Eine „one-piece"-Linse liegt zentriert im fibrotischen Kapselsack, wobei die Haptik oben im Kapselsack und unten im Sulcus iridociliaris befestigt ist (Abb. 4, 5). Die Zonulafasern ziehen unbeschädigt über den Haptikbügel hinweg. Zwischen dem Aderhautmelanom und der Proliferation des Pigmentepithels bei der Retinitis pigmentosa besteht keinerlei Zusammenhang.

Das Zusammentreffen beider Erkrankungen ist ein zufälliges Ereignis, was meines Erachtens bisher noch nicht beschrieben wurde. Ein Aderhautmelanom ist prinzipiell keine Gegenindikation zur Implantation einer HKL, besonders dann, wenn der Tumor noch nicht 6 mm an Prominenz hat und noch nicht mit Brachytherapie erfolgreich behandelt werden kann. Dennoch empfiehlt es sich, bei jeder Katarakt eine diagnotische US-Echographie mit A- und B-Bild durchzuführen und sich nicht nur die Biometrie zur Berechnung der Linsenstärke zu beschränken [2].

Literatur

1. Peier J, Savino DF, McLean JW, Zimmerman LE (1986) Posterior uveal melanomas in aphakic and pseudophakic eyes. Am J Ophthalmol 101:458–460
2. Verbeek AM, Brink HMA (1991) Uveal melanomas diagnosed in the 6 months after lens-implant surgery. Doc Ophthalmol 78:211–218

Spätergebnisse von Endotheluntersuchungen nach Implantlinsenoperationen

H. Hanselmayer, A. Langmann, G. Langmann und R. Hanselmayer

Zusammenfassung: Wir führten Untersuchungen des Endothels durch bei Augen in welche vor 2–12 Jahren von 1 Operateur – bei Anwendung prinzipiell ähnlicher chirurgischer Technik – verschiedene Implantlinsenmodelle nach i.c.-Operation in die Vorderkammer teils Iris–, teils KW-getragen, nach e.c.-Operation in die Hinterkammer implantiert wurden.

In unserer Untersuchungsreihe sind auch 5 Fälle eingeschlossen, bei welchen in 1 Auge eine VK IL nach i.c.- und im 2. Auge eine HK IL nach e.c.-Operation eingebracht worden ist.

Im Ergebnis unserer späten Nachuntersuchungen fanden wir relativ gute Endothelqualitäten bei recht verschiedenen Zellzahlen (800–3600); bei Patienten nach Implantation verschiedener Kunstlinsen (steife VK versus HK) wurde kein signifikanter Unterschied – vor allem betreffend postoperativer Endothelqualität – gefunden. Der Langzeitendothelzellverlust ist gering.

Summary. Eyes with different styles of intraocular lenses operated at least 2–12 years ago by 1 Surgeon using principly similar operative techniques, underwent specular microscopic endothelial cell photographs. The arteficial lenses had been implanted in the anterior chamber (partly iris- or angle supported) after i.c. and also in the posterior chamber using e.c. technique.

In our study there are 5 patients included where in 1 eye an anterior chamber lens and in the 2. eye a posterior chamber lens was implanted.

The results of our late follow up study indicated relative fair endothelial cell qualities. Cell count was ranging from 800–3600 cells. Using similar operative techniques and different intraocular lenses (stiff anterior versus posterior IL) no significant difference in endothelial cell quality was found. Long term endothelial cell loss is of little amount.

In der Literatur finden sich divergierende Aussagen über Endothelqualitäten nach Implantation verschiedener Kunstlinsen [2, 4, 5]. Der Endothelzellverlust wird abgesehen von der Operationstechnik und der Anwendung von Viskosubstanzen [1] natürlich auch mit dem Implantlinsenmodell ursächlich verknüpft [3]. Über Endothel-Zellveränderungen mit verschiedenen postoperativen Form- und Flächenverschiebungen des Endothels nach Kataraktoperationen berichteten Schultz et al.

Wir führten Untersuchungen des Endothels durch bei Augen, in welche vor 2–12 Jahren Implantlinsenmodelle nach i.c.-Operation in die Vorderkammer teils Iris-, teils KW-getragen, und nach e.c.-Operation in die Hinterkammer implantiert wurden.

In unsere Untersuchungsreihe sind auch Patienten eingeschlossen, bei welchen in 1 Auge eine VK IL nach i.c.- und im 2. Auge eine HK IL nach e.c.-Operation eingebracht worden ist. Abgesehen von Teilergebnissen möchten wir vor allem die Endothelqualitäten der zuletzt erwähnten Gruppe demonstrieren.

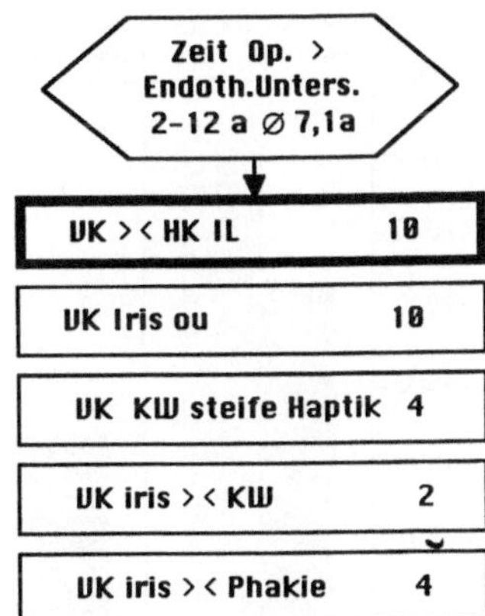

Abb. 1. Eigene Untersuchungen/Zahl der Augen

Spiegelmikroskopische Untersuchungen

Wir untersuchten 30 Augen von 15 ausgewählten Patienten – d. h. gerade so wie sie zur Kontrolle nacheinander erschienen sind – bei welchen wie bereits erwähnt verschiedene Implantlinsen in die VK oder HK eingebracht worden sind (Abb. 1). Die Endothelzelldichte wurde mit der Spiegelmikroskopie bestimmt, wobei der Endothelzusatz zur Zeiss-Spaltlampe zur Anwendung kam. Mit diesem Non-contact-Verfahren wurden zentrale und parazentrale Bereiche der Hornhauthinterwand erfaßt. Die Aufnahmen wurden auf Papier nachvergrößert; die Auszählung und die Spezifizierung der Endothelzellen erfoglte aus zentralen Hornhautbereichen mit dem entsprechenden Raster.

Operationstechnik

Bei den untersuchten Augen wurden vor 2–12 Jahren Kataraktoperationen vom gleichen Operateur durchgeführt, also unter ähnlichen operativen Bedingungen wie mit gleichem Nahtmaterial, gleichen Spülflüssigkeiten etc. Alle Operationen wurden damals in Allgemeinnarkose vorgenommen. Die Öffnung des Bulbus erfolgte korneoskleral temporal oben bei den i.c. 8–9 mm bei den e.c. 7–8 mm weit; der Wundverschluß mit 5–6 entsprechenden Nähten. Die i.c.-Operationen erfolgten mittels Kryo-Technik, die e.c. nach Kapselöffnung vorwiegend mittels Dosenöffnung, es erfolgte eine lineare Kernexpression und Absaugung der Linsenreste mit einem einfachen Saug-Spülgerät. Abgesehen von einer möglichst atraumatischen operativen Tätigkeit mit dem Ziel das Endothel so weit wie nur möglich zu schonen, wurde die Implantation der Kunstlinsen in allen Fällen nach Einbringung von Luft in die VK vorgenommen, es wurden damals also keine Viskosubstanzen verwendet. Postoperativ wurden einige Tage Steroid-Augen gtt verabreicht.

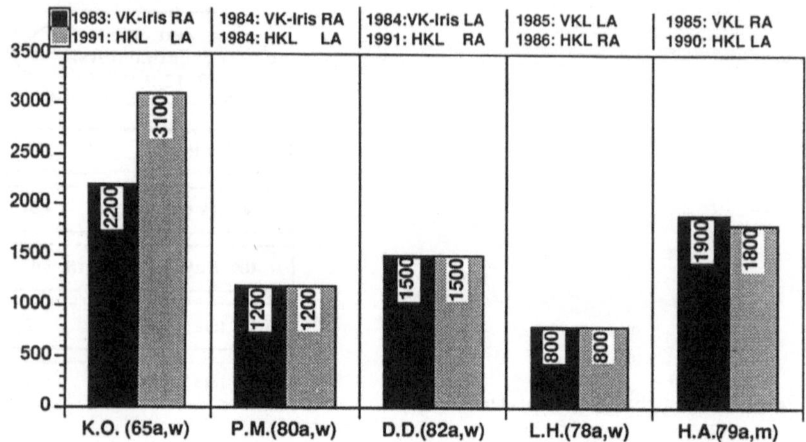

Abb. 2. Endotheldichte VK:HK

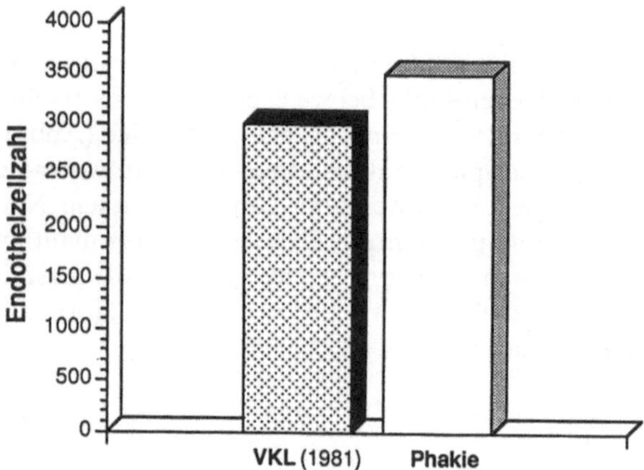

Abb. 3. Patient: P.A., m. 68 a

Ergebnisse

In der Gruppe mit Vorderkammer IL nach i.c.-Operation im 1. Auge und HK-Linse im 2. Auge nach e.c.-Operation fanden wir individuell sehr unterschiedliche Ergebnisse in der Endothelzellzahl. Der Zeitpunkt der Operation, das Alter der Patienten und die Zellzahl in Augen mit VK- bzw. HK-Linsen kann aus Abb. 2 entnommen werden:

Bei 1 Patienten war die Endothelzellzahl in dem Auge nach HK deutlich höher als im Auge mit VK-Linse. Bei einem anderen Patienten (Fall 5) bestand jedoch im Auge nach VK-Implantlinsenoperation eine höhere Zellzahl. – Bei 3 Patienten im Durchschnittsalter von 80 Jahren und 6–8 Jahre postoperativ fanden wir in beiden Augen je Patient praktisch gleiche Zellzahlen, es bestand auch kein morphologisch erkennbarer Unterschied des Endothels in diesen Augen.

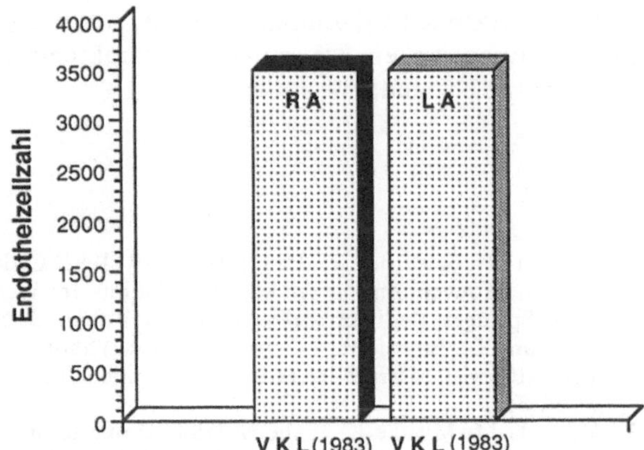

Abb. 4. Patient: H.H., w. 78 a

Aus der Gruppe der Augen mit Vorderkammerlinsen möchten wir lediglich über einige interessante Falldetails berichten:

So über 1 Patienten, bei welchem 1981 rechts eine Iris-getragene VK IL eingepflanzt worden ist, das 2. linke Auge wurde noch nicht operiert. Rechts fanden wir 3100 Endothelzellen, links 3500 (Abb. 3).

Weiters möchten wir noch den Endothelbefund von einer Patientin mit VK-Linsen (steife im Kammerwinkel getragenen Haptik) demonstrieren, wo beidseits 1983 eine i.c.-Operation und Implantation der Kunstlinsen erfolgte: Hier fanden wir 9 Jahre postoperativ bei der inzwischen 78jährigen Patientin eine erstaunlich hohe Endothelzelldichte (Abb. 4).

Zusammenfassende Bemerkungen

Obwohl wir im Hinblick auf die geringen Fallzahlen keinen Anspruch auf eine statistisch sichere Verwertbarkeit erheben möchten, können wir aufgrund der von uns gewonnenen Erfahrungen annehmen, daß bei schonender Operationstechnik mit verschiedenen IL-Linsenmodellen der von uns untersuchten Typen (also sowohl mit steifen VK wie auch mit HK IL) die Endothelzellzahl nach Kataraktoperationen durch einen längeren Zeitraum ähnlich sein kann. Wir möchten auch hervorheben, daß die Langzeitzellzahlen relativ konstant bleiben.

Überraschend war für uns auch, daß individuell sehr unterschiedliche Zellzahlen gefunden worden sind, zwischen 800 bis zu 3500, und hieraus jedoch keine sichere Aussage betreffend dem möglichen Auftreten einer bullösen Keratopathie erfolgen kann.

Der schon 1983 von Tylor et al. erfolgten Äußerung, daß nach Hinterkammerlinsen-Implantation die Quote der bullösen Keratopathie langzeitig bei etwa 0,5% liegt, möchten wir uns in ähnlicher Weise anschließen. Es wird also in Zukunft die Quote der Keratoplastiken die im Gefolge der Entwicklung der Kunstlinsenchirurgie zwischenzeitlich nach Anwendung von Weichschlaufen-

und Iris-getragenen VK-Linsen hoch war, sich wahrscheinlich wieder in etwa das gleiche Niveau senken, wie es in der Kataraktchirurgie vor der Entwicklung der IL-Chirurgie bestand.

Literatur

1. Kohnen TH, Felderhoff T, Hahn J, Koch HR (1991) Endothelzellverlust nach endokapsulärer und konventioneller Phakoemulsifikation. In: Wenzel et al. (Hrsg) 5. Kongreß der DGII Springer, Berlin Heidelber Neq York Tokyo, S 354–365
2. Liesegang TJ, Bourne WM, Ilstrup DM (1984) Short and long term endothelials cell loss associated with cataract extraction and intraocular lens implantation. Am J Ophthalmol 97:32–39
3. Matsuda M, Miyake K, Inabe M (1988) Long-term corneal endothelial changes after intraocular lens implantation. Am J Ophthalmol 105:248–252
4. Ohrloff CM, Oldendörp J, Puck A (1985) Geringe Endothelzellverluste nach Phakoemulsifikation und Implatation einer Hinterkammerlinse. Klin Monatsbl Augenheilkd 186:303–306
5. Reinhard T. Reim M, Wolf S, Wenzel M (1989) Zur Zelldichte des Hornhautendothels nach Kataraktoperationen. Klin Monatsbl Augenheilkd 195:211–215
6. Schultz RO, Glasser DB, Matsuda M, Yee RW, Edelhauser RW (1986) Response of the corneal endothelium to Cataract Surgery. Arch Ophthalmol 104:1164–1170
7. Taylor DM, Atlas BF, Romanschuk G, Stern AL (1983) Pseudophakos bullous keratopathy. Ophthalmology 90:19–24

Bifokallinsen

Multifokallinsen - Zukunft oder Sackgasse?

V. Hessemer und K. W. Jacobi

Zusammenfassung. *Modellübersicht Multifokallinsen:* Neben den *diffraktiven* multifokalen Intraokularlinsen, bei denen durch Beugungsringe ein 2. Brennpunkt für die Nähe erzeugt wird, gibt es eine ständig wachsende Zahl *refraktiver* Modelle mit 2–7 refraktiven Zonen oder einer asphärisch/sphärischen Konstruktion. – *Langzeitergebnisse:* 2 Jahre nach Implantation diffraktiver Multifokallinsen war – im Vergleich zum Zeitpunkt 3 Monate postoperativ – der korrigierte Fern- und Nahvisus unverändert, der unkorrigierte Fernvisus jedoch leicht abgefallen aufgrund einer Minus-Shift der Restrefraktion auf –1,2 dpt. Die Kontrastempfindlichkeit war nach 2 Jahren verbessert. – *Multi- versus monofokale Linsen:* Der Nahvisus mit Fernkorrektion war nach Implantation diffraktiver Multifokallinsen deutlich besser als bei monofokalen IOL, die sonstigen Visuswerte waren nicht signifikant unterschiedlich. Kontrastempfindlichkeit (bei niedrigen Kontrasten und hohen Ortsfrequenzen) und Dämmerungssehschärfe (ohne und mit Blendung) waren im Vergleich zu monofokal-pseudophaken Augen reduziert. – *Nahaniseikonie und Stereofunktionen:* Bei unilateraler multifokaler Pseudophakie (monofokale IOL am Gegenauge) war eine Nahaniseikonie bis zu 8% nachweisbar, die Fusionsbreite war signifikant niedriger als bei bilateraler multifokaler IOL; hinsichtlich der Stereopsis bestand kein Unterschied. – *Abbildungseigenschaften multifokaler Linsen:* Ein von Reiner angegebenes optisches System ermöglicht eine Abbildung von Intraokularlinsen in das Auge („optische Implantation"). Bei Betrachtung einer Niedrigkontrasttafel (Regan 4%) ergaben sich die besten Abbildungseigenschaften für eine Monofokallinse, dicht gefolgt von den refraktiven 2- und 3-Zonen-Multifokallinsen. Die Ergebnisse der refraktiven 5- und 7-Zonen-Modelle waren am schlechtesten, die der diffraktiven und asphärisch/sphärischen Multifokallinsen lagen in der Mitte. – *Schlußfolgerungen:* Die Implantation multifokaler IOL ist derzeit noch auf spezielle Indikationen beschränkt, insbesondere den ausgeprägten Patientenwunsch, möglichst keine Nah- oder Bifokalbrille tragen zu wollen. Wegen der reduzierten Kontrastempfindlichkeit und Dämmerungssehschärfe sind Multifokallinsen vor allem bei Berufskraftfahrern kontraindiziert. Von weiteren Verbesserungen insbesondere im Bereich der Linsentechnologie ist jedoch wahrscheinlich eine Erweiterung des derzeitigen Indikationsspektrums zu erwarten.

Summary. *Survey of multifocal IOL types:* Besides the *diffractive* multifocals, which produce a second focus for near vision by means of diffraction rings, there is an increasing number of *refractive* multifocal IOL types with 2–7 refractive zones or with an aspheric/spherical construction principle. – *Long-term results:* 2 years after implantation of diffractive multifocal IOLs, the corrected distance and near acuities were unchanged compared to the 3-month results. The uncorrected distance acuity was, however, slightly decreased due to a minus shift of refraction to –1.2 D. The contrast sensitivity was improved after 2 years. – *Multi- versus monofocal IOLs:* After diffractive multifocal IOL implantation, the near acuity with distance correction only was markedly improved compared to monofocal IOLs. All other acuity data did not differ between multi- or monofocal lenses. The contrast sensitivity (at low contrasts and high spatial frequencies) and mesopic visual acuity (without and with glare) were reduced compared to monofocal pseudophakic eyes. – *Near aniseikonia and stereo functions:* In unilateral multifocal pseudophakia (monofocal IOL in fellow eye), a near aniseikonia up to

8% was found. The width of fusion was significantly lower than in bilateral multifocal pseudophakia, whereas the stereopsis showed no difference. – *Optical performance of multifocal IOLs:* By means of an optical system, described by Reiner, images of intraocular lenses can be projected into the eye ("optical implantation"). When viewing a low-contrast chart (Regan 4%), a monofocal IOL yielded the best optical performance, followed by 2- and 3-zone refractive multifocal IOLs. The worst results were produced by the 5- and 7-zone refractive multifocal IOLs, intermediate results by the diffractive and aspheric/spherical multifocals. – *Conclusions:* Implantation of multifocal IOLs should presently be restricted to special indications, particularly to the distinct patient request to dispense with wearing near or bifocal glasses, if possible. Because of the reduced contrast sensitivity and mesopic vision, multifocal IOLs should not be implanted especially in professional car drivers. Further improvements, in particular concerning lens technology, will presumably extend the present spectrum of indications.

Einleitung und Modellübersicht Multifokallinsen

Nach Markteinführung multifokaler Intraokularlinsen herrschte bei vielen Autoren eine geradezu euphorische Bewertung dieses Linsentyps vor [6, 14, 17], so daß der Eindruck entstehen konnte, Multifokallinsen seien *die* Intraokularlinsen der Zukunft. In diesem Beitrag soll eine zusammenfassende Darstellung der wichtigsten bisherigen klinischen Ergebnisse und einiger grundsätzlicher Probleme im Zusammenhang mit multifokalen Kunstlinsen gegeben werden – mit dem Ziel einer nüchternen, kritischen Würdigung.

Grob-schematisch lassen sich diffraktive und refraktive Multifokallinsen unterscheiden. An der Gießener Klinik wurden von Mitte 1988 bis Februar 1992 insgesamt 283 Multifokallinsen implantiert, davon 240 diffraktive und 43 unterschiedliche refraktive Linsen (Tabelle 1).

Die Implantation des zuerst produzierten *diffraktiven* Linsenmodells (Hersteller: 3M) mit einer konvex-konkaven Optik (Meniskusform) wurde mittlerweile verlassen zugunsten eines Modells mit moderner bikonvexer Optik, das bessere klinische Resultate liefert [21]. Beiden Modellen gemeinsam ist eine konvexe Vorderfläche, die der Korrektur für die Ferne dient. Auf der Rückfläche sind multiple konzentrische Ringe angebracht, die zu einer Strahlenablenkung

Tabelle 1. Implantierte Multifokallinsen in Gießen (1988–1992)

IOL-Typ	Anzahl
3M diffraktive Linsen	240
IOLAB 2-Zonen-Modell	8
Kabi-Pharmacia 3-Zonen-Modell	2
Storz 3-Zonen-Modell	4
AMO 5-Zonen-Modell	13
Morcher 7-Zonen-Modell	13
Domilens sphär./asphär. Modell	3
	283

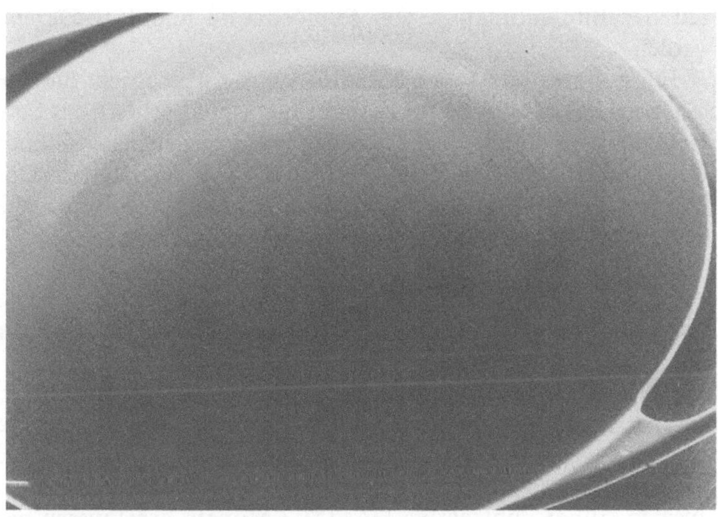

Abb. 1. Rasterlektronenmikroskopische Aufnahme (Vorderansicht) der refraktiven 5-Zonen-Multifokallinse vom Typ „Array" (Hersteller: Allergan Medical Optics)

durch Diffraktion oder Beugung führen, wodurch ein 2. Fokus für die Nähe erzeugt wird.

Innerhalb der Gruppe der *refraktiven* Multifokallinsen ist das am längsten bekannte Modell eine von IOLAB produzierte **2**-Zonen-IOL mit einem zentralen Teil für die Nähe und einer umgebenden Zone für die Ferne. Klinische Ergebnisse wurden u.a. von Keates und Mitarb. [11] vorgestellt. Die Nahzone besitzt neuerdings einen Durchmesser von nur noch 1,5 mm (früher 2 mm), um eine Bifokalfunktion auch bei relativ enger Pupille zu gewährleisten. - Eine refraktive **3**-Zonen-IOL wird mittlerweile von mehreren Firmen (Storz, Kabi-Pharmacia, Alcon) hergestellt. Gemeinsam ist allen ein zentraler Teil für die Ferne, umgeben von einer ringförmigen mittelperipheren Zone für die Nähe und einer peripheren, wiederum der Fernkorrektion dienenden Zone. Dieses Konstruktionsprinzip besitzt - im Vergleich zum 2-Zonen-Modell - eine geringere Anfälligkeit der Bifokalfunktion gegenüber einer IOL-Dezentrierung. - Umfangreiche klinische Erfahrungen mit der von Storz produzierten refraktiven 3-Zonen-Multifokallinse (True Vista) wurden von Knorz [12] publiziert.

Abbildung 1 zeigt eine neuere Entwicklung innerhalb der Gruppe der refraktiven Multifokallinsen, das sog. „Array"-Modell der Firma Allergan Medical Optics (AMO). Diese IOL besitzt **5** refraktive Zonen auf der IOL-Vorderfläche (nicht zu verwechseln mit den Beugungsringen auf der *Rück*seite der diffraktiven IOL). Jede dieser 5 Zonen bietet eine progressive Nahaddition von 0 bis + 3,5 dpt. Über erste klinische Erfahrungen mit der „Array"-IOL haben wir bereits 1991 berichtet [2]. - Eine Multifokallinse mit **7** refraktiven Zonen alternierend für Ferne und Nähe, wurde von Morcher entwickelt. Wie mit dem „Array"-Modell soll mit dieser Linse eine weitgehende Unabhängigkeit der Bifokalfunktion von Pupillenweite und IOL-Dezentrierung erreicht werden.

Ein weiteres refraktives Multifokallinsen-Prinzip ist die Kombination eines sphärischen Teils für die Ferne und eines asphärischen Teils für die Nähe. Dieses Modell gibt es als eine – von Nordan [13] angegebene – Silikonlinse (Hersteller: Wright Medical) sowie als PMMA-Modell (Hersteller: Domilens). In der Literatur [1] wurde berichtet, daß die Bifokalfunktion der Nordan-Linse zum Lesen nicht ausreichend sei.

Langzeitergebnisse nach Implantation diffraktiver Multifokallinsen

Ein Grund, der zum gegenwärtigen Zeitpunkt die Implantation von Multifokallinsen in großem Stil limitiert, ist das Fehlen klinischer Langzeiterfahrungen. Die Abbildungen 2–4 zeigen die wichtigsten unserer 2-Jahres-Ergebnisse [7] nach Implantation diffraktiver Multifokallinsen (Meniskusform) – im Vergleich zu unseren früher publizierten [14, 15] 3-Monats-Ergebnissen nach Implantation dieses Multifokallinsen-Modells.

Der Fernvisus ohne Brillenglaskorrektion (Abb. 2) betrug 24 Monate nach Implantation der diffraktiven IOL durchschnittlich 0,48 und war damit signifikant ($p<0{,}05$) niedriger als der Wert von 0,53 zum Zeitpunkt 3 Monate postoperativ. Der schlechtere unkorrigierte Fernvisus ist auf die postoperative Minus-Shift der Restrefraktion zurückzuführen (Abb. 3). Im Gegensatz zur Reduktion des unkorrigierten Fernvisus war der Fernvisus mit bester Korrektur nach 24 Monaten unverändert 0,83 (Abb. 2).

Abbildung 3 zeigt, daß die Restrefraktion (sphärisches Äquivalent) 24 Monate nach Diffraktionslinsen-Implantation auf – 1,2 dpt abgefallen war – im Vergleich

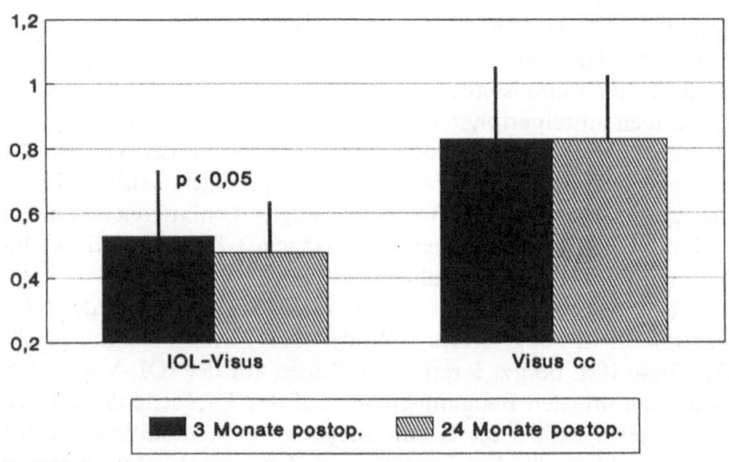

Abb. 2. Mittelwerte und Standardabweichungen des Fernvisus nach Implantation diffraktiver multifokaler IOL; 3-Monats-Werte (43 Patienten) aus [14], 24-Monats-Werte (40 Patienten) aus [7]

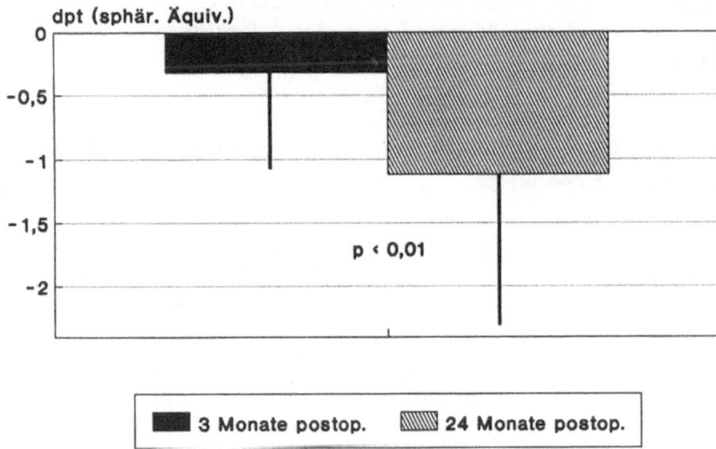

Abb. 3. Mittelwerte und Standardabweichungen der Restrefraktion (sphärisches Äquivalent) nach Implantation diffraktiver multifokaler IOL; weitere Erläuterungen s. Legende zu Abb. 2

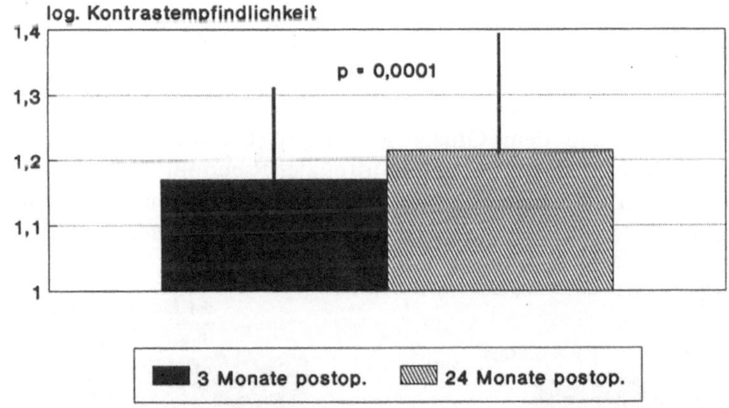

Abb. 4. Logarithmus der Kontrastempfindlichkeit (Mittelwerte und Standardabweichungen), bestimmt mittels Pelli-Robson-Tafel, nach Implantation diffrakiver multifokaler IOL; 3-Monats-Werte (20 Patienten) aus [15], 24-Monats-Werte (40 Patienten) aus [7]

zu einem Wert von nur –0,32 dpt 3 Monate postoperativ ($p < 0{,}01$). Die Minus-Shift der Restrefraktion ist wahrscheinlich zurückzuführen auf eine Verlagerung der IOL in anteriorer Richtung, bedingt durch zunehmende Kapselfibrose.

Die Kontrastempfindlichkeit, gemessen mit der Pelli-Robson-Kontrasttafel [16], war 24 Monate postoperativ signifikant gegenüber den 3-Monatswerten angestiegen (Abb. 4). – Auch mit dem Ginsburg-Test [5] und den Regan-Kontrasttafeln [18] war die Kontrastempfindlichkeit nach 24 Monaten tendenziell besser als nach 3 Monaten. Die sukzessive postoperative Verbesserung der

Kontrastempfindlichkeit beruht möglicherweise auf retinalen oder zentralnervösen kybernetischen Mechanismen der Adaptation an die implantierte bifokale Optik.

Diffraktive Multifokallinsen versus monofokale IOL – klinische Ergebnisse

In einer Reihe klinischer Untersuchungen der letzten Jahre wurden multifokale mit monofokalen Intraokularlinsen verglichen. Im folgenden werden unsere eigenen Ergebnisse mit der diffraktiven Multifokallinse, mit der wir die meisten Erfahrungen haben, dargestellt.

Der Fernvisus war nicht signifikant unterschiedlich nach Implantation diffraktiver IOL (ohne Brillenglaskorrektion im Mittel 0,42, mit bester Korrektion 0,88) oder nach Implantation monofokaler IOL des Typs Pharmacia 720A (ohne und mit Korrektion 0,37 bzw. 0,92).

Natürlich war der Nahvisus mit Fernkorrektion bei multifokal-pseudophaken Augen hochsignifikant besser als bei monofokal-pseudophaken Augen (Abb. 5). Mit Nahaddition war der Nahvisus dagegen nicht unterschiedlich nach Implantation multi- oder monofokaler IOL (Abb. 5).

Abbildung 6 zeigt, daß die Kontrastempfindlichkeit, gemessen mit den Regan-Kontrasttafeln [18], nach Multifokallinsen-Implantation signifikant geringer war als nach Implantation monofokaler IOL, jedoch nur bei niedrigen Kontrasten (11% und 4%), nicht bei hohem Kontrast (96%). – Auch mit der Pelli-Robson-Tafel [16] und dem Ginsburg-Test [5] (bei hohen Ortfrequenzen) war die Kontrastempfindlichkeit bei multifokaler Pseudophakie schlechter.

Die mit dem sog. „Ocutrast", einer Modifikation des Mesoptometer II, bestimmte Dämmerungssehschärfe war in früheren Studien aus unserer Klinik [14,

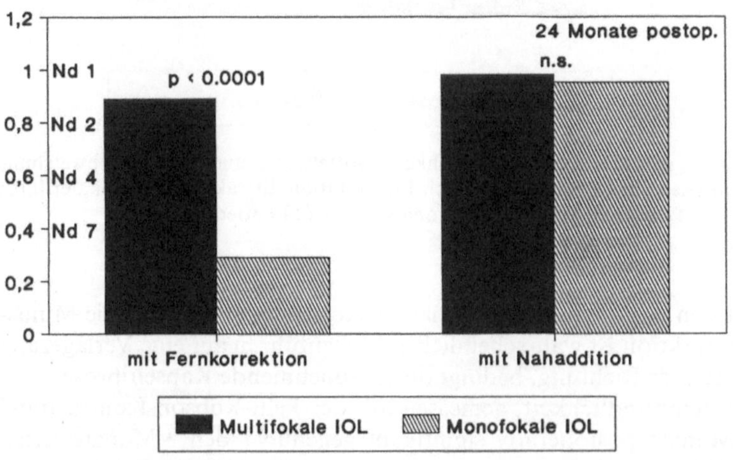

Abb. 5. Mittelwerte des Nahvisus (Nieden) nach Implantation diffraktiver multifokaler bzw. monofokaler IOL (jeweils 20 Patienten)

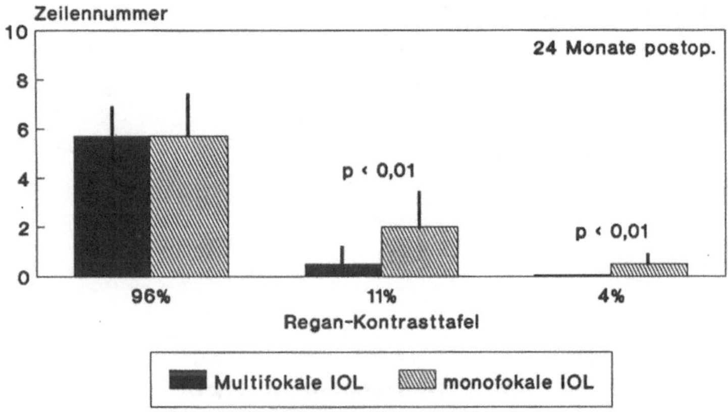

Abb. 6. Mittels Regan-Tafeln bestimmte Kontrastempfindlichkeit (Mittelwerte und Standardabweichungen der erkannten Zeilennummer) nach Implantation diffraktiver multifokaler bzw. monofokaler IOL (jeweils 20 Patienten)

15] nach Implantation diffraktiver Linsen nicht signifikant unterschiedlich im Vergleich mit monofokalen IOL. In einer exakt „altersgematchten" Vergleichsstudie [8] untersuchten wir diesen Zusammenhang erneut und fanden nunmehr bei multifokaler Pseudophakie eine signifikant geringere Dämmerungssehschärfe – ohne und mit Blendung – als bei monofokaler Pseudophakie. Vergleichbare Befunde wurden mit unterschiedlicher Methodik von Wollensak und Mitarb. [20] berichtet.

Die hier referierten Ergebnisse nach Multifokallinsen-Implantation – reduzierte Kontrastempfindlichkeit bei niedrigen Kontrasten, verminderte Dämmerungssehschärfe ohne und mit Blendung – sind besonders relevant für ältere pseudophake Kfz-Fahrer im nächtlichen Straßenverkehr.

Nahaniseikonie und Stereofunktionen nach uni- versus bilateraler Multifokallinsen-Implantation

Wenig Aufmerksamkeit wird in der Literatur der Frage gewidmet, ob Multifokallinsen unilateral implantiert werden können oder sogar sollen (siehe z. B. [10]), oder ob einer bilateralen Implantation der Vorzug gegeben werden soll.

Aus unserem Gesamtkollektiv von 240 implantierten diffraktiven Multifokallinsen wurden zwei Patientengruppen (jeweils n = 12 Patienten) gebildet, bei denen entweder nur unilateral eine Multifokallinse implantiert wurde (am Gegenauge eine monofokale IOL) oder bilateral. In beiden Gruppen wurde die Nahaniseikonie nach Esser [4] bestimmt sowie die Fusionsbreite (Synoptophor) und Stereopsis (Titmus-Tafeln).

Abbildung 7 zeigt, daß nach unilateraler Multifokallinsen-Implantation eine Nahaniseikonie von nahezu 8% gemessen wurde, wenn eine große Differenz (+ 3,5 dpt) in der Nahaddition zwischen Mono- und Multifokalauge bestand. Bei

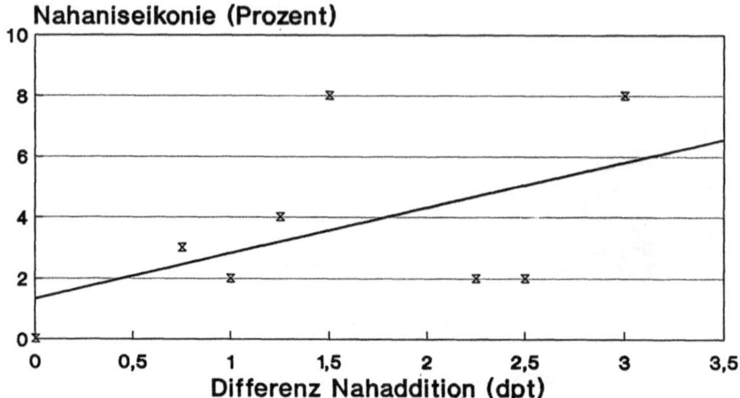

Abb. 7. Nahaniseikonie (in Prozent) aufgetragen gegen die Differenz in der Nahaddition zwischen monofokal- und multifokal-pseudophaken Augen (Einzelwerte von 12 Patienten mit unilateraler multifokaler Pseudophakie und monofokaler IOL am Gegenauge); angegeben ist zusätzlich die lineare Regressionskurve

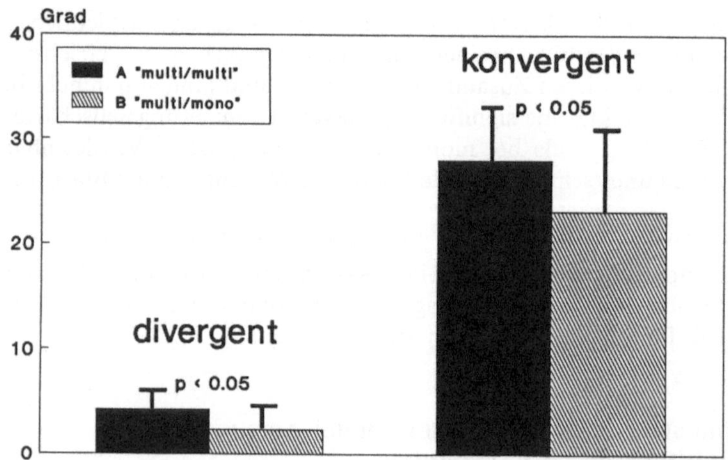

Abb. 8. Mittelwerte und Standardabweichungen der divergenten und konvergenten Fusionsbreite bei bilateraler („multi/multi") und unilateraler („multi/mono") multifokaler Pseudophakie (jeweils 12 Patienten)

kleinerer Differenz in der Nahaddition war die Nahaniseikonie erwartungsgemäß geringer. – Abbildung 8 zeigt, daß die Fusionsbreite (konvergent und divergent) bei unilateral implantierter Multifokallinse signifikant geringer war als bei bilateraler multifokaler Pseudophakie.

Obwohl bezüglich der Stereopsis keine Differenz zwischen den beiden untersuchten Gruppen bestand, ist unseres Erachtens aufgrund der Nahaniseikonie und der Fusionsbreiten-Einschränkung folgender Schluß gerechtfertigt: Werden optimale Binokularfunktionen gewünscht, kommt eine unilaterale Multifokallinse nicht in Betracht.

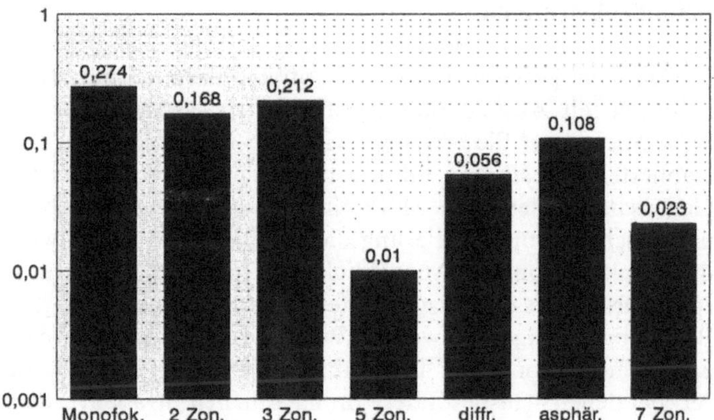

Abb. 9. Logarithmisch aufgetragene Visuswerte (Mittelwerte von 15 gesunden Probanden) bei Durchblick durch mono- und unterschiedliche multifokale IOL, jeweils bei Betrachtung einer Regan-Tafel mit 4% Kontrast. „Monofok.“: Pharmacia Monofokallinse Typ 720A; „2 Zon.“: IOLAB 2-Zonen-Modell Typ 6801M (Nuvue); „3 Zon.“: Storz 3-Zonen-Modell (True Vista); „5 Zon.“: AMO 5-Zonen-Modell (Array); „diffr.“: 3M diffraktive Linse Typ 825X; „asphär.“: Domilens asphärisch/sphärische Linse (Progres 1); „7 Zon.“: Morcher 7-Zonen-Modell (Bifo 7)

Abbildungseigenschaften unterschiedlicher Multifokallinsen – ein neuer Ansatz

Die Abbildungsqualität intraokularer Linsen wird in präklinischen Experimenten üblicherweise *in vitro* mittels einer optischen Bank untersucht. Als eine alternative *subjektive* Untersuchungsmethode wurde von Reiner [19] ein Gerät – entsprechend einem astronomischen Fernrohr – vorgestellt, das eine Abbildung von Intraokularlinsen in das Auge ermöglicht. Diese optischen Linsenbilder wirken wie reelle Linsen und gestatten daher sozusagen eine „optische Implantation“ von Intraokularlinsen.

Abbildung 9 zeigt die gemittelten Visuswerte von 15 gesunden Probanden bei Durchblick durch eine monofokale IOL und durch verschiedene Multifokallinsen, jeweils bei Betrachtung einer Regan-Kontrasttafel mit nur 4% Kontrast. Die Werte der meisten Multifokallinsen fallen mehr oder wenig deutlich gegenüber den Monofokallinsen-Werten ab. Die besten Ergebnisse liefern die refraktiven 2- und 3-Zonen-Modelle. Die schlechtesten Abbildungseigenschaften bei niedrigem Kontrast besitzen die refraktiven 5- und 7-Zonen-Modelle, was möglicherweise auf hohe Streuungsverluste an den Grenzflächen der brechenden Zonen zurückzuführen ist. Die Werte für die diffraktive und asphärische Multifokallinse liegen in der Mitte.

Dies sind allerdings nur vorläufige Ergebnisse einer noch nicht abgeschlossenen Studie. Soviel scheint jedoch schon jetzt festzustehen: Die Erwartungen an die neuen refraktiven 5- und 7-Zonen-Multifokallinsen bezüglich einer verbesserten Kontrastempfindlichkeit – im Vergleich mit den älteren refraktiven 2- und 3-Zonen-Modellen und der diffraktiven Linse – werden nicht erfüllt.

Schlußfolgerungen

Die im Titel gestellte Frage „Multifokallinsen - Zukunft oder Sackgasse?“ ist natürlich mit Absicht pointiert formuliert. Ganz sicher sind Multifokallinsen *keine Sackgasse!* Sie erweitern vielmehr in nützlicher Weise das Spektrum der etablierten Kunstlinsen um einen Linsentyp mit erweiterter Tiefenschärfe. Im Gegensatz zu der nach Markteinführung seinerzeit nicht selten beobachteten unkritischen Propagandierung dieses Linsentyps haben wir jedoch gelernt, daß die Implantation im Augenblick auf spezielle Indikationen beschränkt sein sollte, besonders den ausgeprägten Patientenwunsch, möglichst keine Nah- oder Bifokalbrille tragen zu wollen. Wir haben auch gelernt, daß es ausgesprochene Kontraindikationen zur Implantation gibt: Dies sind vor allem Berufskraftfahrer, bei denen - insbesondere im nächtlichen Straßenverkehr - eine nicht mehr mit ausreichender Fahrsicherheit zu vereinbarende Reduktion von Kontrastempfindlichkeit und Dämmerungssehschärfe auftreten könnte.

Wir wissen jetzt aber auch, daß nach Multifokallinsen-Implantation eine sukzessive Verbesserung der Kontrastempfindlichkeit auftritt, daß eine bilaterale Implantation günstiger ist als eine unilaterale, daß es unterschiedlich gute Multifokallinsen-Modelle gibt, und daß Astigmatismus sowie das bei Implantation vorliegende Patientenalter eine große Rolle für die Bifokalfunktion spielen [3]. Bei weiterer Zunahme unserer Kenntnisse über Indikationen und Kontraindikationen, bei weiterer Verbesserung von Linsentechnologie und - insbesondere Astigmatismus-neutralen - Operationstechniken schließen wir als Perspektive nicht aus, daß den multifokalen Intraokularlinsen eine bedeutende Zukunft gehören könnte.

Literatur

1. Claessens D, Knorz MC (1991) Implantation multifokaler Silikonlinsen - Erste Ergebnisse. In: Wenzel M, Reim M, Freyler H, Hartmann Ch (Hrsg) 5. Kongreß der Deutschsprachigen Gesellschaft für Intraokularlinsen-Implantation. Springer, Berlin Heidelberg New York, S 251–260
2. Eisenmann D, Hessemer V, Jacobi KW (1991) Eine neue refraktive Multifokallinse (AMO „Array“) - erste klinische Ergebnisse. Berlin-Brandenburgische Augenärztliche Gesellschaft, 7. und 8. 12. 1991. In: Klin Monatsbl Augenheilkd 201:66, 1992
3. Eisenmann D, Hessemer V, Jacobi KW (1993) Determinanten der Bifokalität nach Implantation bifokaler Intrakularlinsen. In: Neuhann Th, Rochels R, Hartmann Ch (Hrsg) 6. Kongreß der Deutschsprachigen Gesellschaft für Intraokularlinsen-Implantation. Springer, Berlin Heidelberg New York, vorliegender Kongreßband
4. Esser J (1991) Neuer einfacher Test zur quantitativen Bestimmung der Nahaniseikonie. Klin Monatsbl Augenheilkd 198:228–230
5. Ginsburg AP (1984) A new contrast sensitivity vision test chart. Am J Optom Physiol Optics 61:403–407
6. Hansen TE, Corydon L, Krag S, Thim K (1990) New multifocal intraocular lens design. J Cataract Refract Surg 16:38–41
7. Hessemer V, Eisenmann D, Jacobi KW (1993) 2-Jahres-Ergebnisse nach Implantation diffraktiver multifokaler Intraokularlinsen. Ophthalmologe, im Druck

8. Hessemer V, Frohloff H, Jacobi KW (1992) Mesopisches Sehen bei multi- und monofokaler Pseudophakie und phaken Kontrollaugen – eine „altersgematchte" Vergleichsstudie. Ophthalmologe 89(Suppl I): 108
9. Hessemer V, Eisenmann D, Jacobi KW (1991) Aniseikonie und Bifokalität nach Implantation multifokaler Intraokularlinsen. 64. Versammlung der Vereinigung Rhein-Mainischer Augenärzte, Frankfurt/Main, 5. 10. 1991. In: Klin Monatsbl Augenheilkd 201: 142–143, 1992
10. Jacobi KW, Nowak MR, Strobel J (1990) Bifokale Intraokularlinsen nach Kataraktoperation – eigene Erfahrungen, Europäische Multizentrische Studie und FDA-Studie. In: Freyler H, Skorpik CH, Grasl M (Hrsg) 3. Kongreß der Deutschen Gesellschaft für Intraokularlinsen-Implantation. Springer, Berlin Heidelberg New York, S 351–355
11. Keates RH, Pearce JL, Schneider RT (1987) Clinical results of the multifocal lens. J Cataract Refract Surg 13: 557–560
12. Knorz MC (1991) Die TRUE VISTA Bifokal-IOL – Ergebnisse der Europäischen Multizentrischen Studie. In: Wenzel M, Reim M, Freyler H, Hartmann Ch (Hrsg) 5. Kongreß der Deutschsprachigen Gesellschaft für Intraokularlinsen-Implantation. Springer, Berlin Heidelberg New York, S 240–250
13. Nordan LT (1991) The Nordan aspheric multifocal intraocular lens. In: Maxwell WA, Nordan LT (eds) Current Concepts of Multifocal Intraocular Lenses. Slack, Thorofare, pp 117–126
14. Nowak MR, Jacobi KW (1990) Diffraktive multifokale Intraokularlinsen. Eine prospektive klinische Studie. Klin Monatsbl Augenheilkd 196: 43–47
15. Nowak MR (1991) Vergleichende Untersuchung der Kontrastempfindlichkeit bei multifokalen Intraokularlinsen. In: Schott K, Jacobi KW, Freyler H (Hrsg) 4. Kongreß der Deutschen Gesellschaft für Intraokularlinsen-Implantation. Springer, Berlin Heidelberg New York, S 377–381
16. Pelli DG, Robson JG, Wilkins AJ (1988) The design of a new letter chart for measuring contrast sensitivity. Clin Vision Sci 2: 187–199
17. Percival P (1989) Early experience with the diffractive bifocal lens. Eur J Implant Refract Surg 1: 1–2
18. Regan D, Neima D (1983) Low-contrast letter charts as a test of visual function. Ophthalmology 90: 1193–1200
19. Reiner J (1992) Gerät zur Darstellung der Seheindrücke durch monofokale und bifokale intraokulare Linsen. Klin Monatsbl Augenheilkd 200: 51–53
20. Wollensak J, Pham DT, Wiemer C (1991) Klinische Ergebnisse nach Implantation einer multifokalen diffraktiven Hinterkammerlinse. Klin Monatsbl Augenheilkd 199: 91–95
21. Wollensak J, Pham DT, Wiemer C (1991) Ergebnisse multifokaler Hinterkammerlinsen unterschiedlicher Typen. In: Wenzel M, Reim M, Freyler H, Hartmann Ch (Hrsg) 5. Kongreß der Deutschsprachigen Gesellschaft für Intraokularlinsen-Implantation. Springer, Berlin Heidelberg New York, S 211–218

Sinnesphysiologische Aspekte des Sehens mit bifokalen Intraokularlinsen

E. H. Roth

Zusammenfassung. Einige sinnesphysiologische Aspekte des Sehens mit bifokalen Intraokularlinsen werden zusammengetragen.

Summary. Vision is different with bifocal optics. Some aspects of this concept of seeing are put together.

Moderne atraumatische Implantationstechniken, wie Kapsulorhexis und endokapsulare Phakoemulsifikation, ermöglichen bei quasi allen Katarakt-Patienten eine zentrierte Implantation der Hinterkammer-Intraokularlinse in den Kapselsack.

Unter diesen Voraussetzungen kann man über eine möglichst optimale Geometrie der Linsen-Optik diskutieren. Bereits lange bekannt sind Betrachtungen, die eine bikonvexe Linse deutlich gegenüber einer plankonvexen Linse favorisieren [2].

Von allen Herstellern ist bisher die Tatsache, daß jedes Auge bei weiterer Pupille wegen der progressiven Krümmung der Hornhaut myoper ist als bei engerer, nicht berücksichtigt worden. Dieser als Nachtmyopie bekannte Effekt wird von der menschlichen Linse teilweise kompensiert führt bei pseudophaken Patienten zu einer deutlichen Behinderung des nachts bei den Patienten, deren Augen eine gute Mydriasis bei Adaption zuläßt; fälschlicherweise den Patienten oft durch eine erhöhte Blendempfindlichkeit erklärt. Der Autor hofft, daß die Industrie sich dieses Problems annimmt, da in Zukunft durch immer atraumatisches Operieren von immer jüngeren Patienten, es immer mehr aktive Patienten geben wird, die über ein beträchtliches Pupillenspiel verfügen.

Alternativ zu einfach sphärisch brechenden Intraokularlinsen, die somit über den gesamten Querschnitt die gleiche Brechkraft haben, werden bifokale Linsen angeboten. Neben denen, die im zentralen Nahteil eine negative Brechkraft als Komponente für die teledioptrisches Fernrohr besitzen, werden bikonvexe Standardlinsen angeboten, die eine pseudophake Korrektur in Ferne und Nähe simultan anbieten.

Bisher werden diese Bifokallinsen von den Implanteuren quasi nicht akzeptiert. Weniger als 0,15 aller im letzten Jahr in Europa implantierter Linsen waren von diesem Typ. Die Vorteile der bifokalen Intraokularlinsen liegen auf der Hand: Durch exakte Biometrie des Auges und Implantation der Linse mit der korrekten Brechkraft läßt sich das Sehen in Ferne und Nähe voll ausgleichen, wenn keine Astigmatismuskorrektur notwendig ist. Mit einer erhöhten Blendempfindlichkeit ist bei den refraktiven 2-Zonen-Linsen nicht zu rechnen und die wahrscheinlich nur theoretische und nicht nachmeßbare Herabsetzung der Kontrastempfindlichkeit im mittleren Raumfrequenzbereich ist gering.

Viele Operateure fühlen sich durch die bifokle Optik in der Linse verunsichert und lehnen sie wahrscheinlich als zu implantierende Alternative ab, weil sie sich ein Sehen damit nicht vorstellen können.

Dazu folgende Bemerkungen:

1. Fotos erzeugt an sog. künstlichen Augen oder auf optischen Bänken mit bzw. durch solche Linsen haben *keine* Aussagekraft über das Funktionieren oder die Bildqualität solcher bifokaler Systeme. Auch das Netzhautbild der Außenwelt eines völlig gesunden Auges hat sehr schlechte Qualität, obwohl der entsprechende Proband sehr gut sehen kann. Hilfreicher ist da sicher das simulierte Foto aus Abb. 1. Es zeigt eine Szene in der man den Hintergrund (Zaunpfähle) und Vordergrund (Noten) deutlich scharf und den Bereich der mittleren Distanz (Blumen) unscharf sieht. Konturen-Verwischungen im Nahbereich sind technisch bei diesem Aufnahmeverfahren unvermeidbar.
2. Messungen der optischen Qualität einer Intraokularlinse bspw. der Modulationsübertragungsfunktion, d. h. wie gut die Linse Strich-Bilder unterschiedlicher Strich-Dichte und unterschiedlichen Kontrastes überträgt setzen nur

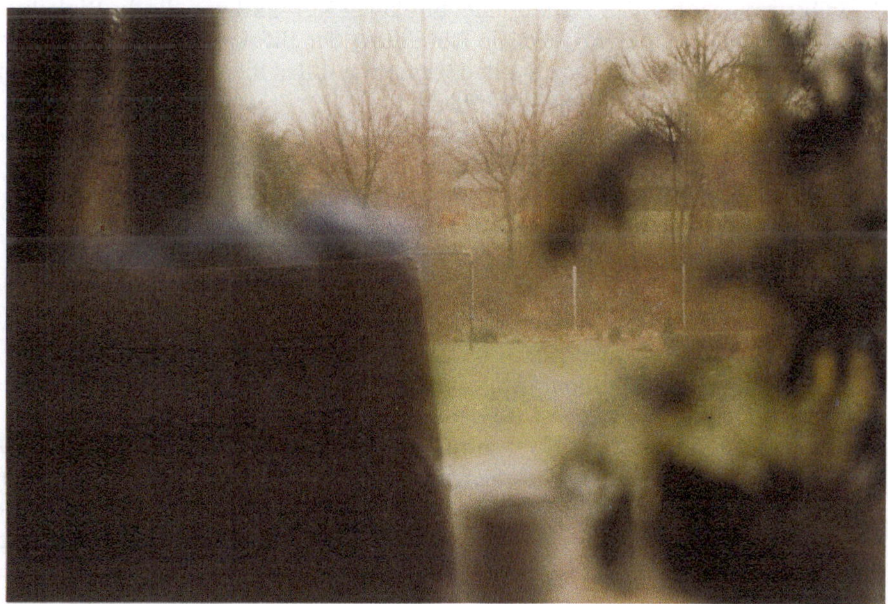

Abb. 1. Simmulation einer bifokalen Optik, Nahteil +3,0 Dioprien. Man erkennt deutlich den Vordergrund und (Noten) und Hintergrund (Zaunpfahl), während der Zwischenbereich (Blumen) unscharf ist

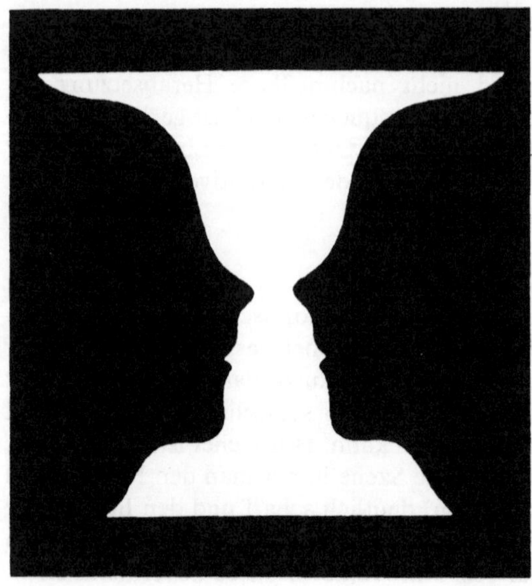

Abb. 2. Fexierbild. Es kann nur eine Deutung gleichzeitig wahrgenommen werden

verschiedene Intraokularlinsen in Verhältnis. Limitierender Faktor für die Abbildung ist allerdings das Auge mit seiner Hornhaut, der Pupillenweite und der Netzhaut-Topographie.

3. Selbstversuche wie das Treiben einer bifokalen Kontaktlinse, die die Biokalität schon sehr gut simuliert oder die Abbildung der Bifokallinse in die Pupilar-Ebene durch das in [1] dargestellten Verfahren sollen hiermit ausdrücklich nur jedem Implanteur empfohlen werden.
4. Durch einfache Rechnung am Augenmodell nach Gullstrand kann das Vorurteil, es wurden durch die beiden unterschiedlichen Brechkräfte in der einen Intraokularlinse doch wohl Doppelbilder entstehen sofort ausgeräumt werden. Dies gilt in Erweiterung für jedes ammetrope Auge von − 12 bis + 33 Dioptrien sofort.
5. An dieser Steller sollen noch zwei psychophysikalische Effekte wiederholt werden, die die Funktionsfähigkeit des bifokalen Systems durch das menschlische Auge veranschaulichen:
   Das bekannte Fexier-Bild in Abb. 2 verdeutlicht ganz klar den Effekt, daß der Mensch nicht in der Lage ist, beide Figuren gleichzeitig wahrzunehmen. Dies ist selbst bei höchster Konzentration nicht möglich. Der bifokal-IOL-Operierte nimmt - und das läßt sich mit den bifokalen Kontaktlinsen auch gut sofort simmulieren - zunächst auch Vordergrund und Hintergrund beide scharf nebeneinander als störend wahr. Das ist eine ganz neue Seh-Erfahrung, diese wird aber in kürzester Zeit dadurch tolleriert, daß das Auge nur das wahrnimmt worauf das Interesse gerichtet ist, unterstützt durch die Tatsache, daß das Auflösungsvermögen im Gesichtsfeld außerhalb der Fixationsachse mit dem Abstand zu ihr schnell schlechter wird. Parallele Perception ist in diesem Sinne nicht möglich.

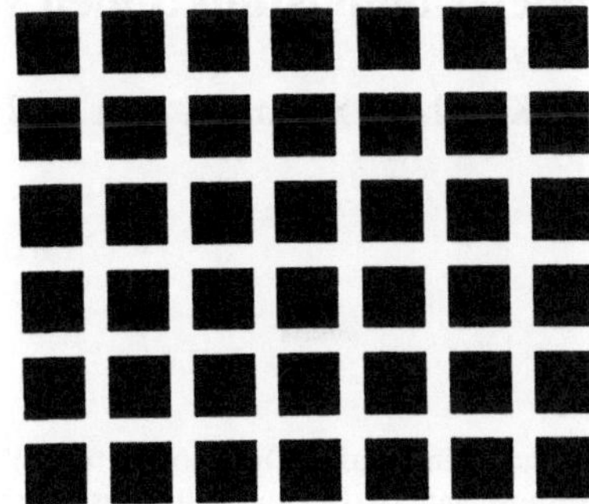

Abb. 3. Hermann'sche Gittertäuschung als Beispiel für die Netzhaut-„Bildverarbeitung"

Das dargestellte Hermann'sche Gitter (Abb. 3) soll erneut auf die Tatsache hinweisen, daß netzhauteigene Kontrastüberhöhungsmechanismen die gerade bei dieser Täuschung aus dem Tritt gebracht werden und zu der Illusion der dunklen Punkte auf den sich kreuzenden weißen Streifen führen, dafür sorgen, daß eine nicht so ganz optimale Optik, wie wir sie nun einmal in unseren Augen haben, durch entsprechende Bildverarbeitung dahingehend ausgeglichen wird, daß doch noch ein passables Sehen möglich ist.

Anmerkung: Der Autor hat keinerlei kommerzielles Interesse an bifokalen Intraokularlinsen. Er interessiert sich lediglich wissenschaftlich für den Sehprozess mit diesen optischen Systemen und die damit verbundenen psychophysikalischen Effekte.

Literatur

1. Kusel R, Rassow B (1992) Prüfverfahren für intraokulare Linsen. 5. Kongreß der DGII, S 175–182
2. Pomerantzeff O, Pankratov M, Wang GJ (1985) Calculation of IOL from the wide-angle optical model of the eye. am Intraocular Soc 11:37–43

Vergleich berechneter und gemessener Modulationsübertragungsfunktionen von bifokalen Intraokularlinsen

R. Kusel, H. Steinfadt und B. Rassow

Zusammenfassung. Die Modulationsübertragungsfunktion (MÜF) kennzeichnet die Abbildungseigenschaften optischer Systeme durch die Angabe der Kontrastminderung, die das Bild eines Objektes bei der Abbildung erfährt. Selbst bei der besten Linse vermindern sich die Werte dieser Funktion mit wachsender Ortsfrequenz und enden bei einem Grenzwert, der sich aus dem Pupillendurchmesser ergibt. Bei diffraktiven und refraktiven bifokalen Intraokularlinsen führt die Möglichkeit, nahe und ferne Objekte zugleich scharf auf die Netzhaut abbilden zu können, zu zusätzlich verminderten MÜF.

Die sich aus den Konzepten der Bifokallinsen ergebenden Verminderungen der MÜF lassen sich berechnen. An diffraktiven und refraktiven bifokalen IOL gemessene MÜF werden diesen berechneten MÜF gegenübergestellt, um zu prüfen, ob die realen Linsen die Modulation über das theoretische, minimale Maß hinaus vermindern.

Summary. The modulation transfer function (MTF) describes the imaging qualities of optical systems by indicating how the contrast of an image is reduced in comparison with its object. Even the best lens images finer object structures with reduced modulation. Diffractive and refractive bifocal intraocular lenses produce sharp images of near as well as far objects on the retina, but this means a further reduction of the MTF.

The reduction of the MTF, which is inherent in the concept of bifocal lenses, can be calculated. The MTF's measured in diffractive and refractive bifocal IOL's are compared with the results of the calculations in order to establish whether real lenses further reduce the modulation in the image beyond the theoretical minimum.

Methoden

Es gibt in der Optik im wesentlichen zwei Konzepte, die Abbildungseigenschaften optischer Systeme zu charakterisieren. Das klassische Konzept ist die Seidelsche Theorie der Bildfehler [2]. Diese Theorie betrachtet die Abweichungen der durch das optische System erzeugten Bilder vom Idealfall der fehlerfreien Abbildung. Die Abweichungen werden phänomenologisch klassifiziert nach Aberration, Astigmatismus, Koma etc. und das Ausmaß der jeweiligen Bildfehler wird durch einen Satz von Zahlenwerten gekennzeichnet. Diese Daten ermöglichen die Entscheidung, wie gut ein optisches System für einen bestimmten Zweck geeignet ist. Nur mit großem Aufwand kann aus diesen Daten das Bild eines Objektes konkret berechnet werden.

Die andere Methode ist die Messung der Modulationsübertragungsfunktion (MÜF) [1, 3]. Diese Methode charakterisiert ein optisches System nicht durch einen Satz von Kennzahlen, sondern durch eine Funktion. Diese Funktion erlaubt die Berechnung der Bilder beliebiger Objekte der Abbildung [4].

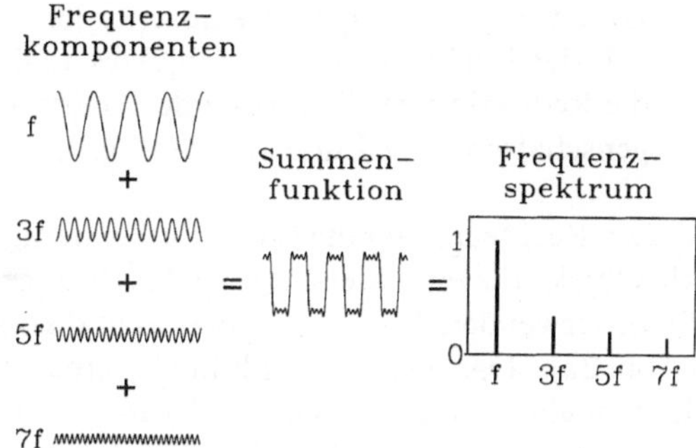

Abb. 1. Synthese einer Rechteckfunktion durch Sinusfunktionen unterschiedlicher Frequenz. Dargestellt ist die Summenfunktion *(Mitte)* aus den ersten vier Summanden *(links)* und ihr Frequenzspektrum *(rechts)*

Fundamental für das Konzept der MÜF sind zwei Prinzipien:

1. Jedes Objekt einer optischen Abbildung kann als eine Überlagerung von Streifenmustern mit sinusförmigem Helligkeitsprofil und unterschiedlicher Frequenz und Richtung eindeutig dargestellt werden.
   Diese Zerlegung eines optischen Objektes zeigt Abb. 1 am Beispiel eines Rechteckgitters. Die Addition von vier Sinusfunktionen ergibt die angenäherte Rechteckfunktion; durch Berücksichtigung weiterer Sinusfunktionen kann ein Rechteckgitter beliebig genau approximiert werden.
   Die Zerlegung der Rechteckfunktion kann auch durch die Angabe der Amplituden der sinusförmigen Teilfunktionen auf einer Frequenzachse als das Frequenzspektrum des Rechteckgitters dargestellt werden. Diese Form wird für die Darstellung der MÜF benutzt.

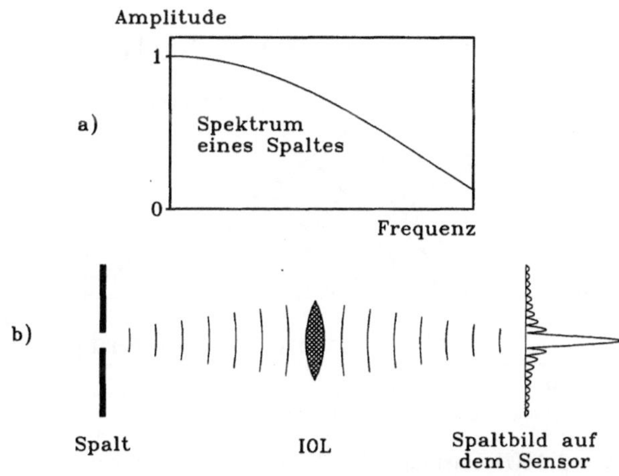

Abb. 2. Schematische Darstellung der Messung der Modulationsübertragungsfunktion (MÜF) einer IOL *(b)*. Ein schmaler Spalt wird durch die IOL auf einen Sensor abgebildet. Der Vergleich des Frequenzspektrums des detektierten Spaltbildes mit dem Spektrum des Spaltes selbst *(a)* führt auf die MÜF

2. Die zweite Grundlage des Konzepts der MÜF ist, daß ein optisches System auf jede der Teilfrequenzen des Objektes unabhängig wirkt. Deshalb kennzeichnet die Reduktion der Kontraste der Teilfrequenzen der Bilder die Abbildungseigenschaften einer Linse vollständig.

Da ein Rechteckgitter die Linse nur bei wenigen einzelnen Frequenzen prüft, ist es als Objekt für eine Messung der MÜF ungeeignet. Vielmehr wird ein schmaler Spalt verwendet, da dieser ein breites und kontinuierliches Frequenzspektrum hat (Abb. 2a). Das bei der Abbildung eines Spaltes von 5 µm Breite mit einer Intraokularlinse gemessene Bild wird mit einem Computer in seine Frequenzkomponenten zerlegt (Abb. 2b). Der Quotient aus dem Spektrum des Spaltbildes und dem Spektrum des Spaltes selbst ist die MÜF der IOL.

Ergebnisse

Abbildung 3 zeigt die berechnete MÜF einer idealen, deshalb als beugungsbegrenzt bezeichneten Linse mit einem Durchmesser von 3 mm und einer Brechkraft von 20 dpt, diese Kurve stellt die theoretisch bestmögliche MÜF dar. Sie ist zusammen mit der gemessenen MÜF dargestellt und von dieser in weiten Bereichen kaum unterscheidbar. Auf der Abszisse ist die Streifenfrequenz in Linienpaaren je Sehwinkelgrad aufgetragen, die Ordinate stellt den Kontrast dar. Die MÜF gibt damit als eine Funktion der Streifenfrequenz den Kontrast des

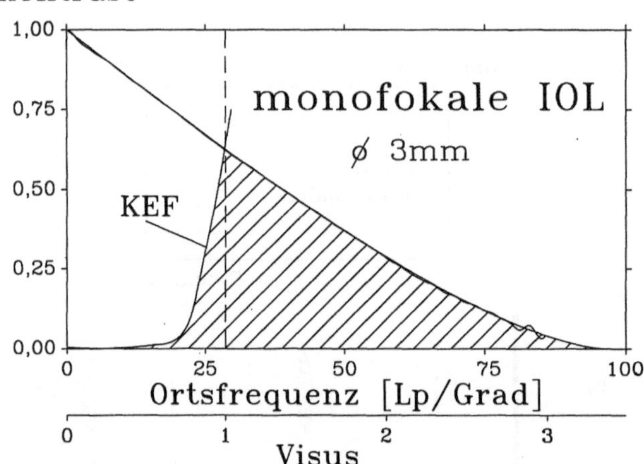

Abb. 3. MÜF einer monofokalen IOL als Funktion der Ortfrequenz. Dargestellt ist auch eine modifizierte Kontrastempfindlichkeitsfunktion (KEF), die bei der dargestellten MÜF den Visus 1 ergibt. Die mit 3 mm Pupillendurchmesser gemessene MÜF weicht nur wenig von der theoretisch erreichbaren, sich durch Beugung des Lichtes am Rand der Pupille ergebenden MÜF ab. Nur der links von der KEF und unterhalb der MÜF liegende Bereich kann für das Sehen genutzt werden

Bildes an, wenn das Objekt ein sinusförmiges Streifenmuster mit dem Kontrast 1 ist. Die MÜF fällt vom Wert 1 bei sehr geringen Streifenfrequenzen, also sehr breiten Streifen, fast geradlinig gegen den Wert 0 bei 95,2 Streifen je Sehwinkelgrad ab. Dieser Abfall der Kurve und ihr als Abschneidefrequenz bezeichneter Endwert wird durch Beugung am Rand der Pupille erzeugt. Die Abschneidefrequenz ist der Pupillengröße proportional. Selbst die beste Linse mit einem Pupillendurchmesser von 3 mm kann Streifen mit einer Frequenz von 30 Linieanpaaren je Sehwinkelgrad nur mit einem Kontrast von etwa 0,65 abbilden.

Um die Interpretierbarkeit der MÜF im Hinblick auf die Sehfähigkeit des Patienten zu erleichtern, enthalten die Abb. 3–5 auch eine Dartellung einer Schwellenkontrastfunktion eines normalen Beobachters mit dem Visus 1, die derart modifiziert wurde, daß die Streifenfrequenz, bei der diese Kurve die Kurve der MÜF schneidet, dem Visus entspricht.

Wenn man die Verhältnisse etwas vereinfacht, kann man in diesem Diagramm drei Gebiete unterscheiden:

1. das Gebiet oberhalb der Modulationsübertragungsfunktion der beugungsbegrenzten Linse. Kontraste in diesem Bereich kann auch die beste Linse nicht erzeugen.
2. das schraffierte Gebiet unterhalb dieser Kurve und rechts von der Schwellenkontrastkurve. Kontraste in diesem Bereich kann eine entsprechend gute Linse zwar erzeugen, die Netzhaut und das nachgeschaltete Sehsystem jedoch nicht wahrnehmen.
3. das verbleibende Gebiet links von der Schwellenkontrastkurve. Diese Kontraste können auf der Netzhaut entstehen und auch wahrgenommen werden.

Ein wesentlicher Nachteil dieser Darstellung ist, daß beide Achsen linear skaliert sind. Das ist bei MÜF üblich, jedoch unphysiologisch, weil einerseits die hohen Streifenfrequenzen über Gebühr gewichtet werden und andererseits die Abstufung von Kontrasten durch das Sehsystem logarithmisch erfolgt. Eine doppeltlogarithmische Darstellung würde den Verhältnissen besser gerecht werden. Um die Vergleichbarkeit mit anderen Publikationen von MÜF intraokularer Linsen zu erleichtern, wurde dennoch die lineare Darstellung gewählt.

Die gemessene Kurve weicht nur wenig von der theoretischen Kurve ab, diese IOL ist also praktisch so gut, wie sie überhaupt nur sein kann.

In Abb. 4 sind die berechneten und gemessenen MÜF diffraktiver IOL dargestellt. Rechnung und Messung bezogen sich auf eine 20-dpt-Bikonvexlinse mit einem Nahzusatz von 3,5 dpt und einem Pupillendurchmesser von 3 mm. Die berechnete Kurve ergibt sich aus dem Konzept dieser Linsen. Sehr grobe Strukturen werden noch mit relativ gutem Kontrast übertragen. Mit zunehmender Feinheit der Objekte sinkt der Bildkontrast auf etwa 0,4 ab. Dann oszillieren die Kontrastwerte etwas und fallen, ähnlich wie bei der monofokalen Linse, gegen den gleichen Grenzwert ab. Der Visus wird kaum verringert, weil die Kontrastschwellenfunktion an der Auflösungsgrenze sehr steil ist.

Auch bei dieser Darstellung stimmen Theorie und Praxis recht gut überein: d. h. auch diese Linse ist praktisch so gut, wie sie auf Grund ihres Konzeptes nur

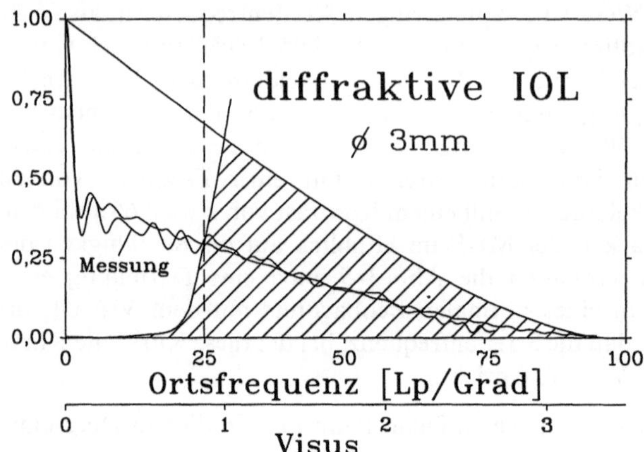

Abb. 4. MÜF einer diffraktiven IOL als Funktion der Ortsfrequenz. Die berechnete und die gemessene MÜF sind gegenüber der beugungsbegrenzten MÜF deutlich gemindert. Der für das Sehen nutzbare Bereich hat sich im Vergleich zur monofokalen IOL stark verkleinert

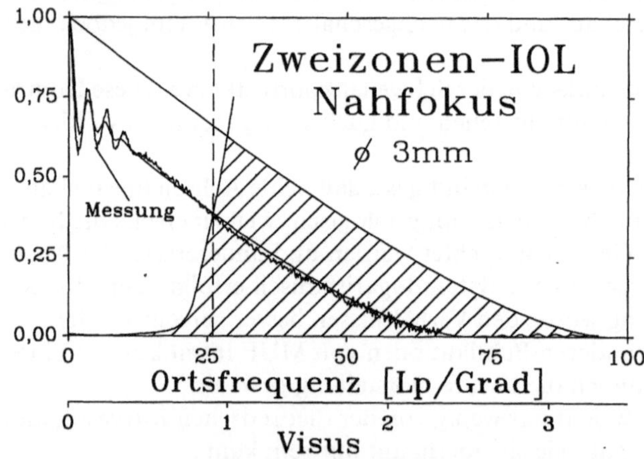

Abb. 5. MÜF einer Zweizonen-IOL im Nahfokus als Funktion der Ortsfrequenz. Aus der Ungleichheit der genutzten Linsenflächen für die Nahsicht und für die Fernsicht ergibt sich im Nahfokus eine im Vergleich zur diffraktiven IOL geringere Reduktion des übertragenen Kontrastes. Die Abschneidefrequenz der für die Nahsicht genutzten inneren Zone ist deutlich geringer als die der verwendeten Pupille

sein kann. Wenn der Pupillendurchmesser verändert wird, bleibt auch diese Kurve in ihrer Form im wesentlichen erhalten, es ergibt sich dann lediglich eine andere Abschneidefrequenz.

Abb. 5 zeigt die gerechneten und gemessenen MÜF einer refraktiven bifokalen IOL, die nahe und ferne Objekte mit zwei verschiedenen Zonen abbildet. Die

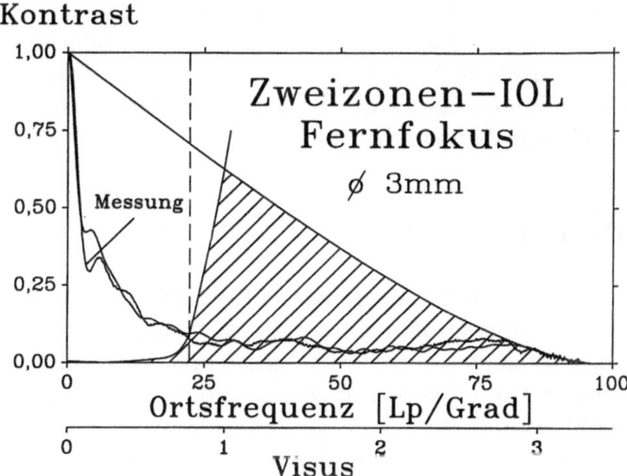

Abb. 6. Kontrast einer Zweizonen-IOL im Fernfokus als Funktion der Ortsfrequenz. In dem für das Sehen nutzbaren Bereich ist der Kontrast bei Fernsicht drastisch reduziert. Der von der KEF und der MÜF eingeschlossene Bereich ist deutlich kleiner als im Falle der diffraktiven IOL (Abb. 4) und auch im Falle des Nahsehens durch die innere (größere) Zone der Zweizonen-IOL (Abb. 5). Der nahezu konstante Kontrast bei höheren Frequenzen kann für das Sehen nicht genutzt werden

untersuchte Linse ist eine Zweizonenlinse, deren innere Zone dem Nahsehen dient und einen Durchmesser von 2,15 mm hat; der äußere Durchmesser von 3 mm ist durch eine künstliche Pupille gegeben.

Die theoretische Kurve repräsentiert wieder den Fall, daß die Linse fehlerfrei gefertigt ist. Zudem wird angenommen, daß der eine Brechkraftbereich direkt an den anderen Bereich grenzt. Andernfalls, wenn es eine ringförmige Zone unbekannter Brechkraft zwischen beiden Bereichen gäbe, verschlechterte diese Zone die Modulationsübertragungsfunktion.

Abbildung 5 zeigt die MTF für das Sehen in der Nähe, das durch den inneren Bereich erfolgt. Die Kurve fällt schnell auf etwa 0,7 und dann gegen eine Abschneidefrequenz ab, die durch den Durchmesser der inneren Zone und nicht durch den Pupillendurchmesser gegeben ist und deshalb deutlich geringer ist als bei der diffraktiven und der monofokalen Linse. Der Einfluß der äußeren Zone, die in diesem Fall unscharf abbildet, zeigt sich in der Absenkung der Kurve gegenüber der monofokalen Linse im niedrigen Frequenzbereich. Wenn sich die Pupille weiter schließt, der äußere Ring also schmaler wird, hebt sich die Kurve weiter an, wobei die Abschneidefrequenz erhalten bleibt. Allerdings wird dann das Sehen in der Ferne schlechter. Die gemessene Kurve zeigt wiederum, daß die Praxis der Theorie sehr gut folgt.

Die Abb. 6 zeigt die MÜF für den Fall des Sehens durch die Zweizonenlinse in der Ferne. Hier erfolgt die scharfe Abbildung durch den äußeren Bereich der Linse. Die Funktion fällt schnell auf recht geringe Werte, hält aber bis zur Abschneidefrequenz, die jetzt wieder durch den Pupillendurchmesser gegeben ist, auf niedrigem Niveau an. Verglichen mit dem Sehen in der Nähe hat sich die

Übertragung von Frequenzen unterhalb von 30 Lp./Grad verschlechtert. Nur sehr grobe Objektstrukturen werden mit vergleichbarem Kontrast abgebildet. Zum Ausgleich dafür werden jetzt sehr hohe Frequenzen etwas besser übertragen, die allerdings für das Auge nicht auflösbar sind. Auch hier bestätigt die gemessene Kurve das theoretische Modell.

Diskussion

Der Vergleich der theoretischen Konzepte und der praktischen Ausführung der von uns untersuchten IOL ergab, daß diese Linsen technisch gut gefertigt sind. Die verschiedenen Konzepte der Linsen bewirkten jedoch erhebliche Qualitätsunterschiede, wobei der Schritt von der monofokalen zur diffraktiven Linse allerdings als Preis für einen intendierten Zuwachs an Sehkomfort angesehen werden kann.

Um die Unterschiede der MÜF in ihren Auswirkungen auf das Sehen darzustellen, zeigt Abb. 7 in der physiologisch sinnvollen, logarithmischen Darstellung die Kontrastempfindlichkeit eines augengesunden Beobachters beim Blick durch verschiedene intraokulare Linsen.

Die obere Kurve beschreibt die Kontrastempfindlichkeit beim Blick durch eine monofokale IOL, für die mittlere Kurve wurde eine diffraktive IOL verwendet. Die untere Kurve stellt die Kontrastempfindlichkeit bei Blick durch eine Zweizonen-IOL in die Ferne dar. Diese Gegenüberstellung relativiert die

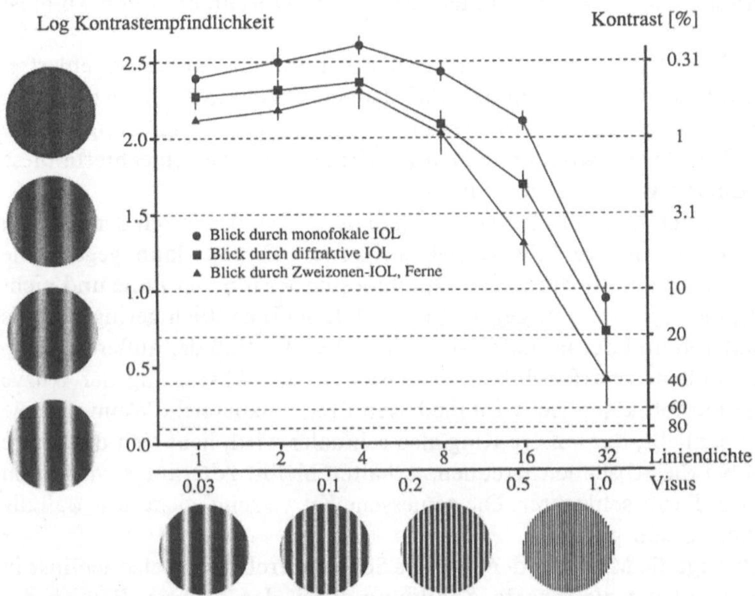

Abb. 7. Kontrastempfindlichkeitsfunktion beim Blick durch unterschiedliche Intraokularlinsen (monofokale IOL, diffraktive IOL, und Zweizonen-IOL). Zu erkennen sind die unterschiedlichen Kontrastreduktionen der bifokalen IOL im Vergleich zur monofokalen IOL

Unterschiede zwischen den Linsentypen in der Darstellung der MÜF. Kritisch zu hinterfragen ist tatsächlich auch nicht so sehr die Wirkung der bifokalen Linsen in der alltäglichen Umwelt, sondern im wesentlichen nur ihre Wirkung in Grenzbereichen des Sehens, z. B. dem Autofahren bei schlechtem Wetter in der Dunkelheit.

Literatur

1. Goodman JW (1968) Introduction to Fourier optics. McGraw-Hill, Oxford
2. Hopkins HH (1950) Wave theory aberrations. Clarendon, Oxford
3. Iizuka K (1987) Engineering of optics, 2nd edn. Springer, Berlin Heidelberg New York Tokyo
4. Linfoot EH (1964) Fourier methods in optical image evaluation. The Focal Press, London New York

Kontrastsehvermögen und Blendungsempfindlichkeit bei Patienten mit Multifokallinsen: Ergebnisse 2 Jahre nach Linsenimplantation

G. Auffarth, W. Hunold, S. Breitenbach, Th. Wesendahl und E. Mehdorn

Zusammenfassung. 40 Patienten mit Multifokallinsen (Alter 59,3 ± 9,1) wurden 2 Jahre nach erfolgter Linsenimplantation (3M 815 LE und 3M 825 XE) bezüglich ihrer Kontrastsehschärfe, Blendungsempfindlichkeit und Readaptationszeit nachuntersucht. Die Untersuchungen wurden am Mesoptometer II nach Aulhorn durchgeführt und mit einer strukturgleichen Kontrollgruppe von 40 Patienten mit Monofokallinsen verglichen. Bei Prüfung des Kontrastsehvermögens bei festgelegten Umfeldhelligkeiten von 0,032 cd/m^2 und 0,1 cd/m^2 bestanden zwischen beiden Gruppen keine signifikanten Unterschiede. Bei Prüfung des Visus unter herabgesetzten Kontrastverhältnissen, der Blendungsempfindlichkeit und der Readaptationszeit wiesen die Patienten der Monofokalgruppe signifikant bessere Werte auf ($p < 0{,}01$). Legt man die Empfehlungen der DOG für Führerscheingutachten (Kl. III) zugrunde, so besteht in der Multifokalgruppe für 70% und in der Monofokalgruppe für 56% der Patienten keine Nachtfahrtauglichkeit. Der Unterschied beider Linsentypen ist daher in der Praxis eher geringer einzustufen. Auch Monofokallinsenträger sollten in Zukunft in Bezug auf das Kontrastsehvermögen genauer untersucht werden.

Summary. 40 patients with multifocal intraocular lenses (MIOL), aged 59,3 ± 9,1 years, were examined 2 years after lens implantation (3M 815 LE and 3M 825 LE) concerning contrast and glare sensitivity. Measurements were done by the Mesoptometer II and compared to results of a control-group of 40 patients with monofocal IOL's. There was no signifikant difference testing contrast sensitivity. Testing visual acuity under low contrast conditions and glare sensitivity, patients with monofocals reached significant better results than patients with multifocals ($p < 0{,}01$). However taking into account the recommendations of the German Ophthalmological Society concerning the minimum requirements for driver's license 70% of MIOL-patients and 56% of Monofocal-patients should not take part in active road traffic during the night.

Einleitung

Die Implantation diffraktiver Multifokallinsen (MIOL) findet zunehmend Verbreitung. Die Wirksamkeit des diffraktiven Prinzips konnte belegt werden [2]. Viele Patienten erreichen auch ohne Brillenkorrektur ein gutes Sehvermögen für Ferne und Nähe gleichzeitig. Wie bereits theoretisch erwartet wurde, konnte gezeigt werden, daß dieser Vorteil mit dem Nachteil eines schlechteren Kontrastsehvermögens erkauft wird [2, 3, 5, 6]. Über Langzeitergebnisse bezüglich des Kontrastsehens insbesondere der Blendungsempfindlichkeit gibt es bisher nur wenig Erfahrungen.

Material und Methode

40 Patienten mit Multifokallinsen wurden nachuntersucht.

Das Durchschnittsalter betrug 58,2 ± 11,3 Jahre. Alle Operationen wurden vom gleichen Operateur durchgeführt (OP-Technik: ECCE mit Phakoemulsifikation). Es wurden die MIOL-Typen 3M 815 LE und 825 X implantiert. Die Patienten wurden 21,7 ± 7,9 Monate postoperativ nachuntersucht.

Als Vergleichskollektiv dienten 40 Patienten mit Monofokallinsen (One-piece-PMMA-Linsen). Bezüglich der Altersverteilung, des Nachbeobachtungszeitraums und des korrigierten Fernvisus unterschieden sich beide Kollektive nicht ($p < 0,05$). Auch diese Patienten wurden nach der gleichen OP-Technik und von dem gleichen Operateur operiert.

Bei der Indikationsstellung zur MIOL-Implantation wurden ophthalmologische, operative und soziale Kriterien unterschieden.

- Präoperativer Astigmatismus kleiner/gleich 1 Dioptrie
- Refraktionsfehler +/− 4 Dioptrien
- keine weiteren Augenerkrankungen (neben der Katarakt)

Operative Kriterien:
- Kapsulorrhexis und anschließende Phakoemulsifikation
- Keine Komplikationen bis zum Implantationszeitpunkt
- sichere Positionierung der Linse im Kapselsack

Neben diesen direkten medizinischen Kriterien wurden noch soziale Faktoren beachtet:

Es wurden relativ junge kooperative Patienten ausgewählt, die die Problematik der Multifokallinsen nach entsprechender Aufklärung erfassen konnten.

Es wurden nur solche Patienten ausgewählt, die beruflich nicht von der Benutzung eines Autos abhängig waren, also keine Berufskraftfahrer, Taxifahrer usw.

Die Patienten wurden nach objektiver und subjektiver Refraktionsbestimmung einer zehnminütigen Dunkeladaptation unterzogen. Danach erfolgten am Mesoptometer II folgende Untersuchungen:

1. Messung des Kontrastsehvermögens bei einer Umfeldhelligkeit von 0,032 cd/m^2 und von 0,1 cd/m^2.
2. Messung des Visus bei der Umfeldhelligkeit von 0,1 cd/m^2 bei einem festgelegten Kontrastverhältnis von 1:23 (= Kontraststufe 8).
3. Messung der Blendungsempfindlichkeit (bei Umfeldhelligkeit 0,1 cd/m^2 + Blendung mit 0,35 Lux von 3 Grad).
4. Messung der Readaptationszeit nach 10 Sekunden dauernder Blendung mit 3,5 Lux von 2 Grad (Umfeldhelligkeit 0,1 cd/m^2). Mittelwertsbildung aus 5 aufeinanderfolgenden Messungen.

Bei der Prüfung des Kontrastsehens wurde der Kontrast des schwarzen Landoldtringes von Kontraststufe 8 (1:23) an so weit verringert, bis der Patient die

Ringstellung nicht mehr korrekt angab. Eine Kontraststufe galt als erkannt, wenn der Patient 3 von 4 Ringstellungen richtig benannte.

Die statistische Auswertung umfaßte die Darstellung der Ergebnisse in Form von Häufigkeitsverteilungsdiagrammen und Prüfung der Vergleichsparameter mit dem Wilcoxon (Rangsummen) Test.

Ergebnisse

Der korrigierte Fernvisus betrug im Mittel in der MIOL-Gruppe 0,85 ± 0,16, in der Gruppe der Monofokallinsenträger 0,88 ± 0,11.

Untersuchung am Mesoptometer II

1. Messung der Kontrastsehschärfe: Gemessen wurde bei festgelegten Umfeldhelligkeiten von 0,032 cd/m^2 und 0,1 cd/m^2.

Bei der geringeren Umfeldhelligkeit von 0,032 cd/m^2 sieht man eine relativ gleichmäßige Verteilung beider Patientengruppen über die einzelnen Kontraststufen (Abb. 1). Nach den Anforderungen der DOG für das Dämmerungssehen bei Führerscheinklasse 3 muß unter diesen Bedingungen mindestens Stufe 7 (= 1:5) erkannt werden.

Dies erfüllten 60,0% der Patienten der Multifokalgruppe und auch 55% in der Monofokalgruppe nicht. Der Unterschied der beiden Gruppen war im Wilcoxon Test nicht signifikant (p = 0,2).

Abbildung 2 zeigt die Verteilung bei höherer Umfeldhelligkeit von 0,1 cd/m^2. Die Ergebnisse der Monofokalgruppe lagen enger beisammen zwischen den Stufen 3 bis 5. Insgesamt war der Unterschied zwischen beiden Gruppen jedoch nicht signifikant (p = 0,36).

2. Visusprüfung bei herabgesetzten Kontrast: Bei der Umfeldhelligkeit von 0,1 cd/m^2 und einem Kontrastverhältnis von 1:23 (Stufe 8) erreichten die Patienten der MIOL-Gruppe im Mittel einen Visus von 0,18 ± 0,06, die Monofokallinsengruppe einem Wert von 0,21 ± 0,06. Dieser Unterschied war signifikant (p = 0,001).

3. Prüfung der Blendungsempfindlichkeit: Bei der Prüfung der Blendungsempfindlichkeit wurden die Patienten einer Dauerblendung unterzogen, vergleichbar im Straßenverkehr einer Blendung mit Abblendlicht.

In beiden Gruppen konnten hierbei 50% der Patienten die höchste Kontraststufe nicht erkennen.

Bei der Patienten, die den Landoldtring noch erkennen konnten, waren die Patienten mit Monofokallinsen (MW: 6,05 ± 1,84) signifikant besser, als die Multifokalgruppe (MW: 6,67 ± 1,28) (P = 0,005).

Auch hier muß nach den Anforderungen der DOG für das Dämmerungssehen bei Führerscheinklasse 3 unter diesen Bedingungen mindestens Stufe 7 (1:5) erkannt werden. Dies erfüllten über die Hälfte der Patienten sowohl der Multifokalgruppe (70%) als auch der Monofokalgruppe (56%) nicht.

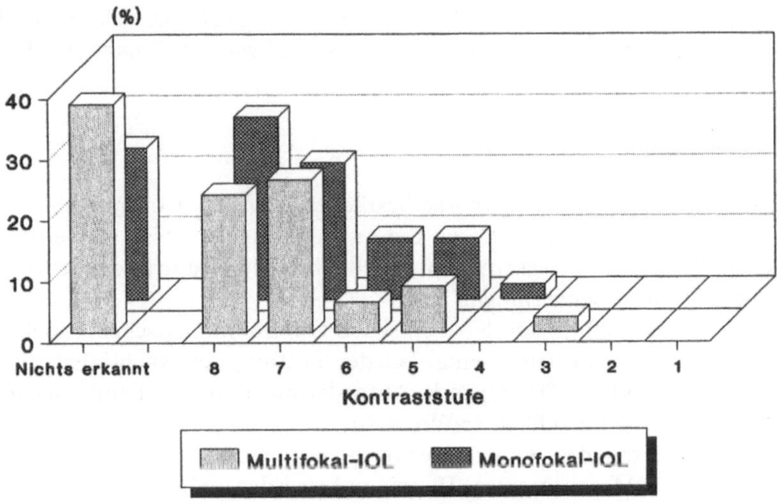

Abb. 1. Messung des Kontrastsehvermögens bei einer Umfeldhelligkeit von 0,032 cd/m^2. 37,5% der MIOL-Gruppe und 25% der Monofokal-Gruppe erkennen selbst die höchste Kontraststufe (1:23) nicht

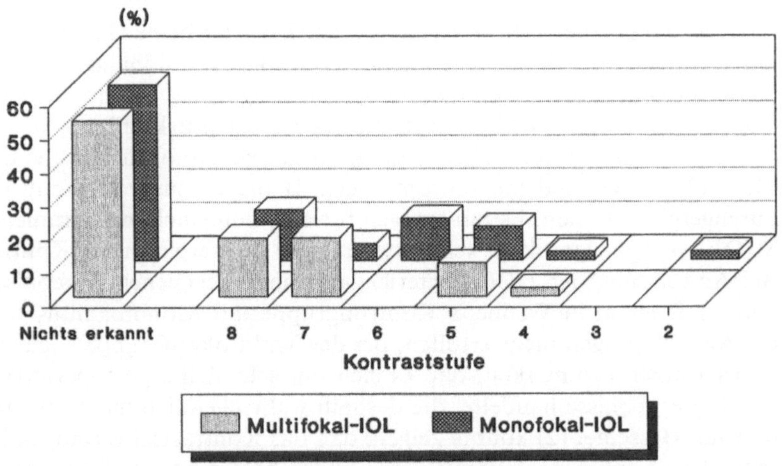

Abb. 2. Messung der Blendungsempfindlichkeit: Umfeldhelligkeit 0,1 cd/m^2, Blendung mit 0,35 Lux von 3 Grad. In beiden Gruppen erkennen 50% der Patienten selbst die höchste Kontraststufe (1:23) nicht

4. Prüfung der Readaptationszeit: Bei der Prüfung der Readaptationszeit werden die Patienten einer 10 Sekunden dauernden Blendung unterzogen, vergleichbar im Straßenverkehr einer Blendung mit Aufblendlicht. Die Zeit nach der Blendung bis zum Erkennen des Landoldtringes wird gestoppt. Es wird ein Meßzyklus von 5 Messungen durchgeführt und ein Mittelwert gebildet.

Der Mittelwert der Monofokalgruppe betrug 8,9 ± 8,0 Sekunden, der MIOL-Gruppe 11,4 ± 9,7 Sekunden. Der Unterschied war signifikant ($p < 0,001$).

Diskussion

Die hier vorgelegten Ergebnisse bestätigen, daß das Kontrastsehvermögen von Patienten mit Monofokallinsen zwar signifikant besser ist, als bei Patienten mit Multifokallinsen; insgesamt weisen jedoch beide Gruppen ein deutlich herabgesetztes Kontrastsehvermögen auf.

Nach den Richtlinien der Deutschen Ophthalmologischen Gesellschaft müssen für das Dämmerungssehen bei der Prüfung der Nachtfahrtauglichkeit für Führerscheinklasse III folgende Anforderungen an das Kontrastsehen und die Blendungsempfindlichkeit erfüllt werden:

Bei Prüfung des Kontrastsehvermögens muß mindestens Kontraststufe 7 (= 1:5) am Mesoptometer II erkannt werden. Gleichzeitig muß auch bei Dauerblendung diese Kontraststufe 7 erreicht werden.

70% der Patienten mit Multifokallinsen erfüllen diese Bedingungen nicht (Abb. 3a). Betrachtet man unser Vergleichskollektiv mit Monofokallinsen, so sieht man, daß sie zwar insgesamt besser abschneiden. Es sind aber auch 56% der Patienten mit Monofokallinsen, die die Anforderungen nicht erfüllen und bei denen man an sich ein Nachtfahrverbot aussprechen müßte (Ab. 3b).

Dies ist um so bemerkenswerter, als es sich bei den beiden Patientenkollektiven um hochselektierte Gruppen handelte, die ansonsten ophthalmologisch unauffällig waren mit einem Durchschnittsvisus von etwa 0,9 und keinen weiteren Augenerkrankungen, insbesondere keinen retinalen Erkrankungen.

Untersuchungen bezüglich des Kontrastsehvermögens bei Patienten mit Multifokallinsen sind am Mesoptometer II bisher nur von Wenner et al. [6] durchgeführt worden. Es fanden sich für alle Untersuchungsparametern für die MIOL-Gruppe signifikant schlechtere Werte im Vergleich zur Kontrollgruppe. Bei Anwendung der DOG-Kriterien auf die angegebenen Ergebnisse erkennt man, daß schon in Wenner's Kontrollgruppe mit Monofokallinsen über 70% die Anforderungen nicht erfüllen, bei der Multifokal-Gruppe sogar über 90%. Es ist jedoch anzumerken, daß es sich um sehr frühe postoperative (4. bis 8. Woche) Ergebnisse handelte, die deshalb wahrscheinlich nicht sehr repräsentativ sind. Hessemer [2] konnte zeigen, daß das Kontrastsehvermögen bei MIOL-Patienten 2 Jahre postoperativ signifikant besser ist, als frühe postoperative Befunde.

Lachenmayr [4] konnte zeigen, daß bei Pseudophaken mit Monofokallinsen in bis zu 96% der Fälle keine Eignung für den nächtlichen Straßenverkehr besteht. Es handelte sich bei den Patienten um ein unselektiertes Patientengut bezüglich weiterer ophthalmologischer Pathologien (Visuswerte von 0,1 bis 1,0).

Aulhorn u. Harms [1] zeigten, daß schon in einem Normalkollektiv von augengesunden Patienten in der Altersgruppe zwischen 60 und 70 Jahre über 30% die Anforderungen nicht mehr erfüllen, oberhalb von 70 Jahren sind es sogar über 50%.

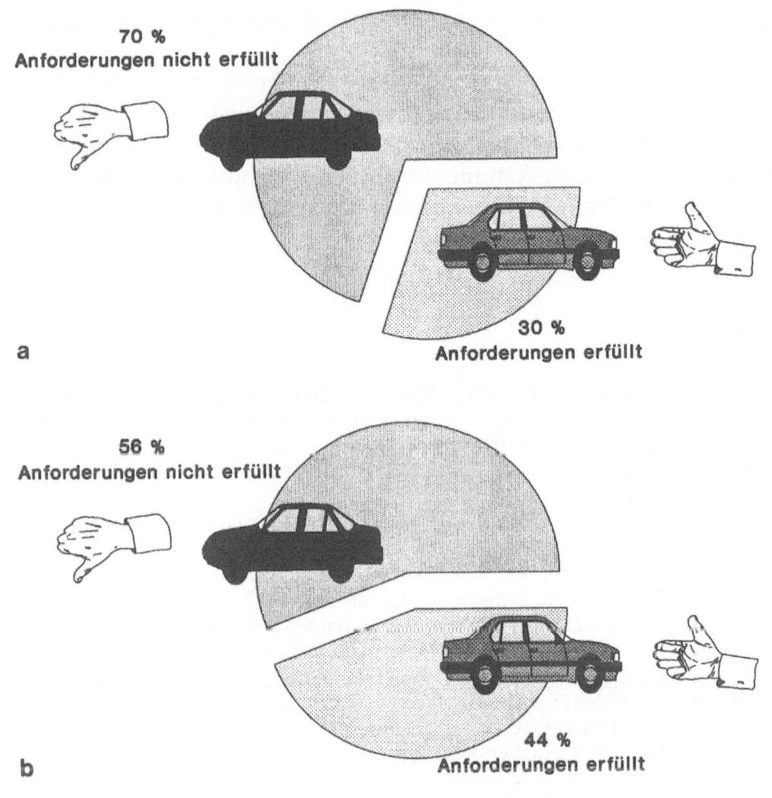

Abb. 3a. Die Anforderungen der DOG zur Nachtfahrtauglichkeit bei Führerscheinklasse III erfüllen 70% der Patienten mit Multifokallinsen nicht. **b** Die Anforderungen der DOG zur Nachtfahrtauglichkeit bei Führerscheinklasse III erfüllen 56% der Patienten mit Monofokallinsen nicht

Die Diskussion um die Vor- und Nachteile der Multifokallinsen hat das Thema Kontrastsehvermögen und Blendungsempfindlichkeit bei Pseudophaken wieder hervorgebracht. Es besteht kein Zweifel, daß die Multifokallinsen hierbei signifikant schlechtere Ergebnisse erzielten. Aber auch die Monofokallinsen schnitten insgesamt gesehen nicht viel besser ab. Sie sollten unter diesen Gesichtspunkten in Zukunft ebenfalls genauer betrachtet werden. Desweiteren sollte auch die verkehrsophthalmologische Bedeutung dieses Themas mehr Beachtung finden.

Es wird betont, daß die hier mitgeteilten Ergebnisse für eine monokulare Prüfung gelten. Binokulare Untersuchungen von monofokalen und multifokalen Pseudophaken sind ebenso erforderlich. Dabei ist insbesondere der Einfluß des Partnerauges (Katarakt, Pseudophakie oder klare Augenlinse) auf das binokulare Ergebnis der Kontrast- und Blendungsempfindlichkeit zu untersuchen.

Erste eigene Untersuchungen machen wahrscheinlich, daß die binokulare Prüfung beidseits Pseudophaker bessere Ergebnisse liefert, als die getrennte monokulare Prüfung. Dies gilt sowohl für Monofokal-, wie für Multifokallinsen. Bei einseitig Pseudophaken mit deutlicher Katarakt des Partnerauges dagegen, lagen die binokularen Ergebnisse unter den Werten der monokulären Prüfung des besseren Auges.

Literatur

1. Aulhorn E, Harms H (1970) Über die Untersuchung der Nachtfahreignung von Kraftfahrern mit dem Mesoptometer. Klin Monatsbl Augenheilkd 157:843–873
2. Hessemer V, Jacobi KW (1992) Bifokallinsen – Zukunft oder Sackgasse? Vortrag auf dem 6. Kongress der Deutschsprachigen Gesellschaft für Intraokularlinsen Implantation in München
3. Koch DD, Liu JF (1990) Survey of the clinical use of glare and contrast sensitivity testing. J Cat Refract Surg 16:707–711
4. Lachenmayr B, Patera N (1987) Dämmerungssehvermögen und Blendungsempfindlichkeit bei Pseudophaken. Fortschr Ophthalmol 84:173–179
5. Olsen T, Corydon L (1990) Contrast sensitivity as a function of focus in patients with the diffractive multifocal intraocular lens. J Cat Refract Surg 16:703–706
6. Wenner M, Deppe W, Teping C (1991) Dämmerungssehen und Blendempfindlichkeit bei Trägern monofokaler und diffraktiver bifokaler Intraokularlinsen. In: Wenzel M, Reim M, Freyler H, Hartmann C (Hrsg) 5. Kongress der deutschen Gesellschaft für Intraokularlinsen Implantation, Aachen 1991. Springer, Berlin Heidelberg New York Tokyo, S 233–239

Sehvermögen mit bifokalen IOLs – Korrelation experimenteller und klinischer Befunde

M. C. Knorz, T. C. Hsia, V. Seiberth und H. Liesenhoff

Zusammenfassung: In einer vergleichenden Studie wurde das Kontrastsehvermögen mit der refraktiven True Vista® Bifokal-IOL (TV) (Fa. Storz) und der diffraktiven 3M Bifokal-IOL (3M) untersucht. Wir bestimmten im Modellauge Modulation Transfer Function (MTF) und Through Focus Response (TFR) sowie klinisch Kontrastsehschärfe (Regan-Tafeln) und Defokussierkurve bei verschiedenen Pupillendurchmessern.

Die MTF im Fernfokus war mit TV geringfügig besser als mit 3M, im Nahfokus zeigte 3M bessere Werte. Klinisch fand sich mit TV ein höherer Kontrastvisus für die Ferne, während 3M höhere Werte für die Nähe zeigte.

Auch TFR und Defokussierkurve zeigten eine deutliche Korrelation. Sowohl experimentell als auch klinisch war der Fernvisus mit TV besser als der Nahvisus während sich mit 3M ähnliche Werte für Ferne und Nähe fanden. Für beide IOLs betrug die Tiefenschärfe, oder Pseudoakkommodation, 5,0 Dioptrien.

Unsere Ergebnisse zeigen zum einen eine gute Korrelation experimenteller und klinischer Befunde. Zum anderen konnten unterschiedliche Eigenschaften der getesteten Bifokal-IOLs dargestellt werden. So bietet TV ein besseres Sehvermögen für die Ferne während 3M einen besseren Nahvisus ermöglicht.

Summary. We evaluated visual quality with the refractive True Vista® bifocal IOL (TV) (Storz Co.) and the diffractive 3M bifocal IOL (3M) in a comparative study. We measured Modulation Transfer Function (MFT) and Through Focus Response (TFR) in a model eye. Additionally, contrast acuity (Regan Charts) and defocus curve were determined clinically at different pupil sizes.

MTF at distance foucs was slightly better with TV than with 3M while MFT at near focus was better with 3M. Contrast acuity at distance focus was also better with TV than with 3M while at near focus values were better with 3M. TFR and defocus curve also correlated closely. Both experimentally and clinically values were better with TV at distance focus while results were reversed at near focus. Depth of focus, or pseudoaccommodation, was 5,0 D with both IOLs.

Our results demonstrate a close correlation of experimental and clinical findings Additionally, the IOLs tested have different characteristics. TV provides a better distance vision while 3M offers a better near visison.

Einleitung

Die simultane Projektion von zwei Bildern auf der Netzhaut, Grundprinzip aller bifokalen Intraokularlinsen (IOL), erhöht die Schärfentiefe, reduziert jedoch den Kontrast der Einzelbilder [5, 6, 8, 10]. Die Übertragbarkeit experimenteller Ergebnisse auf das tatsächliche Sehvermögen mit bifokalen IOLs ist noch umstritten [6]. Wir untersuchten daher die Korrelation experimenteller und klinischer Befunde. Getestet wurden die diffraktive 3M Bifokal-IOL und die refraktive True Vista® Bifokal-IOL.

Material und Methoden

Die True Vista® IOL (Modell 68STUV, Fa. Storz) besteht aus drei optischen Zonen: Einem zentralen Fernteil, einem ringförmigen Nahteil mit einer Nahaddition von 4 D und einem peripheren Fernteil [7]. Die 3M Bifokal-IOL (Modell 815LE, Fa. 3M) nutzt die Diffraktion des Lichtes zur Erzeugung des Nahbildes, die Nahaddition beträgt 3,5 D [11].

Wir bestimmten im Modellauge die Modulation Transfer Function (MTF) und den Through Focus Response (TFR) bei einem Pupillendurchmesser von 2 und 3 mm (jeweils 21 D IOL). Die Methodik ist ausführlich an anderer Stelle dargestellt [8]. Klinisch wurden der Kontrastvisus mittels der Regan-Tafeln (96%, 50%, 25%, 11% Kontrast) sowie die Defokussierkurve (Defokussierung + 1,0 D bis − 5,0 D) unter standardisierten Bedingungen geprüft [9]. Untersucht wurden 14 Patienten mit True Vista® und 11 Patienten mit 3M Bifokal-IOL 4–6 Monate postoperativ (best cases).

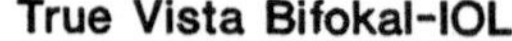

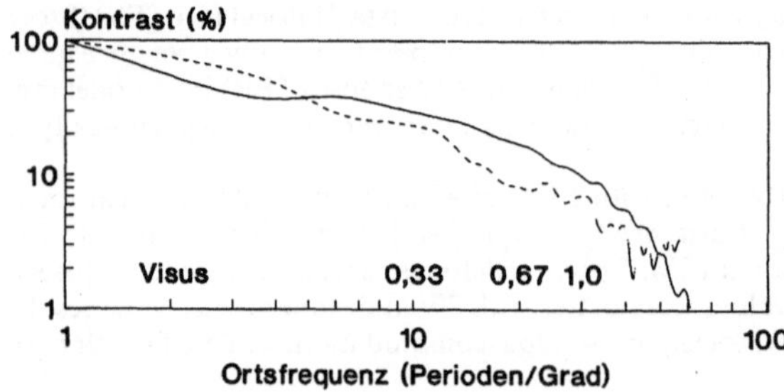

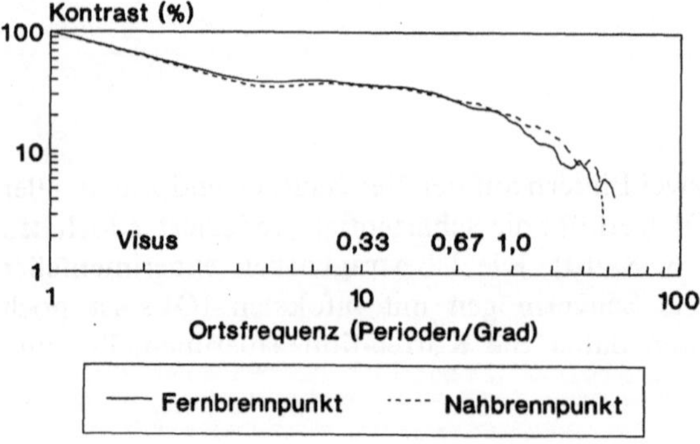

Abb. 1. MTF der True Vista und der 3M Bifokal-IOL. MTF jeweils für Fern- und Nahbrennpunkt bei einem Pupillendurchmesser von 3 mm; Angabe des Bildkontrastes (%); Angabe des der jeweiligen Ortsfrequenz entsprechenden Snellenvisus

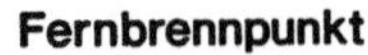

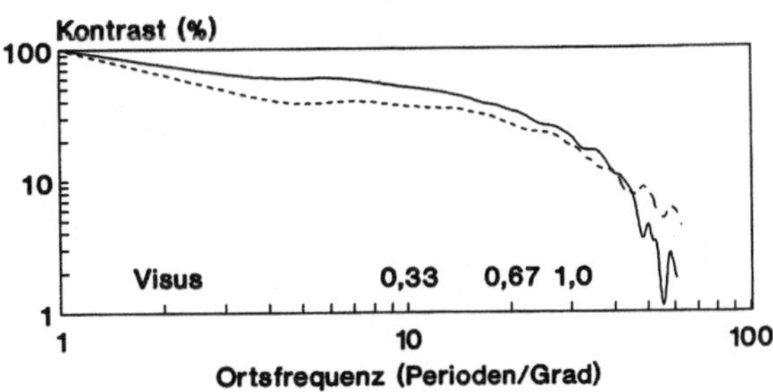

Nahbrennpunkt

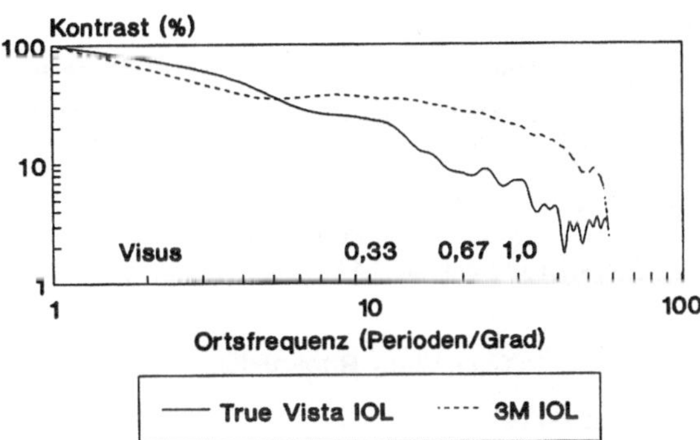

Abb. 2. Vergleich der MTF im Fern- und Nahbrennpunkt. MTF der True Vista® und der 3M Bifokal-IOL im Fernbrennpunkt (*oben*) und im Nahbrennpunkt (*unten*); Pupillendurchmesser 3 mm, Werte entsprechend Abb. 1

Ergebnisse

Die MTF im Fern-und Nahbrennpunkt ist in Abb. 1 dargestellt. Mit der True Vista® IOL war die MTF im Nahbrennpunkt niedriger als im Fernbrennpunkt, mit der 3M IOL fanden sich keine Unterschiede; Abb. 2 zeigt den Vergleich der beiden Bifokal-IOLs. Mit der True Vista® IOL lag die MTF im Fernbrennpunkt höher als mit der 3M Bifokal-IOL, im Nahbrennpunkt waren die Verhältnisse umgekehrt. Der Kontrastvisus ist in Abb. 3 dargestellt. Er lag mit True Vista® im Fernbrennpunkt höher als im Nahbrennpunkt, mit der 3M IOL fanden sich keine Unterschiede. Der Vergleich der IOLs zeigte erneut einen besseren Kontrastvisus mit True Vista® im Fernbrennpunkt, für die Nähe fanden sich bessere Werte mit der 3M IOL.

TFR und Defokussierkurve sind in Abb. 4 dargestellt. Die Voraussetzungen für die Vergleichbarkeit der Kurven wurden an anderer Stelle beschrieben [8]. Die Pseudoakkommodation betrug mit beiden IOLs ca. 5 D, es zeigte sich eine gute Korrelation der experimentellen und klinischen Ergebnisse.

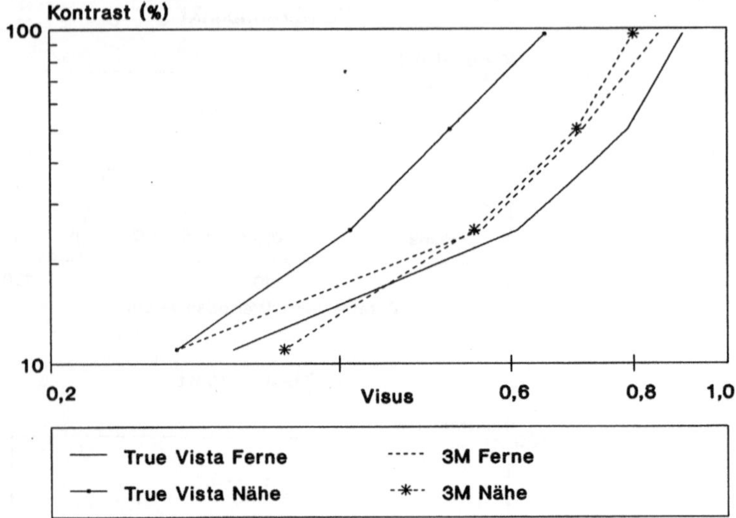

Abb. 3. Kontrastvisus mit der True Vista® und der 3M Bifokal-IOL. Regan-Tafeln, Konstrast 96%, 50%, 25%, 11%; Pupillendurchmesser 3 mm; Prüfung im Nahbrennpunkt durch Defokussierung mit ca. – 3 D; True Vista® IOL: n = 14; 3M IOL: n = 11

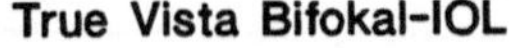

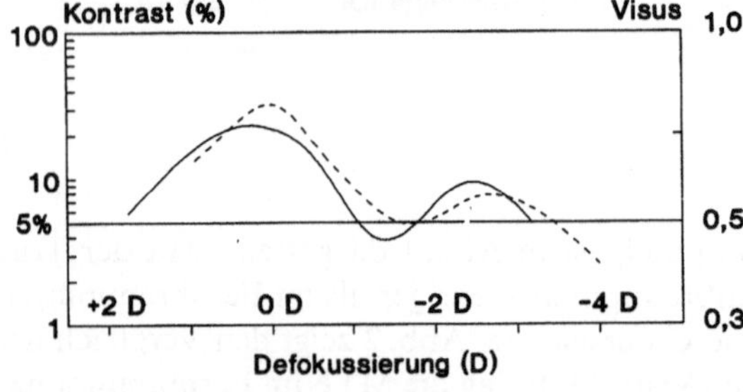

3M Bifokal-IOL

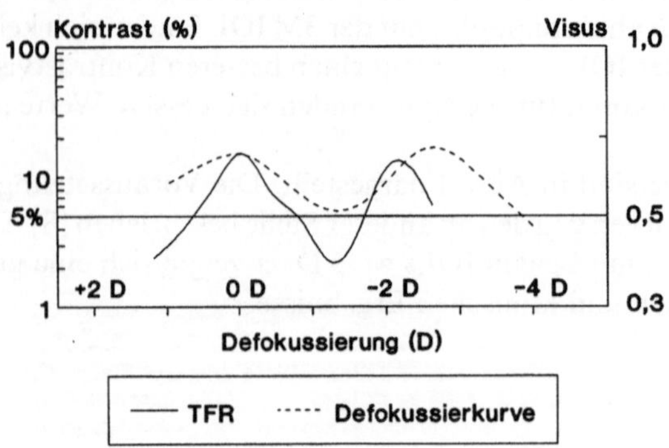

Abb. 4. TFR und Defokussierkurve mit der True Vista® und der 3M Bifokal-IOL: TFR-Kurve: Angabe des Bildkontrastes (%) für Teststreifen entsprechend einem Visus von 0,5; Defokussierkurve: Angabe des Snellenvisus; Pupillendurchmesser jeweils 2 mm; Begründung für die Vergleichbarkeit der Kurven entsprechend [8]

Diskussion

Vereinfacht dargestellt beschreibt die MTF eines optischen Systems dessen Fähigkeit, den Kontrast eines Objektes in dem durch dieses optische System erzeugten Bild wiederzugeben [4, 6]. Je geringer die MTF, desto schlechter ist daher der Bildkontrast. Das klinische Korrelat der MTF ist die Kontrastempfindlichkeit, die jedoch auch die neuronale Bildverarbeitung beinhaltet und daher nicht unmittelbar mit der MTF gleichgesetzt werden kann [1, 2, 4]. Qualitativ zeigen unsere Ergebnisse eine gute Korrelation von MTF und Kontrastvisus. Sowohl MTF als auch Kontrastvisus der True Vista® IOL waren im Nahbrennpunkt geringer als im Fernbrennpunkt (Abb. 1 + 3), die 3M Bifokal-IOL zeigte hingegen keine wesentlichen Unterschiede zwischen Fern- und Nahbrennpunkt. Dies bestätigt die theoretischen Vorhersagen: Die 3M IOL verteilt das einfallende Licht gleichmäßig auf Fern- und Nahbrennpunkt (je 41% [11]), während das Design der True Vista® IOL den Fernbrennpunkt betont [3, 9]. Der Kontrast des Fernbildes sollte daher mit True Vista® größer sein als mit 3M, während der Kontrast des Nahbildes mit 3M größer sein sollte. Auch dies wird durch unsere Ergebnisse bestätigt (Abb. 2 + 3).

Dem Nachteil eines reduzierten Bildkonstrates mit bifokalen IOLs steht als Vorteil eine erhöhte Schärfentiefe, die sog. Pseudoakkommodation, gegenüber. Definiert wird Pseudoakkommodation als der Bereich, innerhalb dessen eine Sehschärfe von mindestens 0,5 erreicht wird [6, 8]. Mit beiden untersuchten IOLs betrug die Pseudoakkommodation ca. 5,0 D (Abb. 4) und war somit deutlich größer als der mit monofokalen IOLs erreichbare Wert von 2,5 D [9]. Es zeigte sich eine gute Korrelation der experimentellen und klinischen Ergebnisse (Abb. 4). Ebenso bestätigen TFR und Defokussierkurve (Abb. 4) erneut die unterschiedlichen Eigenschaften der getesteten IOLs. So fand sich mit True Vista® ein geringerer Bildkontrast und Visus im Nahbrennpunkt (Defokussierung −2 D bis −3 D, Abb. 4) als im Fernbrennpunkt, während sich mit 3M Bifokal-IOL keine Unterschiede zwischen Fern- und Nahbrennpunkt zeigten.

Zusammenfassend konnten wir eine gute Korrelation experimenteller und klinischer Ergebnisse zeigen. Die untersuchten Bifokal-IOLs zeigten unterschiedliche Eigenschaften. Während die 3M Bifokal-IOL Fern- und Nahbild gleichwertig gewichtet, betont die True Vista® Bifokal-IOL das Fernbild. Dementsprechend ist der Kontrast des Fernbildes mit der True Vista® IOL besser als mit der 3M IOL, hinsichtlich des Nahbildes sind die Verhältnisse umgekehrt. Diese unterschiedlichen Eigenschaften sind für die präoperative Beratung unserer Patienten wichtig. Bifokale IOLs mit einem höheren Kontrast des Fernbildes als des Nahbildes stellen möglicherweise den besten Kompromiß zwischen Pseudoakkommodation und Bildkontrast dar [9]. So erscheint zum einen ein hoher Kontrast für die Ferne wichtiger als z. B. beim Lesen. Zum anderen kann bei Bedarf der hohe Bildkontrast im Fernbrennpunkt durch das zeitweise Tragen einer Nahaddition von 3 D auch in der Nähe genutzt werden.

Literatur

1. Campbell FW, Green DG (1965) Optical and retinal factors affecting visual resolution. J Physiol 181:576–593
2. Campbell FW, Gubisch RW (1966) Optical quality of the human eye. J Physiol 186:558–578
3. Chipman RA (1991) Image formation by multifocal lenses, 37–52. In: Maxwell WA, Nordan LT (Hrsg): Current concepts of multifocal intraocular lenses, Slack Inc., Thorofare
4. Cornsweet TN (1970) Visual perception. Academic Press, New York London, pp 327–330
5. Gimbel HV, Sanders DR, Raanan MG (1991) Visual and refractive results of multifocal intraocular lenses. Ophthalmology 98:881–888
6. Holladay JT, van Dijk H, Lang A, Portney V, Willis TR, Sun R, Oksman HC (1990) Optical performance of multifocal intraocular lenses. J Cataract Refract Surg 16:413–422
7. Knorz MC (1991) Die True Vista Bifokal-IOL-Ergebnisse der Europäischen Multizentrischen Studie, 240–250. In. Wenzel M, Reim M, Freyler H, Hartmann C (Hrsg) 5. Kongreß der Deutschsprachigen Gesellschaft für Intraokularlinsen Implanation. Springer, Berlin Heidelberg New York Tokyo
8. Knorz MC, Bedoya JH, Hsia TC, Neubert WJ, Jones M, McCary BD, Seiberth V, Liesenhoff H (1992) Comparison of modulation transfer function and through focus response with monofocal and bifocal IOLs. Ger J Ophthalmol 1:45–53
9. Knorz MC, Claessens D, Schaefer RC, Seiberth V, Liesenhoff H (1993) Vision with bifocal IOLs. Part I: Evaluation of contrast acuity and defocus curve in bifocal and monofocal IOLs. J Cataract Refract Surg 19 (in press)
10. Percival P (1990) Indications for the multizone bifocal implant. J Cataract Refract Surg 16:193–197
11. Simpson MJ (1989) The diffractive multifocal intraocular lens. Eur J Implant Ref Surg 1:115–121

Klinische Ergebnisse von diffraktiven multifokalen Hinterkammerlinsen

C. Wiemer, D. T. Pham und J. Wollensak

Zusammenfassung. Es wurden in einer prospektiven Studie mit insgesamt 150 Patienten die Weiterentwicklung der diffraktiven mutifokalen Hinterkammerlinsen an Hand von funktionellen Ergebnissen und subjektiven Patientenaussagen kontrolliert.

Mit Standardlinsen wurden über einen Beobachtungszeitraum von bis zu 2 Jahren der konvex diffraktive Linsentyp (n=35), das bikonvexe Nachfolgemodell (n=50) und das letzte Modell mit stärkerem Nahzusatz (n=25) verglichen.

Es wurde bei den bikonvexen Linsentypen zur monofokalen Linse sowohl bei der Blendungs- und Kontrastsehschärfe, als auch bei der Kontrastempfindlichkeit vergleichbar gute Ergebnisse erreicht.

Durch den im letzten Modell erhöhten Nahzusatz in der Linse konnte von allen Patienten Nieden I ohne Nahzusatz in der Brille gelesen werden. Über die Indikation zur Implantation dieser diffraktiven Linse wird diskutiert.

Summary. Further development of the diffractive multifical PCL was controlled by a prospective study of 150 patients. Functional results and subjective statments of the patients were examined. The follow-up time amounted up to 2 years. Compared were standard lenses to the convex concave diffractive lens type (n=35), to the biconvex following model (n=50) and to the latest model with a higher near correction (n=25).

The biconvex diffractive and the monofocal lens types showed comparable results for the visual acuity with glare and low contrast as well as for the contrast sensitivity. By using a stronger addition for near distances all patients with the latest model could read Nieden I without near correction.

Indications for implanting such a diffractive lens are dicussed.

Einleitung

Der Wunsch eines pseudophaken Patienten, nach Entfernung seiner getrübten Linse einen Fokus in der Ferne und in der Nähe zu haben, führte zur Entwicklung der bi- bzw. multifokalen Hinterkammerlinsen.

Wir berichteten bereits über unsere Erfahrungen mit refraktiven und diffraktiven multifokalen Hinterkammerlinsen [7, 8]. Es zeigte sich, daß beim refraktiven Linsentyp nicht immer der volle Fernvisus erreicht wurde, während bei den diffraktiven Linsen in einigen Fällen Nieden I nicht ohne Brillennahzusatz gelesen werden konnte. Inzwischen ist eine neue diffraktive Linse entwickelt worden, welche zum funktionell vorteilhaften bikonvexen Linsendesign, einen auf +4,0 dpt erweiterten Nahteil aufweist.

In der folgenden Arbeit soll geklärt werden, welche funktionellen Verbesserungen mit dieser neuen Linse erreicht worden sind. Desweiteren soll die Indikationsstellung diskutiert werden.

Patientengut und Methodik

25 Patienten (mittleres Alter 52 Jahre) mit dem neuesten diffraktiven Modell (3M 825X), welches bei bikonvexer Form ein +4,0-dpt-Nahteil hat, wurden mit folgenden Patientengruppen verglichen:

45 Patienten (mittleres Alter 67 Jahre) mit den konvex-kokaven Linsentyp (3M 815LE), einem Nahteil von +3,5 dpt. 50 Patienten (mittleres Alter 64 Jahre) haben die bikonvexe Linse mit einem Nahteil von +3,5 dpt (3M 825X) implantiert bekommen. Zum weiteren Vergleich dienten 50 Patienten mit monofokaler Standard-PMMA-Hinterkammerlinse. Alle Patienten waren, außer der Katarakt, augengesund. Die Nachbeobachtungszeit lag zwischen 3 und 24 Monaten.

Neben korrigiertem Fern- und Nahvisus wurde bei allen Gruppen unter identischen Bedingungen die Kontrast- und Blendungssehschärfe mit einem Autorefraktometer (Humphrey) untersucht. Als weiterer Test wurde die Kontrastempfindlichkeit mit den Pelli-Robson-Tafeln bestimmt.

Neben diesen Sehprüfungen wurden die Patienten nach subjektiven Erfahrungen und ihrer Brillentragezeit befragt.

Ergebnisse

Alle Gruppen erreichten einen guten korrigierten Fernvisus (Abb. 1), der dem der monofokalen Linse entspricht. Der Unterschied zwischen den 4 Gruppen ist nicht signifikant.

Für den Nahvisus sind die Ergebnisse der neuen diffraktiven Linse deutlich besser, als bei den älteren Typen: Mit Fernkorrektur wurde bei der Gruppe mit dem auf +4,0 dpt verstärktem Nahteil von allen Patienten Nieden 1 gelesen.

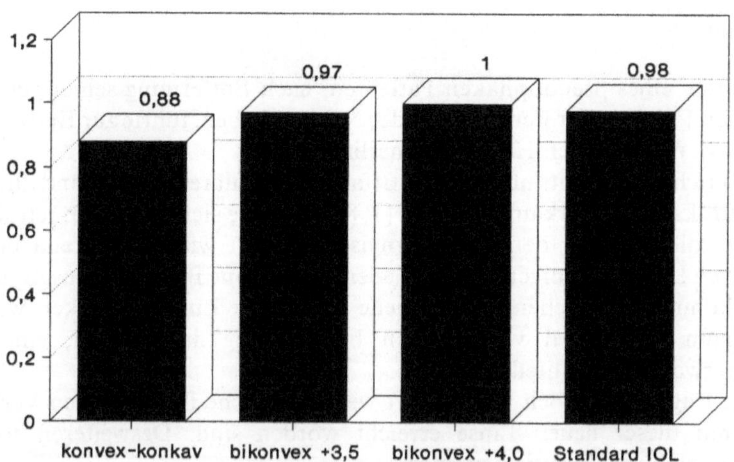

Abb. 1. Korrigierter mittlerer Fernvisus der 3 verschiedenen diffraktiven multifokalen Hinterkammerlinsen und der Standard-PMMA-Linse

In den beiden anderen multifokalen Linsengruppen war dies bei einigen Patienten nur mit zusätzlicher Nahkorrektur möglich.

Auch bei der Blendungssehschärfe besteht außer bei der Patientengruppe mit dem konvex konkaven Modell kein signifikanter Unterschied zur monofokalen Linse (Abb. 2).

Hier zeigt sich der große Einfluß des Alters auf die Blendungssehschärfe. Wenn nur die Patienten unter 60 Jahren berücksichtigt werden, erreichten die mit der monofokalen Linse 66% ihres Fernvisus. Dies ist im Mittel 7% mehr, als Patienten mit einer diffraktiven Linse lesen (Abb. 3). Dieser Unterschied ist

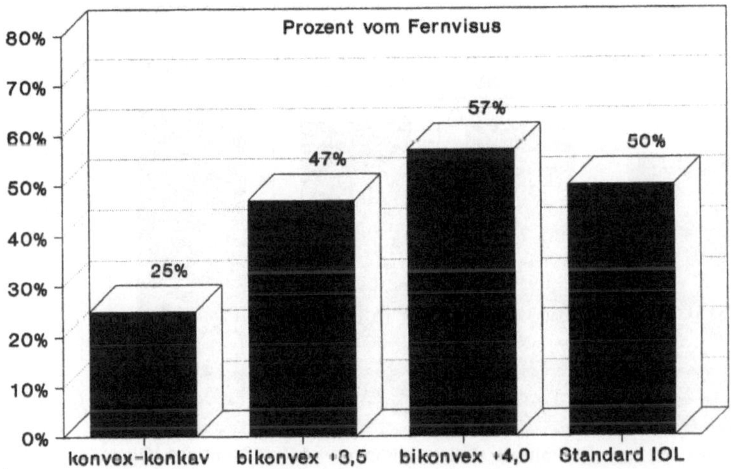

Abb. 2. Unter Blendung erreichter Visus (prozentual vom Fernvisus ohne Blendung)

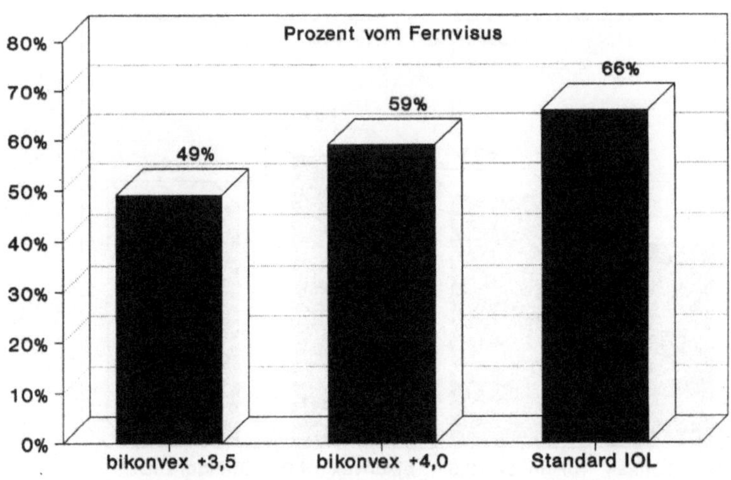

Abb. 3. Von Patienten unter 60 Jahren erreichter Visus unter Blendung (prozentual vom Fernvisus ohne Blendung)

aber bei dieser Gruppengröße und Standardabweichung ebenfalls nicht signifikant.

Ähnliche Ergebnisse zeigen die Untersuchungen der Kontrastempfindlichkeit mit den Pelli-Robson-Tafeln (Abb. 4) und der Kontrastsehschärfe mit dem Autorefraktometer (Abb. 5).

Auch bei der Kontrastsehschärfe, wie zuvor bei der Blendungssehschärfe, ist der um 17% bessere Wert der neuen diffraktiven Linse eher altersabhängig. Nach Angleichung des Alters besteht zwischen den Gruppen kein signifikanter Unterschied.

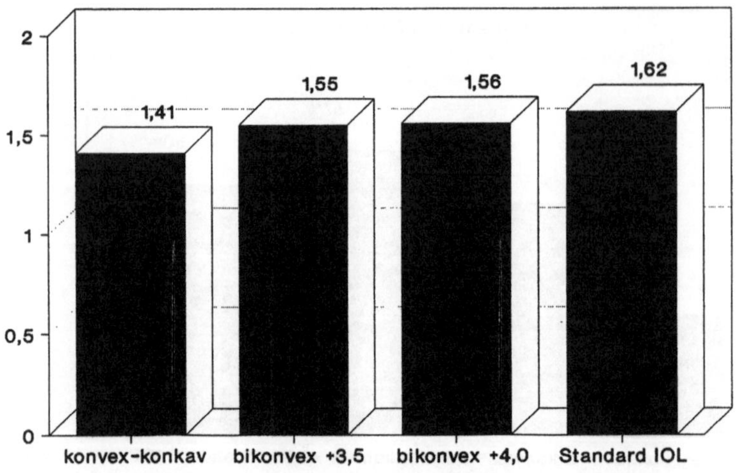

Abb. 4. Mittlere Kontrastempfindlichkeit bei der Prüfung mit den Pelli-Robson-Tafeln

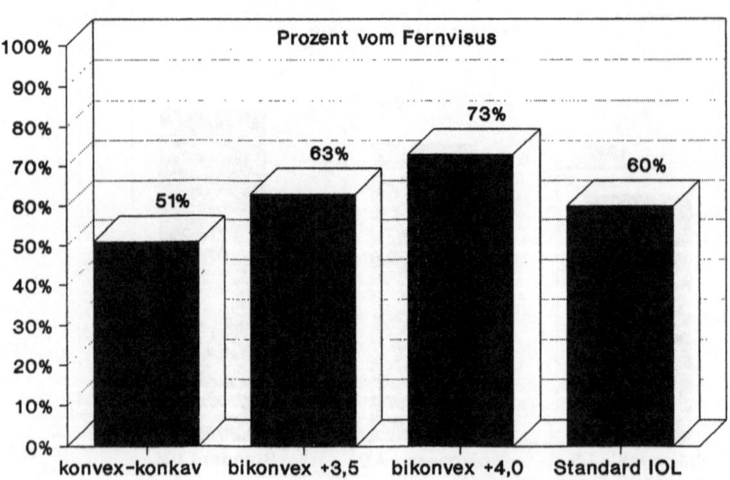

Abb. 5. Bei schwachem Kontrast erreichter Visus (prozentual vom Fernvisus bei vollem Kontrast)

Bei der Frage nach der Brillentragezeit antworteten 60% der Patienten in den beiden Gruppen mit bikonvexen diffraktiven Hinterkammerlinsen, daß sie selten oder nie von einer Fernbrille Gebrauch machten. Nur 15% benutzen ständig eine Brille.

Bei allen Patienten war der subjektive Eindruck zwischen zufrieden bis begeistert. In keinem Fall mußte eine Linse explantiert werden oder ergab sich der Wunsch eines Linsenaustausches, wie von anderen Autoren berichtet wurde [1].

Diskussion

Wie bereits bei den ersten diffraktiven Hinterkammerlinsen gezeigt wurde [2, 3, 7, 8], erreichen auch die Patienten mit dem verstärkten Linsennahteil einen vollen Fernvisus.

Die neue Linse mit einem Nahzusatz von +4,0 dpt ermöglichte in dieser Gruppe zusätzlich allen Patienten mit der Fernkorrektur auch einen vollen Nahvisus, was bei den Vorgängermodellen nicht bei allen Patienten der Fall war [7, 8].

Die auftretenden Einschränkungen zur monofokalen Hinterkammerlinse (bei Altersangleichung) sind im extremen Blend- und Kontrastbereich [5] bei diesem neuen Linsentyp so gering, daß bei dieser Gruppengröße kein statistisch signifikanter Unterschied besteht. Dieses Ergebnis wird auch von Untersuchungen mit dem Mesoptometer und dem Brightnes Acuity Tester, welche wir zusätzlich bei einigen Patienten durchführten, bestätigt. Das Alter des Patienten ist für seine Sehfähigkeit unter diesen schwierigen Bedingungen wichtiger als der implantierte Linsentyp. Da es sich bei diesen klinischen Untersuchungen um extreme Lichtverhältnisse handelt, die im täglichen Leben nur äußerst selten auftreten, haben die Ergebnisse wohl mehr Bedeutung für den Kliniker, als für den Patienten selbst.

Wichtig für den Patienten ist der praktische Nutzen mit dieser Brille gleichzeitig zum Beispiel sowohl auf der Straße, als auch die Instrumente im Auto scharf zu sehen.

Im Rahmen der möglichen Genauigkeit der Biometrie [6] und des postoperativ induzuierten Astigmatismus kommt nur ein kleiner Teil der Patienten völlig ohne Brille aus, aber 60% tragen sie nur bei seltenen Gelegenheiten. Eine weitere Steigerung dieses Anteils ist durch neuere Operationsverfahren (No-stitch) zu erwarten, bei denen der operativ induzierte Astigmatismus zu vernachlässigen ist.

Zum jetzigen Zeitpunkt erscheint uns diese Linse bei jüngeren Patienten eventuell noch mit Restakkommodation am Partnerauge als Routinelinse indiziert. Dieser Patientenkreis und auch aktive ältere Patienten nutzen besonders die Vorzüge dieser Linse. Die damit erkauften Nachteile erscheinen uns minimal. Eine an unserem Haus zur Zeit durchgeführte Studie mit größeren Fallzahlen dürfte zu dieser Frage weitere Details liefern.

Literatur

1. Ellingson FT (1990) Explantation of 3M diffraktive intraocular lenses. J Cataract Refract Surg 16:697–702
2. Keates RH, Pearce JI, Schneider RT (1987) Clinical results of the multifocal lens. J Cataract Refract Surg 13:557–560
3. Nowak MR, Jacobi KW (1990) Diffraktive multifokale Intraokularlinse. Eine prospektive klinische Studie. Klin Monatsbl Augenheilkd 196:43–47
5. Nowak MR (1990) Vergleichende Untersuchungen der Kontrastempfindlichkeit bei multifokalen Intraokularlinsen. In: Schott K, Jacobi KW, Freyler H (Hrsg) 4. Kongreß der Deutschen Gesellschaft für Intraokularlinsen Implantation. Springer, Berlin Heidelberg New York Tokyo, S 377–381
6. Seiler T, Wollensak J (1985) Die Äquivalenz verschiedener Brechungsmodi von Linsenbrechkräften. Klin Monatsbl Augenheilkd 187:69–72
7. Wollensak J, Pham DT, Wiemer C (1991) Klinische Ergebnisse nach Implantation einer multifokalen diffraktiven Hinterkammerlinse. Klin Monatsbl Augenheilkd 199:91–95
8. Wollensak J, Pham DT, Wiemer C (1991) Ergebnisse multifokaler Hinterkammerlinsen unterschiedlicher Typen. In: Wenzel M, Reim M, Freyler H, Hartmann Ch (Hrsg) 5. Kongreß der Deutschen Gesellschaft für Intraokularlinsen Implantation. Springer, Berlin Heidelberg New York Tokyo, S 211–218

Vergleichende Untersuchung verschiedener Bifokal-HKL-Typen

C. D. Quentin und T. Lauhoff

Zusammenfassung. In einer prospektiven Studie implantierten wir bei 106 Augen nach einer extrakapsulären Katarakt-Extraktion (ECCE) eine Bifokal-Hinterkammerlinse (HKL). 42 Augen erhielten eine diffraktive (konvex-konkav, 3M; bikonvex, Morcher-53D) und 64 Augen eine refraktive Bifokal-HKL (IOLAB oder Morcher-53F). Geprüft wurden Fern- und Nahvisus sowie Blendungs- und Kontrastsehschärfe. Als Kontrollgruppe dienten 21 Augen, die eine monofokale HKL implantiert bekommen hatten.

Alle Augen erreichten im Mittel einen korrigierten Fernvisus von mindestens 0.7 und mit der Fernkorrektur einen Nahvisus von Nieden 2 und mehr. Die Blendungssehschärfe war bei der diffraktiven konvex-konkaven Linse am stärksten eingeschränkt. Die Kontrastempfindlichkeit mit Bifokallinsen war gegenüber monofokalen reduziert. Gelegentliche Diplopie bemerkten Patienten mit refraktiven Bifokallinsen häufiger als mit diffraktiven.

Summary. In a prospective study we implanted a bifocal posterior chamber lens (PC IOL) in 106 eyes after an extracapsular cataract extraction (ECCE). A diffractive bifocal PC IOL (convex-concave, 3M or biconvex, Morcher-53D) was implanted in 42 eyes, and a refractive PC IOL in 64 eyes (IOLAB or Morcher-53F). We studied distance visual acuity with and without glare, near visual acuity, contrast sensitivity, and subjective complaints like coloured rings around lights, sensation of glare and diplopia. A control group consisted of 21 eyes with monofocal PC IOL.

On average all patients achieved with a correction a distance acuity of 0.7 and a near acuity of Nieden 2 or better. The visual acuity tested with glare was noticably reduced in the diffractive convex-concave lenses. Contrast sensitivity was decreased with all bifocal lenses compared to monofocal lenses. Occasional diplopia was noticed more often with a refractive than with a diffractive bifocal PC IOL.

Bifokallinsen

Multifokale-diffraktive Hinterkammerlinsen haben außer dem Vorteil in der Ferne und Nähe sehen zu können, den Nachteil eines reduzierten Blendungsvisus und eines verminderten Kontrastsehvermögens [1, 4, 6–8]. Da diese Nachteile dem diffraktiven optischen Prinzip zuzuschreiben sind, wurden in den letzten Jahren bifokale-refraktive Linsen entwickelt, in der Hoffnung, daß diese ein den monofokalen Hinterkammerlinsen ähnliches Kontrastsehvermögen und Blendungsverhalten aufweisen würden [2, 5]. In einer prospektiven Untersuchung verglichen wir zwei diffraktive und zwei refraktive Linsen mit herkömmlichen monofokalen Hinterkammerlinsen.

Patienten und Methoden

Wir versorgten 106 Augen mit diffraktiven und refraktiven Hinterkammerlinsen, von denen 85 Augen selber nachuntersucht werden konnten. Als Kontrollgruppe dienten 21 Patienten mit monofokaler bikonvexer Hinterkammerlinse. Der zeitliche Abstand zwischen Kataraktoperation und Nachuntersuchung betrug 7 bis 20 Monate. Das mittlere Alter bei Patienten mit Multifokallinsen lag zwischen 48 und 62 Jahren, bei den monofokalen bei 67 Jahren (Tabelle 1). Bei den multifokalen Linsen handelte es sich einmal um die diffraktive konvex-konkave Linse (815 LE) der Firma 3M und die plan-konvexe Linse (53D) der Firma Morcher. Beide Linsen weisen auf ihrer Rückfläche konzentrisch angeordnete Ringe mit diffraktiver Wirkung auf (Abb. 1a, b). Als refraktive Linse implantierten wir die bikonvexe IOLAB-Linse (6840), die im 2 mm großen Zentrum ihren Nahzusatz aufweist und die 53F-Linse der Firma Morcher, die in 7 Zonen abwechselnd Fern- und Nahkorrektur bietet (Abb. 2a, 2b).

Tabelle 1. Art der Bifokallinsen, Patientenalter (Mittelwert) und Nachuntersuchungsintervall (Mittelwert)

Linsen	Augen [n]	Alter (Jahre)	Zeit nach ECCE (Monate)
Monofokal	21	67	13
3M-815 LE	20	56	20
Morcher-53D	16	62	16
IOLAB-6840	25	48	11
Morcher-53F	24	50	7

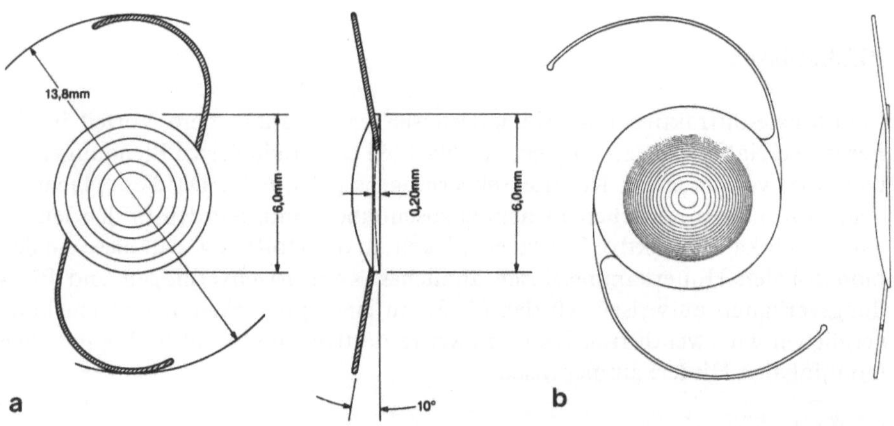

Abb. 1 a. diffraktive konvex-konkave HKL der Fa. 3M-815 LE. **b** diffraktive plan-konvexe HKL der Fa. Morcher-53D

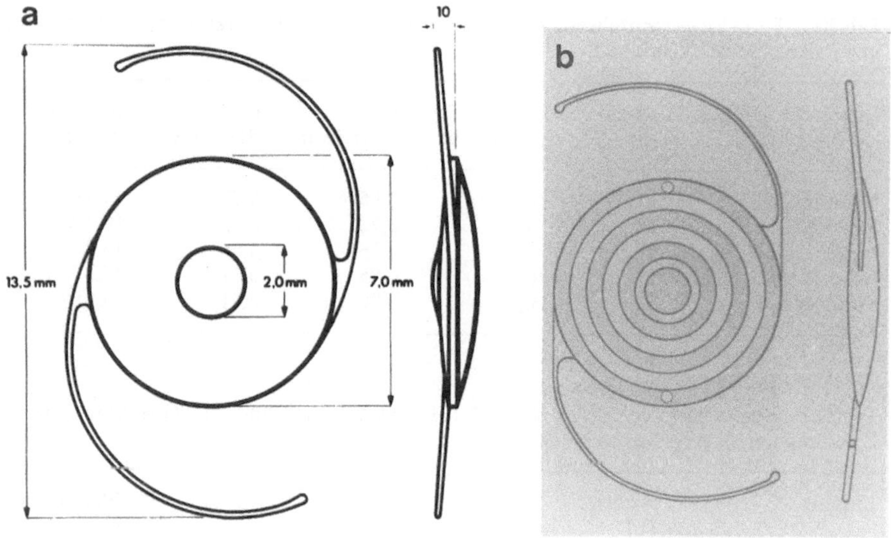

Abb. 2. a. refraktive HKL der Fa. IOLAB-6840, **b** refraktive HKL der Fa. Morcher-5F

Die Kataraktoperationen wurden alle in Lokalanästhesie von demselben Operateur durchgeführt. Multifokale Hinterkammerlinsen wurden unter Verwendung viskoelastischer Substanzen in den Kapselsack implantiert.

Im Rahmen der Nachuntersuchung erfolgte die Visusprüfung für Ferne und Nähe mit und ohne Korrektur, die Spaltlampen- und Fundusuntersuchung in Mydriasis, die Beurteilung der Nachstarbildung (Grad I bis III) und die Tonometrie. Die Blendungssehschärfe wurde mit dem Brightness-Acuity-Tester (BAT) der Firma Mentor bei stärkster Blendung (Stufe 3) geprüft.

Zur Prüfung der Kontrastempfindlichkeit diente der von der Firma Vector Vision entwickelte CSV-1000-Test. Im 2,5-m-Abstand von einem transparenten Leuchtschirm (85 cd/mm^2) wurde mit bester Korrektur bei mittlerer Raumbeleuchtung die Kontrastempfindlichkeit geprüft. Der transparente Leuchtschirm zeigt in vier Doppelreihen Kontrastsehzeichen mit sinusförmigen Streifenmuster unterschiedlicher Frequenz. Die Prüfergebnisse wurden anhand zweier altersabhängiger Normogramme der Kontrastempfindlichkeit dokumentiert und beurteilt. Zur Erfassung subjektiver Sehstörungen wurde jeder Patient nach Blendung, Diplopie- und Farbkreisen um Lichtquellen befragt.

Ergebnisse

Der Mittelwert des Fernvisus aller Augen mit Bifokallinsen liegt ohne Korrektur zwischen 0.36–0.46, Tabelle 2. Bei Ausgleich des sphärischen und/oder astigmatischen Defizits beträgt der Mittelwert des Fernvisus 0.70–0.85. Aufgrund der Streuung des Visus innerhalb der einzelnen Gruppen besteht kein signifikanter

Tabelle 2. Fern-Visus (Mittelwert) *aller* Augen ohne und mit Korrektur sowie bei Blendung mit %-Angabe des Visusabfalles

Linsen	Augen [n]	ohne Korrektur	mit Korrektur	bei Blendung	Blendungs-verlust
Monofokal	21	0,47	0,85	0,77	9,4%
3M-815 LE	20	0,36	0,73	0,59	19,1%
Morcher-53D	16	0,40	0,76	0,66	13,2%
IOLAB-6840	25	0,46	0,85	0,71	16,5%
Morcher-53F	24	0,46	0,70	0,61	12,9%

Tabelle 3. Fern-Visus der „besten Augen" (Mittelwert) ohne und mit Korrektur sowie bei Blendung mit %-Angabe des Visusabfalles

Linsen	Augen [n]	ohne Korrektur	mit Korrektur	Blendung	Blendungs-verlust
Monofokal	18	0,52	0,90	0,8	11,2%
3M-815 LE	12	0,36	0,89	0,53	40,4%
Morcher-53D	12	0,42	0,84	0,75	13,1%
IOLAB-6840	21	0,46	0,90	0,76	15,6%
Morcher-53F	13	0,59	0,82	0,76	7,3%

Unterschied, auch nicht zur monofokalen Kontrollgruppe bei einem mittleren Visus von 0.85.

Bei Blendung kommt es zu einem Visusabfall, der bei der diffraktiven 3M-Linse mit 19% am höchsten ist, Tabelle 2. Die refraktive 53F-Linse weist mit 12,9% den niedrigsten Blendungsverlust auf.

Werden Augen mit pathologischen Veränderungen wie Maculopathie, Hornhautnarben u. a. Erkrankungen nicht berücksichtigt, so liegt der Mittelwert des Fernvisus dieser „besten Augen" ohne Korrektur zwischen 0.36–0.59, Tabelle 3. Mit Korrektur beträgt der Visus der „besten Augen" 0.82–0.90. Der Visusabfall bei Blendung macht sich bei diesen Augen mit 40% bei der diffraktiven 3M-Linse am stärksten bemerkbar. Die refraktive 53F-Linse hat die geringste Visusminderung mit 7,3%, die sogar deutlich niedriger als bei der monofokalen Kontrollgruppe mit 11,2% ist, Tabelle 3.

Der Nahvisus der „besten Augen" ohne Korrektur wird zwischen Nieden 3 und Nieden 4 angegeben, Tabelle 4. Die Monofokallinsen erreichen im Mittel Nieden 6. Mit Fernkorrektur ist der Nahvisus bei den Multifokallinsen im Mittel Nieden 1,2 bis Nieden 1,8. Mit einer zusätzlichen geringen Nahaddition bis zu +0,75 sph. erzielen alle Bifokallinsen Nieden 1, Tabelle 4.

Bei der Prüfung der Kontrastempfindlichkeit finden sich die Augen mit monofokalen Linsen an der unteren Grenze des Normbereiches, Abb. 3. Die refraktiven und diffraktiven Linsen weisen eine deutlich eingeschränkte Kon-

Tabelle 4. Nah-Visus der „besten Augen" (Mittelwert) ohne und mit Fernkorrektur sowie bei Nahaddition: +2,5 sph. bei monofokaler HKL, bis zu +0,75 sph. bei bifokaler HKL und Häufigkeit eines Nahzusatzes in Prozent

Linsen	Augen [n]	ohne Korrektur	Fernkorrektur	Nahkorrektur	Häufigkeit der Nahkorrektur
Monofokal	18	Nd. 6	Nd. 8	Nd. 1	85%
3M-815 LE	12	Nd. 3	Nd. 1,2	Nd. 1	15%
Morcher-53D	12	Nd. 3	Nd. 1,6	Nd. 1	17%
IOLAB-6840	21	Nd. 3	Nd. 1,8	Nd. 1	24%
Morcher-53F	13	Nd. 4	Nd. 1,4	Nd. 1	21%

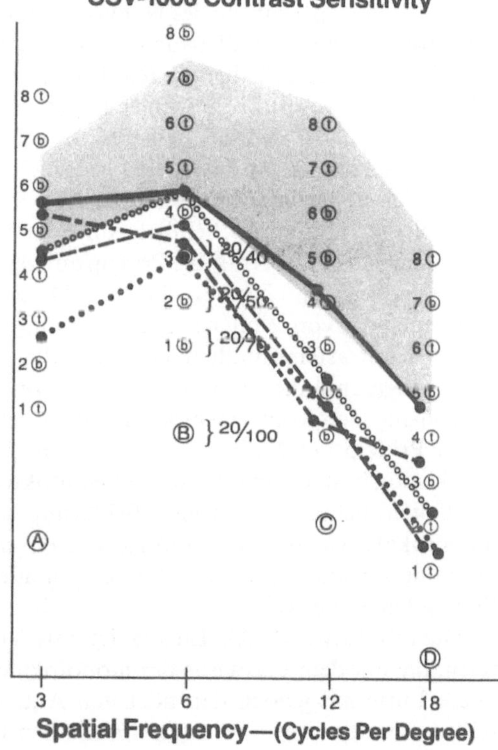

Abb. 3. Kontrastempfindlichkeit (Mittelwert) der „besten Augen" mit Fernkorrektur geprüft mit dem CSV-1000-Test (Vector Vision): ——— monofokale HKL, — — — diffraktive konvex-konkave HKL (3M), — - — diffraktive plankonvexe HKL (Morcher-53D), ◦◦◦◦◦ refraktive HKL (IOLAB-6840), • • • • • refraktive HKL (Morcher-53F)

trastempfindlichkeit auf. Die refraktive Zwei-Zonen-Linse von IOLAB liegt, ähnlich wie die monofokale Linse, an der unteren Grenze des Normbereiches bei niedriger Ortsfrequenz, Abb. 3.

Spontan klagte kein Patient über Blendung, Diplopie oder Farbringe um Lichtkreise. Auf Befragen gaben jedoch etwa 20% der Patienten mit der konvex-konkaven diffraktiven 3M-Linse Blendungserscheinungen an, Tabelle 5. Gelegentliche Schatten oder Doppelbilder wurden von 12% der Patienten mit der refraktiven IOLAB-Linse gesehen. Farbige Kreise um Lichtquellen nahmen 4%–16% der Patienten mit Multifokallinsen wahr.

Diskussion

Das Ziel jeder Implantation einer Multifokallinse ist, eine gute postoperative Sehschärfe in Nähe und Ferne ohne Brille zu erreichen. Die Ungenauigkeit der Biometrie und Keratometrie sowie der operativ induzierte Astigmatismus sind die Ursachen dafür, daß häufig nur mit einer zusätzlichen Fernkorrektur der optimale Visus erzielt wird. Diese Schwierigkeiten betreffen natürlich auch die Implantation der monofokalen Linsen. Daher unterscheidet sich der Fernvisus ohne Korrektur dieser Augen auch nicht von dem mit multifokaler Linse, Tabelle 3. Bei der Prüfung des Nahvisus ohne Korrektur zeigt sich der Vorteil der Multifokallinsen gegenüber den monofokalen, die einen um 50% schlechteren Nahvisus aufweisen, Tabelle 4. Das bedeutet, daß die funktionelle Gebrauchssehfähigkeit der Augen im täglichen Leben wie z. B. Zeitunglesen, Erkennen von Preisschildern u. a. deutlich besser ist als bei Augen mit einer monofokalen Linse.

Der Nachteil der erhöhten Blendung bzw. die Visusminderung unter Blendung macht sich nur bei der konvex-konkaven 3M-Linse besonders deutlich bemerkbar. Dies beruht wahrscheinlich auf dem Linsendesign, da die Morcher-53D-Linse, die auch das diffraktive Prinzip aufweist, aber plankonvex ist, diesen Abfall der Blendungssehschärfe nicht hat. Diese Vermutung wird auch durch die Untersuchung von Wollensak et al. bestätigt [8].

Die Kontrastempfindlichkeit ist bei allen Linsen, ob diffraktiv oder refraktiv, stark eingeschränkt, ohne daß dieses von den Patienten realisiert wird. Die Minderung der Kontrastempfindlichkeit scheint damit unabhängig vom optischen Prinzip der Multifokalität zu sein. Die Aufteilung des Lichtes auf den gleichzeitig bestehenden Fern- und Nahfokus mit daraus resultierender niedrigerer Leuchtdichte, könnte eine Erklärung sein [2, 3]. Bemerkenswert ist, daß monofokale wie auch multifokale Linsen mit Visus 1,0 bei gleichem Pupillendurchmesser und gleichem Alter voneinander stark abweichende Kontrastempfindlichkeiten aufweisen.

Die refraktive IOLAB-Linse zeigt gute Visusergebnisse im Fern- und Nahbereich, die mit dem Fernvisus der monofokalen Kontrollaugen vergleichbar sind. Diese Linse hat jedoch den höchsten Anteil an subjektiven Sehstörungen und stellt besondere Anforderungen an die Zentrierung, Tabelle 5. Die plankonvexe diffraktive 53D-Linse ist weniger zentrierungsabhängig und erzielt einen guten Fern- und Nahvisus kombiniert mit einem geringen Anteil an subjektiven Nebenwirkungen, Tabelle 5. Die refraktive 53F-Linse hat den geringsten Blendungsverlust und verzeichnet ebenfalls einen niedrigen Anteil an subjektiven Sehstörungen.

Die Hoffnung, daß refraktive Bifokallinsen weniger störende Nebenwirkungen als diffraktive Linsen aufweisen würden, hat sich bei unserer Untersuchung nicht bestätigt. Unser Ergebnis legt den Schluß nahe, daß bei den diffraktiven

Tabelle 5. Häufigkeit der subjektiven Sehstörungen bei Befragung in Prozent

Linsen	Blendung	Diplopie	Farbringe
Monofokal	0%	0%	0%
3M-815 LE	19%	0%	10%
Morcher-53D	0%	0%	15%
IOLAB-6840	8%	12%	76%
Morcher-53F	12%	4%	4%

Linsen das Linsendesign entscheidend ist und bei den refraktiven die Verteilung und Anzahl der refraktiven Zonen für Visus, Kontrastsehen und subjektive Nebenwirkungen von Bedeutung sind. Refraktiven Linsen mit 3–5 Zonen könnten eine sinnvolle Weiterentwicklung sein

Literatur

1. Holladay JT, van Dijk H, Lang A, Portney V, Willis TR, Sun R, Oksman HC (1990) Optical performance of multifocal intraocular lenses. J Cataract Refract Surg 16:413–422
2. Knorz MC (1991) Die TRUE VISTA Bifokal-IOL – Ergebnisse der Europäischen Multizentrischen Studie. In: Wenzel M, Reim M, Freyler H, Hartmann C (Hrsg) 5. Kongreß der DGII, Aachen 1991. Springer, Berlin Heidelberg New York Tokyo
3. Koch DD, Samuelson SW, Haft EA, Merin LM (1991) Pupillary responsiveness and its implications for selection of a bifocal intraocular lens. In: Maxwell WA, Nordan LT (eds) Current concepts of multifocal intraocular lenses. Slack, Thorofare, pp 147–152
4. Nowak MR, Jacobi KW (1990) Diffraktive multifokale Intraokularlinsen. Klin Monatsbl Augenheilkd 196:43–47
5. Percival SPB, Setty SS (1991) Comparative analysis of three prospective trials of multifocal implants. Eye 5:712–716
6. Wenner M, Deppe W, Teping C (1991) Dämmerungssehen und Blendempfindlichkeit bei Trägern monofokaler und diffraktiver bifokaler Intraokularlinsen. In: Wenzel M, Reim M, Freyler H, Hartmann C (Hrsg) 5. Kongreß der DGII, Aachen 1991, Springer, Berlin Heidelberg New York Tokyo
7. Wollensak J, Pham DT, Wiemer C (1991) Klinische Ergebnisse nach Implantation einer multifokalen diffraktiven Hinterkammerlinse. Klin Monatsbl Augenheilkd 199:91–95
8. Wollensak J, Pham DT, Wiemer C (1991) Ergebnisse multifokaler Hinterkammerlinsen unterschiedlicher Typen. In: Wenzel M, Reim M, Freyler H, Hartmann C (Hrsg) 5. Kongreß der DGII, Aachen 1991. Springer, Berlin Heidelberg New York Tokyo

Optische Qualität multifokaler Intraokularlinsen

J-C. Cornic, A. Abenhaim und Y. Pouliquen

Die optischen und physikalischen Anforderungen an amerikanische Intraokularlinsen werden vom ANSI-Standard definiert, der die Qualitätskriterien aller Parameter festlegt.

Das Auflösungsvermögen muß 100 Linienpaare pro Millimeter (Messung in Luft) überschreiten [1].

Es ist angebrachter, das Konzept des Auflösungsvermögens durch das der Auflösungseffizienz zu ersetzen. Diese wird als Prozentsatz des theoretischen Auflösungsvermögens einer perfekten, gleichstarken Linse, die nur durch die Diffraktion begrenzt wird, ausgedrückt. Dies erlaubt eine von der Stärke des Implantates unabhängige Qualitätsbestimmung.

Ziel dieser Untersuchung ist die Messung der Auflösungseffizienz bestimmter multifokaler Intraokularlinsen, um somit einige, im klinischen Milieu beobachtete Phänomene zu erklären.

Die multifokalen Linsen gleichen den mit der Implantation von monofokalen Linsen einhergehenden Akkomodationsverlust aus. Zahlreiche optische Nebeneffekte werden jedoch von den Patienten beschrieben, die nicht immer mit dieser Art Chirurgie zufrieden sind.

Verwendete Materialien und Methodik

5 bi- oder multifokale Intraokularlinsen verschiedener Hersteller wurden untersucht:

- 2 diffraktive Linsen (3M und Morcher),
- 1 refraktive Linse (IOLAB)
- 2 nicht sphärische Linsen PMMA (IOPTEX),
- 1 nicht sphärische Silikonlinse (WMI varifokal).

Diese 5 Linsen wurden nach dem im ANSI-Z80.7.1984-Standard beschriebenen optischen Prüfverfahren getestet.

Die Auflösungseffizienz wurde von 2 Beobachtern mit Hilfe eines Fernrohrs der US Air Force untersucht. Die Messungen wurden in der Luft und unter Wasser durch eine 4 mm dicke Blende durchgeführt.

Durch dieses Fernrohr wurden Abbilder auf den Hauptbrennebenen unter Berücksichtigung der Belichtungsdauer und der Entfernung zwischen den Ebenen aufgezeichnet.

Ergebnisse

1. Das diffraktives Implantat 3M besitzt eine gute Auflösungseffizienz (83%) auf 2 Hauptebenen, sowohl in der Luft als unter Wasser.
   Es gibt jedoch zahlreiche Zwischenebenen, deren Auflösungseffizienz nicht meßbar ist. Hinter der Ebene des Fernvisus tritt ein Streulichteffekt auf.
   Die Entfernung zwischen den beiden Hauptbrennebenen beträgt 6 mm.
2. Das diffraktive Implantat Morcher zeigt ebenfalls eine gute Auflösungseffizienz auf beiden Hauptbrennebenen (74% in der Luft, 83% unter Wasser auf der Ebene des Nahvisus und 74% in der Luft, 94% unter Wasser auf der Ebene des Fernvisus).
   Die Entfernung beträgt 8,5 mm.
   Wie beim vorherigen Implantat beobachtet man zahlreiche Zwischenebenen, deren Effizienz nicht meßbar ist, sowie Streulicht.
3. Das refraktive Implantat IOLAB (monoblock bikonvex) aus PMMA zeigt eine weniger gute Auflösungseffizienz auf der Ebene des Nahvisus (46,6%), die sich jedoch unter Wasser verbessert (64%). Die Ergebnisse auf den Ebenen des Fernvisus sind sehr gut (83% in der Luft, 94% unter Wasser).
   Die Entfernung zwischen den Ebenen beträgt 6,3 mm.
   Es existieren keine Zwischenebenen, auf der Ebene des Fernvisus sind jedoch Mehrfachabbildungen deutlich zu erkennen.
4. Das nicht sphärische, multifokale Implantat IOPTEX weist zahlreiche Brennebenen in der Luft auf. Unter Wasser sind nur 2 meßbar (94% beim Nahvisus, 74% beim Fernvisus).
   Die Entfernung beträgt 5,6 mm.
5. Das nicht sphärische Silikonimplantat WMI hat eine sehr schlechte Auflösungseffizienz in der Luft (unter 30%), die sich jedoch unter Wasser deutlich verbesser (83%).
   Obwohl es sich um ein multifokales Implantat handelt, beträgt die Entfernung zwischen den Hauptebenen nur 1,6 mm.

Diskussion

Alle getesteten Implantate weisen eine gute Auflösungseffizienz auf, da sie alle über dem von J. T. Holladay festgelegten Qualitätskriterium von 60% liegen.

Wie schon erwähnt, werden unter Wasser bessere Ergebnisse erzielt, weil dort die Oberflächenaberrationen weniger deutlich auftreten als in der Luft.

Dies gilt besonders für die Silikonimplantate, die nicht über die gleiche Oberflächenvollendung wie die PMMA-Linsen verfügen [2].

J. T. Holladay schlägt sogar vor, für PMMA-Implantate 30% als Minimum in der Luft festzulegen. Dies würde unter Wasser zu einer Auflösungseffizienz von 73% führen [3].

Die Entfernung zwischen den beiden Hauptbrennebenen (Fern- und Nahvisus) liegt zwischen 5,6 und 8 mm, beim varifokalen Silikonimplantat WMI nur bei 1,6 mm.

Dies könnte erklären, warum die meisten Patienten, denen diese Linse implantiert wurde, über eine gute Fernsicht mit beginnender Akkomodation verfügen, jedoch fast alle eine zusätzliche Brillenkorrektur benötigen, um J1 lesen zu können.

Die diffraktiven Implantate sind zwar theoretisch multifokal, besitzen jedoch nur zwei Ebenen mit zufriedenstellender Auflösung (83% und 94%). Deswegen müssen sie im klinischen Bereich als bifokal angesehen werden.

Das beim optischen Prüfverfahren festgestellte Streulicht wurde schon von einigen Patienten bei bestimmten Lichtverhältnissen beschrieben.

Die Untersuchung gibt jedoch keine Erklärung für einige schlechte Ergebnisse klinischer Versuche, die schon von unserem Team veröffentlicht wurden. Insbesondere einige Fälle, bei denen die ausbleibende Verbesserung des Sehvermögens durch dem Austausch des Implantats gegen eine monofokale Linse geheilt wurde.

Das nicht sphärische Implantat IOPTEX ist, wie die diffraktiven Implantate, theoretisch eine multifokale Linse. Da jedoch nur 2 Ebenen eine zufriedenstellende Auflösungseffizienz ausweisen, muß diese Linse klinisch ebenfalls als bifokal angesehen werden.

Das refraktive Implantat IOLAB ist eine bifokale Linse, deren Auflösungseffizienz der Ebenen zwar unter der der anderen Implantate, jedoch über dem akzeptablen Minimum liegt.

Die beim Fernvisus beobachteten Mehrfachabbildungen könnten einige, in klinischen Untersuchungen beobachtete Fälle von Diplopie erklären.

Schlußbemerkung

Multifokale Linsen, mit denen versucht wird, eine Pseudoakkomodation zu erreichen, sind komplexe optische Systeme, deren Implantation zu neuen Krankheitsbildern führen kann, da einige Patienten unter Sehstörungen leiden, die bei monofokalen Linsen nicht aufgetreten waren.

Mit dieser Untersuchung kann ein Teil der im postoperativen Stadium auftretenden optischen Störungen erklärt werden.

Literatur

1. Holladay JT et al (1987) Intraocular lens resolution in air and water. J Cataract Refract Surg 13:511–517
2. Holladay JT et al (1988) Silicone intraocular lens resolution in air and in water. J Cataract Refract Surg 14:657–659
3. Holladay JT et al (1990) Optical Perfomance of multifocal intraocular lenses. J Cataract Refract Surg 16:413–422

Lesefähigkeit bei seniler Maculadegeneration – Erfahrungen mit dem teledioptrischen System nach Koziol/Peyman

E. Mitschischek

Zusammenfassung. Das System nach Koziol-Peyman benutzt den zentralen Minus-Anteil (–56 D) einer bifokalen IOL, um den Seheindruck im Nahbereich auf funktionsfähige, paramaculäre Netzhautareale zu lenken und von dort mittels sphärischer Korrektur zur Lesefähigkeit aufzubereiten.

Unsere Erfahrung nach 19 solcher Eingriffe zeigt, daß für einen Erfolg einerseits eine Indikationsstellung wichtig ist, die sich neben der Diagnostik vor allem mit den subjektiven Voraussetzungen auf Patientenseite beschäftigt: Geduld, Einsicht, Intelligenz und unbedingter Lesewunsch müssen gesichert sein. Auf der anderen Seite sollte für das postop. Training ein Optiker zur Verfügung stehen, der – ohne Zeitdruck – ins Gelingen „verliebt" ist.

Summary. The system of Koziol-Peyman's uses the central minus portion (–56-D) of a bifocal IOL, in order to guide the sight within the close area onto functional paramacular retinal aereas from there the ability of reading is to be improved by spheric corrections.

Our experiences after 19 surgeries showed us: to come out successfully, not only the right diagnosis is important but the subjective preconditions on patients side, too: patience, intellegence and the strong desire to read.

On the other hand, an optician should be available who "loves" nothing more than a successful result.

Einleitung

Die Schwierigkeiten im therapeutischen Umgang mit alterbedingten Maculadegenerationen erachten wir für hinlänglich bekannt, ebenso die steigende Relevanz dieses Krankheitsbildes angesichts immer noch zunehmender Lebenserwartung.

Durchblutungsmittel, Laser und optisches Raffinement haben Fortschritte bewirkt – dennoch: von einem befriedigendem Durchbruch kann wohl noch kaum die Rede sein. Hinzu kommt die einzigartige Aporie unseres Fachs: je sehbehinderter ein Patient ist, desto sensibler „durchschaut" er die Erfolge unserer Bemühungen. Oder unsere Mißerfolge!

Der unerbittliche Gradmesser ist und bleibt die Lesefähigkeit: Unabhängigkeit, Freiheit, – „Lebensqualität" – auch für den, den das Alter räumlich gefangenhält...

Bereits 1964 hat Choyce [2] die Idee geäußert, im Sinne des „Galiläischen Fernrohres" hochgradige Minuslinsen bei SMD-Patienten zu implantieren und mit entsprechenden Brillenkorrekturen zu einer Funktionseinheit zu verknüpfen (Vorderkammerlinsen). Nachdem dieser Ansatz in Vergessenheit geriet, veröffentlichten 1986 Donn und Koester [3] ein „Telephoto-System", das bei dreifacher

Vergrößerung ein Gesichtsfeld von 37% brachte und damit eine deutliche Verbesserung gegenüber sonstiger Sehhilfen – wie Lupenbrillen – bedeutete.

Allerdings berichteten Jakobi und Nowak 1987 von „Enttäuschung“ nach Anwendung dieses Systems [4].

Auch hierbei handelte es sich um monofokale Implantate – wie bei Choyce. Über Zentrierungsschwierigkeiten der Leseeinheit wird ebenso berichtet wie über den hinderlichen Umstand, daß für den Fernbereich keinerlei brauchbares Sehvermögen zu erreichen war.

So war die Konzeption einer bifokalen Hinterkammerlinse durch Koziol und Peyman 1988 [5] und nachfolgend Ben Sira [1] ein entscheidender Fortschritt.

Auf letzteren Autoren aufbauend, hat die Fa. Morcher – Stuttgart – eine bifokale Hinterkammerlinse produziert, deren Minus-Anteil einen Durchmesser von 1,5 mm und eine Stärke von –56 dptr besitzt. Der periphere Anteil entspricht in seinen optischen Abstufungen dem biometrischen Kalkül. Somit ist einerseits eine optimale Fernkorrektur möglich, andererseits fällt der zentrale Minusteil mit dem maculären Zentralskotom zusammen, sodaß keine zusätzliche Belastung der Fernsicht statthat.

Material und Methoden

Von Febr. bis Dez. 1991 wurden bei uns 19 Patienten im Alter zwischen 70 und 89 Jahren mit dem System nach Koziol-Peyman operativ und optisch versorgt.

Der Operationsmodus gleicht völlig dem bei Implantation gewöhnlicher Hinterkammerlinsen einschließlich und nach Maßgabe vorheriger Biometrie (Morcher-IOL-Typ 59).

Abseits selbstverständlicher Diagnostik bilden Nachsorge und Indikationsstellung die Hauptprobleme: Geduld, Einsicht, unbedingter Lesewunsch und die nötige Intelligenz gehören unbedingt zum Vorfeld des Eingriffs.

Eine wesentliche Rolle spielt daneben die okulär-hämodynamische Situation: Wir arbeiten seit 1986 intensiv mit den diesbezüglichen methodischen Vorgaben von Ulrich [7] und haben feststellen müssen, daß retinale, vor allem degenerative Prozesse, fast immer mit einer Pathologie okulärer Perfusionsdrucke einhergehen [6]. Eine neuerliche, noch unveröffentlichte Untersuchung von 100 Augen mit SMD zeigt auch hier, daß eine unübersehbare Überhöhung des ziliaren Perfusionsdruckes vorliegt.

Da es sich bei SMD um ein progressives Geschehen handelt, bemühen wir uns nach Maßgabe der von uns entwickelten „Okulären Provokations-Hämodynamik“ [6], die Perfusionsdrucke vor dem Eingriff möglichst zu normalisieren. – Schließlich haben wir ein ebenso simples wie hilfreiches Simulations-System erdacht: der Patient wird aufgefordert, ein –50-D-Glas ganz dicht vor das betreffende Auge zu halten und mit verschiedenen Plus-Gläsern zwischen 10 und 40 Dioptrien vor einem Zeitungsblatt in normaler Leseentfernung zu „spielen“.

So ergibt sich unserer Erfahrung nach aus der Art und Weise, wie er sich dabei „anstellt“ ein viel sichereres Indiz für den möglichen Erfolg, als andere Diagnostik-Methoden hervorbringen können. Der stärkste Motor ist und bleibt die subjektive Motivation. Die Nachsorge durch einen versierten Optiker ist die andere Bedingung für einen Erfolg.

Ergebnisse

Von unseren 19 in 1991 mit der „Maculalinse" versorgten Patienten sind mittlerweiler – Stand Mitte II/92 – 10 zu normaler Lesefähigkeit gekommen; d. h. kleine Zeitungs- und Buchschrift in 12–30 cm Leseabstand. Die Klassifizierung geht von „flüssig" bis „zäh, stockend" - die Mehrheit liegt in der Mitte bei „langsam".

Bei zwei Patienten wurden vor Jahren implantierte Normallinsen ausgetauscht, bei einer die Macula-Vorderkammerlinse nach Baikoff – in der Nachfolge von Choyce – (unsere erste, mit katastrophalem Ergebnis) durch Typ 59 von Morcher ersetzt – ebenfalls erfolgreich.

4 Patienten mußten aus nicht-ophthalmologischen Gründen das postop. Training aufgeben. Die restlichen sind aussichtsreich unterwegs, der Abstand zum Eingriff ist noch zu kurz.

Für die Ferne wird in der Regel ein gutes Fernsehbild und eine immer wieder betonte Leuchtkraft der Farben angegeben.

2 Patienten beschrieben anfänglich einen störenden „Strahlenkranz".

Diskussion

Die offenbare Zurückhaltung gegenüber der „Macula-Linse" ist ebenso groß wie das Literaturangebot klein, wenn nicht minimal ist.

Trotz unserer ermutigenden Erfolge würden wir nicht wagen wollen, hier von einem „generellen Durchbruch" zu sprechen.

Bei persönlichen Kollegen-Mitteilungen über Mißerfolge stellte sich immer wieder heraus, daß man mit der Vorderkammer-Version der Macula-Linse gearbeitet hatte – s. unseren eigenen „Flop".

Wir haben aber auf alle Fälle die Überzeugung gewinnen können, daß es sich hier um eine sehr erfreuliche Alternative zu herkömmlichen Verfahren der Wiederherstellung von Lesefähigkeit handelt, sofern die schon erwähnten Voraussetzungen gegeben sind: die Patienten müssen intelligent und im Höchstmaße motiviert sein. Die okuläre Hämodynamik muß stimmen. und für die Nachsorge muß in Gestalt eines ebenso motivierten Optikers eine Bezugsperson greifbar sein, die bereit ist, wirkliche „Rehabilitation" zu leisten.

Danksagung: Vorliegende Studie wäre die Mühe und das Papier nicht wert ohne Erwähnung unseres Optikermeisters, der das System zu „seiner Sache" gemacht hat und dessen bewundernswerter Geduld und dessen Idealismus alleine unsere Resultate zu danken sind: Herrn Claus Heesch von der Fa. Becker+Flöge – Peine/Hannover.

Literatur

1. Ben-Sira (1989) Visual rehabilitation in old age with an implantation of a bifocal introcular lens. 7th Congress of the European Intraocular Implantlens Counsil, Aug. 1989, Zurich
2. Choyce P (1964) Galiean telescope using the anterior chamber implant as eyepiece: a low-visual-acuity aid for macular lesions. In: Choyce P (ed) Intra-ocular lenses and implants. Lewis, London pp 156–161
3. Donn A, Koester CJ (1986) An ocular telephoto system disigned to improve macular disease. CLOA J 12:81–85
4. Jakobi KW, Nowak MR, Teledioptrische Syteme (Maculalinse) - Erste Klinische Erfahrungen und Kasuistik-Literatur-Service, Fa. Morcher, Stuttgart
5. Koziol J, Peyman GA (1988) Age-related macular degeneration and its management. J Cataract Refract Surg 14:421–430
6. Mitschischek E (1991) Okuläre Provokations-Hämodynamik. Klin Monatsbl Augenheilkd 199:123
   Mitschischek E (1991) Hämodynamische Befunde nach Netzhauteingriffen. Fortsch Ophthalmol 88:460–462
   Mitschischek E (1991) Der zilare Perfusionsdruck bei primärem Offenwinkelglaukom. Klin Monatsbl Augenheilkd 199:264–266
7. Ulrich WD, Ulrich Ch (1985) Okulooszillodynamographie, ein neues Verfahren zur Bestimmung des Ophthalmicablutdruckes und zur okulären Pulskurvenanalyse. Klin Monatsbl Augenheilkd 186:385–388

Nachtrag

Da zwischen Abfassung vorliegender Studie und deren Veröffentlichung ein ganzes Jahr zusätzlicher Erfahrungen – nach jetzt mehr als 60 Implantationen der Maculalinse – liegt, scheint eine zumindestens skizzenhafte Aktualisierung spezieller Probleme notwendig:

1. Die mancherorts geäußerte Befürchtung, der zentrale Minus-Anteil der IOL behindere zusätzlich die Sehqualität, trifft nicht zu. Im Gegenteil: Ausnahmslos alle Patienten gaben – zumeist spontan – beim ersten Verbandswechsel zur Protokoll, „der schwarze Fleck in der Mitte“ sei verschwunden. Diese Feststellung scheint umso realistischer, als auch sowohl Patienten, bei denen eine herkömmliche IOL ausgetauscht wurde wie auch die wenigen, die bislang keine brauchbare Lesefähigkeit erlangten, dieses Phänomen als positiv für die Sehqualität angaben.
2. Gravierende Rückschläge gab es bislang in zwei Fällen durch Dislokation der IOL-kapselfibrosebedingt – nur: die Verlagerung einer 1,5-mm-Optik hat katastrophalere Visus-Konsequenzen, als die Dislokation einer Normal-IOL. Der „Absturz“ von Nieden 1 auf 1/20 Metertafel bei einer 90jährigen war dermaßen entäuschend, daß sich die Fa. Morcher bereitfand, die „Maculalinse“ nach unserer Konzeption zu gestalten (s. S. 533–538). – Seither haben wir keine Dislokation mehr erlebt. Und: die optische Stabilität – d. h., die Dauer zwischen Eingriff und Verordnung der optischen Korrektur – hat sich von bislang 7 Wochen im Schnitt auf 3 Wochen verbessert. Wir halten – je mehr Erfahrungen vorliegen – und unter Beachtung o.g. Kautelen – das System nach Koziol/Peyman für die beste Möglichkeit, Maculaleiden zu angemessener Lebensqualität zu führen. (Die neue Macula-IOL der Fa. Morcher heißt „Typ 59 D“.)

Pharmakologie

Zum Einfluß nichtsteroidaler Antiphlogistika auf das Ergebnis der Kunstlinsenimplantation

H. G. Struck, Ch. Giessler, I. Erfurt, P. Mentz, H.-J. Mest und M. Tost

Zusammenfassung. In einer prospektiven, randomisierten klinischen Studie an 100 Patientenaugen wurde der Einfluß der über 10 Wochen viermal täglich lokal applizierten Cyclooxygenasehemmer Flurbiprofen-Na-Augentropfen 0,03% und Indometazin-Augentropfen 1% auf die Freisetzung von Entzündungsmediatoren während der extrakapsulären Katarakt-Extraktion (ECCE) überprüft und der klinische Verlauf 6 Monate verfolgt.

Nach lokaler Applikation der Pharmaka abends vor der Operation (1×) und am Operationstag (4×) wurden jeweils etwa 150 µl Kammerwasser während der ECCE entnommen und der Spiegel von Thromboxan B_2 (TXB_2) und 6-keto-$PGF_{1\alpha}$ mittels ELISA-Technik gemessen.

Die klinischen Kontrollen erfolgten 5 Tage, 4, 8 und 12 Wochen sowie 6 Monate nach der Operation.

Nach Gabe von Flurbiprofen betrugen die Kammerwasser-Konzentrationen von TXB_2 0–198 pg/ml und von 6-keto-$PGF_{1\alpha}$ 0–1581 pg/ml. Bei präoperativer Indometazinbehandlung lagen die Kammerwasser-Konzentrationen von TXB_2 zwischen 0–162 pg/ml und von 6-keto-$PGF_{1\alpha}$ zwischen 0–1681 pg/ml. Im weiteren postoperativen Verlauf zeigten die klinischen Parameter beider Gruppen keine wesentlichen Unterschiede.

Summary. The effect of the locally applicated cyclooxygenase inhibitors flurbiprofen-Na 0.03% and indomethacin 1% on the formation of prostanoids as mediators of inflammation was proved during extracapsular cataract extraction (ECCE) in 100 eyes of patients in a prospective randomized double blind study. The clinical course was observed for 6 months. After local application of the drugs once in the evening before and 4 times on the day of the operation samples of about 150 µl aqueous humour were taken during the ECCE for determination of the content of thromboxane B_2 (TXB_2) and 6-oxo-$PGF_{1\alpha}$ by ELISA-technique.

The postoperative course was controlled 5 days, 4, 8 and 12 weeks and 6 months.

After flurbiprofen the concentration of TXB_2 and 6-oxo-$PGF_{1\alpha}$ in the aqueous humour amounted to 0–198 pg/ml and 0–1581 pg/ml, respectively. Preoperative treatment with indomethacin was linked with similar concentration of TXB_2 (0–162 pg/ml) and 6-0x0-$PGF_{1\alpha}$ (0–1681 pg/ml) in the aqueous humour.

The clinical parameters of both groups didn't show any significant differences during the postoperative period.

Einleitung

Die Freisetzung von Prostanoiden durch das Trauma der Kataraktextraktion und deren Verantwortung für Entzündungsreaktionen verschiedener Augengewebe ist bekannt [6, 7]. Die antiphlogistische Potenz lokal applizierter Zyklooxygenasehemmer wurde an Hand klinischer Parameter bzw. des direkten Nachweises der

Synthesehemmung bestimmter Eikosanoide im vorderen Augenabschnitt überprüft [1, 5, 8].

In der vorliegenden prospektiven randomisierten Doppelblindstudie soll zu folgenden Fragen Stellung genommen werden:

- Wie groß ist der Einfluß der präoperativen Applikation von Indometazin-AT 1% und von Flurbiprofen-AT 0,03% auf die Freisetzung von Entzündungsmediatoren im Kammerwasser während der extrakapsulären Kataraktextraktion und Linsenimplantation (ECCE und HKL)?
- Welche antiphlogistische Wirksamkeit haben die verwendeten Pharmaka im postoperativen Verlauf, einschließlich des Verhaltens der Netzhautmitte?
- Bestehen Zusammenhänge zwischen intraoperativem Auftreten von Entzündungsmediatoren und dem Ausmaß der postoperativen entzündlichen Reaktion?

Patienten und Methode

Patientenkollektiv: 100 Patienten (49 weiblich, 51 männlich; durchschnittliches Lebensalter: 62,5 Jahre)
Gruppe I (n = 50): Gabe von Indometazin-AT 1% (Chibro-Amuno® 3)
Gruppe II (n = 50): Gabe von Flurbiprofen-AT 0,03% (Ocuflur®)

Einschlußkriterien: Einwilligung des Patienten; Lebensalter: 41–80 Jahre; nur Cataracta präsenilis oder senilis; gleicher Operateur und Untersucher; nur ECCE und HKL

Ausschlußkriterien: entzündliche Augenerkrankungen; Retinopathia diabetica; Antiphlogistikatherapie (letzte 6 Monate); blutungsneigungsfördernde Therapie; Makulaentzündungen oder -degeneration; (außer Fundus arterioscleroticus Typ B);

Applikation der Pharmaka: abends vor der Operation 1mal
am Operationstag 4mal
weitere 10 Wochen 4mal tgl.

Kammerwasserproben: jeweils etwa 150 µl Kammerwasser wurden nach identischem operativen Vorgehen unmittelbar vor der Bulbuseröffnung durch Punktion der vorderen Augenkammer mit einer scharfen Kanüle entnommen und bis zur Messung bei −20 °C aufbewahrt.

Untersuchte Prostanoide:
- Thromboxan A_2 (TXA_2), bestimmt als stabiler Metabolit TXB_2
- Prostazyklin (PGI_2), bestimmt als stabiler Metabolit 6-keto-$PGF_{1\alpha}$

Meßmethode: Enzymimmunoassay (ELISA) – untere Nachweisgrenze:
- für TXB_2 60 pg/ml bzw. 3 pg/Probe
- für 6-keto-$PGF_{1\alpha}$ 200 pg/ml bzw. 10 pg/Probe

Klinische Untersuchungsmethode:
- Sehschärfenprüfung; Tonometrie; Spaltlampenbiomikroskopie;
- Ophthalmoskopie; bei klinischer Notwendigkeit Fluoreszenzangiogramm

Termine der klinischen Kontrollen: 5 Tage (I), 4 Wochen (II), 8 Wochen (III); 12 Wochen (IV) sowie 6 Monate (V) postoperativ

Zulässige Begleittherapien:
- am Operationsende: Dexamethason 4 mg und Gentamycin 20 mg subkonjunktival, Terramycin® und Prednisolon-AS ¼%

- bis zum 5. postoperativen Tag:
  Dexamethason-AT 0,1% 3× tgl., OTC-AS 3×tgl., Mydriatika nach Bedarf
- 6. Tag bis 6. Woche postoperativ:
  Oculoguttae Prednisoloni oleosae compositae SR 3×tgl.
- Antiglaukomatosa bei Bedarf

Mathematische Bearbeitug: U-Test von Wilcoxon, Mann und Whitney (Vergleich zweier unabhängiger Stichproben).

Ergebnisse

Kammerwasserkonzentration der geprüften Prostanoide (Tabelle 1 und 2)

Ein Vergleich beider Patientengruppen läßt zwischen ihnen keine wesentlichen Unterschiede in der quantitativen Beeinflussung der geprüften Eikosanoide erkennen.

4 Punktate der Gruppe I und 2 der Gruppe II wiesen einen sehr hohen Anstieg der Prostazyklinkonzentration auf Werte zwischen 948 und 1681 pg/ml (Indometazingruppe) sowie von 965 und 1581 pg/ml (Flurbiprofengruppe) auf.

Tabelle 1. Konzentration von 6-keto-$PGF_{1\alpha}$ im Augenkammerwasser während der Kataraktextraktion

Prophylaktische Medikation	Meßwerte unter der Nachweisgrenze	Von-bis-Spanne 6-keto-$PGF_{1\alpha}$ (pg/ml)
Indometazin-Augentropfen 1% n = 50	n = 32	205–1681
Flurbiprofen-Augentropfen 0,03% n = 50	n = 35	208–1581

Tabelle 2. Konzentration von TXB_2 im Augenkammerwasser während der Kataraktextraktion

Prophylaktische Medikation	Meßwerte unter der Nachweisgrenze	Von-bis-Spanne TXB_2 (pg/ml)
Indometazin-Augentropfen 1% n = 50	n = 36	69–162
Flurbiprofen-Augentropfen 0,03% n = 50	n = 38	87–198

Tabelle 3. Ergebnisse der Spaltlampenuntersuchungen (Auswahl)

Merkmal	Zeitpunkt	Indometacin-AT 1%		Flurbiprofen-AT 0,03%	
		Quantität	Patientenanzahl	Quantität	Patientenanzahl
Bindehaut					
Reizzustand	I	1	50	3	1
				2	3
				1	46
	II	1	16	3	1
				2	1
				1	20
	III	1	2	1	7
	IV	1	3	1	3
	V	1	1	1	2
Hyposphagma	I	1	1	1	2
	II–V				–
Chemosis	I	1	2	1	3
	II–V				–
Sickerkissen	I	1	5	1	4
	II	1	2		–
zystoid	III	1	1		–
	IV	1	1		–
	V	1	1		–
Hornhaut					
Endothelbeschläge	I	1	9	1	13
	II	1	3	1	3
	III–V		–		–
Hornhautquellung	I	1	18	1	20
	II–V		–		–
Descemetfalten	I	2	1	2	2
		1	17	1	23
	II–V		–		–
Epithelbullae	I	1	3	1	4
	II–V		–		–
Vorderkammer					
Hyphaema	I	1	1	1	3
	II–V		–		–
Tyndall	I	1	1	1	3
	II–V		–		–
hintere Synechien	V		–	1	2

Klinische Kontrollen: 5. Tag (I), 4., 8., 12. Woche (II, III, IV), 6.Monat (V)
Quantifizierung der Merkmalsausprägung: gering (1), mäßig (2), stark (3)

Klinische Untersuchungen

Die wichtigsten Ergebnisse der Spaltlampenmikroskopie sind der Tabelle 3 zu entnehmen.

Postoperative Drucksteigerungen über 22 mmHg wurden in beiden Gruppen nur selten erfaßt, waren aber bei 3 Augen der Indometazingruppe persistent. In beiden Gruppen wurde jeweils ein ophthalmoskopisch sichtbares ZMÖ II. Grades festgestellt, nach Indometazintherapie 6 Monate postoperativ mit einer Visusherabsetzung von 0,6 auf 0,4 und unter Flurbiprofentherapie seit der 8. postoperativen Woche gleichbleibend, ebenfalls mit derzeitiger Sehschärfe von 0,4.

Die Entwicklung der durchschnittlichen Sehschärfe war in beiden Patientengruppen im Beobachtungszeitraum etwa gleich und erreichte 6 Monate postoperativ jeweils 0,7.

Klinische Symptomatik und intraoperatives Vorkommen von Entzündungsmediatoren im Kammerwasser

Die Überprüfung verschiedener klinischer Entzündungszeichen auf eventuelle Zusammenhänge mit den intraoperativ im Kammerwasser gemessenen Prostanoidkonzentrationen ließ in beiden Patientengruppen keinerlei statistisch zu sichernde Abhängigkeiten erkennen. Eine gesonderte Betrachtung der 6 Augen mit sehr hoher Prostazyklinkonzentration zeigt hier eine Häufung postoperativer Entzündungszeichen (Hornhautstromaquellung 6mal; Tyndall-Phänomen, Tensionssteigerung und ZMÖ jeweils 1mal).

Diskussion

Zum Vorkommen von Entzündungsmediatoren im Kammerwasser

Ein Vergleich mit den Ergebnissen anderer Autoren, die während oder nach der ECCE ohne prophylaktische Antiphlogistikagabe Mittelwerte der PGE_2-Aktivität im Kammerwasser von 13,3 ± 7,6 ng/ml [7] bzw. 2666 ± 869 pg/ml [5] und eine $PGF_{2\alpha}$ -Konzentration von 13,0 ± 3,8 ng/ml [7] fanden, läßt an eine wesentliche Reduzierung dieser erhöhten Prostanoidspiegel in beiden Patientengruppen denken. Dies bestätigt zunächst auch eine eigene vor Beginn dieser prospektiven randomisierten Doppelblindstudie angelegte Kontrolle an 20 Augen, die für TXB_2 bei 6 Werten unterhalb der Nachweisgrenze eine Von-bis-Spanne von 0,33–4,83 ng/ml und für 6-keto-$PGF_{1\alpha}$ für alle Meßwerte Konzentrationen zwischen 0,52 und 16.14 ng/ml ergab [10, 11]. Eine weitere Kontrolle zum Abschluß dieser Doppelblindstudie (n = 10) brachte jedoch keinen Beweis für den generellen intraoperativen Anstieg des Spiegels der 2 von uns im Kammerwasser gemessenen Prostanoide.

Im Rahmen der seit 1989 an insgesamt 471 Augen durchgeführten Untersuchungen ist hierfür am ehesten ein in der eigentlichen Doppelblindstudie vermindertes Operationstrauma verantwortlich. Auch muß die notwendigerweise frühzeitige Kammerwasserentnahme vor der Bulbuseröffnung Berücksichtigung finden.

Demnach könnte durch die von uns gewählte prophylaktische Gabe beider Zyklooxygenasehemmer nur die bei erhöhtem Operationstrauma zusätzliche Freisetzung von Prostanoiden gehemmt werden.

Vergleich der klinischen Symptomatik und der intraoperativen Kammerwasserkonzentration der Entzündungsmediatoren

Die postoperativen klinischen Entzündungszeichen waren gering und nach 8 Wochen anläßlich der 3. klinischen Kontrolle in beiden Gruppen nur in Ausnahmen noch nachweisbar. Ein Vergleich des korrigierten Fernvisus untermauert die annähernd gleichwertige postoperative Entwicklung in beiden Gruppen.

Von Bedeutung ist das im Beobachtungszeitraum jeweils 1mal ophthalmoskopisch erfaßte und fluoreszenzangiographisch gesicherte ZMÖ II. Grades. Die in allen Fällen intakte hintere Linsenkapsel läßt eher an das Zusammenwirken einer direkten Diffusion von Entzündungsmediatoren aus dem Ziliarkörper in den Glaskörperraum sowie deren eigenständige Synthese und Freisetzung in der Netzhaut-Adernhaut als ursächlicher Faktor denken [4, 9]. Hierauf haben die lokal applizierten Zyklooxygenasehemmer offenbar nur einen begrenzten Einfluß [3].

Auf Grund dieser im zeitlichen Ablauf vielschichtigen und bisher nur teilweise bekannten Entzündungsreaktionen waren auch keine wesentlichen Zusammenhänge zwischen einer einmaligen intraoperativen Messung von Entzündungsmediatoren im Kammerwasser und dem Heilungsverlauf zu sichern. Lediglich ein sehr hoher Prostazyklin-Meßwert bereits zu Operationsbeginn könnte als Indiz für eine zu erwartende stärkere postoperative Reizung angesehen werden.

Literatur

1. Behrens-Baumann W, Quentin C-D, Eckhardt B, Vogel M (1989) Zur Einteilung und Wertigkeit des zystoiden Makulaödems bei Pseudophakie. Klin Monatsbl Augenheilkd 194:16–21
2. Diestelhorst M, Aspacher F, Konen W, Krieglstein GK (1991) The effect of flurbiprofen 0,03% eye drops on the blood aqueous barrier in extracapsular cataract extraction with IOL implantation. Int Ophthalmol 15:69–73
3. Green K, Bowman K, Luxenberg MN, Friberg TR (1983) Penetration of topical indomethacin into phakic and aphakic rabbit eyes. Arch Ophthalmol 101:284–288
4. Green K, Cheeks L, Luxenberg MN (1988) Topical indomethacin and prostaglandins in normal and aphakic rabbit eyes. Curr Eye Res 7:1105–1111
5. Kremer M, Maikoff G, Charbonnel B (1982) The release of prostaglandins in human aqueous humour following intraocular surgery. Effect of indomethacin. Prostaglandins 23:695–702

6. Miyake K (1977) Prevention of Cystoid Macular Edema after Lens Extraction by Topical Indomethacin (I). A Preliminary Report. Graefes Arch Klin Exp Ophthalmol 203:81–88
7. Miyake K, Sugiyama S, Norimatsu J, Ozawa T (1978) Prevention of cystoid macular edema after lens extraction by topical indomethacin (III). Radioimmunoassay measurement of prostaglandins in the aqueous during and after lens extraction procedures. Graefes Arch Klin Exp Ophthalmol 209:83–88
8. Quentin CD, Behrens-Baumann W, Gaus W (1989) Prophylaxe des zystoiden Makulaödems mit Diclofenac-Augentropfen bei i. c. Kataraktextraktion mit Choyce-Mark-IX-Vorderkammerlinse. Fortschr Ophthalmol 86:546–549
9. Rochels R (1990) Prostaglandin-E_2-Konzentrationsbestimmungen im Kammerwasser und Glaskörper nach intra- und extrakapsulärer Kataraktextraktion – ein Beitrag zur Pathogenese des zystoiden Makulaödems. In: Freyler H, Skorpik Ch, Grasl M (Hrsg) 3. Kongreß der DGII. Springer, Wien New York, S 429–433
10. Struck HG, Mest H-J, Giessler Ch, Mentz P, Schäfer K (1991) Untersuchungen zur Anwesenheit und Konzentration von zyklooxygenaseabhängigen Entzündungsmediatoren im Kammerwasser während der Kataraktextraktion. In: Schott K, Jacobi KW, Freyler H (Hrsg) 4. Kongreß der DGII. Springer, Berlin Heidelberg New York Tokyo, S 83–88
11. Struck HG, Giessler Ch, Erfurt I, Mentz P, Mest H J, Tost M (1991) Zum Einfluß nichtsteroidaler Antiphlogistika auf das Vorkommen von Entzündungsmediatoren im Kammerwasser während der Kataraktextraktion. In: Wenzel M, Reim M, Freyler H, Hartmann C (Hrsg) 5. Kongreß der DGII. Springer, Berlin Heidelberg New York Tokyo, S 647–652

Der Einfluß verschiedener Intraokularlinsen auf die postoperative Störung der Blut-Kammerwasser-Schranke – Eine kontrollierte fluorophotometrische Studie

M. Diestelhorst, W. Konen und G.K. Krieglstein

Zusammenfassung. In 45 Augen von 45 Patienten implantierten wir nach Phakoemulsifikation entsprechend einer Randomisierung drei unterschiedliche Hinterkammerlinsenmodelle (Linsentyp „3M" (Fa. 3M); Typ „33"/Fa. Morcher; Typ „53D"/Fa. Morcher). Entsprechend den Ein- und Ausschlußkriterien beendeten 30 Patienten das Studienprotokoll. Die Patienten waren weder voroperiert noch früher gelasert worden. Es bestanden keine okulären Entzündungen. Alle Augen wurden am Tag vor der Operation und am 5. postoperativen Tag fluorophotometrisch kontrolliert. Die Operationen wurden von einem Operateur in der Technik der Phakoemulsifikation mit Hinterkammerlinsenimplantation (sulkusfixiert) durchgeführt. Die postoperative Therapie bestand in Flurbiprofen 0,03%-Augentropfen 5mal täglich. Am 5. postoperativen Tag unterscheiden sich die Vorderkammerkonzentrationen für freies Fluoreszein-Natrium, kontrolliert mit dem Fluoroton Master II/Fa. Coherent, Palo Alto, USA, in den Augen mit dem Linsentyl „53D" signifikant von Augen nach Implantation mit Linsentyp „3M". Der Mann-Whitney-U-Test ergibt ein Signifikanzniveau von $p = 0{,}01$, 60 Minuten nach Injektion von Fluoreszein. Die Daten scheinen anzudeuten, daß die Implantation einer One-Piece-Lens aus PMMA im Vergleich zu dreiteiligen Linsen mit Prolenehaptiken am 5. postoperativen Tag zu einem signifikant geringeren Reizzustand im Bereich der Vorderkammer führt. Der Unterschied läßt sich fluorophotometrisch dokumentieren. Eine weitere Interpretationsmöglichkeit für die Daten könnte in der unterschiedlichen Flexibilität der PMMA- bzw. Prolenebügel bestehen.

Summary. Three different types of posterior chamber lenses ("3M", 3M Company; type "33", Morcher Company; type "35D", Morcher Company) were implanted in 45 eyes of 45 patients after phacoemulsification in a randomized fashion. None of the patients had a history of ocular inflammation, eye surgery, or laser treatment. Fluorophotometry was performed on the day before surgery and on the fifth day after surgery (Fluorotron Master II, Coherent, Palo Alto/USA). 7 mg/kg bodyweight were injected i.v. The anterior chamber concentrations as well as the plasma concentration 30 and 60 minutes after injection were controlled. The antiinflammatory therapy was flurbiprofen 0.03% eye drops five times daily postoperatively. On the fifth day after surgery all operated-on eyes showed a significant increase in comparison to the anterior chamber concentrations in the same individual before surgery. The Mann-Whitney-U-test showed a significant difference ($p = 0.01$) 60 minutes after injection of fluorescein when comparing eyes with IOL "53D" and eyes with IOL type "3M". Our data seem to underline that a one-piece IOL made of PMMA show significantly less disruption of the blood-aqueous barrier on the fifth day after surgery in comparison to a three-piece IOL with prolene haptic.

Einleitung

Anläßlich der *European Intraocuar Implant Council*-Jahrestagung in Zürich 1988 berichteten Cunha-Vez et al. über die unterschiedliche postoperative Irritation der Blut-Kammerwasser-Schranke bei Implantation heparinbeschichteter Linsen. Im Vergleich zu nicht-beschichteten Linsenmodellen gleichen Typs zeigten die mit Heparin beschichteten Linsen eine deutlich geringere Reizung im Bereich der Vorderkammer, die mit der computergestützten Fluorophotometrie nachgewiesen werden konnte. Bis heute wurde der Vorderkammerreizzustand nach Implantation unterschiedlicher Linsentypen fluorophotometrisch nicht weiter kontrolliert, sodaß die Frage, inwieweit unterschiedliche Linsentypen unterschiedliche Reaktionen postoperativ im Bereich der Uvea hervorrufen, der fluorophotometrischen Abklärung bedarf.

Nachdem wir in Voruntersuchungen bezüglich steroidaler und nicht-steroidaler Antiphlogistika bei Implantation gleicher Linsentypen ausreichende Erfahrungen mit der Fluorophotometrie-Technik sammeln konnten, wurden drei verschiedene Linsentypen für die Untersuchung ausgewählt

1) Typ „33“ (Fa. Morcher): dreiteilige Linse mit PMMA-Optik und Prolenehaptiken;
2) Typ „53D“ (Fa. Morcher): One-Piece-Lens aus PMMA, difraktive Optik;
3) Typ „3M“ (Fa. 3M): dreiteilige Linse aus PMMA-Optik und Prolenehaptiken, difraktive Optik

Methodik

45 Patienten mit ein- oder beidseitiger Katarakt wurden zur Phakoemulsifikation mit Hinterkammerlinsenimplantation stationär aufgenommen. Am letzten Tag vor Operation und am 5. postoperativen Tag erfolgte die fluorophotometrische Kontrolle (Fluoroton Master II/Fa. Coherent, Palo Alto, USA) der Vorderkammerkonzentration für freies Fluoreszein-Natrium sowie der Plasmakonzentration 30 und 60 Minuten nach Injektion. Allen Patienten wurden 7 mg/kg Körpergewicht 10%iges Fluoreszein-Natrium intravenös appliziert.

Alle Linsen wurden von einem Operateur in der Technik der Phakoemulsifikation operiert und sulkusfixiert. Die folgenden Linsentypen wurden zur Implantation randomisiert: (1) Typ „33“ (Fa. Morcher); (2) Typ „53D“ (Fa. Morcher); (3) Typ „3M“ (Fa. 3M).

Präoperativ therapierten wir mit Flurbiprofen-0,03%-Augentropfen 5mal, 1 Stunde vor Operation und 5mal täglich an jedem postoperativen Tag bis zur fluorophotometrischen Kontrolle. Antibiotika wurden zusätzlich lokal appliziert. Es folgte keine Steroidtherapie.

Einschlußkriterien: Ein- oder beidseitige Katarakt, Volljährigkeit, Einverständniserklärung zur Teilnahme an der Studie nach ausführlicher Aufklärung durch Untersucher und Operateur.

Ausschlußkriterien: Vorherige Operationen an einem Auge, vorherige Lasertherapie, Kontaktlinsenträger, Zustand nach kornealen, intraokularen oder periokularen Entzündungen, Iritis, Uveitis, Diabetes mellitus, Rheuma, Gicht, Asthma, Allgergien, Morbus Crohn, Coltis ulcerosa, Morbus Bechterew, Neoplasien, Zustand nach Nephritiden, Gravida, Minderjährigkeit, Traumata.

Die Auswertung der statischen Daten erfolgte mit Hilfe des Mann-Whitney-U-Test.

Ergebnisse

Unter der genannten Ein- und Ausschlußkriterien beendeten 30 von 45 Patienten die Studie: Typ „33" n = 11; Typ „53D" n=9, Typ „3M" n=10. In allen operierten Augen bestätigte sich ein signifikanter Anstieg der Vorderkammerkonzentration für freies Fluorezein-Natrium 30 und 60 Minuten nach Injektion am 5. postoperativen Tag für alle Linsentypen. Der Anstieg der Vorderkammerkonzentration für freies Fluoreszein-Natrium unterstreicht die Störung der Blut-Kammerwasser-Schranke durch das postoperative Trauma (Abb. 1, 2). Die p-Werte für den jeweiligen Konzentrationsanstieg nach 30 und 60 Minuten waren für: (1) Typ „33": 30 Min. =0,004, 60 Min. =0,03; (2) Typ „53D": 30 Min. =0,02, 60 Min. =0,01; (3) Typ „3M": 30 Min=0,005, 60 Min=0,05. Der Unterschied zwischen dem Linsentyp „53D" (One-Piece-Lens) und dem Typ „3M" ist im Mann-Whitney-U-Test sowohl für 30 als auch für 60 Minuten signifikant unterschiedlich (p=0,04 nach 30 Min. und p=0,01 nach 60 Min.).

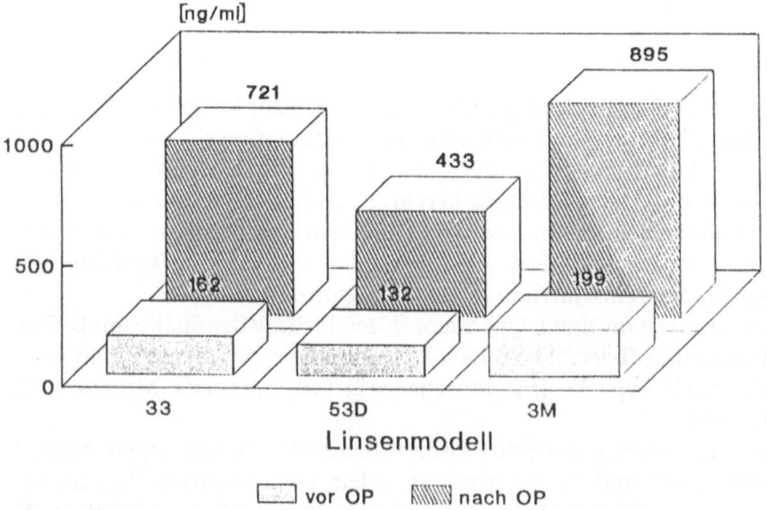

Abb. 1. Vorderkammerkonzentrationen für freies Fluoreszein-Natrium 30 Minuten nach intravenöser Applikation von 7 mg/kg KW. Am 5. postoperativen Tag demonstrieren alle Linsen einen signifikanten Konzentrationsanstieg als Äquivalent für den Zusammenbruch der Blut-Kammerwasser-Schranke nach Phakoemulsifikation und Sulkusfixtion.

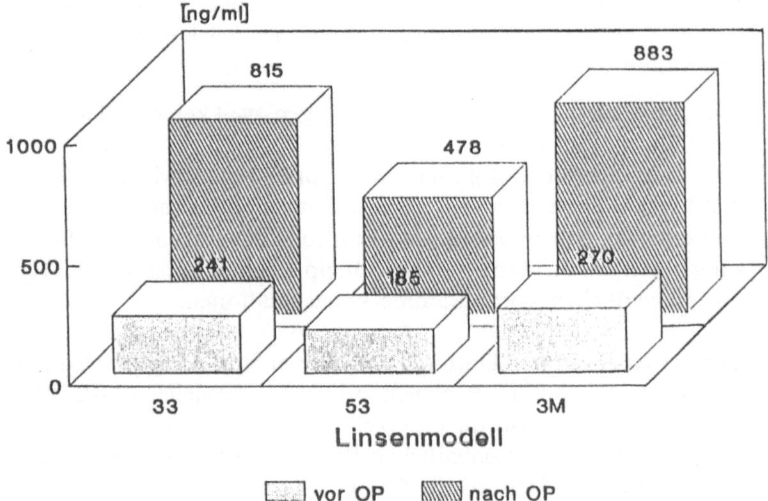

Abb. 2. Vorderkammerkonzentrationen für freies Fluorezein-Natrium 60 Minuten nach intravenöser Applikation von 7 mg/kg KW. Am 5. postoperativen Tag findet sich für alle Linsenmodelle ein signifikanter Konzentrationsanstieg in der Vorderkammer als Äquivalent für den Zusammenbruch der Blut-Kammerwasser-Schranke. Die Linse Typ „53D" zeigt signifikant geringere Konzentrationsanstiege im Vergleich zum Typ „3M" ($p<0{,}01$)

Diskussion

Unter Anwendung der computerisierten Fluorophotometrie der Vorderkammer (Fluorotron Master II/Fa. Coherent, Palo Alto, USA) kann in reproduzierbarer Weise die Veränderung der Blut-Kammerwasser-Schranke nach iatrogenem Trauma der Phakoemulsifikation und Hinterkammerlinsenimplantation verifiziert werden. Während unsere bisherigen Untersuchungen darauf abzielten, unterschiedliche pharmakologische Einflüsse von steroidalen und nicht-steroidalen Antiphlogistika herauszuarbeiten und wir dafür in allen Untersuchungen gleiche Linsentypen implantierten, sollte mit der vorliegenden Untersuchung der Frage nachgegangen werden, ob und inwieweit die Linsentypen selbst eine Unterscheidung durch die Vorderkammer-Fluorophotometrie zulassen. Die gewählten Linsentypen unterscheiden sich zunächst bezüglich einer monofokalen und bifokalen Optik aus PMMA. Des weiteren besteht ein Unterschied zwischen Prolene- und PMMA-Haptiken, die zusätzlich unterschiedlich flexibel sind. Außerdem unterscheiden sich die Linsen hinsichtlich der Positionslöcher (Typ „33" vier, Typ „53D" zwei, Typ „3M" keine) Zusätzlich weisen die bifokalen Linsen vom Typ „53D" und „3M" auf der Linsenrückfläche die für das difraktive Brechungssystem notwendigen Stufen auf, die wiederum zu einer Oberflächenvergrößerung im Vergleich zum Typ „33" führen.

Für die signifikant unterschiedlichen Vorderkammerkonzentrationen zwischen Typ „53D“ und den beiden anderen Linsentypen ergeben sich damit die folgenden Interpretationsmöglichkeiten:

a) Die One-Piece-Linse wird besser vertragen, weil keine Proleneanteile Kontakt zum Ziliarkörper haben.
b) Die unterschiedliche Rigidität der Haptiken aus PMMA und Prolene ist für den Vorderkammerkonzentrationsunterschied verantwortlich.
c) Die unterschiedliche Anzahl an Positionslöchern und Oberflächenvergrößerung durch das difraktive Linsenprinzip hat einen zusätzlichen Einfluß auf die unterschiedlichen Vorderkammerkonzentrationen.

Von den oben genannten Optionen scheint bei Sulkusimplantation der eventuelle lokal-toxische Einfluß der Prolenehaptiken im Vergleich zur PMMA-Haptik die naheliegenste Ursache für die unterschiedlichen Vorderkammerkonzentrationen als Äquivalent der unterschiedlichen Blut-Kammerwasser-Schrankenstörung zu sein. Inwieweit diese Schrankenstörungen auch bei langfristigen Kontrollen noch signifikant unterschiedlich sind, bleibt weiteren Untersuchungen vorbehalten.

Antiinflammatorische Wirkung von Diclofenac-Augentropfen – Eine Pilotstudie mittels Laser-Flare-Cell-Photometrie

K. Schmitt, V. Hessemer und K. W. Jacobi

Zusammenfassung. Wir untersuchten 40 Patienten, die sich einer extrakapsulären Kataraktextraktion mit IOL-Implantation unterzogen, einen Tag präoperativ sowie am 1. und 3. Tag postoperativ mit dem Laser-Flare-Cell-Photometer FC 1000 (Fa. KOWA). Diese Methode ermöglicht eine quantitative in-vivo-Bestimmung der Eiweißkonzentration („Flare") und Zellzahl im Kammerwasser. Nach randomisierter Zuordnung erhielten die Patienten postoperativ entweder 0,1%ige Diclofenac-Augentropfen (Voltaren® ophtha) oder 1%ige Prednisolon-Augentropfen (Inflanefran® forte), jeweils 4×täglich. Die Patienten beider Gruppen hielten außerdem, beginnend einen Tag präoperativ, Indometacin-Augentropfen (Chibro-Amuno®) 4×täglich. Subkonjunktivale oder systemische Steroide wurden nicht verabreicht.

In der Diclofenac-Gruppe stieg der mittlere Flare-Wert (Photonen-Counts/msec) von präoperativ 8,7 (±4,5) auf 34,3 (±13,8) am 1. postoperativen Tag und 33,1 (±12,8) am 3. postoperativen Tag an. Demgegenüber lagen die postoperativen Flare-Werte in der Prednisolon-Gruppe signifikant ($p < 0{,}05$) niedriger: 27,4 (±9,4) und 24,2 (±9,1) am 1. bzw. 3. postoperativen Tag. Auch die postoperative Kammerwasser-Zellzahl, bezogen auf ein Meßvolumen von 0,075 mm^3, war in der Diclofenac-Gruppe signifikant höher als in der Prednisolon-Gruppe (am 3. postoperativen Tag).

Wir schließen aus den Ergebnissen, daß Diclofenac-Augentropfen nicht dazu geeignet sind, Prednisolon in der postoperativen Therapie nach Kataraktoperationen zu ersetzen. Dies trifft allerdings nur zu für die spezifischen Bedingungen der vorliegenden Studie, in der in beiden Gruppen zusätzlich Indometacin appliziert wurde. Diese Pilotstudie wird fortgesetzt mit einer Untersuchung der antiinflammatorischen Wirkung einer Monotherapie mit topischem Diclofenac versus Prednisolon.

Summary. Using the laser flare-cell photometer FC 1000 (KOWA Comp. Ltd.), we investigated 40 patients prior to as well as on day 1 and 3 after extracapsular cataract surgery with IOL implantation. This method enables a quantitative in vivo determination of aqueous flare and aqueous cell count. In randomized order, the patients received 0.1% diclofenac eyedrops (Voltaren® ophtha) or 1% prednisolone eyedrops (Inflanefran® forte), respectively, each agent being administered 4 times per day postoperatively. In addition, all patients received 4 drops of topical indomethacin (Chibro-Amuno®) per day, beginning on the day before surgery. Subconjunctival or systemic steroids were not administered.

In the diclofenac group, the mean flare value (photon counts/msec) increased from 8.7 (±4.5) preoperatively to 34.3 (±13.8) on the 1st postoperative day and 33.1 (±12.8) on the 3rd day. In the prednisolone group, however, the postoperative flare values were significantly ($p < 0.05$) lower: 27.4 (±9.4) on day 1 and 24.2 (±9.1) on day 3 after surgery. Also the postoperative aqueous cell count, related to a volume of 0.075 mm^3, was significantly higher in the diclofenac group than in the prednisolone group (on day 3 after surgery).

It is concluded that diclofenac eyedrops are not suitable to replace prednisolone in the postoperative therapy after cataract surgery. However, this conclusion is only valid for the specific conditions of the present study, in which indomethacin was administered additionally in both treatment groups. This pilot study will be continued with an investigation of the anti-inflammatory effect of a mono-therapy with topical diclofenac versus prednisolone.

Einleitung

Das in der Rheumatherapie bewährte nichtsteroidale Antiphlogistikum Diclofenac (Voltaren®) steht seit einiger Zeit in Form von 0,1%igen Augentropfen (Voltaren® ophtha) zur Verfügung. Durch topische Applikation von Diclofenac werden therapeutische Kammerwasserkonzentrationen erzielt [8]. Das Präparat soll geeignet sein zur Prävention der chirurgisch induzierten intraoperativen Miosis [2, 3] und – darüber hinaus – zur Prävention eines zystoiden Makulaödems nach i.c. Kataraktextraktion [7]. Im Gegensatz zu Steroiden führt lokal appliziertes Diclofenac nicht zu einem Anstieg des Augeninnendrucks [4, 6].

In einer klinischen Studie war kein Unterschied in der antiinflammatorischen Wirkung von Diclofenac- und Dexamethason-Augentropfen nachweisbar [4]. Nach einer fluorophotometrischen Studie soll lokal appliziertes Diclofenac (0,1%–1%) die Blut-Kammerwasser-Schranke sogar wesentlich besser stabilisieren als 1%ige Prednisolon-Augentropfen [5].

Im vorliegenden Artikel berichten wir über die Ergebnisse einer Pilotstudie zur antiinflammatorischen Wirkung von Diclofenac-Augentropfen. Als Methode zur Quantifizierung des Vorderkammerreizzustands wurde die Laser-Flare-Cell-Photometrie verwendet.

Methodik

Wir untersuchten 40 Patienten (mittleres Alter: 72 Jahre), die sich unter stationären Bedingungen einer extrakapsulären Kataraktoperation mit Kunstlinsen-Implantation unterzogen, einen Tag präoperativ sowie am 1. und 3. Tag postoperativ. Die Patienten wiesen – außer einer altersbedingten Katarakt – keine sonstigen Augenerkrankungen auf, Augenoperationen waren vorher bei keinem durchgeführt worden. Weitere Ausschlußkriterien waren Diabetes mellitus, Erkrankungen des rheumatischen Formenkreises oder eine antiphlogistische Therapie jedweder Ursache.

Nach randomisierter Zuordnung wurden die Patienten einer der folgenden beiden Behandlungsgruppen zugeteilt: *Gruppe A* erhielt am operierten Auge postoperativ 4×täglich 1 Tropfen 0,1%iges Diclofenac, während in *Gruppe B* postoperativ 4×täglich 1 Tropfen 1%iges Prednisolon (Inflanefran® forte) appliziert wurde. Die erste Applikation des jeweiligen Präparats erfolgte unmittelbar am Operationsende, die zweite Applikation bei Verbandswechsel um 15 Uhr nachmittags. *Beide Gruppen* erhielten zusätzlich, beginnend einen Tag präoperativ, 4×täglich 1 Tropfen Indometacin (Chibro-Amuno® 3). In beiden Gruppen wurden außerdem am Operationsende 40 mg Gentamicin (Refobacin®) subkonjunktival injiziert. – Die Tropfenapplikation erfolgte ausschließlich durch das Pflegepersonal.

Steroide wurden weder subkonjunktival noch systemisch verabreicht. Alle Operationen wurden von einem Operateur (KS) durchgeführt. Trat postoperativ eine Fibrinexsudation auf, wurde dieser Patient hochdosiert mit lokalen Steroiden behandelt und schied damit aus der Studie aus.

Am späten Nachmittag des Tags präoperativ sowie des 1. und 3. postoperativen Tags erfolgte zur gleichen Tageszeit eine Untersuchung mittels des Laser-Flare-Cell-Photometers FC 100 der Firma Kowa (der neue Terminus „Laser-Flare-Cell-*Photometer*" ersetzt die alte Bezeichnung „Laser-Flare-Cell-*Meter*"; Memorandum des zweiten US Kowa Advisory Panel Meeting vom 12. Oktober 1991, Anaheim, USA). Diese Methode ermöglicht eine quantitative in-vivo-Bestimmung der Eiweißkonzentration („Flare") und Zellzahl in der Vorderkammer. Eine detaillierte Beschreibung findet sich in [10]. Das Prinzip der Methode ist die Messung der von einer Lösung reflektierten Lichtintensität (Photonenmenge), die - bei bekannter eingestrahlter Lichtintensität - proportional der Partikelkonzentration der Lösung ist. Das Laser-Flare-Cell-Photometer verwendet einen Helium-Neon-Laser-Beleuchtungsstrahl (Wellenlänge 632,8 nm), ausgemessen wird ein Kammerwasservolumen von 0,075 mm^3. Ein Schluß von der gemessenen Photonenmenge auf die *Eiweißkonzentration* der Lösung ist nur dann möglich, wenn die Art der gelösten Proteine bekannt ist. Da dies bei klinischen Untersuchungen jedoch nicht der Fall ist, verzichten wir im folgenden auf absolute Konzentrationsangaben. Ferner sei relativierend angemerkt, daß die Messung von „Zellen" durch das Laser-Flare-Cell-Photometer undifferenziert alle - wie auch immer gearteten - größeren Partikel einschließt.

Aus jeweils 5 Einzelmessungen der (relativen) Vorderkammer-Eiweißkonzentration („Flare") und „Zellzahl" pro Patient wurden Mittelwerte berechnet. Aus diesen berechneten wir Gruppenmittelwerte und Standardabweichungen. Es erfolgte dann eine teststatistische Untersuchung mittels einer einfaktoriellen Varianzanalyse; das Signifikanzniveau wurde auf 5% festgelegt.

Ergebnisse und Schlußfolgerungen

Abbildung 1 zeigt, daß in der Diclofenac-Gruppe der mittlere Flare-Wert (Photonen-Counts/msec) von präoperativ 8,7 (±4,5) auf 34,3 (±13,8) am 1. postoperativen Tag und 33,1 (±12,8) am 3. postoperativen Tag anstieg. Demgegenüber lagen die postoperativen Flare-Werte in der Prednisolon-Gruppe signifikant ($p<0{,}05$) niedriger: 27,4 (±9,4) und 24,2 (±9,1) am 1. bzw. 3. postoperativen Tag. Die Prednisolon-Gruppe zeigte zwischen dem 1. und 3. postoperativen Tag schon einen deutlichen Rückgang des Flare-Wertes, während dieser in der Diclofenac-Gruppe fast unverändert blieb.

Abbildung 2 zeigt, daß auch die postoperative Kammerwasser-Zellzahl (bezogen auf ein Meßvolumen von 0,075 mm^3) in der Diclofenac-Gruppe signifikant höher war als in der Prednisolon-Gruppe, allerdings nur am 3. postoperativen Tag. Auch hier sieht man in der Prednisolon-Gruppe einen schnelleren Rückgang des Entzündungsparameters „Zellen".

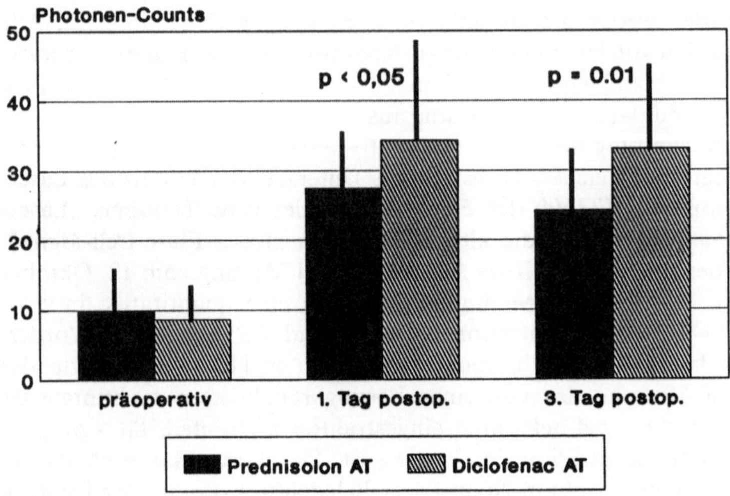

Abb. 1. Vorderkammer-Eiweißkonzentration („Flare") präoperativ sowie am 1. und 3. postoperativen Tag unter einer antiinflammatorischen Lokaltherapie mit Diclofenac oder Prednisolon (und zusätzlich Indometacin in beiden Gruppen). Angegeben sind Mittelwerte und Standardabweichungen von n = 20 Patienten

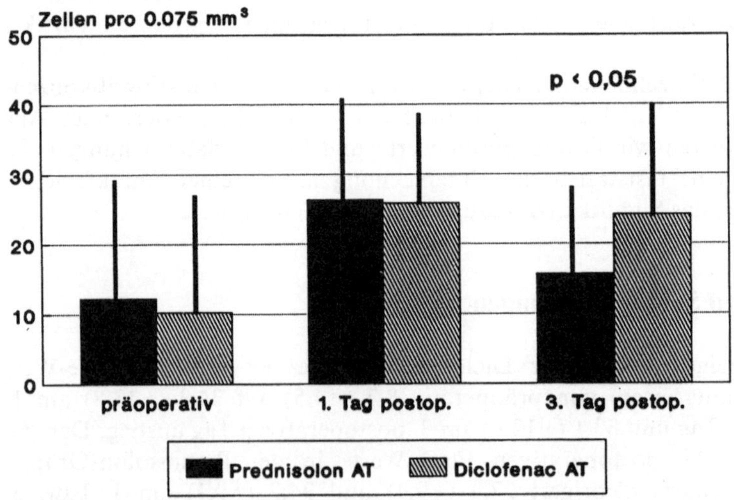

Abb. 2. Vorderkammer-Zellzahl prä- und postoperativ bei der angegebenen Therapie; weitere Erläuterungen s. Legende zu Abb. 1

Aus den Ergebnissen der vorliegenden Pilotstudie ziehen wir folgende vorläufige Schlußfolgerungen: Diclofenac-Augentropfen sind nicht dazu geeignet, Prednisolon in der postoperativen Therapie nach Kataraktoperationen zu ersetzen. Diese Schlußfolgerung trifft jedoch ausschließlich zu für die spezifischen

Bedingungen unserer Studie, in der ein anderes nichtsteroidales Antiphlogistikum (Indometacin-Augentropfen) sowohl in der Diclofenac- als auch in der Prednisolon-Gruppe zusätzlich verabreicht wurde. Es ist wahrscheinlich, daß die stärkere antiinflammatorische Wirkung in der Prednisolon-Indometacin-Gruppe u. a. auf einem *additiven* Effekt des steroidalen und nichtsteroidalen Agens beruht, zurückzuführen auf die unterschiedlichen pharmakologischen Angriffspunkte: überwiegend Cyclooxygenase-Hemmung durch das nichtsteroidale Antiphlogistikum, zusätzliche Lipoxygenase-Hemmung durch das Steroid [1, 9]. Demgegenüber fehlt in der Diclofenac-Indometacin-Gruppe – aufgrund der ähnlichen Wirkmechanismen der beiden Präparate – mit hoher Wahrscheinlichkeit ein additiver Effekt. In einer Fortsetzung dieser Pilotstudie untersuchen wir daher mittels Laser-Flare-Cell-Photometrie die antiinflammatorische Wirkung einer *Monotherapie* mit topischem Diclofenac versus Prednisolon.

Literatur

1. Bito L, Stjernschantz J (1989) (eds) The Ocular Effect of Prostaglandins and Other Eicosanoids. Liss, New York
2. Ertürk H, Özcetin H, Avci R (1991) Diclofenac sodium for the prevention of surgically induced miosis. Eur J Implant Refract Surg 3:55–57
3. Fabian E, Denffer H v, Wertheimer R (1991) Diclofenac-Augentropfen zur Aufrechterhaltung der Mydriasis während der e.c. Kataraktextraktion. Ophthalmo-Chirurgie 3:115–119
4. Ilic J, Gigon S, Leuenberger PM (1984) Comparaison de l'effect anti-inflammatoire des collyres de dexamethasone et de diclofenac. Klin Monatsbl Augenheilkd 184:494–498
5. Kraff MC, Sanders DR, McGuigan L, Raanan MG (1990) Inhibition of blood-aqueous barrier breakdown with diclofenac. Arch Ophthalmol 108:380–383
6. Pillunat LE, Wagner P, Stodmeister R (1987) Vergleich lokal applizierter prostaglandinsynthesehemmender Substanzen in der Nd:YAG-Laser-Chirurgie – Erste Ergebnisse. Fortschr Ophthalmol 84:583–586
7. Quentin CD, Behrens-Baumann W, Gaus W (1989) Prophylaxe des zystoiden Makulaödems mit Diclofenac-Augentropfen bei i.c. Kataraktextraktion mit Choyce-Mark-IX-Vorderkammerlinse. Fortschr Ophthalmol 86:546–549
8. Quentin CD (1991) Diclofenac-Kammerwasserkonzentrationsbestimmung bei Kataraktoperation. In: Schott K, Jacobi KW, Freyler H (Hrsg) 4. Kongreß der Deutschen Gesellschaft für Intraokularlinsen-Implantation. Springer, Berlin Heidelberg New York Tokyo, S 98–101
9. Sears MV, Tarkkanen A (1985) (eds) Surgical Pharmacology of the Eye. Raven, New York
10. Strobel J, Seitz W, Tietze K (1991) Quantitative Untersuchungen von Protein- und Zellkonzentrationen in der Vorderkammer bei Kataraktchirurgie unter Therapie von steroidalen und nichtsteroidalen Antiphogistika. Ophthalmologica (Basel) 202:86–93

Blut-Kammerwasser-Schranke nach Phakoemulsifikation mit Hinterkammerlinsenimplantation – Limbaler Zugang mit Naht vs. Skleratunnel ohne Naht

M. Göbbels, G. Gossen und M. Spitznas

Zusammenfassung. Die Präparation eines Skleratunnels, durch den hindurch Phakoemulsifikation und Hinterkammerlinsenimplantation erfolgen, erlaubt den Verzicht auf einen Wundverschluß durch Naht und führt in aller Regel zu sehr niedrigen postoperativen Astigmatismen. Ist die Skleratunneltechnik jedoch möglicherweise traumatisierender als konventionelle Techniken mit limbalem Zugang? Ein objektiver Maßstab für den Traumatisierungsgrad intraokularer Chirurgie ist die postoperative Beeinträchtigung der Blut-Kammerwasser-Schranke (BKS), die sich fluorophotometrisch objektiv und quantitativ messen läßt. In der vorliegenden Studie wurde bei 50 Kataraktpatienten vor sowie 4 Tagen nach Phakoemulsifikation mit Hinterkammerlinsenimplantation (gleicher Operateur, one-piece-PMMA, 7-mm-Optik, Kapselsackfixation) fluorophotometrisch die Funktion des BKS überprüft, wobei der Eingriff bei jeweils 25 altersgepaarten Patienten durch einen konventionellen limbalen Zugang mit abschließendem Wundverschluß (4 radiäre Einzelnähte) bzw. durch einen 7 mm breiten Skleratunnel ohne Naht erfolgte. Bei beiden Kollektiven kam es postoperativ im Schnitt zu einem knapp dreifachen Anstieg der Fluoreszeinextravasation in die Vorderkammer (limbaler Zugang: 2,9 +/− 1,5, $p < 0,001$; Skleratunnel: 2,7 +/− 1,6, $p < 0,001$). Zwischen beiden Kollektiven zeigte sich diesbezüglich kein signifikanter Unterschied ($p > 0,8$). Gemessen an der postoperativen Beeinträchtigung der BKS erscheint also die Skleratunneltechnik zumindest nicht traumatischer als konventionelle Techniken der Phakoemulsifikation mit Hinterkammerlinsenimplantation.

Summary. Postoperative breakdown of the blood-aqueous-barrier (BAB) is considered a sensitive parameter of intraoperative trauma and can be assessed objectively and quantitatively by fluorophotometry. In the present study the function of the BAB of 50 cataract patients was examined by fluorophotometry before as well as 4 days after phacoemulsification with posterior-chamber lens implantation (same surgeon; 7 mm-one-piece-PMMA-IOL; in-the-bag-implantation) using an automated computerized objective fluorophotometer. Twenty-five of these 50 patients underwent conventional phacoemulsification (corneoscleral incision; 4 radial sutures); the other 25 patients were operated using a no-stitch technique (7 mm scleral tunnel). Four days postoperatively, orally administered sodium fluorescein penetrated into the anterior chamber almost three times more than before surgery (conventional technique 2.8 +/− 1.5, $p < 0.001$; no-stitch technique 2.7 +/− 1.6, $p < 0.001$). There was no significant difference between the groups to that regard ($p = 0.8$). Thus, regarding the effect on the BAB no-stitch surgery and conventional phacoemulsification techniques appear to be equivalent.

Einleitung

Innerhalb der letzten zehn Jahre hat die Kataraktchirurgie eine rasante Entwicklung durchgemacht und einen technischen Stand erreicht, der es gestattet, einen Kataraktpatienten im Regelfalle rasch, sicher und mit ausgezeichnetem Ergebnis optisch zu rehabilitieren. Nachstarbildung und postoperativer Hornhautastigmatismus stellen jedoch noch nicht völlig befriedigend gelöste Probleme dar.

In den letzten Jahren wurden jedoch operative Techniken entwickelt, die dazu beitragen, hohe Hornhautastigmatismen nach Kataraktoperation zu vermeiden, wie Kleinschnittchirurgie, limbusparallele Naht, Ein-Stich- und schließlich Ohne-Stich-(No-stitch-)Techniken, bei denen Phakoemulsifikation und Linsenimplantation durch einen intraskleralen Gewebetunnel erfolgen, der sich am Ende des Eingriffs ohne jede Naht wie ein Ventil vollständig abdichtet.

In der Tat bestechen No-stitch-Techniken durch ihre ausgezeichneten postoperativen Resultate. Nach eigener Erfahrung sowie zahlreichen Berichten anderer führen sie im Vergleich zu konventionellen Eingriffen mit Naht – zumindest in der frühen postoperativen Phase – in der Regel zu einem niedrigeren postoperativen Astigmatismus, einer geringeren Irregularität der Hornhautoberfläche, einer rascheren optischen Rehabilitation und nicht zuletzt zu einer besseren unkorrigierten Sehschärfe der Kataraktpatienten.

Andererseits ist bei der Skleratunneltechnik die Schnittfläche, und damit letztlich die Gewebetraumatisierung, deutlich größer als bei konventionellem Zugang. Zudem sind Beweglichkeit und Manövrierfähigkeit von Phako- und A.-I.-Tip während der Operation durch den Tunnel eingeschränkt, was die intraoperative Manipulation erschwert. Schließlich neigt die Introkularlinse, die durch den 4–6 mm langen Tunnel vorgeschoben werden muß, dazu, aufgrund der intraskleralen Schnittführung während der Implantation tangential, also mit dem zuerst in die Vorderkammer eingeführten Anteil, endothelwärts zu verkippen.

So stellt sich trotz der unbestreitbaren Vorteile der No-stitch-Technik mit Skleratunnel die Frage, ob diese Technik möglicherweise im Vergleich zu konventionellen Verfahren mit einer erhöhten intraoperativen Traumatisierung einhergeht.

Ein sehr empfindlicher Parameter für den Grad der intraoperativen Traumatisierung ist die Beeinträchtigung der Blut-Kammerwasser-Schranke in der frühen postoperativen Phase, die sich mit Hilfe der Fluorophotometrie objektiv und quantitativ überprüfen läßt [1, 3–6].

Patienten und Methoden

Patienten. Bei insgesamt 50 Kataraktpatienten (71 +/– 9 Jahre) wurde vor sowie 4 Tage nach Phakoemulsifikation mt Hinterkammerlinsenimplantation fluorophotometrisch die Funktion der Blut-Kammerwasser-Schranke überprüft. Von diesen 50 Patienten wurden jeweils 25 (altersgepaart) durch einen konventionellen korneoskleralen Zugang mit abschließendem Wundverschluß (4 radiäre Einzelnähte) bzw. durch einen 7 mm breiten und 4–6 mm langen Skleratunnel ohne Nahtverschluß operiert. Abgesehen von unterschiedlichenm Zugang und Wundverschluß wurden alle Patienten vom selben Operatuer in gleicher, standardisierter Weise operiert: Kapsulorhexis, Phakoemulsifikation im Kapselsack, Implantation einer 7mm-one-piece-PMMA-Linse in den Kapselsack. Patienten mit Augenerkrankungen außer Katarakt, mit systemischen Gefäßerkrankungen (behandlungsbedürftige arterielle Hypotonie, Diabetes mellitus), mit Kollagenosen sowie voroperierte Patienten wurden von der Studie ausgeschlossen.

Fluorophotometrie. Alle fluorophotometrischen Untersuchungen wurden mit einem computergestützten, automatischen objektiven Fluorophotometer (Coheren Radiation Fluorotron Master) durchgeführt.

Nach Messung der Autofluoreszens im vorderen Augensegment (Leerwertmessung) erhielten die Probanden 5 mg/kg KG Na–Fluoreszein (gelöst in 100 ml Mineralwasser) zur oralen Applikation (t0). Nach ca. 30 min (t1) sowie nach 90–120 min (t2) wurden jeweils der Anstieg der Fluoreszeinkonzentration in der vorderern Augenkammer sowie die Konzentration des nicht-proteingebundenen Fluoszeins im Blutserum gemessen. Hierzu wurden ca. 3 ml Blut intravenös entnommen und 5 min bei 3000 rpm zentrifugiert. Das klare Zentrifugat wurde erneut 5 min bei 3000 rpm und 30 °C durch einen Amicon-CF2-Filter ultrafiltriert; das gewonnene Ultrafiltrat wurde sodann in einem Verhältnis von 1:40 in einem Phosphatpuffer (pH 7,4) gelöst und in einer Küvette der fluorophotometrischen Untersuchung zugeführt.

Die Permeabilität er Blut-Kammerwasser-Schranke (D) läßt sich nun wie folgt berechnen:

$$D = \frac{(\mathrm{Cvk}(t1) + \mathrm{Cvk}(t2) \times \mathrm{Vac} \times 10\mathrm{E}6}{\int (t0 - t2)\,\mathrm{Cpl}(t)\,dt \times \mathrm{Ai} \times 120} \quad (\mathrm{nm/s})$$

mit D = Permeabilität der Blut-Kammerwasser-Schranke für Na-Fluoreszein (nm/s), t0 = Zeitpunkt der oralen Fluoreszeinapplikation (min), t1 = Zeitpunkt der ersten Messung nach Fluoreszeingabe (min), t2 = Zeitpunkt der zweiten Messung nach Fluoreszeingabe (min), Cvk = Fluoreszeinkonzentration in der vorderen Augenkammer (ng/ml), Cpl = Konzentration des nicht-proteingebundenen Fluoreszeins im Blutserum (ng/ml), Vac = Volumen der vorderen Augenkammer (mmE3), Ai = Vorderfläche der Regenbogenhaut (85 mmE2).

Ergebnisse

In beiden Kollektiven kam es 4 Tage postoperativ zu einem knapp dreifachen Anstieg der Permeabilität der Blut-Kammerwasser-Schranke (limbaler Zugang: 2,9×, $p < 0{,}001$; Skleratunnel: 2,7×, $p > 0{,}001$). Zwischen beiden Kollektiven zeigte sich diesbezüglich kein signifikanter Unterschied ($p > 0{,}8$) (s. Abb. 1, Tabelle 1).

Diskussion

Fluorophotometrisch [5] sowie mit Hilfe eines Laser-cell-flare-meters [2] konnte gezeigt werden, daß postoperative Störung der Blut-Kammerwasser-Schranke bzw. postoperativer Vorderkammerreiz mit der Breite der Inzision zunehmen.

Tabelle 1. Permeabilität der Blut-Kammerwasser-Schranke nach Phakoemulsifikation mit HKL-Implantation

Tage postop.	Konventionelle Technik [$D \times 10^2$]		Skleratunneltechnik [$D \times 10^2$]
0	1,9 ± 1,1	P = 0,5	2,2 ± 1,4
	P < 0,001		P < 0,001
4	5,5 ± 2,1	P = 0,6	5,9 ± 2,3
postop. Permeabilitätsanstieg	×2,9 ± 1,5	p = 0,8	×2,7 ± 1,6

D: Durchdringungsrate. P: Signifikanzniveau

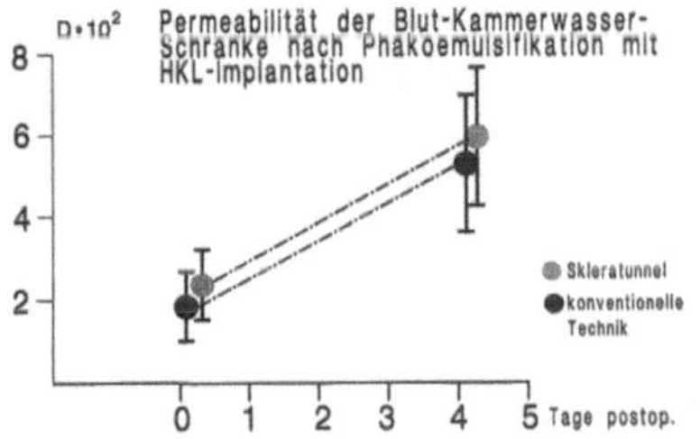

Abb. 1. Permeabilität der Blut-Kammerwasser-Schranke vor und nach Phakoemulsifikation mit Hinterkammerlinsenimplantation: Konventionelle Technik vs. Skleratunneltechnik

Insofern wäre bei der Skleratunneltechnik angesichts der deutlich größeren Schnittfläche sowie der schwierigen Manipulation bei Phakoemulsifikation und Linsenimplantation eine stärker ausgeprägte postoperative Permeabilitätserhöhung der Blut-Kammerwasser-Schranke als bei konventioneller Technik zu erwarten gewesen. Die vorliegenden fluorophotometrischen Ergebnisse lassen jedoch zwischen beiden Verfahren keinerlei Unterschiede im Hinblick auf die postopertive Störung der Blut-Kammerwasser-Schranke erkennen.

Gemessen an der postoperativen Beeinträchtigung der Blut-Kammerwasser-Schranke erscheint also die Skleratunneltechnik keineswegs traumatisierender als konventionelle Techniken mit korneoskleralem Zugang.

Literatur

1. Flach AJ, Graham J, Kruger LP (1988) Quantitative assessment of post-surgical breakdown of the blood-aqueous barrier following administration of 0.5% ketorolac tromethamine solution. Arch Ophthalmol 106:344–347
2. Gills JP, Sanders DR (1991) Use of small incisions to control induced astigmatism and inflammation following cataract surgery. J Cataract Refract Surg 17:740–744
3. Miyake K, Asakura M, Kobayshi H (1984) Effect of intraocular lens fixation on the blood-aqueous barrier. Am J Ophthalmol 98:451–455
4. Sanders DR, Kraff MC, Lieberman HL (1982) Breakdown and reestablishment of the blood-aqueous barrier with implant surgery. Arch Ophthalmol 100:588–590

5. Sanders DR, Spigelman A, Kraff C, Lagouros P, Goldstick B, Peyman G (1983) Quantitative Assessment of Postsurgical Breakdown of the Blood-Aqueous Barrier. Arch Ophthalmol 101:131–133
6. Sawa M, Sakanishi Y, Shimuzu H (1984) Fluorophotometric study of anterior segment barrier functions after extracapsular cataract-extraction and posterior-chamber intraocular lens implantation. Am J Ophthalmol 97:197–204

Verstärkte perioperative Drucksenkung durch eine Liposomen-Carteololsuspension bei der Phakoemulsifikation mit Hinterkammerlinsenimplantation

U. Weber, L. Michaelis und C. Bähr

Zusammenfassung. Als Vehikel für Arzneistoffe bewirken Liposome im Allgemeinen eine Wirkungsverbesserung. Die Wirkung einer Liposomen-Carteololsuspension auf den postoperativen Augeninnendruck (IOD) nach Phakoemulsifikationen mit Hinterkammerlinsenimplantation und beim Partnerauge wurde untersucht.

90 Patienten wurden auf 3 gleich große Gruppen randomisiert und prospektiv im Doppelblindmodus prä- und über 3 Tage postoperativ (nach 4,24 und 48 Stunden) applaniert. Allen Patienten wurde unmittelbar postoperativ 20 μl Substanz mit der Eppendorfpipette in den Bindehautsack des operierten und des Partnerauges getropft. Gruppe 1 erhielt eine Suspension aus Carteolol 2% und FAT-MLV (Frozen And Thawed Multilamellar Large Vesicles), Gruppe 2 FAT-MLV allein und Gruppe 3 Carteolol 2%.

Die bis auf eine beginnende Katarakt augengesunden Partneraugen wiesen für Gruppe 1 und 3 gegenüber Gruppe 2 (Kontrolle) eine signifikante Drucksenkung auf. Gruppe 1 zeigte gegenüber Gruppe 3 darüberhinaus eine signifikante Drucksenkung und Wirkungsverlängerung.

Nach der Phakoemulsifikation mit Hinterkammerlinsenimplantation zeigte die Kontrollgruppe (2) einen Druckanstieg, Gruppe 3 (β-Blocker) einen gleichbleibenden intraokularen Druck und Gruppe 1 (β-Blocker/MLV Suspension) eine deutlichere, aber etwa gleichlange Senkung des intraokularen Druckes wie die Partneraugen. Dieser Effekt kann zu einer Dosisminderung genutzt werden.

Summary. Liposomes are capable of trapping β-Blockers such as Carteolol in their bilayer structure providing an improved and prolonged drug action.

In a prospective randomized double-blind trial Carteolol 2% suspended with FAT-MLV (Frozen and Thawed Multilamellar Large Vesicles), FAT-MLV and Carteolol 2% were applied immediately after phakoemulsification with implantation of a posterior chamber lens in a standard procedure to 30 eyes each group and their slightly cataracteous fellow eyes. Intraocular pressure (IOP) was measured for 3 days.

In the normal fellow eyes a significant reduction of IOP was observed for the patients receiving Carteolol and the Carteolol MLV suspension. Moreover, an improved action and a prolongation of drug action was registered in the Carteolol/MLV group as compared to Carteolol treatment alone.

After phakoemulsification the control group (2) showed a significant increase of the IOP. Carteolol (group 3) produced a constant level of IOP but the Carteolol/MLV suspension showed an even stronger decrease of the IOP than in the normal controls.

Hence, Carteolol is suitable for reduction of the IOP but a Carteolol/MLV suspension is much more effective providing the possibility of a single dose application of a low-dose β-Blocker after phakoemulsification.

Einleitung

In die Doppelmembranstruktur von Liposomen, kleinen Fetthohlkügelchen, können Medikamente eingebracht werden, die unmittelbar am Zielorgan unter bestimmten Bedingungen freigesetzt werden und so eine niedrigere Wirkstoffkonzentration erlauben als bei konventioneller Applikation [2].

Um die Vorteile dieses Effektes für den postoperativen Druckverlauf nach Phakoemulsifikation zu untersuchen, wurde ein randomisiertes Patientenkollektiv prospektiv auf postoperativ Druckschwankungen nach einmaliger β-Blocker- und β-Blocker/Liposomen-Applikation untersucht.

Material und Methode

Patienten

90 konsekutive Patienten, die zur Phakoemulsifikation mit Hinterkammerlinsenimplantation anstanden, wurden auf 3 gleich große Gruppen randomisiert. Untersucht wurden das zu operierende und das bis auf eine beginnende Katarakt gesunde Partnerauge. Ausschlußkriterien waren insbesondere Glaukompatienten mit aktiver Tropfentherapie oder Glaukomanamnese, Erkrankungen des Augenhintergrundes mit und ohne Lasertherapie, okuläre oder systemische Infektionen, Uveitis, Kontaktlinsenträger sowie medikamentöse lokale oder systemische Therapie mit möglicher Wirkung auf den Augeninnendruck (IOD). – Jeder vom Normalen abweichende postoperative Verlauf führte ebenfalls zum Ausschluß.

Methode

Die Operation erfolgte nach einer Standardprozedur mit limbusständigem Bindehautlappen und einem 2–3 mm langen Skleratunnel. Der Wundverschluß erfolgte mit zwei 10.0-Kreuzstichnähten. Die verwendete viskoelastische Substanz (Healon®) wurde mit dem Saugspülgerät vor Ende der Operation wieder abgesaugt.

Bei jeweils 30 Augen und ihren Partneraugen wurden unmittelbar postoperativ mit einer Eppendorfpipette 20μl Substanz in den Bindehautsack getropft. Gruppe 1 erhielt eine Liposomen/Carteolol-2%-Suspension, Gruppe 2 Liposomen allein und Gruppe 3 Carteolol 2% allein. Das IOD wurde vor der Operation sowie 4, 24 und 48 Stunden danach applaniert. Die Untersuchung erfolgte prospektiv im Doppelblindmodus.

Medikamente

Es wurden multilamelläre große Liposomen (MLV, multilamellar large vesicles), die in Freeze-And-Thaw-Technik hergestellt wurden (FAT-MLV), verwendet [4].

Zu einem dünnen Phospholipidfilm (200 mg NC 95 H, Nattermann; Phasenübergangstemperatur 54 °C) wurden 5 ml einer 2%igen wässrigen Carteolollösung (Arteoptic®, Dispersa) gegeben. Bei 60 °C wurde im Wasserbad solange geschüttelt, bis der Lipidfilm von den Wänden des Glaskolbens vollständig gelöst war. Die Suspension wurde anschließend in ein verschließbares 50-ml-Polypropylen-Zentrifugenröhrchen (Falcon) überführt und 2 Minuten in flüssigen Stickstoff getaucht. Danach wurde wieder unter Schütteln im Wasserbad auf 60 °C erhitzt. Dieser sog. „freeze-thaw cycle" wurde viermal wiederholt. Die dann vorliegenden Membransturkturen wurden mit TEM untersucht (Kohlenstoffnetze, 0,5% Ammoniummolybdat) und entsprachen weitgehend den in [4] beschriebenen. Die Reinheit der Phospholipide wurde mit TLC (thin layer chromatography) geprüft (Silicar Gel G, Chloroform/Methanol/Wasser 65/25/4); die Liposome wurden in adäquaten Portionen bei 4 °C gelagert und bei Raumtemperatur appliziert. Für die statistische Auswertung (Gruppenvergleiche) wurde der t-Test verwendet.

Ergebnisse

Die gemittelten Druckwerte der Gruppen (Carteolol/MLV, MLV, Carteolol) zeigen Tabelle 1 und Abb. 1 für die operierten und die Partneraugen. Tabelle 2 gibt die Signifikanzniveaus für die Unterschiede im IOD an.

Carteolol senkte den IOD zum Zeitpunkt t_4 sowohl mit als auch ohne Liposomen, jedoch in der Liposomensuspension signifikant stärker. Dieser drucksenkende Effekt war in den operierten Augen deutlicher als in den Partneraugen ausgeprägt.

Für die Partneraugen ließ sich 24 h nach Applikation kein signifikanter Unterschied zwischen Kontrollgruppe (MLV) und Carteololgruppe mehr feststel-

Tabelle 1. IOD (Mittelwerte aus jeweils n = 30) nach einmaliger Applikation von jeweils 20 µl Carteolol 2%/MLV-Suspension, MLV und Carteolol 2% vor Applikation (t_0) sowie nach 4 (t_4), 24 (t_{24}) und 48 (t_{48}) Stunden nach Phakoemulsifikation mit Hinterkammerlinsenimplantation und bei den Partneraugen mit beginnender Katarakt

Zeitpunkt	IOD (mmHg)					
	nach Phako.			bei den Partneraugen		
	Carteolol/ MLV (1)	MLV (2)	Carteolol (3)	Carteolol/ MLV (1)	MLV (2)	Carteolol (3)
t_0	15,7	16,6	16,3	15,7	15,9	16,2
t_4	6,7	23,2	17,2	9,2	15,1	13,4
t_{24}	9,1	17,6	16,8	10,3	15,0	15,4
t_{48}	10,9	16,7	15,3	12,6	15,1	15,2

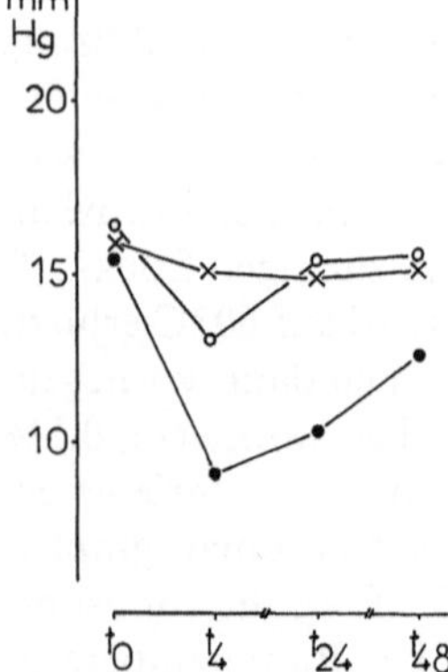

Abb. 1. Partneraugen mit beginnender Katarakt. Graphische Darstellung der Druckverläufe nach Tabelle 1. Carteolol/MLV (●), MLV (×), Carteolol (○)

Tabelle 2. Signifikanzniveaus für die Gruppenvergleiche mittels t-Test nach Phakoemulsifikation und bei den Partneraugen

Zeitpunkt	nach Phakoemulsifikation			bei den Partneraugen		
	1–2	1–3	2–3	1–2	1–3	2–3
t_0	n.s.	n.s.	n.s.	n.s.	n.s.	n.s.
t_4	<0,005	<0,005	<0,05	<0,005	<0,005	<0,05
t_{24}	<0,005	<0,005	n.s.	<0,005	<0,005	n.s.
t_{48}	<0,005	<0,005	n.s.	<0,01	<0,005	n.s.

n.s.: nicht signifikant, Irrtumswahrscheinlichkeit $\geq 5\%$

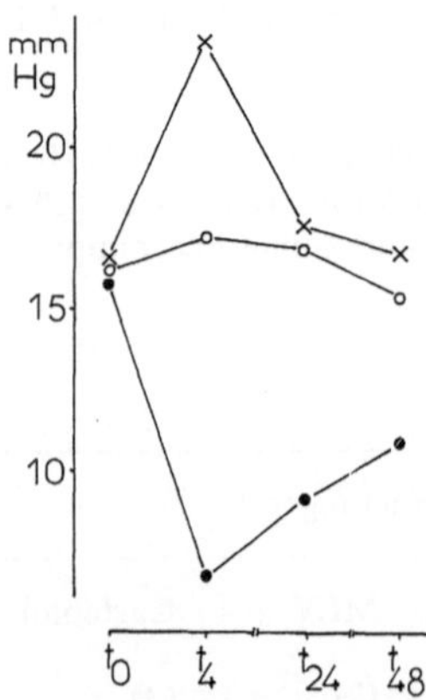

Abb. 2. Operierte Augen. Graphische Darstellung der Druckverläufe nach Tabelle 2. Carteolol/MLV (●), MLV (×), Carteolol (○)

len, jedoch zeigte die β-Blockersuspension gegenüber diesen beiden Gruppen eine signifikante drucksenkende Wirkung noch am Zeitpunkt t_{48}.

Für die operierten Augen wurde für die Kontrollgruppe (MLV) ein postoperativer Druckanstieg festgestellt, der durch den β-Blocker nivelliert wurde (Abb. 2).

Die β-Blocker/Liposomensuspension führte zu einer signifikanten postoperativen Drucksenkung bis zum Zeitpunkt t_{48}.

Unverträglichkeiten wurden in keinem Fall festgestellt.

Diskussion

Die Vorteile der Medikamenten-(β-Blocker-)einbringung in Liposome ließen sich für den postoperativen Druckverlauf nach Kataraktoperation mittels Phakoemulsifikation auf einem hohen Signifikanzniveau in der „ein-Tropfen-Kurve" [1, 3] nachweisen.

In den „normalen", beginnend kataraktösen Partneraugen war sowohl ein stärker drucksenkender Effekt als auch eine Wirkungsverlängerung durch die Carteolol/Liposomensuspension nachweisbar. In den operierten Augen wurden postoperative Druckspitzen durch den β-Blocker abgefangen, während die Suspension zu einer erheblichen Drucksenkung über 2 Tage führte. Die β-Blocker/Liposomensuspension ist damit besonders geeignet, auch hohe Druckspitzen auszugleichen. Darüberhinaus kann dieser Effekt zu einer Konzentrationsverringerung des Wirkstoffs und damit Verringerung der Nebenwirkungsrate herangezogen werden. Der Effekt dürfte von besonderem Interesse für die ambulanten Operationen sein, bei denen der Patient nur einmalig postoperativ zur Medikamentenapplikation und im Falle von Komplikationen nicht zur Verfügung steht.

Über den Wirkungsmechanismus der Liposomen/β-Blockersuspension ist z. Z. wenig bekannt. Die Wirkungsverstärkung könnte auf eine Penetrationshilfe durch die Liposome zurückgeführt werden, die Wirkungsverlängerung durch eine verzögerte Freisetzung des β-Blockers aus den Lipiddoppelmembranen der Liposomen, wobei auch eine systemische Wirkung in der Diskussion steht.

Da in der Herstellung der FAT-MLV keine organischen Lösungsmittel verwendet werden und da der Hauptbestandteil Phosphatidylcholin ein natürlicher Zellwandbaustein ist, ist die Verträglichkeit der hier verwendeten Liposome optimal. Sie eignen sich daher für den klinischen Einsatz.

Literatur

1. Ahlgrimm ED (1979) Patienten Compliance in der Bundesrepublik Deutschland. Pharmazeut Z 124, 38:1809–1814
2. Hwang KJ (1987) Liposome pharmacokinetics. In: Ostro MJ (ed) Liposomes: From biophysics to therapeutics, pp 109–156. Marcel Dekker, New York
3. Krieglstein GK (1978) Die Wirkung von Timolol-Augentropfen auf den Augeninnendruck bei Glaukoma simplex. Klin Monatsbl Augenheilkd 172:677–685
4. Mayer LD, Hope MJ, Cullis PR, Janoff AS (1985) Solute distributions and trapping efficiencies observed in freeze-thawed multivesicular vesicles. Biochim Biophys Acta 817:193–196

Klinische Untersuchung zur Verträglichkeit einer neuen hochviskösen viskoelastischen Stubstanz (Healon GV)

P. Großkopf, V. Hessemer und K. W. Jacobi

Zusammenfassung: Das in der Intraocularchirurgie weit verbreitete Healon ist eine 1%ige Natrium-Hyaluronat-Lösung mit einem durchschnittlichen Molekulargewicht von 4000000 und einer mittleren Viskosität von 200000 cP. Healon GV (= greater viscosity) ist eine von Kabi-Pharmacia neuentwickelte 1,4%ige Hyaluronsäure-Lösung mit einem Molekulargewicht von 5000000 und einer – im Vergleich zu Healon – 10fach höheren Viskosität.

In dieser Studie überprüften wir die Verträglichkeit von Healon GV im Vergleich zu Healon. Während extrakapsulärer Kataraktextraktion mit IOL-Implantation wurden 0,2 ml viskoelastischer Substanz in die Vorderkammer injiziert. Weder in der postoperativen Zunahme der Hornhautdicke noch im Endothelzellzahlverlust oder dem postoperativen Augeninnendruckverhalten zeigten sich signifikante Unterschiede zwischen den Operationen mit Healon oder Healon GV. Healon GV ist also eine ebenso gut verträgliche Substanz wie Healon – bei jedoch höherer Viskosität und damit besserer Fähigkeit zur Aufrechterhaltung der Vorderkammer bei erhöhtem Glaskörperdruck.

Summary. Healon is a 1% sodium hyaluronate solution with a molecular weight of 4,000,000 and a mean viscosity of 200,000 cP. Healon GV (= greater viscosity) is a newly developed 1.4% sodium hyaluronate solution with a molecular weight of 5,000,000 and a 10fold higher viscosity.

In this study, we examined the compatibility of Healon versus Healon GV. 0.2 ml of the viscoelastic substance were injected in the anterior chamber during extracapsular cataract surgery with IOL implantation. There were no significant differences between surgery using Healon of Healon GV concerning endothelial cell loss, IOP change or increase in corneal thickness. We conclude that Healon GV has the same compatibility as Healon – while having a higher viscosity and therefore greater ability to maintain the anterior chamber.

Einleitung

Die Einführung viskoelastischer Substanzen in die Intraocularchirurgie hat das operative Vorgehen erleichtert und zur Verbreitung der Kataraktchirurgie wesentlich beigetragen [1–3, 11, 20]. Die Hyaluronsäure wurde von Balazs [4] in die Ophthalmologie eingeführt und ist als „Healon" kommerziell erhältich. Healon ist eine sterile hochgereinigte viscoelastische 1%ige Natrium-Hyaluronsäurelösung mit einem Molekulargewicht von 4000000 und einer Viskosität von 200000 cPoise. „Healon GV" ist eine von Kabi-Pharmacia neuentwickelte 1,4%ige Hyaluronsäurelösung mit einem Molekulargewicht von 5000000 und einer im Vergleich zu Healon 10fach höheren Viskosität (2000000 cP). Die höhere Viskosität soll dem Operateur in ophthalmochirurgischen Problemfällen helfen, die Vorderkammer aufrechtzuerhalten und Endothel und andere intraokulare

Gewebe vor dem chirurgischen Trauma zu schützen. Ziel dieser Studie war es zu untersuchen, ob die höhermolekulare Hyaluronsäurelösung ebenso gut verträglich ist und die gleiche Protektion bietet oder ob es durch die höhere Viskosität zu einer Belastung der Abflußwege mit intraokularem Druckanstieg kommt [5,8].

Material und Methode

36 Patienten mit seniler Katarakt wurden ausgesucht zur extrakapsulären Kataraktextraktion mit Hinterkammerlinsenimplantation. Ausschlußkriterien waren Voroperationen, Uveitis, Glaukom, Diabetes und Hornhautveränderungen. Die 36 Patienten wurden randomisiert in 2 Gruppen aufgeteilt. 18 Patienten erhielten während des intraokularen Eingriffes Healon, bei den restlichen 18 Patienten wurde als viskoelastische Substanz Healon GV verwendet. Ca. 0,2 ml Testsubstanz wurde nach corneoskleraler Bulbuseröffnung in die Vorderkammer sowie vor IOL-Implantation in den Kapselsack injiziert. Vor dem Wundverschluß wurde die viskoelastische Hilfssubstanz soweit wie möglich mittels Irrigation/Aspiration aus dem Auge eliminiert. Sämtliche Eingriffe wurden von *einem* erfahrenen Operateur durchgeführt.

Präoperativ sowie am 1. und 3. postoperativen Tag wurden folgende Parameter bestimmt:

1. Augeninnendruck (Goldmann-Tonometer);
2. Endothelzellzahl in der Hornhautscheitelregion (Leitz-Spiegel-Mikroskop Biophthal);
3. zentrale Hornhautdicke (Allergan Humphrey-Ultraschallpachymeter Modell 850).

Sämtliche Patienten erhielten die identische medikamentöse Nachbehandlung in Form von lokalen (Dexamethason, Indometacin) und systemischen (Prednisolon) Antiphlogistika, lokalen Antibiotika (Gentamycin) und systemischer Drucksenkung (Diclofenamid).

Ergebnisse

Sowohl bei Healon als auch bei Healon GV kam es zu einem Druckanstieg am 1. postoperativen Tag auf durchschnittlich 17,5 bzw. 18,7 mmHg. Der höhere Anstieg bei Healon GV war nicht signifikant gegenüber der Druckerhöhung bei Healon. Am 3. postoperativen Tag war der Druck wieder unter das Ausgangsniveau abgesunken (Abb. 1).

Die Hornhautdickenzunahme war bei beiden Substanzen deutlich und persistierte über den 3. postoperativen Tag hinaus. Ein statistischer Unterschied zwischen beiden Substanzen war nicht nachzuweisen (Abb. 2).

Eine Abnahme der zentralen Hornhautendothelzellzahl konnte bei beiden viskoelastischen Substanzen verzeichnet werden. Sie betrug bis zum 3. postoperativen Tag durchschnittlich 8,6% bei Healon und 8,7% beim höhermolekularen

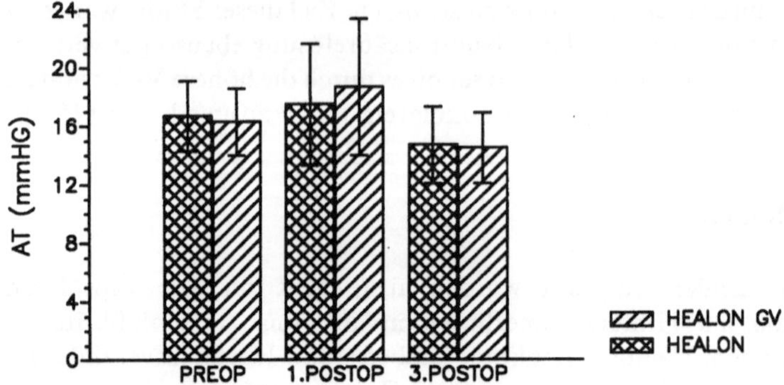

Abb. 1. Augeninnendruck [mmHg] präoperativ sowie am 1. und 3. postoperativen Tag

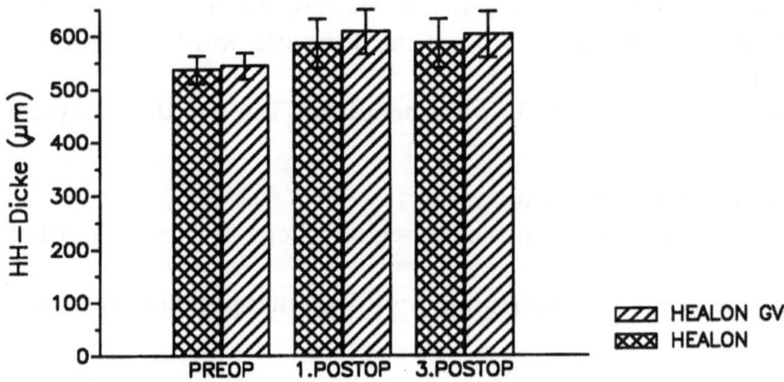

Abb. 2. Zentrale Hornhautdicke [μm] präoperativ sowie am 1. und 3. postoperativen Tag

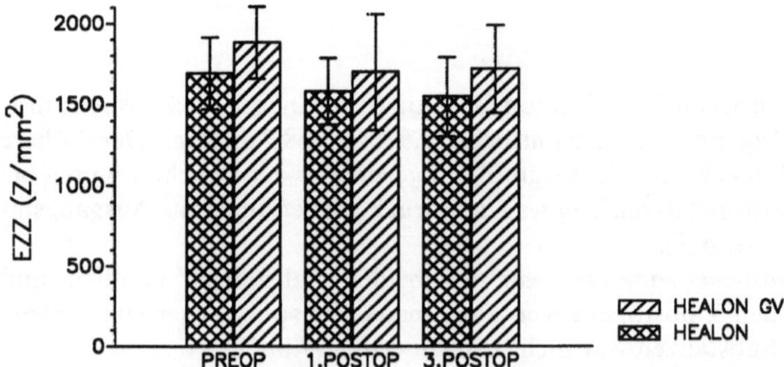

Abb. 3. Endothelzellzahl [Z/mm^2] an der Hornhautscheitelregion präoperativ sowie am 1. und 3. postoperativen Tag

Tabelle 1. Zentrale Hornhautdicke (μm)

	präop.		1. postop.		3. postop.	
Healon	536,5	536,7	585,6	541,5	585,9	543,7
Healon GV	543,6	547,9	607,4	551,1	601,9	548,9
	OP	Partner	OP	Partner	OP	Partner

Tabelle 2. Augeninnendruck (mmHg)

	präop.		1. postop.		3. postop.	
Healon	16,7	16,8	17,5	15,5	14,7	14,7
Healon GV	16,3	16,1	18,7	15,9	14,5	14,3
	OP	Partner	OP	Partner	OP	Partner

Tabelle 3. Zentrale Endothelzellzahl (Z/mm^2)

	präop.		1. postop.		3. postop.	
Healon	1690	1564	1580	1586	1546	1600
Healon GV	1881	1800	1700	1800	1718	1927
	OP	Partner	OP	Partner	OP	Partner

Healon GV. Ein signifikanter Unterschied war auch hier nicht festzustellen (Abb. 3).

Vergleicht man OP-Auge mit dem nichtoperierten Partnerauge, so zeigt sich eine statistisch signifikante Zunahme der Hornhautdicke auf maximal 585,6 μm (Healon) bzw. 607,4 μm (Healon GV) (Tabelle 1).

Der Augeninnendruckanstieg war zwar beim höhermolekularen Healon GV am 1. Tag statistisch stärker ausgeprägt, am 3. Tag war ein Unterschied zwischen OP- und Partnerauge bzw. zwischen Healon und Healon GV nicht mehr nachzuweisen (Tabelle 2).

Die Abnahme der Hornhautendothelzelldichte an der Scheitelregion war weder im Vergleich zum Partnerauge noch im Vergleich zur viskoelastischen Konkurrenzsubstanz signifikant (Tabelle 3).

Diskussion

Viskoelastische Substanzen haben sich als „Platzhalter" und zum Schutz vor intraoperativem Trauma bewährt, insbesondere wenn erhöhter Glaskörperdruck die Vorderkammer abflacht und die Operationsbedingungen erschwert [9, 12, 13,

16, 19]. Der postoperative Druckanstieg nach Verwendung von viskoelastischen Substanzen während der Cataraktoperation ist wohl dokumentiert [1, 3, 6, 7, 15].

Die Erhöhung des Molekulargewichtes und der Viskosität von Healon GV ergab in unserer Studie keine signifikanten Unterschiede hinsichtlich des postoperativen Augeninnendruckverhaltens, des Endothelzellverlustes oder der Zunahme der Hornhautdicke. Diese Ergebnisse stehen damit in guter Übereinstimmung mit einer skandinavischen Untersuchung [8].

Insbesondere bei technisch anspruchsvollen Operationen oder intraoperativen Komplikationen kann die höhermolekulare und - visköse Hyaluronsäurelösung von Vorteil zur Aufrechterhaltung der Vorderkammer gegen erhöhten Glaskörperdruck sein. Im „Druck-Resistenz-Test“ konnte Healon GV einem ca. 3fach höheren Druck standhalten als Healon. Hierbei erfolgte nach einer 6 mm großen transkornealen Inzision und Instillation von 0,2 ml viskoelastischer Probesubstanz in die Vorderkammer die intravitreale Infusion von 0,5 mm BSS unter kontinuierlicher Messung des Augeninnendruckes [17].

Der Mechanismus des postoperativen Druckanstieges nach Gebrauch von Hyaluronsäure ist nicht vollständig geklärt. Er wird auf eine Herabsetzung der Abflußleichtigkeit durch Belastung der Abflußwege zurückgeführt. Man nimmt an, daß der Abfluß von Na-Hyaluronsäure viskositätsabhängig ist und Substanzen mit hoher Viskosität langsamer abfließen und durch Verstopfung der Abflußwege zu einem höheren Druckanstieg führen [5]. In einer tierexperimentellen Untersuchung [18] sowie in unserer Untersuchung konnte diese Abhängigkeit nicht bestätigt werden. Unsere Ergebnisse werden durch Untersuchungen von Gaskell und Haining [8] unterstützt, die ebenfalls keine Unterschiede zwischen 1%iger und 1,4%iger Hyaluronsäurelösung finden konnten - bei tendenziell niedrigerem postoperativen Druckanstieg und geringerer Hornhautdickenzunahme beim höhermolekularen Healon GV.

Die möglichst vollständige Entfernung der eingebrachten viskoelastischen Hilfssubstanz vor Operationsende scheint uns von besonderer Bedeutung zur Verhütung des postoperativen Glaukoms unter „Viscoelastics“ [9, 10, 14, 21]. Insbesondere bei Glaukompatienten sollte der Augeninnendruck postoperativ sorgfältig überwacht werden, da eine Entfernung der viskoelastischen Hilfssubstanz nicht bei jedem Patienten das Risiko eines postoperativen Druckanstieges eliminiert.

Literatur

1. Alpar JJ (1987) Viscoelastic surgery. Ann Ophthalmol 19:350–353
2. Balazs EA (1983) Sodium hyaluronate und viscosurgery. In: Miller D, Stegman R (eds) Healon (Sodium Hyaluronate). A Guide to its use in ophthalmic surgery. John Wiley & Sons, Chichester
3. Balazs EA, Aldrich MP (1985) Eyes viscosurgery. Transplant Today 2:62
4. Balazs EA, Freeman MI, Klöti R, Meyer-Schwickerath O, Regnault F, Sweeney DH (1972) Hyaluronic acid and replacement of vitreous and aqueous humor. Modern Problems Ophthalmol 10:3
5. Berson FG, Patterson MM, Epstein DL (1983) Obstruction of aqueous outflow by sodium hyaluronate in enucleated human eyes Am J Ophthalmol 95:668

6. Binkhorst CD (1980) Inflammation and intraocular pressure after the use of Healon in intraocular lens surgery. Am Intraocul Implant Soc J 6:340
7. Cherfan GM, Rich WJ, Wright G (1983) Raised intraocular pressure and other problems with sodium hyaluronate and cataract surgery. Trans Ophthalmol Soc UK 103:277
8. Gaskell A, Haining WM (1991) A double blind randomized multicentre clinical trial of "Healon GV" compared with "Healon" in ECCE with IOL implantation. Eur J Implant Ref Surg 3:241
9. Hoffer KJ (1982) Effects of extracapsular implant techniques on endothelial density. Arch Ophthalmol 100:791
10. Mac Rae SM, Edelhauser HF, Hyndiuk RA, Burd EM, Schultz RO (1983) The effects of sodium hyaluronate, chondroitin sulfate and methylcellulose on the corneal endothelium and intraocular pressure. Am J Ophthalmol 95:332
11. Miller D, O'Connor P, Williams T (1977) Use of Na hyaluronate during intraocular lens implantation in rabbits. Ophthalmolic Surg 8:58
12. Miller D, Stegmann R (1980) Use of Na-hyaluronate in anterior segment eye surgery. Am Intraocul Implant Soc J 6:13
13. Miller D, Stegmann R (1982) The use of Healon in intraocular lens implantation. Int Ophthalmol Clin 22:177
14. Pape LG (1980) Intracapsular and extracapsular technique of lens implantation with Healon. Am Intraocul Implant Soc J 6:342
15. Passo MS, Ernest JT (1981) Intraocular pressure following cataract surgery using Healon. ARVO abstracts. Suppl Invest Ophthalmol Vis Sci St. Louis, C.V. Mosby, p 118
16. Percival SPB (1983) Sodium hyaluronate in cataract and intraocular lens surgery. Trans Ophthalmol Soc UK 103:254
17. Pharmacia Ophthalmics, Uppsala, Schweden Produktinformation
18. Schubert H, Denlinger JL, Balazs EA (1981) Na-hyaluronate injected into the anterior chamber of the owl monkey. Effect on IOP and rate of disappearance. ARVO Abstracts. Suppl Invest Ophthalmol Vis Sci, St. Louis, C.V. Mosby, p 118
19. Shelton PA (1990) Viscoelastics use helps to minimize liability risk. Ocul Surg News 15:5
20. Soll D, Harrison S, Arturi F, Clinch T (1980) Evaluation and protection of corneal endothelium. Am Intraocul Impl Soc J 6:239
21. Stegmann R, Miller D (1982) Extracapsular cataract extraction with hayluronate sodium. Ann Ophthalmol 14:813

Vereinfachung der klinischen Anwendung von Gewebe-Plasminogen-Aktivator

R. Grewing, U. Mester und M. Löw

Zusammenfassung. Gewebeplasminogenaktivator (tissue plasminogen activator=t-PA) ist eine körpereigene Substanz, die zur Lyse intraokularer Fibrinmembranen appliziert werden kann. Zum Fibrinabbau werden bis zu 25 μg t-PA intraokular injiziert. Dazu ist eine erhebliche Verdünnung der handelsüblichen 20-mg-Ampulle t-PA erforderlich. Erfolgt diese mit Aqua dest. und Balanced salt solution (BSS) so ist eine Lagerung bei mindestens −70 °C erforderlich. Da eine Gefriereinheit für Temperaturen unter −70 °C in zahlreichen ophthalmologischen Abteilungen nicht zur Verfügung steht, entwickelten wir in Zusammenarbeit mit Dr. Karl Thomae GmbH eine Verdünnungstechnik, welche die Lagerung des modifizierten t-PA bei −20 °C ermöglicht.

Aktivitätskontrollen zeigten keinen Verlust über einen Zeitraum von 6 Monaten.

Die klinische Anwendung des so verdünnten und bei −20 °C gelagerten t-PA führte in 9 von 10 Fällen zu einer permanenten Lyse der intraokularen Fibrinmembranen.

Summary. Tissue plasminogen activator (t-PA) is a physiologic substance which can be used for lysis of intraocular fibrinous membranes. The amount of t-PA intraocularly applied is up to 25 μg. Therefore a considerable dilution of the commercially available product (Actilyse, 20 or 50 mg vial, Thomae/Behringwerke) becomes necessary. If the dilution is performed with Aqua dest. and Balanced salt sulution (BSS) t-PA has to be stored at −70 °C. Because the required ultralow freezer is not available in many ophthalmological departments we developed togther with Dr. Karl Thomae GmbH a new dilution technique which enables the storage at −20 °C.

Regular controls showed no loss in acitivity during 6 months. The efficacy of t-PA stored at −20 °C was proven clinically in ten cases.

Einleitung

Persistierende postoperative Fibrinmembranen können im vorderen Augenabschnitt zu Glaukom, hinterer Synechienbildung und Verschlechterung des Einblickes auf die Netzhaut führen. Im Bereich des hinteren Augenabschnittes kann es zur Entwicklung einer traktiven Ablatio retinae kommen. Führt eine lokale Therapie mit Kortikosteroiden nicht zu einem Fibrinabbau, kann die intraokulare Gabe von Fibrinolytika erwogen werden. Gegenüber exogenen Plasminogenaktivatoren hat Gewebe-Plasminogen-Aktivator die Vorteile fehlender Antigenität sowie spezifischer Fibrinbindungseigenschaften. Da für ophthalmologische Zwecke lediglich Dosen bis zu 25 μg benötigt werden, ist eine erhebliche Verdünnung der handelsüblichen Menge von 20 mg (Actilyse, Thomae/Behringwerke) erforderlich. Bisher erfolgte diese mit Aqua dest. und BSS [1]. Die Lagerungstemperatur der so verdünnten Lösung beträgt mindestens

−70 °C, da Genentech Inc. Präzipitatbildungen als Hinweis auf eine Produktveränderung bei höheren Temperaturen festgestellt hat [2].

Material und Methoden

Da eine Gefriereinheit für Temperaturen von mindestens −70 °C in vielen ophthalmologischen Abteilungen nicht zur Verfügung steht, entwickelten wir in Zusammenarbeit mit der Firma Dr. Karl Thomae GmbH eine Verdünnungsmethode, welche eine Lagerung des für ophthalmologische Zwecke modifizierten t-PA bei −20 °C ermöglicht:

1. Auflösen einer 20-mg-Ampulle Actilyse mit dem mitgelieferten Lösungsmittel (Aqua dest.). Die hierdurch erreichte Konzentration beträgt 100 μg/0,1 ml.
2. Weitere Verdünnung auf die gewünschte Konzentration von 5 μg/0,1 ml durch Hinzufügen der lösungsvermittelnden Stoffe, welche auch in der handelsüblichen Ampulle Actilyse enthalten sind, um t-PA in Lösung zu halten.

Über einen Zeitraum von 6 Monaten erfolgten regelmäßige Kontrollen der Aktivität sowie mikrobiologische Untersuchungen.

Das bei −20 °C gelagerte t-PA wurde zehnmal in 8 Augen injiziert, nachdem es unter der Gabe von Kortikosteroiden als Augentropfen und subkonjunktivale Injektion nicht innerhalb von 7 Tagen zu eine Lyse der postoperativen Fibrinmembranen gekommen war. Die mittlere Dosis betrug 10 μg (5–15 μg). Die Indikation bestand 7mal in persistierenden Fibrinmembranen nach Kataraktoperationen mit Synechiolyse und/oder Iridotomie und Irisnaht. Einmal wurde uns eine Patientin zur Ablatioreoperation überwiesen. Es befand sich ein Blut/Fibrinkoagel in der Vorderkammer nach vorangegangener Ablatiooperation mit Iridektomie, welches den Einblick auf den hinteren Augenabschnitt verhinderte. 5 Patienten gaben in der Anamnese rezidivierende Iridocyclitiden auf dem operierten Auge an; in einem Fall lagen zum Zeitpunkt der t-PA–Injektion ausgeprägte diabetische Veränderungen mit Rubeosis iridis vor. Zwischen Operation und t-PA-Injektion lagen 8–46 Tage.

Ergebnisse

Aktivitätskontrollen über 6 Monate zeigten keinen Wirkungsverlust. Ebenso konnte keine mikrobiologische Kontamination des bei −20 °C gelagerten t–PA nachgewiesen werden.

In 7 der 8 Augen wurde durch die Injektion von t-PA ein Auflösen der Fibrinmembranen innerhalb vom 1–2 Stunden erreicht. Lediglich in dem Auge mit diabetischer Rubeosis iridis wurde trotz dreimaliger t-PA-Applikation nur eine vorübergehende Fibrinolyse erreicht.

In keinem Fall wurden Komplikationen im Zusammenhang mit der t-PA-Injektion beobachtet.

Diskussion

Die Spaltung von quervernetztem Fibrin erfolgt durch Plasmin, welches durch Aktivierung von Plasminogen entsteht. In vivo stehen zur Plasminogenaktivierung zwei physiologische Aktivierungswege zur Verfügung: Ein zirkulierendes (intrinsisches) und ein gewebeständiges (extrinsisches). Das zentrale Enzym der extrinsischen Fibrinolyse ist der Gewebe-Plasminogen-Aktivator. Seine Herstellung ist durch Anwendung gen- und biotechnologischer Methoden möglich geworden. Als körpereigene Substanz ist er nicht antigen wirksam – im Gegensatz zu Strepto- und Urokinase. T-PA akkumuliert auf der Oberfläche von Thromben. Dort führt er zu einer Spaltung des Fibrins, indem er mit in seiner Nachbarschaft spezifisch gebundenen Plasminogenmolekülen ternäre Aktivierungskomplexe bildet [3].

Unter klinischen Bedingungen wurde t-PA am Auge in kleineren Kollektiven zur Lyse von Fibrin nach Pars-plana-Vitrektomie [4–6] und Glaukomoperation [7, 8] eingesetzt. Die Hauptindikation in unserem Patientengut bestand in persistierenden Fibrinmembranen nach Kataraktoperation mit Synechiolye und/oder Iridotomie und Irisnaht. 5 der 8 Augen hatten eine Anamese rezidivierender Iridocyclitiden, sodaß eine präoperative Störung der Blut-Kammerwasserschranke vermutet werden konnte. Ein Auge wies zum Zeitpunkt der t-PA-Injektion, welche 46 Tage nach Kataraktoperation mit Hinterkammerlinsenimplantation erfolgte, eine deutliche diabetische Rubeosis iridis auf. Dies war der einzige Fall, bei dem es nach vorübergehender Fibrinolyse zu erneuter Fibrinbildung trotz dreimaliger t-PA-Applikation kam. Vermutlich bestand durch die neugebildeten Gefäße eine massive, permanente Störung der Blut-Kammerwasserschranke.

Während in anderen Studien bei −70°C gelagertes t-PA verwendet worden war, kam in unserem Patientenkollektiv erstmals bei −20°C gelagertes t-PA zur Anwendung. Dazu mußte eine modifizierte Verdünnungstechnik entwickelt werden. Durch die Lagerung bei −20°C wird die Verwendung von t-PA auch an den ophthalmologischen Abteilungen möglich, die nicht über eine Gefriereinheit für −70°C verfügen. Die Wirksamkeit und Sicherheit der t-PA-Anwendung wird dadurch nicht beeinträchtigt.

Literatur

1. Jaffe GJ, Green GDJ, Abrams GW (1989) Stability of recombinant tissue plasminogen activator. Am J Ophthalmol 108:90–91
2. Ward C, Weck S (1990) Dilution and storage of recombinant tissue plasminogen activator (Activase) in Balanced salt sulutions. Am J Ophthalmol 109:98–99
3. Gulga DC, Westhoff-Bleck M, Reil G-H (1990) Thromolysetherapie des akuten Herzinfarktes – Ergebnisse und neue Entwicklungen: Dtsch Med Wochenschr 115:187–195
4. Dabbs CK, Aaberg TM, Aquilar HE, Sternberg P Jr., Meredith TA, Ward AR (1990) Complications of tissue plasminogen activator therapy after vitrectomy for diabetes. Am J Ophthalmol 110:354–360
5. Jaffe GJ, Lewis H, Han DP, Williams GA, Abrams GW (1989) Treatment of postvitrectomy fibrin pupillary block with tissue plasminogen activator. Am J Ophthalmol 108:170–175

6. Williams DF, Bennett SR, Abrams GW, Han DP, Mieler WF, Jaffe GJ, Williams GA (1990) Low-dose intraocular tissue plasminogen activator for treatment of postvitrectomy fibrin formation. Am J Ophthalmol 109:606–607
7. Ortiz JR, Walker SD, McManus PE, Martinez LA, Brown RH, Jaffe GJ (1989) Filtering bleb thrombolysis with tissue plasminogen activator. Am J Ophthalmol 106:624–625
8. Tripathi RC, Tripathi BJ, Park JK, Quaranta L, Steinsapir K, Lehman E, Ernest JT (1991) Intracameral tissue plasminogen activator for resolution of fibrin clots after glaucoma filtering procedures. Am J Ophthalmol 111:247–248

Refraktive Linsenchirurgie

Myopie-Korrektur durch Linsenchirurgie

P. U. Fechner

Zusammenfassung. Die hohe Kurzsichtigkeit stellt eine sehr starke Behinderung dar, deren Beseitigung ein lohnendes therapeutisches Ziel ist. Abgesehen von der Kontaktlinsen-Korrektur – die immer als erstes versucht werden sollte – kommen gegenwärtig vier linsenchirurgische Maßnahmen infrage. Eine Operation darf aber nur durchgeführt werden, wenn triftige berufliche oder psychologische Gründe vorliegen.

Bei der Clear Lens Extraction wird die natürliche Linse entfernt und durch eine Kunstlinse geeigneter Stärke ersetzt. Dieser Eingriff ist mit dem Risiko der postoperativen Netzhautablösung (in 1 bis 2 Prozent) verbunden. Daher bevorzugt der Vortragende die Implantation einer Kunstlinse mit konkaver Optik in das phake Auge. Hierfür steht eine Linse der Firma Domilens zur Verfügung, über die Prof. G. Baikoff auf diesem Kongreß berichtet. Eine Alternative ist die Myopielinse der Firma Ophtec (Worst-Fechner-Linse). Es handelt sich um eine Irisklauenlinse, die durch Fixation an der Irisvorderfläche in der Vorderkammer schwebend gehalten wird. Die Irisfixation ist zwar praktisch komplikationsfrei, nachdem man die Operationstechnik gemeistert hat, aber die Linse gefährdet das Hornhautendothel, was auch für die Domilens-Linse gilt. In Einzelfällen (bei 6 von 109 Augen mit Irisklauen-Myopielinse) kam es zu einer Minderung der Endothelzelldichte im Beobachtungszeitraum von mehreren Jahren. Man sollte daher diese Linse nicht in flache Vorderkammern implantieren, – eine Forderung, die klinisches Urteil erfordert. Außerdem sind regelmäßige und lebenslange Kontrollen der Endothelzelldichte notwendig, damit man die Kunstlinse gegebenenfalls rechtzeitig entfernen und dadurch eine Hornhautdegeneration vermeiden kann. In der Praxis werden diese Kontrollen schwer zu realisieren sein. Daher gebührt einer Linse, die in die Hinterkammer eingesetzt wird, von wo sie das Endothel nicht gefährden kann, besonderes Interesse. Diese Hinterkammer-Myopielinse hat sich offensichtlich in Rußland bereits bewährt (seit 1986). Sie wird in Kürze auch in Deutschland verfügbar sein.

Summary. The operative correction of high myopia by lens surgery is a rewarding therapeutic aim, provided contact lenses – which always should be tried first – were not sucessful and there are convincing reasons which may be occupational or psychological in nature. In a clear lens extraction procedure the natural lens is replaced by an intraocular lens (IOL) of suitable strength. This operation is burdened with the risk of postoperative retinal detachment in 1 to 2 percent. We therefore prefer to correct the high myopia by implantation of an IOL with concave optic into the phakic eye. The angle fixated model made by Domilens company is presented by Professor Baikoff at this meeting. An alternative model is the myopia lens made by Ophtec company (Worst-Fechner lens). It is an iris claw lens which by fixation to the front of the iris is kept suspended in the anterior chamber. The iris fixation is without long therm complications. However the lens is not without long term risk to the corneal endothelium, – as is also the case with the Domilens model. In a few eyes with iris claw myopia lenses (6 of 109) the endothelial density decreased over a number of years. As a consequence it appears inadvisable to implant the lens into a shallow anterior chamber, the suitable depth being a parameter which has to be juged by experience. Regular and lifelong observation of the endothelial density is mandatory. If the density is noted to decrease the IOL will have to be removed in order to avoid corneal degeneration. In practice the required controls will be difficult to realize. For this reason a lens model deserves consideration which is implanted into the posterior chamber from where it cannot harm the corneal endothelium. The posterior chamber myopia lens seems to have stood the test of time (since 1986) in Russia and will shortly be available in Germany.

Die hohe Kurzsichtigkeit mag keine *Krankheit* sein, aber daß sie eine sehr starke *Behinderung* darstellt, ist nicht zu bezweifeln. Diese zu beseitigen ist also ein lohnendes therapeutisches Ziel. Eine Operation kommt hierfür allerdings nur infrage, wenn sich die Korrektur des Brechungsfehlers mit Kontaktlinsen als unmöglich erwies.

Welche Operationen stehen zur Verfügung?

„Clear Lens Extraction"

Bekanntlich kann man die hohe Kurzsichtigkeit beseitigen, indem man die natürliche Linse entfernt und durch eine Kunstlinse sehr viel geringerer oder fehlender optischer Brechkraft ersetzt. Eine solche Operation bezeichnet man in englischer Sprache als Clear Lens Extraction, ein Ausdruck, der hier beibehalten werden soll, weil er sich international durchgesetzt hat.

Die „Clear Lens Extraction" ist umstritten [1, 2], weil das Risiko der Linsenentfernung bei kurzsichtigen Augen deutlich höher ist, als wenn man an normalsichtigen Augen eine Katarakt-Operation durchführt. Das Risiko der Operation bei myopen Augen besteht in erster Linie darin, daß es postoperativ zu einer Netzhautablösung kommen kann. Wie groß ist dieses Risiko?

Wollensak et al. [3] beobachteten bei 6000 extrakapsulär operierten Augen mit Hinterkammerlinse und mindestens 20monatiger Nachbeobachtungszeit in 0,33 Prozent Netzhautablösungen. Kraff u. Sanders [4] geben eine Häufigkeit bei über dreijähriger Nachbeobachtungszeit von 1,4 Prozent an.

Schnaudigel et al. [5] zeigten in einer Literaturzusammenstellung, daß die Häufigkeit zwischen 0,2 und 0,9 Prozent liegt. Alle Autoren sind sich einig darüber, daß der Einriß der hinteren Kapsel die Gefahr der Netzhautablösung erhöht, bei Kraff u. Sanders [4] z. B. von 0,8 auf 1,9 Prozent, bei Arnott von 0,21 auf 1,7 Prozent [6].

Auch eine hohe Kurzsichtigkeit mit Überlänge des Auges führt zu einer Steigerung der Ablösungsfrequenz. Nach Schinz und Schütte [7] beträgt sie 1,1 Prozent, nach Buratto [8] 2 Prozent.

Kommt zur hohen Kurzsichtigkeit noch eine rupturierte hintere Kapsel hinzu, so steigt die Rate der Netzhautablösung weiter. Kraff u. Sanders [4] geben für diese Fälle (Achsenlänge 25 mmHg und mehr) eine Steigerung von 2,0 Prozent bei erhaltener hinterer Kapsel auf 6,2 Prozent an.

Für die genannten Statistiken wurden naturgemäß Operationen verwertet, die schon einige Jahre zurück liegen. Neuere Linsenmodelle, z. B. die Super-reversed-Linse des Vortragenden [9, 10] berücksichtigen die Theorie von Hilding [11, 12], nach der es günstig für das Auge ist, wenn die Linse möglichst weit nach hinten in den Glaskörperraum hinein ragt. Daher implantieren manche Autoren jetzt auch dann eine nach hinten gekrümmte Linse in das Auge, wenn dies aus optischen Gründen nicht erforderlich ist [13]. Merlin [14] hat die Super-reversed-Linse bei 183 Augen mit Kurzsichtigkeit von über 27 mm Achsenlänge implantiert. Es kam nur zu *einer* Netzhautablösung bei einer mittleren Nachbeobachtungszeit von 2,3 Jahren. Es ist also denkbar, daß sich die Rate der postoperativen Netzhautablösungen bei Anwendung neuerer Linsentypen und natürlich auch durch Fortschritte in der Operationstechnik weiter senken lassen wird. Gegenwärtig aber möchten wir doch davon ausgehen, daß die Clear Lens Extraction bei einem hochmyopen Auge mit einem Ablösungsrisiko von ein bis zwei Prozent belastet ist, das sich noch erhöht, wenn es zum Einreißen der hinteren Kapsel oder gar Glaskörperverlust kommt.

Unter diesen Umständen vertritt der Vortragende die Auffassung, daß es für einen Hochmyopen besser ist, wenn man die Clear Lens Extraction zunächst vermeidet und erst einmal eine konkave Kunstlinse in das linsenhaltige Auge implantiert, – in der Hoffnung, daß eine Clear Lens Extraction niemals notwendig werden wird. Für diese Maßnahme kommen mehrere Linsentypen infrage.

Myopielinse der Firma Domilens

Über die Linse der Firma Domilens berichtet der Autor, Professor G. Baikoff, auf diesem Kongreß [15].

Myopielinse der Firma Ophtec

Einen zweiten Linsentyp haben Worst und Fechner 1986 entwickelt [16]. Es handelt sich um eine Adaptation der Worst-Irisklauen-Linse [17], die durch Anheftung an die Iris in der Vorderkammer schwebend gehalten wird. Die Irisklauen-Linse zur Korrektur der Aphakie ist in Deutschland wenig bekannt,

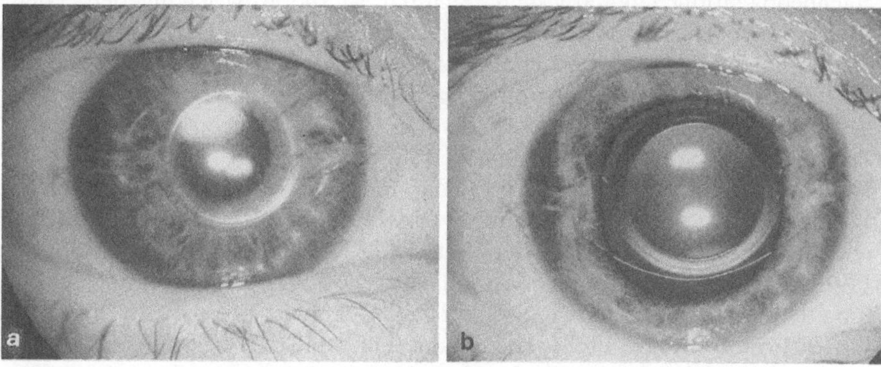

Abb. 1. a Irisklauen-Myopielinse in situ, **b** wie Abb. a, aber mit weiter Pupille

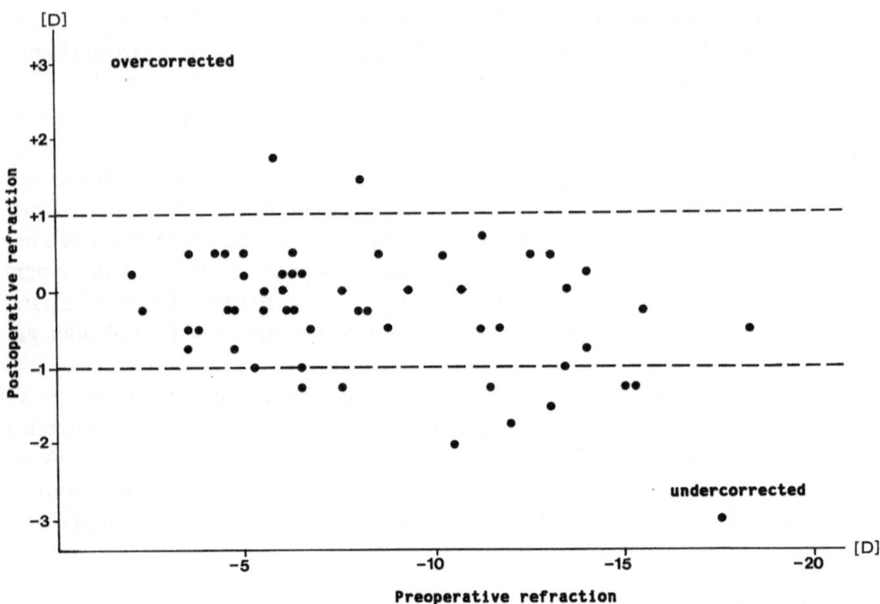

Abb. 2. Postoperative Refraktion von Augen mit Irisklauen-Myopielinse, bei denen Emmetropie (von zwischen plus und minus 1,0) angestrebt wurde

wird aber von vielen holländischen Augenärzten verwendet und in Indien in großer Zahl implantiert [18]. Mit konkaver Optik ist die Irisklauen-Linse für die Korrektur hoher Myopie geeignet (Abb. 1).

Bei 109 vom Vortragenden operierten Augen beträgt die Nachbeobachtungszeit mindestens 1 Jahr [16]. Die funktionellen Ergebnisse sind ausgezeichnet:

Auf Abbildung 2 sieht man die postoperative Refraktion von 55 Augen, bei denen eine Emmetropie von zwischen plus und minus 1,0 angestrebt wurde. Nur wenige Augen liegen außerhalb dieses Zieles.

Auf Abbildung 3 ist die Gesamtzahl der 109 Augen mit mindestens einjähriger Nachbeobachtungszeit dargestellt. Sichtbar ist die Abweichung der erzielten Korrektur (Y-Achse) von der vorausberechneten Korrektur (X-Achse). Resultate oberhalb oder unterhalb der schrägen Linien zeigen eine Abweichung von mehr als 10 Prozent der erhaltenen von der vorausberechneten Korrektur. 80 Prozent der Resultate liegen auf oder innerhalb dieser Linien, weichen also weniger als 10 Prozent von der vorausberechneten Refraktion ab.

Es ist offensichtlich, daß diese Linie in funktioneller Hinsicht erfolgreich ist. Wie steht es mit den Komplikationen? Detailliert berichteten wir über die Früh- und Spät-Komplikationen in der Zeitschrift Refractive and Corneal Surgery 1991 [16]. Es sei hier zusammenfassend wiederholt, daß die langjährige Beobachtung dem Vortragenden gezeigt hat, daß es nicht zu Drucksteigerungen, Linsentrübungen, chronischer Iritis kommt, und daß die Linse sich nicht spontan aus ihrer Verankerung an der Iris löst. Darüberhinaus hat Strobel an 68 mit Irisklauen-Linsen versehenen myopen Augen mit dem Laser flare cell meter

Myopie-Korrektur durch Linsenchirurgie

P. U. Fechner

Zusammenfassung. Die hohe Kurzsichtigkeit stellt eine sehr starke Behinderung dar, deren Beseitigung ein lohnendes therapeutisches Ziel ist. Abgesehen von der Kontaktlinsen-Korrektur – die immer als erstes versucht werden sollte – kommen gegenwärtig vier linsenchirurgische Maßnahmen infrage. Eine Operation darf aber nur durchgeführt werden, wenn triftige berufliche oder psychologische Gründe vorliegen.

Bei der Clear Lens Extraction wird die natürliche Linse entfernt und durch eine Kunstlinse geeigneter Stärke ersetzt. Dieser Eingriff ist mit dem Risiko der postoperativen Netzhautablösung (in 1 bis 2 Prozent) verbunden. Daher bevorzugt der Vortragende die Implantation einer Kunstlinse mit konkaver Optik in das phake Auge. Hierfür steht eine Linse der Firma Domilens zur Verfügung, über die Prof. G. Baikoff auf diesem Kongreß berichtet. Eine Alternative ist die Myopielinse der Firma Ophtec (Worst-Fechner-Linse). Es handelt sich um eine Irisklauenlinse, die durch Fixation an der Irisvorderfläche in der Vorderkammer schwebend gehalten wird. Die Irisfixation ist zwar praktisch komplikationsfrei, nachdem man die Operationstechnik gemeistert hat, aber die Linse gefährdet das Hornhautendothel, was auch für die Domilens-Linse gilt. In Einzelfällen (bei 6 von 109 Augen mit Irisklauen-Myopielinse) kam es zu einer Minderung der Endothelzelldichte im Beobachtungszeitraum von mehreren Jahren. Man sollte daher diese Linse nicht in flache Vorderkammern implantieren, – eine Forderung, die klinisches Urteil erfordert. Außerdem sind regelmäßige und lebenslange Kontrollen der Endothelzelldichte notwendig, damit man die Kunstlinse gegebenenfalls rechtzeitig entfernen und dadurch eine Hornhautdegeneration vermeiden kann. In der Praxis werden diese Kontrollen schwer zu realisieren sein. Daher gebührt einer Linse, die in die Hinterkammer eingesetzt wird, von wo sie das Endothel nicht gefährden kann, besonderes Interesse. Diese Hinterkammer-Myopielinse hat sich offensichtlich in Rußland bereits bewährt (seit 1986). Sie wird in Kürze auch in Deutschland verfügbar sein.

Summary. The operative correction of high myopia by lens surgery is a rewarding therapeutic aim, provided contact lenses – which always should be tried first – were not sucessful and there are convincing reasons which may be occupational or psychological in nature. In a clear lens extraction procedure the natural lens is replaced by an intraocular lens (IOL) of suitable strength. This operation is burdened with the risk of postoperative retinal detachment in 1 to 2 percent. We therefore prefer to correct the high myopia by implantation of an IOL with concave optic into the phakic eye. The angle fixated model made by Domilens company is presented by Professor Baikoff at this meeting. An alternative model is the myopia lens made by Ophtec company (Worst-Fechner lens). It is an iris claw lens which by fixation to the front of the iris is kept suspended in the anterior chamber. The iris fixation is without long therm complications. However the lens is not without long term risk to the corneal endothelium, – as is also the case with the Domilens model. In a few eyes with iris claw myopia lenses (6 of 109) the endothelial density decreased over a number of years. As a consequence it appears inadvisable to implant the lens into a shallow anterior chamber, the suitable depth being a parameter which has to be juged by experience. Regular and lifelong observation of the endothelial density is mandatory. If the density is noted to decrease the IOL will have to be removed in order to avoid corneal degeneration. In practice the required controls will be

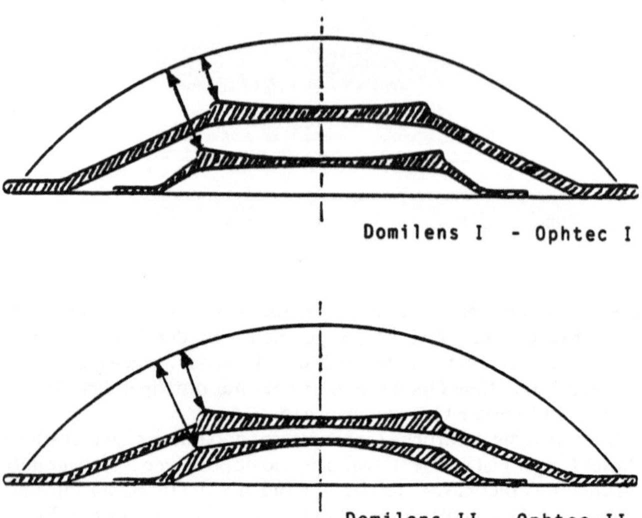

Abb. 4. Myopielinsen der Firmen Domilens (kammerwinkelfixiert) und Ophtec (irisfixiert). I: die älteren Modelle, II: die neueren Modelle. Es ist erkennbar, daß die Irisklauenlinse der Firma Ophtec einen größeren Abstand zur Hornhaut hält als die Linse von Domilens

Vorstellungen eine Clear Lens Extraction durchführen müssen, um den Patienten nicht wieder in die hohe Myopie zurückzuversetzen. Das eingangs erwähnte Risiko der Netzhautablösung muß man dann in Kauf nehmen

3. Der Patient muß zeitlebens regelmäßig im Hinblick auf die Hornhautendothelzelldichte kontrolliert werden, denn es kann auch später noch zu einer Schädigung des Hornhautendothels kommen, weil die Vorderkammertiefe im Laufe der Jahre durch Apposition von Linsenfasern abnehmen wird. Der betreuende Augenarzt muß also in der Lage sein, die Endothelzelldichte zu beurteilen. Hierfür eignet sich als ein mit jeder Spaltlampe durchführbares Verfahren, die Non Contact-Spekularmikroskopie (nach Karickhoff [20]), bei der es sich allerdings nur um eine Schätzung (keine Messung) der Endothelzelldichte handelt. Wegen der Subjektivität dieser Schätzung ist es wünschenswert, daß die Untersuchung möglichst über Jahrzehnte vom gleichen Augenarzt durchgeführt wird.

Die Kontakt-Endothelmikroskopie dürfte nur wenigen niedergelassenen Augenärzten möglich sein, und sie ist im Einzelfall auch nur zuverlässig, wenn man eine Wide-field-Spekularmikroskop benutzt. (Dies war bei unseren in Gießen nachuntersuchten Patienten nicht der Fall [21].)

Wir befürchten daher, daß die bei Myopie-Patienten mit Vorderkammer-Linsen zu fordernde sorgfältige jahrzentelange Kontrolle des Endothels nur schwer realisierbar ist. Unter diesen Umständen verdient eine weitere Alternative, nähmlich eine in die Hinterkammer implantierte Myopielinse, besonderes Interesse.

Hinterkammer-Myopielinse

In Moskau wird seit 1986 eine Myopielinse aus Silikon in die Hinterkammer eingesetzt [22]. Sie liegt der natürlichen Linse breit auf (Abb. 5a und b). Bisher soll es bei über 700 Operationen nicht zu Linsentrübungen gekommen sein [23, 24, 25]. Allerdings kann man nicht ausschließen, daß es später im Leben des Patienten zu einer vorgezogenen Kataraktbildung kommt. Die Hinterkammer-Myopielinse hat aber auf jeden Fall den Vorzug, daß die postoperative Betreuung viel einfacher ist als bei Augen mit Vorderkammer-Linse, weil das Risiko einer Hornhautdegeneration überhaupt nicht besteht.

Eine solche Linse wird in Kürze auch in Deutschland zur Verfügung stehen (Abb. 6).

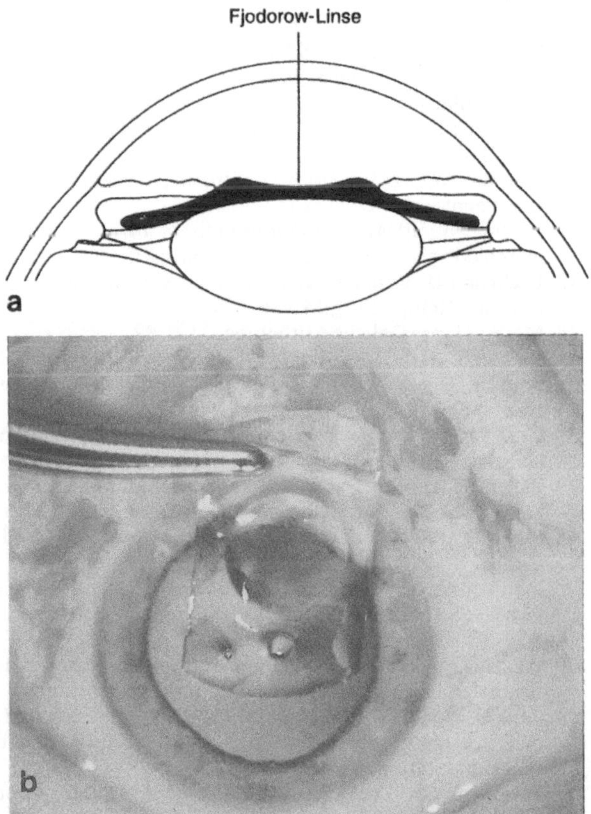

Abb. 5a,b. Fyodorov-Linse. **a** Schema, **b** vor der Implantation

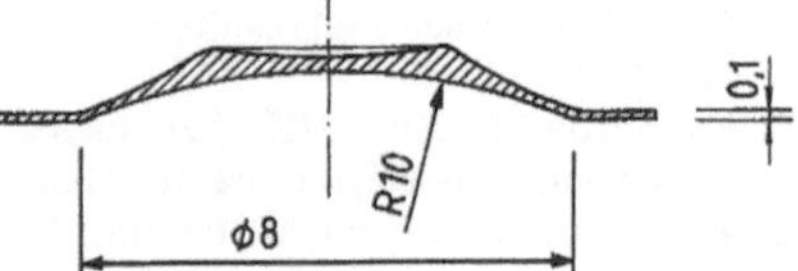

Abb. 6. Hinterkammer-Myopielinse der Fa. Adatomed

Literatur

1. Goldberg MF (1987) Clear lens extraction for axial myopia. An appraisal. Ophthalmology 94:571–582
2. Verzella F (1990) Refractive microsurgery of the lens in high myopia. Refract Corneal Surg 6:273–275
3. Wollensak B, Zeisenberg B, Pham Duy T (1988) Netzhautablösung nach Implantation einer Hinterkammerlinse. Klin Monatsbl Augenheilkd 192:1–5
4. Kraff MC, Sanders DR (1990) Incidence of retinal detachment following posterior chamber intraocular lens surgery. J Cataract Refract Surg 16:477–480
5. Schnaudigel OE, Welt R, Heider W, Doden W (1987) Netzhautablösung nach extrakapsulärer Kataraktoperation mit Hinterkammerlinsen-Implantation. Klin Monatsbl Augenheilkd 190:482–483
6. Arnott E (1992) Persönliche Mitteilung, 4. 2. 1992
7. Schinz H, Schütte E (1991) Aphakieamotiorate bei myopen Augen. Fortschr Ophthalmol 88:142–147
8. Buratto L (1991) Cataract surgery in high myopia. Eur J Implant Ref Surg 3:271–278
9. Fechner PU, Conrads ST (1988) „Super reversed" Intraokularlinse. In: Lang GK„ Ruprecht KW, Jacobi KW, Schott K (Hrsg) 2. Kongreß der Deutschen Gesellschaft für Intraokularlinsen Implantation, 4.–5. März 1988, Enke, Stuttgart, S 63–67
10. Fechner PU, Trier HG (1990) Super-reversed intraocular lens. J Cataract Refract Surg 16:471–476
11. Hilding AC (1954) Normal vitreous, its attachments and dynamics during ocular movement. Arch Ophthalmol 52:497
12. Hilding AC (1954) Alternations in the form, movement and structure of the vitreous body in aphakic eyes. Arch Ophthalmol 52:699
13. Fechner PU, Kania J, Kienzle ST (1988) The value of a zero power intraocular lens. J Cataract Refract Surg 14:436–440
14. Merlin U, persönliche Mitteilung, 11. 2. 92
15. Baikoff G (1992) Kammerwinkelgestützte Linsen zur Korrektur der hohen Myopie in phaken Augen. Referat auf dem 6. Kongreß der Deutschsprachigen Gesellschaft für Intraokularlinsen Implantation. München 6.–7. März
16. Fechner PU, Strobel J, Wichmann W (1991) Correction of myopia by implantation of a concave Worst-Iris Claw Lens into phakic eyes. Refract Corneal Surg 7:286–298
17. Alpar JJ, Fechner PU (1984) Intraokularlinsen, Grundlagen und Operationslehre, Kapitel 23: Irisbrückenlinsen (Krebsscherenlinse, Lobster-Claw-Linse) S 242–245
18. Singh D (1989) Correspondence on iris claw lens. Eur J Impl Refract Surg 1:285–287
19. Strobel J, Fechner PU (1991) Nachuntersuchungen von Iris claw Linsen in phaken myopen Augen. In: Schott K, Freyler H, Jacobi KW, Hrsg 4. Kongreß der Deutschen Gesellschaft für Intraocularlinsen-Implantation in Essen 1990. Springer, Heidelberg, S 20–31
20. Alpar JJ, Fechner PU (1984) Intraokularlinsen, Grundlagen und Operationslehre, Kapitel 10: Hornhautendothel. Endothelmikroskopie S 72–86
21. Jung U, Hessemer V, Jacobi KW (1992) Worst-Fechner IOL: Früh- und Spätkomplikationen. Vortrag auf dem 6. Kongreß der Deutschsprachigen Gesellschaft für Intraokularlinsen Implantation. München 6.–7. März
22. Fyodorov SN, Zuev VK, Tumanyan ER: Modern approach to the stagewiese complex surgical therapy of high myopia. Transactions of International Symposion of IOL Implantation and Refractive Surgery. The RSFSP Ministry of Health, Moskau 1987, 274–279
23. Fyodorov SN, Zuev VK, Tumanyan ER, Larionov YV (1990) Analysis of long-term clinical and functional results of intraocular correction of high myopia. Ophthalmosurgery (Moskau) 2:3–6
24. Fyodorov SN, Zuev VK, Aznabayev BM (1991) Intraocular correction of high myopia with negative posterior chamber lens. Ophthalmosurgery (Moskau) 3:57–58
25. Zuev VK, Persönliche Mitteilung, Juni 1991

Woerst-Fechner-IOL – Früh- und Spätkomplikationen

U. Jung, V. Hessemer und K. W. Jacobi

Zusammenfassung. Die Worst-Fechner-IOL (Irisklauenlinse) – eine speziell zur Korrektur der Myopie in phaken Augen zu implantierende Vorderkammerlinse – verursacht eine verminderte Endothelzelldichte sowie eine geringgradig erhöhte Proteinkonzentration und Zellzahl im Kammerwasser, objektiv meßbar mit dem Laser-Flare-Cell-Meter (Strobel, 1990).

Anhand der fluoreszenzangiografischen Darstellung der Irisgefäße an 23 Augen konnten in $1/5$ der Fälle Leckagen im IOL-benachbarten Irisgewebe als Zeichen chronischer Gewebsirritation beobachtet werden. In zwei Fällen machte eine auftretende Endotheldekompensation mit persistierendem Stromaödem und eine beginnende corticale Linsentrübung die Explantation der IOL erforderlich, die in Kombination mit penetrierender Keratoplastik, ECCE und HKL-Implantation durchgeführt wurde.

Aufgrund der genannten Spätkomplikationen wie Leckage der Irisgefäße in IOL-Bereich, potentiell beschleunigtem Endothelzellverlust und möglicher Linsentrübungen kann die Indikation zur operativen Korrektur der Myopie mittels Worst-Fechner-IOL-Implantation nur äußerst vorsichtig und zurückhaltend gestellt werden.

Summary. The Worst-Fechner IOL (lobster-claw-lens) – a special anterior chamber lens for correcting myopia in phakic eyes – causes diminution of endothelial cell density and a slightly enhanced protein and cell exsudation in the aqueous humour which can be measured objectively with the laser-flare-cell-meter (Strobel, 1990).

The examination of 23 iris flourescein angiographics revealed in 20 percent leakage of the IOL-neighboured iris vessels. There were two cases, in which endothelial decompensation, corneal edema and additionally cortical cataract required IOL explantation done simultaneously with penetrating keratoplasty, ECCE and implantation of a posterior chamber lens.

The mentioned late complications (leakage of iris vessels, accelerated endothelial cell loss, possible cataract formation) seem to imply a very restrictive and careful indication for surgical correction of myopia by implantation of a Worst-Fechner-IOL.

Einleitung

Die Worst-Fechner-IOL (Irisklauen-Linse, lobster claw lens) – positioniert als irisfixierte Vorderkammerlinse unmittelbar vor der natürlichen Linse – kann hochmyope Patienten von den zwangsläufigen Handicaps der starken Minusbrille wie Bildverkleinerung, Gesichtsfeldeinschränkung und störender Kosmetik befreien, wie dies auch Kontaktlinsen tun.

Das Prinzip der Myopiekorrektur mittels „Huckepack-Intraokularlinse" wurde erstmals von Strampelli 1954 [8] angewandt und von Dvali [3] und Baikoff mit der Entwicklung einer kammerwinkelgestützten VKL modifiziert. Worst und Fechner [4, 5, 10] haben 1987 eine bikonkave PMMA-One-piece-Intraocularlinse entwickelt, die mit Hilfe zweier klammerartiger Haptiken an der peripheren Iris fixiert wird. Hauptindikation für die Implantation dieser Linse ist die Kontaktlinsenunverträglichkeit. Da die Vorteile dieser operativen Myopiekorrektur nur über den Weg eines bulbuseröffnenden Eingriffs erreicht werden können, müssen die möglichen postoprativen Früh- und Spätkomplikationen sorgfältig registriert und mit den Vor- und Nachteilen der konservativen Behandlungsmöglichkeiten wie Brille und Kontaktlinse gewissenhaft abgewogen werden.

Die von Fechner an 109 operierten Augen direkt postoperativ beobachteten wichtigsten Frühkomplikationen bestanden in Iritis, Druckanstieg und Endothelzellverlust [6]. Die traumabedingte Iritis wurde laut Fechner durch hochdosierte systemische Corticosteroidgaben (350 mg Prednison an OP-Tag) beherrschbar. Nachteilige Auswirkungen wie Wundheilungsstörungen im CS-Schnitt-Bereich mit Sickerkissenbildung traten in 8% der Fälle auf. Der temporäre Augeninnendruckanstieg in 16% der Fälle war stets reversibel und wohl bedingt durch in der Vorderkammer verbliebene Reste des intraoperativ unverzichtbaren Healons bzw. der Methylcellulose. Beobachtete drastische Endothelzellverluste in 8% der Fälle wurden semiquantitativ mit Hilfe der Karickhoff-Methode klassifiziert, die subjektiv nur grobe Abschätzungen der Zelldichte in 4 Stufen vorsieht: 500, 1000, 2000, 4000 Zellen/mm^2. Geringere Zelldichteveränderungen können mit dieser Methode nicht exakt erfaßt werden.

Diesen unmittelbar nach Irisklauenlinsen-Implantation festgestellten Veränderungen sollen im folgenden langfristige Veränderungen angefügt werden, wie sie minimal 7 Monate postoperativ erhoben werden konnten.

Patientengut und Methode

Nachuntersucht wurden insgesamt 68 Augen von 38 Patienten, die von Fechner durch Implantation einer bikonkaven Irisklauenlinse myopiekorrigiert worden waren. Zum Zeitpunkt der Untersuchung lag die Operation minimal 7 Monate und maximal 3 Jahre zurück. Erfaßt wurde neben der optischen Messung (Jäger) der zentralen Vorderkammertiefe, der Abstand zwischen IOL und Endothel sowie zwischen IOL und Linsenvorderfläche, der Flare-Wert des Kammerwassers mit Hilfe des Laser-Flare-Cell-Photometers FC1000 und die zentrale Endothelzelldichte mit Hilfe der Kontaktspiegelmikroskopie. Weiterhin konnte bei 23 der 68 Augen eine fluoreszenzangiographische Darstellung der Irisgefäße angefertigt werden. In 3 Fällen wurde infolge einer Hornhautdekompensation und sekundärer Linsentrübungen ein operativer Eingriff notwendig, der als Quattro-Prozedur durchgeführt wurde:
- penetrierende Keratoplastik
- Explantation der Irisklauen-Linse
- ECCE
- HKL-Implantation.

Ergebnisse

Die zentrale Vorderkammertiefe, d. h. der Abstand Endothel zur natürlichen Linse von durchschnittlich 3,56 ± 0,37 mm verringert sich nach Implantation der bikonkaven VKL um ca. 0,6 mm im Mittel auf 2,95 ± 0,42 mm Abstand zwischen Endothel und IOL-Vorderfläche. Nicht erfaßt wurde bei dieser zentralen Messung die geringere Distanz des höher stehenden Randes der 5,4 mm großen Optik zum Endothel, die in Abhängigkeit von VK-Tiefe bzw. Hornhautwölbung und Hornhautdurchmesser unter Umständen erheblich geringer sein kann als zentral.

Die gemessenen Flare-Werte zeigten im Mittel eine geringe Erhöhung der Eiweißkonzentration im Kammerwasser gegenüber den Werten kapselsackfixierter Hinterkammerlinsen. Am ehesten vergleichbar sind die Flare-Werte der Augen mit Irisklauenlinse denen von Augen mit sulcusfixierter Hinterkammerlinse. Diese Ergebnisse wurden bereits publiziert [9].

Deutlich größere Differenzen fanden sich bei den Messungen der zentralen Endothelzelldichte. Mit im Durchschnitt 1600 Zellen/mm^2 liegen die Werte der Irisklauen-Linse implantierten Augen im Schnitt um 800 Zellen/mm^2 klar unter den Werten gleichaltriger nichtoperierter Augen, deren zentrale Zelldichte im Schnitt 2400 Zellen/mm^2 beträgt.

Irisfluoreszenzangiographisch traten in 4,6% der Fälle, bzw. in 5 der 23 untersuchten Augen Leckagen von Irisgefäßen auf, die der IOL benachbart verlaufen. Hierbei zeigten sich verschiedene Schweregrade des Fluoreszeinaustrittes, angefangen von gerade eben erkennbaren perivasalen Aufhellungen im Pupillarsaumbereich (Abb. 1) über mittelperipher punktförmige Leckagen in Nähe des Optikrandes und der Haptik (Abb. 2) bis hin zu multiplen Leckagestel-

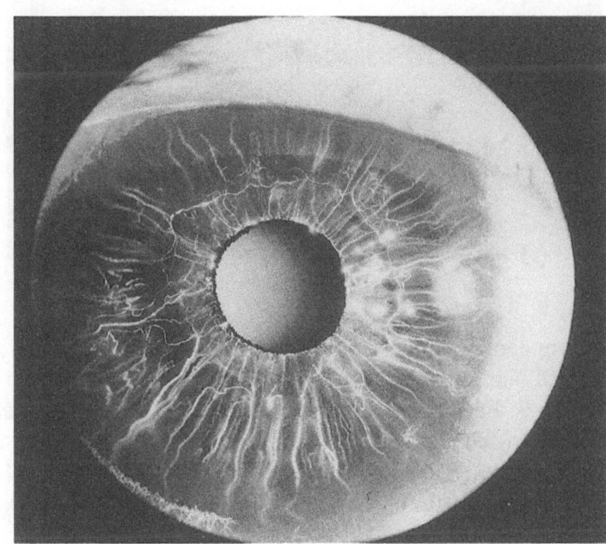

Abb. 1. Irisfluoreszenzangiographie bei Worst-Fechner-IOL mit Klauenposition bei 3 und 9 Uhr. Bei 3 Uhr multiple Quellpunkte im Bereich von Iriskrause und Pupillarsaum sowie in der Umgebung des Optikrandes

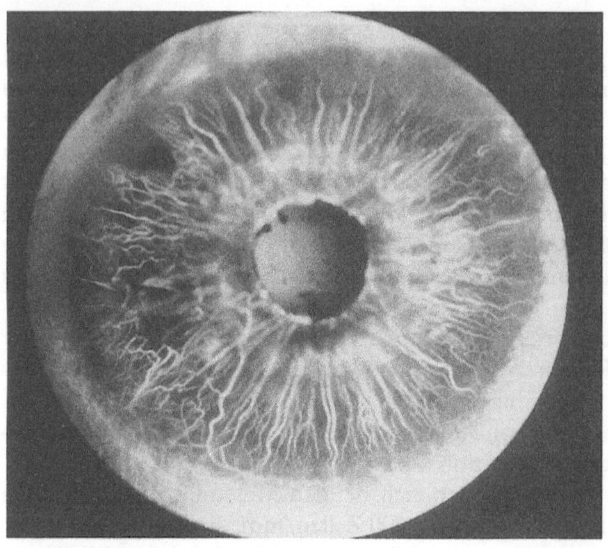

Abb. 2. Fast circulär im gesamten Pupillarsaum- und IOL-Randbereich zum Teil konfluierende Quellpunkte mit diffuser Exsudation an Iriskrause und Haptik bei 3 Uhr

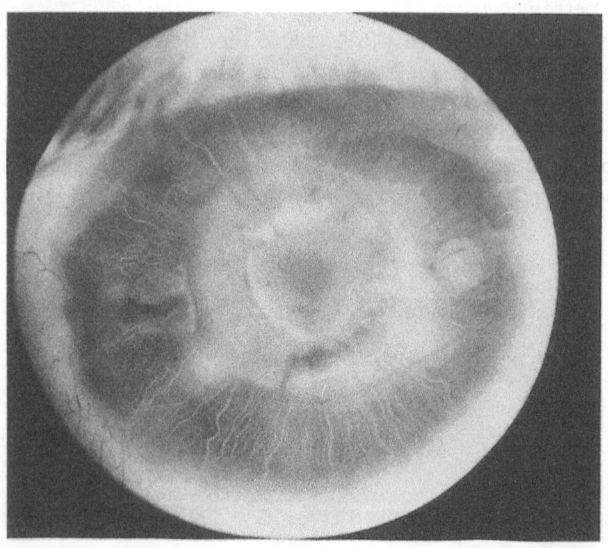

Abb. 3. (gleiches Auge wie Abbildung 2 in späterer Phase) diffuser Fluoreszeinaustritt in unmittelbarer Nachbarschaft der Irisklauen-Linse

len im zentralen und mittelperipheren Irisbereich mit massivem Fluoreszeinaustritt in Nachbarschaft der Iris-Klauen-Linse (Abb. 3).

In 3 Fällen wurde aufgrund einer Hornhautdekompensation und einer beginnenden Cataracta complicata eine Vierfach-OP notwendig: nach penetrierender Keratoplastik wurde die Irisklauen-Linsen explantiert und eine open-sky-ECCE mit kontinuierlicher Kapsulorhexis und Hinterkammerlinsenimplantation durchgeführt.

Diskussion

In alle drei Fällen der notwendig gewordenen Vierfach-OP konnten folgende Gemeinsamkeiten beobachtet werden:

- Die präoperativ gemessene zentrale Vorderkammertiefe war jeweils sehr gering (zwischen 2,8 und 3,0 mm).
- Der operative bzw. frühe postoperative Verlauf war nicht komplikationslos; es war zu Iritiden, zum Teil mit Ausbildung hinterer Synechien gekommen.
- Auch noch 8 Monate bzw. 3 Jahre nach Iris-Klauen-Linsen-Implantation war ein drastischer Rückgang der Endothelzelldichte feststellbar. So fiel bei einem Patienten noch 3 Jahre postoperativ die Zelldichte innerhalb von nur 9 Monaten von 1000 Zellen auf 340 Zellen/mm^2.
- Irisfluoreszenzangiographisch waren multiple Leckagen nachweisbar, obwohl klinisch nahezu kein sichtbarer intraokularer Reizzustand beobachtet werden konnte.

Nach histologischen Untersuchungen von Apple [1] liegen die mittelperipheren Fixationspunkte der Klauen durchaus noch im Bereich von pupillomotorisch wirksamen Fasern des musculus dilatator pupillae und somit nicht, wie von Worst [9] beschrieben, in dem nahezu immobilen, anatomisch stabilen Teil der peripheren Iris. Auch wird wahrscheinlich die Blutversorgung der Iris durch die gewebsinkarzerierenden Klauen der Haptik in Mitleidenschaft gezogen, da nach Untersuchungen von Morrison et al. [7] in sämtlichen Bereichen des Irisstromas wichtige Gefäßplexus nachgewiesen wurden.

Die unstrittigen *Vorteile* einer intraokularen Myopiekorrektur wie
- größere retinale Abbildung mit Visusverbesserung ggf. um eine Zeile,
- erhaltene Akkommodationsfähigkeit mit verbessertem Akkommodationserfolg,
- Wegfall der Kontaktlinsentrageprobleme und
- Wegfall der brillenbedingten Probleme wie Gesichtsfeldeinschränkung, verkleinerte retinale Abbildung und schlechte Akzeptanz

stehen den *Nachteilen* dieser Methode gegenüber:
- invasiver Eingriff mit großer Eröffnung des Corneoskleralbereiches an drei Stellen bei 9, 12 und 3 Uhr mit den bekannten frühen Komplikationsmöglichkeiten wie Iritis, Blutung, Druckanstieg, atonische Pupille (Urrets-Zavalia-Syndrom), Sickerzonen im CS-Nahtbereich, Endothelschäden, Amotio retinae.
- späte Komplikationsmöglichkeiten wie beschleunigter Endothelzelluntergang mit drohender Dekompensation und bullöser Keratopathie
- chronische Leckage aus IOL-benachbarten Irisgefäßen
- sekundäre Trübungen der Linse (Cataracta complicata).

Zusammenfassend liegt die Vermutung nahe, daß neben dem initialen Operationstrauma die Irisklauenlinse selbst eine chronisch schädigende Wirkung auf die Vorderkammerstrukturen ausüben kann. Am ehesten scheint dafür pathophysiologisch eine sozusagen „subklinische“ Pseudophakodonesis, verbunden mit diskreten Irisgefäßleckagen ursächlich zu sein. Die Irisklauenlinse ist wie jede Vorderkammerlinse weit vom Bulbusdrehpunkt entfernt und somit höheren Beschleunigungen und Fliehkräften ausgesetzt, als eine Hinterkammerlinse. Während der Blicksakkaden mit auftretenden Winkelgeschwindigkeiten von 600°/s ist es denkbar, daß die VKL vom zarten Irisgewebe nicht genügend fest am Ort gehalten werden kann und ein intermittierender Endothelkontakt im Haptik- und Optikrandbereich zustande kommt. In einem Fall von Nystagmus wurde ein derartiges intermittent-touch-Syndrom [2] von Fechner bereits beschrieben [6]. Besonders bei vertikalen Blickbewegungen während des Gehens/Laufens ist auch ein Kippung der IOL um die horizontale Achse der Zweipunktfixation vorstellbar.

Angesichts der vornehmlich jungen Patienten kann aufgrund der genannten Spätkomplikationen die Indikation zur operativen Korrektur der Myopie mittels Worst-Fechner-IOL als rein refraktiver und letztlich vermeidbarer invasiver Eingriff in die Integrität des Auges nur äußerst vorsichtig und zurückhaltend gestellt werden.

Literatur

1. Apple DJ, Mamalis N, Olson RJ, Kincaid MC (1989) Intraocular lenses. Williams & Wilkins, Baltimore
2. Drews RD (1982) Intermittent touch syndrome. Arch Ophthalmol 100:1440–48
3. Dvali ML (1986) Intraocular correction of high myopia. Vestn Ophthalmol 102:29–31
4. Fechner PU (1987) Die Irisklauenlinse. Klin Monatsbl Augenheilkd 191:26–29
5. Fechner PU, van der Heijde GL, Worst JGF (1988) Intraokulare Linse zur Myopiekorrektion des phaken Auges. Klin Monatsbl Augenheilkd 193:29–34
6. Fechner PU, Strobel J, Wichmann W (1991) Correction of myopia by implantation of a concave Worst-iris claw lens phakic eyes. Refract Corneal Surg 7:286–298
7. Morrison JC, van Buskirk EM (1983) Anterior collateral circulation in the primate eye. Ophthalmology 90:707–715
8. Strampelli B (1954) Sopportabilita' di lenti acriliche in camera anteriore nella afachia e nei vizi di refrazione. Annali di Ottalomologia e o Clinica Oculistica, Parma 80:75–82
9. Strobel J, Fechner PU (1991) Nachuntersuchungen von Iris Claw Linsen in phaken myopen Augen. In: Schott K, Freyler H, Jacobi KW (Hrsg) 4. Kongress der Deutschen Gesellschaft für Intraokularlinsenimplantation in Essen 1990, Springer, Berlin Heidelberg New York Tokyo
10. Worst JGF (1980) Iris claw lens. Am Intraocular Implant Soc J 6:166–167

Astigmatismus

Antiastigmatische bogenförmige Keratotomie – curved paired T-Cut

A. Scharrer, M. Ober, J. A. Wobbe und K. Ludwig

Übersicht: Basiskonzepte und Fallbeispiele

„Antiastigmatische Keratotomie" und „astigmatische Keratotomie" werden im heutigen Sprachgebrauch als Synonyma benutzt. Die astigmatische Keratotomie war der erste refraktive Eingriff, der durch einen Ophthalmologen durchgeführt wurde. Der früheste Bericht über eine astigmatische Keratotomie kommt von Schiötz (1985).

Merlin war 1887 der erste, der den bogenförmigen T-Cut (curved paired T-Cut) empfahl.

Lindstrom und Mitarbeiter untersuchten in den 80er Jahren sowohl in Labor-, wie auch in klinischen Studien den erreichten Brechkrafteffekt bei verschiedenen optischen Zonen, verschiedenen Inzisionslängen, verschiedenen Inzisionstiefen und differenter Anordnung der Schnitte.

Eine Reihe von Studien ergab folgende *Basiskonzepte der Astigmatismuschirurgie* [4–8]:

1. Jeder Schnitt in die Hornhaut ist ein „Entspannungsschnitt" – eine „Relaxing Incision".
2. Die ideale Schnittiefe liegt bei 90% der Hornhautdicke.
3. Die maximale Wirkung einer „Relaxing Incision" wird erreicht, wenn die optische Zone (OZ) bei 5–7 mm liegt.
4. Die Hauptwirkung wird durch das erste Inzisionspaar erzielt. Zusätzliche paarige Inzisionen ergeben nunmehr einen geringen additiven Effekt.
5. Coupling Ratio: Unter dem Coupling-Effekt oder der *Coupling Ratio* versteht man den Betrag des Abflachens im inzidierten Meridian geteilt durch den Betrag des Steilerwerdens im entgegengesetzten Meridian. Die Coupling-Ratio beträgt bei kürzeren Inzisionen annähernd 1.

Lindstrom und Thornton brachten uns die *Coupling Ratio* nahe. Beide Autoren arbeiteten ganz überwiegend mit den *geraden T-Schnitten* und erstellten dafür Nomogramme. Diese Nomogramme unterschieden keine verschiedenen Patientengruppen.

Das bogenförmige Schnittepaar – arcuate paired T-Cut oder curved paired T-Cut

Warum ist der curved paired T-cut besser als die gerade T-Inzision?

Curved paired T-Cut versus straight T-Cut

Theorie

1. Eine bogenförmige Inzision behält über die gesamte Inzisionslänge denselben Abstand vom Hornhautzentrum.
2. Ein bogenförmiger Schnitt hat das Potential für einen größeren Effekt, weil die Schnittlänge auf dem Bogen größer ist als der entsprechende gerade Schnitt.
3. Störende optische Irritationen – Bledungsempfindlichkeit: weniger wahrscheinlich.
4. Irregulärer Astigmatismus: weniger wahrscheinlich.

Praxis

Die praktischen Vorteile des curved paired T-Cut gegenüber dem straight T-Cut:

1. Der curved paired T-Cut hat einen deutlich größeren Effekt als ein gerader T-Schnitt. Aus diesem Grunde kommt man sehr häufig mit einem Bogenpaar aus, nur in extrem seltenen Fällen ist ein zweites bogenförmiges Paar notwendig. Dies betrifft ausschließlich hohe idiopathische Astigmatismen von mehr als 6 Dptr.
   Der große Vorteil, auf ein 2. oder gar 3. Schnittepaar in der Regel verzichten zu können, liegt darin: 2 oder gar 3 Schnittepaare beim geraden T-Cut, sind erstens praktisch äußerst schwierig durchführbar, man schneidet in einer extrem weiche Hornhaut mit sehr stark reduzierter Spannung. Außerdem ist die Voraussagbarkeit nach meinen eigenen Erfahrungen gering.
2. Die Vorhersagbarkeit des Effekts beim bogenförmigen Schnitt ist deutlich größer als beim geraden Schnitt.
3. Blendungsempfindlichkeit oder störende optische Effekte werden vom Patienten nicht berichtet.
4. Irregulärer Astigmatismus wird nach curved paired T-Cut im Bereich des Optischen Zentrums nicht beobachtet.

Diese theoretischen Überlegungen und praktischen Erfahrungen haben dazu geführt, daß ich mich dem bogenförmigen T-Schnitt zuwandte.

2 Hauptprobleme galt es beim Equipment zu überwinden:

1. *Das Diamantmesser:* Ein „normales" RK-Diamantmesser ist für den bogenförmigen Schnitt nicht geeignet. Voraussetzung für einen guten bogenförmigen Schnitt ist: ein ultradünnes, vorne schneidendes, 3flächig geschliffenes Diamantmesser.

2. Ein vernünftiger *perpendikulärer Schnitt* mit einer einheitlichen Schnittiefe von 90% der Hornhautdicke über die gesamte Schnittlänge ist mit einer Faßpinzette als Fixation des Bulbus nicht zu erreichen. Voraussetzung für einen guten perpendikulären Schnitt ist ein erstklassiger Saugring, der,
   a) den Bulbus während des Schnittes konstant immobil fixiert
   b) die Rotation des Bulbus derart erlaubt, daß immer ein perpendikulärer Schnitt möglich ist.

Um möglichst reproduzierbare Ergebnisse in größerer Anzahl zu erhalten, arbeitete ich nach kurzer Zeit *ausschließlich mit einem optischen Zentrum von 6,5 mm* bei allen Astigmatismusoperationen.

Operationstechnik und Ablauf

a) Tropfanästhesie (Kokain 5%, 3×);
b) Markierung des optischen Zentrums und der optischen Zone;
c) Exakte Markierung von Anfangs- und Endpunkt des bogenförmigen Schnittes auf der optischen Zone;
d) Ich arbeite als Maßeinheit mit der Länge der Bogensehne und nicht mit Winkelgraden – beides ist prinzipiell möglich und richtig;
e) Pachymetrie: Für jeden Bogen werden 3 Punkte gemessen und 90% des geringsten Wertes pro Bogen als Einstellung für die Schnittiefe des Diamantmessers genommen. Es resultiert je eine Schnittiefe für jeden Bogen.
f) Dann erfolgt eine parabulbäre Injektion;
g) Plazierung des Saugrings paralimbär.
h) Langsame Schnittführung bogenförmig auf der optischen Zone – der Augapfel wird mit dem Saugring so gedreht, daß der Schnitt jeweils perpendikulär ist.

Risiken – Komplikationen

Eine hervorragende und umfassende Übersicht über die Probleme nach transverse Incisionen haben Rashid und Waring publiziert [9].

Was sind die gravierendsten Probleme, die beim curved paired T-Cut auftreten können:

1. Markierung falsch – Achse falsch
2. Makro-Mikro-Perforation
3. Infektion
4. Postoperativer Shift
   a) in Ausgangsrichtung
   b) in Gegenrichtung

Was den postoperativen Shift anbelangt, sehen meine Erfahrungen so aus:

Bei jungen Patienten mit idiopathischem Astigmatismus tritt in den ersten Wochen der Operation häufig ein geringer Shift in Ausgangsrichtung auf.

Durchschnittlich 0,5 Dptr (Schwankung zwischen 0 und 1,5 Dptr - in der Regel nach 2–3 Monaten stabile Verhältnisse).

Bei älteren Patienten (Z. n. ec-HKL und Z. n. PKPL) ist in der Regel keinerlei Shift zu beobachten.

Ausnahme: überschießender Shift in die Gegenrichtung, falls die Länge der Inzision eine kritische Größe überschritten hat.

Die kritische Länge liegt nach meinen Beobachtungen bei einem optischen Zentrum von 6,5 mm bei einer Länge der Bogensehne von über 5,0 mm oder in Winkelgraden ausgedrückt - größer als 100°.

5. Pachymetrie: Exaktheit - Doppelmessungen
6. Mein Hauptproblem waren; die Nomogramme.

Ich orientiere mich an den Nomogrammen von Lindstrom und Thornton. Ich hatte zum Teil gute, zum Teil deprimierende Ergebnisse. Die guten Ergebnisse waren in der Regel Patienten mit kongenitalem Astigmatismus, die schlechten Ergebnisse waren Patienten mit Astigmatismus bei Zustand nach Kataraktoperation und Patienten mit Astigmatismus bei Z. n. PKLPL.

Die Orientierung an diesen beiden Nomogrammen führte in einigen Fällen dazu, daß sich bei Zustand nach ec-HKL: Überkorrekturen von bis zu 5 Dptr, bei Z. n. Keratoplastik Überkorrekturen von bis zu 15 Dptr einstellten, d. h., ich korrigierte einen Astigmatismus bei Zustand nach PKPL von −10 Dptr bei 90° auf −12 Dptr bei 0°. Artz und Patient waren unzufrieden.

Nach meiner Überzeugung handelt sich bei den Patienten, mit denen wir bei der astigmatischen Keratotomie umgehen, um *3 völlig verschiedene Patientengruppen, die 3 völlig verschiedene Nomogramme erfordern.*

Anhand von mehr als 80 Patienten in jeder der 3 Patientengruppen erstellte ich 3 Nomogramme für 3 verschiedene Patientengruppen

a) curved paired T-Cut bei idiopathischem Astigmatismus (Tabelle 1)
b) curved paired T-Cut bei Zustand nach ec-HKL (Tabelle 2)
c) curved paired T-Cut bei Zustand nach PKPL (Tabelle 3

Die Auswertung meiner Resultate zeigte, daß mit einunddemselben Schnitt in diesen 3 Patientengruppen völlig verschiedene Ergebnisse erzielt werden.

Derselbe Schnitt macht beim idiopathischen Astigmatismus den geringsten Effekt, bei Zustand nach Kataraktoperation einen größeren Effekt und bei Zustand nach perforierender Keratoplastik den größten Effekt.

Die Unterschiede zwischen diesen 3 Patientengruppen sind so gravierend daß m. E. eine astigmatische Keratotomie mit 1 Nomogramm nicht funktionieren kann.

Um die unterschiedlichen Ergebnisse bei den 3 Patientengruppen zu verstehen, sind einige physikalische Voraussetzungen notwendig:

Die Korrektur der Oberflächenkrümmung der Hornhaut wird durch eine Verlängerung des äußeren Hornhautbogens erreicht. Der beim Einschnitt der Hornhaut entstehende Spalt erzeugt unmittelbar eine Veränderung des Krümmungsradius. Dabei wird außerdem der verbleibende Teil der Hornhaut (Deszemet) gedehnt und durch den Innendruck nach außen vorgewölt. Schon ein kleiner Spalt erzeugt eine deutliche Veränderung der Brechkraft der Hornhaut (siehe Sabusch u.a.: „*Tissue addition theory*“).

Tabelle 1. Korrektur bei idiopath. Astigmatismus

Refraktiver Effekt (Dptr)	BL (mm)	Winkel (Grad)
2,0	2,5	45
2,5	3,2	60
3,0	3,7	70
3,5	4,1	80
4,0	4,4	85
4,5	4,7	95
5,0	5,0	100

Hornhautdurchmesser: 11,5–12,5 mm; Optische Zone: 6,5 mm; Alter: 30 Jahre; BL: Länge der Bogensehne

Tabelle 2. Korrektur bei Astigmatismus nach ECCE

Refraktiver Effekt (Dptr)	BL (mm)	Winkel (Grad)
3,0	2,9	55
4,0	3,5	65
5,0	4,1	75
6,0	4,5	85
7,0	4,8	95
8,0	5,1	105

Hornhautdurchmesser: 11,5–12,5 mm; Optische Zone: 6,5 mm; Alter: 70 Jahre; BL: Länge der Bogensehne

Tabelle 3. Korrektur bei Astigmatismus nach PKPL

Refraktiver Effekt (Dptr)	BL (mm)	Winkel (Grad)
4,0	2,5	45
6,0	3,3	60
8,0	3,9	75
10,0	4,4	85
12,0	4,8	95
14,0	5,2	105

Hornhautdurchmesser: 7,2–7,7 mm; Optische Zone: 6,5 mm; Alter: 40 Jahre; BL: Länge der Bogensehne

Die Hornhaut ist aus 5 Schichten zusammengesetzt, wobei Epithel und Endothel nur einen geringen Anteil an der Gesamtfestigkeit der Hornhaut haben. Über die *mechanischen Eigenschaften* der Membranen, Bowman und Descemet, sowie des Parenchyms ist nur wenig bekannt, ebenso fehlen Kenntnisse über das Verhalten an den Trennstellen zwischen Parenchym und den Membranen. Die Angaben des Elastizitätsmoduls der gesamten Hornhaut schwanken in der Literatur in einem großen Bereich.

Ursachen der Bogenverlängerung (Tissue addition theory). Es treten hier wohl 2 Effekte auf:

a) größere Dehnung der Hornhaut wegen des geringeren Elastizitätsmoduls
b) Spreizung der äußeren Oberfläche durch die Hornhautkrümmung.

Die Spannung σ ist definiert als Quotient aus Kraft F durch Fläche A, $\sigma = \frac{F}{A}$, die Einheit ist Pascal (Pa), bzw. MegaPascal (MPa).

Die *Dehnung* $\in$ *eines Gewebes* (prozentuale Verlängerung) ist bei kleinen Drehungen proportional zur Spannung σ.

Es gilt $\in = \frac{1}{E} \times \sigma$. Dabei ist E *der Elastizitätsmodul* (EM) (*modul of elasticity, auch Young's modulus*).

Die *Spannung* wird vom intraokularen Druck erzeugt. Der *Elasizitätsmodul* ist von der Dicke und der Festigkeit der Hornhaut bestimmt, wobei die Membranen die höchsten Einzelwerte zum Gesamtmodul beitragen. Ein großer Elastizitätsmodul bedeutet dabei hohe Festigkeit. Die Dehnung des Gewebes ist also umso größer, je größer die Spannung ist und je kleiner der EM ist. Wenn die Bowman-Membran durchtrennt wird, sinkt der EM, was eine größere Dehnung an dieser Stelle zur Folge hat.

Zur Spreizung der äußeren Oberfläche durch die Hornhautkrümmung: Hat ein Gewebe, in das man schneidet, eine Krümmung, die durch eine Spannung entsteht, so wird am äußeren Radius ein Spalt auftreten. Dieser Spalt ist umso größer, je kleiner der Radius der Krümmung und je dicker das Gewebe ist.

Ursachen für die unterschiedlichen Ergebnisse bei Z. n. Kataraktoperation und bei Z. n. PKPL im Vergleich zum idiopathischen Astigmatismus

Zustand nach Kataraktoperation

Die Ursache für den Astigmatismus ist hier die Veränderung des Gewebes im Wundbereich der alten Kataraktoperation. Durch die Verringerung des Elastizitätsmoduls tritt eine stärkere Dehnung des Gewebes auf. Diese Dehnung verringert die Spannung der Sklera am Limbus in einem lokalen Bereich. Die Folge ist ein Astigmatismus gegen die Regel.

Gegenüber einem idiopathischen Astigmatismus, bei dem die anisotropen Kräfte im gesamten Bereich des Limbus circulär über 360° auftreten, kann diese lokale Störung durch eine geringere Korrektur aufgehoben werden.

Z. n. PKPL

Ursache für den Astigmatismus ist der Narbenbereich zwischen Wirtshornhaut und Spenderhornhaut. Nur bei ideal rundem Spendermaterial und identisch passender Öffnung in der Wirtshornhaut bei postulierter identisch verlaufender Heilung im gesamten Narbenbereich könnte die Spannung der Wirtshornhaut isotrop auf die Spenderhornhaut übertragen werden.

Jede Abweichung von diesen Idealforderungen bringt Veränderungen in der Spannung.

3 Gründe, warum bei Z. n. PKPL ein sehr großer Effekt auftritt

1. *Die Nähe des chirurgischen Eingriffs* zum Ursprungsort des Astigmatismus. Die Störung der Spannung wird dabei direkt neben dem Ursprungsort beseitigt, die Relaxation muß also nur in der Größenordnung der Störung sein.
2. *Der Narbenbereich* wirkt durch seinen, vom normalen Gewebe unterschiedlichen Elastizitäsmodul, wie eine Barriere zwischen Spender- und Wirtshorn-

haut, so daß sich die relaxierende Wirkung der Inzision ganz überwiegend auf den Bereich der Transplantathornhaut, also auf einen kleinen Durchmesser auswirkt.

3. *In der Nähe der Narbe wird die Spenderhornhaut stärker gekrümmt sein,* dadurch ergibt sich bei gleichem Schnitt ein breiter Spalt mit entsprechend größerer Korrekturwirkung.

Physikalische Erklärung für bestimmte Modifiers

Physikalische Gründe für die Auswirkung verschiedener Modifiers sind:

- Alter: Veränderung des EM der Hornhaut;
- IOP: bewirkt die Spannung der Hornhaut;
- Durchmesser der Hornhaut: bestimmt zumindest statistisch über den Krümmungsradius die Größe des Effekts.

Zusammenfassung

Ich halte den curved paired T-Cut für eine gute Methode zur chirurgischen Korrektur des Astigmatismus.

Nach meiner Überzeugung ist der curved paired T-Cut aus den o. g. Gründen dem geraden T-Schnitt deutlich überlegen.

Ich glaube, daß 3 verschiedene Patientengruppen 3 verschiedene Nomogramme aus den oben dargelegten empirischen und theoretisch physikalischen Überlegungen erfordern. Mit diesen 3 Nomogrammen konnten in meinem Patientengut Exaktheit und Voraussagbarkeit der erzielten operativen Ergebnisse deutlich verbessert werden. Für die Anwendung dieser Nomogramme gelten die üblichen Einschränkungen.

Literatur

1. Spencer P, Thornton MD, FACS: Thornton Nomogramm for Astigmatic Keratotomy
2. Lindstrom Nomogramm 1990
3. Spencer P, Thornton MD, FACS (1990) Astigmatic keratotomy: a review of basic concepts with case reports. Cataract Refract Surg 16:430–435
4. Richard L, Lindstrom MD (1990) The surgical correction of astigmatism: a clinician's perspective. Refract Corneal Surg 6:441–454
5. Mark R, Sawusch MD, Lee Wan W, MdDonnel J (1991) Tissue addition theory of radial keratotomy: a geometric model. J Cataract Refract Surg 17:448–453
6. Perry S, Binder (1989) What we have learned about corneal wound healing from refractive Surgery. Refractive and Corneal Surgery Volume 5, March/April 1989, S. 98–120
7. Raymond P Vito, Shin J, McCayrey E (1989) A Mechanical Model of the Cornea: The effects of physiological and surgical factors on radial keratotomy surgery. Refract Corneal Surg 5:82–88
8. Ludwig K (1992) Refraktive Chirurgie mit dem Ar-Excimer-Laser. Jahrbuch der Augenheilkunde 1992, Herausgeber: A. Kampik (im Druck)
9. Rashid ER, Waring O III (1989) Complications of Radial and transverse keratotomy in survey of Ophthalmology Nr. 2, Sept./Oct. 1989, S. 73–106

Nahtkorrektur zur Astigmatismusreduktion nach perforierender Keratoplastik

W. Heider und C. Ohrloff

Zusammenfassung. Hohe Astigmatismuswerte nach perforierender Keratoplastik stellen nicht selten ein großes Problem dar. In den ersten postoperativen Monaten nach perforierender Keratoplastik kann eine Nahtkorrektur durch Umverteilung der Spannung in einer einfachen fortlaufenden Nylon-Naht eine Reduktion des Astigmatismus bewirken. 19 Augen mit einem hohen Astigmatismus von durchschnittlich 10,1 dpt nach perforierender Keratoplastik wurden nahtkorrigiert. Bei einer mittleren Nachbeobachtungsdauer von 8,6 Monaten betrug der durchschnittliche Astigmatismus nach Nahtkorrektur 3,2 dpt. Bei einem Auge kam es zu einem Fadenriß, Infektionen traten nicht auf.

Summary. The presence of high amounts of astigmatism after penetrating keratoplasty is frequently a major problem. A technique that adjusts a single running 10–0 nylon suture in the early period after keratoplasty can redistribute the suture tension and reduce astigmatism. 19 eyes with an average of 10.1 diopters of postkeratoplasty astigmatism underwent one suture adjustment. The mean keratometric astigmatism an average of 8.6 months after suture adjustment was 3.2 diopters. Only one eye experienced a broken suture, infection did not occur.

Einleitung

Ein klares Transplantat mit hohem Astigmatismus nach perforierender Keratoplastik ist ein nicht seltenes, aber für die Patienten und den Operateur unbefriedigendes Operationsresultat. Ursachen für einen postoperativen Astigmatismus liegen in dem präoperativen Zustand der Hornhaut, der Trepanationsmethode bei der Spenderhornhaut und dem Empfängerauge, der Nahttechnik und dem Nahtmaterial sowie in der Wundheilung [2, 4, 9, 11]. Nur zwei dieser Faktoren für einen postoperativen Astigmatismus können hierbei intraoperativ beeinflußt werden. Postoperative Möglichkeiten zur Astigmatismusreduktion sind bei Einzelnahttechnik die gezielte Entfernung einzelner Nähte nach Astigmatismuslage [1, 3, 13]. Nach der Fadenentfernung kommen als operative Eingriffe noch die transversale Keratotomie mit oder ohne Kompressionsnähte oder die Technik der wedge resection in Betracht [5, 6, 7]. Die Ergebnisse dieser Operationsverfahren zur Astigmatismuskorrektur sind insbesondere nach perforierender Keratoplastik nur mäßig vorhersagbar.

Roper-Hall wies 1982 auf die Möglichkeit der Astigmatismusbeeinflussung nach Katarakt-Operation oder perforierender Keratoplastik durch Umverteilung der Spannung einer fortlaufenden Naht hin [12]. James McNeill beschrieb 1989 die Technik des „suture adjustment" in einer retrospektiven Studie an 205 nahtkorrigerten Augen nach perforierender Keratoplastik [8]. Das Prinzip dieser Nahtkorrektur besteht darin, daß die Spannung in einer fortlaufenden Naht neu verteilt wird und dadurch die Krümmungsverhältnisse im Transplantat verändert werden. Dies kann postoperativ solange durchgeführt werden, bis die Wundheilung abgeschlossen ist und die Hornhautradien nicht mehr ohne invasive Eingriffe beeinflußbar sind. Ziel der vorliegenden retrospektiven Untersuchung ist es zu untersuchen, inwieweit mit der Technik der Nahtkorrektur nach perforierender Keratoplastik eine Astigmatismusreduzierung möglich ist.

Patientengut und Methodik

Das Patientengut setzt sich zusammen aus 15 Frauen und 3 Männern mit 19 Augen, an denen eine perforierende Keratoplastik durchgeführt worden war (Tabelle 1). Das Patientenalter reichte von 16 bis 83 Jahre. An 9 Augen war eine kombinierte Katarakt-Keratoplastik-Operation mit Implantation einer Hinterkammerlinse vorgenommen worden. Die Operationsmethode der vorangegangenen perforierenden Keratoplastik bestand in der Verwendung eines Franceschetti-Trepans an der kurzzeitkonservierten Korneoskleralscheibe des Spenderauges und eines Motortrepans (Geuder) am Empfängerauge (Tabelle 2). Die Transplantatdurchmesser variierten von 7,2 bis 7,5 mm mit einer Differenz zwischen Spender und Empfänger von 0,2 bis 0,3 mm. Die einfache fortlaufende Naht aus 10–0-Nylon bestand aus 20 Schlingen und wurde nach etwa 12 Monaten entfernt. Indikationen zur perforierenden Keratoplastik waren in den meisten Fällen Narbenbildungen nach Keratitiden (Tabelle 3).

Tabelle 1. Patientengut der 19 Augen mit Nahtkorrektur nach perforierender Keratoplastik

19 Augen, 3 Männer, 15 Frauen
Alter: 16–83 Jahre (55,8 ± 23,2)
Rekeratoplastik: 1
kombinierte Katarakt und Keratoplastik-Op.:9

Tabelle 2. Operationsmethode der perforierenden Keratoplastik bei den 19 Augen mit Nahtkorrektur

Kurzzeitkonservierte Korneoskleralscheiben
Spenderhornhaut: Handtrepan
Patientenauge: Motortrepan
Transplantatdurchmesser: 7,2–7,5 mm
Differenz: 0,2–0,3 mm
einfache fortlaufende Naht 10–0-Nylon
20 Schlingen
Fadenentfernung nach 12 Monaten

Tabelle 3. Operationsindikationen zur perforierenden Keratoplastik bei 19 Augen mit Nahtkorrektur

Keratitis eccematosa	5
Keratitis herpetica	3
Keratitis parenchymatosa	1
Keratitis unklarer Ätiologie	3
Fuchs'sche Endotheldystrophie	1
Keratokonus	5
Ulcus corneae	1

Tabelle 4. Technik der Nahtkorrektur zur Astigmatismusreduktion nach perforierender Keratoplastik

Oberflächenanaesthesie mit Kokain 5%
Operationsmikroskop
Epithelbenetzung mit Hydroxypropylmethylcellulose
AVNI/BAR-TOV Corneal Disk

Die Indikationsstellung zur Nahtkorrektur wurde in den ersten drei postoperativen Monaten gestellt, sobald entweder die Hornhautradien mit dem Keratometer nach Javal (Haag-Streit) zweifelsfrei meßbar waren oder mit einem Keratoskop ein starker irregulärer Astigmatismus feststellbar war. Eine Nahtkorrektur wurde nur bei einem postoperativen Astigmatismus von über 4 dpt durchgeführt. Die Nahtkorrektur wurde nach Oberflächenanaesthesie mit Kokain-Tropfen unter dem Operationsmikroskop vorgenommen (Tabelle 4). Die Helligkeit der Beleuchtung des Operationsmikroskopes wurde erheblich reduziert um eine Erhöhung der Lidspannung des zu operierenden Auges zu vermeiden. Das Hornhautepithel wurde regelmäßig mit Hydroxypropylmethylcellulose benetzt um jederzeit klare Reflexbilder zur Astigmatismusbeurteilung zu erhalten. Hierzu wurde der Corneal-Disk nach AVNI/BAR-TOV benutzt. Zunächst wurden alle Fadenschlingen mit einer Branche einer feinen Fadenpinzette unterfahren und vom darüberliegenden Hornhautepithel befreit. Anschließend wurde die Naht mit zwei Fadenpinzetten in allen 4 Quadranten vom flachen Meridian ausgehend in Richtung des steileren Meridians gezogen (Abb. 1). Dadurch wird die Nahtspannung im vorher flachen Meridian erhöht und dieser steiler und umgekehrt der ursprünglich steilere Meridian abgeflacht. Dies wird unter ständiger keratoskopischer Kontrolle solange wiederholt, bis die Nahtspannung in dem Ausmaß umverteilt ist, daß das Transplantat im zentralen Bereich gleichmäßige Krümmungsradien aufweist. Eine antibiotische Salbe mit Verband bis zum nächsten Tag schließen den Eingriff ab. Die Weiterbehandlung erfolgt dann wie präoperativ mit 3–5mal täglicher Gabe von Prednisolonacetat-Tropfen.

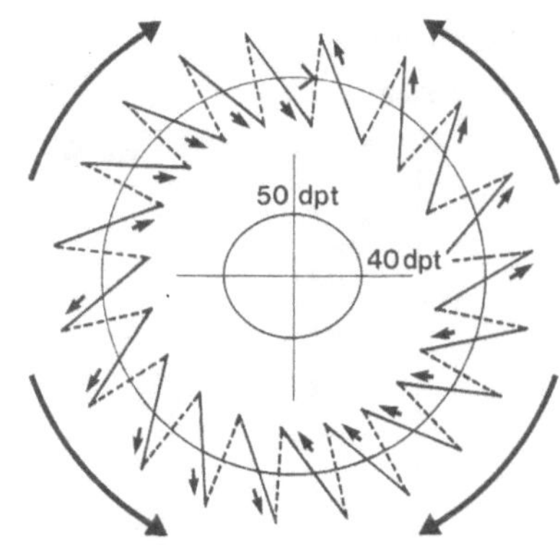

Abb. 1. Schema einer einfachen fortlaufenden Naht bei perforierender Keratoplastik mit 10 dpt Astigmatismus mit der Regel. Mit Fadenpinzetten wird die Naht vom flacheren Meridian in der 0°-Achse ausgehend in Richtung der 90°-Achse gezogen. Dadurch wird der flachere Meridian *(horizontale Achse)* durch Erhöhung der lokalen Nahtspannung steiler und der ursprünglich steilere Meridian *(vertikale Achse)* abgeflacht

Tabelle 5. Nachbeobachtungsdauer nach Nahtkorrektur bei perforierender Keratoplastik

Zeitintervall zwischen Keratoplastik und Nahtkorrektur: 7,5 ± 4 Wochen (1–12 Wochen)
Nachbeobachtungsdauer: 8,6 ± 5,9 Monate (2–22,5 Monate)

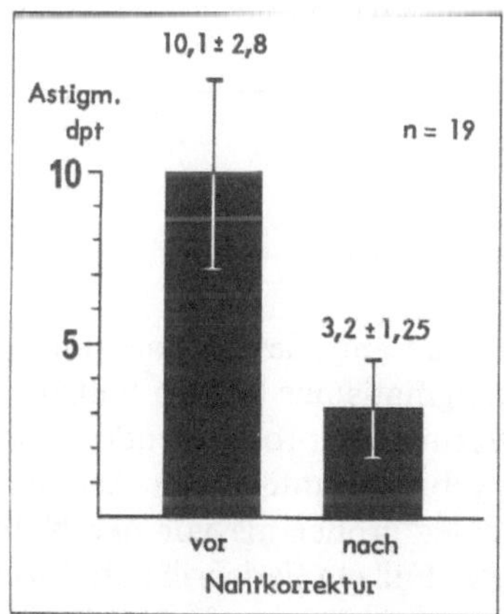

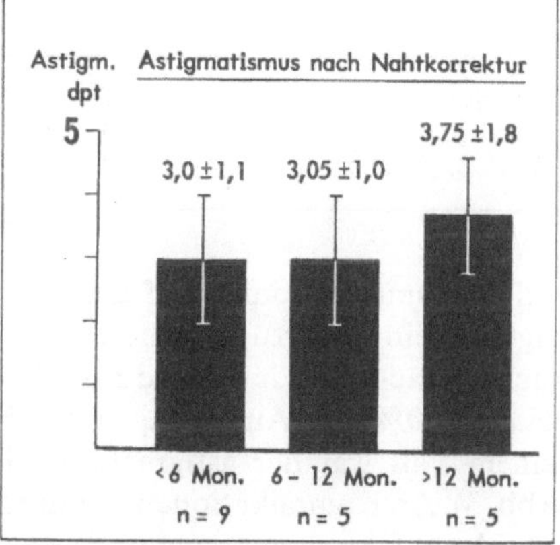

Abb. 2. Mittlere Astigmatismuswerte von 19 Augen nach perforierender Keratoplastik vor und nach Nahtkorrektur *(links)*. Mittlere Astigmatismuswerte von 19 Augen mit unterschiedlicher Nachbeobachtungsdauer nach Nahtkorrektur (rechts)

Ergebnisse

Das durchschnittliche Zeitintervall zwischen perforierender Keratoplastik und Nahtkorrektur betrug 7,5 Wochen und die Nachbeobachtungsdauer im Mittel 8,6 Monate (Tabelle 5). Der Mittelwert des Astigmatismus vor Nahtkorrektur betrug 10,1 dpt. Der entsprechende Mittelwert bei der letzten Kontrolle nach Nahtkorrektur lag bei 3,2 dpt mit Einzelwerten von 1–6 dpt (Abb. 2). Wenn man die

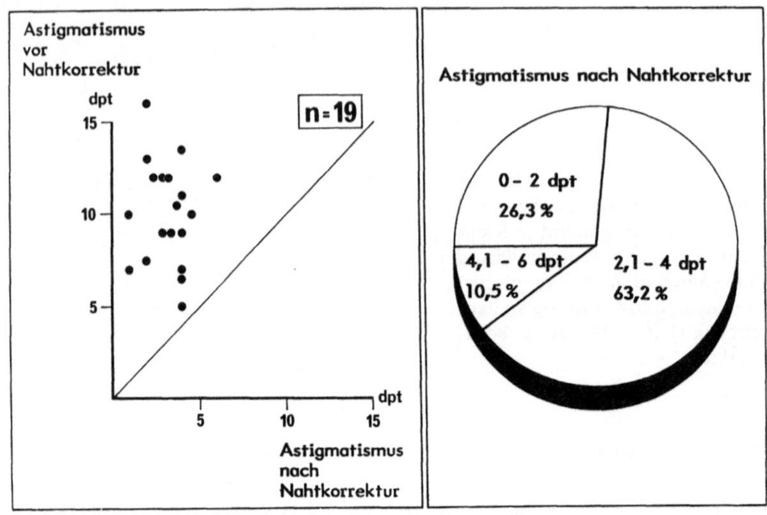

Abb. 3. Verteilung der Astigmatismuswerte von 19 Augen nach Nahtkorrektur

Tabelle 6. Komplikationen bei der Nahtkorrektur nach perforierender Keratoplastik an 19 Augen

Fadenriß:	1
Wunddehiszenz:	0
Infektion:	0

Astigmatismusergebnisse aufschlüsselt nach Länge des Beobachtungszeitraumes, zeigt sich ein geringfügig höherer Restastigmatismus bei den Fällen mit längerer Nachbeobachtungsdauer und nach Entfernung der fortlaufenden Naht (Abb. 2). Bei fast 90% der Augen lagen die Ergebnisse unter 4 dpt Astigmatismus, in keinem Fall war der astigmatische Fehler größer als vor der Nahtkorrektur (Abb. 3). An Komplikationen trat in einem Fall ein Fadenriß auf, Wunddehiszenzen oder Infektionen konnten nicht beobachtet werden (Tabelle 6).

Diskussion

Als einzige Alternative zur beschriebenen Methode der Astigmatismusreduktion nach perforierender Keratoplastik kommt in den ersten postoperativen Monaten nur die Einzelnahtentfernung bei entsprechender Nahtkonfiguration in Betracht [1, 3, 13]. Diese Methode hat den Nachteil, daß durch die Fadenentfernung nur eine Relaxation im entsprechenden Meridian erzielbar ist. Zudem kann nur eine beschränkte Anzahl von Nähten entfernt werden. Eine Überkorrektur durch Nahtentfernung kann nur durch das Nachlegen von Nähten korrigiert werden. Demgegenüber ist die vorgestellte Technik der Nahtkorrektur einer fortlaufenden

Naht, die auch an der Spaltlampe durchgeführt werden kann, in ihrer Wirkung durch das schrittweise Vorgehen leicht steuerbar. Weiterhin kann die Nahtkorrektur aber auch im Falle einer Über- oder Unterkorrektur mehrfach wiederholt werden [8, 10, 13]. Bei einigen unserer Patienten mit einem über 4 dpt liegenden Restastigmatismus wäre es sicher sinnvoll gewesen, eine zweite Nahtkorrektur durchzuführen. Obwohl bei allen Patienten nur jeweils eine Korrektur der Naht vorgenommen worden war, liegt der Mittelwert des Restastigmatismus mit 3,2 dpt im Rahmen der Literaturangaben mit vergleichbarer Nachbeobachtungszeit [10, 13].

Die von uns beobachteten höheren Astigmatismuswerte nach längerer Beobachtungsdauer lassen auf eine gewisse Regression des Operationseffektes schließen, können aber auch zum Teil ihre Ursache in der Lernkurve des Operateurs bei einer neuen Operationstechnik haben. Wesentliche Änderungen des Astigmatismus der nahtkorrigierten Augen konnten aber auch nach der Fadenentfernung bis fast 2 Jahre postoperativ nicht beobachtet werden.

Die Methode des „suture adjustment" kann sicher nicht die Folgen einer unzulänglichen Operationstechnik bei der Keratoplastik vollständig ausgleichen. Sie ist aber offensichtlich ein einfaches und komplikationsarmes Verfahren zur effektiven Reduktion des Astigmatismus nach perforierender Keratoplastik.

Literatur

1. Binder PS (1985) Selective suture removal can reduce postkeratoplasty astigmatism. Ophthalmology 92:1412–1416
2. Binder PS (1988) The effect of suture removal on postkeratoplasty astigmatism. Am J Ophthalmo 105:637–645
3. Burk LL, Waring GO III, Radjee B, Stulting RD (1988) The effect of selective suture removal on astigmatism following penetrating keratoplasty. Ophthalmaic Surg 19:849–854
4. Cohen KL, Holman RE, Tripoli NK, Kupper LL (1986) Effect of trephine tilt on corneal button dimensions. Am J Ophthalmol 101:722–725
5. Limberg MB, Dingeldein SA, Green MT (1989) Corneal compression sutures for the reduction of astigmatism after penetrating keratoplasty. Am J Ophthalmol 108:36–42
6. Lugo M, Donnenfeld ED, Arentsen JJ (1987) Corneal wedge resection for high astigmatism following penetrating keratoplasty. Ophthalmic Surg 18:650–653
7. Mandel MR, Shapiro MB, Krachmer JH (1987) Relaxing incisions with augmentation sutures for the correction of postkeratoplasty astigmatism. Am J Ophthalmol 103:441–447
8. McNeill JI, Wessels IF (1989) Adjustment of single continuous suture to control astigmatism after penetrating keratoplasty. Refract Corneal Surg 5:216–223
9. Musch DC, Meyer RF, Sugar A, Soong HK (1989) Corneal astigmatism after penetrating keratoplasty: the role of suture technique. Ophthalmology 96:698–703
10. Nabors G, Vander Zwang R, Van Meter WS, Wood TO (1991) Suture adjustment for postkeratoplasty astigmatism. J Cataract Refract Surg 17:547–550
11. Perlman EM (1981) An analysis and interpretation of refractive errors after penetrating keratoplasty. Ophthalmology 88:39–45
12. Roper-Hall MJ (1982) Control of astigmatism after surgery and trauma. Br J Ophthalmol 66:556–559
13. Van Meter WS, Gussler JR, Soloman KD, Wood TO (1991) Postkeratoplasty astigmatism control. Single continuous suture adjustment versus selective interrupted suture removal. Ophthalmology 98:177–183

Vergleichende videokeratoskopische und keratometrische Untersuchungen

K. U. Bartz-Schmidt und Ch. Hartmann

Zusammenfassung: Derzeit werden zwei computergestützte Keratometriesysteme angeboten. In einer vergleichenden Untersuchung sollen Validität und Reliabilität der Meßergebnisse beider Geräte überprüft werden. Validität: Der Vergleich der zentralen Hornhautkrümmungsradien beider Systeme mit den Meßergebnissen am Zeiss-Ophthalmometer und dem Keratometer nach Javal an 10 Probandenaugen erbrachte ein hohes Maß an Übereinstimmung für den steilen und flachen Krümmungsradius und die Achslage. Reliabilität: Der Programmalgorhythmus zeigt bei beiden Geräten keine Streuung. Die untersucherabhängige Streuung (Kunststoffkugel) lag für beide Geräte zwischen 0,1%–0,5%, die untersucher- und patientenabhängige Streuung bewegte sich zwischen 0,5% und 1,2% (Probandenauge). Bei Defokussierung führt die Vorverlagerung des Keratoskops zu einer Zunahme und die Rückverlagerung zu einer Abnahme der Meßwerte für die Hornhaut-Krümmungsradien. Der Zeitaufwand für die Untersuchung eines Auges rund 3 min, mit Ausdruck des Befundbogens zwischen 1 und 3 min je nach Geschwindigkeit des eingesetzten Plotters und Datensicherung (1 min) ist bei beiden Geräten etwa gleich. Die Ergebnisse zeigen, daß die computergestützte Videokeratoskopie nicht nur zur Verlaufkontrolle keratorefraktiver Maßnahmen hilfreich ist, sondern auch aufgrund ihrer hohen Präzision differentialdiagnostisch zur Aufdeckung subtiler, regionaler Veränderungen der Hornhautkurvatur eingesetzt werden kann.

Summary. The data from two computer-assisted videokeratography systems were evaluated to compare the accuracy, reproducibility and convenience of both devises. Accuracy: No fundamental difference was found between the two videokeratography systems and the Zeiss Ophthalmometer, the Javal Keratometer or the Nidek autorefraktor for central corneal curvature in 10 healthy eyes. Reproducibility: No variaton could be shown for data processed from the same eye image. Only little variation could be proved in ten measurements of a calibrated ball and a proband eye (coeffizients of variation between 0.5% and 1.2%). Misalignment of the keratoskope shows increasing/decreasing of keratometric readings, when approaching/remoting the instrument. The time spent for examination of one eye (3 min), for the print out (1–3 min dependent on plotter speed) and for data storage (1 min) is identical for both videokeratography systems. The reuslts of this study indicate, that computer assisted videokeratography is helpfull for evaluation and management of corneal refractive errors. Advances in topographic analysis have provided powerful tools for detecting subtile alterations of regional corneal shape.

Einleitung

Die refraktive Hornhautchirurgie benötigt zur Indikation, OP-Planung und Verlaufskontrolle valide und reproduzierbare Methoden, um die Brechkraft der Hornhautoberfläche vom Zentrum bis zur Peripherie bestimmen zu können. Die quantitative Berechnung der zentralen Krümmungsradien fand erst durch

v. Helmholz (1855) in der ophthalmologischen Diagnostik Verbreitung. Das ursprünglich von Kohlrausch (nach v. Helmholz 1909) entwickelte Prinzip, zwei definierte Testfiguren zur Koinzidenz zu bringen, ist später auch bei dem Keratometer nach Javal (1881) und dem Ophthalmometer nach Hartinger (1934) beibehalten worden. Die Beurteilung des Wölbungscharakters der gesamten Hornhautoberfläche durch die Beobachtung der Reflexphänomene der auf die Hornhaut projezierten Ringe ist seit Placido (1882) bekannt. Die vektorielle Berechnung eines von der Hornhautoberfläche photographierten Spiegelbildes einer quadratischen Scheibe ist bereits 1896 durch Gullstrand (1896) vorgenommen worden. Mit dieser Methode erstellte Erggelet (1922) eine Kartographie der Hornhaut. Aufgrund des hohen zeitlichen Aufwandes können sich diese Verfahren erst durch die Mikroelektronik endgültig durchsetzen. Nach Digitalisierung des Placidobildes der Hornhautoberfläche kann die Hornhaut heute praktisch in ihrer gesamten Ausdehnung kartographisch vermessen werden. Die Entwicklung verbesserter mathematischer Verfahren zur Oberflächenrekonstruktion hat in den letzten Jahren zu einer hohen Präzision der Meßwerte auch der peripheren Krümmungsradien geführt (Wang et al. 1989, 1991, [9]). Trotz zunehmender klinischer Anwendung gibt es unseres Wissens nach keine vergleichende Untersuchung der zentralen Krümmungsradien berechnet durch computergestützte Videokeratoskopie und bestimmt mit konventionellen Keratometern. Ziel der Untersuchung ist unter experimentellen und klinischen Bedingungen die Validität und Reproduzierbarkeit der Meßwerte zweier kommerziell erhältlicher Videokeratoskope zu überprüfen und deren Ergebnisse denen der konventionellen Keratometrie gegenüberzustellen.

Material und Methoden

Das Eyesys-Videokeratoskop = Gerät 1 (Fa. Technomed, Düren) mit 16 Grenzzonen zur Vermessung, das TMS-1-Videokeratoskop = Gerät 2 (Thomey AG, Erlangen) mit 25 Meßringen, der Nidek Autorefraktometer ARK-2000 (Fa. Oculus, Wetzlar) mit einem Meßring, das Ophthalmometer nach Littmann (Fa. Zeiss, Oberkochen) und das Keratometer nach Javal (Fa. Haag-Streit, Bern) wurden eingesetzt, um die an 10 Augen bestimmten Meßwerte der zentralen Krümmungsradien gegenüberstellen zu können. Hierunter befanden sich 6 augengesunde Probanden und 4 Patienten mit Zustand nach intraokularen Eingriffen (3 Patienten mit Z. n. perforierender Keratoplastik, 1 Patient mit Z. n. Katarakt Operation) die länger als 1 Jahr zurücklagen. An einem Probanden-Auge und an einer Kunststoffkugel wurden experimentell mit beiden Videokeratoskopen jeweils 10 Messungen nach optimaler Fokussierung und Zentrierung unter visueller Kontrolle durchgeführt. Der verwendete Radius (bzw. Brechkraft) der Kunststoffkugel entspricht 6,12 mm (bzw. 55,06 dpt; Brechungsindex = 1,3375); dabei handelt es sich um eine Kalibrierkugel, welche zur Eichung des Gerätes 1 Verwendung findet. Zur Bestimmung des Meßfehlers bei Defokussierung wurden Einzelmessungen in Millimeterschritten ±5 mm um die Null-Position mit optimaler Zentrierung und Fokussierung angefertigt. In die statistische Auswertung gelangten die durchschnittlichen Brechwerte der Ringe von 1–10 mm Durchmesser bei Gerät 1 und die Meßzonen 2 = Ring 1, 4 = Ring 2, 7 = Ring 3, 9 = Ring 4, 12 = Ring 5, 14 = Ring 5, 17 = Ring 7, 19 = Ring 8, 22 = Ring 9 und 24 = Ring 10 bei Gerät 2.

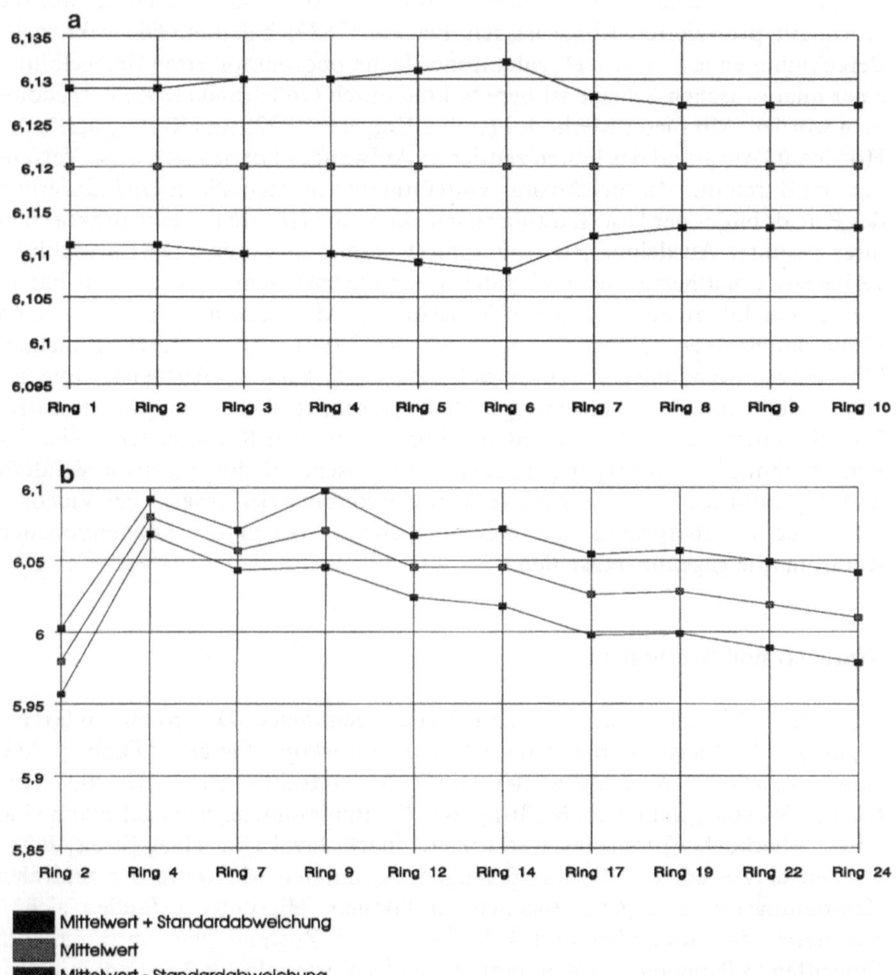

Abb. 1. a Gerät 1: Mittelwerte und Standardabweichungen der durchschnittlichen Krümmungsradien der einzelnen Meßringe; zehn Untersuchungen in unmittelbarer Reihenfolge an einer Kunststoffkugel mit einem Durchmesser von 6,12 mm. **b** Gerät 2: Mittelwerte und Standardabweichungen der durchschnittlichen Krümmungsradien der einzelnen Meßringe; zehn Untersuchungen in unmittelbarer Reiheinfolge an einer Kunststoffkugel mit einem Durchmesser von 6,12 mm

Ergebnisse

Validität

Die Validität beschreibt die Annäherung eines Meßwertes an den wahren Wert.

Experimentell überprüften wir die Validität an der kalibrierten Kunststoffkugel mit einem Radius von 6.12 mm (bzw. 55,06 dpt, für einen Brechungsindex von 1,3375). Mit dem Javal-Keratometer, dem Zeiss-Ophthalmometer und dem Nidek-Autokeratometer konnte der vom Hersteller angegebene Krümmungsradius von 6,12 mm bestätigt werden.

Die 10 kosekutiven Messungen bei optimaler Zentrierung und Fokussierung unter visueller Kontrolle ergaben einen mittleren Krümmungsradius von 6,12 ± 0,00 mm für das Videokeratoskop Gerät 1 und von 6,04 ± 0,03 mm für das Gerät 2 (Abb. 1). Während der mittlere Krümmungsradius aller einzelnen Ringe für das Gerät 1 6,12 mm beträgt, erkennt man im Diagramm für die Mittelwerte der einzelnen Ringe bei Gerät 2 einen eingipfligen linksverschobenen Kurvenverlauf (s. Abb. 1).

Klinisch bestimmten wir mit dem Ophthalmometer nach Littman, dem Keratometer nach Javal und dem Autokeratometer ARK-2000 von Nidek die zentralen Krümmungsradien der Hornhaut von zehn Augen und stellten die Meßwerte den von beiden Videokeratoskopen berechneten zentralen Hornhautradien gegenüber. Bei der Bestimmung der Korrelationen wurden die Krümmungsradien der beiden Hauptschnitte zusammengefaßt. Von den gemessenen Achslagen wurden die Differenzen zu 0° bzw. 180° für die Achslagen zwischen 0°–45° bzw. 136°–180° und die Differenzen zu 90° für Achslagen zwischen 46°–135° zusammengefaßt und zur statistischen Analyse verwendet.

Tabelle 1. a) Korrelationen des Gerätes 1 zu den konventionellen Keratometern nach Javal und Littmann sowie dem Autokeratometer von Nidek. (n = 10, R = Krümmungsradien beider Hauptschnitte, A = relative Achslagen beider Hauptschnitte, n. s. = nicht signifikant)

	R	t-Wert gegen Gerät 1		A	t-Wert gegen Gerät 1	
Javal	0,885	0,38	n. s.	0,633	−0,20	n. s.
Zeiss	0,876	−0,16	n. s.	0,633	0,42	n. s.
Nidek	0,919	−0,25	n. s.	0,830	−1,03	n. s.

b) Korrelationen des Gerätes 2 zu den konventionellen Keratometern nach Javal und Littmann sowie dem Autokeratometer von Nidek. (n = 10, R = Krümmungsradien beider Hauptschnitte, A = relative Achslagen beider Hauptschnitte, n. s. = nicht signifikant)

	R	t-Wert gegen Gerät 2		A	t-Wert gegen Gerät 2	
Javal	0,958	1,28	n. s.	0,737	0,66	n. s.
Zeiss	0,804	0,54	n. s.	0,767	0,21	n. s.
Nidek	0,953	0,60	n. s.	0,423	−1,30	n. s.

Die Berechnung der Korrelationen für die Krümmungsradien erbrachte sehr hohe Koeffizienten von $r > 0{,}8$ (Tabelle 1). Die stärkste Übereinstimmung bestand zwischen den Meßwerten des Keratometers nach Javal und Gerät 2 ($r = 0{,}958$), bzw. dem Autokeratometer von Nidek und dem Gerät 1 ($r = 0{,}919$). Die Korrelationskoeffizienten der relativen Achslagen schwankten zwischen $r = 0{,}423$ und $r = 0{,}830$ (Tabelle 2). Hier fanden wir die stärkste Übereinstimmung zwischen dem Zeiss-Ophthalmometer und Gerät 2 ($r = 0{,}767$), bzw. dem Autokeratometer von Nidek und Gerät 1 ($r = 0{,}830$).

Reliabilität

Die Reliabilität beschreibt die Übereinstimmung von Meßergebnissen unmittelbar wiederholter Messungen.

Programm-Algorhythmus. Die Reproduzierbarkeit des Programm-Algorhythmus zur Berechnung der Krümmungsradien in beiden Videokeratoskopen wurde durch das zehnmalige Aufrufen der selben Video-Bilddatei und erneuter Berechnung bestimmt. Beide Geräte wiesen bei allen Durchläufen absolut identische Ergebnisse auf. Der Variationskoeffizient (n. Pearson) des Programm-Algorhythmus ist daher für beide Einheiten gleich null.

Untersucher. Die vom Untersucher abhängige Streuung wurde mit Hilfe der Kunststoffkugel bestimmt. In zehn aufeinanderfolgenden Messungen wurde unter visueller Kontrolle die fest angebrachte Kugel jeweils neu zentriert und fokussiert. Die Streuung der Mittelwerte der Meßringe machte bei Gerät 1 zwischen 0,1% und 0,2%, bei Gerät 2 zwischen 0,2% und 0,5% der Mittelwerte aus (s. Abb. 1).

Untersucher – Patient. Im klinischen Alltag kommt zu der vom Untersucher abhängigen Streuung noch die durch den Untersuchten hervorgerufene Streuung hinzu. Um deren Größenordnung zu kennen, wurden an einem Probanden-Auge mit beiden Geräten zehn Messungen unmittelbar hintereinander durchgeführt. Die Variationskoeffizienten lagen bei Gerät 2 zwischen 0,5% und 1,2% und für das Gerät 1 zwischen 0,5% und 1,6% der Mittelwerte, wobei die peripheren Meßringe eine höhere Streuung als die zentralen Meßringe aufweisen (s. Abb. 2).

Zentrierung. Beide Systeme sind mit Zentrierhilfen ausgestattet. Bei bewußter Dezentrierung an der Kunststoffkugel führten ab einem Millimeter Abweichung in der X- und Y-Achse beide Geräte keine Berechnungen der Krümmungsradien mehr aus.

Fokussierung. Trotz präziser Fokussierhilfen führen Abweichungen in der Z-Achse zu keinem Abbruch in der Berechnung der Meßringe bei beiden Geräten. Für die einzelnen Meßringe ergeben sich typische Veränderungen in Abhängigkeit von Richtung aus Ausmaß der Defokussierung. Überwiegend einheitlich

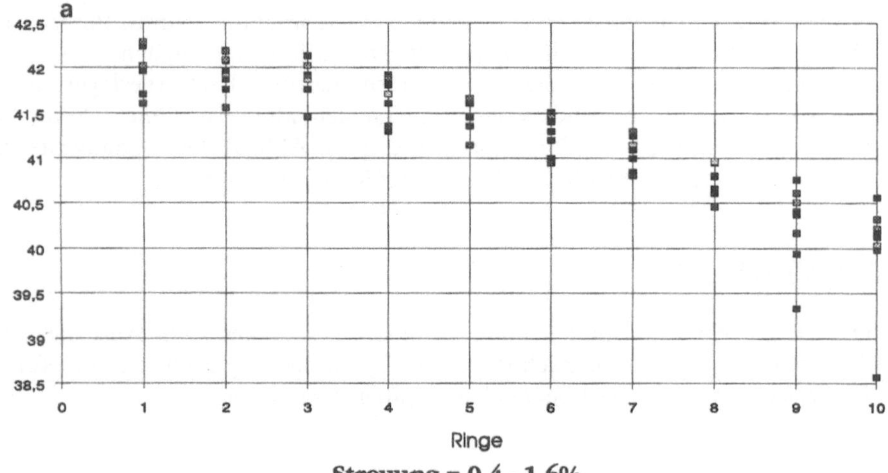

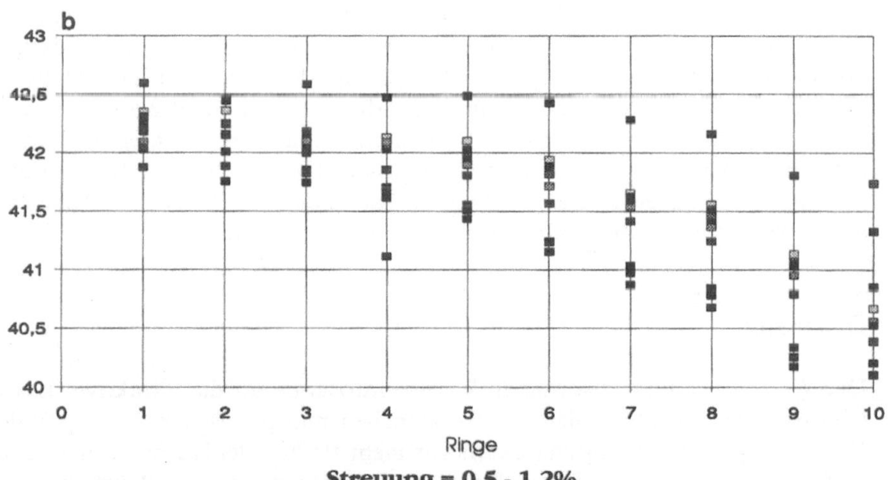

Abb. 2. a Gerät 1: Streudiagramm der durchschnittlichen Krümmungsradien der einzelnen Meßringe, zehn Untersuchungen in unmittelbarer Reihenfolge am selben Probanden-Auge. **b** Gerät 2: Streudiagramm der durchschnittlichen Krümmungsradien der einzelnen Meßringe, zehn Untersuchungen in unmittelbarer Reihenfolge am selben Probanden-Auge

verhalten sich die durchschnittlichen Krümmungsradien der mittelperipheren und peripheren Meßringe beider Geräte. Eine Verlagerung des Keratoskops in Richtung auf das zu untersuchende Auge führt zu einem Anstieg und in der entgegengesetzten Richtung zu einem Abfall der Krümmungsradien. Unterschiedlich verhalten sich die Krümmungsradien der zentralen Meßringe. Bei Gerät 1 kommt es nach Vorverlagerung um mehr als drei Millimeter für die beiden zentralen Meßringe, bei einer Vorverlagerung von mehr als vier Millimeter auch für den dritten Meßring zu einer Abnahme des Krümmungsradius. Bei Gerät 2 führt eine Vorverlagerung um mehr als zwei Millimeter zunächst zu einem Absinken der Krümmungsradien der zentralen Meßringe. Bei Vorverlagerung auf fünf Millimetern und bei Rückverlagerung um mehr als drei Millimeter kommt es erneut zum Ansteigen der Krümmungsradien (s. Abb. 3). Die Spannweite der Meßwerte beträgt bei Gerät 1 0,88 mm, bei Gerät 2 4,68 mm.

Zeitaufwand

Die Dauer für die Untersuchung (3 min) eines Auges, mit Ausdruck des Befundbogens (1–3 min je nach Geschwindigkeit des eingesetzten Plotters) und Datensicherung (1 min) ist bei beiden Geräten etwa gleich.

Besondere Ausstattungsmerkmale

Hier gefiel bei Gerät 1 die Editierfunktion. Offensichtlich durch die Rechenprozedur falsch nachgezeichnete Meßzonen können mit Hilfe der Maus am Bildschirm korrigiert werden. Dies trägt zur Steigerung der Präzision der Meßwerte insbesondere der peripheren Krümmungsradien bei. Bei Gerät 2 ermöglicht das blendarme Projektionssystem auch bei lichtempfindlichen Patienten oder unmittelbar postoperativ verwertbare keratoskopische Untersuchungen. Schwierigkeiten mit der Fokussierung treten jedoch bei Patienten mit tiefliegenden Augen auf, da der Projektionskonus dann gegen die Augenbrauen stößt.

Diskussion

Der Wert der computergestützten Videokeratoskope für die refraktive (Laser-) Chirurgie der Hornhaut liegt in der schnellen und präzisen kartographischen Vermessung des Wölbungscharakters von mehr als 70% der Hornhautoberfläche. Aufgrund der enormen Datenflut dieser Verfahren ist eine Beurteilung der Befunde erst nach Datenreduktion und graphischer Analyse der Meßwerte möglich. Von der Software werden unterschiedliche frei skalierbare farbkodierte oder tabellarische Darstellungsarten der Einzeluntersuchungen, wie auch Differenzdarstellungen angeboten.

Die Überprüfung der Validität der beiden Geräte zeigt die hohe Genauigkeit mit der die quantitativen Daten der Hornhautoberfläche berechnet werden. Der bei Gerät 2 durchschnittlich um 0,8 mm geringer berechnete mittlere Krümmungsradius der Kunststoffkugel und der charakteristische linksgipflige Kurvenverlauf (Abb. 1b) deuten nicht auf eine geringere Präzision des Gerätes als vielmehr auf einen Fehler bei der Fokussierung im Sinne einer Vorverlagerung des Keratoskopes um 2–3 mm während der Messungen hin (s. a. Abb. 3b). Der klinische Vergleich mit den konventionellen Keratometern zeigte die sehr hohe Übereinstimmung für die Meßergebnisse der zentralen Hornhautkrümmungs-

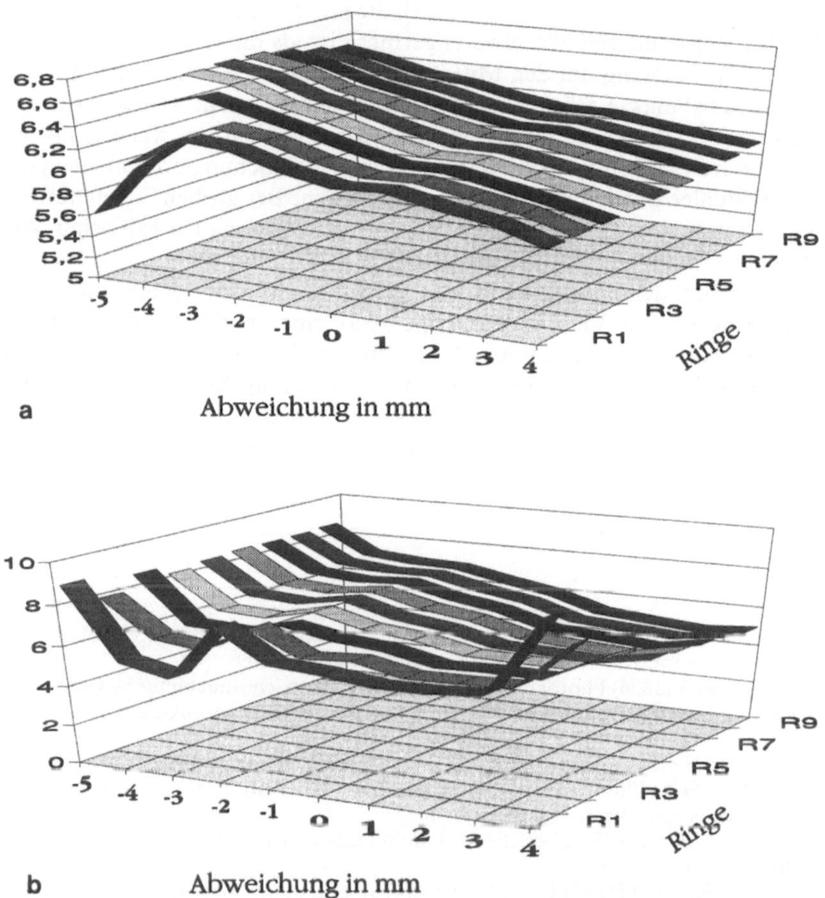

Abb. 3. a Gerät 1: Diagramm der durchschnittlichen Krümmungsradien in Abhängigkeit von der Defokussierung. X-Achse = Defokussierung, Y-Achse = Krümmungsradien, Z-Achse = Meßringe 1–9. Die Defokussierung im Sinne der Vorverlagerung des Keratokopes, geht mit einer Zunahme der Krümmungsradien einher. Nur die drei zentralen Meßringe zeigen abhängig vom Grad der Defokussierung nach vorne eine Abnahme der Krümmungsradien. **b** Gerät 2: Diagramm der durchschnittlichen Krümmungsradien in Abhängigkeit von der Defokussierung. X-Achse = Defokussierung in mm, Y-Achse = Krümmungsradien, Z-Achse = Meßringe 1–9. Die Defokussierung im Sinne der Vorverlagerung des Keratokopes, geht mit einer Zunahme der Krümmungsradien einher. Nur die drei zentralen Meßringe zeigen abhängig vom Grad der Defokussierung nach vorne eine Abnahme der Krümmungsradien

radien. Im t-Test konnte in allen Fällen kein signifikatner Unterschied bestätigt werden (Tabelle 1). Die niedrigeren Korrelationen des Gerätes 2 hinsichtlich des Vergleichs der Achslagen beruhen auf einer fast systematisch um ca. $-10°$ bis $-20°$ verschobenen Achslage der beiden zentralen Hauptschnitte. Die Untersuchung der Reproduzierbarkeit der Meßergebnisse gibt Hinweise über die Größe der unterschiedlichen Meßfehler. Daß die Rechenprozedur fehlerfrei abläuft, überrascht dabei nicht. Auffällig ist, daß die untersucherbedingte Streuung (max. 0,5% Streuung um den Mittelwert) geringer ist als die durch den Untersuchten (max. 1,1% Streuung um den Mittelwert) bedingte. Daß die Streuung für beide zusammen bei max. 1,6% um den Mittelwert liegt, kann als Hinweis für die hohe Präzision der Zentrier- und Fokussierhilfen verstanden werden. Allerdings können durch Unachtsamkeit während der Untersuchung erhebliche systematische Meßfehler durch Defokussierung auftreten. Bei groben Verstellungen und Kenntnis ihrer Gesetzmäßigkeiten, können diese jedoch bei kritischer Wertung der Befunddokumentation erkannt werden.

Gegenüber den Gullstrand'schen Verfahren (1896) bieten die modernen computergestützten Videokeratoskope zwar eine erhebliche Zeitersparnis; im klinischen Alltag ist eine Untersuchung mit dem Videokeratoskop gegenüber der konventionellen Keratometrie dennoch zeitaufwendig. Sie ist außer bei keratorefraktiven Eingriffen immer dann indiziert, wenn in der differenzialdiagnostischen Beurteilung auch subtile, z. B. regionale Veränderungen der Hornhautkurvatur von Bedeutung sein können.

Literatur

1. Erggelet H (1922) Beobachtungen der Hornhaut. Vermessung eines Keratokonus mit dem Stereokomparator. Ber dtsch ophthalmol Ges 43:106–109
2. Gullstrand A (1896) Photographisch-ophthalmometrische und klinische Untersuchungen über die Hornhautrefraktion. Kongliga Svenska Vetenskap – Akademiens Handlinger 28:7
3. Hartinger H (1934) Zeiss-Ophthalmometer. Ber dtsch ophthalmol Ges 50:298–302
4. Helmholz H v (1909) Hdb. d. phys. Opt. Band 1, 3. Aufl. (Hrsg. v. A. Gullstrand, J. v. Kries, W. Nagel). Voss, Hamburg Leipzig
5. Helmholz H v (1855) Über die Akkommodation des Auges. Albert v Graefes Arch Ophthalmol 1:2, 1–74
6. Javal E, Schiötz I (1881) Un ophthalmomètre practique. Ann Oculist 84:5
7. Placido A (1882) Keratoskopie. Cbl prakt Augenheilkd 6:30–31
8. Wang JY, Rice DA, Klyce SD (1989) A new reconstruction algorithm for improvement of corneal topographical analysis. Refract Corneal Surg 5:379–387
9. Wang JY, Rice DA, Klyce SD (1991) Analysis of the effects of misalignetment on corneal surface reconstruction from photokeratoskopic data. Refract Corneal Surg 7:129–140

Refraktive und allgemeine Hornhautchirurgie

Photorefraktive Keratektomie (PRK) mit dem Excimerlaser zur Behandlung der Hyperopie

D. Dausch, R. Klein und E. Schröder

Zusammenfassung: Die photorefraktive Keratektomie (PRK) mit dem Excimerlaser hat ein erhebliches Interesse bei der Korrektur der Myopie erweckt. Es war ein logischer Schritt, diese Technik auch für die Korrektur der Hyperopie zu verwenden. Um die Voraussagbarkeit, die Stabilität, die Effektivität und die Sicherheit der Methode zu untersuchen, wurde eine Studie an zwei Patientengruppen mit einer Nachbeobachtungszeit von 1 Jahr durchgeführt.

Die 1. Gruppe bestand aus 15 hyperopen Patienten mit einer Refraktion zwischen + 2,0 und + 7,5 D. Die Behandlung erfolgte nur einseitig. Die 2. Gruppe bestand aus 8 aphaken Augen, deren Refraktion zwischen + 11,0 und + 16,0 D lag.

Die vorliegende Arbeit soll die technische Durchführung und die klinischen Ergebnisse demonstrieren.

In Gruppe I waren 12 Augen (80%) innerhalb einer intendierten Emmetropie von + und – 1,0 D. In Gruppe II waren es nur 3 Augen von insgesamt 8 aphaken Augen (37%) die innerhalb der intendierten Emmetropie von + und – 1,0 D lagen. 100% der Augen in Gruppe I und 87,5% der Augen in Gruppe II waren stabil zwischen 9 und 12 Monaten. In Gruppe I verlor ein Patient 2 Zeilen seiner bestkorrigierten Sehschärfe nach einem Jahr. In Gruppe II verlor ein Patient 1 Zeile und ein Patient 3 Zeilen. Der Hauptgrund für den Verlust der bestkorrigierten Sehschärfe in diesen Fällen war eine deutliche Dezentrierung der optischen Zone.

Wegen der höheren Intensität des Hazes in Gruppe II empfehlen wir, die photorefraktive Keratektomie bei der Behandlung der Hyperopie nur in einem Bereich bis zu 7,5 D durchzuführen

Summary. Excimer laser photorefractive keratectomy (PRK) has generated considerable interest as a technique for correcting myopia. It was a logical step to also extend PRK up to the correction of hyperopia. To investigate the predictibility, stability, efficacy and safety of hyperopic PRK a one-year follow-up study on two groups of patients was completed. The first group consisted of 15 hyperopic patients with a refraction between + 2.0 to + 7.5 D, treated unilaterally with PRK. The second group consisted of 8 treated aphacic eyes of 8 patients. The refraction ranged between + 11.0 and + 16.0 D.

This article presents the technical performance and the clinical findings.

In group I 12 eyes (80%) were within +/– 1.0 D of the intended final refraction (baseline, + 2.0 to + 7.5 D). In group II only 3 eyes of the 8 aphacic eyes (37%) were within +/– 1.0 D of the intended final refraction (baseline, + 11.0 to + 16.0 D). 100% of the eyes in group I and 87.5% of the eyes in group II were stable within +/– 0.25 D between 9 and 12 months. In group I one patient lost two lines of best corrected visual acuity after one year. In group II one patient lost one line and one patient three lines. The main reason for this loss of best spectacle corrected visual acuity was a distinct decentration of the optical zone.

Because of the higher mean intensity of haze in group II we recommend to perform hyperopic PRK only up to 7.5 D.

Die Excimerlaser photorefraktive Keratektomie (PRK) hat allgemeines Interesse für die Behandlung von Refraktionsfehlern erweckt. Die PRK zur Behandlung der Myopie wurde in verschiedenen Tierstudien [1–9] und Untersuchungsserien an menschlichen Augen [10–15] beschrieben. Die klinische Anwendung der photorefraktiven Keratektomie mit dem Excimerlaser wird ständig weiterentwickelt. Die neuesten Ergebnisse nach einer derartigen Behandlung mit dem Excimerlaser werden im allgemeinen als gut beschrieben [14–17].

Es lag somit auf der Hand, die photorefraktive Keratektomie auch auf die Korrektur der Hyperopie auszudehnen. Im Gegensatz zur myopischen PRK ist es bei der hyperopischen PRK notwendig, die vordere Hornhaut aufzusteilen.

Wie bei der Behandlung der Myopie sind auch bei der Korrektur der Hyperopie die Voraussagbarkeit, Stabilität und Sicherheit der Methode entscheidend.

Diese Punkte sollten in der vorliegenden Studie geklärt werden, da bisherige Berichte über eine hyperopische PRK bisher in der Literatur nicht vorliegen.

Die Arbeit soll die klinischen Befunde einer Studie an vier schlechter sehenden und an 19 normal sehenden Augen demonstrieren, die mit einer hyperopischen photorefraktiven Keratektomie (PRK) behandelt wurden.

Material und Methode

Wir untersuchten zwei Gruppen von Patienten. Die erste Gruppe bestand aus 15 Patienten, die einseitig mit der Methode der photorefraktiven Keratektomie zwischen Juli und August 1990 (Patient 1 bis 15) behandelt wurden. Das mittlere Alter dieser Patienten betrug 36,6 ± 12,9 Jahre. Die präoperative Refraktion lag zwischen + 2,0 und + 7,5 D. Ein Auge war amblyop (Nr. 10). In allen Fällen wurde Emmetropie angestrebt.

Die zweite Gruppe bestand aus 8 aphaken Augen, die ebenfalls zwischen Juli und August 1990 operiert wurden (Pat. Nr. 16 bis 23). Das mittlere Alter betrug 49,5 ± 10,3 Jahre. In dieser Gruppe lag die präoperative Refraktion zwischen + 11,0 und 16,0 D. Drei Augen waren schlechter sehend mit einer Sehschärfe unter 0,6. Die operative Technik war bei Gruppe 1 und Gruppe 2 identisch.

Die postoperative Nachsorge bestand bei beiden Gruppen in der Anwendung von Gentamycin-Augensalbe bis der Epitheldefekt komplett abgeheilt war. Den ersten postoperativen Monat wurden Fluorometholon-Augentropfen 5mal täglich appliziert. Danach wurde die Tropfanwendung auf 3- bis 1mal täglich reduziert, abhängig von der Intensität des Hazes, der nach einem Monat aufgetreten war.

Gleichzeitig erhielten alle Patienten zusätzlich therapeutische Weichlinsen für eine Zeit von drei Monaten. Die Linsen wurden erst acht Tage nach der Operation eingesetzt, wenn das Epithel komplett abgeheilt war. Diese Linsen wurden wie jede therapeutische Linse nach vier Wochen entfernt, gereinigt und dann wieder eingesetzt. Einzelheiten über die Anwendung der weichen Linsen nach PRK wurden bereits anderswo publiziert [14]. Die Beobachtungszeit für beide Gruppen betrug ein Jahr.

Für unsere Studie wurden nur Patienten herangezogen, deren Alter mindestens 18 Jahre betrug und die eine stabile hyperopische Refraktion aufwiesen. Eine Schwankung des sphärischen Äquivalent von mehr als +2,0 Dioptrien war ein Ausschlußkriterium. Patienten mit einem Zylinder von mehr als 1,5 Dioptrien wurden ebenfalls ausgeschlossen. Augen, die zu einer Behandlung vorgesehen waren, mußten frei von Erkrankungen sein. Es durfte kein trockenes Auge vorliegen, eine Blepharitis oder ein Lagophthalmus war ebenso ein Ausschlußkriterium. Patienten mit systemischen Erkrankungen in Verbindung mit Wundheilungsstörungen wurden nicht in die Studie einbezogen. Die Operation wurde nur einseitig durchgeführt. Sämtliche Patienten, die in der Studie eingeschlossen sind, wurden über die Risiken, Nebenwirkungen und möglichen Komplikationen aufgeklärt. Voraussetzung war, daß eine Kontaktlinsenunverträglichkeit vorlag. Das zuständige Ethik-Komitee war über unser Vorhaben informiert. Die postoperative Technik war folgende:

Technische Vorgehen

Es wurde ein Excimerlaser MEL 60 der Firma AESCULAP MEDITEC benützt. Dieser Laser emitiert UV-Licht der Wellenlänge 193 nm. Die Laserlichtexpositionen für Großflächenablationen wurden mit einer Repetitionsrate von 0,5 Hz durchgeführt. Eine Exposition wird nicht durch die Beleuchtung eines Fleckes hergestellt, sondern durch ein Scanningverfahren erreicht. Bei dem operativen Vorgehen wird ein 7×1-mm-Balkenprofil verwandt, so daß das Laserlicht auf eine rechteckige Fläche mit den Ausmaßen 7×10 mm auftrifft. Kreisförmige Flächen mit einem maximalen Durchmesser von 7 mm können ebenfalls auf diese Weise behandelt werden. Das Vorgehen ist ersichtlich in Abbildung 1. Die

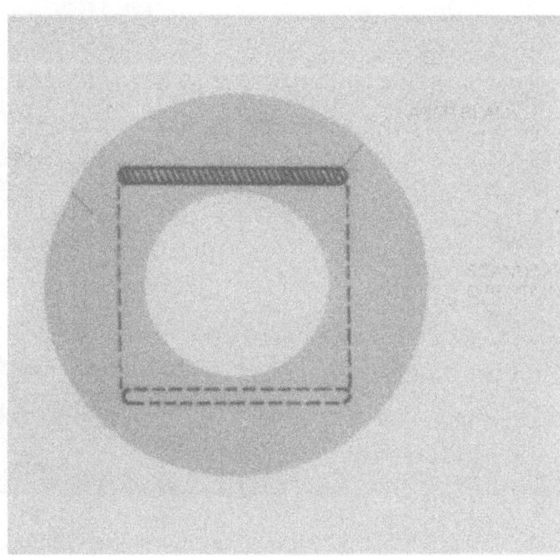

Abb. 1. Scanning Verfahren für die Großflächenabtragung

Energiedichte des Laserstrahls liegt bei 250 mJ/cm^2. Die resultierende Hornhautablationstiefe liegt somit bei 0,5 μm. Bei einer Repetitionsrate von 20 Hz läuft der Scanningprozeß so ab, daß eine beträchtliche Überlappung der Laserschüsse stattfindet. Der Summationseffekt eines Scanningablaufes liegt deshalb bei einer

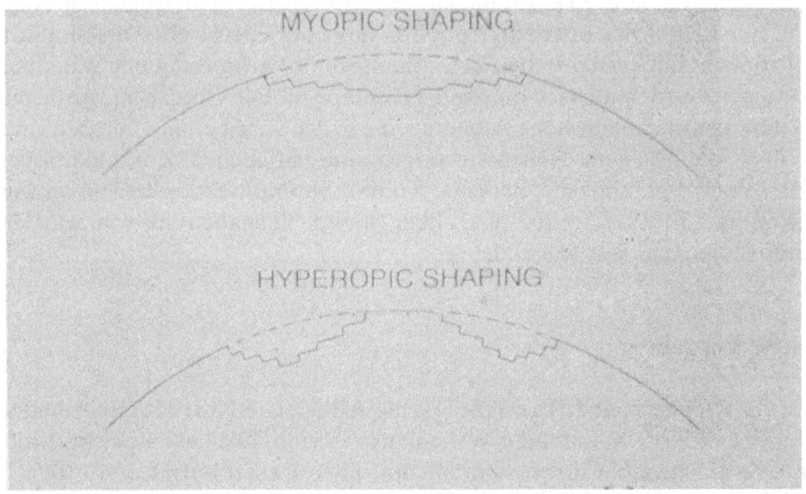

Abb. 2. Abtragungsprinzip für die Behandlung von Myopie und Hyperopie

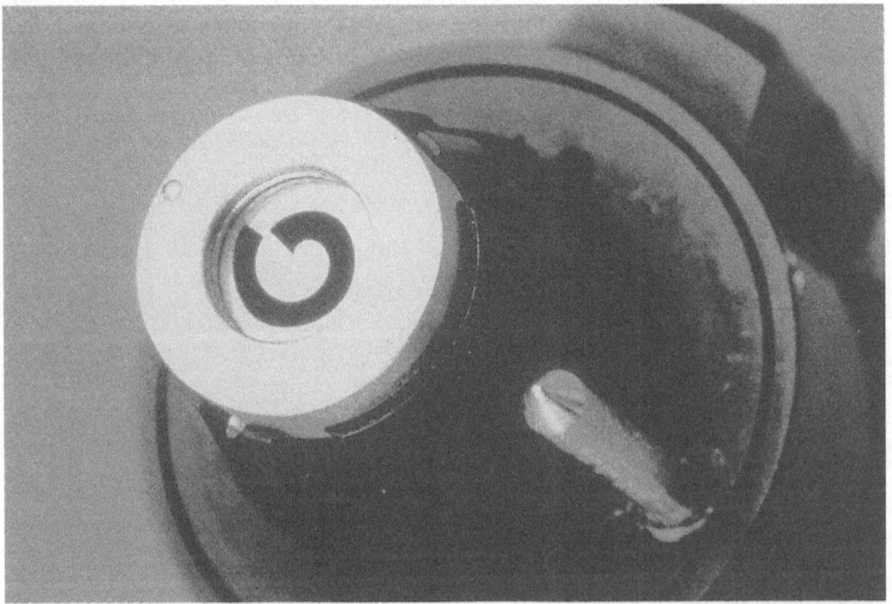

Abb. 3. Augenmaske mit einer spiralenförmigen Öffnung für die Korrektur der Hyperopie

Ablation von 1 µm. Diese Überlappung führt auch dazu, daß dieser glatte Ablationsprozeß gerade Oberflächen schafft.

Wie diese Technik im Detail abläuft, ist bereits bei der Korrektur der Myopie beschrieben [14]. Das Ablationsprofil, das zur Korrektur der Hyperopie nötig ist, ist in Abb. 2 (unten) ersichtlich. Im Zentrum findet keine Ablation statt. Die größte Ablationstiefe ist am Rande der behandelten Zone. Um eine tiefe Stufe am Rande der Behandlungszone zu vermeiden, ist eine Übergangszone erforderlich, welche sich über die Korrekturzone hinaus erstreckt und aus dem obigen Schema ersichtlich ist. Der Durchmesser der korrigierten Zone liegt bei 4 mm. Wenn die 1,5 mm breite Übergangszone mitberücksichtigt wird, so ist der Durchmesser der insgesamt bearbeiteten Hornhautfläche 7 mm.

Die Gewebsablation, die bei der hyperopischen photorefraktiven Keratektomie notwendig ist, kann nicht mit einem mechanisch arbeitenden Irisdiaphragma erreicht werden. Für die Durchführung der hyperopischen PRK verwenden wir eine spiralenförmige Apertur, wie in Abbildung 3 dargestellt ist. Der Ablationsprozeß wird so durchgeführt, daß sich die Maske während der Laserapplikation um 360° dreht.

Die Maske, die in Abb. 3 gezeigt ist, muß auf einen Saugring aufgesteckt werden, der mit Unterdruck auf das Patientenauge aufgesetzt wird (Abbildung 4).

Medizinisches Vorgehen

Die Operationen wurden von zwei Operateuren (Klein und Dausch) mit dem Excimerlaser MEL 60 der Firma AESCULAP MEDITEC durchgeführt. Die Homogenität des Strahlprofils innerhalb der zentralen 7 mm war besser als 95%. Vor jeder Behandlung wurde die Homogenität und die Ablationsrate mit einem bestimmten Fotopapier kalibriert (Agfa L 720 RC).

Präoperative Untersuchungen beinhalteten die unkorrigierte Sehschärfe und die mit Gläsern bestkorrigierte Sehschärfe. Eine cycloplegische Refraktion wurde in allen Fällen vor dem Eingriff durchgeführt. Keratometer (Zeiss-Ophthalmoskop, Oberkochen, Deutschland), Autorefraktion (Humphrey, Modell 515, San Leandro, CA), Sehschärfe unter Blendungsbedingungen (Humphrey, Modell 515) und Spaltlampenuntersuchungen wurden durchgeführt. Ebenso wurde applanatorisch der Augeninnendruck präoperativ und bei jeder Kontrolluntersuchung bis zu 12 Monaten durchgeführt. Postoperativ auftretende subepitheliale Trübungen (Haze) wurden entsprechend der Intensität der Trübungen nach einem Schema, das von den Autoren bereits anderswo veröffentlicht wurde [14, 15], eingeteilt.

Die Daten wurden prospektiv erfaßt. Die postoperativen Untersuchungen erfolgten im allgemeinen die ersten drei postoperativen Tage sowie im ersten, dritten, sechsten, neunten und zwölften postoperativen Monat. Bei diesen Kontrolluntersuchungen wurden die Keratometerwerte, Visuswerte und Refraktionswerte ermittelt. Computergesteuerte topographische Analyse (Corneal Modelling System, CMS, Computered Anatomy, Inc., New York, NY) wurde erst im neunten und zwölften postoperativen Monat durchgeführt, da dieses Gerät

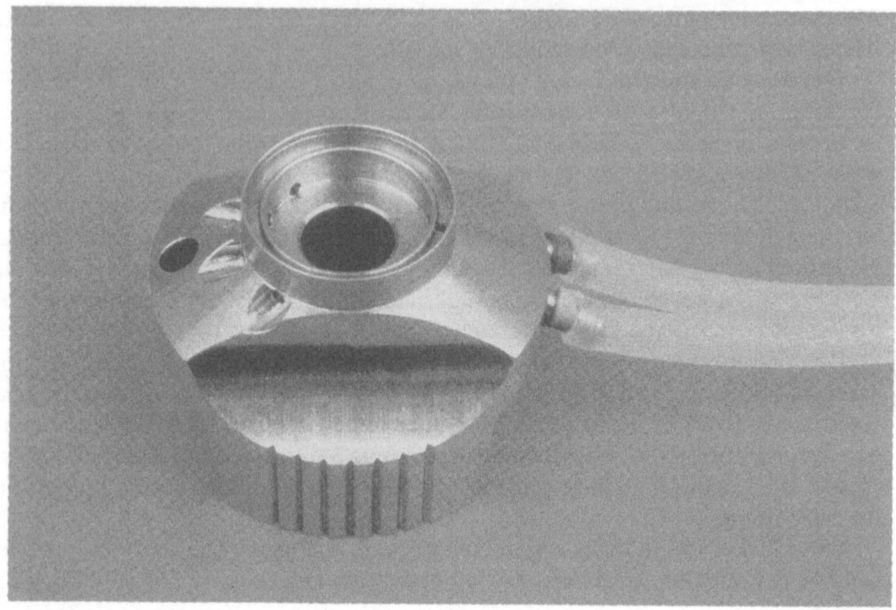

Abb. 4. Der Saugring, welcher zuerst auf das Auge aufgesetzt wird, dient für die Aufnahme der eigentlichen Maske

erst zu diesem Zeitpunkt zur Verfügung stand. Alle Patienten wurden nach Problemen mit der Blendempfindlichkeit während nächtlicher Autofahrten gefragt.

Die intendierte Korrektur für jedes Auge wurde nach dem sphärischen Äquivalent errechnet, das auf die Hornhautebene wie bei der Kontaktlinsenanpassung bezogen ist. Die angestrebten Korrekturen lagen in Gruppe I in einem Bereich von +2,0 bis +7,5 D, in Gruppe II in einem Bereich von +11,0 bis +16,0 D. Die maximale Abtragung in der Bowman'schen Schicht und im Stroma lag bei ungefähr 120 µm.

Das Zentrum der ringförmigen Gewebsabtragung mit dem Excimerlaser wurde bestimmt durch die Markierung der optischen Achse, indem der Patient das Licht des Operationsmikroskopes fixiert. Das Auge wurde während der Operation durch die Maske und den Saugring (Abb. 4) stabilisiert. Weitere präoperative, operative und unmittelbar postoperative Details wurden bereits anderweitig publiziert [14].

Ergebnisse

Die Nachkontrolle bei allen Augen betrug mindestens 12 Monate.

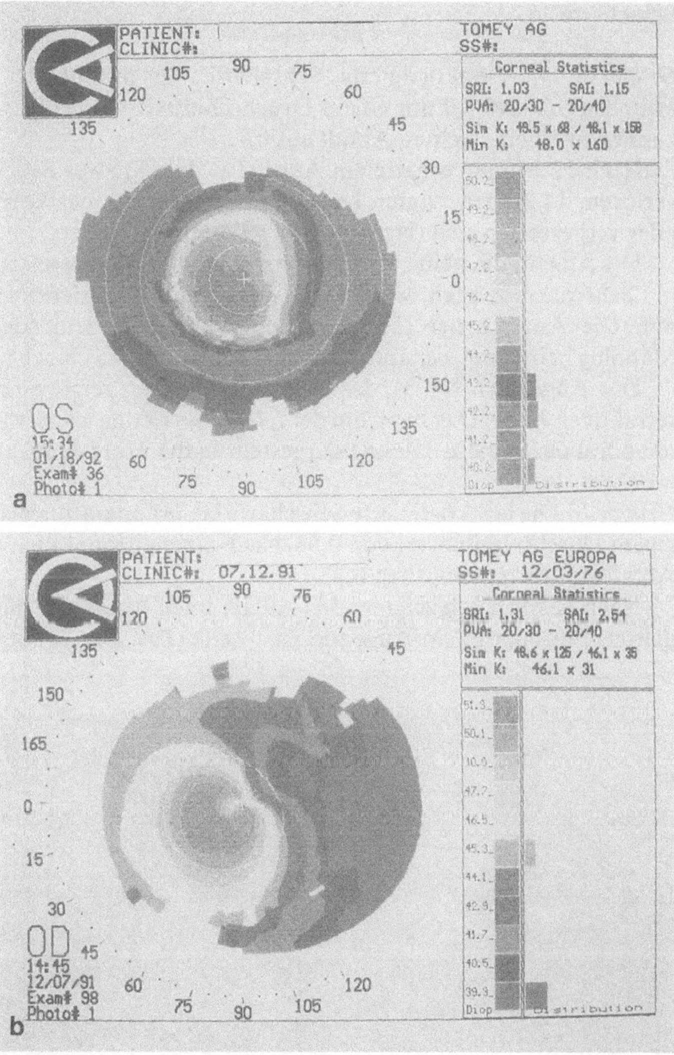

Abb. 5. a Topographische Analyse eines Auges mit einer angestrebten Korrektur von + 7,5 D. Die unkorrigierte Sehschärfe betrug 0,1, die bestkorrigierte Sehschärfe betrug 1,0 vor dem Eingriff (Pat. Nr. 15). Die topographische Analyse der Hornhauttopographie zeigt den Befund 18 Monate nach Behandlung. Die neu geschaffene optische Zone einschließlich der Übergangszone ist sichtbar durch rote, gelbe und grüngefärbte Areale. Die unkorrigierte Sehschärfe betrug 12 Monate nach der Behandlung 1,0. **b** Die Analyse der Hornhauttopographie eines Auges, bei dem eine Korrektur von 3,5 D angestrebt wurde. Die unkorrigierte Sehschärfe und die bestkorrigierte Sehschärfe betrugen 1,0 vor dem Eingriff (Pat. Nr. 5). Die Analyse der Hornhauttopographie zeigt den Befund 18 Monate nach dem Eingriff. Die optische Zone ist etwa 1,3 mm nach unten und nach temporal dezentriert. Die unkorrigierte Sehschärfe betrug 12 Monate nach dem Eingriff 0,7, die bestkorrigierte Sehschärfe 0,8

Sehschärfe

Gruppe I: Die bestkorrigierte Sehschärfe lag präoperativ in einem Bereich zwischen 0,2 und 1,0 mit einem Druchschnittswert von 0,8; nach einem Monat kam es zu einem leichten Abfall auf 0,7.

Nach 12 Monaten hatte ein Auge (Pat. Nr. 5) zwei Zeilen in der Sehschärfe verloren, 14 Augen zeigten keine Änderung in der bestkorrigierten Sehschärfe oder verbesserten sich (Nr. 1 und Nr. 9) um zwei Zeilen.

Die Augen, die keine Veränderung oder eine Verbesserung der bestkorrigierten Sehschärfe zeigten, wiesen eine relativ gute Zentrierung der optischen Zone auf. Die Analyse der Hornhauttopographie mit dem sogenannten „Corneal Mapping" eines der behandelten Augen (Pat. Nr. 15) macht dies klar (Abb. 5a).

Das Auge (Pat. Nr. 5), das zwei Zeilen verlor, zeigte eine Dezentrierung der refraktiven Zone. Das Zentrum der refraktiven Zone war etwa 1,3 mm nach unten temporal dezentriert. Dies ist dargestellt in der Hornhauttopographie (Abb 5b).

Gruppe II: Die bestkorrigierte Sehschärfe lag präoperativ zwischen 0,4 und 0,9 mit einem Durchschnittswert von 0,56. Nach einem Monat kam es zu einem leichten Abfall auf durchschnittlich 0,35.

Nach 12 Monaten zeigten zwei Augen einen Abfall der mit Gläsern bestkorrigierten Sehschärfe: ein Auge um eine Zeile (Pat. Nr. 22) und ein Auge um drei

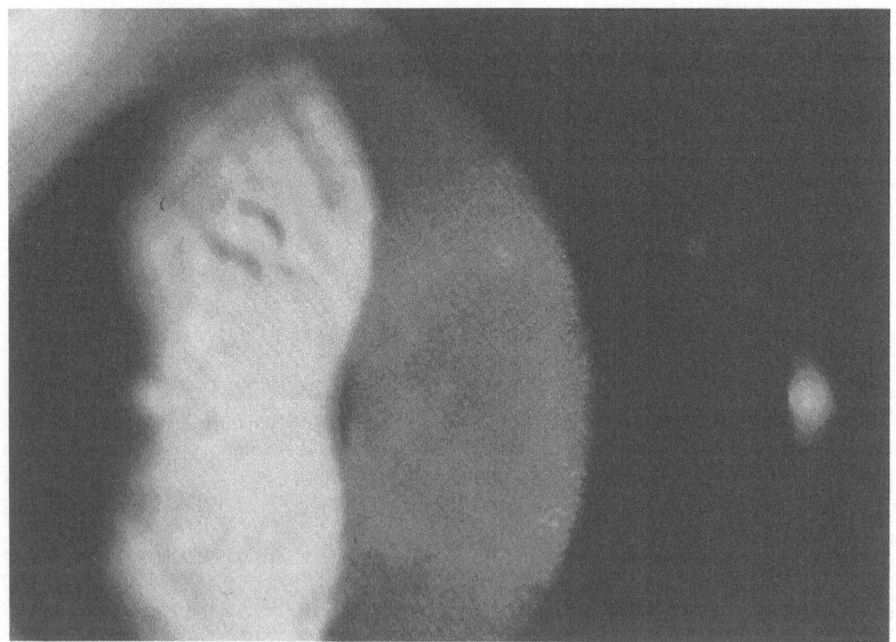

Abb. 6. Typischer ringförmiger subepithelial gelegener „Haze" 6 Wochen nach der Behandlung. Die unbehandelte Hornhautzone ist klar

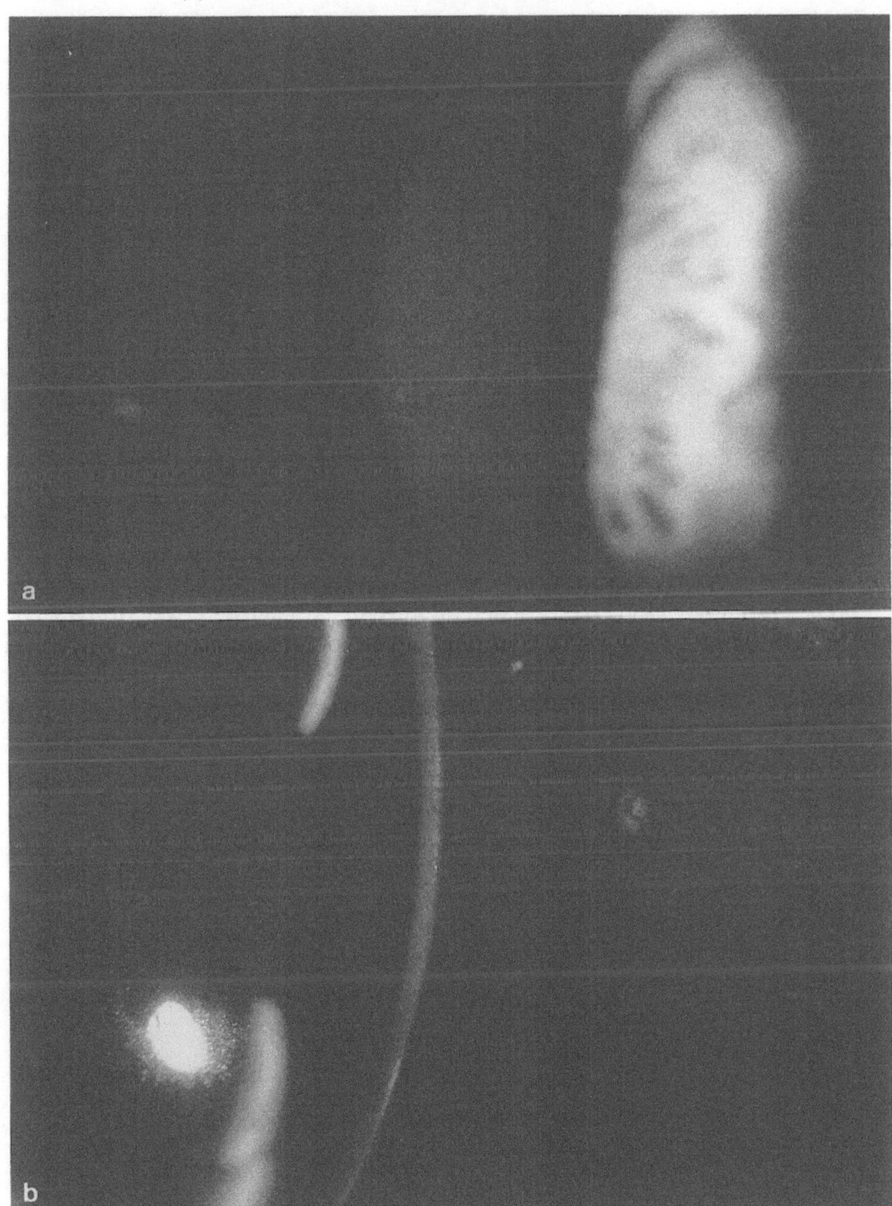

Abb. 7. a Die subepithelialen Trübungsstrukturen sind nach 6 Monaten verschwunden, die Hornhaut ist klar. **b** Das Spaltphoto zeigt, daß der Haze nach 6 Monaten verschwunden ist

Zeilen (Pat. Nr. 16). Sechs Augen wiesen keine Veränderung auf oder zeigten eine Verbesserung der bestkorrigierten Sehschärfe.

Die Sehschärfe unter Blendungsbedingungen betrug präoperativ in Gruppe I 0,5, in Gruppe II 0,2 im Durchschnitt. Die Sehschärfe unter Blendbedingungen in Gruppe I lag nach 12 Monaten bei 0,4, in Gruppe II bei weniger als 0,1, was auf einen gewissen Abfall der Sehschärfe unter Blendungsbedingungen hinweist. Der Abfall in Gruppe II war jedoch höher. In Gruppe I verlor ein Patient zwei Zeilen, in Gruppe II verloren alle Augen mehr als eine Zeile.

Haze

Der typische Heilverlauf in Gruppe I war folgender: Nach 3 bis 4 Wochen entstand ein ringförmiger Haze (Abb. 6). Im Verlauf der Beobachtungszeit von Monaten kam es zu einer Abschwächung der Hazeintensität oder zu einem völligen Verschwinden der subepithelialen Strukturen (Abb. 7a und 7b).

Einen Monat nach der Operation war bei allen Patienten ein subepithelialer ringförmiger Haze erkennbar. Die mittlere Hazeintensität nach einem Monat in Gruppe I betrug 1,25, in Gruppe II 2,0. Das unberührte Hornhautzentrum war klar. Die Hazeintensität verstärkte sich im Verlauf der nächsten zwei Monate. Die stärkste Intensität des Hazes in Gruppe I lag bei durchschnittlich 1,3 nach zwei Monaten. Nach 6 Monaten betrug die mittlere Hazeintensität 0,9 und 0,8 nach 12 Monaten (Abb. 8).

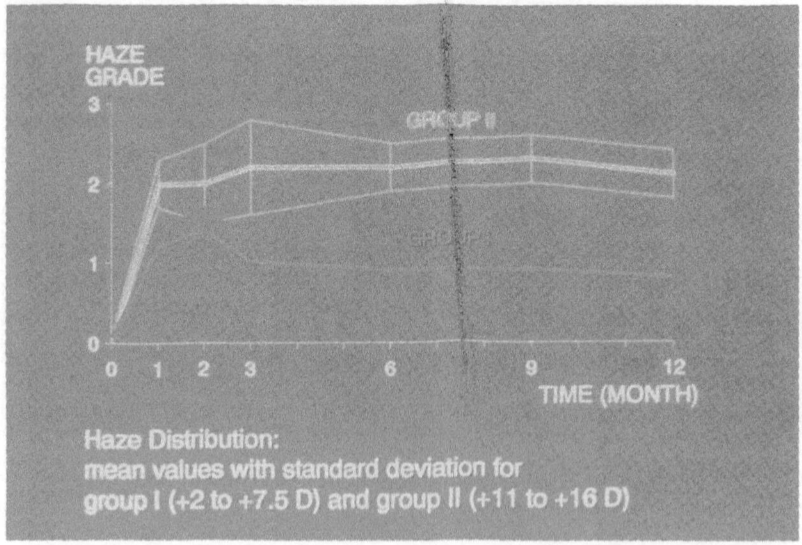

Abb. 8. Hazeverteilung: die Mittelwerte mit Standardabweichung für Gruppe I und Gruppe II zeigen, daß die mittlere Hazeintensität in Gruppe II zu allen Zeitpunkten größer ist als in Gruppe I

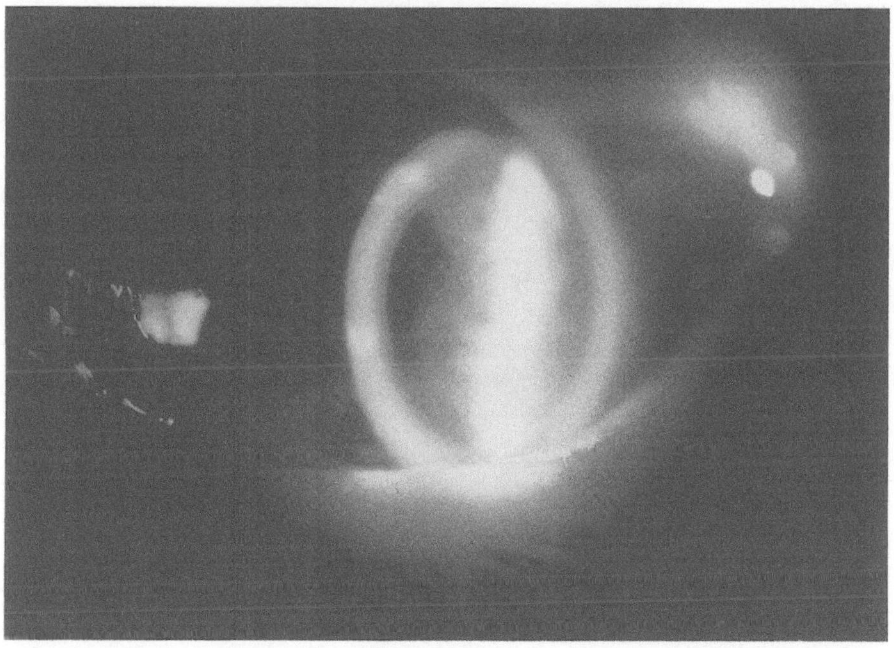

Abb. 9. Deutlicher ringförmiger Haze 12 Monate nach refraktiver Keratektomie bei einem aphaken Auge. Die angestrebte Korrektur betrug + 12 D, die bestkorrigierte Sehschärfe lag präoperativ bei 0,6. 12 Monate nach der Operation lag die bestkorrigierte Sehschärfe bei 0,6. Die Refraktion betrug + 1,0 D

In Gruppe II war die Intensität des aufgetretenen Hazes bei allen Kontrolluntersuchungen stärker. Im zweiten postoperativen Monat betrug die mittlere Hazeintensität 2,0, im dritten postoperativen Monat 2,2. Dieser Wert veränderte sich praktisch während der nächsten folgenden sechs Monate nicht (Abb. 8). Ein typischer Haze in Gruppe II ist in Abb. 9 ersichtlich. Die Hornhaut eines Patienten aus Gruppe II (Pat. Nr. 8) entwickelte einen dichten ringförmigen Haze zwischen erstem und drittem postoperativen Monat, welcher an Größe zunahm und auch das unbehandelte Hornhautzentrum mit einschloß. Diese starke Hazeentwicklung schwächte sich erst nach 12 Monaten etwas ab.

Refraktion

Die Entwicklung der Refraktion bei allen 23 behandelten Augen ist in Abbildung 10 und 11 ersichtlich:

In Gruppe I betrug die Refraktion nach einem Monat $-0{,}17 \pm 1{,}2$ D.

Nimmt man die Refraktion in dem ersten postoperativen Monat als Ausgangswert, so betrug die durchschnittliche Regression 0,7 Dioptrien nach 9 Monaten. In Gruppe I (bis zu $+7{,}5$ D) erreichten nach 12 Monaten 12 Augen (80%) Emmetropie in einem Bereich von $\pm 1{,}0$ D. 3 Augen waren außerhalb des

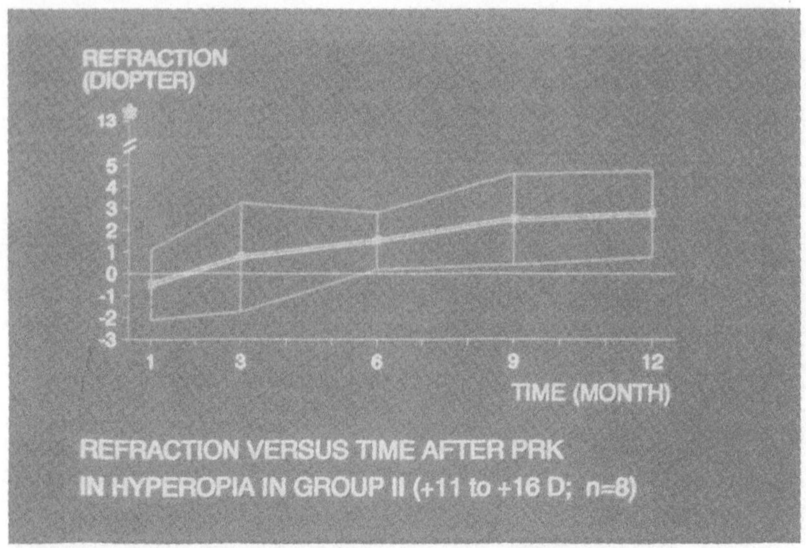

Abb. 10. Die graphische Darstellung der manifesten Refraktion (sphärisches Äquivalent) in Abhängigkeit von der Zeit: in Gruppe I (n = 15)

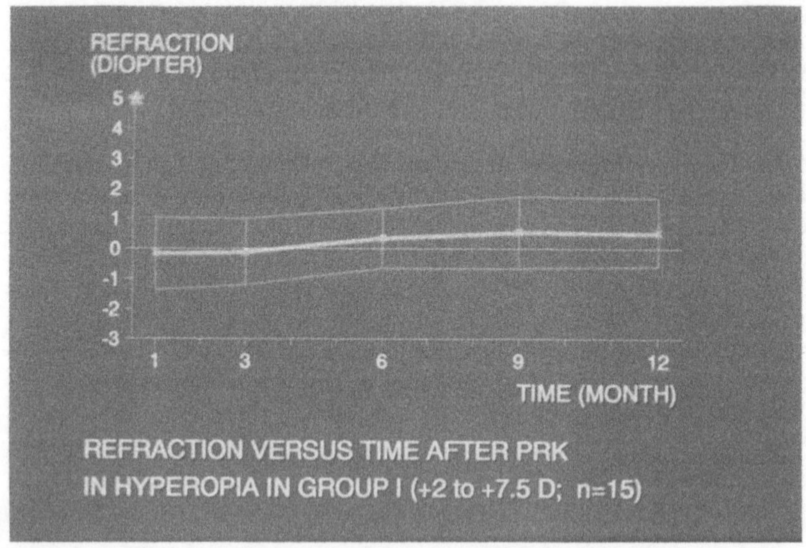

Abb. 11. Graphische Darstellung der manifesten Refraktion (sphärisches Äquivalent) in Abhängigkeit von der Zeit nach PRK zur Korrektur der Hyperopie in Gruppe II (n = 8)

definierten Emmetropiebereiches von 1 D und hatten folgende Werte: Auge des Patienten Nr. 9 lag bei + 3,5 D, Auge des Patienten Nr. 11 bei + 1,5 D und Auge bei Patient Nr. 12 bei + 3,0 D. Die Erfolgsrate lag somit bei 80%.

In Gruppe II lag die Refraktion einen Monat nach der Operation bei durchschnittlich − 0,5 ± 1,0 D, nach 6 Monaten lag sie bei + 1,5 ± 1,3 D und nach 9 Monaten bei + 2,5 ± 2,1 D. So betrug die mittlere Regression in dieser Gruppe 3,0 D nach 9 Monaten. Nur 3 der 8 Augen aus Gruppe II mit einer präoperativen Hyperopie zwischen + 11,0 und + 16,0 D waren innerhalb des Emmetropiebereiches von ± 1,0 D nach 12 Monaten. Die Erfolgsrate lag in dieser Gruppe bei 37% und war damit relativ niedrig.

Der präoperative Astigmatismus von 0,60 D war durch die Operation nach einem Jahr nicht signifikant verändert und lag bei durchschnittlich 0,65 D. Bei keinem der Patienten war eine Zunahme des Astigmatismus von mehr als 0,5 D zu verzeichnen.

Nur die Veränderung der Keratometerwerte war signifikant geringer als dies auf Grund der manifesten Refraktion zu erwarten war und zeigte nur eine geringe Aussagekraft. Auch die Werte, die am Autorefraktometer gewonnen wurden, zeigten höhere Refraktionswerte als dies tatsächlich der Fall war. Der geringe Aussagewert der Keratometerwerte und der objektiven Refraktionsbestimmung dürfte hauptsächlich durch die Tatsache hervorgerufen werden, daß beide Techniken den Größenverhältnissen der neu geschaffenen Hornhautoberfläche nicht angepaßt sind.

Augeninnendruck

Der intraokulare Druck, der am Morgen gemessen wurde, änderte sich bei allen Patienten sowohl in Gruppe I als in Gruppe II nie mehr als um 4 mmHg.

Subjektive Symptome

Alle Patienten klagten über postoperative Schmerzen während der ersten 24 postoperativen Stunden. Nach der ersten Woche und während des ersten Monats berichteten 3 Patienten aus Gruppe I und 4 Patienten aus Gruppe II über Fremdkörpergefühl, das jedoch nur von Zeit zu Zeit auftrat. Unmittelbar nach dem Eingriff klagten alle Patienten über ringförmige Reflexe um Lichtquellen (Halo). Nach 9 Monaten waren diese Beschwerden bei 3 Patienten aus Gruppe I und bei 8 Patienten aus Gruppe II noch vorhanden.

Die Intensität und das Ausmaß dieser Lichtreflexe waren jedoch im Vergleich zum unmittelbar postoperativen Befund erheblich vermindert. Nach 12 Monaten bemerkte keiner der Patienten aus Gruppe I einen derartigen ringförmigen Reflex, jedoch alle 8 aus Gruppe II klagten zu diesem Zeitpunkt über einen anhaltend störenden Lichtreflex besonders bei nächtlichen Autofahrten.

Vier Patienten aus Gruppe I und alle 8 Patienten aus Gruppe II berichteten über erhöhte subjektive Blendungsempfindlichkeit. Nach einem Jahr bestand diese nur noch bei einem Patienten der Gruppe I und bei 7 Patienten der Gruppe II.

Epitheliale Wundheilungsstörungen

Bei allen Augen, die einer PRK zur Behandlung der Hyperopie unterzogen wurden, war das Epithel nach 3 Tagen geschlossen.

In Gruppe I heilten alle 15 behandelten Augen ohne Komplikationen ab. Jedoch in Gruppe II zeigten 3 Patienten einen persistierenden epithelialen Defekt, welcher erst 6 bis 8 Wochen nach der Behandlung auftrat und parazentral am Rande der Behandlungszone lokalisiert war. In allen diesen drei Fällen kam es nach 3 bis 4 Wochen zu einer endgültigen Abheilung.

Diskussion

Die gegenwärtig verwendeten Operationsverfahren zur Korrektur der Hyperopie sind die hyperopische Keratomileusis [18–20] und die Epikeratophakie [21–25]. Die haxagonale Keratotomie [26–28] und die Hyperopiethermokeratoplastik [29] werden zur Zeit ebenfalls zur Korrektur der Hyperopie durchgeführt. Die Keratomileusis zur Behandlung der Hyperopie ist ein invasives Verfahren und schwierig durchzuführen. Bei der Epikeratophakie fehlt eine gute Voraussagbarkeit [30, 31]. Die hexagonale Keratotomie ist weniger verbreitet als die obigen Verfahren. Berichte über endgültige Resultate sind derzeit nicht vorhanden. Über die Hyperopiethermokeratoplastik liegen ebenfalls nur wenige Publikationen vor [29, 32, 33].

Wir berichten hier in der vorliegenden Studie über die Behandlung von 23 menschlichen hyperopen Augen mit einer Nachverfolgungszeit von 12 Monaten. 19 Augen waren voll sehend und 4 schlechter sehende Augen. Wie bei jeder refraktiven Methode müssen sowohl Sicherheit, wie Effizienz, Stabilität und Voraussagbarkeit untersucht und abgeklärt werden.

Obwohl die Nachverfolgungszeit von einem Jahr nicht lange genug erscheint, um eine endgültige Aussage über die Stabilität zu machen, so läßt dieser Zeitraum jedoch eine erste Beurteilung über die Effektivität dieser Methode zu.

Vergleicht man die mittlere Differenz zwischen der intendierten und der erreichten Korrektur nach 9 Monaten (+ 0,53 ± 1,2 D in Gruppe I und + 2,5 ± 2,1 D in Gruppe II) mit der Differenz nach 12 Monaten (+ 0,5 ± 1,2 D in Gruppe I und + 2,75 ± 2,0 D in Gruppe II), so erscheint der gewonnene Korrektureffekt in Gruppe I stabil, in Gruppe II jedoch noch nicht ausreichend.

Das Ausmaß der Regression über einen Zeitraum von 12 Monaten in Gruppe I war geringer als das in Gruppe II, in der höhere Korrekturen angestrebt wurden. Diese gewonnene Beobachtung korreliert mit den Ergebnissen, die bei der Behandlung der Myopie mittels PRK gewonnen wurden [14–16]. Wie auch bei der Behandlung der Myopie sind auch bei der PRK zur Korrektur der Hyperopie höhere Abtragungen erforderlich, was zu einer überschießenden Wundheilung führen dürfte [16].

Die Voraussagbarkeit der PRK zur Korrektur der Hyperopie lag in unserer Studie in Gruppe I bei 80% und lag weitaus besser als in Gruppe II mit 37%.

Im Gegensatz zur PRK bei der Myopie sind bei der Behandlung der Hyperopie die Trübungsstrukturen nicht zentral sondern parazentral lokalisiert. Da bei der refraktiven Keratektomie zur Korrektur der Hyperopie das Zentrum der Hornhaut einschließlich Bowman'scher Schicht intakt bleiben, tritt ein ringförmiger „Haze" auf. Dieser ist am Rande der refraktiven Zone am stärksten ausgeprägt. Er beeinflußt die Sehschärfe wesentlich weniger als der zentral lokalisierte nach der photorefraktiven Keratektomie zur Behandlung der Myopie.

Wie auch bei der PRK zur Korrektur der Myopie zeigen alle behandelten Augen vorübergehende Trübungsstrukturen. Diese Trübungsstrukturen sind in Gruppe I mit einem Durchschnittswert von 0,8 erheblich niedriger nach 12 Monaten als in Gruppe II mit einer durchschnittlichen Intensität von 2,0 (Abb. 8).

Die Hornhaut eines Patienten in Gruppe II (Pat. Nr. 18) entwickelte einen dichten ringförmigen Haze zwischen dem ersten und dritten Monat, der an Intensität zunahm und das unbehandelte Hornhautzentrum nach 6 Monaten mit einschloß.

Daß die Intensität der Trübungsstrukturen bei der photoablativen refraktiven Korrektur zur Behandlung der Hyperopie die Sehschärfe nicht so wesentlich beeinträchtigt wie bei der Behandlung myoper Augen, liegt auf der Hand, da das Zentrum unberührt bleibt. Dies zeigt auch die Tatsache, daß die Augen, die 12 Monate nach der Behandlung einen Verlust der bestkorrigierten Sehschärfe erlitten (Pat. Nr. 5, Nr. 16 und Nr. 22) ein klares Hornhautzentrum ohne ringförmigen Haze aufwiesen. Der Grund für den Verlust der bestkorrigierten Sehschärfe lag unserer Ansicht nach in einer Dezentrierung der refraktiven Zone über einen Millimeter.

Die Untersuchung der Sehschärfe unter Blendbedingungen weist darauf hin, daß diese nach der Operation abfällt, in Gruppe II wesentlich mehr als in Gruppe I. In Gruppe I war die Sehschärfe nach 12 Monaten unter Blendbedingungen gegenüber dem präoperativen Ausgangswert um eine Zeile vermindert. In Gruppe II ist die Sehschärfe bei Blendbedingung deutlich mehr reduziert. Wie wir auch bei der Behandlung der Myopie annehmen, so dürfte die subepitheliale Trübungsstruktur (Haze) nicht alleine für die reduzierte Sehschärfe unter Blendbedingungen verantwortlich gemacht werden. Wahrscheinlich kommt dieses Phänomen dadurch zustande, daß die optische Zone kleiner ist als der Durchmesser der erweiterten Pupille [17].

Die Diskrepanz zwischen der Größe der behandelten Hornhautzone und dem größeren Pupillendurchmesser führt außerdem zu subjektiven Beschwerden in Form von Halosehen und erhöhter subjektiver Blendempfindlichkeit. Diese Beschwerden sind am stärksten unmittelbar nach der Behandlung, lassen aber nach oder verschwinden nach 12 Monaten ganz. Diese subjektiven Beschwerden spielen nach 12 Monaten in Gruppe I nur eine untergeordnete Rolle, während in Gruppe II praktisch alle Patienten über diese Nebeneffekte klagen.

Um die Effektivität der photorefraktiven Keratektomie zur Korrektur der Hyperopie zu ermitteln, ist es von Bedeutung, die unkorrigierte Sehschärfe zu ermitteln. In Gruppe I stieg die präoperative mittlere unkorrigierte Sehschärfe von 0,5 auf 0,7 nach 12 Monaten an. In Gruppe II verbesserte sich die unkorrigierte Sehschärfe von weniger als 0,1 präoperativ auf 0,25 nach 12 Monaten.

Hinsichtlich der Sicherheit der PRK bei der Behandlung der Hyperopie müssen die Werte der mit Gläsern bestkorrigierten Sehschärfe und auch mögliche Komplikationen, die nach der Behandlung entstehen können, berücksichtigt werden. In Gruppe I verlor ein Patient zwei Zeilen der bestkorrigierten Sehschärfe nach einem Jahr, in Gruppe II verlor ein Patient eine Zeile und ein Patient 3 Zeilen. Der Hauptgrund für den Verlust der bestkorrigierten Sehschärfe war eine deutliche Dezentrierung der optischen Zone. Dieses Problem war erheblich höher in Gruppe II. Diese Beobachtung war für uns entscheidend, Hyperopien über 7,5 D nicht mehr mittels dieser Methode zu behandeln, da kleine Dezentrierungsfehler einen erheblichen Verlust in der bestkorrigierten Sehschärfe hervorriefen.

Was den Heilverlauf betraf, war in Gruppe I keine Komplikation zu beobachten, jedoch in Gruppe II traten epitheliale Defekte auf, die eine verzögerte Wundheilung zur Folge hatten. Wie auch bei der Behandlung der Myopie ist im Moment noch nicht eindeutig geklärt, ob lokal angewandte Steroide die Intensität des auftretenden Hazes beeinflussen. In unserer Studie wurden lokal angewandte Steroide eingesetzt. Weitere Untersuchungen müssen klären, ob der Gebrauch derartiger Stubstanzen bei der photoablativen refraktiven Keratektomie hilfreich ist. Vielleicht wird es in Zukunft möglich sein, derartige Substanzen zu vermeiden, auch wenn im Falle der Hyperopiebehandlung die Gefahr des Sekundärglaukoms erheblich geringer ist als bei der Behandlung myoper Augen.

Einige wichtige Schlußfolgerungen müssen aus den Ergebnissen der vorliegenden Arbeit gezogen werden:

Mit Hilfe des Excimerlasers ist man in der Lage, die Hornhautkurvatur auch bei hyperopen Augen zu verändern und damit eine Hyperopiekorrektur durchzuführen.

Drei Patienten aus unserer Studie verloren 1 bis 3 Zeilen der bestkorrigierten Sehschärfe durch eine Dezentrierung der optischen Zone. Zwei Patienten gehörten in die Gruppe II, in der aphake Augen behandelt wurden, bei der eine erhebliche Ablationstiefe erforderlich war. Aus diesem Grunde empfehlen wir die Durchführung des photoablativen Verfahrens mittels PRK in stark hyperopen Augen nicht, da schon leichte Dezentrierungsfehler zu einem Verlust der bestkorrigierten Sehschärfe führen können. Wie bei anderen refraktiven chirurgischen Eingriffen sollte größter Wert auf die Zentrierung der optischen Zone gelegt werden.

Obwohl es uns in der vorliegenden Arbeit nicht möglich war, die PRK zur Behandlung der Hyperopie mit anderen chirurgischen Verfahren zu vergleichen, kann man annehmen, daß der Excimerlaser ein erfolgsversprechendes Gerät zur Korrektur der Hyperopie sein dürfte. Eine längere Nachverfolgungszeit müßte noch abgewartet werden, um eine endgültige Aussage über die Effektivität dieser neuen Methode machen zu können.

Literatur

1. Marshall J, Trokel S, Rothery S, Krueger RR (1986) Photoablative reprofiling of the cornea using an excimer laser: photorefractive keratectomy. Lasers Ophthalmol 1:21-48
2. McDonald MB, Beuerman R, Falzoni W et al (1987) Refractive surgery with the excimer laser. Am J Ophthalmol 103:469
3. Marshall J, Trokel S, Rothery S, Krueger RR (1988) Long-term healing of the central cornea after photorefractive keratectomy using an excimer laser. Opththa1mology 95:1411-1421
4. Hanna KD, Pouliquen Y, Waring GO III et al (1989) Corneal stromal wound healing in rabbits after 193-nm excimer laser surface ablation. Arch Ophthalmol 107:895-901
5. Gaster RN, Binder PS, Coalwell K et al (1989) Corneal surface ablation by 193 nm excimer laser and wound healing in rabbits. Invest Ophthalmol Vis Sci 30:90-98
6. Goodman Gl, Trokel S, Stark WJ et al (1989) Corneal healing following laser refractive keratectomy. Arch Ophthalmol 107:1799-1803
7. McDonald MB, Frantz JM, Klyce SD et al (1990) One year refractive results of central photorefractive keratectomy for myopia in the nonhuman primate cornea. Arch Ophthalmol 108:40-47
8. Del Pero RA, Gigstad JE, Roberts AD et al (1990) A refractive and histopathologic study of excimer laser keratectomy in primates. Am J Ophthalmol 109:419-429
9. Fantes FE, Hanna KD, Waring GO III et al (1990) Wound healing after excimer laser keratomileusis (photorefractive keratectomy) in monkeys. Arch Ophthalmol 108:665-675
10. L'Esperance FA Jr, Taylor DM, Warner JW (1988) Human excimer laser keratectomy: short-term histopathology. J Refract Surg 4:118-124
11. Taylor DM, L'Esperance FA Jr, Del Pero RA et al (1989) Human excimer laser lamellar keratectomy: a clinical study. Ophthalmology 96:654-664
12. McDonald MB, Frantz JM, Klyce SD et al (1990) Central photorefractive keratectomy for myopia. The blind eye study. Arch Ophthalmol 108:799-808
13. Seiler T, Kahle G, Kriegerowski M (1990) Excimer Laser (193 nm) myopic keratomileusis in sighted and blind human eyes. Refract Corneal Surg 6:165-173
14. Dausch D, Klein JR, Schröder E (1991) Ophthalmic Excimer Laser Surgery - Clinical Results - . Editions Du Signe 89-119, 101, 114, 119-126
15. Dausch D, Klein JR, Schröder E (1991) Photoablative, refraktive Keratektomie (PRK) zur Behandlung der Myopie. Eine Fallstudie an 134 myopen Augen mit 6-monatiger Nachbeobachtungszeit. Fortschr. Ophthalmol 88:770-776
16. Wilson SE, Klyce SD, McDonald MB, Liu JC, Kaufmann HE (1991) Changes in corneal topography after excimer laser photorefractive keratectomy for myopia. Ophthalmology 98:1338-1347
17. Seiler T, Wollensak J (1991) Myopic Photorefractive keratectomy with the excimer laser. One-year follow-up. Ophthalmology 98:1156-1163
18. Friedlander MH, Werblin TP, Kaufman HE, Granet NS (1981) Clinical results of keratophakia and keratomileusis. Ophthalmology 88:716-720
19. Swinger CA, Barraquer JI (1981) Keratophakia and keratomileusis - clincal results. Ophthalmology 88:709-715
20. Villasenor RA (1983) Keratophakia: long-term results. Ophthalmology. 90:673-675
21. Werblin TP, Kaufman HE, Friedlander MH, Granet N (1981) Epikeratophakia: the surgical correction of aphakia. III. Preliminary results of a prospective clinical trial. Arch Ophthalmol 99:1957-1960
22. Werblin TP, Kaufman HE, Friedlander MH et al (1981) A prospective study of the use of hyperopic epikeratophakia grafts for the correction of aphakia in adults. Ophthalmology 88:1137-1140
23. Werblin TP, Kaufman HE, Friedlander MH et al (1982) Epikeratophakia - the surgical correction of aphakia. Update: 1981. Ophthalmology 89:916-920

24. McDonald MB, Koenig SB, Safir A et al (1983) Epikeratophakia: the surgical correction of aphakia. Update: 1982. Ophthalmology 90:668–672
25. McDonald MB, Kaufman HE, Aquavella JV et al (1987) The nationwide study of epikeratophakia for aphakia in adults. Am J Ophthalmol 103:358–365
26. Yamashita T, Schneider ME, Fuerst DJ, Pearce WJ (1968) Hexagonal keratotomy reduces hyperopia after radial keratotomy in rabbits. J Refract Surg 2:261–262, 264
27. Gilbert ML, Friedlander M, Aiello JP, Granet N (1988) Hexagonal keratotomy in human cadaver eyes. J Refract Surg 4:12–14
28. Neumann AC, McCary GR (1988) Hexagonal keratotomy for correction of low hyperopia: preliminary results of a prospective study. J Cataract Refract Surg 14:265–269
29. Neumann AC, Sanders D, Raanan M, DeLuca M (1991) Hyperopic thermokeratoplasty: Clinical evaluation. J Cataract Refract Surg 17:830–838
30. Krumeich JH, Swinger CA (1987) The planar non-freeze lamellar refractive keratoplasty techniques. In: Boyd BF (ed) Highlights of Ophthalmology; 30th Anniversary Edition. Volume II: Refractive Surgery with the Masters. Coral Gables, FL, Highlights of Ophthalmology, p 128
31. McDonald MB (1987) Epikeratophakia. In: Boyd BF (ed) Highlights of Ophthalmology; 30th Anniversary Edition. Volume II: Refractive Surgery with the Masters. Coral Gables, FL, Highlights of Ophthalmology , p 143
32. Neumann AC, Fyodorov S, Sanders DR (1990) Radial thermokeratoplasty for the correction of hyperopia. Refract Corneal Surg 6:404–412
33. Neumann AC, Sanders DR, Salz JJ (1989) Radial thermokeratoplasty for hyperopia. II. Encouraging results from early laboratory and human trials. Refract Corneal Surg 5:50, 52–54

Pseudophakie-Keratoplastik: IOL belassen oder ersetzen?

U. Demeler und M. Saad

Zusammenfassung: An der Augenklinik in Bremen wurde von 1981 bis 1991 an insgesamt 70 Augen eine Pseudophakie-Keratoplastik durchgeführt. Bei 44 Augen war die Katarakt intrakapsulär extrahiert worden, bei 3 Augen mit der Kapsel und bei 15 Augen extrakapsulär. Bei 8 Augen war eine Triple Procedure vorgenommen worden. Bei 54 Augen war eine Binkhorstlinse implantiert worden, bei 12 Augen eine Vorderkammerlinse und bei 15 Augen eine Hinterkammerlinse. Der Zeitraum zwischen der Kataraktextraktion und der Pseudophakie-Keratoplastik lag zwischen 2 Monaten und 21 Jahren. Bei insgesamt 46 Augen (65%) trübte sich die Hornhaut innerhalb der ersten 5 Jahre ein. Insgesamt wurden 45 Linsen (63%) belassen, 23 Linsen (33%) sind gegen eine flexible Vorderkammerlinse ausgetauscht worden und 2 Linsen (4%) wurden nur explantiert. Bei 9 Augen kam es nach durchschnittlich 3 Jahren zu einer Wiedereintrübung der Hornhaut nach der Pseudophakie-Keratoplastik. Bei 8 von diesen Augen war eine Binkhorstlinse belassen worden.

Aufgrund unserer Erfahrung empfehlen wir im Falle einer Hornhautdekompensation bei Pseudophakie eine vorhandene Binkhorstlinse in jedem Falle zu entfernen, eine komplikationslos sitzende Hinterkammer- oder flexible Vorderkammer-Linse zu belassen. Als Sekundärimplantation kommt eine flexible Vorderkammerlinse oder eine sklerafixierte Hinterkammerlinse in Betracht.

Summary. At the eye clinic of Bremen a pseudophacic keratoplasty has been performed in a total of 70 eyes between 1981 an 1991. In 44 eyes the cataract has been extracted intracapsular, in 3 eyes with the capsule and in 15 eyes extracapsular. 8 eyes underwent the triple procedure. A Binkhost-4-loop-lens has been implanted in 54 eyes, an anterior chamber lens in 12 eyes and a posterior chamber lens in 15 eyes. The period of time between the cataract extraction and the pseudophacic keratoplasty reached from 2 months up to 21 years. In a total of 46 eyes (65%) there was a corneal decompensation within the first 5 years after the cataract extraction. At the time of the keratoplasty 45 intraocular lenses (63%) were left in place, 23 lenses (33%) have been changed to a flexible anterior chamber lens and 2 lenses (4%) only were explanted. 9 eyes showed another decompensation of the cornea after the pseudophacic keratoplasty on an average of 3 years. In 8 of those eyes the Binkhorst-4-loop-lens has been left in the eye. Out of our experience we recommend in case of corneal decompensation in a pseudophacic eye to remove a Binkorst-4-loop-lens in any case. An uncomplicated posterior chamber of flexible anterior chamber lens can be left in the eye without complications. A flexible anterior chamber lens or a scleral fixated posterior chamber lens can be implanted as a secondary IOL-procedure.

Einleitung

Im Falle einer dekompensierten Hornhaut bei Pseudophakie stellt sich immer wieder die Frage, ob man bei der Pseudophakie-Keratoplastik die intraokulare Linse belassen, durch eine andere Linse ersetzen oder explantieren soll. Die

Tabelle 1. Zeitraum zwischen Kataraktextraktion und Pseudophakie-Keratoplastik (2 Monate bis 21 Jahre)

Jahre	Augen
< 1	7
1– 3	24
3– 5	15
5–10	17
10–20	6
> 20	1

Ursache der Hornhautdekompensation ist nicht in allen Fällen exakt zu bestimmen, da man retrospektiv nicht mehr sicher sagen kann, ob die Dekompensation durch die Intraokularlinse selbst oder möglicherweise aufgrund des operativen Traumas oder sogar schwerwiegender intraoperativer Komplikationen hervorgerufen worden ist.

Patientengut und Methode

An unserer Klinik wurde von 1981 bis Ende 1991 an insgesamt 70 Augen von 65 Patienten eine Pseudophakie-Keratoplastik durchgeführt. Es handelte sich um 40 Frauen und 25 Männer im Alter von 51 bis 91 Jahren. Da knapp zwei Drittel der Patienten nicht in unserer Klinik kataraktextrahiert worden waren, konnte deshalb über die unterschiedlichen Ursachen der Hornhautdekompensation keine exakte Aussage gemacht werden.

Aus Tabelle 2 geht die Extraktionsart hervor, ob intrakapsulär, mit der Kapsel oder extrakapsulär operiert worden ist, zum anderen der Typ der eingesetzten Linse, wie Binkhorst-, Vorderkammer- oder Hinterkammerlinse. Bei den meisten – nämlich bei 35 Augen – ist nach intrakapsulärer Extraktion eine Binkhorstlinse implantiert worden, am zweithäufigsten eine Hinterkammerlinse nach extrakapsulärer Technik an 11 Augen. Bei 9 Augen ist nach intrakapsulärer Extraktion eine Vorderkammerlinse implantiert worden, wobei es sich um verschiedenste Typen gehandelt hat, wie Marc-Choyce-Linsen, Sputnik-Linsen oder auch flexible Vorderkammerlinsen. Bei 8 Augen ist eine Triple Procedure durchgeführt worden.

Ergebnisse

Der Zeitraum zwischen der Kataraktextraktion und der Pseudophakie-Keratoplastik reichte von wenigstens 2 Monaten bis höchstens 21 Jahren (Tabellen 1 und 2). Bei den meisten Augen, nämlich bei 24, trübte sich die Hornhaut zwischen dem 1. und 3. Jahr nach der Kataraktextraktion ein. Aber selbst zwischen dem 5. und 10. postoperativen Jahr kam es noch zu einer relativ hohen Anzahl von

Tabelle 2. Zeitraum zwischen der Kataraktextraktion und der Pseudophakie-Keratoplastik in Abhängigkeit von der Operationstechnik und der Art der implantierten Linse

i.c.	+ BHL	(35 Augen)	10 Monate – 21 Jahre
i.c.	+ VKL	(9 Augen)	6 Monate – 6 Jahre
c.c.	+ BHL	(1 Auge)	3,5 Jahre
c.c.	+ VKL	(2 Augen)	2 Monate – 1 Jahr
e.c.	+ BHL	(4 Augen)	3,5 Jahre – 5,5 Jahre
e.c.	+ HKL	(11 Augen)	4 Monate – 4,5 Jahre
Triple	+ BHL	(4 Augen)	1 Jahr – 9 Jahre
Triple	+ HKL	(4 Augen)	10 Monate – 2,5 Jahre

Hornhautdekompensation, nämlich bei 17 Augen. Faßt man die ersten 5 postoperativen Jahre zusammen, so hat sich die Hornhaut bei den meisten Augen, nämlich bei 46, innerhalb der ersten 5 Jahre eingetrübt, das ist mit 65% bei mehr als der Hälfte. Man kann feststellen, daß in den ersten 5 Jahren am ehesten mit einer Hornhautdekompensation zu rechnen ist, sie ist aber auch noch bis zu 20 Jahren danach möglich.

Betrachtet man den Zeitraum zwischen der Kataraktextraktion und der Pseudophakie-Keratoplastik im Zusammenhang mit der Extraktionstechnik und dem Typ der implantierten Linse (Tabelle 2) so fällt auf, daß bei den intrakapsulär operierten Augen mit einer Binkhorstlinse der Zeitraum zwischen 10 Monaten und 21 Jahren, im Schnitt bei 6 ½ Jahren, weitaus am größten ist. Dies liegt sicherlich auch daran, daß zu der damaligen Zeit überwiegend Binkhorstlinsen implantiert worden sind. Erstaunlich ist der Zeitraum zwischen der Kataraktextraktion und der Pseudophakie-Keratoplastik bei jenen 11 Augen, bei denen die Linse extrakapsulär extrahiert und eine Hinterkammerlinse implantiert worden war. Hier ist der Zeitraum von 4 Monaten bis zu 4 ½ Jahren, im Schnitt bei 2 Jahren, auffallend kurz. Welche Gründe hierfür verantwortlich sind, ist natürlich schwer auszumachen, es sei denn, es sind schwere intraoperative Komplikationen aufgetreten oder auch postoperative, wie Subluxationen oder ein Iris-capture-Syndrom bei 2 von diesen 11 Augen. Insgesamt sind 44 Binkhorstlinsen, 11 Vorderkammerlinsen und 15 Hinterkammerlinsen eingesetzt worden.

Interessant und wichtig ist die Beantwortung der Frage, welcher Linsentyp nach welcher Extraktionsart belassen bzw. ausgetauscht wurde (Tabelle 3). Beim Austausch der intraokularen Linse wurde in jedem Fall eine flexible Vorderkammerlinse implantiert. Von den 35 Binkhorstlinsen nach intrakapsulärer Extraktion wurden 23 Linsen bei der Pseudophakie-Keratoplastik belassen, 10 davon zusätzlich an der Iris nahtfixiert. 11 Binkhorstlinsen wurden gegen eine Vorderkammerlinse ausgetauscht und 1 wurde nur explantiert. Von den 9 primär implantierten Vorderkammerlinsen wurden 4 belassen, wobei es sich um flexible Vorderkammerlinsen gehandelt hat. 5 Linsen wurden ausgetauscht, hiervon 1 Marc-Choyce-Linse, 1 Sputnik- und 1 subluxierte Vorderkammerlinse.

Von den 11 Hinterkammerlinsen nach extrakapsulärer Extraktion wurden 8 bei der Keratoplastik belassen, 2 gegen eine Vorderkammerlinse ausgetauscht, 1 nur explantiert. Hier waren andere Gründe für den Austausch bzw. die

Tabelle 3. Intraokularlinse bei der Pseudophakie-Keratoplastik belassen (*bel.*), mit oder ohne Fixation (*Fix.*), ausgetauscht (*ausget.*) oder explantiert (*expl.*) in Abhängigkeit von der Operationstechnik und der implantierten Linse

	bel.	bel. + Fix.	ausget. VKL	Expl.
i.c. + BHL (35 Augen)	13	10	11	1
i.c. + VKL (9 Augen)	4		5	
c.c. + BHL (1 Auge)			1	
c.c. + VKL (2 Augen)	1		1	
e.c. + BHL (4 Augen)	2		2	
e.c. + HKL (11 Augen)	8		2	1
Triple + BHL (4 Augen)	1	2	1	
Triple + HKL (4 Augen)	4			

Explantation verantwortlich gewesen, denn eine gut sitzende Hinterkammerlinse ohne Komplikationen würde man natürlich bei der Keratoplastik nicht austauschen.

Insgesamt wurden bei der Pseudophakie-Keratoplastik 45 Linsen belassen, das sind 63% der insgesamt 70 Augen. 23 Linsen, das sind 33%, sind gegen eine Vorderkammerlinse ausgetauscht worden und 2 Linsen, das sind 4%, sind lediglich explantiert worden,

Von den insgesamt 70 durchgeführten Pseudophakie-Keratoplastiken kam es bei 9 Augen zu einer Re-Dekompensation der Hornhaut. Der Zeitpunkt zwischen der Pseudophakie-Keratoplastik und der Wiedereintrübung lag zwischen 1 und 6 Jahren, im Durchschnitt nach 3 Jahren. Von diesen 9 Augen wurden an 5 insgesamt 8 Re-Keratoplastiken durchgeführt. Bei 2 dieser Augen war die auch schon bei der ersten Psuedophakie-Keratoplastik vorhandene Binkhorstlinse nochmals belassen worden und erst bei der zweiten Re-Keratoplastik gegen eine Vorderkammerlinse ausgetauscht. Bei weiteren 4 Augen sind zum Teil noch Re-Keratoplastiken vorgesehen, zum Teil sprachen andere Gründe gegen eine erneute Keratoplastik. Bei 8 von diesen 9 Augen war nach intrakapsulärer Technik eine Binkhorstlinse belassen worden und nur bei 1 Auge eine Hinterkammerlinse nach extrakapsulärer Extraktion implantiert worden.

Diskussion

Aufgrund unserer Untersuchungen von 70 Pseudophakie-Keratoplastiken mit unterschiedlicher Operationstechnik und implantierter Linsentypen läßt sich die Frage, ob man eine Intraokularlinse bei der Pseudophakie belassen, ersetzen oder austauschen soll dahingehend beantworten, daß bei Vorliegen einer Binkhorstlinse diese in jedem Fall entfernt werden sollte. Als Sekundärimplantation empfiehlt sich eine flexible Vorderkammerlinse oder eine sklerafixierte Hinterkammerlinse.

Die Silikon-Karbon-Keratoprothese – Design und Implantationschirurgie*

H. L. Kain und S. Orgül

Zusammenfassung. Die Silikon-Karbon-Keratoprothese besteht aus 3 Teilen: Dem optischen Teil aus Silikonkautschuk mit der anterioren Haptik, dem Interface und der posterioren Haptik. In der ersten Stufe der Implantation wird die posteriore Basis-Haptik implantiert und umspannt den Bulbus hinter dem Äquator. Nach 3 Monaten wird der optische Teil und die vordere Haptik an die Basis-Haptik gekoppelt. Das Interface besteht aus 3 Schichten aus je ca. 200 micron Dicke. Dies erlaubt eine flüssigkeitsdichte Interaktion zwischen Gewebe und Prothese und verhindert die Invasion von Epithel. Die verwendete Stärke der Silikon- und Karbonschichten ist so bemessen, daß sie der Elastizität der Sklera angepaßt ist und damit eine Dämpfungszone zwischen Gewebe und Prothese überflüssig wird. Die posteriore Basis-Haptik erwies sich in den laufenden Tierexperimenten als essentiell wichtig, um die auf die Prothese einwirkenden Austreibungskräfte, die durch den intraokularen Druck hervorgerufen werden, zu neutralisieren.

Die längste Beobachtungszeit am Kaninchen beträgt derzeit 8 Monate nach Implantation mit stabiler Prothese.

Summary. The silicon-carbon-keratoprosthesis contains essentially 3 parts: The optical part is made of silicone with the anterior haptic, the interface and the posterior haptic. In the first step the posterior basis-haptic is implanted and surrounds the globe behind the equator. After 3 months, the optical part and the anterior haptic is connected to this basis-haptic. The interface is made of 3 layers of approximately 200 micron in thickness. This allowed to maintain a fluid tight interaction between tissue and prosthesis and prohibited invasion of epithelium. The used silicon and carbon layers are adapted in their elasticity to the properties of the sclera, therefore a damping zone between tissue and prosthesis is avoidable. In the running experiments the posterior basis-haptic appeared to be essential to neutralize the extrusion forces produced by the intraocular pressure and stabilized the anchorage of the prosthesis.

The longest time period after implantation of the silicon-carbon-keratoprosthesis is now 8 months and shows still stable conditions.

Bei Verminderung der Sehkraft, die einer Hornhauttrübung zuzuschreiben ist, kann durch eine Keratoplastik häufig eine gute Funktion erreicht werden. Auch bei Patienten, die einem hohen Risiko für eine Abstoßungsreaktion, z. B. bei

* Ich möchte besonders Herrn Dr. Burkhardt von der Wacker-Chemie Burghausen danken für die jahrelange Beratung im Umgang mit Silikon-Kautschuk und meinem Freund Professor R. Neugebauer für die Überlassung der Karbonfasern und die vielen wertvollen Informationen, die er mit aufgrund seiner großen Erfahrungen im Umgang mit diesem Material übermittelt hat.

Vorliegen von post-entzündlichen Veränderungen der Hornhaut, nach herpetischer Hornhautnarbe und bei ausgeprägter Vaskularisation der Hornhaut, kann durch den Einsatz moderner Immunsuppressiva die gefürchtete Abstoßungsreaktion oft erfolgreich unterdrückt werden.

Bei Erkrankung der Hornhautoberfläche, z. B. beim okulären Pemphigoid, beim Steven-Johnson-Syndrom, bei schweren Verätzungen oder Verbrennungen mit ausgedehnten Zerstörungen der Conjunktiva und der Lider, ist die Ökologie des vorderen Segmentes so stark gestört, daß eine erfolgreiche Keratoplastik nicht möglich ist. Der Verlust der Becherzellen der Konjunktiva ist dafür anzuschuldigen, daß die Hornhautoberfläche austrocknet und eine fortschreitende Keratinisierung zeigt. Die beim Pemphigoid vorliegende Trichiasis beschleunigt diesen fatalen Circulus vitiosus und schließlich resultiert nach jahrelangem Verlauf eine Oberflächenblindheit der betroffenen Augen.

Die einzige Möglichkeit Patienten mit einer so gravierenden cornealen Problematik das Sehvermögen zurückzugeben ist derzeit die Implantation einer Keratoprothese nach dem Design von Cardona oder Strampelli [1–5]. Bei dieser Keratoprothese wird eine PMMA-Zylinderoptik von etwa 2 mm Durchmessern im Hornhaut-Stroma verankert [1–3].

Trotz einiger bemerkenswerter Ergebnisse mit der Cardona-Strampelli Prothese ist das Problem der künstlichen Hornhaut jedoch bis heute ungelöst. Als Nachteile des Cardona-Strampelli-Designs sind zu nennen, eine unbefriedigende Stabilität (die Prothese wird häufig nach kurzer Verweildauer abgestoßen), und eine unbefriedigende Funktion. Ursache dafür ist, daß die Zentrierung der Optik äußerst schwierig ist und das Implantat auch später leicht verkippen kann [5–7].

Auch die Nachsorge dieser schwer erkrankten Augen ist fast unmöglich, da der intraokulare Druck nicht bestimmt werden kann. Die Methoden der vitreoretinalen Chirurgie sind im Falle einer Netzhautablösung nicht anwendbar. Obgleich es von untergeordneter Bedeutung ist, kann auch das kosmetische Erscheinungsbild kaum befriedigend genannt werden. Da das Cardona-Strampelli-Design wenig entwicklungsfähig erscheint [10], haben wir ein neues Konzept entwickelt [8–11]: Die Silikon-Karbon-Keratoprothese.

Aufbau der Silikon-Karbon-Keratoprothese

Sie besteht aus 3 Teilen:

1. der posterioren Basis-Haptik (Abb. 1);
2. der Silikon-Optik mit vorderer Haptik (Abb. 2)
3. dem Interface (Abb. 3,4).

Die Basis-Haptik umspannt den hinteren Pol des Bulbus und ist aus Silikonmaterial mit einer Stärke von etwa 200 micron gefertigt. Die Oberfläche des Silikons ist mit Karbonfasern beschichtet, um eine gute Interaktion mit dem Gewebe und damit eine gute Fixierung an die Bulbuswand zu gewährleisten. Die Notwendigkeit zur Verwendung einer Basis-Haptik ergab sich aus Vorversuchen, um eine Extrusion der Keratoprothese zu verhindern [10]. Sie bewirkt,

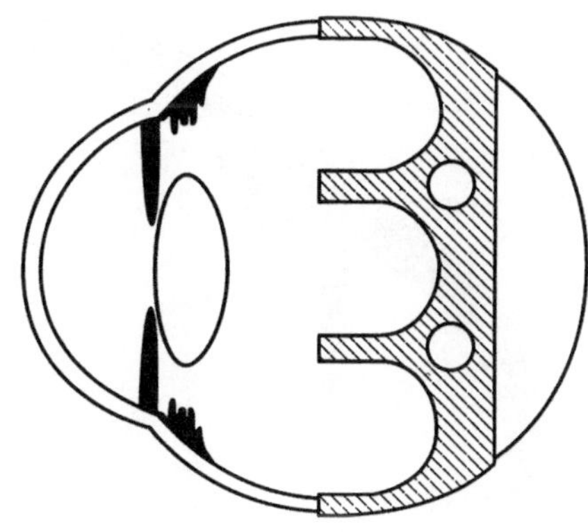

Abb. 1. Schematische Darstellung der posterioren Haptik, die ca. 3 Monate vor Implantation der eigentlichen Keratoprothese implantiert wird. Sie besteht aus Silikonkautschuk und ist mit Karbonfasern beschichtet um eine stabile Interaktion mit dem Gewebe zu ermöglichen

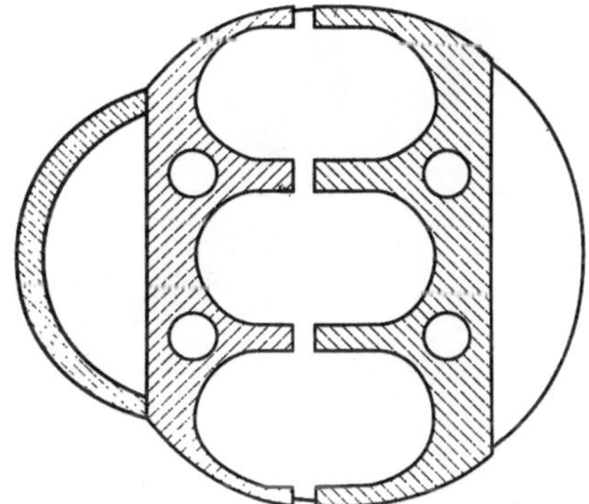

Abb. 2. Schematische Darstellung der Silikon-Keratoprothese mit der vorderen Haptik. Diese wird bei Implantationsprozess an die Basis-Haptik angekoppelt. Pro Quadrant verlaufen jeweils 3 Haptik-Bänder auf der Sklera, so daß der Bulbus von den Haptik-Teilen umfaßt wird

daß der Bulbus schließlich wie in einem Netz von den Haptikteilen umspannt wird (Abb. 2).

Nach subtotalem Ersatz der Hornhaut (10 mm Durchmesser) durch die Silikon-Karbon-Keratoprothese lastet eine erhebliche Austreibungskraft auf der Prothese, die schon durch einen normalen intraokularen Druck hervorgerufen wird und bei ungenügender Verankerung zum Verlust der Prothese führt [9, 10]. Um diese Austreibungskraft zu balancieren haben wird die Basis-Haptik entwickelt.

Die Basis-Haptik wird zuerst implantiert. Erst wenn die Haptik gut eingewachsen ist, erfolgt nach etwa 3 Monaten die Implantation der eigentlichen Silikon-Karbon-Keratoprothese.

Silikon-Karbon-Keratoprothese besteht aus dem optischen Teil, der aus Silikonkautschuk mit einer Stärke von 0,1–0,2 mm gefertigt ist und aus der anterioren Haptik. Übergang der Keratoprothese zum Gewebe geschieht am Interface, das der komplizierteste Teil der Keratoprothese ist.

Das Interface ist dreischichtig, um eine Epithelinvasion in der Vorderkammer zu verhindern. Die erste Schicht führt unter den verbliebenen Hornhautrest, die zweite Schicht verläuft auf der Sklera und setzt sich in die anteriore Haptik fort und die 3. Schicht besteht aus reinen Karbonfasern, die unmittelbar unter der

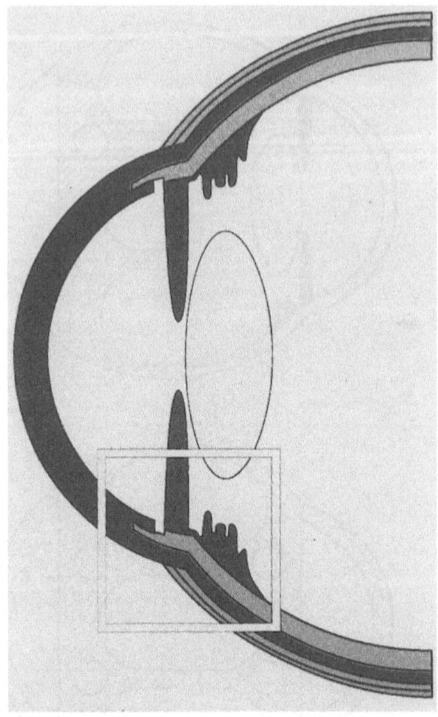

Abb. 3. Darstellung der Keratoprothese mit dem Interface. Übersichtsdarstellung

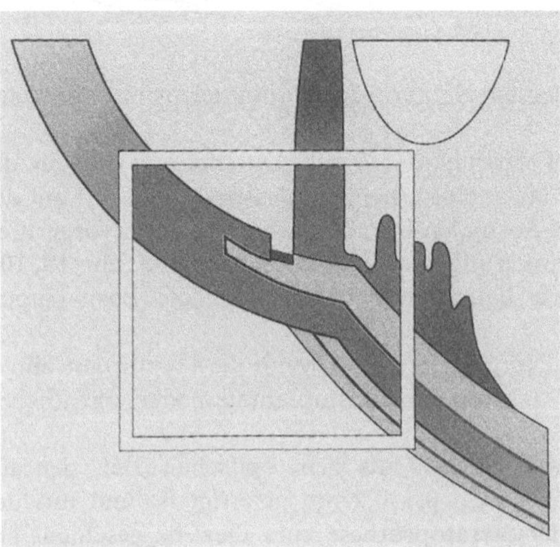

Abb. 4. Darstellung des Interfaces dem kompliziertesten Teil der Keratoprothese. Nach subtotaler Trepanation der Hornhaut bleibt ein Hornhautstumpf zurück unter Erhaltung des Kammerwinkels. Die 1. Schicht des Interfaces liegt unter der Hornhaut in der Vorderkammer auf der Endothelseite, die zweite Schicht liegt auf dem Hornhautstumpf und führt weiter über die Sklera in die anteriore Haptik. Die dritte Schicht des Interfaces besteht aus reinen Karbonfasern, die zwischen Tenon und Bindehaut zu liegen kommen

Bindehaut zu liegen kommen. Eine schematische Darstellung des Interfaces zeigen Abb. 3,4.

An allen Kontaktflächen zwischen Gewebe und Keratoprothese ist das Silikon mit Karbonfasern bedeckt, um eine gute Gewebe-Haftung zu gewährleisten. Die einzelnen Schichten des Interfaces haben eine Stärke zwischen 0,1 und 0,2 mm.

Materialeigenschaften und Langzeitstabilität

Die verwendeten Materialien Silikonkautschuk und Karbonfasern verwenden wir seit 8 Jahren im Labor-Versuch. Der Silikonkautschuk zeigte während dieser Zeit keine Versprödung und keinen Verlust seiner Elastizität oder Transparenz. Lediglich nach längerer UV-Expositionen kommt es zu einer Versprödung des Materials. Die Verbindung zwischen Silikon und Karbonfasern ist bisher ebenfalls stabil. Die Karbonfasern werden während des Polimerisations-Vorganges in das Silikon eingebettet.

In zahlreichen Versuchen haben wir die Stärke der verwendeten Silikonschichten ermittelt, damit die Elastizität des verwendeten Silkons möglichst nahe an den elastischen Eigenschaften der Sklera und Hornhaut liegt. Dadurch war es möglich, daß die Silikon-Implantate gut in das Gewebe integriert werden konnten und eine Dämpfungszone zwischen der Keratoprothese und dem lebenden Gewebe nicht erforderlich ist. Unserer Ansicht nach ist besonders die hohe Rigidität der Strampelli-Prothese dafür verantwortlich, daß sie sehr häufig nach kurzer Zeit verloren geht.

Neben einer klaren Transparenz strebten wir auch die Möglichkeit einer intraokularen Druckmessung durch ein Applanations-Tonometer an. Im Laborversuch haben wir in einer Prüfkammer den hydrostatischen Druck auf die Silikonoptik schrittweise erhöht und an der Vorderfläche der Optik mittels Applanations-Tonometrie den Druck bestimmt. Es fand sich eine lineare Beziehung ohne Hysterese-Eigenschaften des Silikonmaterials. Der applanatorisch ermittelte Druckwert konnte exakt einem hydrostatischen Druckwert zugeordnet werden. So kann über eine Eichkurve, die die Material-Konstante der Silkonoptik repräsentiert, über den gemessenen Applanations-Tonometrie-Wert exakt der intraokulare Druck bestimmt werden.

Implantationschirurgie

Die chirurgische Technik der Implantation der Prothese wurde an einem Modell in der Originalgröße eines Kaninchenauges entwickelt. Dies war aus zwei Gründen erforderlich: Erstens um die Versuchstiere zu schonen, zweitens ist die Implantation am Kaninchen sehr schwierig, da die Sklera und Cornea im Vergleich zum Menschen sehr viel dünner sind und das Kaninchenauge nach Trepanation der Hornhaut keine Eigenstabilität des vorderen Segmentes aufweist.

Bei der Implantation der Keratoprothese wird zuerst die Bindehaut und tenonsche Kapsel eröffnet und die bereits zuvor implantierte posteriore Basis-Haptik freigelegt. Dann wird die Hornhaut subtotal trepaniert (10 mm) und die Prothese eingepaßt. Sie wird vorläufig durch mehrere Situations-Nähte am verbliebenen Hornhaut-Stumpf fixiert. Dann wird die anteriore Haptik, die fest mit der Keratoprothese verbunden ist an die posteriore Haptik, angekoppelt. Pro Quadrant verlaufen 3 Haptik-Bänder von der Prothese zur posterioren Haptik (Abb. 2). Dies gewährleistet eine gleichmäßige Verteilung der Spannungskräfte zwischen anteriorer und posteriorer Haptik. Anschließend wird die Haptik mit Tenon-Gewebe bedeckt und die letzte Schicht des Interfaces ausgebreitet, die nur aus Karbonfasern besteht. Die gesamte Prothese wird schließlich mit der Bindehaut bedeckt. Der Verschluß der Bindehaut erfolgt über eine Tabaksbeutelnaht. Die Naht wird maximal angezogen und schneidet nach wenigen Tagen durch. Dann beginnt die Bindehaut bis zum Rand der Optik zurückzuweichen und gibt die Silikonoptik frei.

Ergebnisse und Diskussion

Während der Entwicklung des Designs der Keratoprothese [8–11] haben wir die Optik schrittweise vergrößert bis zu einem Maximaldurchmesser von jetzt 10 mm (Abb. 5). Derzeit haben wir stabile Verhältnisse bei den im Versuch befindlichen

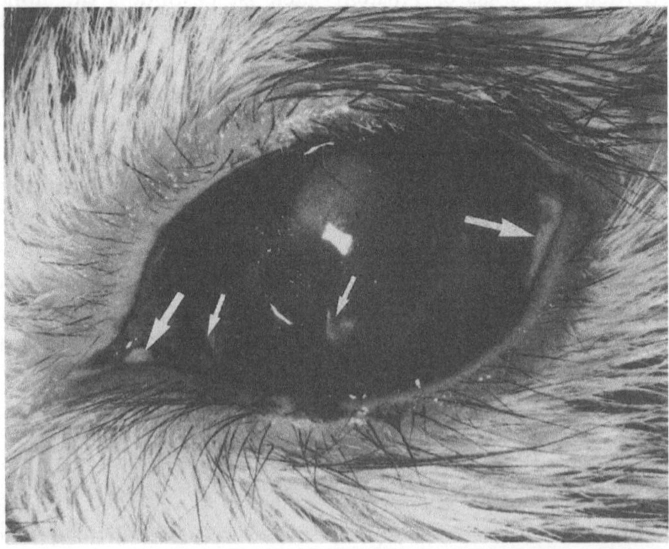

Abb. 5. Kaninchenaugen mit einer Karbon-Silikon-Keratoprothese ca. 3 Wochen nach Implantation. Das Fibrin in der Vorderkammer hat sich zwischenzeitlich fast vollständig resorbiert. Die Pfeile in der Abbildung weisen auf die Sekretabsonderungen an der Oberfläche hin. Die Lidkante und Lidspalte ist weitgehend unauffällig. Es ist keine Entzündungsreaktion zu beobachten. Die Nickhaut in der Abbildung kaum sichtbar, ist reizfrei. Es treten keine Verklebungen der Zilien durch übermäßige Sekretabsonderungen auf

Tieren. Die maximale Länge des Beobachtungszeitraumes beträgt bisher 8 Monate. Die Tiere zeigen ein absolut unauffälliges Verhalten und keinerlei entzündliche Veränderungen am Prothesen-Auge. Dies ist gut daran erkennbar, daß die Vorderkammer völlig frei von Fibrin ist und die Linsen bisher ihre klare Transparenz erhalten haben, sodaß mit dem Ophthalmoskop eine Fundusbeobachtung möglich ist. Weiterhin ist die reizfreie Nickhaut am Kaninchenauge ein guter Indikator dafür, daß ruhige Verhältnisse vorliegen. Es finden sich lediglich weiße Sekretabsonderungen, die vermutlich in erster Linie durch vermehrt abgestoßene Bindehautepithelien verursacht sind. Es ist jedoch nicht nötig, das Auge wegen dieser Sektretabsonderungen speziell zu pflegen oder zu therapieren. Es finden keine Verkrustungen oder Verklebungen der Zilien durch diese Sekretabsonderung statt.

Derzeit befinden wir uns noch im Entwicklungsprozeß der Silikon-Karbon-Keratoprothese. Da wird die Prothese in unserem Labor fertigen, ist es möglich Variationen am Design von Versuch zu Versuch zu verändern und die Situation am Tier dadurch zu optimieren. Wir versuchen derzeit die Herstellung der Prothese, die sehr aufwendig ist zu verbessern und zu beschleunigen und die Silkon-Karbon-Keratoprothese in absehbarer Zeit zur klinischen Reife zu bringen.

Literatur

1. Cardona H (1962) Keratoprosthesis. Am J Ophthalmol 54:284–294
2. Castroviejo R, Cardona H, de Voe AG (1969) The present status of prosthokeratoplasty. Trans Am Ophthalmol Soc 67:207–234
3. Choyce DP (1968) The present status of intra-cameral and intra-corneal implants. Can J Ophthalmol 3:295–311
4. Strampelli B (1974/75) Osteo-Odonto-Cheratoprotesi. Ann Inst Barraquer 12:26
5. Fyodorov SN (1987) Keratoprostheses. Churchill Livingstone, Edingburgh London Melbourne New York
6. Lund O-E (1982) Grenzen und Möglichkeiten der optischen Keratoprothese. Ein klinischer und histopathologischer Bericht. Klin Monatsbl Augenheilkd 180:3–12
7. Lund O-E (1985) Zur Frage der Kunststoffkeratoprothetik. Nova acta Leopoldina NF 57, Nr. 259:195–207
8. Kain HL, Thoft RA (1986) A new approach to keratoprosthesis. Invest Ophthalmol Vis Sci [Suppl] 28:231
9. Kain HL, Lund O-E (1988) Further development of the silicone-carbon-keratoprosthesis. Invest Ophthalmol Vis Sci [Suppl] 29:452
10. Kain HL (1990) Ein neues Konzept zur Keratoprothese Klin Monatsbl Augenheilkd 197:386–392
11. Kain HL (1992) The silicon-carbon keratoprosthesis: design and implant procedure. Arvo Annual Meeting, Sarasota, FL

Videos

Nachstarentfernung und sekundäre Hinterkammerlinsenimplantation

A. Gleibs, T. Kohm, G. Lindemann und R. Trinkmann

Zusammenfassung. Die Behandlung aphaker Patienten mit intakter hinterer Kapsel und einem regeneratorischen Nachstar kann heute sehr schonend durch den Einsatz eines speziellen Saug-Spülhandgriffes nach Trinkmann zur Nachstarabsaugung, unter Erhaltung der hinteren Kapsel, mit anschließender Hinterkammerlinsenimplantation, durchgeführt werden. Die kombinierte Operation stellt eine Alternative zur sekundären Vorderkammerlinsenimplantation und der YAG-Laser-Kapsulotomie dar.

Summary. The medical treatment of aphakic patients with an intact posterior capsule and after-cataract can be carried out very gently by using the special irrigation-aspiration handpiece by Trinkmann. With this handpiece the after-cataract can be removed by preserving the posterior capsule in order to implant a posterior chamber lense. This combined operation is an alternative for the secondary anterior chamber lense implantation and the YAG laser capsulotomy.

Einleitung

Anhand einer Videodemonstration des operativen Eingriffes bei einer Nachstarentfernung mit sekundärer Hinterkammerlinsenimplantation soll das operative Vorgehen und die Indikationsstellung erläutert werden.

Falldarstellung

Bei einer jungen Patientin bestand nach erfolgreicher ECCE wegen Kontaktlinsenunverträglichkeit der Wunsch einer Sekundärimplantation. Da bereits ein fortgeschrittener regeneratorischer Nachstar bestand, haben wir zunächst mit einem speziellen Saugspülhandgriff den Nachstar unter Erhaltung der hinteren Kapsel abgesaugt [5]. Hierzu wurde in Lokalanästhesie mit der Luftlanze am Limbus ein kleiner Zugang von ca. 0,6 mm Länge geschaffen. Nach Einführung des Saugspülhandgriffes konnte nun mit dieser schonenden Methode der Nachstar abgesaugt werden.

Der Durchmesser der Saugspülspitze beträgt 0,7 mm. Das Saugloch ist nicht größer als 0,2 mm. Die Rückseite ist angerauht um kleinere Fibrosen polieren zu können. Zwei Öffnungen zur Irrigation befinden sich seitlich. Um ein Kollabieren der Vorderkammer zu verhindern, wird an die Irrigation eine Infusionsflasche mit BSS (Balanced-Salt-Solution) in 1,5 m bis 2 m Höhe angeschlossen. Die

Aspiration erfolgt über ein manuell erzeugtes Vakuum unter Verwendung einer 10-ml-Spritze.

Mit dieser Methode konnte der Nachstar bis weit in die Peripherie unter Erhalt der hinteren Kapsel entfernt werden. Nach Entfernung des gesamten Nachstares wird die Pupille mit Acetylcholin verengt und die Vorderkammer mit Healon gestellt. Nach Vorlegen einer Sicherheitsnaht mit 7-0-Seide erfolgt die Eröffnung der Vorderkammer auf 6 mm zur Implantation einer Hinterkammerlinse. Nach Hinterkammerlinsenimplantation erfolgt ein vorläufiger Wundverschluß mit einer Sicherheitsnaht. Danach kann in typischer Weise der Wundverschluß durch eine fortlaufende Hornhautnaht erfolgen. Zur Vermeidung postoperativer intraokularer Druckanstiege wird das gesamte Healon entfernt und durch Kochsalzlösung ersetzt.

Diskussion

Nach der anfänglichen Zurückhaltung zu Beginn der Hinterkammerlinsenimplantation suchen gehäuft aphake Patienten mit intaker hinterer Kapsel die Klinik mit dem Wunsch einer sekundären Implantation auf. Da es sich hierbei in der Regel um junge Patienten handelt ist auch ein gehäuftes Vorkommen eines regeneratorischen Nachstares zu beobachten.

Hier bietet sich alternativ zur Kontaktlinsenversorgung und zur Behandlung des Nachstares durch die Neodym-YAG-Laser-Kapsulotomie eine Nachstarabsaugung mit einem speziellen Saug-Spülhandgriff nach Trinkmann [5] und eine sekundäre Hinterkammerlinsenimplantation an.

Vorteile dieser Methode liegen in der Beseitigung einer eventuellen Kontaktlinsenunverträglichkeit sowie einer Erschwerung einer erneuten regeneratorischen Nachstarbildung durch die Hinterkammerlinse. Desweiteren ist ein selteneres Auftreten eines Sekundärglaukoms [1, 3, 4] und eines zystoiden Makulaödemes [2, 6] bei der Nachstarabsaugung gegenüber der Neodym YAG-Laser-Kapsulotomie festzustellen.

Literatur

1. Champion R, McDonell P, Green R (1985) Intraocular lenses. Histopathologic characteristics of a large series of autopsy eyes. Surv Ophthalmol 30:1–32
2. Kraff M, Sander SD, Jampol L, Liebermann H (1984) Effect of primary capsulotomy with extracapsular surgery on the incidence of pseudophacic cystoid macular edema. Am Ophthalmol 98:166–170
3. Poliner L, Christansen D, Escoffery E (1985) Neovascular glaucoma after intracapsular and extration in diabetic patients. Am Ophthalmol 100:637–643
4. Seebag J, McMeel J (1989) Diabetic retinopathy. Pathogenesis and the role of retina derived growthfactor in angiogenesis. Surv Ophthalmol 30:377–384
5. Trinkmann R, Jungmann P, Knorz MC (1989) Peeling technique for cataracta secundaria associated with posterior chamber lenses. J Cataract Refract Surg 8:212–214
6. Winslow R, Taylor B, Harris W (1978) A one year follow up of cystoid macular edema following intraocular lens implantation. Ophthalmology 85:190–196

Sklerafixation – new technique with adapted materials

H. Hermeking und E. Gerke

Zusammenfassung. Bei der transkleralen Fixation von Hinterkammerlinsen hängt die Länge der Operation und der Schwierigkeitsgrad der Ausführung zu einem großen Teil ab von den angewandten Materialien, insbesondere vom Nahtmaterial und von der Art der Nadel.

In diesem Video wollen wir einen neuen Prolene-Schlaufenfaden vorstellen, welcher zeitaufwendige Verknotung der Naht an der Linsenhaptik überflüssig macht. Dieser Prolene-Schlaufenfaden kann sowohl für die Innenstichtechnik als auch für die Außenstichtechnik verwendet werden. Das Video zeigt die Verwendung des Prolene-Schlaufenfadens im Rahmen einer neuen Außenstichtechnik, wobei die transklerale Vernähung durchgeführt wird, indem die Sklera mit einer Kanüle an der Basis von Sklerataschen in der 3.00- und 9.00-h-Position mit Kanülen durchstochen wird. Die Kanüle wird sodann mit der Nadel des Schlaufenfadens vom Augeninneren her gefüttert und die Kanüle wird atraumatisch zurückgezogen. Gegenwärtig haben wir mit dieser modifizierten Außenstichtechnik 60 Patienten operiert. Unsere klinischen Ergebnisse sind vielversprechend, da die Komplikationen, die der transkleralen Fixation von Hinterkammerlinsen angelastet werden können mit dieser Technik erheblich verringert werden konnten.

Summary. In the case of transcleral fixation of posterior chamber lenses the length the of the operation and the difficulties encountered in carrying out are to a large extent dependant on the material used – especially the suture material – and the type of needle.

In this video we would like to introduce a prolene loop suture, which eliminates time – consumming knotting of the suture on the haptic of the lens. This prolene loop suture can be used for ab interno and ab externo technique. The video shows the use of the prolene loop suture for a new ab externo technique, where the transcleral suturing is externally performed by piercing the sclera with a cannula on the base of scleral pocket incisions in the 3 and 9 o'clock positons. The needle of the loop suture is inserted into the cannula, which in then gently retracted. At the present time 60 patients have been operated on with this modified ab externo-technique. The clinical results are encouraging, as the rate of complications related to transcleral fixation of posterior chamber IOLs could be considerably reduced.

V-Stil-Phakotechnik

U. M. Klemen und G. Rado

Zusammenfassung. Eine neue Phakoemulsifikationstechnik mit den Zielen der Reduzierung von Zonulastreß und zentraler endokapsulärer Anwendung wird vorgestellt.

Die einhändige Methode eignet sich vor allem für Augen ohne zufriedenstellende Hydrodissektion, d. h. mit zähen Kern-Kortex-Adhäsionen. Erfahrungen mit dieser Technik in mehr als 750 Augen zeigten eine Verminderung der Phakoenergieerfordernis und geringere Komplikationen wie Zonulolyse oder Kapselruptur.

Summary. A new technique for phacoemulsificatin with the goal of reducing zonular stress and safer intercapsular phacoemulsification is described. This one-handed method ist especially recommended in eyes with strong adhesions between nucleus and cortical layers, e.g. where hydrodissection is not possible. Experieriences with this method in 750 eyes has shown a reduction in both phaco-time and intraoperative complications such as posterior capsule rupture or zonulolysis.

Einleitung

Die Reduktion der Ultraschallenergie und ein verminderter Streß auf Kapselsack und Zonulafasern ist das Ziel aller beschriebenen Techniken der Phakoemulsifikation [1–3]. Aus diesen Bestrebungen heraus haben wir eine neue Technik der Kernverflüssigung entwickelt, welche diesen Anforderungen entspricht und auch ohne technische Zusatzeinrichtungen relativ leicht und sicher anwendbar ist. Die vorliegende Studie umfaßt neben der genauen Beschreibung der Operationsmethodik die postoperativen Ergebnisse von 750 operierten Augen.

Krankengut und Operationsmethodik

In dieser Studie sind 750 Augen von 633 Patienten einbezogen, welche zwischen Oktober 1991 und Februar 1992 mit der V-Stil-Phakotechnik operiert worden sind.

452 Frauen stehen 181 Männern gegenüber, das Alter reicht von 45 bis 93 Jahre (78,2 Jahre im Durchschnitt). Alle Operationen wurde mit SONOCAT (Fa. Oertli, Schweiz) ausgeführt.

Folgende Operationstechnik wurde angewandt: nach dreiecksförmiger Bindehautpräparation erfolgte eine Korneoskleraltunnelbildung mit einer Länge von etwa 3,5 mm in halber Skleradicke. Die Breite variierte je nach geplantem IOL-

Typ. Nach Parazentese bei 10 Uhr und Kapsulorhexis (CCC) mit gebogener Einmalnadel erfolgte die Öffnung des Tunnels in die Vorderkammer und eine Erweiterung der inneren Öffnung. Nach Hydrodissektion wurde die Phakoemulsifikation in drei Schritten durchgeführt:

1. Von 12 Uhr weg wurden 2 Rinnen in Richtung 4 und 8 Uhr mit geringer Energie (max. 25%) und Aspirationsdruck (unter 200) „gegraben" bis ein Rotlicht durchschimmerte und beide Rinnen wurde bis zu Kapselperipherie verlängert, daß ein dreiecksförmiger Keil in der unteren Hälfte übrig blieb (Abb. 1).
2. Die Verflüssigung des harten Zentrums erfolgte dann von der Mitte des Kapselsackes aus von hinten nach vorne, wobei nur wenige Bewegungen des Phakostiftes notwendig waren und der Kern fast immer situ fragmentiert werden konnte (nur 74% Energie), ohne daß nach 6 Uhr ein Druck und nach 12 Uhr ein Zug ausgeübt wurde (Abb. 2). Für die komplette Entfernung von peripherem Kern und Rinde aus der unteren Kapselsackhälfte reichte nur geringe Energie (25%) bei relativ hohem Aspirationsdruck (300 mmHg).
3. Die verbliebenen oberen 2 Kortexsegmente wurden um 180° rotiert und die Verbindung in der 6-Uhr-Position gespalten (Abb. 3). Die Entfernung dieser beiden losen Segmente erfolgte mit niedriger Energie (25%) und mittlerem Aspirationsdruck (200 mmHg) (Abb. 4).

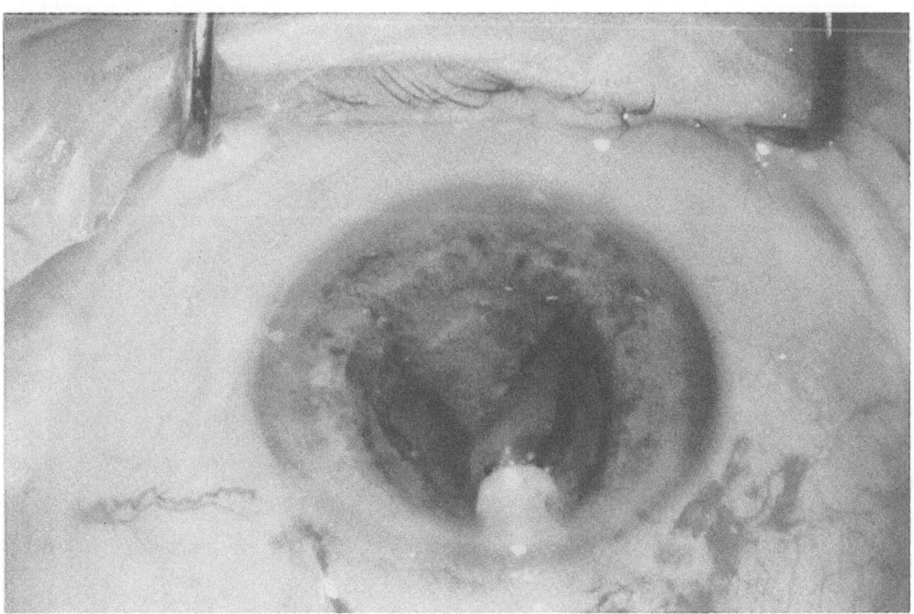

Abb. 1. Von 12 Uhr ausgehend werden in Richtung 4 und 8 Uhr 2 Rinnen gegraben, bis ein Rotlicht durchscheint

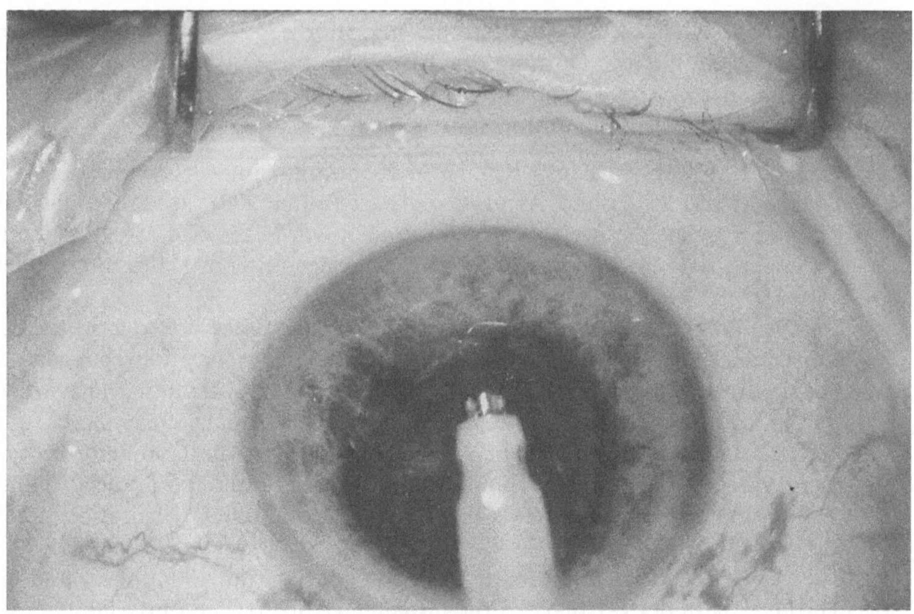

Abb. 2. Kern und Kortex der unteren Hälfte werden von oben hinten nach unten vorne verflüssigt und aspiriert

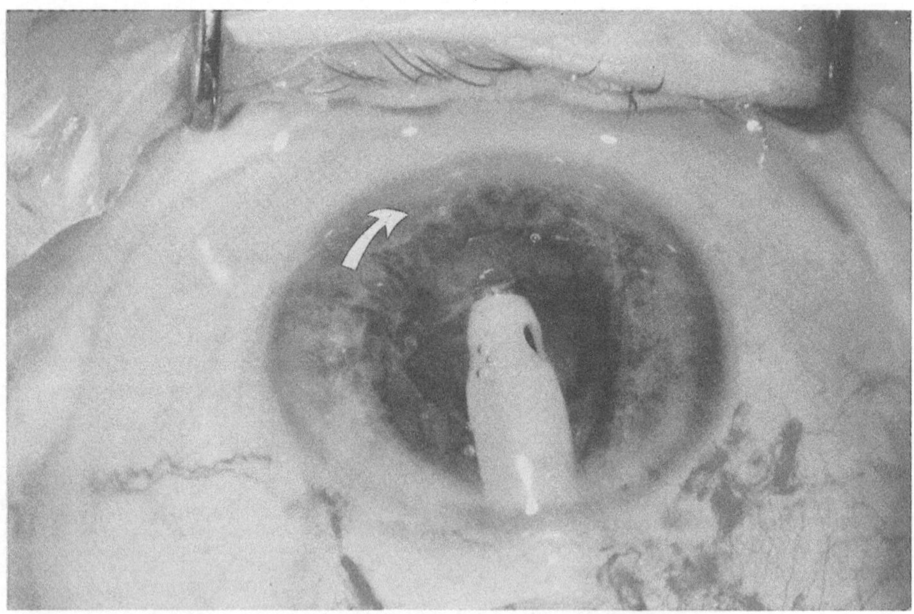

Abb. 3. Nach Entfernung von Kern und Kortex der unteren Hälfte werden die 2 oberen Segmente um 180° rotiert und deren Verbindung bis 6 Uhr durchtrennt

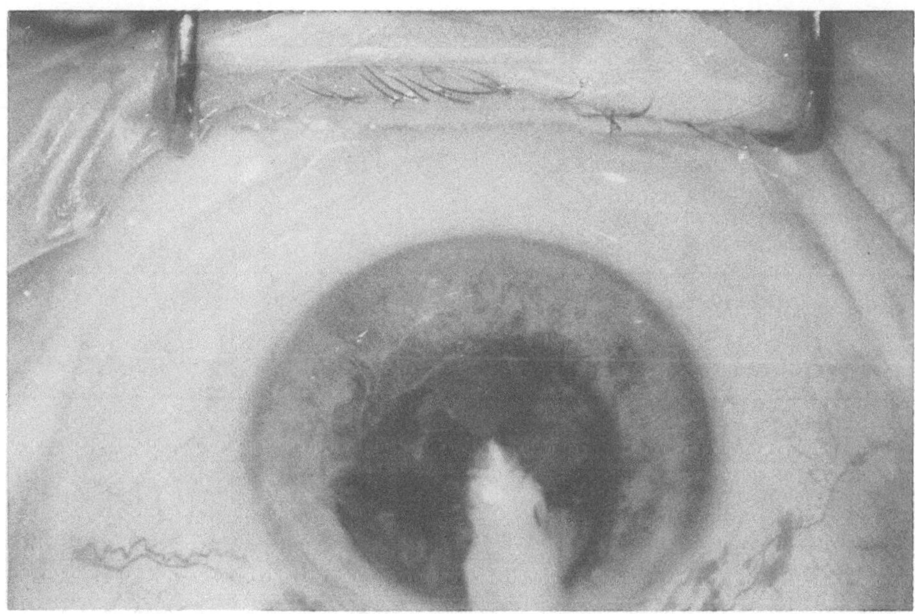

Abb. 4. Von der Mitte des Kapselsacks aus werden die 2 Segmente aspiriert und verflüssigt

Der weitere Operationsverlauf gestaltete sich unverändert zur nahtlosen Kataraktoperationstechnik: Irrigation/Aspiration von peripheren Rindenresten, Polieren der Kapsel, Schnitterweiterung, Kapselsackfixierung der Hinterkammerlinse, Füllung der Vorderkammer via Parazentese zur Überprüfung der Wunddichte und Bindehautverschluß der Wundränder mit Kauterisation.

Ergebnisse

Intraoperative Komplikationen (Tabelle 1)

Eine Hinterkapselruptur blieb auf 3 Fälle beschränkt, dabei konnte nach Luft-Healontamponade ein Glaskörperverlust vermieden und eine Kapselsackfixierung der IOL durchgeführt werden. 13 und 18 radiären Einrisse in die vordere Kapsel ereigneten sich bei CCC unter schlechten Sichtbedingungen, in 5 weiteren Augen traten diese bei einer plötzlichen vis a tergo mit Luxation von Kern und Rinde in die Vorderkammer auf. Blutungen in die Vorderkammer bei nahtloser Technik sind die häufigen Komplikationen und treten nicht selten bei der Schnitterweiterung vor der IOL-Implantation auf. In 5 Fällen war ein Nahtverschluß der Wundöffnung nötig, da der Korneoskleraltunnel offensichtlicht durch die Manipulation zu sehr gedehnt worden war. Bei 34 Fällen mit Zonulolyse lagen extrem zähe Adhäsionen zwischen Rinde und Kapsel vor, das Ausmaß des Defektes überstieg aber in keinem Fall die Uhrzeigerstellung.

Tabelle 1. Intraoperative Komplikationen

Komplikation	Zahl der Augen	[%]
Hintere Kapselruptur	3	(0,46)
Radiärer Einriß in die vordere Kapsel	18	(2,7)
Vorderkammerblutung	65	(10)
Insuffizienter Wundverschluß	5	(0,76)
Partielle Zonulolyse	34	(5,3)

Tabelle 2. Postoperative Komplikationen

Komplikation	Augen	[%]
Hyphäma	85	(11,3)
Passagere Keratopathie (bis 6 Tage)	66	(8,8)
Bleibende Keratopathie	0	
Druckanstiege	47	(6,2)
Hypotonie	16	(2,1)
Filterkissen	21	(2,8)
Fibrinreaktion	31	(4,1)

Postoperative Komplikationen (Tabelle 2)

Blutungen in der Vorderkammer erwiesen sich als häufigste Komplikation ohne Dauerfolgen. Passagere Hornhautödeme besserten sich in allen Fällen innerhalb der ersten postoperativen Woche. Die Zahl postoperativer, mit lokaler Therapie kompensierbarer Druckanstiege übertraf nicht das Ausmaß nach herkömmlich operierten Augen mit Kleinschnittechnik. Eine Hypotonie beschränkte sich auf 16 Augen und normalisierte sich innerhalb von 2 Wochen. Nur in 2 von 21 Augen mit Filterkissenbildung wurde ein Druck von weniger als 10 mmHg gemessen, in 3 dieser Augen lagen die Werte sogar über 21 mmHg: nach Absetzen der lokalen Steroidtheraphie bildeten sich in 19 Augen diese Veränderungen spontan zurück, in 2 blieben sie bestehen, allerdings mit normalem Druck und ohne subjektive Beschwerden. Alle 31 Augen mit Fibrinreaktionen zeigten eine Tendenz zur Spontanresorption der präpupillaren Membranen.

Postoperative Sehschärfe (Tabelle 3)

In 125 Augen (83,3%) wurde innerhalb der ersten postoperativen Woche eine Sehschärfe von 0,5 oder besser für die Ferne ermittelt, nach Ausschluß aller Augen mit präexistenten Makulopathien, Amblyopien und Optikusatrophien erreichen 567 von 603 Augen (=94,0%) aller Augen diese Werte. Die Ursachen für

Tabelle 3. Postoperative Sehschärfe

Visus	Zahl der Augen	[%]
>0,5	625	(83,3)
0,4–0,1	98	(13,1)
<0,1	27	(3,6)

jene 6% der Augen unter diesem Wert liegen zu gleichen Teilen bei Fibrinreaktionen und zystoiden Makulaödemen.

Diskussion

Alle 3 überwiegend angewandten Phakoemulsifikationstechniken, die Central-sculpting-Methode (Maloney), die Chip-and-flip-Technik (Fine) und auch die Divide-and-conquer-Technik (Gimbel) basieren auf dem Prinzip, primär harte Anteile von Kern und Kortex zu verflüssigen und sekundär die weicheren Partikel zu aspirieren. Da die Verflüssigung von vorne nach hinten erfolgt, wird das Maximum an Energie in Hornhautendothelnähe freigesetzt. Zur Stabilisierung von Kern und Kortex wird ein Rotator angewandt, um den Zug auf die Zonulafasern bei 12 und den Druck auf jene bei 6 Uhr zu reduzieren und einer Zonulolyse entgegenzuwirken. Bei der VPT werden primär eher weiche Anteile von Kern und Rinde mit geringer Energie und Saugdruck entfernt und durch die Bildung von 2 Rinnen der gesamte Linseninhalt in 2 Teile gespalten. Die härtesten Kernanteile werden dann in der Mitte des Kapselsacks von hinten nach vorne verflüssigt und aspiriert, das Maximum der Ultraschallenergie wird somit in größtmöglicher Distanz zum Hornhautendothel freigesetzt und durch die Kernreste zumindest teilweise abgeschirmt. Ebenso ist die Manipulation mit dem Phakostift reduziert. Die Rotation der restlichen oberen Anteile von Kern und Rinde beschränkt sich auf 180°, fast alle Emulsifikations- und Aspirationsvorgänge können im Zentrum des Kapselsacks unter günstigen optischen Bedingungen durchgeführt werden.

Aufgrund unserer ersten Erfahrungen mit der VPT lassen sich im Vergleich zu anderen Techniken folgende Vorteile definieren:

1. Reduktion der Gesamtultraschallenergie durch optimales „Freilegen" des Linsenkerns.
2. Reduktion aller intraokularen Manipulationen mit dem Phakostift infolge zentraler Kernverflüssigung von hinten nach vorne.
3. Die maximale Ultraschallenergieanwendung erfolgt in größtmöglicher Entfernung zum Hornhautendothel unter weiterer Abschirmung durch den verbleibenden Linsenkern.
4. Auch nach insuffizienter Hydrodissektion erfolgt nach Rinnenbildung eine Spaltung von Kern und Rinde.

5. Durch primäre Verflüssigung und Aspiration eher weicher Anteile bleiben „Bewegungen" des Linseninhaltes nur gering und der Zonulastreß vermindert.
6. Die VPT ist einhändig durchführbar, da keine Fixierung von Kern und Rinde nötig ist.
7. Die VPT ist auch durch eine exzentrische Kapsulorhexis mit einem kleinen Durchmesser durchführbar.

Diesen Vorteilen stehen natürlich auch Nachteile gegenüber:

1. Gefahr einer peripheren Kapselruptur bei der Rinnenbildung.
2. Radiäre Einrisse der Vorderkapsel nach CCC können sich bis zum Äquator ausweiten.
3. Vermehrte Dehnung des korneoskleralen Tunnels durch vermehrte Verkippung des Phakostiftes nach beiden Seiten und hinten.

Obwohl es in unserem Krankengut bei der Rinnenbildung in keinem Auge zu Kapselproblemen gekommen ist, so sollte diese Manipulation gerade bei schlechten Sichtbedingungen (enge Pupille) mit äußerster Vorsicht durchgeführt werden. Bei Einrissen nach Kapsulorhexis ist bei der Rinnenbildung höchste Vorsicht geboten, um eine Ausweitung der Kapseldefekte zu verhindern. Eine Dehnung des inneren Teils des Korneoskleraltunnels kann durch eine innere Erweiterung der Öffnung entgegengewirkt werden, wobei die sklerale Öffnung mit 3,2 mm belassen wird und der Tunnel in der Aufsicht eine sanduhrförmige Konfiguration erhält.

Unsere ersten Erfahrungen mit der VPT stimmen uns optimitisch: sollte damit in Zukunft eine Reduktion von intra- und postoperativen Komplikationen und eine verkürzte funktionelle Rehabilitation eintreten, so freuen wir uns, einen kleinen Beitrag geleistet zu haben.

Literatur

1. Fine IH (1991) The chip and flip phacoemulsification technique. J Cataract Refract Surg 17:366–371
2. Gimbel HV (1991) Divide and conquer nucleofractis phacoemulsification: Development and variations. J Cataract Refract Surg 17:281–291
3. Kershner RM (1991) Sutureless one-handed intercapsular phacoemulsification. The keyhole technique. J Catarct Refract Surg [Suppl] 17:719–725

Nahtlose Glaukomkataraktoperationen

U. M. Klemen und G. Rado

Zusammenfassung: Es wird eine neue Kleinschnittechnik zur Kataraktoperation vorgestellt, die einen nahtlosen Wundverschluß und zugleich eine Fistulationsöffnung zur postoperativen Druckregulierung ermöglicht. Nach Kapselsackfixierung der Kunstlinse wird in die hintere Skleralamelle der Tunnelöffnung eine dreieckige Öffnung geschnitten und mit einem peripheren Kolobom kombiniert. Postoperative Beobachtungen an 32 Augen ergaben zufriedendstellende funktionelle Resultate bezüglich Sehschärfe und Druckregulierung.

Summary. Sutureless Glaucoma-Cataract Surgery. A new method of small incision cataract surgery is presented which allows sutureless wound closure with a fistulating aperture for regulating intraocular pressure. After lens implantation, a triangular opening is made into the posterior scleral valve of the tunnel and combined with a peripheral iridectomy. Sufficient regularization of the intraocular pressure and good visual results could be observed in the majority of 32 eyes operated on using this method.

Einleitung

Die Frage, welches chirurgische Vorgehen in Augen mit Linsentrübungen und chronischem Offenwinkelglaukom das beste sei, ist noch Gegenstand vieler Diskussionen und muß für jeden betroffenen Fall individuell bestimmt werden. In der vorliegenden Studie wird eine Methode vorgestellt, welche neben einem druckregulierenden Eingriff auch noch die Vorteile einer nahtlosen Kataraktoperation mit Hinterkammerlinsenimplantation bietet. Neben der Beschreibung der Technik wird über funktionelle Ergebnisse von 32 Augen berichtet.

Krankengut und Operationsmethodik

In dieser Studie sind 32 Augen von 26 Patienten (18 Frauen und 8 Männer) einbezogen, welche sich wegen chronischem Offenwinkelglaukom und Katarakt zwischen Oktober 1991 und Februar 1992 einem kombinierten Eingriff unterzogen hatten. Das Alter reicht von 58 bis 90 Jahre, 78 Jahre im Mittel, die Nachbeobachtungszeit liegt zwischen 4 Wochen und 5 Monate. Alle Druckwerte waren präoperativ durch lokale Medikation kompensiert, es fanden sich in allen Augen ausgeprägte Gesichtsfelddefekte, gonioskopische Untersuchungen zeigten offene Kammerwinkel mit partiellen Synechien und exogenem Pigment.

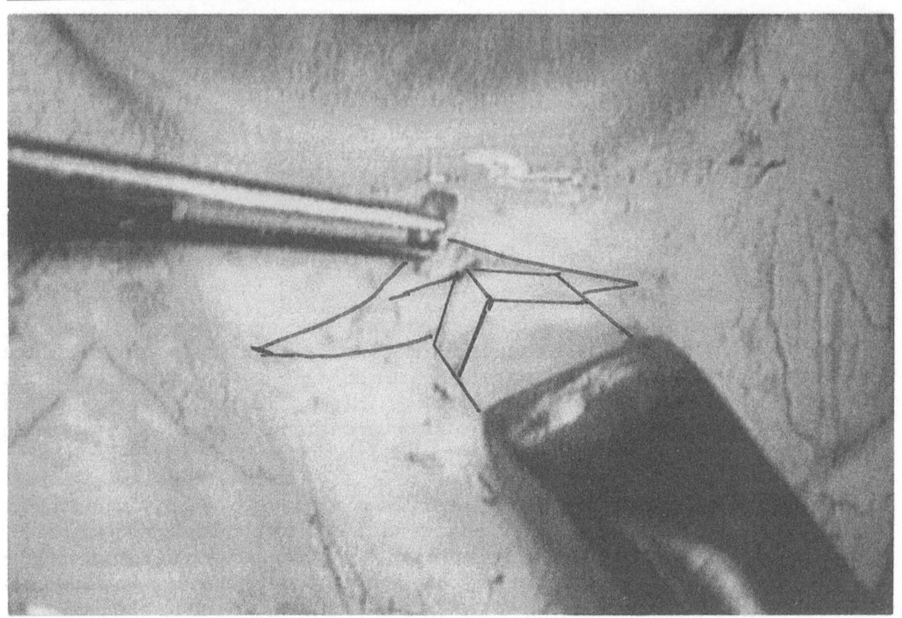

Abb. 1. Im Abstand von 0,5 mm zum hinteren Sklerawundrand wird eine 2,0 mm lange Inzision in die untere Skleralamelle mit dem Diamantmesser durchgeführt

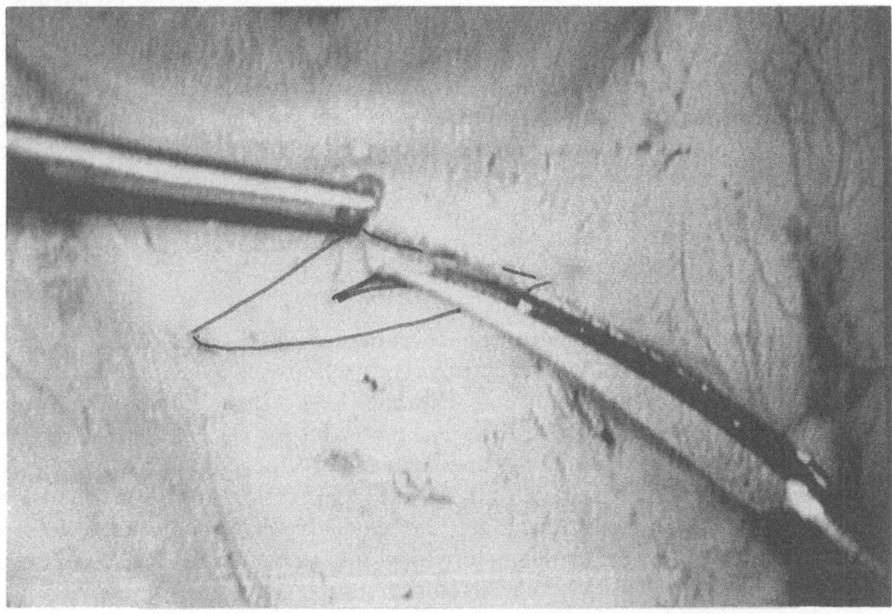

Abb. 2. Dieser Einschnitt wird auf ein gleichschenkeliges Dreieck mit der Schere erweitert.

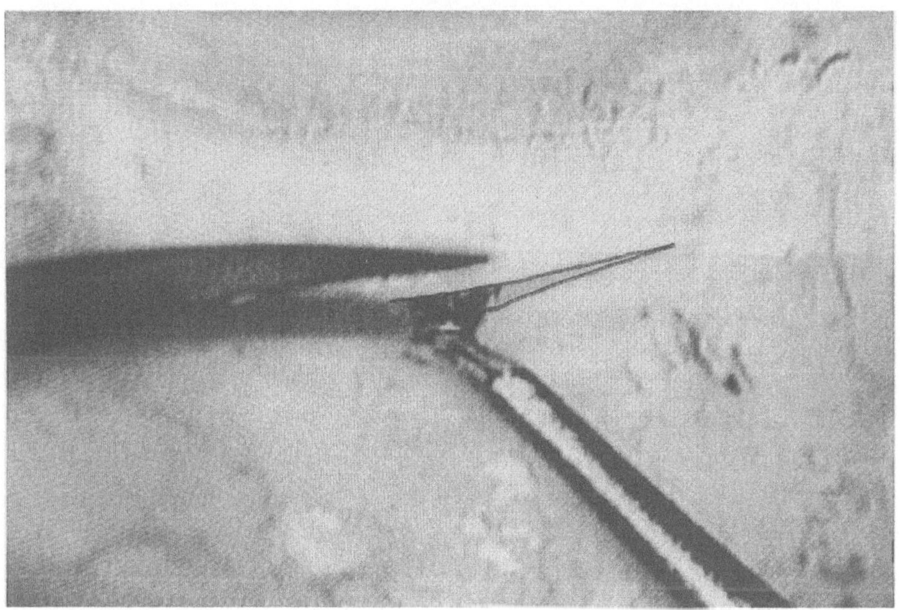

Abb. 3. Durch diese Öffnung wird die Iris mit einer Pinzette erfaßt und ein peripheres Kolobom durchgeführt

Operationstechnisch führten wir nach dreiecksförmiger Bindehautöffnung eine Präparation eines korneoskleralen Tunnels in typischer Weise durch. Die Kernverflüssigung erfolgte nach der V-Stil-Phakotechnik [2], nach Irrigation/Aspiration wurde die Hinterkammerlinse im Kapselsack fixiert. Mit einem Spatel wurde nach Füllung der Vorderkammer mit Healon zur Druckregulierung die hintere Skleraklappe freigelegt (Abb. 1) und eine dreieckige Öffnung im Abstand von 0,5 mm vor der Sklerastufenöffnung geschnitten (Abb. 2). Durch diese Öffnung wurde ein peripheres Kolobom angelegt (Abb. 3) und durch Füllung der Vorderkammer die Wunddichtheit überprüft. Mittels Kauter wurde die Bindehautöffnung verschlossen (Abb. 4).

Ergebnisse

Intraoperative Komplikationen (Tabelle 1)

Vorderkammerblutungen sind bei der nahtlosen Technik allgemein ein Problem, das bei Glaukomen infolge der besonderen Gefäßsituation natürlich noch häufiger angetroffen wird. Es gelang jedoch in allen Fällen durch Luft oder Healontamponade, bzw. durch Vorderkammerfüllung die Blutung zum Stillstand zu bringen. In 3 Fällen erwies sich der Wundverschluß nach abschließender Vorderkammerfüllung als insuffizient, so daß ein zusätzlicher Nahtverschluß erfolgte.

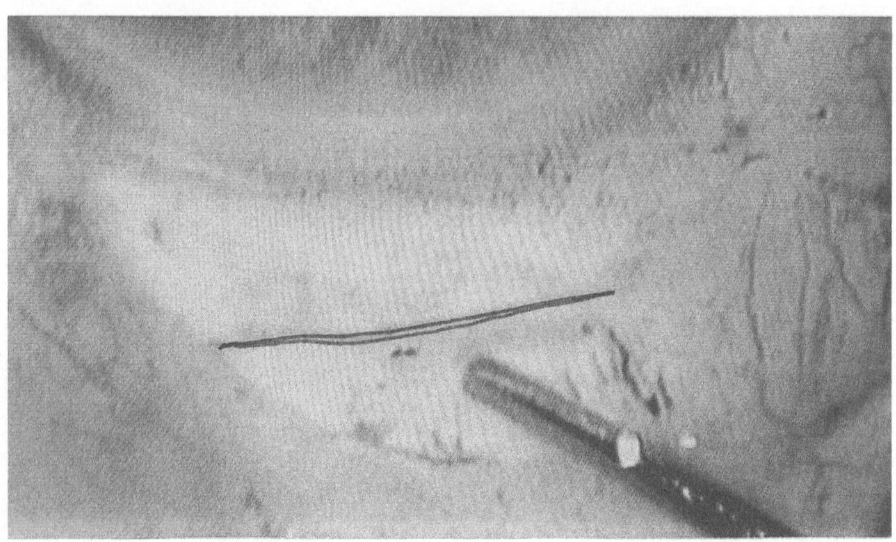

Abb. 4. Der Konjunktivallappen wird mit Diathermie verschlossen. Die Sklerawundränder weisen eine geringe Dehiszenz auf, die innere Öffnung ist jedoch durch die obere Sklealammelle verdeckt

Tabelle 1. Intraoperative Komplikationen

Komplikation	Augen n	[%]
Vorderkammerblutung	17	(53,1)
Insuffizienter Wundverschluß	3	(9,3)

Postoperative Komplikationen (Tabelle 2)

Nachblutungen in der Vorderkammer waren die häufigste, aber bis auf einen Fall die harmloseste Komplikation. 13 erfuhren eine spontane Resorption innerhalb von 3 Tagen, in einem Fall (Asthma bronchiale, Diabetes mellitus, Langzeit Dauerkortisonmedikation) waren insgesamt 3 Parazentesen mit Vorderkammerspülung und Healontamponade zur Sanierung notwendig. 4 Fälle mit freier Fistulation konnten durch Druckverbände innerhalb weniger Tage beherrscht werden, Hypotonien wiesen nach spätestens 7 Tagen wieder Druckwerte im Rahmen der Norm auf, zystoide Makulaödeme, Fibrinreaktionen und passagere Druckanstiege konnten durch lokale Medikation erfolgreich behandelt werden.

Tabelle 2. Postoperative Komplikationen

Komplikation	Augen n	[%]
Hyphäma	14	(43,7)
Hypotonie	4	(12,5)
Zystoides Makulaödem	3	(9,3)
Fibrinereaktion	8	(25,0)
Druckanstieg	12	(37,5)
Freie Fistulation	4	(12,5)

Postoperative Druckkontrolle

Innerhalb der kurzen Beobachtungszeit war nur in 10 von 32 Fällen eine temporäre lokale antiglaukomatöse Therapie erforderlich, 22 Augen waren zufriedenstellend druckreguliert. Gonisokopisch konnte in allen Fällen die Öffnung der inneren Skleralamelle gesehen werden, in 4 Fällen war jedoch der Kammerwinkel in diesem Bereich sehr eng. Filterkissen blieben in 14 Fällen in sehr bescheidener Größe, in 4 Fällen großzystisch und in 14 Augen konnten keine beobachtet werden.

Postoperative Sehschärfe

Eine Sehschärfe für die Ferne von 0,5 oder besser wiesen 29 von 32 Augen auf, die Ursache für 3 Fälle mit schlechterem Visusergebnis lag in bereits präexistenten Makulopathien [2] und in einem Auge mit therapierefraktären zystoidem Makulaödem.

Diskussion

In Augen mit Linsentrübungen und chronischem Offenwinkelglaukom gibt es prinzipiell 3 chirurgische Maßnahmen:

1. primär durcksenkender Eingriff, sekundär Kataraktoperation,
2. nur Kataraktoperation,
3. kombinierte Glaukom-Kataraktoperation [3].

Bei der ersten Variante muß sich der Patient auf jeden Fall zwei Eingriffen unterziehen, bei der zweiten kann eine zweite Operation nötig werden, bei der dritten Variante besteht zwar der grundsätzliche Widerspruch, daß zugleich ein dichter Wundverschluß und eine Filtrationsöffnung angestrebt werden, die Wahrscheinlichkeit einer zweiten Operation ist jedoch geringer als bei Möglichkeit 2. Nach ECCE mit HKL-Implantation wurde in Glaukomaugen im Vergleich zur ICCE eine Drucksenkung über einen Zeitraum von 2 Jahren beobachtet [1], nach dieser Frist ist der Augendruck jedoch bis zum präoperativen Wert angestiegen, so daß sich neuerlich die Indikation zu einer lokalen Therapie oder einem drucksenkenden Eingriff ergibt.

Unsere Methode der kombinierten Glaukom-Kataraktoperation beruht auf der Bildung einer Minimalfistel: trotz eines wasserdichten Wundverschlusses bei der nahtlosen Kataraktoperationstechnik haben wir in unserem Krankengut durch die Bindehaut fast immer eine leichte Dehiszenz der skleralen Wundränder beobachten können, die Druckproben verliefen jedoch immer negativ: bei vorsichtigem Druck auf einzelne Punkte im Wundbereich ergab sich keine Fistulation. Nach der kombinierten Methode verlief diese Prüfung ebenfalls negativ, sofern der Druck auf die Sklera zwischen Limbus und Inzision ausgeübt wurde, bei Druck auf die Sklera hinter der Inzision jedoch kam es zu einer Fistulation, welche ein Filterkissen vergrößerte und die Vorderkammer abflachte.

Gonioskopische Untersuchungen zeigten in allen Fällen einen inneren dichten Wundverschluß und die Fistulation erfolgte ausschließlich durch die dreiecksförmige Öffnung der hinteren Skleralamelle. Allfällige postoperative Augendrucksteigerungen konnten leicht durch zarte Massage der Sklera hinter der Inzisionsöffnung normalisiert werden, bei geringen Druckwerten reichte ein Druckverband über 1 bis 2 Tage aus, um die Vorderkammer zu vertiefen und das Filterkissen abzuflachen, das periphere Kolobom kann einem Winkelblock im pseudophaken Auge entgegenwirken.

4 Faktoren scheinen uns für ein befriedigendes Resultat nach dieser Methode wichtig:

1. Die Basis des Dreiecks muß mindestsns 0,5 vor der hinteren Sklerastufe liegen, da sonst bei ungenügenden Adaptation der Wundränder eine freie Fistulation unter die Bindehaut entstehen könnte.
2. Die obere Skleralamelle darf nicht durch irgendeine Manipulation eingerissen oder sonst irgendwie verletzt werden.
3. Die Tunnelpräparation sollte mit skleralen Teil möglichst tief erfolgen da dadurch sowohl eine Verletzung dieser Klappe bei Manipulationen eher vermeidbar ist und die Exzision des Dreiecks zugleich erleichtert wird.
4. Kritische Prüfung der Wunddichtheit: bei zartem Druck auf die Sklera vor und neben der Inzisionsöffnung darf kein Kammerwasser austreten! Ansonsten muß eine zusätzliche Nahtsicherung durchgeführt werden, ebenso sollte die Bindehaut bei insuffizientem Verschluß mit dem Kauter sorgfältig vernäht werden.

Die ersten Erfahrungen mit dieser Operationstechnik ergeben optimistische – wenn auch erst vorläufige – Aspekte. Weitere Verfeinerungen der Technik und kritische prospektive Studien sollten dazu beitragen, daß auch bei Glaukompatienten ein nahtloser Wundschluß nach der Kataraktoperation möglich sein wird.

Literatur

1. Cinotti DJ, Fiore PM, Maltzman BA, Constad WH, Cinotti AA (1988) Control of intraocular pressure in glaucomatous eyes after extracapsular cataract extraction with intraocular lens implantation. J Cataract Refract Surg 14:650–653
2. Klemen UM (1992) V-Style phacoemulsification technique. J Cataract Refract Surg (in press)
3. Ritch R, Shields MB, Liebmann JM, Krupin T (1991) Symposium: Controversial issues in glaucoma today. A debate. III. What is the best approach for a patient with both cataract and glaucoma. Ophthalmology [Supp.]:93

Posters

Kataraktoperationen mit und ohne Linsenimplantation bei Uveitis-Patienten

H. Stutzer und W. Aust

Zusammenfassung. Bei 41 Patienten (56 Augen), die an einer Uveitis erkrankt waren, wurde achtmal intrakapsulär und 48mal extrakapsulär eine Kataraktoperation vorgenommen. 41 Augen erhielten eine Hinterkammerlinse, 1 Auge eine Vorderkammerlinse. 15 Augen zeigten präoperativ noch einen Vorderkammerreizzustand. Trotzdem implantierten wir bei 11 von ihnen eine Hinterkammerlinse. Erschwert wurde die Operation in der Regel durch schlecht zu erweiternde Pupillen, meist wegen hinterer Synechien. Bei 10 Augen wurde deswegen eine durchgreifende Iridektomie, bei 4 eine durchgreifende Iridotomie mit Irisnaht notwendig. Zwei Sphinkterotomien wurden mit einer Irisnaht versorgt. Intraoperative Komplikationen traten nicht vermehrt auf. Postoperativ sahen wir häufiger einen Vorderkammerreizzustand, der immer konservativ zu beherrschen war. Nur einmal stieg postoperativ der intraokulare Druck an. Die implantierten Linsen wurden gut vertragen. Die Visusresultate waren befriedigend. Ein abgelaufener iritischer Reizzustand ist keine Kontraindikation für eine Linsenimplantation. Es wird diskutiert, wann und ob bei einer frischen iritischen Reizung eine Kunststofflinse einzusetzen ist.

Summary. In 41 uveitis-patients (56 eyes) 48 eyes had an extracapsular and 8 an intracapsular cataract extraction. 41 eyes got a posterior chamber lens, in one eye an anterior chamber lens was implanted. Preoperatively 15 eyes showed signs of an inflammation in the anterior chamber. Nevertheless we implanted posterior chamber lenses in 11 of them. Most of the operations were difficult because of narrow pupils caused by posterior synechias. Therefore in 10 eyes a total iridectomy was performed. 4 eyes got an iridotomy which was sutured, in two cases sphincterotomies were sufficient. No complications occurred during the operations. Often cells and Tyndall phenomena were seen postoperatively. In every case the inflammation was treated successfully. In one eye the intraocular pressure increased postoperatively. All implanted lenses were tolerated well. The visual results were satisfying. A healed anterior uveitis is no contraindication for a lens implantation. It is discussed whether in the case of signs of an inflammation an artifical lens should be implanted or not.

Die Cataracta complicata und die Kortisonkatarakt führen bei Uveitis-Patienten häufig zu einer erheblichen Visusminderung. Immer häufiger wird auch bei diesen Patienten eine Linsenimplantation durchgeführt [1, 3, 4].

Patienten und Methode

Zwischen 1985 und 1991 extrahierten wir 56 Katarakte bei 41 Uveitis-Patienten. 48 Augen wurden extrakapsulär, 8 intrakapsulär operiert. 41mal implantierten wir eine Hinterkammerlinse, einmal eine Vorderkammerlinse. Die Patienten waren zwischen 26 und 87 Jahre alt. Die Ursache der vorangegangenen Uveitis wurde selten geklärt. Überwiegend lag eine Uveitis anterior vor. 61% der Augen hatten einen chronisch rezidivierenden Entzündungsverlauf. Die restlichen waren 3 Jahre rezidivfrei. Präoperativ wiesen 15 Augen einen deutlichen Vorderkammerreizzustand mit Tyndall-Phänomen und vereinzelten Zellen auf, trotzdem implantierten wir bei 11 dieser Augen eine Hinterkammerlinse. Alle Augen außer 4 hatten Zeichen einer abgelaufenen Iritis, wie noch bestehende oder gelöste hintere Synechien, Hornhautrückflächenbeschläge, oder seltener Glaskörpertrübungen. Die Linsen zeigten überwiegend kombinierte Rinden- und Kerntrübungen, die typischen subkapsulären vorderen und hinteren Rindentrübungen sahen wir selten isoliert. Sekundärglaukome wiesen 10 Augen auf, 7 Augen hatten außer der abgelaufenen Uveitis ein Glaucoma chronicum simplex. Eine Achsenmyopie bei einer durchschnittlichen Bulbuslänge von 26,5 mm war bei 5 Augen vorhanden. Bei den extrakapsulär operierten Augen ohne Myopie wurde 5mal keine Hinterkammerlinse in den Kapselsack implantiert, weil noch ein stärkerer Reizzustand vorlag. Nur in ein Auge mit schon präoperativer Linsensubluxation implantierten wir eine Vorderkammerlinse. Die Bulbuseröffnung erfolgte über einen korneoskleralen Schnitt. In 37% erschwerten hintere Synechien, die gelöst werden mußten, die Operation, wobei es einmal zu einer größeren Irisrandblutung kam. Da durch ausgedehnte Verwachsungen und Sphinkterelastizitätsverlust keine ausreichende Pupillenerweiterung möglich war, mußte bei 10 Augen eine durchgreifende Iridektomie, bei 4 eine durchgreifende Iridotomie mit Irisnaht vorgenommen werden. Zweimal wurde lediglich eine Sphinkterotomie mit anschließender Irisnaht nötig. 3 Augen wiesen postoperativ Sphinktereinrisse auf, nur einmal riß die hintere Kapsel ein. Nie bemerkten wir eine wesentliche Lockerung der Zonulafasern trotz der abgelaufenen Entzündungen.

Postoperative Ergebnisse

Während präoperativ 93% der Augen 0,3 oder weniger, 45% weniger als 0,1 sahen, lag bei der Entlassung bei 64% der Augen ein Visus von mehr als 0,3 bei 25% von mehr als 0,6 vor. Bei 3 Augen besserte sich wegen eines Glaukomschadens bzw. einer feuchten Makuladegeneration das Sehvermögen nicht. Bei 3 Augen war bei der Entlassung das Sehvermögen noch relativ schlecht wegen eines noch nicht vollständig resobierten Hyphämas. Postoperativ beobachteten wir bei 14 Augen Vorderkammerreizzustände, bei 6 ein Epithelödem, auffallend häufig bei intrakapsulärer Kataraktextraktion (3 von 8 Fällen). Einmal kam es zu einem Druckanstieg, einmal zu einer postoperativen Hypotonie. Alle unmittelbaren postoperativen Komplikationen ließen sich konservativ beherrschen. Von den 8 intrakapsulär operierten Augen hatte eins ein Jahr später eine Ablatio und ein anderes ein Sekundärglaukom.

Diskussion

Lange Zeit wurde kontrovers diskutiert, ob bei einer Uveitis eine Linsenimplantation ratsam ist. Aufgrund unserer Resultate meinen wir, daß sowohl bei reizfreiem

Auge als auch bei geringem Vorderkammerreizzustand bei Uveitis-Patienten eine Linsenimplantation zu vertreten ist. Auch bei 3 der 6 extrakapsulär operierten Augen ohne Linsenimplantation beobachteten wir postoperativ eine Vorderkammerreizung. Nur 27% der extrakapsulär operierten Augen mit implantierten Linsen wiesen postoperative Entzündungszeichen auf, die unter konservativer Behandlung abklangen. Überhaupt keinen Reizzustand fanden wir postoperativ bei intrakapsulär operierten Augen ohne Linsenimplantation. Offenbar können also Linsenkapsel und evtl. geringe zurückgebliebene Rindenreste bei der extrakapsulären Kataraktextraktion bei Uveitis-Patienten das Aufflammen von Entzündungszeichen unterstützen. Auf die positive Beeinflussung des Uveitis-Verlaufes nach intrakapsulärer Kataraktextraktion wies bereits Mackensen [2] hin.

Trotzdem meinen wir, daß auch bei Uveitis-Patienten nicht auf die Vorteile der Intraokularlinsenimplantation verzichtet werden sollte. Die Implantation einer Hinterkammerlinse in den Kapselsack sollte angestrebt werden, um eine möglichst geringe Berühung zwischen Regenbogenhaut und dem implantierten Kunststoff zu erreichen. Aber auch der eine Patient, bei dem bei primärer Subluxation der Linse nach extrakapsulärer Kataraktextraktion eine Vorderkammerlinse implantiert wurde, vertrug diese Linse gut. Nach einem Jahr betrug das Sehvermögen 0,8. Sicher ist bei vielen Uveitis-Patienten durch die hinteren Synechien und die schlecht zu erweiternde Pupille die Operation schwierig. Sie sollte deswegen immer von einem erfahrenen Operateur ausgeführt worden.

Literatur

1. Klein S (1991) Chronische Uveitis und Katarakt: Wahl der Operationsmethode – IOL? Wenzel et al (Hrsg) 5. Kongreß der DGII. Springer, Berlin Heidelberg New York Tokyo
2. Mackensen G (1983) Kataraktextraktion bei chronischer Iridozyklitis. Langzeitbeobachtungen. Klin Monatsbl Augenheilkd 183:7–9
3. Pleyer U (1991) Kataraktextraktion bei Uveitis. In: Wenzel et al (Hrsg) 5. Kongreß der DGII. Springer, Berlin Heidelberg New York Tokyo
4. Schmidt FU, Schnell S, Duncker G (1991) Hinterkammerlinsenimplantation bei Uveitispatienten. In: Wenzel et al (Hrsg) 5. Kongreß der DGII. Springer, Berlin Heidelberg New York Tokyo

Intensive Arzt-Patienten-Befragung zur Amotio-Inzidenz nach YAG-Kapsulotomie

G. O. Bastian und S. Pfeifer

Zusammenfassung: Bisher gibt es nur wenige Untersuchungen zur Amotiohäufigkeit nach YAG-Kapsulotomie. Untersuchungen aus der ersten Zeit dieser Technik unterschätzen die Amotio-Inzidenz, neuere Untersuchungen geben nach unserem Eindruck zu hohe Werte an. Wir haben deshalb unsere YAG-Kapsulotomie-Augen einer intensiven Arzt-Patienten-Befragung unterzogen, deren Ziel es war, Auskünfte über möglichst viele dieser Augen zu erhalten. Die Befragung der Patienten bezog sich hierbei auf Hinweise, welches der zuletzt behandelnde Arzt war. In der Zeit von 1985 bis 1990 wurden 275 Augen YAG-kapsulotomiert. Zum Schicksal von 12 (4%) dieser Augen erhielten wir keinerlei Rückmeldung; in 13 Fällen war durch Tod des Patienten die Nachbeobachtungsdauer auf weniger als 12 Monate verkürzt. Es verblieben uns 195 Augen mit einer Nachbeobachtungsdauer von 12 Monaten und mehr oder 263 Augen mit Nachbeobachtungen von 6 Monaten und mehr. 3 dieser Augen erlitten innerhalb von 6 Monaten nach der Kapsulotomie eine Amotio retinae (1,5 bzw. 1,1%). Im Vergleich zu Chofflet et al. (3,0%), Duncker et al. (3,6%) und Rickman-Barger et al. (3,6%) liegen unsere Werte deutlich niedriger; hierfür können wir 3 Erklärungen anbieten: 1. Nach der Kapsulotomie wurden alle Augen einer gründlichen Fundusspiegelung unterzogen, wobei 3 Netzhautlöcher gefunden und einer Koagulationstherapie zugeführt wurden. 2. Seit ca. 3½ Jahren haben wir unsere Praxis bei hoher Myopie geändert: Kapsulotomiert werden diese Augen mit einem hohen Amotiorisiko nur dann, wenn die Kapsulotomie durch eine Hinterkammerlinse verdeckt bleibt, andernfalls wird eine Nachstarabsaugung bevorzugt. 3. Seit 4½ Jahren streben wir in jedem Fall eine Kapselsackimplantation nach Kapsulorhexis an. Hierdurch sollte eine Tamponade des Kapsellochs gewährleistet sein.

Summary. Until now there are only a few investigations about the incidence of ablatio retinae after YAG-capsulotomy. In the early investigations to this subject the estimations of ablatio risk were too low, newly estimations in our opinion are too high. Therefore we began our inquiry in an intensive manner to the physicians of our patients to get the outcome of YAG-capsulotomy, specially the incidence of ablatio retinae. If the physician did not control the patient, the patient himself was asked, who would be his physician now. Our inquiry includes all eyes undergoing YAG-capsulotomy in 1985 until 1990. In this intervall capsulotomy was done in 275 eyes. In 12 cases of this the patient has died or there was no answer. In 13 eyes the postoperative control lasted less than 12 month because of death of the patient. At least there remain 195 eyes with a control interval of 12 month and more or 232 eyes control interval of 12 month and more. In this patients we found 3 times ablatio retinae (1,5 or 1,1%). Newly published papers of Cofflet et al. (3,0%), Duncker et al. (3,6%) and Rickman-Barger et al. (3,6%) do show a higher risk in ablatio retinae than the inquiry of our cases. In order to explain its difference we may stress two reasons. 1. in our practice after YAG-capsulotomy the background of each patient is thoroughly inspected. Consequently we founded 3 retinal tears being lasered imediately. 2. Since 3,5 years we changed our indication in eyes at high risk: this eyes with high moyopia not longer are treated by YAG-capsulotomy, if the posterior capsule is not protected by a posterior chamber lens; otherwise suction of clouding material is preferred.

Einleitung

Nach Einführung des Neodymium-YAG-Lasers in die Therapie des Nachstars zu Beginn der 80iger Jahre sind zahlreiche Publikationen erschienen, die die Effektivität der Methode belegen, aber auch ihre Komplikationen aufzeigen. Als schwerwiegendste Komplikation ist die Amotio retinae zu nennen, für die eine Inzidenz von 1–4% angegeben wird [1–5, 8, 9, 11, 12]. In Tabelle 1 sind bewußt einige frühere Publikationen mit irreal niedriger Komplikationsrate fortgelassen. Möchte man derart niedrige Komplikationsraten überprüfen geschieht dies am besten in einem Kompromiß: Ein sehr großes Kollektiv [10] läßt sich kaum mit ähnlich hoher Sicherheit überprüfen wie etwa eine überschaubare Anzahl von etwa 300 Augen; im letzteren Fall wird zwar das Resultat stärker beeinflußt sein als im ersteren, die Datenerhebung ist hier jedoch sicherer. Letzteren Weg haben wir bei unserer retrospektiven Studie beschritten, in der Absicht möglichst jeden Fall unseres Kollektivs von 275 mit dem YAG Laser kapsulotomierten Augen zu erfassen.

Uns mit diesem Thema erneut zu befassen, obwohl bereits zahlreiche Studien vorliegen, hatte folgende Gründe.

1. Als Klinik mit Nezthautschwerpunkt werden uns von außerhalb zahlreiche Amotiones zugewiesen, unter denen in letzter Zeit viele Pseudophakieamotiones waren, denen anamnestisch eine YAG-Kapsulotomie vorausgegangen war. Im Hinblick auf die von uns selbst behandelten Fälle wünschten wir deshalb die betreffende Komplikationsrate zu ermitteln.
2. Seit 1986/87 bemühen wir uns in jedem Fall um eine Kapselsack-Implantation der Linse nach Kapsulorhexis. Wenn die Netzhautkomplikationen nach Kapsulotomie etwas mit der Unversehrtheit der hinteren Kapsel zu tun haben, dann kann es nicht gleichgültig sein, ob die Kunstlinse das Kapsulotomieloch fest verschließt oder nicht. Es interessiert also in dieser Studie auch, ob die Kapsulorhexis die Komplikationshäufigkeit nach YAG-Kapsulotomie beeinflußt.

Tabelle 1. Literaturübersicht

Autoren (Zeitpunkt der Publ.)	Anzahl der Fälle [n]	mittlere Nachbeob.	Amotio-Inzidenz [%]
Schneider, G. 1985	166	?	1,6
Stark, W. J. et al. 1985	17000	> 6 Monate	< 2
Bath, P. E., Frankhauser, F. 1986	3711	?	1,2
Vester, M. F. et al. 1986	545	> 6 Monate	1,1
Ficker, L. A. et al. 1987	582	> 3 Monate	2
Dardenne, M.-U. et al. 1987	1000	> 3 Monate	1,6
Rickman-Barger, B. A. et al. 1989	366	> 3 Monate	3,6
Chofflet, J. et al. 1991	329	> 3 Monate	3
Behrendt, S. et al. 1991	250	9–59 Monate	2,4 (3,6)
vorliegende Studie 1992	195	12–78 Monate	1,5

Methodik

Fragebogenaktion

In einem „Flächenstaat", wie wir ihn in Schleswig-Holstein haben, ist es schwierig, die Patienten vollzählig zu einer Nachuntersuchung in die Klinik zu bekommen. Deshalb haben wir unsere Studie als Recherche geplant und uns auf die niedergelassenen Augenärzte gestützt. Zunächst wurden diese von einem Oberarzt der Klinik telefonsich über den Sinn der Studie aufgeklärt und gefragt, ob sie die zu erwartenden Fragebögen ausfüllen würden, was ausnamslos positiv beantwortet wurde. Zu Beginn waren aus dem Operationsjournal alle Patienten mit YAG-Kapsulotomie fortlaufend herausgesucht worden. Die Augenärzte erhielten zu jedem ihrer Patienten einen knapp gehaltenen Fragebogen zugeschickt. In diesem waren Name, Geburtsdatum und YAG-Lasertermin des Patienten aufgeführt. Gefragt wurde nach dem letzten Untersuchungstermin. Für den Fall, daß dieser mehr als 6 Monate zurück lag, wurde nach dem nächsten Termin gefragt. Weiterhin, ob eine Abwanderung des Patienten möglich sei, zu welchem Augenarzt, und ob der Patient verstorben sein könnte. Schließlich wurde nach den Kpmplikationen gefragt, und welcher Art diese seien. Falls dieser Fragebogen nicht oder unzulänglich beantwortet zurück kam, wurde ein leicht modifizierter Fragebogen nach 4 Wochen verschickt. Erhielten wir auf diesen hin ebenso kein Echo, wurde der Patient selbst angeschrieben, wobei er gefragt wurde, welcher Augenarzt ihn gegenwärtig behandele.

Operative Bedingungen

Die Kapsulotomie erfolgte fast ausnamslos mit dem Visulas Gerät der Firma C. Zeiß. Die Energie wurde stets sehr niedrig eingestellt, wobei selten 3 mJ überschritten wurden. Meist wurde ein mit einer Sammellinse versehenes Kontaktglas zur Laserung benutzt. Für die Kapselöffnung wurde ein Durchmesser von etwa 3–4 mm angestrebt, wozu meist ca. 30 Herde ausreichten, bei ruhigem Patienten nicht mehr als 10.

Die e.c.-Kataraktextraktion wurde zu 60–75% nach dem Kernexpressionsverfahren durchgeführt, der verbleibende Anteil mit Phakoemulsifikation. Seit 1986/ 1987 wird eine Kapsulorhexis angestrebt, für die Kernexpression mit Sollbruchstelle bei 12 h. Bis Ende 1985 wurde in der Regel eine Sulcusfixation ausgeführt, hernach eine Kapselsackfixation. Verwendet wurden meist plankonvexe Hinterkammerlinsen mit Durchmessern von 6 und 7 mm, zeitweise mit durchgehendem Laserridge. Seit ca. 2 ½ Jahren werden zunehmend bikonvexe Linsen bevorzugt, für die Phakoemulsifikation mit Durchmessern von 6 bis 5 mm. Hervorzuheben ist noch, daß wir seit 3½ Jahren unser Vorgehen in Bezug auf Risiko-Augen (Myopie höher als 3–4 dpt, Amotio in der Anamnese oder bei sichtbaren Risikozeichen am Fundus) insofern korrigiert haben, daß wir bei vorhandener Kapseltrübung durch regeneratorischen Nachstar eine Nachstarabsaugung mit gleichzeitiger Sekundärimplantation vornehmen. Seit etwa 4½ Jahren setzen wir

Tabelle 2. Ergebnisse unserer YAG-Kapsulotomiebefragung (1985–1990)

Anzahl der Augen insgesamt	275	
Mittlere Nachbeobachtungsdauer	26.7 Monate s = ± 20,3	0–78 Monate
Mittleres Intervall zwischen Katarakt-Op und YAG-Laserung	24,6 Monate s = ± 16,2	1–92 Monate
Anzahl der Augen mit Nachbeob. > = 6 Monate	232	84,4%
Mittlere Nachbeobachtungsdauer	31,1 Monate s = ± 17	6–81 Monate
Anzahl der Augen mit Nachbeob. > = 1 Jahr	195	70,9%
Mittlere Nachbeobachtungsdauer	34,8 Monate s = ± 15,3	12–81 Monate
Mittleres Alter der Patienten bei Kat.-Op	59,4 Jahre s = ± 26,9	5–96 Jahre
Keine Antwort insgesamt	12	4,4%
verstorbene Patienten insgesamt	27	9,8%
Augen ohne IOL	36	13,1% (n = 275)
Partner-Augen insgesamt	32	11,6%
Amotiones	3	1,5 (1,1)%
Augen mit Netzhautlöchern	3	1,5 (1,1)%

auch bei hoher Myopie eine Hinterkammerlinse ein, um durch diese einen Verschluß des Linsendiaphragmas zu gewährleisten, falls durch Nachstar eine Kapsulotomie nötig werden sollte. Bei Ausübung dieser Praxis haben wir den Eindruck gewonnen, daß sich die Notwendigkeit einer Nachstarbehandlung von myopen Augen seltener ergibt.

Ergebnisse

Unsere Befragung bezog sich auf 275 Augen. Für 12 Augen erhielten wir keine Rückantwort, für weitere 31 Augen betrug die Nachbeobachtungsdauer weniger als 6 Monate. Unsere Aussagen beziehen sich deshalb auf 232 Augen mit einer Nachbeobachtungszeit von mindestens 6 Monaten oder 195 Augen mit mindestens 12 Monaten. Unter diesen Augen fanden wir 3 mit einer Amotio; alle 3 Augen wiesen eine Myopie auf. Wir können demnach für die Augen unserer Studie von einer Amotio-Inzidenz von nicht mehr als 1,5% ausgehen. Hierfür ergibt sich bei unserem Stichproben-Umfang ein Vertrauensbereich (95%) von 0,3–4,5%. Bei der gründlichen Fundusspiegelung nach der Kapsulotomie fielen bei 3 Augen Netzhautlöcher auf, die mit Laserkoagulation vernarbt wurden.

Diskussion

Bedingt durch den begrenzten Stichprobenumfang unserer Studie kann ihr Ergebnis lediglich als Tendenz gewertet werden. Vergleichen wir dies stets berücksichtigend unser Ergebnis mit dem anderer Studien, so läßt sich unsere „verminderte Amotio-Inzidenz“ in dreierlei Hinblick erklären.

1. Möglicherweise unterscheidet sich unser Kollektiv durch die stets nach der Laserung vorgenommene gründliche Fundusspiegelung von anderen: hierbei fielen uns bei 3 Augen Netzhautlöcher auf, die entsprechend versorgt wurden. Es wäre denkbar, daß sie andernfalls zu Amotiones geführt hätten.
2. Ein Unterschied zu anderen Kollektiven mag sich auch durch unsere seit 3½ Jahren geänderte Praxis bei Risiko-Augen ergeben: Seit dieser Zeit implantieren wir stets auch bei hoher Myopie eine Linse, um für eine eventuell nötig werdende YAG-Laserkapsulotomie gerüstet zu sein. Hierbei unterstellen wir, daß diese Maßnahme geeignet ist, das Kapselloch nach der Laserung abzudichten. Im gleichen Sinn verfahren wir mit Risiko-Augen, die einen Nachstar ausgebildet haben; fehlt hier die Kunstlinse, weil die Kataraktoperation länger zurück liegt und zu jener Zeit bei hoher Myopie keine Linse implantiert wurde, so wird zunächst eine Nachstarabsaugung durchgeführt und eine Linse implantiert. Nach Dardenne et al. [4] besteht ein solches Risiko für Amotiones ab einer Bulbuslänge von 26 mm.
3. Seit 1986/87 bemühen wir uns in jedem Fall um eine Kapselsackfixierung der Linse, in dem wir eine Kapsulorhexis ausführen, deren Öffnung kleiner als die implantierte Linse sein soll. Bei Kernexpression kommt zwar meistens eine Sollbruchstelle bei 12 h hinzu, jedoch läßt sich nach abgeschlossener Kapselschrumpfung nach etwa 3 Monaten in den meisten Fällen beobachten, daß sich die Kunstlinse allseits gut verpackt im Kapselsack befindet. Ein solcher Situs sollte sich nicht sehr von Augen unterscheiden, die eine intakte Kapsel haben. Allerdings läßt sich nicht ausschließen, daß bei YAG-Behandlung des Glaskörpers etwas geschieht, das diesen im Hinblick auf Komplikationen von einem unbehandelten unterscheidet.

Schließlich sei noch erwähnt, daß unter den Patienten mit Amotio alle eine Myopie aufwiesen, davon 1 Auge mit einer Bulbuslänge über 26 mm. Eins dieser Augen entwickelte eine PVR-Amotio, so daß wir die Mitteilung anderer Autoren bestätigen können, die über gehäuft auftretende komplizierte Amotiones berichten und über schlechte Visusresultate [3, 6, 7].

Literatur

1. Bath PE, Frankhauser F (1986) Long-term of Nd: YAG laser posterior capsulotomy with the Swiss laser. J Cataract Refract Surg 12:150–153
2. Behrendt S, Gieß L, Duncker G (1991) Amotiohäufigkeit nach Behandlung mit dem Nd: Yag-Laser. Ophthalmol 88:809–811

3. Chofflet J, Amar JP, Deidier D (1991) Retrospektive Studie über die Komplikationen von 329 YAG-Laserkapsulotomien. Fortschr Ophthalmol 88:806–808
4. Dardenne M-U, Gerten G-J, Kokkas K, Kermani O (1989) Retrospective study of retinal detachment following neodymium: YAG Laser posterior capsulotomy. J Cataract Refract Surg 15:676–680
5. Ficker LA, Vickers S, Capon MR, Mellerio J, Cooling RJ (1987) Retinal detachment following nd: YAG posterior capsulotomy. Eye 1:86–89
6. McHugh D, Wong D, Chignell A, Leaver P, Cooling R (1991) Pseudophakic retinal detachment. Graefes Arch Clin Exp Ophthalmol 229:521–525
7. McPherson AR, O'Malley RE, Bravo J (1983) Retinal detachment following late posterior capsulotomy. Am J Ophthalmol 95:593–597
8. Rickman-Barger BA, Craig WF, Larson RS, Lindstrom RL (1989) Retinal detachment after neodymium: YAG laser posterior capsulotomy. Am J Ophthalmol 107:531–536
9. Schneider G (1985) Zur Nachstardiszission mit dem Nd: YAG-Laser. Klin Monatsbl Augenheilkd 187:221–223
10. Shah GR, Gills JP, Durham DG, Ausmus WH (1986) Three thousand YAG lasers in posterior capsulotomies: An analysis of complications and comparison of polishing and surgical discission. Ophthalmic Surg 17:473–477
11. Stark WJ, Worthen D, Holaday JT, Murray G (1985) Neodymium: YAG Lasers; An FDA Report Ophthalmology 92:209–212
12. Vester CA, Bienfait MF, de Jong PT, Pameijer JH (1986) Retinal detachment following neodymium: YAG Laser capsulotomy. Fortschr Ophthalmol 83:441–443

Eine neuartige Pinzette für die Implantation von Hinterkammerlinsen

W. Behrens-Baumann

Zusammenfassung. Die neue Pinzette erleichtert die Implantation der oberen Haptik von Hinterkammerlinsen durch einen posterior angebrachten Zapfen. Dieser Zapfen läßt die obere Haptik ohne Rotation der Linse in die gewünschte Lokalisation des Kapselsackes bzw. Sulcus ciliaris gleiten und verhindert ein unkontrolliertes Abrutschen der Haptik in oder vor die Iris besonders in Fällen mit starker „vis a tergo".

Summary. The new forceps facilitates the implantation of the superior haptic of posterior chamber lenses by a posterior located cone. This cone guides the haptic without rotation into the desired location capsular bag or sulcus ciliaris, respectively.

It prevents an uncontrolled slipping of the haptic on or into the iris expecially in cases with "vis a tergo".

Einleitung

Es wird eine neue Pinzette vorgestellt, die die Implantation der oberen Haptik von Hinterkammerlinsen (HKL) erleichtert. Sie ist dann besonders hilfreich, wenn durch eine vis a tergo die obere Haptik in oder vor die Iris gleiten will.

Material und Methode

Die Besonderheit der Pinzette[1] liegt in einem posterior angebrachten Zapfen (Abb. 1), der die Haptik exakt in die gewünschte Lokalisation gleiten läßt.

Die HKL wird zunächst herkömmlich mit ihrer unteren Haptik in den Kapselsack oder Sulcus ciliaris implantiert. Dann wird mit der Pinzette die obere Haptik gefaßt und das Instrument in die Vorderkammer soweit eingeführt, daß es mit dem posterior angebrachten Zapfen zentral vor dem vorderen Kapsel- bzw. Irisrand zu liegen kommt.

Beim Öffnen der Pinzette läßt der Zapfen die obere Haptik in den Kapselsack bzw. Sulcus ciliaris gleiten.

---

[1] Hersteller: Storz-Instrument GmbH, D-6900 Heidelberg.

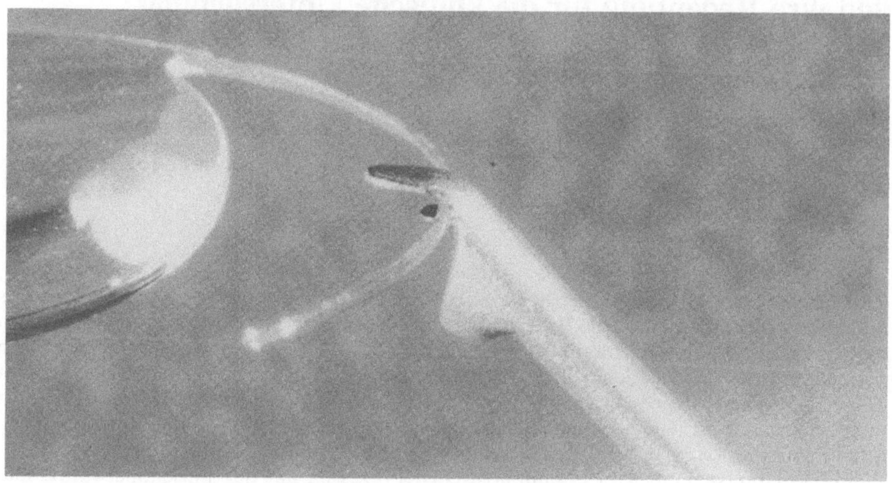

Abb. 1. HKL-Pinzette zur Implantation der oberen Haptik

Diskussion

In Fällen von vis a tergo während einer extrakapsulären Katarakt-Extraktion bereitet die Implantation der oberen Haptik nicht selten Schwierigkeiten. Sie neigt in solchen Fällen dazu, in oder vor die Iris zu rutschen, wenn sie nur mit einer Y-Gabel oder einem Iris-Häkchen gefaßt wird. Ein zweites Instrument zum Herunterdrücken der intraokularen Linse erleichtert dann zwar die Implantation, verhindert aber nicht immer eine unerwünschte Positionierung der oberen Haptik.

In solchen Fällen, aber auch bei normalem Implantationsvorgang, erleichtert die neue Pinzette durch den postoperativen Zapfen die exakte Plazierung der oberen Haptik in den Kapselsack bzw. Sulcus ciliaris. Durch die Lage des Zapfens vor dem vorderen Kapsel- bzw. Irisrand kann nach Öffnen der Pinzette die obere Haptik nicht mehr nach vorn in oder vor die Iris rutschen.

Ein weiterer Vorteil dieser Pinzette besteht darin, daß eine Einrotation der oberen Haptik unnötig wird. Diese Implantationstechnik soll zu einem vermehrten „Zonulastreß" führen (Effert et al. 1992). Mit der neuen Pinzette kommen die Bügel primär in eine 6-Uhr-/12-Uhr-Position und können dann in situ, falls gewünscht, immer noch rotiert werden.

Die Pinzette kann auch bei der Kleinschnitt-Tunneltechnik nach Phakoemulsifikation angewendet werden, da sie hierfür genügend fein gearbeitet ist.

Anmerkung: Der Autor hat kein finanzielles Interesse an dem vorgestellten Instrument.

Literatur

Effert R, Hunefeld HP, Imkamp E, Reim M (1992) Welche Implantationstechnik belastet die Zonulafasern am stärksten? 6. Kongreß der DGII, München

Spiegelung an der Oberfläche von Kunstlinsen und ihre Bedeutung für die klinische Untersuchung

J. Cendelin und M. Wenzel

Zusammenfassung. An der Oberfläche von Kunstlinsen entstehen Spiegelungen. Dieses reflektierte Licht ermöglicht die Untersuchung der Hornhaut, besonders von Auflagerungen des Endothels. Auch Veränderungen vom Kapselsack oder feine fibrinöse Auflagerungen können im gespiegelten Licht differenziert werden. Nur mit der Spiegelmikroskopie ist es möglich, feinste Unregelmäßigkeiten der Struktur der IOL in vivo zu entdecken. Dies ist nützlich für das Erkennen von Herstellungsfehlern, der Bewertung von intraoperativen Manipulationen und der YAG-Laser-Therapie. Besonders interessant ist die spiegelmikroskopische Untersuchung von immunologischen Prozessen auf der Linsenoberfläche. Dadurch können die immunologische Eigenschaften verschiedener Materialien in vivo verglichen werden sowie eine Therapie der Dynamik der Reaktion angepaßt werden.

Summary. Specular reflections take place at the surface of an IOL. These reflections enable the investigator to examine cornea and in particular precipitates of the endothelium. Changes of the lens-capsule or minute fibrinous strands may be differentiated in specular light. Only using specular microscopy, fine irregularities of the surface of the IOL can be found in vivo. This is useful to find out variations of the manufacturing quality, to quantify manipulations during surgery and of YAG-laser surgery. The main interest of specular micorscopy is to examine immunological processes on the surgace of IOLs in vivo. Immunological characteristics of serval biomaterials may be compared in vivo. Therapy may be adapted to the dynamics of cellular reactions.

Die erste Untersuchung im Spiegelbezirk wurde von Vogt [8] beschrieben. Heute wird die Spiegelmikroskopie zur Untersuchung des Tränenfilms [7], des Hornhautepithels [5] und Endothels [3], der Linse [2, 4] und der implantierten Kunstlinse [1, 5, 8, 9, 10] benutzt. Die IOL-Implantation sind zu einer Standardoperation geworden. Es gibt also viele Patienten, bei denen wir die spiegelnden Eigenschaften der IOL zur Untersuchung ausnutzen können.

Die homogene und intensive Spiegelung wird durch glatte polierte Oberflächen und hohe Differenz der Brechungsindizes zwischen IOL-Material und Kammerwasser bewirkt. Die an der IOL-Oberfläche entstehenden Reflexe dienen als eine Lichtquelle für die retrograde Beleuchtung der vorliegenden Strukturen und für die Untersuchung der reflektierenden Flächen. Diese Methoden werden als indirekte resp. direkte Spiegelmikroskopie benannt. Die spiegelmikroskopische Beobachtung kann im Rahmen von routinemäßigen Spaltlampenuntersuchungen durchgeführt sein. Für die übliche Untersuchung reicht die Vergrößerung ×30–×40 gut aus. Die Vergrößerung ×120 ermöglicht uns die Einzelheiten zu differenzieren und zu dokumentieren. Diese Vergrößerung wird mit Hilfe der Kontakt- oder non-Kontakt-Spiegelmikroskope erreicht.

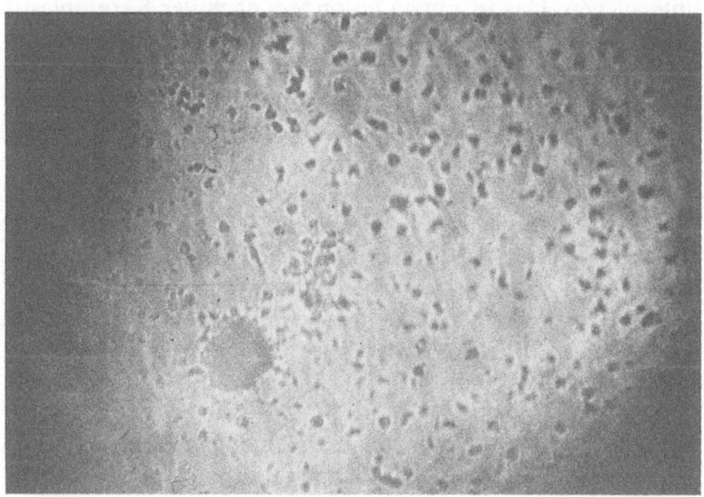

Abb. 1. Endothelbeschläge 15 Tage nach der perforierenden Keratoplastik, die 6 Monate nach der IOL-Implantation folgte. Orig. Vergr. ×120

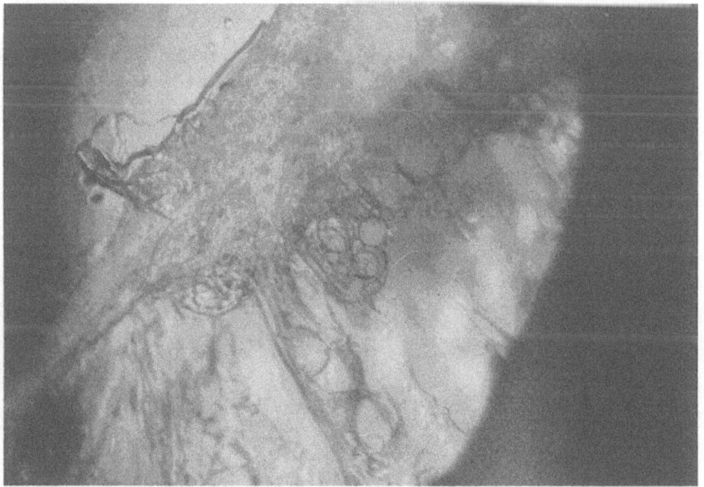

Abb. 2. Perlen nach Elschning am vorderen Kapselrest, 12 Monate nach der IOL-Implantation. Orig. Vergr. ×40

Das Reflex von der IOL-Oberfläche können wir für die retrograde Beleuchtung von der Hornhaut benutzen. So ist es möglich die Defekte der Deszementmembrane darzustellen und leicht z. B. von am Endothel adherierten Kapselresten zu differenzieren und die Endothelbeschläge (Abb. 1) zu untersuchen. Das Epithelödem und kleine Gefäße sind auch besser differenzierbar. Weil der Reflex intensiv ist, können wir verschiedene Prozesse auch bei trüben Strukturen untersuchen. Das ist nützig besonders nach der Keratoplastik für die Untersuchung von der Dynamik der Endothelpräzipitaten (vgl. Abb. 1).

Die Elemente in der vorderen Kammer, ihre Zirkulation und Menge sind im retrograden Licht oder in der Nähe des Reflexes besser zu bestimmen.

Die Struktur des Pupillenrandes und z. B. adherierte Pseudoexfoliationen können wir in der retrograden Beleuchtung gut visualisieren.

Feine Veränderungen (Abb. 2) und sogar Dynamik der Zellen [2] auf den Kapselresten können wir im spiegelnden Licht studieren. Die Spiegelmikroskopie entdeckt auf dem Kapselsack adherierte fibrinöse Faden und feine Trübung, und ermöglicht so frühzeitig fibrinöse Reaktion zu entdecken.

Die Spiegelmikroskopie entdeckt feine Membranen auf der IOL-Oberfläche und hilft uns zu differenzieren, ob sie aus den Zellen, Fibrinfasern oder amorphem Material gebildet sind.

In den folgenden Fällen ist die Untersuchung von den immunologischen Prozessen auf der IOL-Oberfläche nützlich.

- Bestimmung der Reaktiondynamik nach der Dynamik des Zellebens und folgende Therapiesteuerung. Während der aktiven Phase mancher Rekationen beobachten wir die Riesenzellbildung. Die erneuerte Riesenzellbildung nach der Therapieabsetzung dient als feinstes Zeichen, daß die Therapie zu bald abgesetzt wurde [1].
- Studium der Biokompatibiliät in vivo. Es wurde Zelldynamik, vor allem von Riesenzellen in vivo studiert und dadurch eine bessere oder ausreichende Biokompatibilität von verschiedenen Materialien und modifizierten Oberflächen in vivo bestätigt [11].

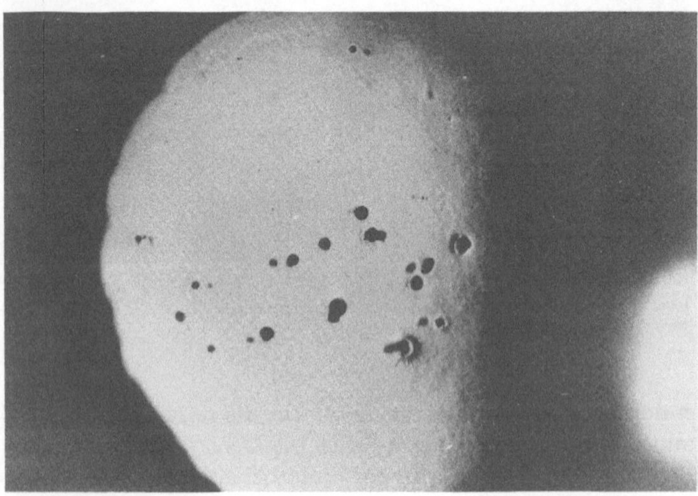

Abb. 3. Defekte der PMMA-IOL nach der YAG-Laser-Kapsulotomie im Reflex von der IOL-Hinterfläche. Orig. Vergr. ×25

- Entdeckung nicht ausreichender Therapie, die durch Patientunzuverlässigkeit oder Medikamentschwäche beurteilt wurde.

In spekularen Reflex können wir auch geringste Unregelmäßigkeiten der IOL-Struktur zu bestimmen. Das ist nützlich für die

- Beurteilung der während der Produktion entstehenden Defekte [6];
- Kontrolle der Manipulation im OP-Saal. Die Spiegelmikroskopie entdeckt alle Kratzer und kann die Aufmerksamkeit auf schonendere Implantation lenken.

Es ist möglich mit der Spiegelmikroskopie feinste während der YAG-Lasertherapie entstehende Defekte zu entdecken (Abb. 3) und die Interaktion mit dem IOL-Material in vivo zu studieren. Nach Entdeckung größerer Schädigungen während der YAG-Lasermanipulation versuchen wir die Energie zu minimalisieren und die Fokusierung ändern.

Literatur

1. Cendelin J, Pitrova S, Korynta J (1991) Zellen auf der IOL-Oberfläche und ihre klinische Bedeutung. 5. Kongreß der DGII, Aachen 1991
2. Hara T, Hara T, Kojima M, Nakaizumi H, Toshiaki Y, Sasaki K (1988) Specular microscopy of the anterior lens capsule after endocapsular lens implantation. J Cataract Refract Surg 14:533–540
3. Hartmann Ch (1987) Klinische Hornhautspiegelmikroskopie. Fortschr Ophthalmol 84:313–322
4. Laing RA, Bursell SE (1981) In vivo photomicrography of the crystalline lens. Arch Ophthalmol 99:688–690
5. McFarland JL, Laing RA, Oak SS (1983) Specular Microscopy of Corneal Epithelium. Arch Ophthalmol 101:451–457
6. Ohara K, Okada K, Akahoshi T (1989) Surface quality of intraocular lenses. J Cataracta Surg 15:105–108
7. Opel H, Ris W (1990) Der Tränenfilm und seine Interferenzmuster. Contactologica 12:181–186
8. Vogt A (1920) Die Sichtbarkeit des lebenden Hornhautendothels. Ein Beitra zur Methodik der Spaltlampenmikroskopie. Albrecht v. Graefes Archiv Ophthalmol 101:123–144
9. Wenzel M, Heinze M, Reim M (1988) Membranen auf Intraokularlinsen – Gewebedifferenzierung in vivo. Fortschr Ophthalmol 85:277–279
10. Wenzel M, Reim M, Heinze M, Boecking A (1988) Cellular invasion on the surface of intraocular lenses. In vivo cytological observations folowing lens implantatio. Graefes Arch Clin Exp Ophthalmol 226:449–454
11. Ygge J, Wenzel M, Philipson B, Fagerholm P (1990) Cellular reactions on heparin surface-modified versus regular PMMA lenses during the first postoperative month. Ophthalmology 97:1216–1224

Neue Methode für die IOL-Positionsbestimmung im Auge

J. Cendelin, J. Korynta und J. Bok

Zusammenfassung. Wir haben neue Methoden für die Messung der IOL-Position entwickelt, die an der direkten Detektion der Purkinje-Bilder (ohne Bilder) und an der Computerbearbeitung begründet wird. Die rasche Messung wird mit einem Spaltlampensatz durchgeführt. Die Positionsbeurteilung ermöglicht die durch Dezentration bedingte Refraktionveränderungen zu bestimmen.

Summary. We have developed a new method for IOL position measurement in vivo. This method is based on direct measurement of Purkynje-images position (withouth photography) and on computer analysis. The rapid measurement we perform on self-made slit lamp accessory. The position determination helps us to reveal refractive changes caused by IOL decentration.

Einleitung

Es gibt einige Methoden zur Bestimmung der IOL-Position im Auge. Sie sind meist auf der Purkinje-Bilder-Position [3], auf der geometrischen Auswertung von Photographien [1] oder auf der Anwendung der Scheimpflug-Kamera begründet [4].

Methode

Unsere Methode wird auf einer direkten Bestimmung der Position von Purkinje-Bilder aufgebaut. In einem pseudophaken Auge entstehen 4 Purkinje-Bilder. Das I. und das II. entstehen an der Hornhautvorderfläche resp. Hornhautrückfläche, das III. und das IV. an der IOL-Vorderfläche resp. IOL-Rückfläche. Die I., II. und III. Purkinje-Bilder sind virtuell und bewegen sich in gleicher Richtung wie Lichtquelle, das IV. ist umgekehrt und bewegt sich in Gegenrichtung. Im Auge mit präzis zentrierter IOL befinden sich alle Purkinje-Bilder auf der optischen Achse, wenn die Lichtquelle koaxial liegt. Falls die IOL dezentriert wird, befinden sich I. und II. Purkinje-Bilder an der Achse, das III. und das IV. befinden sich von dieser Achse entfernt nach dem Grad der Dezentration (Abb. 1 LQ1).

Wir haben nicht die anatomische Achse und den geringen Prisma-Effekt der dezentrierten Linse in Erwägung gezogen.

Wir können durch die Veränderung der Position von Lichtquelle (Abb. 1 LQ2, LQ3) die einzelne Purkinje-Bilder an die optische Achse (Abb. 1 III-2, IV-3)

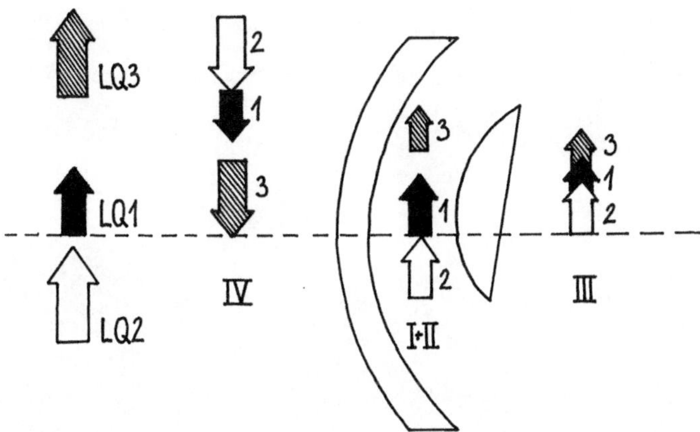

Abb. 1. Schematische Darstellung der an der dezentrierten IOL entstehenden Purkinje-Bilder

plazieren. Die optische Achse wird durch die Fixation von einer unbeweglichen koaxialen Lichtquelle LQ1 bestimmt.

Auf diesem einfachen Prinzip ist unsere Methode begründet. Wir beurteilen die Position von Lichtquelle (LQ2, LQ3) im Raum hinsichtlich der optischen Achse, wenn sich die einzelnen Purkinje-Bilder an dieser Achse befinden.

Wir haben selbstätig ein Instrument für die LQ-Positionsbestimmung als Aufsatz für die Opton-Spaltlampe hergestellt (Abb. 2).

Durch die Positionsveränderungen der Lichtquelle (LQ) müssen wir die Positionen LQ2 und LQ3 (Abb. 1) auffinden. In diesen Positionen befindet sich das III. resp. das IV. Purkinje-Bild an der optischen Achse, das heißt in der Mitte der zu der optischen Achse koaxial angeordneten Dioden D2.

Die Positionen LQ2 und LQ3 von der Lichtquelle (LQ) sind mit ihrer Distanz von der Achse (a resp. b) und durch den Winkel (α resp. β), den die Horizontale und Gerade LQ-Achse bilden, bestimmt (Abb. 3).

Die IOL-Position im Auge wird mit Hilfe des Computerprogramms berechnet. Dazu brauchen wir folgende weitere Parameter des optischen Systems.

Konstante Distanz LQ-Ebene – Hornhautscheitel wird durch die Fokusierung des I. Purkinje-Bildes erzielt. Die Distanz Hornhautgipfel – Kunstlinse wird durch die Messung von der Vorderkammertiefe bestimmt. Mit dem Keratometer messen wir die Krümmung der Hornhautvorderfläche. Wir müssen auch die IOL-Parameter kennen, d. h. die Krümmung der Vorderfläche und der Hinterfläche. Diese Daten können wir von den Erzeugern bekommen. Brechungsindex der Hornhaut, der Kammerwasser und des IOL-Materials sind für die Berechnung nötig.

Das Computerprogramm für die IOL-Positionsbestimmung ist auf einem „ray trace" begründet. Das heißt, daß an allen optischen Grenzen werden die Vektoren der Strahlen festgestellt und so der ganze Weg der Strahlen bestimmt.

In Zusammenarbeit mit dem Mathematischen Institut der Karlsuniversität werden auch neue Modifikationen für beliebige IOL-Geometrie vorbereitet. Diese Methode ist für alle definierten optischen Systeme verwendbar.

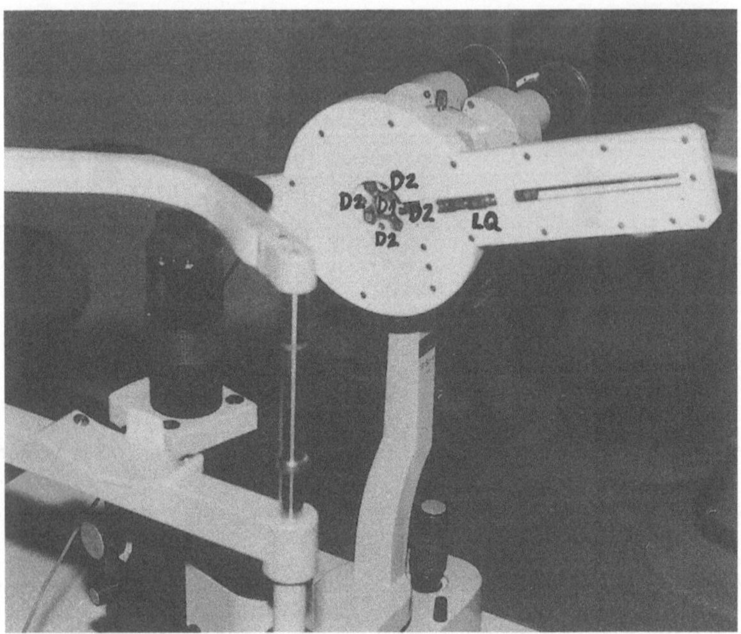

Abb. 2. Das an die Spaltlampe angepaßte Instrument von vorn. Am drehbaren Arm befindet sich die verstellbare Lichtquelle (LQ). Ihre Distanz von der Achse und der Winkel, den die Arm und die Horizontale bilden, wird an zwei Skalen dargestellt. Patient fixiert die zentrale Diode (D1), vier koaxial angeordnete Dioden (D2) bilden das koaxiale Pukinje-Bild

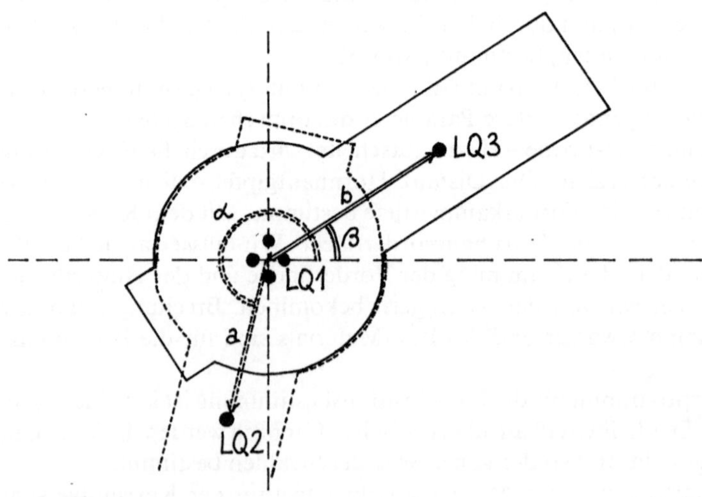

Abb. 3. Schematische Darstellung des Instruments und der Parameter die die Positionen LQ2 und LQ3 beschrieben. Weiter im Text

Die Position des optischen Teiles der IOL im Auge ist durch folgenden Parameter definiert. Entfernung vom Hornhautscheitel – diese Distanz wird als Vorderkammertiefe bestimmt. Die Verschiebung in der frontalen Ebene wird durch die Distanz optische Achse – IOL-Zentrum und durch den Azimut der Verschiebung beschrieben. Die Verkippung wird durch den Azimut des entferntesten Punktes des IOL-Randes in der frontalen Ebene und durch den Winkel, den die frontale Ebene und die IOl-Ebene bilden beschrieben.

Diskussion

Philips [3] photographierte die durch koaxiale Beleuchtung entstehende Purkinje-Bilder und nach ihrer Position bestimmte er die IOL-Position. Für diese Methode braucht man eine weite Mydriasis und sie ist nicht für mehr dislozierte Linsen und für hinter dem Beobachter entsprechende Purkinje-Bilder verwendbar. Für die Anwendung von Scheimpflug-Kamera (Sasaki 1989) braucht man eine teure Einrichtung und komplizierte Informationbearbeitung. Geometrische Methoden sind einfach, aber sie berücksichtigen nicht die IOL-Verkippung und sind nur für IOL mit Positionslöchern verwendbar. Man braucht auch eine weite Mydriasis. Für die Anwendung von unserer Methode brauchen wir meistens keine Mydriasis (aber sie erleichtert die Untersuchung), wir können für alle Dislokationen die Verschiebung und auch die Verkippung bestimmen, die Messung ist einfach und schnell und die Datenverarbeitung ist an üblichen PC-Maschinen möglich. Für die Positionsbestimmungen müssen wir aber die IOL-Parameter kennen. Wir brauchen eine einfache Methode um große Mengen von Patienten zu untersuchen und so

- die Scheinungenauigkeiten der Biometrie, die durch die aus Dezentration resultierenden Brechnungsveränderungen bewirkt sein können [2], zu erklären und die Biometrie zu korelieren
- die Operationstechnik und IOL-Design zu optimieren.

Literatur

1. Frohn A, Lisch W (1988) Quantitative Zentrierungsprüfung bei Hinterkammerlinsen. 2. Kongreß der DGII, Erlangen 1988
2. Lakshminarayanan V, Enoch J, Raasch T, Crawford B, Nygaard R (1986) Refractive changes unduced by intraocular lens tilt and longitudinal displacement. Arch Ophthalmol 101:90
3. Phillips P, Rosskothen HD, Perez-Emmanuelli J, Koester CJ (1988) Measurement of intraocular lens decentration and tilt in vivo. J Cataract Refract Surg 14:129
4. Sasaki K, Sakamoto Y, Shibata T, Nakaizumi H, Emori Y (1989) Measurement of postoperative intraocular lens tilting and decentration using Scheimpflug images. J Cataract Refract Surg 15:454

Astigmatismus nach No-stitch-Kataraktchirurgie

A. Damerow

Zusammenfassung. Es wird über erste Ergebnisse einer prospektiven Studie berichtet, die den Astigmatismus vor und nach konsekutiv durchgeführten Phakoemulsifikationen mit nahtlosem Wundverschluß untersucht. Die Inzision erfolgte über einen sklero-kornealen Tunnel mit äußerlich zum Limbus konvexer bogenförmiger Schnittführung. Implantiert wurden einstückige PMMA-Hinterkammerlinsen mit einem Optik-Durchmesser zwischen 5,0 und 7,0 mm. Der Hornhaut-Astigmatismus wurde präoperativ, am 1. und 4. Tag sowie nach etwa 1 Monat und 4 Monaten gemessen.

Bei den bisher 67 bis zum 4-Monats-Termin nachuntersuchten Augen betrug der mittlere Astigmatismus präoperativ 0,76 dpt. Am 1. postoperativen Tag ergab sich ein Mittelwert von 1,08 dpt, nach 4 Monaten 0,72 dpt. Der arithmetisch berechnete operativ induzierte Astigmatismus liegt nach 4 Tagen bei 91% und nach 4 Monaten bei 99% der Fälle nicht höher als 1,0 dpt. Der vektoriell berechnete induzierte Astigmatismus liegt entsprechend bei 81% bzw. 93% der Fälle nicht über 1,0 dpt. Die Größe des präoperativen Astigmatismus wird also kaum beeinflußt.

Degegen nimmt der Anteil der Astigmatismen gegen die Regel nach Kleinschnitt-Kataraktextraktionen mit einer selbstverschließenden nahtlosen Wundkonstruktion signifikant zu. In 19% der Fälle kommt es zu einer Drehung der Achse von einer horizontalen zu einer vertikalen Lage.

Der vorteilhafteste Optik-Durchmesser vom PMMA-Hinterkammerlinsen scheint bei 6 mm zu liegen.

Summary. First results of a prospective study concerning astigmatism before and after consecutive phacoemulsifications with no-stitch technique are reported. Through a corneoscleral tunnel starting from a curved incision with convexity to the limbus one piece PMMA lenses with an optical diameter of 5 mm–7 mm were implanted. The corneal astigmatism was measured before the operation, on the first and fourth day as well as approximately 1 month and 4 month after the operation.

Up until now, 67 cases have been examined over 4 months. The average preoperative astigmatism was 0,76 D. One day after operation the average was 1,08 D, after 4 months it was 0,72 D. After the fourth day postoperatively, the average of the arithmetically calculated surgical induced astigmatism was less than 0,2 D and the average of the vectorially calculated induced astigmatism was about 0,6 D. The arithmetically calculated induced astigmatism was not higher than 1 D in 91% after 4 days and in 99% after 4 months. The vectorially calculated induced astigmatism was not higher than 1 D in 81% and 93% of the cases respectively. That means that the preoperative astigmatism is scarcely influenced.

On the other hand, the amount of astigmatism against the rule after no-stitch small-incision cataract surgery increases significantly. In 19% of the cases, there has been a shift from the horizontal to the vertical meridian.

The most advantageous optical diameter of PMMA posterior chamber lenses seems to be 6 mm.

Mit der Einführung der Kleinschnitt-Technik in der Kataraktchirurgie hat es eine Reihe von technischen Verbesserungen im Bereich der Wundkonstruktion gegeben. Shepherd [5] beschrieb 1989 erstmals den Verschluß eines sklerokornealen Stufenschnittes mit einer horizontalen Einzelnaht.

Mittlerweile wird von einer zunehmend größeren Zahl von Operateuren ein nahtloser Wundverschluß bevorzugt [3]. Dieses Verfahren bedeutet einen weiteren Schritt in Richtung auf eine komplikationsarme, wenig traumatisierende und die Integrität und Stabilität des Bulbus nur gering beeinflussende Operationstechnik. Wie Gills und Mitarb. (1990) sowie Brauweiler und Mitarb. (1991) zeigen konnten, ist eine selbst verschließende Wundkonstruktion ohne Naht auch bei Implantation der bewährten größeren harten Intraokularlinsen möglich.

Es wird über erste Ergebnisse einer prospektiven Studie berichtet, die den Astigmatismus vor und nach konsekutiv durchgeführten Phakoemulsifikationen mit nahtlosem Wundverschluß untersucht.

Material und Methode

Wie von Brauweiler et al. (1991) beschrieben, erfolgte die Inzision über einen sklero-kornealen Tunnel mit äußerlich zum Limbus konvexer bogenförmiger Schnittführung. Nach Kapsulorhexis und Phakoemulsifikation wurden einstückige PMMA-Hinterkammerlinsen mit einem Optik-Durchmesser zwischen 5,0 und 7,0 mm in den Kapselsack implantiert. Der Hornhaut-Astigmatismus wurde präoperativ, am 1. und 4. Tag sowie nach etwa 1 Monat und 4 Monaten gemessen. Es konnten bisher 67 Patienten bis zum 4-Monats-Termin nachuntersucht werden.

Dabei handelt es sich um 38 Frauen und 29 Männer mit einem Durchschnittsalter von 69,6 Jahren. In 36 Fällen (54%) wurde eine 5-mm-IOL implantiert. Bei 22 Augen (33%) betrug der Optik-Durchmesser 6 mm, bei 6 Augen (9%) 6,5 mm und bei 3 Augen (4%) 7 mm. Bedingt durch die bogenförmige Schnittführung konnte die Schnittbreite etwas kleiner als der Optik-Durchmesser ausgeführt werden. Sie betrug im Mittel für die 5-mm-Linsen 4,4 mm, für die 6-mm-Linsen 5,3 mm und für die Linsen >6 mm 6,0 mm.

Bei der Berechnung des operativ induzierten Astigmatismus wurden 2 Verfahren angewendet. Einerseits wurde ohne Berücksichtigung der Achsenlage lediglich die Differenz zwischen dem Betrag des postoperativen und des präoperativen Astigmatismus gebildet (arithmetische Differenz). Andererseits wurde eine Vektordifferenz berechnet. Dabei wurden die Werte für den Astigmatismus als Polarkoordinaten mit Betrag und Richtung in karthesische Koordinaten transformiert, die Differenzen getrennt für x- und y-Koordinate berechnet und die Ergebnisse in Polarkoordinaten zurücktransformiert. Aufgrund der Charakteristik des TABO-Schemas ergeben sich dann mathematisch 2 Werte, von denen der kleinere als zutreffend angesehen werden kann.

Für die Darstellung der Achsenlage des Astigmatismus wurden 3 Gruppen gebildet. Achsenlage kleiner als 30° oder größer als 150° wurden als horizontal definiert. Schräge Achsen liegen zwischen 30° und 60° bzw. 120° und 150°. Achsenlagen größer als 60° und kleiner als 120° gelten als vertikal.

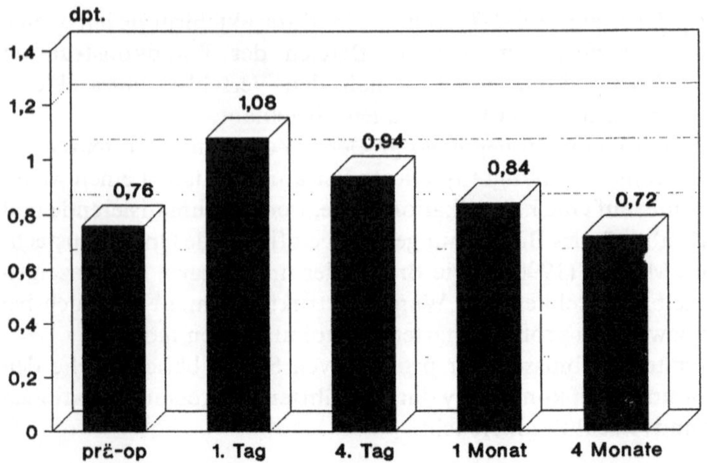

Abb. 1. Mittlerer Betrag des Astigmatismus prä- und postoperativ (n=67)

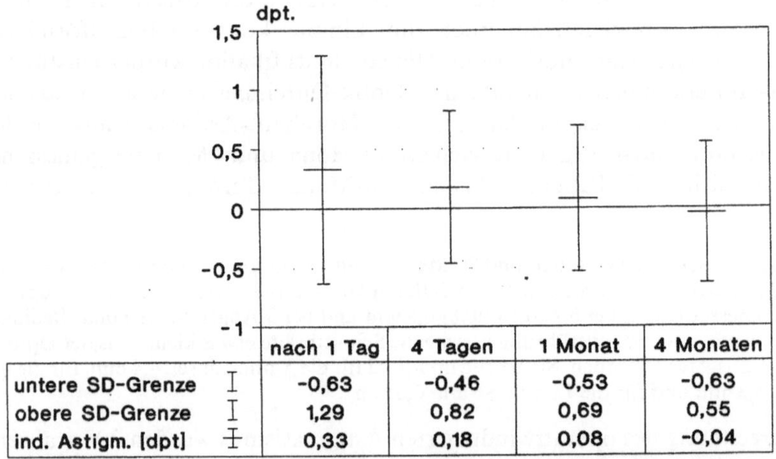

		nach 1 Tag	4 Tagen	1 Monat	4 Monaten
untere SD-Grenze	I	-0,63	-0,46	-0,53	-0,63
obere SD-Grenze	I	1,29	0,82	0,69	0,55
ind. Astigm. [dpt]	∓	0,33	0,18	0,08	-0,04

Abb. 2. Operativ induzierter Astigmatismus als arithmetische Differenz zwischen post- und präoperativem Astigmatismus ohne Berücksichtigung der Achsenlage (n=67)

Ergebnisse

Bei den 67 bisher nachuntersuchten Augen betrug der mittlere Astigmatismus präoperativ 0,76 dpt. Am 1. postoperativen Tag ergab sich ein Mittelwert von 1,08 dpt. Nach 4 Monaten war er wieder auf 0,72 dpt gesunken (Abb. 1).

In Abb. 2 und 3 ist der operativ induzierte Astigmatismus jeweils als Mittelwert mit Standardabweichung dargestellt. Der Mittelwert der arithmetischen

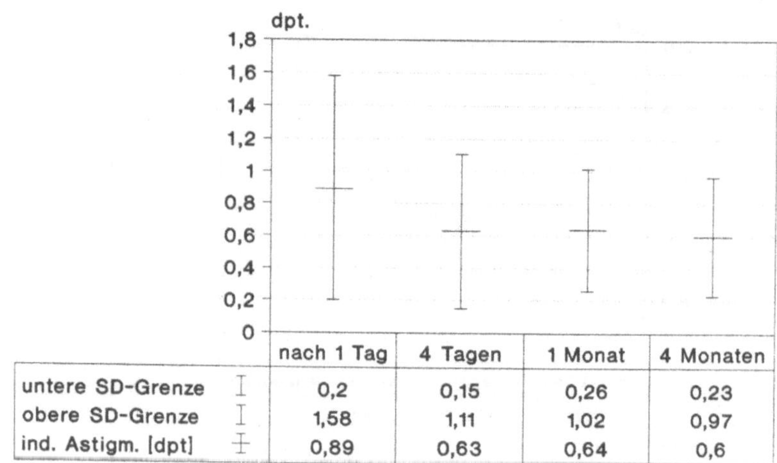

	nach 1 Tag	4 Tagen	1 Monat	4 Monaten
untere SD-Grenze	0,2	0,15	0,26	0,23
obere SD-Grenze	1,58	1,11	1,02	0,97
ind. Astigm. [dpt]	0,89	0,63	0,64	0,6

Abb. 3. Operativ induzierter Astigmatismus als Vektordifferenz zwischen post- und präoperativem Astigmatismus (n=67)

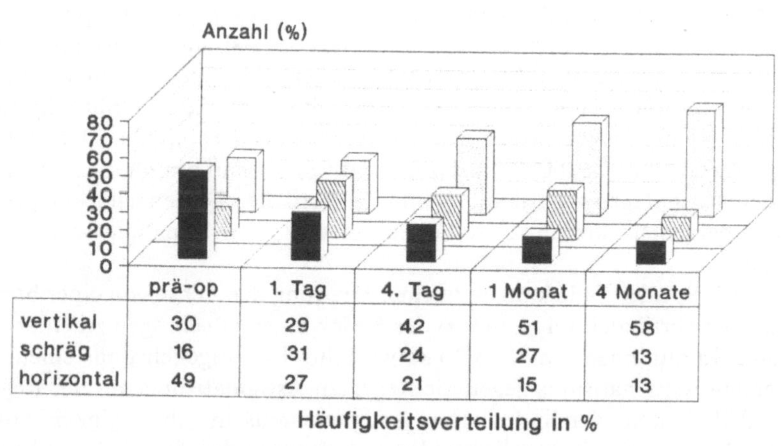

	prä-op	1. Tag	4. Tag	1 Monat	4 Monate
vertikal	30	29	42	51	58
schräg	16	31	24	27	13
horizontal	49	27	21	15	13

Abb. 4. Häufigkeitsverteilung der Achsenlagen prä- und postoperativ (n=67)

Differenzen liegt zwischen 0,33 und −0,04 dpt. Der Mittelwert des vektoriell berechneten induzierten Astigmatismus liegt ab dem 4. Tag stabil bei 0,6 dpt. Die Standardabweichung wird mit dem zeitlichen Verlauf etwas kleiner.

Der arithmetisch berechnete induzierte Astigmatismus liegt nach 4 Tagen bei 91% und nach 4 Monaten bei 99% der Fälle nicht höher als 1,0 dpt. Für die Vektordifferenzen liegen entsprechend 81% bzw. 93% der Fälle nicht über 1,0 dpt.

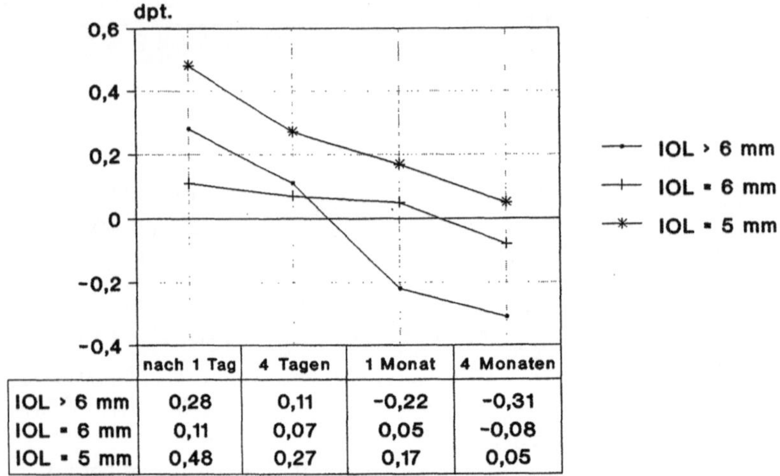

	nach 1 Tag	4 Tagen	1 Monat	4 Monaten
IOL › 6 mm	0,28	0,11	-0,22	-0,31
IOL ▪ 6 mm	0,11	0,07	0,05	-0,08
IOL ▪ 5 mm	0,48	0,27	0,17	0,05

Abb. 5. Arithmetisch berechneter induzierter Astigmatismus in Abhängigkeit vom optischen Durchmesser der implantierten Intraokularlinse (n=67)

Die Häufigkeiten der verschiedenen Achsenlagen prä- und postoperativ sind in Abb. 4 dargestellt. Präoperativ überwiegt der Astigmatismus mit der Regel mit 49% gegenüber einem Astigmatismus gegen die Regel mit 30% und schrägen Achsenlagen mit 16%. Da einige Augen mit einem planen Ophthalmometerwert keine Richtungskomponente besitzen, ergibt die Summe der angegebenen Häufigkeiten nicht 100%. Im postoperativen Verlauf nimmt die Anzahl horizontaler Achsenlagen signifikant ab und die vertikaler Achsenlagen entsprechend zu. Vorübergehend kommt es dabei zu einer leichten Zunahme schräger Achsenlagen.

In 19% aller Fälle kam es zu einer Drehung der Achse von einer horizontalen zu einer vertikalen Lage, in 9% der Fälle von einer schrägen zu einer vertikalen Lage. In nur einem Fall (1,5%) entwickelte sich umgekehrt aus einem vorbestehenden Astigmatismus gegen die Regel ein Astigmatismus mit der Regel.

Abb. 5 stellt den induzierten Astigmatismus in Abhängigkeit vom Optik-Durchmesser der implantierten Intraokularlinse dar. Es wird deutlich, daß die 5-mm-IOL trotz eines kleineren Schnittes gegenüber der 6-mm-IOL keine Vorteile hat.

Diskussion

Der durch die No-stitch-Technik induzierte Astigmatismus liegt ab dem 4. postoperativen Tag nach arithmetischer Berechnung stets unter 0,2 dpt, nach vektorieller Berechnung stabil bei 0,6 dpt. Damit ist die Operationstechnik in Bezug auf die Größe des Astigmatismus als astigmatismusneutral zu bezeichnen. Andere Autoren haben über ähnliche Ergebnisse berichtet [1]. Hinsichtlich der

Achsenlage besteht allerdings ein Trend vom Astigmatismus mit der Regel zum Astigmatismus gegen die Regel. Eine Tendenz zum Astigmatismus gegen die Regel ist in gewissem Maße allerdings auch für Kleinschnitt-Techniken mit einer Horizontalnaht beschrieben worden [4].

Soweit es bei den bisher relativ geringen Fallzahlen beurteilbar ist, induziert die etwas größere Sklerainzision bei Implantation von 6-mm-Intraokularlinsen keinen größeren Astigmatismus als die kleinere Inzision bei Implantation von 5-mm-Linsen. Deshalb wurden im weiteren Verlauf der Studie fast nur noch Linsen mit einer 6-mm-Optik implantiert, die wegen geringerer optischer Beeinträchtigung bei weiter Pupille im Dunkeln sowie auch im Hinblick auf die Beurteilbarkeit der Fundusperipherie den Linsen mit einer 5-mm-Optik vorzuziehen sind.

Kleinschnitt-Kataraktextraktionen mit der No-stitch-Technik des Dreistufen-Bogenschnittes haben neben hoher Bulbusstabilität, schneller Rehabilitation und einem relativ geringen Gewebetrauma den Vorteil eines geringen operativ induzierten Astigmatismus. Dabei gilt es allerdings zu bedenken, daß ein vorbestehend hoher Astigmatismus meistens auch postoperativ bestehen bleibt. In einzelnen Fällen mit präoperativ hohem Astigmatismus gegen die Regel kann deshalb ein Faden mit radiär zum Limbus wirkender Zugkomponente bei eventuell modifizierter Schnittechnik für das refraktive Ergebnis günstig sein.

Literatur

1. Brauweiler HP, Kessler AS, Dühr R (1991) „Not stitch"-Kataraktchirurgie für konventionelle PMMA-Intraokularlinsen. Ophthalmo-Chirurgie 3:75–82
2. Gills JP, Wang D, Pollard A (1990) Sutureless extracapsular cataract extraction with in-the-bag intraocular lens implantion. In: Gills JP, Sanders DR (eds) Small-incision cataract surgery. Slack, New York, pp 141–153
3. Menapace R (1990) Technik und Vorteile der Kleinschnitt-Kataraktchirurgie ohne Naht. 5. Kongreß der DGII. Springer, Berlin Heidelberg New York Tokyo, S 283–292
4. Sanders DR, Shepherd JR, Ernest PH, Fine HI, Maloney WF (1990) Effect of incision size and suture configuration on induced astigmatism and visual rehabilitation. In: Gills, JP, Sanders DR (eds) Small-incision cataract surgery. Slack, New York, pp 15–25
5. Shepherd JR (1989) Induced astigmatism in small incision cataract surgery. J Cataract Refract Surg 15:85–88

Determinanten der Bifokalität nach Implantation bifokaler Intraokularlinsen

D. Eisenmann, V. Hessemer und K. W. Jacobi

Zusammenfassung. In einem Gesamtkollektiv von 240 Patienten mit diffraktiven Bifokallinsen lag in 17 Fällen (7,1%) bei der letzten Kontrolluntersuchung keine Bifokalfunktion vor. Als „keine Bifokalfunktion" wurde dabei definiert, wenn der Nahvisus (Nieden) mit Fernkorrektur durch Anbieten einer Nahdaddition um mindestens 3 Stufen anstieg. Um Kenntnis über mögliche Determinanten der Bifokalität zu erhalten, wurde diese Patientengruppe ebenso einer multiplen Faktorenanalyse unterzogen, wie eine gleich große Kontrollgruppe mit guter Bifokalfunktion, deren Niedenvisus mit zusätzlicher Nahaddition nicht anstieg.

Es fanden sich zwischen beiden Patientenkollektiven statistisch signifikante Unterschiede für:

1. Patientenalter ($p<0{,}01$);
2. postoperativen Zeitpunkt ($p<0{,}01$);
3. prä- und postoperativen Hornhaut-Astigmatismus ($p=0{,}014$ bzw. $p=0{,}05$).

Bei der Indikationsstellung scheinen daher besonders relativ jüngere Patienten (bis 65 Jahren) ohne Astigmatismus geeignet. Ferner kommt der Vermeidung eines postoperativen Astigmatismus eine entscheidende Bedeutung zu.

Summary. 17 out of 240 patients with bifocal diffractive intraocular lenses showed no bifocality at the time of the last clinical follow-up. Missing bifocality was defined as improvement of near visual acuity (Nieden) by a minimum of 3 lines with additional plus glasses. Results of a multifactor analysis were compared with those of a group of patients, showing no improvement of near visual acuity with additional plus glasses.

Statistically significant differences were found for the following determinants:

1. age of patients ($p<0{,}01$);
2. time after surgery ($p<0{,}01$);
3. pre- and postoperative corneal astigmatism ($p=0{,}014$ resp. $p=0{,}05$)

Implantation of bifocal IOLs seems to be favourable in younger patients (up to 65 years) without corneal astigmatism. Prevention of a postoperative astigmatism is thus a major aim of surgery.

Einleitung

Sowohl Untersuchungen auf der optischen Bank [1, 4], als auch klinische Nachuntersuchungen [3, 7], dokumentieren eine ausgezeichnete Bifokalfunktion (BFF) der diffraktiven Bifokallinse (BIOL). So ist es im Idealfall möglich, den Patienten gänzlich vom Tragen einer Sehhilfe unabhängig zu machen; zumindest sollte er auf einen Nahzusatz im Brillenglas verzichten können.

In einem Gesamtkollektiv von 240 Patienten mit BIOL fanden sich jedoch 17 Fälle, die bei der letzten klinischen Untersuchung keine BFF aufwiesen. Ziel der vorliegenden Arbeit war es, eine Ursachenanalyse bei fehlender BFF durchzuführen.

Methoden

Von September 1988 bis Februar 1992 wurden bei 240 Patienten (Durchschnittsalter: 71,8 Jahre) diffraktive Bifokallinsen der Firma 3M implantiert (in 159 Fällen das Modell 815 LE, in 81 Fällen das Modell 825X). Im Rahmen der klinischen Nachuntersuchungen wurde nach 4 Wochen, sowie nach 3, 6, 12 und 24 Monaten unter anderem der Nahvisus (Nieden) mit Fernkorrektur und bester Nahkorrektur bestimmt.

Als „keine BFF" wurde definiert, wenn sich der Niedenvisus mit Fernkorrektur durch Anbieten einer Nahaddition um mindestens 3 Stufen verbessern ließ. Diese Patienten wurden ebenso einer multiplen Faktorenanalyse unterzogen, wie eine gleichgroße Gruppe von Patienten mit „guter BFF", die mit Fernkorrektur einen Nahvisus von Nieden 1 erreichten, der sich auch subjektiv durch eine zusätzliche Nahaddition nicht verbessern ließ.

Untersucht wurden folgende Faktoren:

1. Patientenalter,
2. postoperativer Zeitpunkt,
3. präoperativer Hornhautastigmatismus,
4. postoperativer Hornhautastigmatismus,
5. postoperatives sphärisches Äquivalent.

Die ermittelten Meßwerte wurden mit Hilfe eines Computer-Statistik-Programms (PC-Statistik, Topsoft) auf ihre Standardabweichungen untersucht; zur Berechnung der einzelnen Variablen auf Signifikanz der Unterschiede wurde ein t-Test für unabhängige Stichproben durchgeführt; das Signifikanzniveau wurde auf 5% festgelegt.

Ergebnisse

Insgesamt fand sich bei 17 Patienten (=7,1%) bei der letzten klinischen Untersuchung „keine BFF" gemäß der oben aufgeführten Definition. Auch klinische Defokussierungskurven dokumentieren für diese Patienten einen nur eingipfligen Verlauf (Abb. 1), so daß der Patient offensichtlich nur einen der beiden Brennpunkte der BIOL nutzen kann. Demgegenüber weist die Defokussierungskurve eines Patienten mit „guter BFF" einen typischen zweigipfligen Verlauf auf, wobei beide „paeks" die gleiche Höhe erreichen, entsprechend der Konzeption der diffraktiven Linse, bei der auf jeden der beiden Foci jeweils 41% der einfallenden Lichtenergie entfallen (Abb. 2).

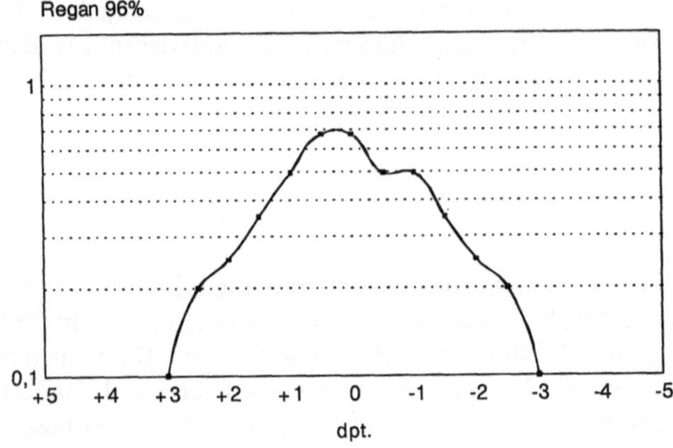

Abb. 1. Defokussierungskurve bei fehlender Bifokalfunktion. Eingipfliger Kurvenverlauf; nur ein Fokus wird genutzt

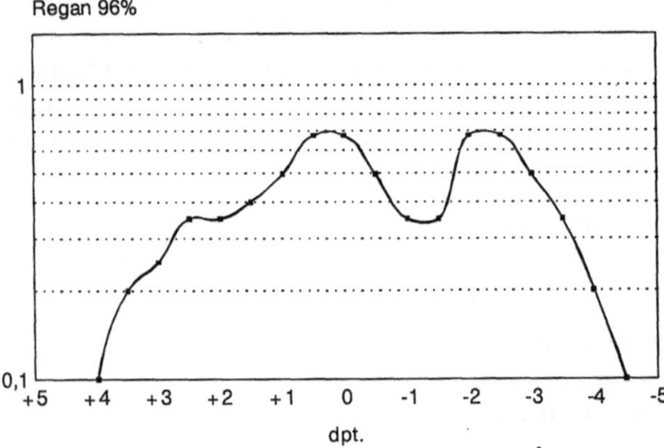

Abb. 2. Defokussierungskurve bei guter Bifokalkunktion. Zweigipfliger Kurvenverlauf; Fern- und Nahfokus der BIOL werden genutzt

Unterschiede zwischen beiden Gruppen fanden sich zum einen für das Alter der Patienten: dieses lag bei der Gruppe mit „fehlender BFF" im Mittel bei 74,8 Jahren (SD: 6,2) und lag damit statistisch hochsignifikant ($p<0{,}01$) über demjenigen der Patienten mit „guter BFF" (M: 63,5 J., SD: 9,3).

Eine „gute BFF" lag im Mittel 18,6 Monate (SD: 5,2) nach BIOL-Implantation vor und somit zu einem hochsignifikant ($p<0{,}01$) späteren postoperativen Zeitpunkt, als eine „fehlende BFF" (M: 9,1 Mon., SD. 8,1). Es gilt also, daß eine gute BFF vorwiegend bei jüngeren Patienten anzutreffen ist, und daß sie erst zu einem relativ späteren postoperativen Zeitpunkt vorliegt.

Statistisch signifikante Unterschiede fanden sich schließlich sowohl für den prä-, als auch für den postoperativen Hornhaut-Astigmatismus. Dieser lag bei „fehlende BFF" jeweils signifikant höher ($p=0{,}05$) als bei „guter BFF" (Abb. 3). Hier gilt also: hoher Astigmatismus - schlechte BFF, eher niedriger Astigmatismus - gute BFF.

Im Gegensatz zum Astigmatismus fand sich für das postoperative sphärische Äquivalent kein signifikanter Unterschied zwischen Patienten mit guter und fehlender BFF ($p=0{,}3$).

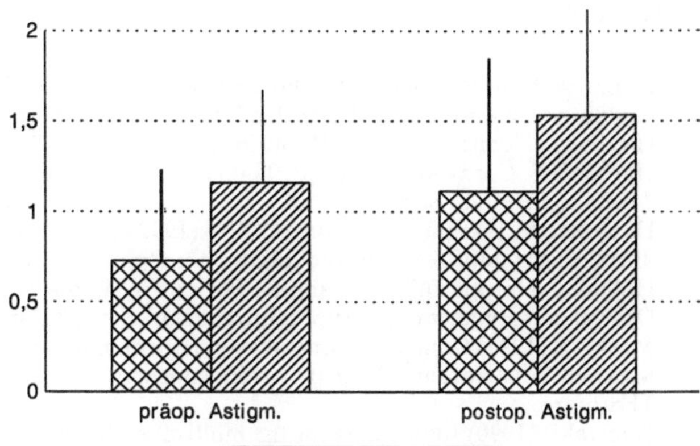

Abb. 3. Prä- und postoperativer Astigmatismus bei guter und fehlender Bifokalfunktion

Diskussion

Obwohl alle vorliegenden klinischen Studien darin übereinstimmen, daß bei der überwiegenden Mehrzahl der Patienten mit diffraktiver Bifokallinse eine sehr gute BFF erzielt wird, zeigen doch einige Studien auf, daß ein kleinerer Prozentsatz der Patienten mit alleiniger Fernkorrektur offensichtlich nicht in der Lage ist, einen zufriedenstellenden Nahvisus zu erzielen: Hansen et al. [2] beobachteten nach 6 Wochen bei 11 von 49 Fällen einen Nahvisus mit Fernkorrektur von schlechter als Jäger 4; in der 3-Monatskontrolle sind dies noch 8 von 50 Patienten; bei allen lag eine Makuladegeneration vor. Percival [6] berichtete, daß 4 von 53 Patienten, alle sog. „best cases", einen Nahvisus von Jäger 4 nicht erreichten.

In Übereinstimmung mit der Arbeit von Hansen [2] zeigen auch unsere Ergebnisse einen Zusammenhang zwischen Vorliegen einer guten Bifokalfunktion und postoperativem Zeitpunkt auf: hier spielt sicherlich ein Adaptionsprozess an die neue Optik eine wichtige Rolle.

Die Abhängigkeit der Bifokalität vom Lebensalter ist sicherlich in erster Linie eine Abhängigkeit vom Zustand der Netzhaut: so sehen wir das Vorliegen einer senilen Makuladegeneration als Kontraindikation für eine BIOL an. Sicherlich sind es eher jüngere Patienten, die in besonderem Maße von der bifokalen Optik profitieren. Auf die entscheidende Rolle des Hornhaut-Astigmatismus für das funktionelle Ergebnis nach Implantation von BIOL weist Masket [5] hin. Aufgrund unserer Ergebnisse sehen wir einen präoperativen Astigmatismus $>1,5$ dpt als eine relative Kontraindikation für BIOL an.

Der Vermeidung eines postoperativen Astigmatismus kommt sicherlich ein ganz besonderes Augenmerk zu: neben dem Einsatz der Phakoemulsifikation sind hier neue Schnitt- und Nahttechniken, eventuell der Einsatz faltbarer BIOL, zu diskutieren.

Literatur

1. Haigis W, Klatt B, Reiner J, Guthoff R (1991) Vergleichende Messungen zur Abbildungsqualität von mono- und multifokalen Intraokularlinsen. In: Schott K, Jacobi KW, Freyler H (Hrsg) 4. Kongreß der DGII. Springer, Berlin Heidelberg New York Tokyo
2. Hansen TE, Cordydon L, Krag S, Thim K (1990) New multifocal intraocular lens design. J Cataract Refract Surg 16:38–41
3. Hessemer V, Eisenmann D, Jacobi KW (1992) 2-Jahres-Ergebnisse nach Implantation diffraktiver multifokaler Intraokularlinsen. Ophthalmologe (im Druck)
4. Holladay JT, van Dijk H, Lang A, Portney V, Willis TR, Sun R, Oksman HC (1990) Optival performance of multifocal intraocular lenses. J Cataract Refract Surg 16:413–422
5. Masket S (1991) Control of corneal astigmatism in regard to multifocal lens implants. In Maxwell WA, Nordan LT (eds) Current concepts of multifocal intraocular lenses. Slack, Thorofare
6. Percival P (1990) Indications for the multizone bifocal implant. J Cataract Refract Surg 16:193–197
7. Wollensak J, Pham DT, Wiemer C (1991) Klinische Ergebnisse nach Implantation einer multifokalen diffraktiven Hinterkammerlinse. Klin Monatsbl Augenheilkd 199:91–95

Die Analyse kornealer Inzisionen bei refraktiven hornhautchirurgischen Eingriffen – Erste Erfahrungen

W. Förster, H. Kasprzak, G. v. Bally und H. Busse

Zusammenfassung. In dieser vorläufigen Studie werden die Auswirkungen von einfachen anterioren Inzisionen und von radiären Inzisionen mit konstanter Tiefe durch doppelbelichtungs-holographische Interferometrie an je 3 enukleierten Rinderaugen untersucht. Einfache tiefe Inzisionen zeigen eine deutliche Änderung des holographischen Interferenzstreifenmusters. Radiäre Inzisionen mit 95% Inzisionstiefe ändern das zentrale holographische Interferenzstreifenmuster der Rinderkornea vollständig. Durch holographische Interferometrie könnten die Auswirkungen von Faktoren wie der Länge der Inzisionen, der Tiefe der Inzisionen oder des intraokularen Drucks systematisch mit hoher Präzision untersucht werden.

Summary. In this preliminary study effects of simple anterior cuts and radial incisions of constant incision depth are investigated by double-exposure holographic interferomtry in 3 enucleated bovine eyes in each group. Simple deep incisions change the holographic interferometric fringe pattern. Radial incisions of 95% incision depth change the central holographic interferomtric fringe patten completely. By means of holographic interferometry the importance of the lenght of incisions, the depth of incisions or the intraocular pressure might be systematically investigated with high precision.

Einleitung

Die Anwendung tiefer kornealer Inzisionen zur Änderung des Hornhautkrümmungsradius ist keine neue Methode. Grundsätzlich ist zu beachten, daß schon kleine Änderungen des Krümmungsradius erhebliche Brechkraftänderungen nach sich ziehen [4]. Häufiger eingesetzte Methoden sind die radiäre Keratotomie und die sogenannten T-Inzisionen (auch transversal oder tangential genannt). Für die Planung und Durchführung der radiären Keratotomie wurden einige Regeln aufgestellt. Diese Regeln beinhalten auch Faktoren, welche es erlauben sollen, die Resultate der hornhautchirurgischen Eingriffe besser vorhersagbar zu machen. So berichten Rowsey und Mitarbeiter 1983 [5], daß u. a. Faktoren wie die Größe der optischen Zone, die Anzahl von Inzisionen und das Alter der Patienten teilweise mit dem Resultat der radiären Keratotomie verbunden sein könnten. 1985 nennen Sanders und Mitarbeiter [6] weitere Faktoren, welche die Vorhersagbarkeit der radiären Keratotomie beeinflussen können. Neben der Größe der optischen Zone, die in dieser Analyse der wichtigste Einzelfaktor war, wird die Tiefe der Inzision in Verbindung mit der optischen Zone, die Zahl der Inzisionen, Alter und Geschlecht der Patienten und mit Einschränkungen der intraokulare Druck genannt. Diese Studien beruhen zumeist auf empirischen Beobachtungen der Operateure. Zur Theorie der T-Inzisionen hatten Seiler und Wollensak 1987 [7] eine Studie vorgestellt und auf die Wichtigkeit der Tiefe der Inzisionen hingewiesen.

Eine Schwierigkeit bei der systematischen Untersuchung der verschiedenen, schon präoperativ bestehenden Faktoren die den Ausgang tiefer kornealer Inzisionen beinflussen können, ist die Frage, wie die Effekte kornealer Inzisionen früh und mit großer Präzision erfaßt werden können. Wir hatten in früheren Experimenten gezeigt, daß es möglich war, durch die Anwendung holographischer Meßverfahren Informationen über die individuelle Elastizitätsverteilung

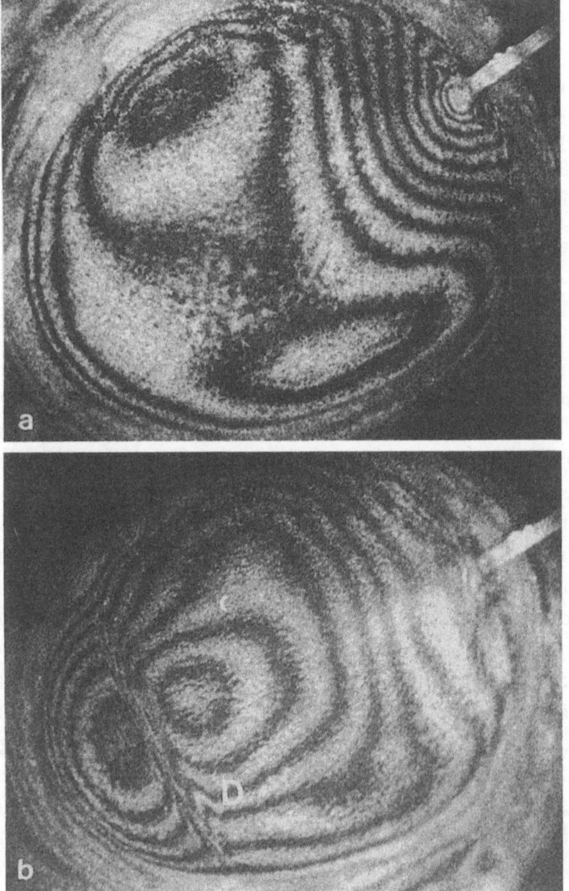

Abb. 1 a. Holographisches Interferogramm einer Rinderkornea ohne Inzisionen. **b** Holographisches Interferogramm nach Durchführung einer einfachen Inzision

der Kornea zu erhalten [3]. In der vorliegenden vorläufigen Studie sollte gezeigt werden, ob durch doppelbelichtungs-holographische Interferometrie die Auswirkungen einfacher anteriorer Inzisionen und Auswirkungen der radiären Keratotomie unter Berücksichtigungen des intraokularen Drucks erfaßt werden können.

Material und Methode

Die doppelbelichtungs-holographische Interferometrie

Die Methode der doppelbelichtungs-holographischen Interferometrie wurde bereits an anderer Stelle ausführlich von uns dargestellt [2, 3]. Im Folgenden soll nur das Prinzip kurz erläutert werden. Der Laserstrahl wird durch einen Strahlteiler in den Referenzstrahl und den Objektstrahl geteilt. Der Objektstrahl beleuchtet die Kornea des Auges und wird von dort reflektiert. Der reflektierte Anteil des Objektstrahls trifft auf der holographischen Platte mit dem Referenzstrahl zusammen, beide Strahlen interferieren und ein feines Muster, das Hologramm wird gebildet. Werden zwei verschiedene Hologramme des gleichen Objektes in verschiedenen Deformationsstadien vor der Entwicklung des Hologramms überlagert, bedecken dunkle und helle Interferenzstreifen das Objekt (Abb. 1 und 2). Im vorgestellten Experiment betrug die Belichtungszeit 30 ms, die Zeit zwischen zwei Belichtungen war 2–4 s. Als Laserquelle diente ein Argon-Laser mit 514 nm Wellenlänge.

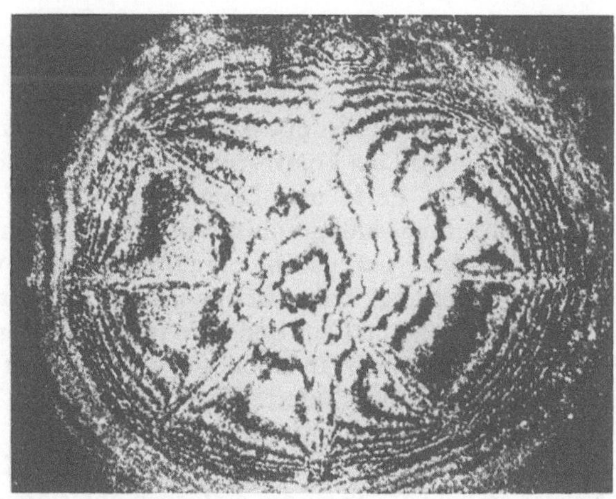

Abb. 2. Holographisches Interferogramm einer Rinderkornea nach 8 radiären Inzisionen von 95% Inzisionstiefe. Die radiären Inzisionen sind deutlich sichtbar

Die Rinderaugen

6 frisch enukleierte Rinderaugen wurden präpariert und in einem feststehenden Ring elastisch gelagert. Sie waren von Raumluft umgeben. Zunächst wurde ultraschallpachymetrisch die Dicke der zentralen Hornhaut gemessen. Dann wurde eine Teflonkanüle in die Vorderkammer eingeführt. Über diese Teflonkanüle in der Vorderkammer der Rinderaugen wurde der intraokulare Druck verändert. Die Kornea von 3 Augen wurde mit Talkum bedeckt. Dann wurde ein doppelbelichtungs-holographisches Interferogramm aufgezeichnet. Anschließend wurde mit einer Stahlklinge eine etwa 80%–90% der Hornhautdicke messende anteriore Inzision vorgenommen (Gruppe A). Die Inzision wurde am Limbus der Kornea begonnen und von 12 Uhr nach 6 Uhr über die gesamte Kornea geführt. Die Druckdifferenz betrug bis zu 10 Pa. Nach der Inzision wurde wieder ein doppelbelichtungs-holographisches Interferogramm aufgezeichnet. Bei weiteren 3 Rinderaugen (Gruppe B) wurde der intraokulare Druck auf 1340 Pa eingestellt und mußte für 5 Minuten gehalten werden. Die zentrale Hornhautdicke wurde ultraschallpachymetrisch 5mal vermessen, der Mittelwert dieser fünf Messungen ging als zentrale Hornhautdicke in den Versuch ein. Dann wurde die Kornea leicht und fein mit Talkum bepudert. Nun wurde ein doppelbelichtungs-holographisches Interferogramm ohne Inzisionen angefertigt. Die intraokulare Druckänderung betrug 10 Pa. Dann wurden pro Auge 8 radiäre Inzisionen von 95% Inzisionstiefe der zentralen Hornhautdicke mit einem Diamantmesser vorgenommen. Nach der Durchführung der Inzisionen wurde wieder ein doppelbelichtungs-holographische Interferogramm aufgezeichnet. Die doppelbelichtungs-holographischen Interferogramme wurden von drei unabhängigen Untersuchern in Bezug auf das im Zentrum der Hornhaut liegende Interferenzstreifenmuster vor und nach der Durchführung der Inzisionen ausgewertet.

Ergebnisse

Bei den 3 Augen der Gruppe A zeigte sich ohne Inzisionen in 2 Fällen ein rundes und in einem Fall ein kreuzförmiges zentrales holographisches Interferenzstreifenmuster. Die Form und Länge der einfachen anterioren Inzision war im doppelbelichtungs-holographischen Interferogramm klar erkennbar. Durch die Inzision änderte sich das holographische Interferenzmuster in allen 3 Fällen deutlich. Allerdings zeigte sich nicht bei allen drei Augen der gleiche Effekt. Auch am Anfang und am Ende der Inzision waren Unterbrechungen der Interferenzstreifen sichtbar. In Abbildung 1a und 1b ist ein Beispiel für die Änderung des holographischen Interferenzstreifenmusters nach einer einfachen tiefen Inzision dargestellt. Ohne Inzisionen zeigen sich in Abbildung 1a zwei Interferenzstreifenmusterzentren. Im Zentrum der Kornea ist ein kreuzförmiges Muster erkennbar. Nach der einfachen anterioren Inzision zeigt sich in Abbildung 1b ein deutlicher Musterwechsel auch des zentralen holographischen Interferenzstreifenmusters.

Alle 3 Augen der Gruppe B (mit 4 radiären Inzisionen von 95% Tiefe) konnten den intraokularen Druck von 1340 Pa über 5 Minuten konstant halten und wurden in das Experiment eingeschlossen. Ohne Inzision zeigte sich bei 2 Augen ein rundes Muster und bei 1 Auge ein ovales Muster des holographischen Interferenzstreifenmusterzentrums. Die holographischen Interferogramme der Augen mit radiären Inzisionen zeigten ein vollständig verändertes Muster. Es treten neue Interferenzstreifenmuster auf. Das Zentrum der Interferenzstreifen war zwar nicht immer regelmäßig geformt, lag aber bei allen 3 Augen in der optischen Zone. Die radiären Inzisionen waren in ihrer gesamten Länge sehr genau erfaßbar. Abbildung 2 zeigt ein Beispiel eines doppelbelichtungsholographischen Interferogramms nach acht radiären Inzisionen mit 95% Inzisionstiefe. Die acht radiären Inzisionen sind klar erkennbar. Im Vergleich zum Interferenzstreifenmuster ohne Inzisionen kommt ein deutlicher Wechsel des gesamten Interferenzstreifenmusters zur Darstellung.

Diskussion

Die vorläufigen Untersuchungsergebnisse deuten darauf hin, daß auch die Effekte der radiären Keratotomie durch den Einsatz holographisch-interferometrischer Meßmethoden erfaßbar werden. Bisher wurden die Auswirkungen der radiären Keratotomie zum Beispiel durch Analyse der erfolgten Änderung der Topographie untersucht. Die doppelbelichtungs-holographische Interferometrie erlaubt mit großer Präzision eine berührungsfreie Deformations- und Schwingungsanalyse der Hornhautoberfläche. Als Deformationsreiz kann eine intraokulare Druckänderung eingesetzt werden. Das Auge kann bei Anwendung dieser Methode intakt bleiben. Neben technischen Parametern wie der idealen Länge und Tiefe der Inzisionen oder der Größe der optischen Zone kann auch die Rolle des intraokularen Drucks untersucht werden. Es werden so Vergleiche experimenteller Daten mit den Beobachtungen auf empirischer Basis ermöglicht. Auch die schon präoperativ erfaßbare individuelle Verteilung der holographischen Interferenzstreifenmuster kann in das Auswerteverfahren einbezogen werden. Zunächst ist der hier vorgestellte Versuchsaufbau für Untersuchungen in vivo jedoch nicht geeignet, da die Kornea beschichtet werden muß. Grundsätzliche Fragestellungen sind zwar auch durch weitere In-vitro-Untersuchungen beantwortbar, der Verlauf und die Entwicklung der Effekte kornealer Inzisionen zum Beispiel im Zusammenhang mit Heilungsprozessen und deren Beeinflussung ist in vitro jedoch nicht möglich. Prinzipiell ist die doppelbelichtungsholographische Interferometrie auch in vivo einsetzbar. Dazu muß vor allem die Beleuchtung verändert werden. In unserem Versuchsaufbau wird die Kornea zentrisch beleuchtet. Für In-vivo-Untersuchungen diese zentrische Beleuchtung mit der daraus folgenden Notwendigkeit der Beschichtung nicht geeignet. Eine andere, diffuse Beleuchtung der Kornea kann durch den Einsatz einer hohlspiegelartigen Konstruktion ermöglicht werden [1]. Eine Beschichtung der Kornea kann dann vermieden werden.

Literatur

1. Calkins JL, Hochheimer BF, Stark WJ (1981) Corneal wound healing: holographic stress-test analysis. Invest Ophthalmol Vis Sci 20/2:322–334
2. Förster W, Kasprzak H, Bally G, Busse H (1991) Lokale Veränderungen der Elastizität der Kornea. In: Wenzel et al (Hrsg), 5. Kongreß der Deutschsprachigen Gesellschaft für Intraokularlinsen Implantation, Springer, Berlin Heidelberg New York Tokyo, S 56–62
3. Förster W, Kasprzak H, Bally G v, Busse H (1992) Qualitative Analyse der Elastizität der Rinderkornea durch holographische Interferometrie. Klin Monatsbl Augenheilkd 200:54–59
4. Rij G v (1990) Chirurgische Korrektur des Hornhautastigmatismus. Fortschr Ophthalmol 87:224–227
5. Rowsey JJ, Balyeat HD, Rabinovitch B, Burris TE, Hays JC (1983) Predicting the results of radial keratotomy. Ophthalmology 90/6:642–654
6. Sanders DR, Deitz MR, Gallagher D (1985) Factors affecting the predictability of radial keratotomy. Ophthalmology 92/9:1237–1243
7. Seiler T, Wollensak J (1987) Zur Theorie der T-Inzisionen der Kornea. Klin Monatsbl Augenheilkd 191:120–124

Abbildungsgüte flexibler Intraokularlinsen in Wasser

U. Fries und C. Ohrloff

Zusammenfassung. Auf der optischen Bank wurden flexible IOLs der Materialien Silikon, Soft-Acryl und Poly-Hema im Vergleich zu einer hochauflösenden One-Piece-PMMA-IOL getestet. Die flexiblen Linsen zeigten eine geringere wenn auch ausreichende Abbildungsgüte. Im Randbereich traten Unschärfen (Konturendoppelungen) auf, die Abbildung war flauer.

Summary. Intraocular lenses manufactured in soft material as silicone, soft-acryl and poly-hema were tested on the optical banch in comparison to a high-quality one-piece-PMMA-IOL.

The soft lenses showen a lower resolution and poorer optical image, in the center some hab a good image, in the peripheral parts there hab been double-images.

Einleitung

Die moderne Kataraktchirurgie hat zu einer deutlichen Verkleinerung des operativen Zuganges (Schnittes) geführt. Durch Weiterentwicklung der Phakoemulsifikation hin zur „Single-stitch"- und „No-stitch"-Technik stellt sich die Frage der Linsenmaterialien neu. Sind monofokale Intraokularlinsen neuerer Generation zumeist von hoher Abbildungsqualität, so verlangen sie doch einen Schnitt von zumeist sechs bis sieben Millimeter Länge. Die Verwendung flexibler Materialien bietet die Chance bei kleinerem Schnitt eine Intraokularlinse mit einem Optikdurchmesser von 6 bis 7 mm zu implantieren. Diese Materialien sind in ihrer Beschaffenheit weicher, dies bedeutet jedoch, daß sie in der Verarbeitung schwieriger zu handhaben sind.

In diesen Test soll ein Vergleich der Abbildungsgüte eines komplexen Testbildes zwischen einer sehr guten monofokalen „harten" Ohne-piece-PMMA-IOL und verschiedenen flexiblen IOLs durchgeführt werden. Das Funk-Testbild wurde ausgewählt, weil es einerseits die Beurteilung geometrischer Verzeichnungen gestattet und andererseits die Farbabbildungsgüte sowie deren Kontrast beurteilen läßt.

Material und Methode

In Wasser wurden die flexiblen Intraokularlinsen der Materialien Silikon, Poly-Hema und Soft-Acryl sowie zum Vergleich eine monofokale IOL aus PMMA. Die Linsen befanden sich in einer Küvette, welche beidseits plane vergütete Glasflä-

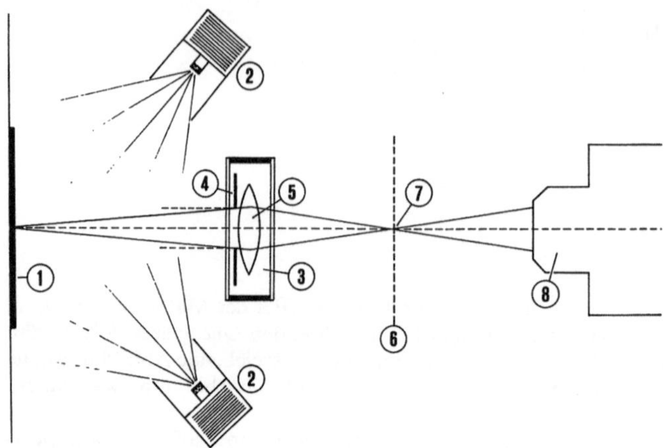

Abb. 1. Versuchsaufbau (*1* Testbild, *2* Beleuchtung (2×1000 W), *3* wassergefüllte Küvette, *4* Kunstiris (Lochblende 4,5 mm), *5* Testlinse, *6* Bildebene, *7* Bildpunkt, *8* Tessovarobjektiv)

chen hatte und eine Innenweite von 4,5 mm aufwies. Die Linsen wurden zentrisch und verkippungsfrei fixiert, auf der filmseitigen Wand wurde eine Lochblende („Kunstiris") von 4,5 mm Durchmesser zentrisch angebracht. Die Küvette befand sich auf der optischen Bank, das von der Linse gelieferte Bild wurde mittels eines vollvergüteten Zeiss-Planar-Objektivs voll abgeblendet durchgeführt (Abb. 1). Die Abbildungsgröße betrug 5:1, als Film wurde ein Kodak Ektachrome 64T (Tungsten) verwandt, die Belichtungszeit betrug 1 s. Die Beleuchtung wurde mit 2×1000-W-Filmleuchten durchgeführt.

Die verwandte Flüssigkeit war Aqua bidestillata, um Flecken an der Test-Küvette durch Kochsalzspritzer auszuschließen. Die Linsen waren alle monofokal der Stärke +21,0 dpt.

Die Referenzlinse war eine One-piece-PMMA-Linse hoher Abbildungsgüte, die flexiblen Linsen waren Silikonlinsen 1. Disk-Linse, 2. Three-piece-IOL (Prolene-Haptik), Poly-Hema und Soft-Acryl.

Ergebnisse

Die getestete Referenzlinse (Abb. 2) zeigte eine sehr gute Abbildungsqualität, welche durch die flexiblen Materialien nicht erreicht wurde. Alle Linsen zeigen zentral ein ausreichendes Auflösungs- und Abbildungsvermögen, welches jedoch qualitative Unterschiede aufwies.

Bei der Soft-Acryl-Linse bestand eine gute Geometrie, die zentrale Auflösung war gut, die Farbbalken wurden jedoch unsauber wiedergegeben, es bestanden „Zwischenbalken" so z. B. „violett" zwischen „orange" und „blau" (Abb. 3c).

Die „Three-piece-Silikon-IOL" zeigte eine ausreichende zentrale Auflösung, der scharfe Bereich war jedoch auf knapp den halben zentralen Bilddurchmesser beschränkt. Im peripheren Bereich war die Bilddarstellung deutlich schlechter, es

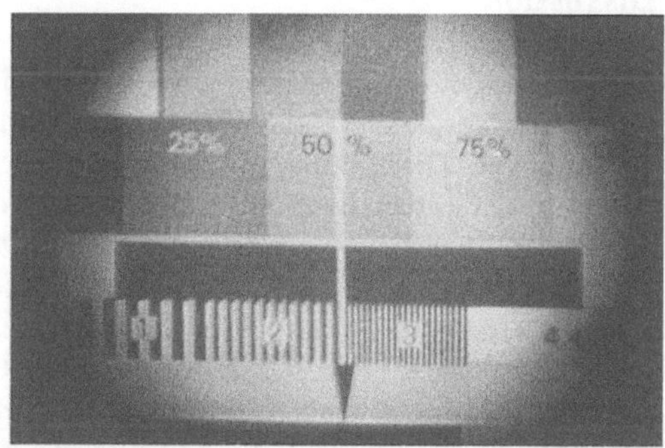

Abb. 2. „Referenzlinse" – hochauflösende One-piece-PMMA-IOL

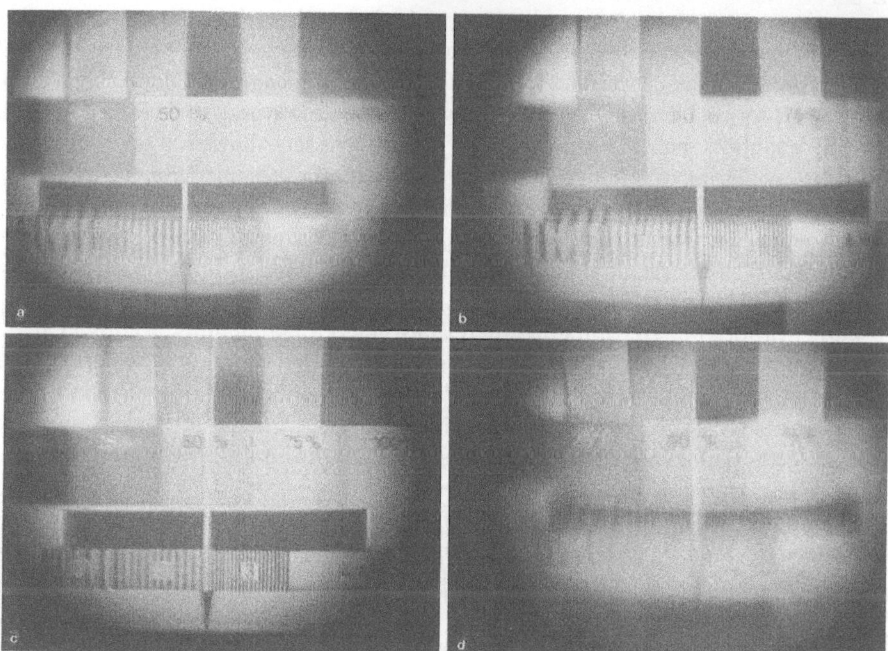

Abb. 3. a Silikon-IOL (Prolene-Haptik); **b** Silikon-Disc-IOL; **c** Soft-Acryl-IOL; **d** Poly-Hema-IOL

bestand dort ein verwaschenes Bild mit Bilddoppelungen und verlaufenden Konturen (Abb. 3a).

Die Linse aus „Poly-Hema" zeigte die schlechteste Abbildungsgüte, zentral war sie fast mangelhaft, die Farbbalken wurden ausreichend wiedergegeben, der Bildausschnitt war deutlich kleiner, es bestand eine geometrische Verzeichnung besonders stark im peripheren Bereich (Abb. 3d).

Die „Silikon-Disc-IOL" zeigte ein etwas flaueres im zentralen Bereich scharfes jedoch kontrastärmeres Bild, die Geometrie zeigte nur geringe Verzeichnungen, peripher bestanden Konturenverwaschungen (Abb. 3b).

Diskussion

Die Methode der Testung mittels Test-Bild und Fotographie erlaubt den objektiven Vergleich verschiedener Linsen unter standardisierten Untersuchungsbedingungen. Die Testung in Wasser ist die erforderliche Untersuchungsmethode, da durch die unterschiedlichen Brechungsindizes IOL in Luft/Wasser nur dieser Aufschluß über die Abbildungsgüte der Linse geben kann (Holladay et al. 1987, Fries u. Ohrloff 1992). Die von uns gewählte Testung entspricht im Aufbau der IOL in einer flüssigkeitsgefüllten Küvette dem Aufbau von Reiner (1992), wenngleich wir neben der subjektiven Betrachtung eine Fotodokumentation durchführten und wie Holladay et al. (1988) fanden, daß Silikon-IOLs eine gegenüber guten PMMA-IOLs reduzierte Abbildungsgüte zeigten. Wir testeten als weitere Materialien Poly-Hema und Soft-Acryl, wobei diese nicht besser abschnitten. Zwischen den Silikonlinsentypen bestanden Unterschiede welche auf das Design und die chemische Beschaffenheit des Silikons zurückzuführen sind. Doppelbilder, bei uns als Verzeichnungen beschrieben sind von Holladay et al. (1988) ebenfalls bei Silikon-IOLs gefunden worden. Dieser Test war keine Ermittlung des maximalen Auflösungsvermögens der verschiedenen IOLs analog dem ANSI-Z80.7-Standard (1984), wie von Grossmann und Knight (1991) beschrieben, er sollte die Vermittlung eines „komplexen Bildes" sowie die Farbwiedergabe darstellen. Der Visus sollte jedoch nicht durch eine geringauflösende IOL limitiert werden.

Die Fotodokumentation gibt einen Eindruck der Darstellung, wenngleich auf einer Ebene abgebildet wird. Die Filmauflösung ist wesentlich feiner als das geforderte Minimum von 100 Linien-Paaren-pro-Millimeter des US-Air-Force-Target (ANSI Z80.7-1984). Die individuelle Wahrnehmung ist durch komplexe Vorgänge beeinflußt (Frisén und Glansholm), sie kann durch Fotodokumentation nicht dargestellt werden.

Dennocht stellt die Methode der Testung von IOLs in einer flüssigkeitsgefüllten Küvette eine Methode dar, welche reproduzierbare methodisch saubere Ergebnisse zum objektiven Vergleich bietet.

Anmerkung. Aus Konkurrenzschutzgründen wurden die Handelsnamen der gestesteten IOLs nicht publiziert, sie sind beim Verfasser zu erfragen.

Literatur

1. American National Standards Institute (1984) American National Standard for Ophthalmics - Intraocular Lenses - Optical and Physical Requirements. ANSI Z80.7-1984, New York
2. Fries U, Ohrloff C (1992) Abbildungsgüte verschiedener Intraokularlinsentypen (mono-, bi- und multifokal) in Luft und Wasser. Ophthalmologe 89:151–156
3. Frisén L, Glansholm A (1975) Optical and neural resolution in peripheral vision. Invest Ophthalmol 14:548–555
4. Grossmann LW, Knight WB (1991) Resolution testing of intraocular lenses. J Cataract Refract Surg 17:84–90

5. Holladay JT, Ting AC, Koester CJ, Portney V, Willis TR (1987) Intraocular lens resolution in air and water. J Cataract Refract Surg 13:511–517
6. Hollady JT, Ting AC, Koester CJ, Portney V, Wilis TR (1988) Silicone intraocular lens resolution in air and in water. J Catarct Refract Surg 14:657–659
7. Reiner J (1992) Gerät zur Darstellung der Seheindrücke durch monofokale und bifokale intraokulare Linsen. Klin Monatsbl Augenheilkd 200:51–53

Postoperative Vorderkammertiefe nach Implantation von Intraokularlinsen verschiedener Geometrie

W. Haigis und Z. Duzanec

Zusammenfassung: Im Rahmen mehrerer Studien wurden an 220 Patienten, die mit Intraokularlinsen verschiedener Geometrien (plan- und bikonvex) versorgt wurden, ultraschallbiometrische Messungen u. a. der prä- und postoperativen Vorderkammertiefe durchgeführt.

Dabei ergaben sich zum einen Unterschiede zwischen den gemessenen IOL-Positionen verschiedener Geometrie bei sonst gleichem Implantationsort, zum anderen deutliche Unterschiede im Vergleich zu den „Vorderkammertiefen"-Werten, die für die IOL-Berechnung in die klassischen theoretischen Formeln eingesetzt werden müssen bzw.von den IOL-Herstellern angegeben werden.

Die Meßergebnisse werden vorgestellt und diskutiert; die beschriebenen Unterschiede werden anhand eines optischen Modells dicker Linsen für das pseudophake Auge erklärt.

Summary. In a number of studies anterior chamber depths were measured by means of ultrasound pre- and postoperatively in patients who had received intraocular lenses of different make and geometry.

Differences were found not only in measured postoperative anterior chamber depths for IOLs of different geometry yet at the same implant position, but also with respect to those values, which had to be used for lens power calculations with classical theoretical formulae or which were recommended by the IOL manufacturers.

Results are reported and discussed in detail; the differences observed are explained in terms of an optical thick lens model for the pseudophacič eye.

Einführung

Die postoperative Linsenposition spielt eine wichitge Rolle bei der Bestimmung der Brechkraft von intraokularen Implantlinsen (IOL). Während sie bei theoretischen Formeln direkt in die Brechung eingeht, beeinflußt sie indirekt auch bei empirischen Formeln den Wert der jeweiligen Anpaßkonstanten (z. B. SRK-A-Konstante (vgl. z. B. [6])).

Problematik

Bei den in der Vergangenheit vorzugsweise implantierten plankonvexen Intraokularlinsen besteht kein wesentlicher numerischer Unterschied zwischen der postoperativ meßbaren IOL-Position und dem hierfür präoperativ in die IOL-Berechnung einzusetzenden (Schätz-) Wert.

Für moderne Intraokularlinsen (z. B. bikonvexe oder „weiche“ IOLs) müssen allerdings in die gebräuchlichen theoretisch-optischen Formeln Zahlenwerte eingesetzt werden, die sich deutlich von den mittels Ultraschall-Biometrie direkt meßbaren „wirklichen“ Vorderkammertiefen unterscheiden. Der Grund hierfür liegt darin, daß die heute in der Regel benutzten optischen IOL-Formeln (vgl. z. B. [4]) für „dünne“ Linsen (Formel (1), [3]) hergeleitet sind; IOLs mit von der plankonvexen Geometrie abweichenden Formen oder Linsen aus „weichen“ Materialien sind indes als „dicke“ Linsen zu behandeln. Wie im folgenden gezeigt wird, führt erst die Verwendung einer „Dicke-Linsen-Formel“ (Formel (2), [2], [3]) (z. B. für Bikonvex-Linsen) wieder zur Übereinstimmung zwischen dem in die Rechnung eingehenden und dem postoperativ meßbaren Wert für die Vorderkammertiefe.

Postoperative Refraktion für dünne Linsen

$$\mathrm{Ref} = \frac{n_{BK}(z_5 - D_C - D_K)}{n_{BK} + (z_5 - D_C - D_K)d_{BK}} \tag{1}$$

$$\text{mit} \quad z_5 := \frac{n_{CL}(n_{LN} - D_L(L - d_{CL}))}{n_{CL}(L - d_{CL}) + (n_{LN} - D_L(L - d_{CL}))d_{CL}}$$

Postoperative Refraktion für dicke Linsen

$$\mathrm{Ref} = \frac{1}{\frac{1}{z_3 - D_K} + \left(\frac{d_K D_{2K}}{n_K D_K} + \frac{d_{BK}}{n_{BK}}\right)} \tag{2}$$

$$\text{mit} \quad z_3 := \frac{1}{\frac{1}{z_5 - D_C} + \left(\frac{d_K D_{1K}}{n_K D_K} + \frac{d_C D_{2C}}{n_C D_C} + \frac{d_{KC}}{n_{KC}}\right)}$$

$$\text{und} \quad z_5 := \frac{1}{\frac{1}{T_1 - D_L} + \left(\frac{d_C D_{1C}}{n_C D_C} + \frac{d_L D_{2L}}{n_L D_L} + \frac{d_{CL}}{n_{CL}}\right)}$$

$$\text{und} \quad T_1 := \frac{1}{\frac{L - d_L - d_{CL} - d_C}{n_{LN}} + \frac{d_L D_{1L}}{n_L D_L}}$$

(Zur Bedeutung der Bezeichnung in Formel (1) und (2) vgl. [3]).

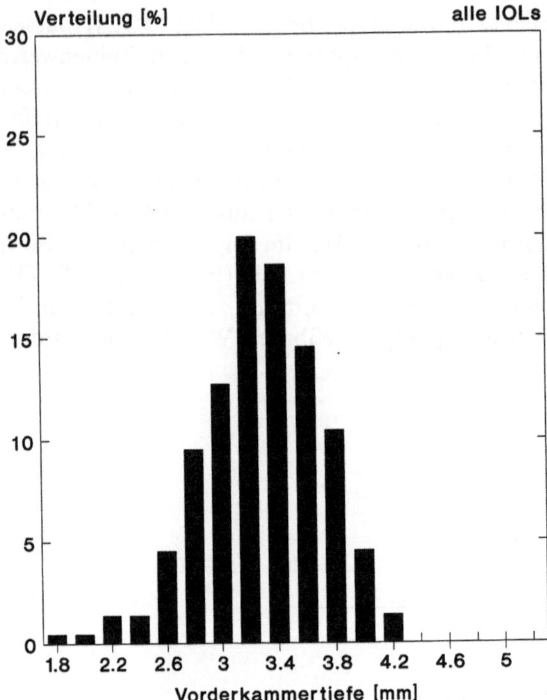

Abb. 1. Verteilung der präoperativen Vorderkammertiefe (n = 220)

Klinische Messungen

Im Rahmen mehrerer Studien wurden an 220 Patienten, die mit Intraokularlinsen verschiedener Geometrien (plan- und bikonvex) versorgt wurden, ultraschallbiometrische Messungen u. a. der prä- und postoperativen Vorderkammertiefe druchgeführt. Die Abb. 1 und 2 sowie Tabelle 1 zeigen die Meßergebnisse für die verwendeten Linsen CIL (CILCO KR2), ADA (ADATOMED 70p), ALL (ALLERGAN PC57B) und ORC (ORC 840).

Diskussion

Die mittlere präoperative Vorderkammertiefe (für alle 220 Augen) lag bei 3,37 ± 0,42 mm. Postoperativ ergab sich für die plankonvexen sulcus-fixierten CIL-Linsen ein Mittelwert von 3,67 ± 0,34 mm, für die kapselsackfixierten Bikonvex-Linsen (ADA, ALL, ORC) ein Wert von 3,81 mm ± 0,41. Die Unterschiede in den postop. Einzelwerten für die ADA-, ALL- und ORC-Linsen sind zwar statistisch nicht signifikant, wegen der unterschiedlichen Bikonvex-Geometrien der Linsen jedoch zu erwarten.

Deutlich unterscheiden sich diese Meßwerte von den durch die Firmen angegebenen (konstanten) Vorderkammertiefen („Firmen-ACD“ in Tabelle 1), die in die „Dünne-Linsen-Formel“ (1) einzusetzen sind. Eine Optimierung ergibt

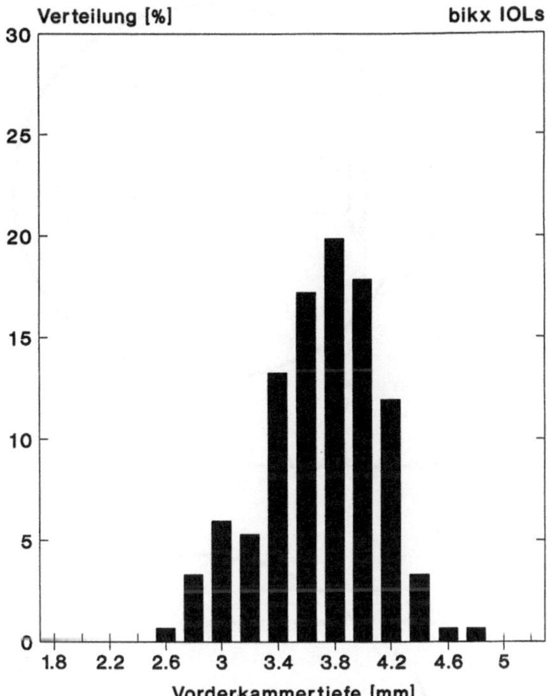

Abb. 2. Verteilung der postoperativen Vorderkammertiefe nach Implantation kapselsackfixierter Bikonvex-HKL verschiedener Geometrie (ADA, ALL, ORC, n = 151)

Tabelle 1. Werte für die Vorderkammertiefe [mm]; MW = Mittelwert; stand. dev. = Standardabweichung; bikx = bikonvex; plkx = plankonvex; vgl. Text

VK/IOL	ADA	ALL	ORC	CIL	bikx	alle
Geometrie	bikx	bikx	bikx	plkx	bikx	–
Anzahl n	52	47	52	69	151	220
Implant.ort	Sack	Sack	Sack	Sulc	Sack	–
MW $VK_{prä}$	3,41	3,39	3,28	3,40	3,36	3,37
stand. dev.	0,39	0,42	0,43	0,43	0,42	0,42
MW VK_{post}	3,92	3,83	3,67	3,67	3,81	–
stand. dev.	0,38	0,36	0,45	0,34	0,41	–
MW VK_{pred}	3,92	3,83	3,67	3,67	3,81	–
stand. dev.	0,21	0,13	0,25	0,24	0,19	–
Firmen-ACD	5,0	4,7	5,1	4,2	–	–
Fit-VK_{konst}	4,8	4,4	5,0	3,8	4,8	–

die davon leicht abweichenden Werte „Fit-VK_{konst}“ der Tabelle. Diese „Vorderkammertiefen“ haben mit der tatsächlichen IOL-Position nichts zu tun; sie entsprechen vielmehr der fiktiven Position, welche die reale IOL einnehmen

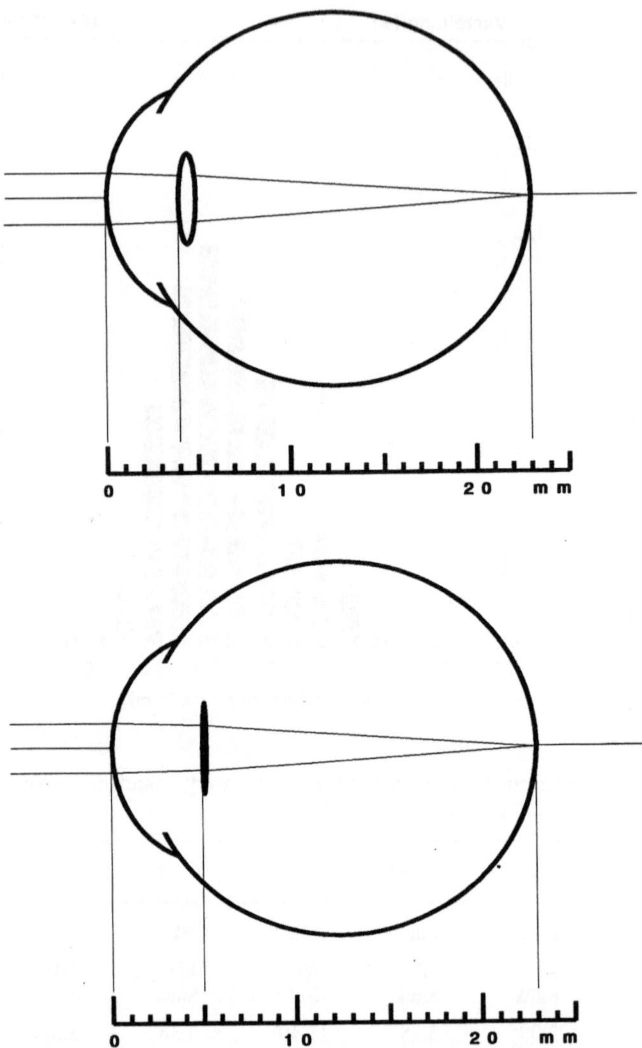

Abb. 3. Bikonvex-IOL und unendlich dünne Linse gleicher Brechkraft, die zur Erzielung der selben optischen Wirkung näher an der Netzhaut liegen muß

müßte, wäre sie unendlich dünn (vgl. Abb. 3). Tabelle 1 ist zu entnehmen, daß die plankonvexen CIL-Linsen noch am ehesten als dünne Linsen anzusehen sind: der Unterschied zwischen tatsächlichem Meßwert und bester Fit-VK_{konst} beträgt 3,67 mm – 3,8 mm = –0,13 mm.

Bei Verwendung der „Dicke-Linsen-Formel" (2) kann die postoperative Vorderkammertiefe (VK_{pred}) aus den präoperativen Meßwerten für Vorderkammer VK und Achsenläge AL mit dem Ansatz (vgl. z. B. [1], [5])

$$VK_{pred} = a_0 + a_1 \times VK + a_2 \times AL$$

Tabelle 2. Konstanten a_0, a_1, a_2 für $VK_{pred} = a_0 + a_1 \times VK + a_2 \times AL$; R = Korrelationskoeffizient

VK/IOL	ADA	ALL	ORC	CIL	bikx	alle
a_0	2,98	0,73	-0,55	-0,28	0,62	-
a_1	0,54	0,12	0,44	0,41	0,37	-
a_2	-0,04	0,11	0,12	0,11	0,08	-
R [%]	52,7	34,2	53,9	69,6	45,4	-

für jede IOL individuell (Tabelle 2) hergeleitet werden. Wie in Tabelle 1 ersichtlich, stimmen die Mittelwerte (VK_{pred}) der so vorausberechneten Vorderkammertiefen mit den postoperativen Meßwerten exakt überein. (Eine ausführliche Diskussion der Algorithmen zur Vorhersage der Vorderkammertiefe (siehe z. B. [5]) auf der Basis der Daten der Tabelle 1 wird gegenwärtig zur Publikation a.a.O. vorbereitet.)

Den Preis für die Verwendung der „Dünne-Linsen-Formel" bei modernen IOLs zahlt also letztlich die „Vorderkammertiefe": sie verliert ihre Bedeutung und wird zum „Pfusch-Faktor". Die „Dicke-Linsen-Formel" gibt ihr ihre anatomische und meßbare Bedeutung zurück.

Literatur

1. Haigis W, Waller W, Duzanec Z, Voeske W (1990) Postoperative biometry and keratometry after posterior chamber lens implantation. Eur J Cataract Refract Surg 2:191–202
2. Haigis W (1991) Strahldurchbrechung in Gauß'scher Optik zur Beschreibung des Systems Brille-Kontaktlinse-Hornhaut-Augenlinse (IOL). In: Schott K, Jacobi KW, Freyler H (Hrsg) 4. Kongr. d. Deutsch. Gesellsch. f. Intraokularlinsen Implant., Essen 1990. Springer, Berlin Heidelberg New York Tokyo, S 233–246
3. Haigis W, Duzanec Z, Fischer P (1991) Refraktionsbilanz bei Implantation von Bikonvex-Hinterkammerlinsen. In: Wenzel M, Reim M, Freyler H, Hartmann Ch (Hrsg) 5. Kongr. d. Deutsch. Gesellsch. f. Intraokularlinsen Implant., Aachen 1991. Springer, Berlin Heidelberg New York Toyko, S 198–210
4. Nitsch J, Reiner J (1985) Herleitung und kritische Analyse der Formeln zur Berechnung der Brechkraft intraokularer Linsen. Klin Monatsbl Augenheilkd 186:66–73
5. Olsen TH (1991) Über die Schätzung der postoperativen Vorderkammertiefe mit den modernen Formeln der Kunstlinsenberechnung. In: Wenzel M, Reim M, Freyler H, Hartmann Ch (Hrsg) 5. Kongr. d. Deutsch. Gesellsch. f. Intraokularlinsen Implant., Aachen 1991. Springer, Berlin Heidelberg New York Tokyo, S 156–165
6. Sanders D, Retzlaff J, Kraff M (1988) Comparison of the SRK II formula and other second generation formulas. J Cataract Refract Surg 14:136–141

Astigmatismuskorrektur durch Keratomie nach perforierender Keratoplastik

Th. Hoppeler und B. Gloor

Zusammenfassung. Nach einer perforierenden Keratoplastik besteht nicht selten ein hoher Astigmatismus, der weder mit Brille noch mit Kontaktlinsen befriedigend korrigiert werden kann. Durch das Anlegen transversaler Keratotomien kann eine Reduktion des Astigmatismus erreicht werden. Diese Keratotomien können zusätzlich mit Raffungsnähten im Bereich des flachsten Meridians kombiniert werden. Als Variante bei Vorliegen eines sehr hohen Astigmatismus kann eine Keilresektion durchgeführt werden. In der vorliegenden retrospektiven Studie berichten wir über insgesamt 12 Fälle von Astigmatismuskorrektur nach perforierender Keratoplastik. In 9 Fällen wurden bogenförmige Inzisionen im Bereich des steilsten Meridians mit Raffungsnähten im Bereich des flachsten Meridians kombiniert. Die Keratotomien wurden dabei im Transplantat, im Narbenbereich Transplantat-Wirt oder in der Wirtshornhaut angelegt. In einem Fall wurde eine Keilresektion und in zwei Fällen wurden nur transversale Keratotomien vorgenommen. Der Ausgangsastigmatismus betrug 8 bis 25 Dpt (Meridian 15,5 Dpt), es wurde eine Reduktion des Astigmatismus um 4 bis 14,5 Dpt (Meridian 8,75 Dpt) erreicht. Die mittlere Nachbeobachtungszeit betrug 10 Monate (Range 3 bis 27 Monate). Die ursprüngliche Diagnose zur Transplantation war 9mal ein Keratokonus und 3mal eine Hornhautdystrophie. Nach diesen ersten Erfahrungen bei der Astigmatismuskorrektur bevorzugen wir die reinen Entlastungsinzisionen, welche nicht zu einer vorübergehenden, stark störenden Achsenumkehr des Astigmatismus führen und welche gegebenenfalls leicht wiederholt werden können.

Summary. After penetrating keratoplasty not so infrequently there is a high astigmatism that can not be corrected with spectacles or contact lenses. A reduction of this astigmatism can be achieved by transversal keratotomy. The incisions in the steeper meridian can be combined with traction sutures in the flatter meridian. If there is a very high astigmatism, a wedge resection can be performed alternatively. In a retrospective study we investigated the results after keratotomy to correct astigmatism following penetrating keratoplasty in 12 patients. In 9 cases arc shaped incisions in the steeper meridian were combined with traction sutures in the flatter meridian. The keratotomies were placed within the corneal graft, in the area of the host-graft wound or in the host cornea. In one case a wedge resection and in two cases incisions only were performed. The astigmatism before surgery ranged from 8 to 25 dpt (median 15.5 dpt), the achieved correction ranged from 4 to 14.5 dpt (median 8.75 dpt). The mean follow-up period was 10 months (range 3 to 27 months). The initial diagnosis for penetrating keratoplasty was 9 times a keratoconus and 3 times a corneal dystrophy. After these first experiences with surgical astigmatic correction we prefer incisions without additional sutures. With this technique the reversal of the astigmatic axis in the first period that is not well tolerated can be avoided. Furthermore, the incisions can be repeated easily if necessary.

Einleitung

Im Anschluß an eine erfolgreich durchgeführte perforierende Keratoplastik besteht recht oft ein hoher Astigmatismus. Falls eine Korrektur durch Kontaktlinsen oder Brille nicht gelingt, stellt die refraktive Chirurgie eine elegante Methode zur Verminderung des Astigmatismus dar und ist meistens in der Lage, eine Rekeratoplastik zu vermeiden. Die Astigmatismuskorrektur durch refraktive Chirurgie ist ein guteingeführtes Verfahren: Je nach Höhe des Astigmatismus können verschiedene Verfahren angewandt werden: 1. Keilresektion, 2. transversale Inzisionen und Raffungsnähte kombiniert oder 3. nur transversale Inzisionen [1–3]. Während für das Verfahren der radiären Keratotomie die umfangreiche PERK-Studie vorliegt [4], wird bei der Astigmatismuskorrektur meist über kleinere Patientenzahlen berichtet [5, 6].

Patientengut und Methodik

Das retrospektive erfaßte Patientengut besteht aus 12 Patienten (12 Augen), bei welchen wegen einem Keratokonus (9 Fälle) oder einer Fuchsschen Endotheldystrophie (3 Fälle) vor 11 Monaten bis 13 Jahren (Median 8 Jahre) eine perforierende Keratoplastik durchgeführt worden war. Der Median des Alters in der Keratokonus-Gruppe betrug 50 Jahre (Range 31–69 Jahre), in der Gruppe mit Hornhautdystrophie 74 Jahre (Range 63–84 Jahre). 5 Patienten waren Frauen, 7 Männer. Bei allen Patienten konnte präoperativ keine befriedigende Korrektur mit Brille oder Kontaktlinse erreicht werden. Der Ausgangsastigmatismus betrug 8 bis 25 Dpt, Median 15,5 Dpt. Die mittlere Nachbeobachtungszeit betrug 10 Monate (Range 3 bis 27 Monate). Präoperativ wurde bei allen Patienten eine Bestimmung der Achsenlagen vorgenommen (mittels Keratometrie und Refraktion) und zeichnerisch so festgehalten, daß unter dem Operationsmikroskop genaue Merkpunkte wiedergefunden werden konnten. Die Hornhautdicke wurde im Bereich der geplanten Inzisionen mit einem Ultraschallpachymeter

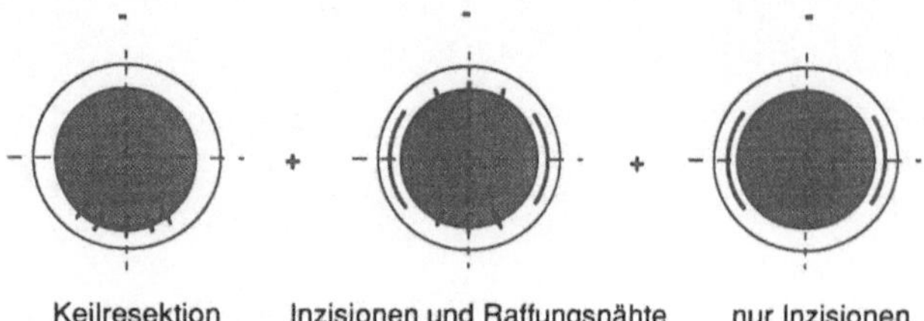

Abb. 1. Schema der Korrekturverfahren bei Astigmatismus 1. Keilresektion und Nahtlegung im Übergangsbereich Transplantat-Wirtshornhaut im Bereich des flachsten Meridians (Minus-Achse). 2. Kombination von Inzisionen im Bereich des steilsten Meridians (Plus-Achse) mit Raffungsnähten im Bereich des flachsten Meridians (Minus-Achse). 3. Nur Inzisionen im Bereich des steilsten Meridians, diese werden bogenförmig im Transplantat, im Wundbereich oder in der Wirtshornhaut angelegt

vermessen. Die Achsen wurden intraoperativ mit einem Prolenefaden auf die Hornhaut geprägt. Dann wurde die Keilresektion über 5 h (150°) oder die bogenförmigen Inzisionen über jeweils 2–2,5 Stunden (60–75°) vorgenommen. Für die Inzisionen wurde ein Diamantmesser auf 80–90% der Hornhautdicke voreingestellt. Als Raffungsnähte wurden zweimal je 3 Nylon-10-0-Einzelknopfnähte gelegt. Diese Nähte wurden nach 2–3 Monaten wieder entfernt, zum Teil über mehrere Male verteilt. Die Nachbehandlung erfolgte in jedem Fall mit zuerst Gentamicin Augensalbe, dann mit Dexamethason Augentropfen. Abbildung 1 zeigt schematisch die drei verwendeten Methoden der Astigmatismuskorrektur.

Ergebnisse

In jedem Fall wurde eine Verminderung des Astigmatismus erzielt. Die Reduktion betrug 4 bis 14,5 Dpt mit einem Median von 8,75 Dpt. Einzelne Beispiele für die drei verwendeten Techniken sind in Abb. 2, die Resultate in Abb. 3 zusammengestellt. Die Patienten waren postoperativ alle in der Lage, Brille oder Kontaktlinsen zu tragen (Korrektur mit KL in 2 Fällen, mit Brille in 9 Fällen, ein Patient

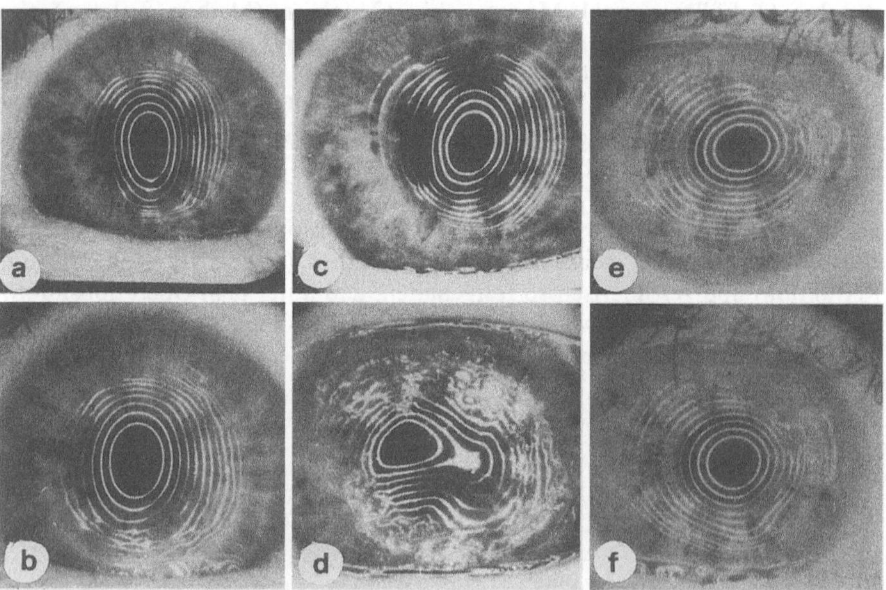

Abb. 2a–f. Beispiele von Astigmatismuskorrekturen. **a** Placidoaufnahme präoperativ, +25 cyl/0° Dpt; **b** Zustand nach Keilresektion und Nahtlegung über 5 Stunden bei 6 Uhr, Reduktion des Astigmatismus um 11 Dpt; **c** präoperativ, +17 cyl/165°; **d** Zustand nach bogenförmigen Inzisionen im Bereich der Plus-Achse und Raffungsnähte im Bereich der Minus-Achse, jeweils über 2–2,5 Stunden. Es resultiert eine massive Astigmatismusumkehr bis zur Fadenentfernung; **e** präoperativ, +8 cyl/110°, **f** Zustand nach Inzisionen über 2,5 Stunden im Bereich der Plus-Achse in der Wirtscornea, 0,8 mm vom Transplantatrand entfernt und mit 80% Tiefe. Verminderung des Astigmatismus um 6,5 Dpt

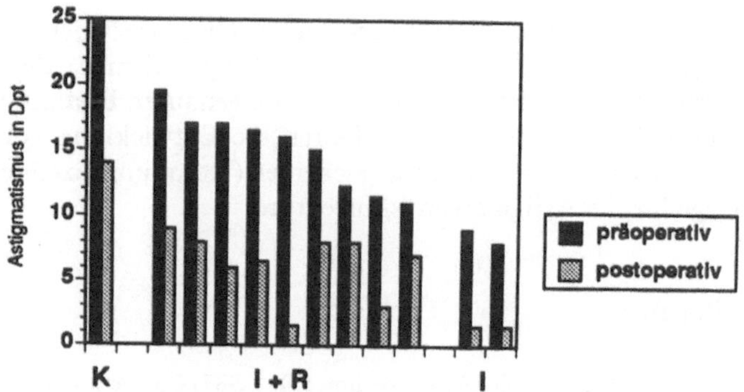

Abb. 3. Resultate der Astigmatismuskorrekturen. Grafische Zusammenstellung der erzielten Astigmatismusreduktionen durch Keilresektion (1 Fall, „K"), Kombination von Inzisionen und Raffungsnähten (9 Fälle „I+R") und Inzisionen nur in der Wirtscornea (2 Fälle, „I"). Die mittlere Reduktion des Astigmatismus über alle Gruppen betrug 8,75 dpt (Range 4–14,5 Dpt)

hatte einen guten unkorrigierten Fernvisus). Der korrigierte Visus betrug 0,25 bis 1,0 p, Median 0,55. Berücksichtigt man nur diejenigen Patienten ohne Katarakt oder glaukomatösen Schaden, so liegt der Median bei 0,7. Wegen immer noch vorhandenem höherem Restastigmatismus von 9 und 7 Dpt sind 2 Patienten für eine Wiederholung des Eingriffes vorgesehen. Bei den 2 Patienten mit nur Inzisionen war der Astigmatismus bereits wenige Tage postoperativ auf erfreuliche 1,5 Dpt reduziert.

Diskussion

In unserem Patientengut wurden die meisten Astigmatismuskorrekturen nach perforierender Keratoplastik wegen Keratokonus vorgenommen. Gerade diese meist jüngeren Patienten sind sowohl auf einen guten Visus als auch auf eine möglichst rasche Rehabilitation angewiesen. Verschiedene Verfahren zur Reduktion von postoperativem oder vorbestehendem hohen Astigmatismus sind vorgeschlagen worden, je nach Höhe des Ausgangsastigmatismus: Mandel und Mitarbeiter führen bei einem Astigmatismus unter 8 Dpt Entlastungsinzisionen, bei einem Astigmatismus über 8 Dpt Entlastungsinzisionen und Raffungsnähte und bei einem Astigmatismus über 15 Dpt eine Keilresektion und ev. Raffungsnähte durch (vgl. hierzu auch [5]). Nach diesen Autoren sollten bogenförmige Inzisionen vorgenommen werden, andere dagegen empfehlen gerade Einschnitte im Transpantat [3, 4]. Das Ziel ist ja, eine zentral sphärische Cornea zu erreichen. Doch leider ist heute noch keine genaue Vorhersagbarkeit des Endastigmatismus möglich, eine umfangreiche Studie fehlt (Übersicht bei [6]). Viele individuelle Faktoren wie z. B. Wundheilungstendenz, Tiefe, Länge und Lage der Inzisionen beeinflussen das Resultat. Wir erachten die Technik der alleinigen Inzisionen als vorteilhaft in verschiedener Hinsicht: Erstens führt sie unmittelbar zu einer Astigmatismusverminderung und zweitens kann dieser Eingriff leicht wiederholt werden. Neue Hornhauttopographie-Systeme ermöglichen eine bessere Beschreibung von irregulären Formen des Astigmatismus, die nach perforierender Keratoplastik meist vorliegen und eine genauere Bestimmung der Achsenlagen auch im peripheren Bereich. Durch die Entwicklung von Lasern, die für die refraktive Chirurgie geeignet erscheinen (Holmium, Excimer), eröffnen sich neue Wege für die Astigmatismuskorrektur.

Literatur

1. Mandel MR, Shapiro MB, Krachmer JH (2987) Correction of high astigmatism following penetrating keratoplasty. In: Bruner WE, Stark WJ, Maumenee AE (eds) Manual of corneal surgery. Churchill Livingstone, New York
2. Thornton SP (1990) Astigmatic keratotomy: a review of basic concepts with case reports. J Cataract Refract Surg 16:430–436
3. Price FW, Whiston WE (1991) The art of surgical correction for postkeratoplasty astigmatism. Intern Ophthalm Clin 31:59–67
4. Waring GO III et al (1991) Stabilitly of refraction during four years after radial keratotomy in the prospective evaluation of radial keratotomy study. Am J Ophthalmol 11:133–144
5. Hoppwnreijy VPT, Van Rij G, Beekhuis WH, Rijneveld WJ, Rinkel-van Driel E (1990) Long-therm results of corneal wedge resection for the correction of high astigmatism. Doc Ophthalmol 75:263–273
6. Saragoussi JJ, Abenhaim Y, Pouliquen Y (1990) Résultats des incisions transverses dans la correction chirurgicale des forts astigmatismes postkératoplastie. J Fr Ophthalmol 13:492–499

No-stitch-Technik mit Tunnelinzision bei Kataraktoperationen: Visusentwicklung und postoperativer Astigmatismus

W. Hunold, G. Auffarth, S. Bailitis, E. Mehdorn und T. Wesendahl

Zusammenfassung: Das schnelle Erreichen eines guten Sehvermögens nach erfolgter Kataraktoperation, hängt neben anderen Faktoren, vom postoperativen Refraktionszustand, insbesondere vom induzierten Astigmatismus ab. In dieser Studie wurde bei 79 Patienten, im Alter von 75,1 ± 7,6 Jahren, eine extrakapsuläre Kataraktextraktion mittels Phakoemulsifikation und Implantation einer Hinterkammerlinse durchgeführt, wobei als Schnittechnik eine 5 mm breite Tunnelinzision mit nahtlosem Wundverschluß benutzt wurde. Die mittlere Zylinderstärke am ersten postoperativen Tag betrug −0,96 ± 0,64 Dioptrien. In 56% der Fälle unterschied sich der Zylinderwert nicht mehr als ± 0,5 Dioptrien vom präoperativen Wert. In 20% der Fälle kam es zu einer Astigmatismusreduktion von bis zu 1,5 Dioptrien. 25% zeigten dagegen eine Zunahme des Zylinderwertes, jedoch nicht mehr als 1,5 Diptrien. Diese Werte blieben während der dreimonatigen Nachbeobachtungszeit stabil. Der korrigierte Fernvisus lag am ersten postoperativen Tag bei 0,59 ± 0,22 und stieg bis zum dritten Monat auf 0,81 ± 0,33. Die No-stitch-Technik war besonders effektiv bei präoperativen Zylinderstärken < 1,5 Dioptrien. In Einzelfällen kam es bei höheren präoperativen Zylinder gegen die Regel zu einem weiteren Anstieg der Werte postoperativ. Hier wäre zur längerfristigen Astigmatismusreduktion eine Naht-Technik sinnvoller.

Summary. Early visual recovery in cataract surgery depends apart from other factors on its refractive results, namely on the induced astigmatism. In this study 79 patients, aged 75.1 ± 7.6 years, underwent extracapsular cataractextractions with phacoemulsification and lens implantation using a 5 mm tunnel incision with sutureless wound closure. The astigmatism one day post-op was −0.96 ± 0.64 diopters. In 56% the astigmatism differs not more than ± 0.5 diopters to preoperative values. In 20% of patients there was a reduction of astigmatism up to 1.5 diopters. Only 25% showed increasing cylindric power, but not more than 1.5 diopters. The results remain stable at 1 month and 3 months follow up. Visual acuity raised from 0.59 ± 0.22 (1st post-op day) to 0.81 ± 0.33 (3rd post-op month). The no stitch technique was very effective in patients with preoperative astigmatism < 1.5 diopters. In individual cases higher preoperative astigmatism against the rule can increase. To prevent this in such cases the corneoscleral wound suture makes more sense.

Einleitung

Die schnelle visuelle Rehabilitation nach Katarakoperationen hängt neben anderen Faktoren vom operativ induzierten Astigmatismus ab. Die Versorgung des Korneoskleralschnittes mit Einzelknüpf-, Kreuzstich- oder fortlaufender Naht führt oft zu einer Verstärkung eines bereits präoperativ bestehenden Astigmatismus mit der Regel. Das Erreichen einer funktionell ausreichenden Sehschärfe und die Brillenanpassung können sich hierdurch erheblich verzögern.

In dieser Studie wird der Effekt einer Schnittführung mit nahtlosem Wundverschluß (No-stitch-Technik) auf den postoperativen Astigmatismusverlauf und die Visusentwicklung geprüft.

Material und Methode

79 Patienten im Alter von 75,1 ± 7,6 Jahre wurden in dieser Studie untersucht. Der präoperative Astigmatismus betrug 0,85 ± 0,67 Dioptrien.

Ausschlußkriterien waren

- Keratopathien
- Diabetische Retinopathie
- Nicht Phako.-geeignete Katarakte

OP-Technik

Es wurde eine 5 mm breite sklerale Tunnelinzision (konvex zum Limbus, Entfernung 3 mm) durchgeführt. Nach einer circulären Kapsulorhexis erfoglte die Entfernung der Katarakt mittels ECCE und Phakoemulsifikation. (IOL-Typen: 5-mm-Optik/12-mm-Haptik: 3M 200/202 Style; Adatomed 79 NH).

Postoperativ erfolgten die objektiven und subjektiven Refraktionsbestimmungen zu den Zeitpunkten 1. Post-OP-Tag, 5.–8. Post-OP-Tag, 4.–6. Post-OP-Woche und 11.–13. Post-OP-Woche.

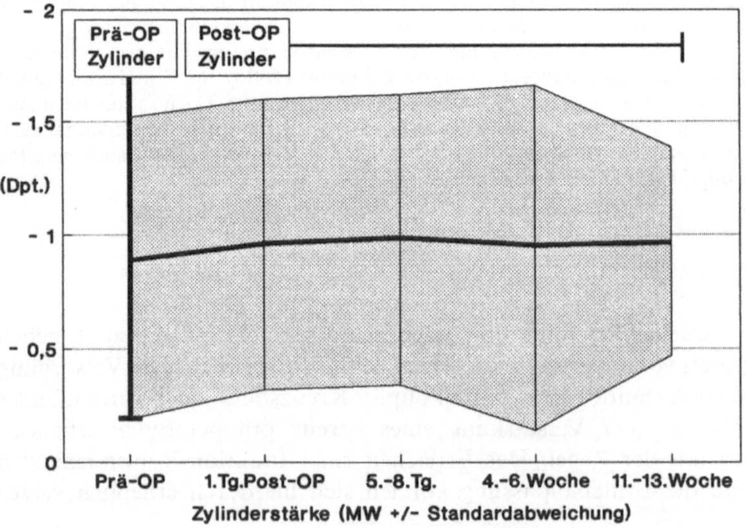

Abb. 1. Mittlere Zylinderstärken und Standardabweichung zu den einzelnen Untersuchungszeitpunkten

Tabelle 1. Zusammenfassung der postoperativ ermittelten Zylinderwerte und des korrigierten Fernvisus

Ergebnisse:

1. Post-OP Tag:	Zylinderstärke:	-0,96 ± 0,64 Dpt
	Mittlere Differenz zum Prä-OP-Zylinder:	0,07 ± 0,72 Dpt
	Korrigierter Fernvisus:	0,59 ± 0,22
5.–8. Post-OP Tag:	Zylinderstärke:	-0,98 ± 0,64 Dpt
	Mittlere Differenz zum Prä-OP-Zylinder:	0,2 ± 0,79 Dpt
	Korrigierter Fernvisus:	0,67 ± 0,29
4.–6. Post-OP Woche:	Zylinderstärke:	-0,9 ± 0,76 Dpt
	Mittlere Differenz zum Prä-OP-Zylinder:	0,05 ± 0,79 Dpt
	Korrigierter Fernvisus:	0,78 ± 0,25
11.–13. Post-OP Woche:	Zylinderstärke:	-0,93 ± 0,46 Dpt
	Mittlere Differenz zum Prä-OP-Zylinder:	0,08 ± 0,69 Dpt
	Korrigierter Fernvisus:	0,81 ± 0,33

Ergebnisse

Bei einer präoperativ bestehenden mittleren Zylinderstärke von −0,86 ± 0,67 Dioptrien ergab sich am ersten postoperativen Tag ein Durchschnittswert von −0,96 ± 0,6 Dioptrien (Abb. 1, Tabelle 1). Dieser Wert stabilisierte sich während der folgenden drei Monate auf −0,93, mit einer geringeren Streuung, wie die Standardabweichung von ± 0,46 Dioptrien (Abb. 1, Tabelle 1) zeigt. Vergleicht man die Differenz des postoperativen Astigmatismus zum präoperativen Wert, so verändert diese sich vom 1. postoperativen Tag (+ 0,07 ± 0,72) bis zur 11. bis 13. postoperativen Woche (+ 0,08 ± 0,69) praktisch nicht (Tabelle 1).

Die Abbildungen 2a und b zeigen die Häufigkeitsverteilungen der Differenzen der präoperativen zur postoperativen Zylinderstärke. Zu beiden Untersuchungszeitpunkten erkennt man, daß bei etwa 56% der Patienten astigmatismusneutral operiert wurde. In etwa 20% der Fälle kam es sogar zu einer weiteren Reduzierung der präoperativen Zylinderstärke von 1 bis 1,5 Dioptrien. 25% der Patienten zeigten jedoch auch eine Zunahme der präoperativ gemessenen Zylinderwerte von 1 bis 1,5 Dioptrien.

Zur Betrachtung der Achsenlage wurden die Zylinderachsen in 4 Quadranten eingeteilt. Präoperativ lagen 25,7% der Zylinderachsen im Bereich von 0 ± 22,5 Grad, 15,7% im Bereich von 45 ± 22,5 Grad, 40% bei 90 ± 22,5 Grad und 18,6% bei 135 ± 22,5 Grad. Am ersten postoperativen Tag kam es zu einem leichten Shift zur 0-Achse: 39,4% lagen in diesem Quadranten (Prä-OP: 22,5%). (Weitere Ergebnisse: 45 Grad: 14,6%; 90 Grad: 31,4%; 135 Grad: 14,6%).

Während der nächsten drei Monate kam es zu folgenden Veränderungen der Achsenlagen:

5.–8. Post-OP-Tag: 48% der Zylinderachsen blieben im gleichen Quadranten entsprechend der präoperativen Achsenlage. 40% drehten sich um 45 Grad in den nächsten Quadranten. In 12% der Fälle kam es zu einer Drehung um 90 Grad.

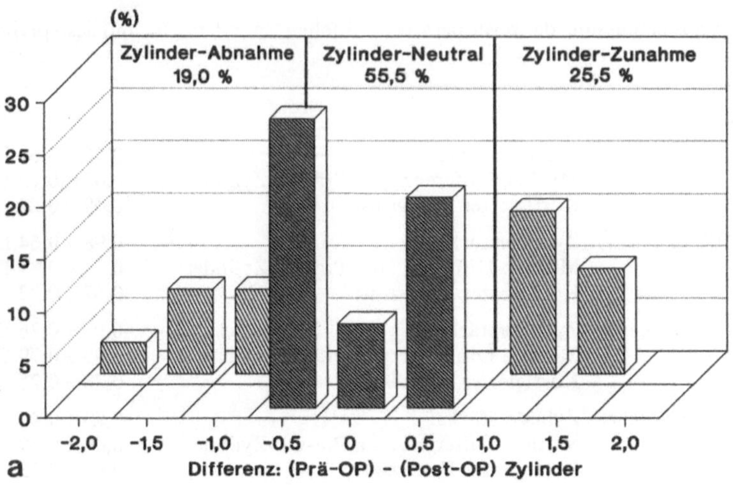

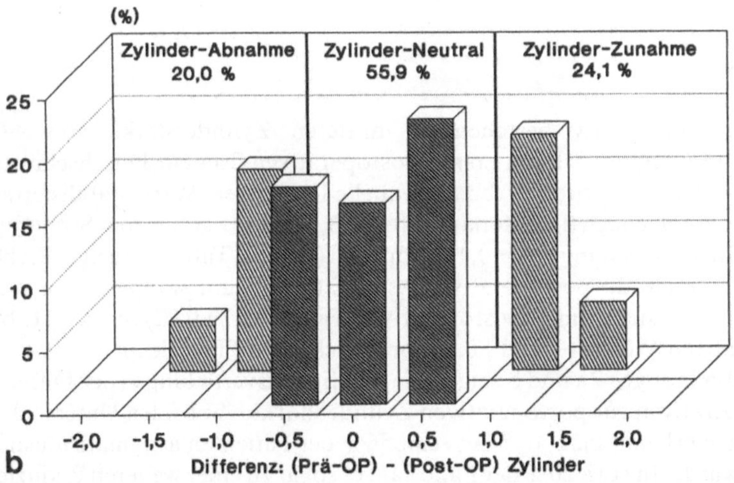

Abb. 2. a Differenz der präoperativen Zylinderstärken zu den postoperativen (1. Post-OP-Tag) Ergebnissen. **b** Differenz der präoperativen Zylinderstärken zu den postoperativen (4.–6. Post-OP-Woche) Ergebnissen

4.–6. Post-OP-Woche: 57,1% der Zylinderachsen lagen unverändert im gleichen Quadranten, wie präoperativ. 31,6% drehten sich um 45 Grad, 10,5% um 90 Grad.

11.–13. Post-OP-Woche: 55,6% waren unverändert, 33,3% hatten sich um 45 Grad, 11,1% um 90 Grad im Vergleich zur präoperativen Achsenlage gedreht.

Die Visuswerte (Abb 3, Tabelle 1) erreichen schnell hohe Werte. Schon am ersten postoperativen Tag liegt der mittlere korrigierte Fernvisus bei etwa 0,6 und steigt nach einem Monat nur noch gering von 0,78 auf 0,81 nach drei Monaten an.

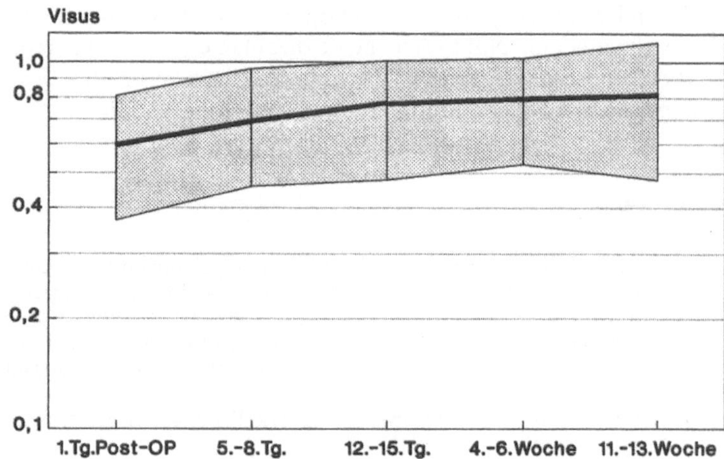

Abb. 3. Visusentwicklung nach No-stitch-Technik

Diskussion

Der postoperativ induzierte Astigmatismus nach Kataraktchirurgie hängt von mehreren Faktoren ab. Die Schnittführung und Konfiguration des Wundkanals, sowie Schnittbreite und Entfernung von Limbus haben einen entscheidenden Einfluß [1–4]. Bei der Small-Incision-Technik mit Nahtverschluß beeinflußt die Nahttechnik (Einzelknüpfnaht, fortlaufende Naht) ebenfalls das postoperative Ergebnis [3, 4].

Der nahtlose Wundverschluß bei corneoskleraler Tunnelinzision führt zu einer weiteren Verbesserung bzw. Reduzierung des postoperativen Astigmatismus [1, 2].

Die hier dargestellten Ergebnisse zeigen in drei Viertel der Fälle im Vergleich zu den präoperativen Zylinderstärken astigmatismusneutrale bzw. astigmatismusreduzierende Werte. Nur in etwa 25% kam es zu einem Anstieg, jedoch nicht mehr als 1,5 Dioptrien.

Die Lage der Zylinderachsen blieb in etwa 50% der Fälle im Vergleich zur präoperativen Achsenlage unverändert. Nur in etwa 10–12% kam es zu einer Achsdrehung von 90 Grad.

Die No-stitch-Technik eignete sich sehr gut für eine Schnittbreite von 5 mm, ist aber auch bei 6-mm-Schnittbreite anzuwenden [2].

Die Indikation zum nahtlosen Wundverschluß sollte jedoch in Abhängigkeit von präoperativer Zylinderstärke und Achsenlage gestellt werden.

Wir machten die Erfahrung, daß in Einzelfällen, bei wahrscheinlich nicht optimaler Schnittechnik einer Verstärkung eines Astigmatismus gegen die Regel durch die No-stitch-Technik gefunden wurde. Dies ist umso unerwünschter, da dieser Astigmatismus sich später nur durch Nahtnachlegung bei 12 Uhr oder refratkive Hornhautchirurgie korrigieren läßt.

Zylinderstärken größer 1–1,5 Dioptrien und Achsenlagen um 90 Grad werden daher günstiger mit Naht versorgt, da dies eher einen Astigmatismus mit der Regel bewirkt und dem Operateur trotzdem die Option astigmatismusreduzierender Maßnahmen (Fadendehnung/-durchtrennung) offen läßt.

Literatur

1. Buzard KA, Shearing SP (1991) Comparison of postoperative astigmatism with incisions of varying length closed with horizontal sutures and with no sutures. J Cataract Refract Surg 17:734–739
2. Brauweiler HP (1992) Wundverschluß ohne Naht für längere Inzisionen. Referat auf dem 6. Kongreß der deutschsprachigen Gesellschaft für Intraokularlinsen Implantation München
3. Steinert RF, Brint SF, White SM, Fine IH (1991) Astigmatism after small incision cataract surgery. Ophthalmology 98:417–423
4. Storr-Paulsen A (1991) Surgically induced astigmatism in cataract surgery. Eur J Implant Ref Surg 3:249–253

Die True-Vista®-Bifokal-IOL – Status der Europäischen Multizentrischen Studie

M. C. Knorz

Zusammenfassung: Die True-Vista®-IOL (Fa. Storz), eine refraktive Bifokal-IOL mit einem zentralen und peripheren Fernteil sowie einem ringförmigen Nahteil, wurde im Rahmen einer prospektiven multizentrischen Studie von März 1990 bis Sept. 1991 bei 446 Patienten implantiert. Wir bestimmen Fern- und Nahvisus, Astigmatismus und Pupillendurchmesser. Zusätzlich wurde in einer randomisierten Untergruppe (60 Pat.) der Kontrastvisus für Ferne und Nähe mittels der Regan-Tafeln (96%, 50%, 25%, 11% Kontrast) bestimmt.

Bisher konnten 227 Patienten 4–6 Monate und 145 Patienten 7–11 Monate postoperativ nachuntersucht werden (best cases). Der korrigierte Fernvisus war nach 4–6 (7–11) Monaten in 96% (98%) 0,5 oder besser. Der Nahvisus war 0,67 oder besser mit Nahkorrektur in 93% (92%), mit Fernkorrektur in 79% (78%) und ohne Korrektur in 64% (69%). Verglichen mit monofokalen IOLs war der Kontrastvisus für die Ferne nur bei einem Kontrast von 11% reduziert. Für die Nähe fanden sich hingegen deutlich reduzierte Werte bei allen getesteten Kontraststufen.

Unsere Ergebnisse zeigen eine gute Wirksamkeit der True-Vista®-Bifokal-IOL. Das Sehvermögen für die Ferne wird betont, der Nahvisus ist noch ausreichend. Da ein möglichst hohes Kontrastvermögen für die Ferne wichtiger ist als für die Nähe, scheint dieses Design einen guten Kompromiß zwischen Bifokalfunktion und Kontrastsehvermögen darzustellen.

Summary. The True-Vista® IOL (Storz Co.), a 3-zone refractive bifocal IOL with a central and peripheral distance zone and a near annulus, was implanted in 446 patients between March 1990 and Sept. 1991. We determined distance and near acuity, astigmatism and pupil size. Contrast acuity at far and near focus was measured in a randomized subgroup (60 patients) using the Regan Charts (96%, 50%, 25%, 11% contrast).

4–6 (7–11) months follow up was available in 227 (145) patients (best cases) until now. Corrected distance acuity at 4–6 (7–11) months was 20/40 or better in 96% (98%). Near acuity was 20/30 or better in 64% (69%) without correction, in 79% (78%) with distance correction and in 93% (92%) with near add. Compared to monofocal IOLs, contrast acuity at distance focus was reduced at low contrast (11%) only while values at near focus were considerably reduced at all contrast steps tested.

Our results demonstrate a good performance of the True-Vista® bifocal IOL. Distance vision is favoured while near acuity is still sufficient. As high image contrast is more important in distance vision than in near vision, this IOL seems to provide a good compromise between bifocality and contrast perception.

Einleitung

Bifokale Intraokularlinsen (IOL) vergrößern den Schärfentiefebereich, reduzieren jedoch gleichzeitig den Bildkontrast [1–3, 5, 6]. Wir untersuchten im Rahmen einer prospektiven multizentrischen Studie das Sehvermögen mit der True-Vista®-Bifokal-IOL.

Material und Methoden

Die True-Vista®-IOL (Fa. Storz) ist eine refraktive Bifokal-IOL. Die Optik ist aus drei Zonen aufgebaut: Einem zentralen Fernteil (1,5 mm Durchmesser), einem ringförmigen Nahteil (2,6 mm, Nahaddition 4 D) und einem peripheren Fernteil [4]. Die True-Vista®-IOL wurde im Rahmen einer multizentrischen Studie von 20 Operateuren implantiert [4]. Nachuntersuchungen erfolgten 1–6 Tage, 2–3 und 4–8 Wochen. 4–6, 7–11 und 12–14 Monate postoperativ. Wir bestimmten Hornhautastigmatismus, Refraktion, Fern- und Nahvisus und Pupillendurchmesser (Beleuchtungsstärke 100 lux und 800 lux). Bei 60 Patienten mit True-Vista® und 24 monofokalen Partneraugen (jeweils best cases) wurde zusätzlich 4–11 Monate postoperativ der Kontrastvisus für Ferne und Nähe bestimmt (Regan-Tafeln, Konstrast 96%, 50%, 25%, 11%; Beleuchtungsstärke 100 lux und 10000 lux).

Ergebnisse

Von Februar 1990 bis September 1991 wurde bei 446 Patienten eine True-Vista®-IOL implantiert (201 nach ECCE, 245 nach Phako). Das Durchschnittsalter betrug 72 Jahre (41 <= 60 J., 136 61–70 J., 207 71–80 J., 59 > 80 J.). Bisher konnten 277 Patienten nach 4–6 Monaten und 192 nach 7–11 Monaten nachuntersucht werden, 227 bzw. 145 waren „best cases“ [4]. 118 Patienten hatten eine monofokale IOL im Partnerauge, 91 davon waren „best cases“.

Bei Auswertung aller Patienten war der korrigierte Fernvisus nach 4–6 Monaten bei 94% (259/275) und nach 7–11 Monaten bei 97% (185/191) 0,5 oder besser, der korrigierte Nahvisus war nach 4–6 Monaten bei 92% (250/272) und nach 7–11 Monaten bei 87% (166/191) 0,67 oder besser.

Tabelle 1. Sehschärfe mit der True-Vista®-IOL 4–6 Monate postoperativ („best cases“, n = 227)

Visus	Fernvisus unkorrigiert		korrigiert		Nahvisus unkorrigiert		Fern-korrektur		Nah-addition	
	n	%	n	%	n	%	n	%	n	%
1,25	7	3,1	21	9,3	5	2,2	10	5,3	24	10,8
1,0	24	10,6	83	36,7	44	19,4	50	26,5	102	45,7
0,8	20	8,8	40	17,7	47	20,7	50	26,5	58	26
0,63	33	14,5	47	20,8	50	22	39	20,6	23	10,3
0,5	54	23,8	25	11	25	11	18	9,5	9	4
0,25–0,4	63	27,8	10	4,4	45	19,8	20	10,6	6	2,7
0,2	12	5,3	0	0	7	3,1	1	0,5	1	0,4
0,1	12	5,3	0	0	4	1,8	1	0,5	0	0
<0,1	2	0,9	0	0	0	0	0	0	0	0
Summe	227	100	226	100	227	100	189	100	223	100

Tabelle 2. Sehschärfe mit der True-Vista®-IOL 7–11 Monate postoperativ („best cases", n = 145)

Visus	Fernvisus unkorrigiert		korrigiert		Nahvisus unkorrigiert		Fern-korrektur		Nah-addition	
	n	%	n	%	n	%	n	%	n	%
1,25	2	1,4	12	8,3	3	2,1	4	3,1	12	8,3
1,0	18	12,5	57	39,6	35	24,5	39	29,8	71	49
0,8	16	11,1	25	17,2	33	23,1	34	26	29	20
0,63	27	18,8	37	25,5	28	19,6	25	19,1	22	15,2
0,5	37	25,7	11	7,6	19	13,3	11	8,4	5	3,5
0,25–0,4	32	22,2	2	1,4	21	14,7	16	12,2	6	4,1
0,2	4	2,8	0	0	2	1,4	1	0,8	0	0
0,1	7	4,9	1	0,7	2	1,4	1	0,8	0	0
<0,1	1	0,7	0	0	0	0	0	0	0	0
Summe	144	100	145	100	143	100	131	100	145	100

Tabelle 3. Vergleich der Augen mit True-Vista®-Bifokal-IOL (4–6 Monate: n = 227; 7–11 Monate: n = 145) und der monofokalen Partneraugen (n = 91) (best cases; Anteil der Augen mit einem Fernvisus von 0,5 oder besser bzw. einem Nahvisus von 0,67 oder besser)

	Fernvisus unkorrigiert	korrigiert	Nahvisus unkorrigiert	Fern-korrektur	Nah-addition
Monofokale IOL	58%	98%	24%	6%	99%
True-Vista® (4–6 Mo.)	61%	96%	64%	79%	93%
True-Vista® (7–11 Mo.)	69%	98%	69%	78%	92%

Die Visuswerte der „best cases" sind in Tabelle 1 und 2 dargestellt. Der Anteil der Augen mit einem Fernvisus von 0,5 oder besser bzw. einem Nahvisus von 0,67 oder besser ist in Tabelle 3 für monofokale IOLs und die True-Vista®-Bifokal-IOL dargestellt. Hinsichtlich des korrigierten Fernvisus fanden sich keine Unterschiede, der unkorrigierte Fernvisus war mit monofokaler IOL schlechter, da in dieser Gruppe i.d.R. eine geringgradige Myopie angestrebt wurde (Tabelle 3). Der Nahvisus mit Addition unterschied sich ebenfalls nicht, der unkorrigierte Nahvisus und der Nahvisus mit Fernkorrektur war mit True-Vista® jedoch deutlich besser als mit monofokalen IOLs (Tabelle 3).

Der Kontrastvisus für Ferne und Nähe ist in Tabelle 4 dargestellt. Der Kontrastvisus im Fernbrennpunkt war mit True-Vista®, verglichen mit monofokalen IOLs, nur bei niedrigem Kontrast (11%) reduziert. Der Kontrastvisus im Nahbrennpunkt lag jedoch bei allen Kontraststufen deutlich niedriger als im Fernbrennpunkt (Tabelle 4).

Tabelle 4. Kontrastvisus mit True Vista® Bifokal-IOL im Fernbrennpunkt (TV_F) und Nahbrennpunkt (TV_N) sowie mit monofokalen IOLs (Regan-Tafeln; True Vista®: n = 60; monofokale IOL: n = 24; best cases; jeweils Anteil der Augen (%) mit einem Visus von 0,5 oder besser)

Kontrast	Beleuchtungsstärke 100 lux			Beleuchtungsstärke 1000 lux		
	TV_F	TV_N	MF	TV_F	TV_N	MF
96%	100%	91,5%	91,7%	98,3%	93,2%	95,7%
50%	96,6%	83,1%	87,5%	96,7%	79,7%	91,7%
25%	95%	66,1%	75%	93,3%	62,7%	83,3%
11%	18,3%	5,1%	45,8%	21,7%	1,7%	45,8%

Diskussion

Die simultane Projektion von zwei Bildern auf der Netzhaut reduziert den Bildkontrast. Dies konnte experimentell [3, 5] und klinisch [1, 2] sowohl für refraktive als auch für diffraktive Bifokal-IOLs gezeigt werden [7]. Auch mit der True-Vista®-IOL fand sich experimentell [5] und im Rahmen dieser Studie ein reduzierter Visus bei niedrigem Kontrast (11%, Tabelle 4). Der Kontrastvisus war hierbei im Nahbrennpunkt deutlich schlechter als im Fernbrennpunkt (Tabelle 4). Dies zeigt, daß im Gegensatz zu diffraktiven Bifokal-IOLs Fern- und Nahteil der True-Vista®-IOL nicht gleichartig gewichtet sind [6]. Der höhere Kontrast des Fernbildes ist durch das Design der True-Vista®-IOL bedingt [6]. Diese Eigenschaft erscheint sinnvoll, da ein hoher Bildkontrast im Fernbrennpunkt, z. B. bei nächtlichen Autofahrten, wichtiger ist als im Nahbrennpunkt [7]. Ein mit monofokalen IOLs vergleichbarer Visus kann mit bifokalen IOLs bei niedrigem Kontrast aber nicht erreicht werden (Tabelle 4) [2, 6].

Neben dem Nachteil eines reduzierten Bildkontrastes zeigte sich jedoch ein deutlich besserer Nahvisus ohne Korrektur bzw. mit Fernkorrektur als mit monofokalen IOLs (Tabelle 3). Die True-Vista®-Bifokal-IOL bietet somit nach entsprechender Aufklärung für viele Patienten eine wertvolle Alternative zu monofokalen IOLs. Ein präoperativ bestehender oder operativ induzierter Astigmatismus über 1,0 D sollte bei Implantation bifokaler IOLs vermieden werden [2, 4], Makulopathien stellen eine Kontraindikation dar [2]. Die besten Ergebnisse werden nach beidseitiger Implantation erzielt [2].

Literatur

1. Claessens D, Knorz MC, Münch D, Seiberth V (1991) Kontrastempfindlichkeit und Defokussierkurve mit True Vista Bifokal-IOLs und monofokalen IOLs, 261–274. In: Wenzel M, Reim M, Freyler H, Hartman C (Hrsg) 5. Kongreß der Deutschsprachigen Gesellschaft für Intraokularlinsen Implantation. Springer, Berlin Heidelberg New York Tokyo

2. Gimbel HV, Sanders DR, Raanan MG (1991) Visual and refractive results of multifocal intraocular lenses. Ophthalmology 98:881–888
3. Holladay JT, van Dijk H, Lang A, Portney V, Willis TR, Sun R, Oksman HC (1990) Optical performance of multifocal intraocular lenses. J Cataract Refract Surg 16:413–422
4. Knorz MC (1991) Die True Vista Bifokal-IOL – Ergebnisse der Europäischen Multizentrischen Studie, 240–250. In: Wenzel M, Reim M, Freyler H, Hartmann C (Hrsg) 5. Kongreß der Deutschsprachigen Gesellschaft für Intraokularlinsen Implantation. Springer, Berlin Heidelberg New York Tokyo
5. Knorz MC, Bedoya JH, Hsia TC, Neubert WJ, Jones M, McCary BD, Seiberth V, Liesenhoff H (1992) Comparison of modulation transfer function and through focus response with monofocal and bifocal IOLs. Ger J Opththalmol 1:45–53
6. Knorz MC, Claessens D, Schaefer RC, Seiberth V, Liesenhoff H (1993) Vision with bifocal IOLs. Part I: Evaluation of contrast acuity and defocus curve in bifocal and monofocal IOLs. J Cataract Refract Surg 19 (im Druck)
7. Knorz MC, Hsia TC, Seiberth V, Liesenhoff H (1993) Sehvermögen mit bifokalen IOLs – Korrelation experimenteller und klinischer Befunde. In: 6. Kongreß der Deutschsprachigen Gesellschaft für Intraokularlinsen Implantation. Springer, Berlin Heidelberg New York Tokyo (im Druck)

PMMA-, Silikon- und Hydrogelimplantlinsen nach Nd:YAG-Laserbeschuß: rasterelektronenmikroskopische Befunde

T. Kohnen, M. Werner, J. Han und H.-R. Koch

Zusammenfassung. In einer In-vitro-Untersuchung wurde die Oberfläche von Linsen aus PMMA, Silikon und Hydrogel mit YAG-Laserimpulsen verschiedener Energie und Impulsrate beschädigt. Im REM war die Morphologie der YAG-Lasermarkierungen bei den drei untersuchten Materialgruppen unterschiedlich. Während bei PMMA Aussplitterungen des Kunststoffes und – um den Lasereffekt herum – ein aufgeworfener Ringwulst entstehen, finden sich in Silikonlinsen von den eingeschmolzenen Markierungen ausgehende, längere Einrisse. Geringste Effekte hinterließ der Laser im Hydrogelmaterial. Salven von YAG-Laserimpulsen mit kleiner Energie wirken sich auf die Oberfläche stärker aus als Einzelimpulse höherer Energiedichte.

Summary. In an in-vitro study, the surfaces of PMMA, silicone and hydrogel IOLs were damaged by YAG laser impacts of different energies and impulse rates. The superficial lesions were examined with the scanning EM. The morphology of the YAG-laser marks differed in the three groups of IOL materials. In PMMA lenses, the laser induced central craters surrounded by circular elevations, in silicone lenses there were long cracks extending from the melted center. Minimal defects were observed in the hydrogel material. Bursts of low energy YAG laser impulses produced stronger effects on the lens surface than single impulses of higher energy.

Einleitung

Nach der extrakapsulärer Kataraktextraktion und Linsenimplantation muß in 30%–50% in den ersten fünf Jahren eine Diszission der getrübten Kapsel durchgeführt werden [4]. Das bevorzugte Verfahren ist heute die Kapsulotomie mit dem YAG-Laser. Neben dem gewünschten Effekt kann es auch zu einer Beschädigung der IOL durch Einschüsse kommen. Auch beim Anlegen einer Iridektomie oder der Entfernung von Präzipitaten kann die Intraokularlinse durch die Mikroexplosionen beschädigt werden. Ausgiebige Defekte im Linsenmaterial können zu einer postoperativen Sehverschlechterung und Blendung führen. Wir haben Polydimethylsiloxan (Silikon), Polymethylmethacrylat (PMMA), sowie Polyhydroxyethylmethacrylat (Hydrogel) hinsichtlich der Morphologie nach Beschuß mit einem YAG-Laser ausgewertet.

Material und Methoden

PMMA- (Adatomed®), Silikon- (Silikon Optik®, Wright Medical®, Staar®), und Hydrogel- (Alcon®) Linsen wurden hinsichtlich der Morphologie nach Beschuß

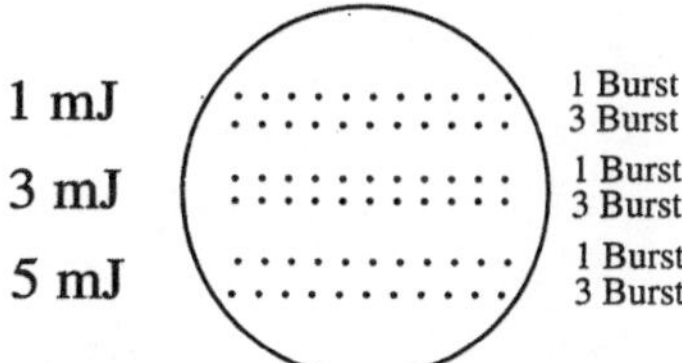

Abb. 1. Bearbeitungsmodus der Intraokularlinse

mit einem Meditec Nd:YAG-Laser am Rasterelektronenmikroskop untersucht. Die Intraokularlinsen wurden in einem mit einem Plexiglasfensterchen versehenen Kästchen fixiert und unter Wasser mit dem Laser-Strahl an der Hinterfläche beschossen. Wir wählten dabei Energien von 1,3 und 5 mJ, sowie Einzelimpulse (1 Burst) und Salven (3 Burst) in unterschiedlichen Kombinationen (s. Abb. 1). Mittels Verschiebung durch eine Mikrometerschraube konnte der Lasereffekt definiert an jedem Ort der IOL ausgelöst werden.

Ergebnisse

Die beschossenen Linsen weisen alle kraterförmige, unregelmäßig begrenzte Defekte auf. Sie lassen sich in Rand- und zentrale Defektzone unterteilen. Die Einschüsse sind für jede einzelne Materialgruppe unterschiedlich. Jede Linsenart zeigt ein sehr spezifisches, morphologisches Muster. Die Energiemenge und Impulsrate pro Salve (Burst) hat sich nur auf die Größe der betroffenen Fläche, nicht aber auf die morphologische Veränderung ausgewirkt. Salven von Impulsen mit geringerer Energie verursachen größere Defekte als ein Treffer mit hoher Energie.

PMMA (Polymethylmethacrylat)

Die Läsionen zeigten zwei verschiedene Reaktionsweisen:

1. Eine wulstartig aus der Linsenebene vorwölbende Kraterperipherie ist erkennbar. Der Grad der Zerklüftung im zentralen Defekt ist etwas geringer als im Silikon und zeigt Ansätze von Rissen (s. Abb. 2a).
2. Aus dem PMMA sind Stücke mit glattflächigen Wänden herausgesprengt, die mit scharfen Winkeln und Graten durchzogen sind (s. Abb. 2b).

Bei beiden Defektarten sind winzige Trümmerreste in der Peripherie zu finden.

Silikon (Polydimethylsiloxan)

Der zentrale Defekt stellt sich als ein tief in den Linsenkörper reichender Krater dar. Meist sind seine Wände zerklüftet, er kann aber auch eine glatte Oberfläche haben und nahezu kreisrund sein. In der Randzone finden sich Trümmer aus

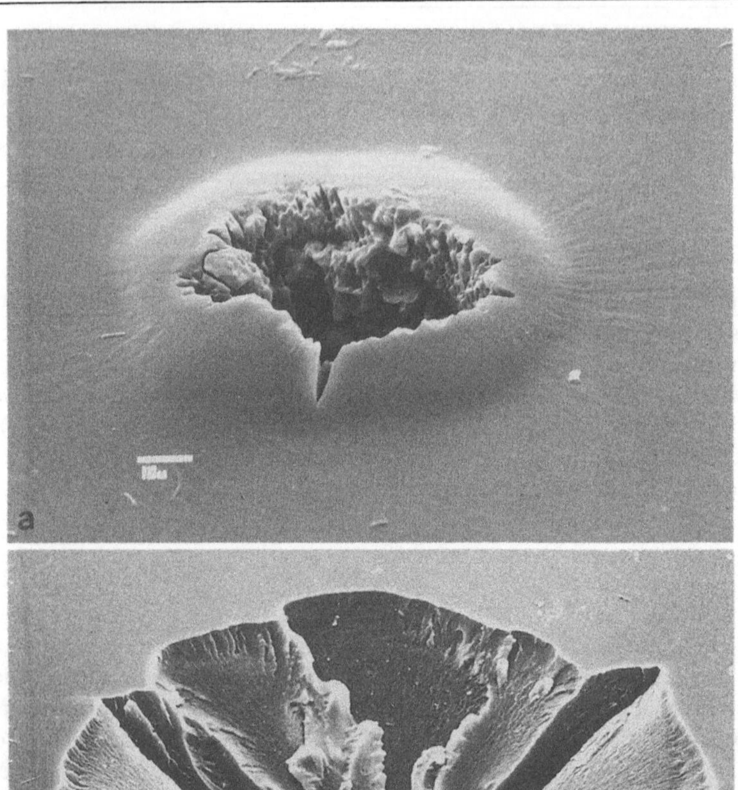

Abb. 2a, b. PMMA: REM (1000fach) **a** aufgeworfene, geschmolzene Krater (5 mJ 1 Burst); **b** Aussprengungen (5 mJ 3 Burst)

herausgeschleudertem, geschmolzenen Silikon, welches auf der Oberfläche erstarrt und mit ihr verbacken ist (s. Abb. 3a). Von dem zentralen Defekt gehen Risse aus, die bis tief in das Linsenmaterial reichen können (>100 μm) (s. Abb. 3b).

Hydrogel (Polyhydroxyethylmethacrylat)

Dieses Material besitzt die größte Resistenz gegenüber YAG-Laserimpulsen. Die Defekte zeigen kleinere Löcher mit wenig zerklüfteten Wänden, bilden in der

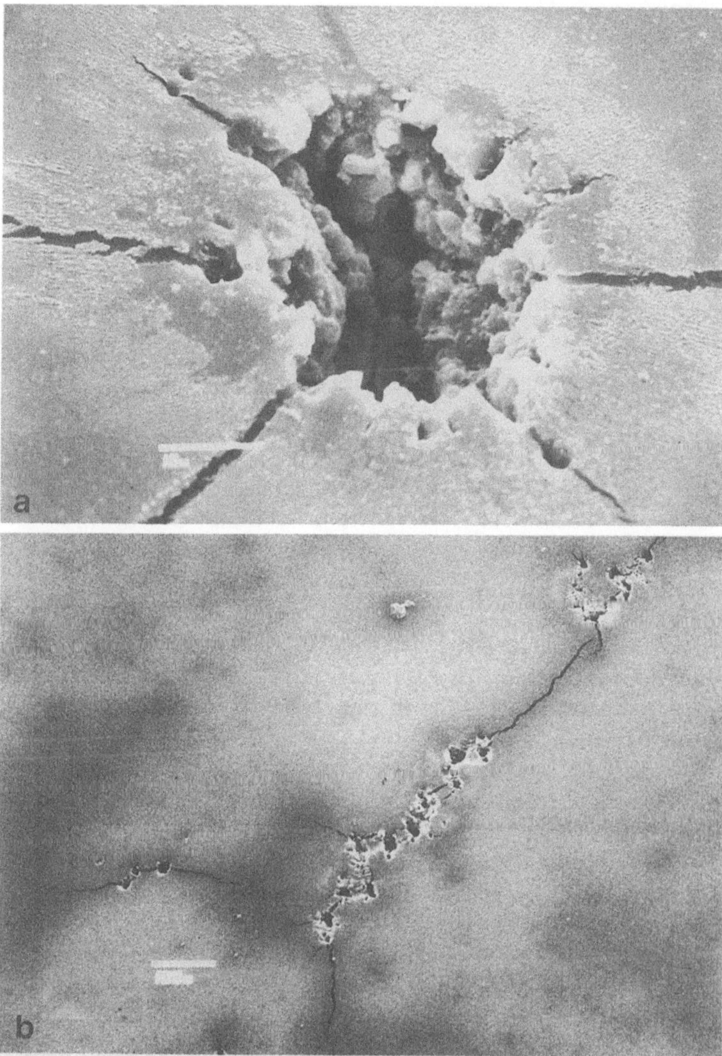

Abb. 3a, b. Silikon: **a** REM (1000fach): zerschmolzener Krater mit Rißbildung (1 mJ 3 Burst); **b** REM (40fach), durch Risse verbunde YAG-Defekt

umliegenden Linsenoberfläche eine Fältelung und weisen keine herausgesprengten oder zerschmolzenen Linsenmaterialien auf (s. Abb. 4).

Diskussion

Die morphologische Gestaltung der YAG-Laser-Defekte zeigt für jedes Material ein spezifisches Muster. Andere Autoren sprechen von einem schon fast pathognomonisches Aussehen der Einschüsse [1].

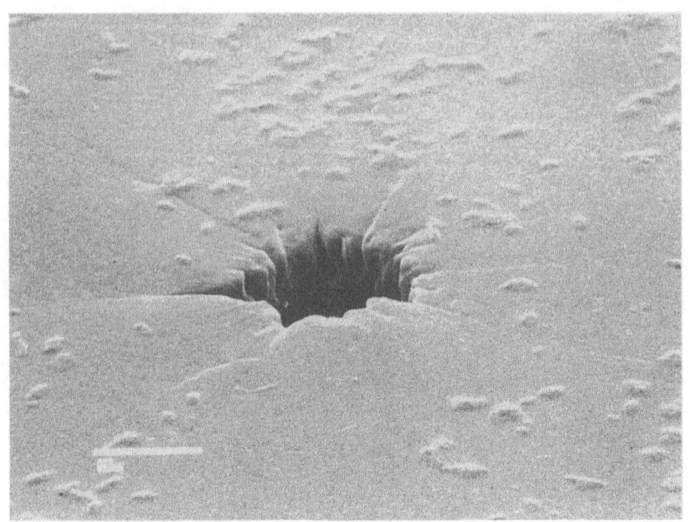

Abb. 4. Hydrogel: REM (1000fach): kleine, tiefe Krater (3 mJ 3 Burst)

PMMA reagiert entweder mit Kraterbildung oder Aussprengungen aus der Linse. Die frontale Ausdehnung ist deutlich größer als bei den beiden anderen Materialien. Guthoff folgert daß Defekte in PMMA deshalb eine vermehrte Streulichtquelle darstellen [3].

Neben den zerschmolzenen Kratern, fällt im Silikonwerkstoff besonders die Rißbildung auf. Schon beim Falten mit entsprechenden Implantationsinstrumenten kann man im Silikon kleine Läsionen oder Oberflächendefekte finden [2].

Im rasterelektronenmikroskopischen Untersuchungen hat man bei HEMA-Hinterkammerlinsen eine gute Oberflächenstruktur gefunden. Auch nach Implantation zeigten sich keine Defekte in dem weichen Material [6]. Inzwischen sind auch größere Serien klinisch erprobt und gute postoperative Ergebnisse erzielt worden [5]. Der sehr geringe YAG-Defekt im Iogel-Material ist schon beschrieben worden [4] und läßt klinisch weniger Blenderscheinungen vermuten.

Schlußfolgerung

Laserschüsse verursachen die größten Defekte in PMMA und dürften wohl am ehesten zu einer Sehverschlechterung durch Blenderscheinungen führen. Andere Linsenmaterialien zeigen kleinere Defekte und sollten als Alternative zu PMMA weiter verwandt und erforscht werden.

Literatur

1. Bath PE, Boerner CF, Dang Y (1987) Pathology and physics of YAG laser intraocular lens damage. J Cataract Refract Surg 13:47–49
2. Bröhl T, Ensikat H-J, Koch H-R (1989) Rasterelektronenmikroskopische Befunde an Intraokularlinsen aus Silikon. In: Freyler H, Skorpik Ch, Grasl M (Hrsg) 3. Kongreß der Deutschen Gesellschaft für Intraokularlinsen Implantation, Wien 1989. Springer, Berlin Heidelberg New York Tokyo, S 157–162
3. Guthoff R, Seppich A, Draeger J (1991) Experimentelle Untersuchung zur räumlichen Ausdehnung von Neodym-YAG-Lasereffekten in verschiedenen Kunstlinsenwerkstoffen. In: Wenzel M, Reim M, Freyler H, Hartmann C (Hrsg) 5. Kongreß der Deutschen Gesellschaft für Intraokularlinsen Implantation, Aachen 1991. Springer, Berlin Heidelberg New York Tokyo, S 440–444
4. Keates RH, Sall KN, Kreter JK (1987) Effect of the Nd:YAG laser on polymethylmethacrylate, HEMA copolymer, and silicone intraocular materials. J Cataract Refract Surg 13:401–409
5. Menapace R, Skorpik C, Wedrich A (1990) Evaluation of 150 consecutive cases of poly HEMA posterior chamber lenses implanted in the bag using a small-incision technique. J Cataract Refract Surg 16:567–577
6. Rochels R, Stofft E (1989) Rasterelektronenmikroskopische Untersuchung an weichen HEMA-Hinterkammerlinsen. In: Lang GK, Ruprecht KW, Jacobi KW, Schott K (Hrsg) 2. Kongreß der Deutschen Gesellschaft für Intraokularlinsen Implantation, Erlangen 1988. Springer, Berlin Heidelberg New York Tokyo, S 169–173

Der Simulator Marty in der mikrochirurgischen Assistentenausbildung – Eine Videodemonstration

T. Kohnen, J. Han und H.-R. Koch

Zusammenfassung. Der Simulator Marty ist ein von Maloney und Hall entwickeltes Trainingssystem, das eine realistische Augennachbildung in einem „Kopf-Mannequin“ zur Verfügung stellt. In das Auge können künstliche Linsennachbildungen eingesetzt werden, die in verschiedenen Härtegraden und in Ausführungen mit und ohne Kapselnachbildung geliefert werden. Der Film zeigt, daß mit diesem Unterrichtshilfsmittel bestimmte Methoden der Kataraktchirurgie, insbesondere der Phakoemulsifikation, geübt werden können. Es werden Kapsulorhexistechniken sowie Phakoverfahren wie „Divide-and-Conquer“ und Endophako demonstriert.

Summary. The Marty simulator, develoved by Maloney and Hall, is a training system, which provides a realistic eye imitation in a head mannequin. Artifical lens imitations can be inserted into the eye. They are available in different degrees of hardness, and both with and without an artifical lens capsule. The video shows that special methods of cataract surgery, especially of phacoemulsification, can be practiced with this instruction device. Capsulorhexis techniques and phaco procedures like the “divide-and-conquer“ or “endophaco“ styles are demonstrated.

Mit der Einführung der Phakoemulsifikation durch Charles Kelman hat sich die Kataraktchirurgie entscheidend gewandelt. Es ist heute Ziel durch eine möglichst kleine Öffnung zu operieren.

Der Anfänger dieser Technik hat nicht nur eine neue Maschine kennenzulernen, sondern auch viele neue Operationsschritte zu bewältigen. Die Zertrümmerung der getrübten Linse mittels Ultraschall beinhaltet seine ganz besonderen Schwierigkeiten. Hornhauttrübung, Irisläsionen, Kapsel- oder Zonuladefekte mit Glaskörperprolaps sowie all ihre Komplikationen treten schneller auf, als man denkt.

Maloney und Hall haben für die Phakoemulsifikation ein Trainingssystem entwickelt. In einem „Kopf-Mannequin“ kann ein Bulbus aus weißlicher Plastikmasse eingesetzt werden. In diesem Bulbus ist eine Vertiefung mit immitiertem roten Fundusreflex eingelassen. Künstliche Linsennachbildungen, die in verschiedenen Härtegraden erhältlich sind, werden eingelegt. Wahlweise sind Ausführungen mit und ohne Kapselnachbildung erhältlich. Über die Linse wird dann eine künstliche Hornhaut gestülpt, so daß eine Vorderkammer einsteht.

Die künstliche Hornhaut wird mit der Phakolanze an einer schon vorperforierten Vertiefung eröffnet. Damit das System nach Einführen des Phakotips in das Auge geschlossen bleibt, wählt man eine Phakolanze mit 3,2 mm Breite. Für den Anfänger der Phako ist eine bimanuelle Technik zu empfehlen. Es wird deshalb bei 2.00 Uhr mit einer scharfen Lanze eine Parazentese angelegt, durch die dann ein zweites Instrument eingeführt werden kann. Zur besseren Sicht und Durchführung der Phako wird die Hornhaut mit Methycellulose bedeckt und die Vorderkammer mit einer viskoelastischen Substanz aufgefüllt.

Als erste Technik zur Entfernung des Linsenmaterials demonstrieren wir am Maloney-Auge eine *klassische Kratztechnik.* Es wird eine zentrale Vertiefung in das Linsenmaterial geschallt. Dannach wird versucht mit dem Push-Pull die Linse bei 6.00 Uhr nach unten zu drücken und dann vom Äquator bei 12.00 her zu emulsifizieren. Solch eine Technik ist in vitro wegen dem porösen Linsenmaterial nicht immer leicht auszuführen. Sie bietet aber als Einstieg eine gute Möglichkeit Maschine und Operationsart kennenzulernen und erste Phako-Erfahrungen zu sammeln.

Eine Linse mit Kapselimitation ermöglicht es, die für eine sichere Phako-Technik unerläßliche *Kapsulorhexis* zu erlernen. Wir biegen hierzu eine 18er oder 20er Einmal-Kanüle mit dem Nadelhalter zurecht. Die Spitze sollte nicht mehr als 45 Grad abgewinkelt sein, da man sonst, gerade in Bereich bei 12.00 Uhr, Schwierigkeiten mit der Rhexis bekommt. Die Kapsel wird mit der Nadelspitze bei 12.00 Uhr perforiert und dann die Ränder nach vorne geschoben. Nach Einhaken auf der Rückseite der Kapsel wird die Rhexis weitergerissen. Die künstliche Kapsel ist nicht ganz so elastisch, wie die menschliche, und läßt sich nicht so einfach reißen. Eine saubere, runde Öffnung ist für eine gute Kapselzentrierung bei Implantation im Kapselsack wichtig.

Als eine gute Anfängertechnik hat sich bei uns die *„Divide-and-Conquer"*-Methode erwiesen. Zuerst wird ein zentrales Tal angelegt. Mit dem Push-Pull-Häkchen und dem Phakotip wird jetzt der Kern in zwei Hälften gebrochen. So können die Linsenanteile leichter vor den Tip gebracht werden. Dies geschieht entweder durch „Zusammenklappen" der Hälften oder durch Anheben einer Hälfte mit dem Push-Pull. Zum Erlernen der „Divide-and-Conquer"-Technik erweist sich das Maloney Auge als große Hilfe. Die Linse läßt sich wegen ihrer Konsistenz oft leichter brechen als eine menschlische Linse – für den Anfänger ein schönes Verfahren zum Einstieg in die Phako-Chirurgie.

Aber auch der fortgeschrittene Operateur kann mit dem Maloney-Kopf seine Technik verfeinern. Als Beispiel zeigen wir eine *Endophako* durch eine *Minirhexis.* Mit der Kanüle wird die Rhexis durch Anlegen einer halbmondartigen Kapselöffnung begonnen. Die beiden Kapselflügel werden mit der Utrata-Pinzette weitergerissen. Im Kapselsack können nun die Linsenmassen langsam emulsifiziert werden. Am Ende bleibt ein noch fast vollständig erhaltener leerer Kapselsack stehen. Die Rhexis wird nach zwei seitlichen Einschnitten zu einer 5-6-mm-Eröffnung erweitert.

Das Trainingssystem nach Maloney und Hall erleichtert dem Anfänger das Erlernen der ersten Phakoschritte und erlaubt auch dem erfahrenen Phakochirurgen seine Technik zu verfeinern und zu verbessern.

Messung des Auflösungsvermögens und der Brennweite von Intraokularlinsen

R. Kusel, B. Rassow und J. Borchart

Zusammenfassung: Der US-Standard ANSI Z80.7-1984 beschreibt eine Methode, die es erlaubt, mit relativ geringem apparativem Aufwand Auflösungsvermögen und Brennweite von Intraokularlinsen zu messen. Dabei wird ein Prüfmuster mit einem breitem Spektrum von Streifenfrequenzen mit der Intraokularlinse abgebildet und das entstehende Bild vom Untersucher betrachtet.

Es wurde eine diesem Standard entsprechende Apparatur erstellt und so erweitert, daß auch die Untersuchung multifokaler Linsen möglich war. Streubreite und Reproduzierbarkeit der Meßwerte verschiedener Beobachter wurden ermittelt. Zusätzlich wurde das Meßsystem durch eine CCD-Kamera und rechnergestützte Bildauswertung ergänzt, so daß die Kontrastempfindlichkeit des Untersuchers das Meßergebnis nicht mehr beeinflußt. Die Meßergebnisse beider Verfahren werden vergleichend diskutiert.

Summary. The US-Standard ANSI Z80.7-1984 describes a method for measuring the resolving power and the focal length of intraocular lenses (IOL) with relatively small resources. A test target with a wide range of spatial frequencies is imaged by means of the lens and this image is observed by the examiner.

An apparatus was set up in accordance with this standard and extended so that the examination of multifocal IOL was possible. Coherence and reproducibility of the data of different examiners were investigated. Additionally the set-up was extended by a CCD camera and computer assisted image processing so that the contrast sensitivity function of the examiner did not further influence the results. The results of both methods are compared.

Einleitung

Da die optische Qualität Intraokularer Linsen (IOL) wesentlich den Erfolg einer Linsenimplantation mitbestimmt, ist es wichtig, Qualitätsstandards für IOL festzulegen und Verfahren anzugeben, die die Messung der optischen Qualität auf einfache Weise ermöglichen [2, 3].

Das in der technischen Optik übliche Verfahren zur Bestimmung der Abbildungsqualität einer Linse ist die Messung der Modulationsübertragungsfunktion (MÜF). Marktübliche Apparaturen für die Messung der MÜF sind teuer und erfordern speziell ausgebildetes Bedienungspersonal. Der ANSI-Standard Z80.7 aus dem Jahre 1984 [1] schlägt eine einfache Methode der Qualitätskontrolle von IOL vor. Gemessen werden

1. der Scheitelbrechwert der IOL, aus dem unter Berücksichtigung der Krümmungsradien der Linsenflächen und des Brechungsindex des Linsenmaterials die Brennweite der untersuchten IOL berechnet werden kann.

2. Wird mit einem Mikroskop ein durch die IOL erzeugtes Bild eines Prüftargets betrachtet und das Auflösungsvermögen der IOL bestimmt. Die IOL wird mit einer Pupille von 3 mm Durchmesser versehen. Das erreichte Auflösungsvermögen wird als Prozentsatz des wegen des Pupillendurchmessers theoretisch erreichbaren Wertes angegeben.

Die Methode hat zwei wesentliche Nachteile:

1. Das Verfahren prüft nur die Abschneidefrequenz der IOL, die Kontrastminderung gröberer Objektstrukturen wird nicht erfaßt.
2. Das Verfahren enthält eine subjektive Komponente, da der Bediener die Auflösungsgrenze bestimmen muß.

Unsere Untersuchung sollte prüfen, ob

1. die subjektive Beurteilung durch verschiedenen Untersucher zu wesentlichen Variationen der Untersuchungsergebnisse führt und
2. durch Unterstützung des Beobachters durch eine elektronische Kamera und einen Rechner die Messung objektiviert werden kann.

Methoden

Das zur Untersuchung der IOL benutzte System ist in Abb. 1 skizziert. Zur Beleuchtung dient eine Halogenlampe, deren Licht mit einem Kondensor K(f = 70 mm) auf ein grünes Filter (λ = 550 nm) gerichtet wird und dann auf eine Mattscheibe fällt. Hinter der Mattscheibe befindet sich ein USAF-Target T (Abb. 2) als Prüfobjekt. Die Linse L1(f = 80 mm) bildet die Mattscheibe in die Ebene des Targets ab; dadurch ist die gleichmäßige Ausleuchtung des Targets gewährleistet. Die Linse L2(f = 200 mm) befindet sich in der einfachen Brennweite hinter dem Target, die IOL erzeugt deshalb ein Bild des Targets in der bildseitigen Brennebene.

Die zu prüfende IOL befindet sich in einem Wassertank. Sie ist in einem Schlitten montiert, der durch eine schrittmotorgetriebene Linearverstellung bewegt werden kann. Die Einstellgenauigkeit der Bewegungsstrecke beträgt 2 µm. Die IOL ist mit einer Pupille mit 3 mm Durchmesser versehen; sie erzeugt das Bild

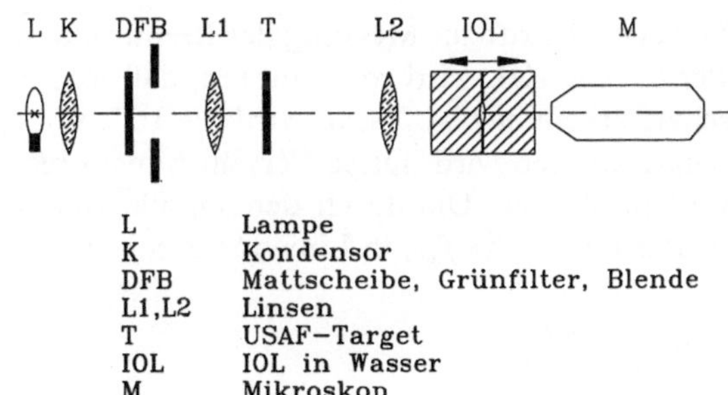

Abb. 1. Meßaufbau zur Bestimmung von Auflösungsvermögen und Brennweiten von IOL (Erläuterungen s. Text)

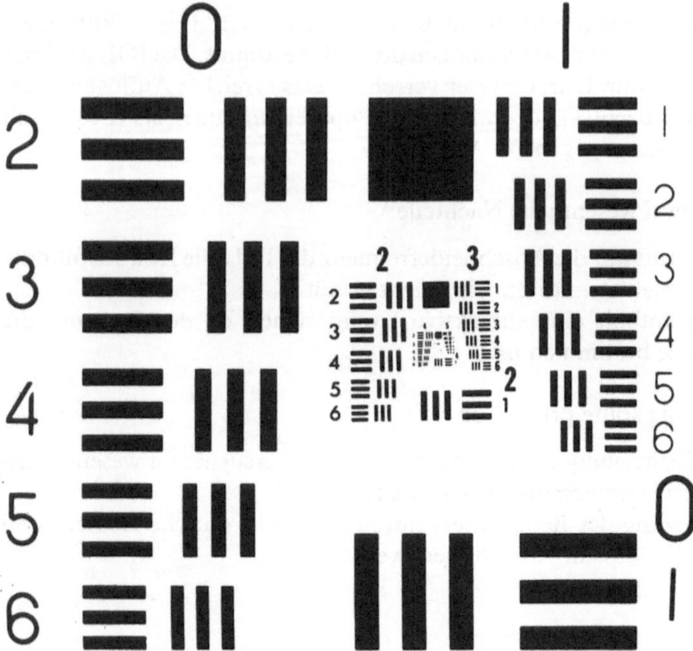

Abb. 2. Negatives Bild des USAF Resolution Targets (Originalgröße 12 × 12 mm)

des Targets innerhalb des Wassertanks. Hinter dem Wassertank befindet sich ein Mikroskop, dessen Objektebene mit der Bildebene der IOL in Übereinstimmung gebracht werden kann. Das Mikroskop vergrößert 60fach. Dann kann ein Beobachter mit dem Visus 0,55 die kleinste Dreistrichfigur des Targets noch erkennen, die eine ideale Linse mit 3 mm Pupillendurchmesser gerade noch abzubilden vermag.

Ergebnisse

Messung der Brennweite

Der erste Schritt zur Messung der Brennweite ist die Messung des Scheitelbrechwertes. Die IOL wird so verfahren, daß ihre Rückfläche durch das Mikroskop scharf erkennbar ist. Dann wird die IOL verschoben, bis das Bild des Targets scharf gesehen wird. Diese Verschiebungsstrecke der IOL ist ihr Scheitelbrechwert in Wasser. Die durch den Pupillendurchmesser d bestimmte prinzipielle Auflösungsgrenze $f_{\max}$ in Linienpaaren je mm ist gegeben durch

$$f_{\max} = \frac{nd}{\lambda z},$$

mit dem Brechungsindex $n = 1{,}336$ von Wasser, der Wellenlänge des Lichtes $\lambda = 550$ nm und der Bildweite z. d, λ und z sind in mm in die Formel einzusetzen. Die Beschränkung des Auflösungsvermögens einer Linse entsteht durch Beugung des Lichtes am Rande der Blende.

Bei bifokalen IOL muß die Verschiebungsstrecke für beide Bildebenen gemessen werden. Zur Umrechnung des Scheitelbrechwertes in die Brennweite der IOL werden die Krümmungsradien mit einem Ophthalmometer gemessen, außerdem muß der durch Herstellerangabe bekannte Brechungsindex des Linsenmaterials berücksichtigt werden.

Messung des Auflösungsvermögens

Zur Messung des Auflösungsvermögens der IOL wird das USAF-Target (Abb. 2) als Prüfobjekt verwendet. Die IOL wird so positioniert, daß das Bild des Targets scharf gesehen wird. Aus der Nummer der kleinsten noch auflösbaren Dreistrichfigur läßt sich das Auflösungsvermögen der IOL berechnen. Es wird als Prozentsatz des mit dem gegebenen Blendendurchmesser theoretisch erreichbaren Wertes angegeben. Bei bifokalen IOL muß diese Untersuchung in beiden Brennebenen der IOL durchgeführt werden.

Die Abb. 3,4 und 5 zeigen die mit einer CCD-Kamera aufgezeichneten Bilder, wie sie durch eine monofokale, diffraktive bzw. Zweizonen-IOL erzeugt wurden.

Diskussion

Die Untersuchung zeigt, daß die Messung von Auflösungsvermögen und Brennweite von IOL nach der Methode der ANSI Z80.7-1984 zu gut reproduzierbaren Ergebnissen führt (Tabellen 1 und 2). Die Angaben verschiedener Beobachter beschränken sich auf höchstens drei benachbarte Dreistrichfiguren. Die Messungen der Brennweiten streuten sehr wenig.

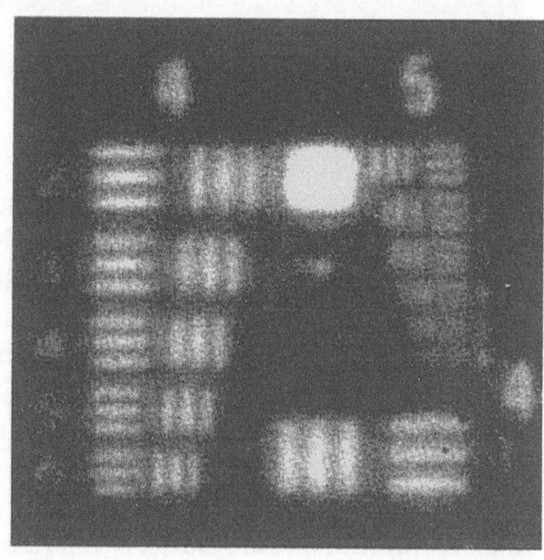

Abb. 3. Durch eine monofokale IOL erzeugtes Bild des USAF-Targets

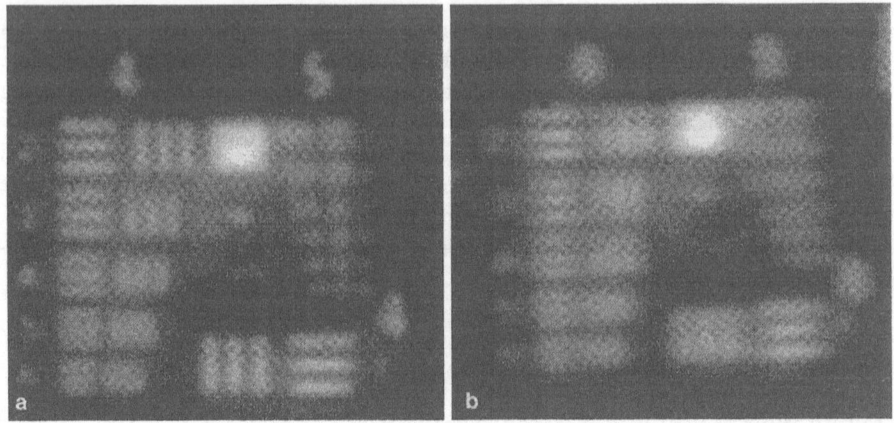

Abb. 4. Durch den Fernfokus (**a**) bzw. den Nahfokus (**b**) einer diffraktiven IOL erzeugtes Bild des USAF-Targets

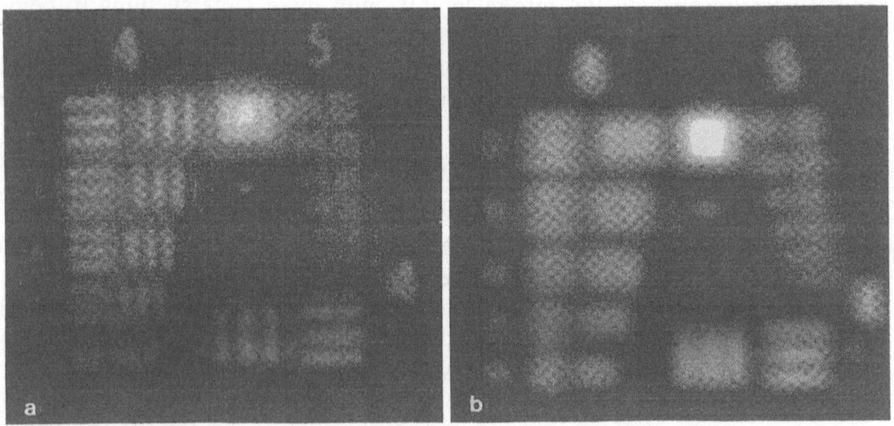

Abb. 5. Durch den Fernfokus (**a**) bzw. den Nahfokus (**b**) einer Zweizongen-IOL erzeugtes Bild des USAF-Targets

Unsere Untersuchungen erweiterten das Konzept des ANSI-Standards durch Überlegungen zur Objektivierung der Messung. Dazu wurde eine CCD-Kamera vor dem Okular des Mikroskops installiert, deren Bildsignal von einem Rechner dargestellt und verarbeitet werden kann. Die Vergrößerung des Mikroskopes wird an die Vergrößerung des Kameraobjektives angepaßt. Es stellte sich heraus, daß die kleinste noch aufgelöste Dreistrichfigur des USAF-Targets die gleiche war, die auch beim direkten Einblick in das Mikroskop durch einen Beobachter identifiziert wurde.

Mit einigem Aufwand an digitaler Bildverarbeitung wäre es sicher möglich, das Kamerabild automatisch auszuwerten und das Auflösungsvermögen zu

Tabelle 1. Bestimmung von Brennweite und Auflösungsvermögen einer monofokalen IOL mit 5 mm Pupillenweite durch 6 Beobachter. Die gemessene Brennweite entspricht einer Brechkraft von 18,6 ± 0,04 dpt, das theoretische Maximum des Auflösungsvermögens betrug 173,5 Lp./mm

Brennweite [mm]	Frequenz [Lp./mm]	% der theor. Grenze
71,9	149,6	86,2
71,7	149,9	86,4
71,8	133,9	77,2
71,7	149,9	86,4
72,2	149,0	85,8
71,6	150,3	86,6
71,8 ± 0,2	147,1 ± 6,48	84,8 ± 3,7

Tabelle 2. Bestimmung des Auflösungsvermögens einer diffraktiven IOL mit 5 mm Pupillenweite durch 6 Beobachter. Die vor Beginn der Versuchsreihe gemessenen Brennweiten betrugen 54,5 mm bzw. 62,9 mm, die theoretischen Maxima des Auflösungsvermögens 229,0 Lp./mm bzuw. 198,1 Lp./mm

Nahfokus		Fernfokus	
Frequenz [Lp./mm]	% der theor. Grenze	Frequenz [Lp./mm]	% der theor. Grenze
197,5	86,3	170,9	86,3
176,4	77,0	152,6	77,0
197,5	86,3	170,9	86,3
176,4	77,0	135,7	68,5
176,4	77,0	152,6	77,0
176,4	77,0	152,6	77,0
183,4 ± 10,9	80,1 ± 4,8	155,9 ± 13,4	78,7 ± 6,8

bestimmen. Für ein solches Vorhaben ist das USAF-Target wegen seiner komplizierten Struktur allerdings nicht gut geeignet; ein Siemensstern als Testobjekt ergäbe ein leichter automatisch auswertbares Bild.

Als ersten Schritt auf dem Wege zu einer Automatisierung kann man das von uns realisierte halbautomatische Verfahren ansehen. Der Bediener markiert mit Hilfe einer „Maus“ ein schmales Rechteck auf dem Bildschirm, das eine Gruppe von Dreistrichfiguren umfaßt. Abbildung 3 zeigt dieses Vorgehen am Beispiel niedriger Streifenfrequenzen. Die Grauwerte der Bildpunkte in diesem Fenster werden in Richtung der Linien der Dreistrichfiguren summiert und als Histogramm der Grauwerte entlang der langen Rechteckseite dargestellt (Abb. 6). Aus der Modulation dieses Histogramms läßt sich der Bildkontrast berechnen und

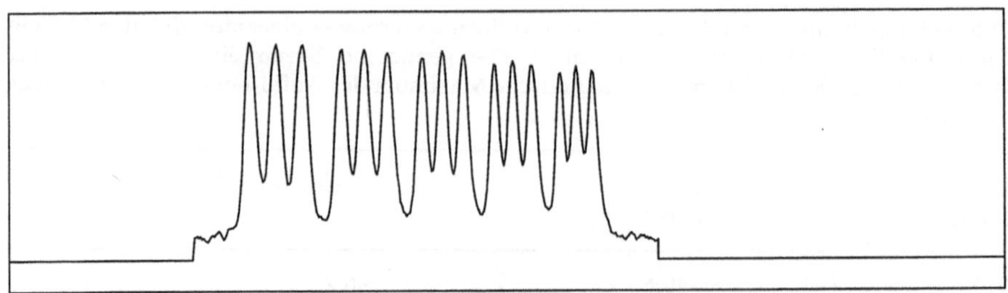

Abb. 6. Zur Bestimmung des Bildkontrastes gemessene Intensitätsverteilung im Bild benachbarter Dreistrichfiguren des USAF-Targets

durch Festlegen eines Schwellenwertes das Auflösungsvermögen der IOL bestimmen.

Das Verfahren der Kontrastmessung kann auf alle Dreistrichfiguren des Targets ausgeweitet und so ein vereinfachtes Abbild der MÜF der IOL gewonnen werden; die Kontrastminderung also auch bei gröberen Objektstrukturen gemessen werden. Die Dichte der Stützstellen dieser MÜF ist für praktische Zwecke bei IOL hinreichend, sie ließe sich zudem leicht steigern, wenn man anstelle eines USAF-Targets einen Siemensstern verwendete. Man erhielte dann ein Verfahren zur Messung der MÜF von IOL, daß für praktische Zwecke völlig hinreichend und dabei sehr viel preiswerter ist, als kommerziell erhältliche Meßsysteme.

Schlußbemerkung

Unsere Untersuchungen ergaben, daß die Bestimmung der Auflösungsgrenze von IOL in der in dem ANSI-Standard von 1984 vorgeschlagenen Weise zu gut reproduzierbaren Ergebnissen führt, wenn man sie von Beobachtern mit guter Sehschärfe (mindestens Visus 1) durchführen läßt.

Das Verfahren läßt sich leicht und mit geringem materiellem Aufwand zu einem halbautomatischen Verfahren ausbauen, bei dem ein Computer die Auflösungsgrenze in den vom Bediener festgelegten Bildbereichen bestimmt.

Die prinzipielle Einschränkung des Verfahrens auf die Bewertung der Abbildungsqualität der IOL an der Auflösungsgrenze könnte dadurch aufgehoben werden, daß auch die Kontrastminderung der gröberen Objektstrukturen bestimmt wird. Man erhielte eine grob gerasterte MÜF der IOL.

Wenn man an Stelle des USAF-Targets einen Siemensstern als Testmuster verwendete, könnte man die Bestimmung des Aulösungsvermögens weiter automatisieren und eine MÜF mit dichterer Folge von Stützstellen gewinnen. Man erhielte dann ein sehr preiswertes Meßsystem für die MÜF von IOL mit einer für diese Anwendung ausreichenden Meßgenauigkeit, die zugleich die Messung der Brennweite der IOL ermöglichte.

Literatur

1. American National Standard Institute (1984) American National Standards of Ophthalmics - Intraocular Lenses - Optical and Physical Requirements. ANSI Z80.7-1984. New York, National Standard Institute
2. Grossman LW, Knight WB (1991a) Resolution testing of intraocular lenses. J Cataract Refract Surg 17:84–90
3. Grossman LW, Igel DA, Faaland RW (1991b) Survery of the optical quality of intraocular lens implants. J Cataract Refract Surg 17:168–174

Erste Ergebnisse nach Implantation der AcuraSee®-Bifokal-IOL

C. V. Lorger, M. C. Knorz, T. Tandogan und V. Seiberth

Zusammenfassung: Die AcuraSee®-IOL (Fa. Alcon) ist eine aus drei Zonen aufgebaute Bifokallinse. Die Optik besteht aus einem zentralen Fernteil, einem ringförmigen Nahteil mit einer Nahaddition von 3,5 D, sowie einem peripheren Fernteil.

Wir implantierten im Rahmen einer multizentrischen prospektiven Studie 40 dieser IOLs. 29 Patienten konnten bisher 4–8 Wochen postoperativ nachuntersucht werden. Der durchschnittliche Astigmatismus betrug 0,51 D (0–5 D), der unkorrigierte Fernvisus 0,62 (0,2–1,0), der korrigierte Fernvisus 0,76 (0,4–1,0), der unkorrigierte Nahvisus 0,59 (0,3–1,0), der Nahvisus mit Fernkorrektur 0,59 (0,3–1,0) und der Nahvisus mit Nahaddition 0,84 (0,4–1,0).

Diese vorläufigen Ergebnisse zeigen eine gute Bifokalfunktion mit der AcuraSee®-IOL. Untersuchungen zum Kontrastvermögen werden derzeit durchgeführt

Summary. The AcuraSee® IOL (Alcon Co.) is a 3-zone refractive bifocal IOL featuring a central distance zone, a near annulus with a near add of 3.5 D, and another peripheral distance zone.

As part of a prospective multicenter study we implanted 40 AcuraSee® IOLs to date. 29 patients were available for 4–8 weeks follow up so far. Average corneal astigmatism was 0.51 D (0–5 D), uncorrected distance acuity was 20/32 (20/100–20/20), best corrected distance acuity was 20/26 (20/50–20/15), uncorrected near acuity was 20/34 (20/60–20/20), distance corrected near acuity was 20/34 (20/60–20/20) and near acuity with near add was 20/40 (20/50–20/20).

These preliminary results demonstrate good bifocality of the AcuraSee® IOL. Contrast sensitivity testing is currently under way.

Einleitung

Bifokale Intraokularlinsen (IOL) sollen die Akkommodationsfähigkeit zumindest teilweise wiederherstellen. Durch diese sog. „Pseudoakkommodation" wird die Tiefenschärfe erhöht, gleichzeitig kommt es jedoch zu einem Kontrastverlust [3, 5, 8, 9]. Schematisch kann zwischen diffraktiven [11] und refraktiven Bifokal-IOLs [2, 6, 7] unterschieden werden. Wir untersuchten im Rahmen einer prospektiven Studie das Sehvermögen nach Implantation der refraktiven AcuraSee®-Bifokal-IOL.

Material und Methoden

Die AcuraSee®-IOL (Fa. Alcon) ist eine bikonvexe refraktive Bifokal-IOL aus PMMA. Sie besteht aus drei Zonen: Einem zentralen Fernteil mit einem Durchmesser von 1,8 mm, einem ringförmigen Nahteil mit einem Durchmesser von 3,0 mm und einer Nahaddition von 3,5 D, sowie einem weiteren Fernteil peripher. Die Nahaddition von 3,5 D entspricht einer Brillenaddition von ca. 2,8 D bzw. einem Leseabstand von ca. 36 cm [4].

Im Rahmen einer prospektiven, multizentrischen Studie implantierten wir bisher 40 AcuraSee®-IOLs. Alle Linsen wurden nach Kapsulorhexis und Phakoemulsifikation in den Kapselsack implantiert. Kontrolluntersuchungen erfolgten nach 1–6 Tagen und 2–3 sowie 4–8 Wochen.

Es wurden der objektive Astigmatismus, der Fern- und Nahvisus ohne Korrektur, der korrigierte Fernvisus und der Nahvisus mit Fernkorrektur bei dunkler Beleuchtung (210 lux), mittlerer Beleuchtung (3200 lux) und heller Beleuchtung (27000 lux) bestimmt. Zusätzlich wurde der Nahvisus mit optimaler Nahaddition bestimmt.

Ergebnisse

29 Patienten konnten bisher 4–8 Wochen postoperativ nachuntersucht werden. Das durchschnittliche Alter der Patienten lag bei 63,4 Jahren (40–81 J.).

Astigmatismus, sphärisches Äquivalent und Visus sind in Tabelle 1 dargestellt. Der Nahvisus mit Fernkorrektur war bei allen Beleuchtungsstufen deutlich

Tabelle 1. Astigmatismus, Refraktion und Visus mit der AcuraSee® Bifokal-IOL (alle Patienten n = 29, 4–8 Wochen postoperativ)

	Mittelwert	St. abw.	Bereich
Astigmatismus (D)	0,51	1,03	0–5
sph. Äquival. (D)	–0,20	0,88	–3,5 ± 1,4
Fernvisus prä-OP:			
s.c.	0,12	0,16	0,01–0,5
c.c	0,21	0,16	0,01–0,5
Nahvisus prä-OP:			
s.c.	0,17	0,24	0,01–0,8
c.c	0,26	0,24	0,01–0,8
Fernvisus post-OP:			
s.c.	0,62	0,23	0,2–1,0
c.c. (210 lux)	0,76	0,20	0,4–1,0
c.c. (3200 lux)	0,76	0,20	0,4–1,0
c.c. (27000 lux)	0,77	0,21	0,4–1,2
Nahvisus post-OP:			
s.c.	0,59	0,23	0,3–1,0
mit Fernkorrektur (210 lux)	0,59	0,25	0,3–1,0
mit Fernkorrektur (3200 lux)	0,58	0,26	0,05–1,0
mit Fernkorrektur (27000 lux)	0,58	0,27	0,05–1,0
mit Nahaddition	0,84	0,18	0,4–1,0
Nahadditon (D)	2,22	1,18	0–4

geringer als der Fernvisus. Bei heller Beleuchtung und somit enger Pupille wurde in einem Fall nur ein Nahvisus von 0,05 erreicht (Tabelle 1). Mit einer zusätzlichen Nahaddition wurde ein Visus von 0,84 erreicht (Tabelle 1).

Diskussion

Die Funktion der AcuraSee®-Bifokal-IOL ist aufgrund ihres Designs (3 optische Zonen) abhängig vom Pupillendurchmesser und von der Zentrierung [10]. Bei enger Pupille zeigt sich dementsprechend ein leichter Abfall des Nahvisus (Tabelle 1). Ebenfalls bedingt durch das Linsendesign ist der Bildkontrast im Fernbrennpunkt höher als im Nahbrennpunkt [1, 9]. Dies wird durch unsere Ergebnisse bestätigt, mit Fernkorrektur ist der Fernvisus besser als der Nahvisus (Tabelle 1).

Zusammenfassend zeigen unsere Ergebnisse eine gute Bifokalfunktion der untersuchten Linse. Der Fernvisus ist besser als der Nahvisus, ein guter Fernvisus wird bei allen getesteten Pupillendurchmessern erreicht. Untersuchungen zum Kontrastsehvermögen müssen abgewartet werden.

Literatur

1. Chipman RA (1991) Image formation by multifocal lense, 37–52. In: Maxwell WA, Nordan LT (Hrsg): Current concepts of multifocal intraocular lenses. Slack, Thorofare
2. Claessens D, Knorz MC (1991) Implantation multifokaler Silikonlinsen – Erste Ergebnisse, 251–260. In: Wenzel M, Reim M, Freyler H, Hartmann C (Hrsg) 5. Kongreß der Deutschsprachigen Gesellschaft für Intraokularlinsen Implantation. Springer, Berlin Heidelberg New York Tokyo
3. Claessens D, Knorz MC, Münch D, Seiberth V (1991) Kontrastempfindlichkeit und Defokussierkurve mit True Vista Bifokal-IOLs und monofokalen IOLs, 261–274. In: Wenzel M, Reim M, Freyler H, Hartmann C (Hrsg) 5. Kongreß der Deutschsprachigen Gesellschaft für intraokulalinsen Implantation. Springer, Berlin Heidelberg New York Tokyo
4. Holladay JT, Prager TC, Chandler TY, Musgrove KH, Lewis JW, Ruiz RS (1988) A three-part system for refining intraocular lens power calculations. J Cataract Refract Surg 14:17–25
5. Holladay JT, van Dijk H, Lang A, Portney V, Willis TR, Sun R, Oksman HC (1990) Optical performance of multifocal intraocular lenses. J Cataract Refract Surg 16:413–422
6. Keates RH, Kratz RP, Fitzgerald JK (1991) IOLAB Nuvue multifocal intraocular lens, 85–93. In: Maxwell A, Nordan LT (Hrsg): Current concepts of multiocular lenses. Slack, Thorofare
7. Knorz MC (1991) Die True Vista Bifokal-IOL – Ergebnisse der Europäischen Multizentrischen Studie, 240–250. In: Wenzel M, Reim M, Freyler H, Hartmann C (Hrsg) 5. Kongreß der Deutschsprachigen Gesellschaft für Intraokularlinsen Implantation. Springer, Berlin Heidelberg New York Tokyo
8. Knorz MC, Bedoya JH, Hsia TC, Neubert WJ, Jones M, McCary BD, Seibert V, Liesenhoff H (1992) Comparison of modulation transfer function and through focus response with monofocal and bifocal IOLs. Ger J Ophthalmol (in press)
9. Knorz MC, Claessens D, Schaefer RC, Seibert V, Liesenhoff H (1992) Vision with bifocal IOLs. Part I: Evaluation of contrast acuity and defocus curve in bifocal an monofocal IOLs. J Cataract Refract Surg 18 (in press)

10. Koch DD, Samuelson SW, Haft EA, Merin LM (1991) Pupillary responsiveness and its implications for selection of a bifocal intraocular lens, 147–152. In: Maxwell WA, Nordan LT (Hrsg) Current concepts of multifocal intraocular lenses. Slack, Thorofare
11. Wallace RB (1991) 3M diffracitve multifocal intraocular lens, 69–75, In: Maxwell A, Nordan LT (eds) Current concepts of multifocal intraocular lenses. Slack, Thorofare

Methoden der Linsenkapselreinigung: Histologie und Elektronenmikroskopie

C. Mathey, H.-J. Ensikat, T. Kohnen und H.-R. Koch

Zusammenfassung: Bestes Mittel zur Verhinderung eines Nachstars ist die vollständige Befreiung der verbleibenden Linsenkapsel von anhaftenden Epithelzellen. Daher sollten verschiedene (mechanische) Verfahren der Kapselreinigung hinsichtlich ihres Erfolges miteinander verglichen werden. Hierzu wurde nach Endophako durch eine Minirhexis eine Politur der Vorderkapsel mit verschiedenen mechanischen Verfahren (Metallschaber nach Kratz, Silikonschaber nach Koch, Kapselküretten nach Rentsch, A/I-Tip, US-A/I-Tip) vorgenommen. Sodann wurde das zentrale Vorderkapselblatt durch Vergrößerung der Rhexis entfernt und nach Fixation licht- und rasterelektronenmikroskopisch hinsichtlich seines Zellbesatzes untersucht. Zum Vergleich dienten durch Rhexis gewonnene Vorderkapseln, die vor oder nach Phako ohne Politur entnommen wurden. Unter allen geprüften Verfahren lieferte die Politur mit dem US-A/I-Tip die saubersten, praktisch zellfreien Kapseln.

Summary. The best way to prevent secondary cataract formation is the complete removal of all attached epithelial cells from the remaining capsule. It was therefore the aim of this study to compare the effectiveness of different (mechanical) ways of capsule polishing. After an endophaco through a miniature capsulorhexis, the remaining anterior capsule was polished by different mechanical procedures (Kratz cannula, silicone scrapers of Koch, capsule curettes of Rentsch, A/I tip and US A/I tip). The central portion of this anterior capsule was then excised in order to enlarge the capsular opening. The removed anterior capsules were fixed and examined by light and scanning electron microscopy. Anterior capsules that were removed without any polishing before or after phaco served as controls. The cleanest and practically cellfree capsules were produced by the US-A/I tip.

Einleitung

Mit kleiner werdender Rhexis und dem Konzept der Füllung des intakten Kapselsacks mit einem Linsenersatz wird die Befreiung der Linsenkapsel von Epithel ein immer wichtigerer Schritt.

Zu diesem Zweck sollten verschiedene (mechanische) Verfahren der Kapselpolitur miteinander verglichen werden.

Die Endophako, d. h. die Emulsifikation der Linse durch eine Minirhexis im quasi intakten, geschlossenen Kapselsack, bot optimale Voraussetzungen für eine ausgiebige Kapselpolitur. Gerade die Vorderkapsel – die uns hier als Paradigma dient – ist bei dem noch fast ganz erhaltenen Kapseldiaphragma sehr schön ausgespannt und ist so am besten einem Politurinstrument zugänglich [1, 2].

Material und Methoden

71 intraoperativ gewonnene zentrale Vorderkapselblätter wurden teils vor, teils nach Politur als Flachpräparate licht- und rasterelektronenmikroskopisch untersucht. Sie wurden in Sörensen-Puffer und Glutaraldehyd fixiert und in Toluidinblau gefärbt [3].

Folgende Methoden wurden untersucht:

Vergleichsgruppen:
V0) Durch Rhexis vor Phako gewonnene Vorderkapseln.
V1) Nach Endo-Phako, vor Politur entnommene Vorderkapseln.

Verschiedene Poliermethoden:
M1) Kapselküretten nach Rentsch: Satz ringförmiger, scharfkantiger Küretten mit aufgerauhten Seiten mit Irrigation (Geuder®)
M2) Silikonschaber nach Koch: Satz linsenförmiger, mit Silikon beschichteter Schaber ohne Irrigation (Geuder®)
M3) Polierkanüle nach Kratz: Eine aufgerauhte Metallkanüle mit Irrigation (Geuder®)
M4) A/I-Tip: Aspirations-Irrigationstip der Phakomaschine mit Silikonsleeve (Geuder®)
M5) US-A/I-Tip: Ultraschallbetriebener A/I-Tip mit Siliconsleeve (Alcon®)

Untersuchungskriterien

Wir stellten die Größe zurückgebliebener Zellverbände fest und überprüften die Zellstruktur auf Abgrenzbarkeit der Kerne und Nucleoli, Deutlichkeit der Zellmembran als Zeichen einer Lyse. Schließlich untersuchten wir die Morphologie der zellfreien polierten Kapselstellen hinsichtlich der Regelmäßigkeit oberflächlicher Kapsellagen und möglicher Einrisse. Soweit vorhanden, dienten uns auf der Kapsel verbliebene, ehemalige Epithelzellgrenzen und feinfädige Junktionen zwischen Kapsel und Epithel [4], die mit oberflächlichen, inneren Kapsellagen verwoben sind, als Indikator einer sanften Politur.

Ergebnisse

In der unpoliert nach Phako entnommenen Kapsel findet sich nur in der Kapselperipherie noch ein Zellbesatz, er umgibt das Zentrum wie ein Ring. Diffus über das Epithel sind kraterähnliche Bezirke mit zerstörten und lytischen Zellen verteilt. Solche „Einschlaglöcher" sind in geringerem Maße auch auf der zellfreien Kapsel nachweisbar (Abb. 1).

Die stärkste Kapselbelastung zeigt die Rentsch-Kürette mit zahlreichen großen oberflächlichen Einrissen, die die Kapsel fast vollständig penetrieren (Abb. 2, 3).

Tabelle 1. Studienergebnisse

Gruppe	Methoden	Auf Kapsel verbliebene Zellen	gesunde Zellen pro Kapselblatt	lytische Zellen pro Kapselblatt	zellfreie Kapsel	Kapselbelastung
V0	unpoliert vor Phako	95%	93,4%	1,6%	5%	–
V1	unpoliert nach Phako	49,7%	30,8%	18,9%	50,3%	+
M1	Rentsch-Kürette	4,6%	2,9%	1,7%	95,4%	++++++
M2	Silikonschaber	25,6%	22,8%	2,8%	74,4%	++++
M3	Kratz-Kanüle	31,1%	29,1%	2%	68,9%	+
M4	A/I-Tip	2,4%	2%	0,4%	97,6%	++
M5	US-A/I-Tip	0,03%*	0%	0,03%	99,97%	+++

* 1 Präparat mit 0,2% Zellbesatz und 100% Lyserate, alle anderen Kapseln absolut zellfrei

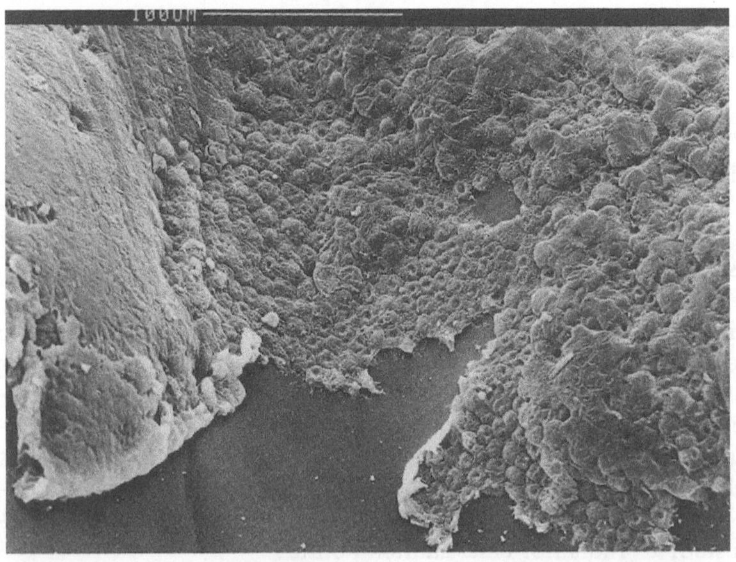

Abb. 1. Raster-EM: Unpolierte Kapsel nach Endophako: Straßenförmiger Defekt im Linsenepithel. Gesunde Zellen (glatt), freiliegende Kerne, freie Kapsel

Diskussion

Auch ohne Politur ruft schon die Endophako allein, z. B. durch Reiben von Kernstücken am Epithel oder durch umherwirbelnde Linsenfragmente ausgeprägte Epithelablösungen oder -lysen hervor (Abb. 1). Eine möglichst komplette Ablösung des Epithels von der Kapsel darf nicht zu Lasten der Stabilität des Kapselsacks führen und damit die sichere Positionierung des Implants gefährden. Das ist auch im Hinblick auf angestrebte Verfahren der Kapselfüllung wichtig.

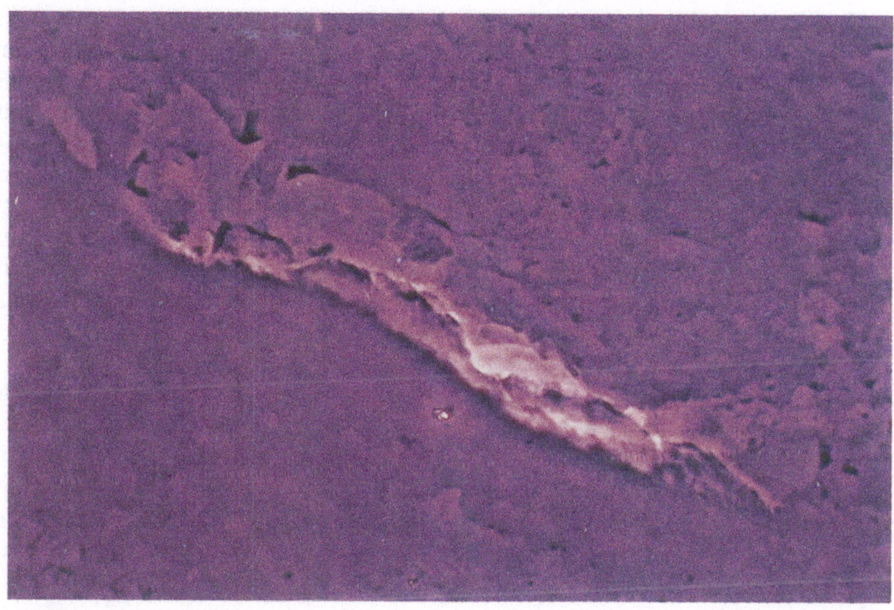

Abb. 2. Lichtmikroskop 40×: Fast vollständig penetrierender Kapselriß bei Rentsch-Kürette, stärkste Kapselbelastung

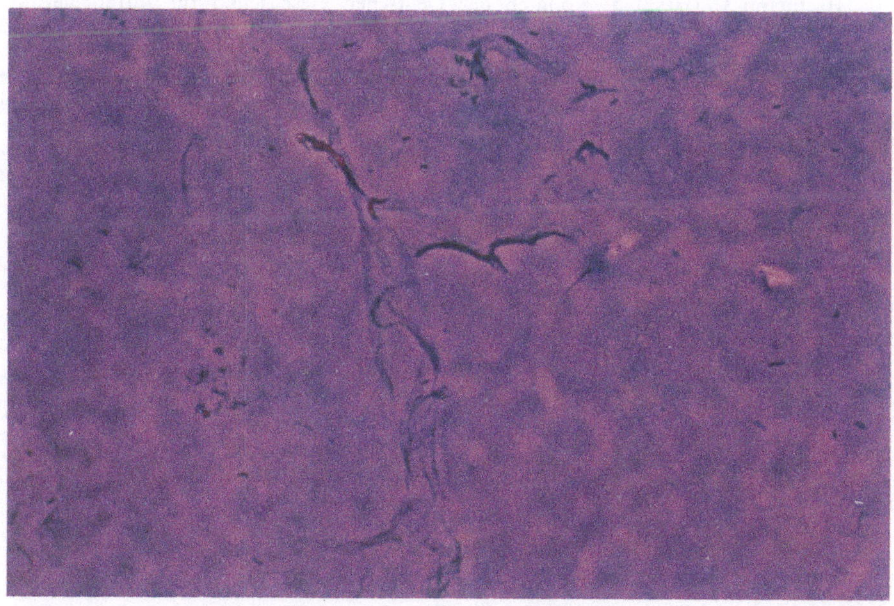

Abb. 3. Lichtmikroskop 40×: US-A/I-Tip: Fältelung oberflächlicher, innerer Kapselschichten nach Politur mit US-A/I-Tip, gute Kapselstabilität

Die Rentsch-Kürette liefert bezüglich der Epithelablösung gute Ergebnisse. Zugleich belastet sie aber die Kapsel mehr als alle anderen Verfahren. Eine Politur mit den Silikonschabern - ohne Aspiration oder Irrigation - verleitet zu unsanfter, invasiver Kapselpolitur. Das Rupturrisiko steigt auch hier bei zugleich hohem Restzellbesatz von 25,6%. Die sanfteste Politur wurde mit der Kratzkanüle - mit Irrigation - erzielt, leider verbunden mit dem geringsten Wirkungsgrad, so daß hier die höchste Zellzahl nach Politur verblieb.

Mit rein manuellen Mitteln allein kann die Kapsel also nur unvollkommen von ihrem Epithel befreit werden. Nur unter Zuhilfenahme von Aspiration/Irrigation und Ultraschall läßt sich eine befriedigene Politur erreichen. Dabei ist der Ultraschall-A/I-Tip wirksamer als der reine A/I-Tip.

Der periphere Kapselrand bei 12 Uhr ist einer Epithelabrasion durch die A/I-Tips kaum zugänglich. Hier muß noch ein geeignetes Instrumentarium entwickelt werden.

Jede Kapselpolitur stellt ein potentielles Rupturrisiko dar. Die beste Kompromißlösung zwischen Sanftheit, Gründlichkeit und vertretbarem Zeitaufwand bietet die Methode der kombinierten Aspiration/Irrigation mit Ultraschall. Sie hinterläßt absolut zellfreie Kapseln mit noch vertretbarer mechanischer Belastung der Kapsel und war damit das beste der hier getesteten Verfahren.

Literatur

1. Koch H-R (1991) Endophako durch eine Minirhexis. In: Wenzel M, Reim M, Freyler H, Hartmann C (Hrsg) 5. Kongreß der Deutschen Gesellschaft für Intraocularlinsen Implantation, Aachen, März 1991. Springer, Berlin Heidelberg New York Tokyo, S 343–353
2. Michelson M (1991) Endocapsular phacoemulsification with mini-capsulorhexis. In: Koch PS, Davison JA (eds) Textbook of advanced phacoemulsification techniques. Slack, Thorofare, NJ; pp 275–309
3. Wegener A, Hockwin O (1986) An improvement procedure for fixation and embedding of whole, intact lens tissue for light microscopy. Graefe's Arch Clin Ophthalmol 244:134–142
4. Green WT, Boase DL (1989) How clean is your capsule? Eye 3:678–684

Erste Erfahrungen mit der IOL Morcher Typ 82L

E. Mitschischek

Zusammenfassung. Seit Mitte letzten Jahres produziert die Fa. Morcher, Stuttgart, eine von uns 1988 konzipierte Kapselsack-IOL. Diese Linse wurde in Konsequenz aus jahrelangen follow-up-Beobachtungen mit anderen Designs bewußt gegen den Trend entwickelt: große Optik und steife, fast zirkuläre Haptik. Eine erste Untersuchung nach 70 Eingriffen zeigt eine Reihe postoperativer Vorteile im Bereich von Astigmatismus, Kammerwinkelabfluß, Zentrierung, Kapselausspannung, Netzhauteinblick und Ortsstabilität.

Summary. Since the midle of last year the compagny Morcher/Stuttgart produces a capsular bag IOL which is developed by us in 1988. Conciously against the trend this lens were consequently drafted after many years of follow-up-observations with other designs: large optics and best possible stiff, nearly circular haptic. A first check up after 70 surgeries shows a series of postsurgery advantages in the field of astigmatism the outflow in the chamber angle, cetralisation, capsular extending, intraocular view and place stability.

Einleitung

Die Diskussion im Rahmen der Implantationschirurgie spiegelt seit Jahren einen geradezu monolithischen Trend wider: die Favorisierung des möglichst kleinen, möglichst flexiblen Implantats. Die Argumente sind bekannt und respektabel und sollen hier nicht wiederholt werden.

Wer allerdings die Möglichkeit hat, mit seinen diesbezüglichen Eingriffen in umfangreicher Zahl auch noch nach 5 und mehr Jahren konfrontiert zu sein, wird angesichts von Kapselsackfibrosen und dadurch bedingten Dislokationen mit zugehörigen Refraktionsänderungen, die auch nach so langer Zeit andauern können, nicht mehr so leicht geneigt sein, in z. B. „leichter" Implantierbarkeit ein vertretbares Argument für Mini-Design zu sehen. Aus Unbehagen über unsere follow-up-Beobachtungen – auch aus anderen Häusern – haben wir 1988 eine kapselsackfixierte Hinterkammerlinse konzipiert, die aber erst seit Mitte 91 unter dem Signum „82L" von der Fa. Morcher, Stuttgart, produziert wird: große Optik und fast zirkuläre, steife Haptik. Von diesem Design versprachen wir uns die Vermeidung vieler Imponderabilien mit bislang verwendeten Linsen. Die Erfahrungen nach den ersten 70 Eingriffen sollen hier dargestellt werden.

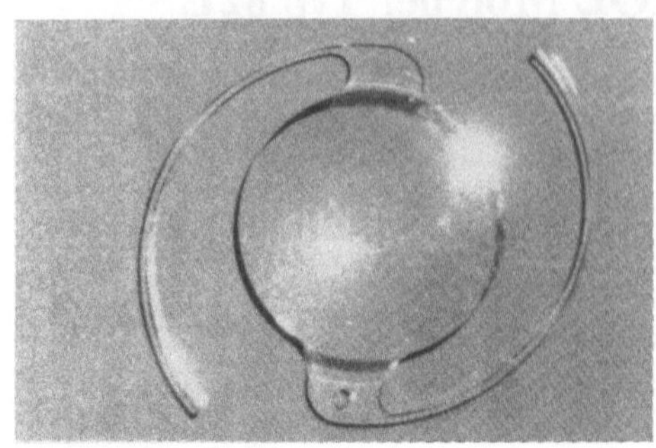

Abb. 1. IOL Morcher, Typ 82L

Material und Methode

Die „Kapselsacklinse Typ 82L" hat folgende technische Daten: PMMA-One-piece, UV-Absorbtion, bikonvex. 2 Haptikbügel, 1 Positionsloch (Abb. 1).

Abmessungen: Gesamtdurchmesser: 13 mm, Optik 7 mm, elliptische Haptiken 0,25/0,20 mm Dicke. Die Optik ist 15° nach innen abgewinkelt. Geschätzte VK-Tiefe 4,9 mm. Der Dioptrien-Umfang liegt zwischen 5 und 30 - in 0,5 dpt-Schritten.

Die e.c.-Katarakt-Extraktion wurde in allen Fällen nach der von uns bereits vorgestellten Methode des „Diagonalschnittes" vorgenommen [2], der Verschluß des Corneo-Skleral-Schnittes erfolgte mit fortlaufender Kreuznaht.

Die ersten erreichbaren 67 mit der 82L versorgten Augen wurden innerhalb der ersten zwei Wochen post.-op. u. a. auf die Größe des Astigmatismus untersucht.

29 Augen (14 Normalaugen und 15 mit primären Offenwinkelglaukom) wurden vor Op. und 6–8 Wochen nach Op. auf ihren Abflußwiderstand im Kammerwinkel nach der Okulopressionstonometrie nach Ulrich [6] untersucht.

Bei 6 doppelseitig versorgten Patienten wurde in jeweils ein Auge die IOL Typ 26 von Morcher mit dünner Bügelhaptik eingesetzt, um zu prüfen, ob sich echometrische Stabilitätsunterschiede ergeben.

Als Vergleichskollektiv für die Überprüfung des postop. Astigmatismus wurden 66 Augen aus dem Jahre 1987/88 herangezogen, sofern sie mit einer Prolene-Schlaufen-IOL (C-loop der Fa. Pharmacia) versorgt worden waren.

Auch bei diesen war ausnahmslos eine Dokumentation des Astigmatismus innerhalb der ersten 2 Wochen nach Eingriff gegeben.

Ergebnisse

Astigmatismus bei Typ 82L

Der Durchschnittswert bei n = 67 Augen lag bei 1,4. 0–0,75: n = 17; 1,0–1,75: n = 28; 2,0–2,75: n = 20. Nur 2 Augen wiesen den entfernten Extremwert von 4,0 dptr auf).

Astigmatismus beim Vergleichskollektiv mit C-loop (Prolenehaptiken, Fa. Pharmacia): Der Durchschnittswert bei n = 66 Augen lag bei 2,2. (0–0,75: n = 10; 1,0–1,75: n = 14; 2,0–2,75: n = 16; 3,0–3,75: n = 21; 4,0–4,25: n = 5).

Verhalten des Kammerwinkel-Abflusses

Normal-Augen: Der Abflußwert sank von durchschnittlich 29,6 präoperativ auf 17,1 postoperativ (n = 14).

Augen mit Primärem Offenwinkelglaukom (n = 15): Der durchschnittliche Abflußwert sank von 90,5 auf 44,2.

Es ist gleichgültig, ob man mit dem von Ulrich [6] angegebenen „Abflußwert" oder mit der „Abflußleichtigkeit" rechnet. Wir halten lediglich Systeme über 1 übersichtlicher als solche unter 1, wie es letztere repräsentiert.

Ortsstabilität der IOL 82L

Von den 6 Patienten, die am Partnerauge mit einer IOL weicher Haptik versorgt wurden, ergaben sich 1 Woche postop. folgende echometrische Unterschiede: Jeweils im Liegen und aufrecht:

Typ 82L: Bei 5 Augen keine Veränderung.

Typ 26: Bei allen 6 Augen ergab sich eine Veränderung der VK-Tiefe, umgerechnet in einer Größenordnung von 0,3 bis 0,8 mm auf Kosten der VK-Tiefe in aufrechter Haltung gegenüber der liegenden. Wegen der geringen Zahl, die wir bewußt nicht ausgedehnt haben, kommt dieser Aussage nur relatives Gewicht zu (ethische Vorbehalte!).

Weitere Ergebnisse

Die fast zirkuläre Ausspannung des Kapselsackes läßt sich aus der Haptik-Situation im Modell beobachten: Während sich die Bügel der 82L fast zu einem Ring schließen und gleichförmig anliegen, ist die periphere Berührung der Bügel

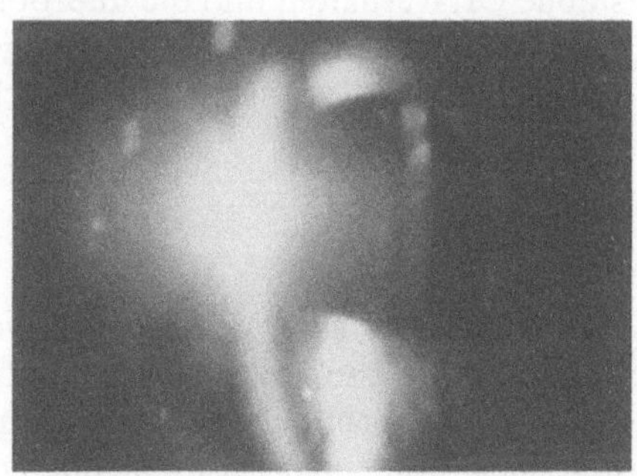

Abb. 2. Das abgedunkelte Spaltbild gibt das Spatium zwischen Linsenoptik der 82L und der Irisrückfläche wieder

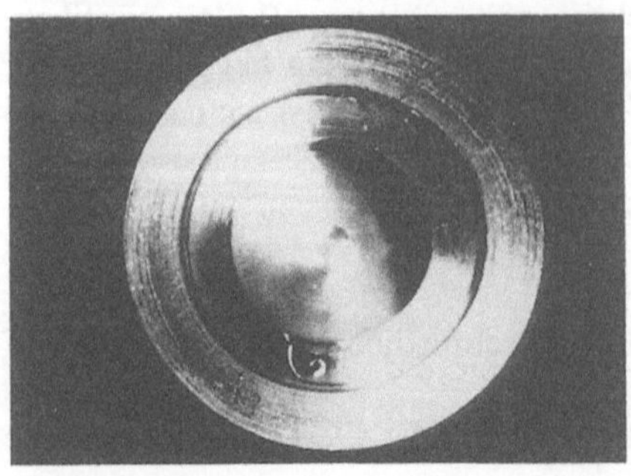

Abb. 3. Im Kapselsack-Modell wird die fast ringförmige Haptik der IOL 82L deutlich

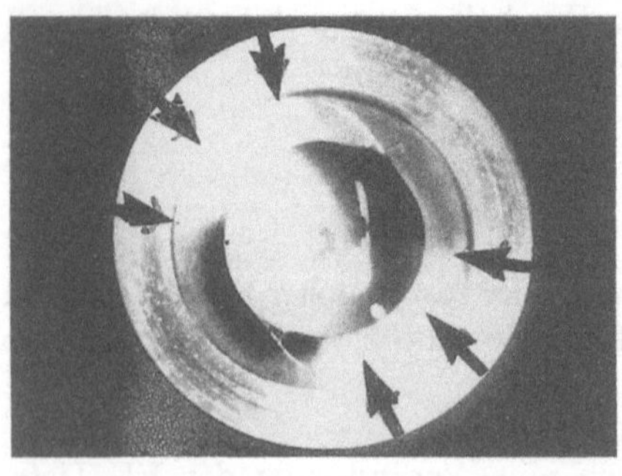

Abb. 4. Im Gegensatz zu Abb. 3 wird der Kapselsack durch kleinere oder als punktuelle Spannbügel angelegte Haptiken nur sektorenweise und damit asymmetrisch gespannt (hier: J-Form)

einer J-loop-IOL nur über eine relativ geringe Strecke möglich und die Enden zeigen berührungsfrei nach innen (s. Abb. 3/4).

Die Abwinklung der Optik um 15° bringt einen deutlichen Zwischenraum zwischen IOL-Vorderfläche und Irisrückfläche (Abb. 2). Dies vermindert die Gefahr von Synechierungen und von Irispigment-Abrasio.

Weiterhin gestattet die große Optik einen guten Einblick auf die Netzhautperipherie.

Bis zum Zeitpunkt der Abfassung vorliegender Studie wurden mehr als 230 Linsen des Typs 82L implantiert. Aussagen über Vor- oder Nachteile bezüglich Nachstar bzw. Fibrosierung wären verfrüht. Vorteile sehen wir allerdings auch noch bei Sekundär-Implantationen und verletzungsbedingten Schäden durch das stabile Ortsverhalten und die unproblematische Fixierbarkeit.

Als Nachteil sei die etwas schwierige Einbringung dieser Linse nicht verschwiegen, jedoch ist diese kleine Hürde nicht unüberwindbar.

Diskussion

Es war die so zitierte Äußerung von R. Sundmacher [5], wonach er einen unmittelbar postoperativen Astigmatismus bis 4 dpt hinnehme, um nicht auf ein IOL-Design „große Optik, steife Haptik" verzichten zu müssen. Dies bedeutet logischerweise einen Zusammenhang zwischen IOL–Beschaffenheit und Astigmatismus, was uns Anlaß zur oben dargestellten Überprüfung der eigenen Verhältnisse bot. Wenn unsere Ergebnisse mit der 82L besser sind als bei dem Vergleichskollektiv früherer Jahre, so muß darauf hingewiesen werden, daß die Nahttechnik – fortlaufende Kreuznaht - in beiden Kollektiven unverändert war. Vermeidet man koagulative Blutstillung im korneoskleralen Schnittgebiet, so hat man überdies die Möglichkeit einer restitutiven Adaptation anhand des Gefäßverlaufs. Überdies ist bei fortlaufender Naht ein innendruckbedingter Nachgleich des Schlingenzuges zu erwarten, sodaß im vorliegenden Vergleich das Linsendesign Ursache des unterschiedlichen postop. Astigmatismus sein dürfte.

Die Probleme von Nachstar, Kapselsackschrumpfung und folgender IOL-Dislokation in Verbindung mit Operationsmodus und IOL-Beschaffenheit wurden grundlegend und ausführlich von Chr. Hartmann dargestellt [1]. Vergleichen wir die aus jahrelanger Beobachtung hergeleiteten Absichten, die als Konzept Mitte 1988 in unser Design der „82L" einflossen, mit den Untersuchungen von Hartmann, so fühlen wir uns in vielen Punkten bestätigt

1. Iridokapsuläre Adhäsionen haben wir dank des durch 15°-Abwinklung der Optik entstehenden Spatiums zwischen IOL und Irisrückfläche bisher nicht beobachtet.
2. Die nach Hartmann zur Stabilisierung wichtigen peripheren kapsulo-kapsulären Adhäsionen werden fast zirkulär und damit gleichmäßig wirksam, sodaß eine 1988 schon von Rochels [3] thematisierte, „asymmetrische Kapselschrumpfung" nicht zu erwarten ist.
3. Die schwerpunktmäßige Beschäftigung mit Glaskörper- und Netzhautchirurgie bringt notwendig ein offenes Ohr für die ebenfalls von Hartmann angesprochene Frage des Fundus-Einblicks mit sich: unsere 7-mm-Optik in Verbindung mit der von uns entwickelten Kapseleröffnungs- und Implantationstechnik – ursprünglich aus den Nöten mit der „Chip"-Linse von Domilens entstanden – zeigt das Bild eines „netzhautfreundlichen" Implantats.

Unsere Einlassungen zum Problem der „Ortsstabilität" der IOL kann und soll nur ein Denkanstoß sein: schon anläßlich der Vorstellung unseres „Diagonalschnitts" [2] haben wir in einem Nebensatz auf die möglichen Konsequenzen des Glaskörperdrucks abgehoben. Aus der „I.C.-Zeit" kennen wir noch das Bild, daß wir nach Extraktion oft in ein unergründlich tiefes Loch schauten, am nächsten Tag vor der Spaltlampe „pilzte" dann – bei intakter Grenzmembran – ein unübersehbarer Buckel in die Präpupillarebene. Unsere 6 postop. echometrisch untersuchten Patienten im Liegen und aufrecht mit beidseits unterschiedlichen IOLs sind kein Beweis, aber doch ein Hinweis: wenn Hartmann einerseits ausführt, daß sich die Kapselsackschrumpfung in wenigen Wochen postop. vollendet, u.a. Spitznas [4] qualitativ geläufige, postop. Refraktionsänderungen quantifiziert, so bietet sich mit unseren Ergebnissen – immerhin: 1 mm =3 dptr – ein Nachdenken über die Ursächlichkeit von Refraktionsänderung auch in dieser Richtung an. Kompliziert wird dieser Gesichtspunkt allerdings noch dadurch, daß man davon ausgehen kann, daß vor Erreichen einer sicheren, peripheren kapsulo-kapsulären Adhäsion auch noch „sinnlos" gewordene Akkomodationsmechanismen via Ziliarmuskel-Zonula-Apparat verschiebend wirksam werden könnten, vor allem dann, wenn die Haptik dünn und schlaff ist.

Was die Verbesserung des Kammerwinkelabflusses nach Implantation der 82L betrifft - bei Normalaugen wie bei Glaukom - so bleibt nur die Erklärung, daß es offenbar zu einer Entfaltung des Trabekelwerkes kommt. Dies allein entspricht dem von Ulrich [6] angegebenen Meßort dieser Methode. Unsere bislang laufenden Untersuchungen schließen nicht aus, daß es sich bei der 82L um eine Art „antiglaukomatöses" Implantat handeln könnte.

Literatur

1. Hartmann Chr, Krieglstein GK (1990) Morphologie der Kapselsackschrumpfung in Abhängigkeit von der Kapseleröffnungstechnik, vom Linsendesign und von der Sulcus-/Saccusfixation. Klin Monatsbl Augenheilkd 197:302–310
2. Mitschischek E (1991) Der Diagonalschnitt bei Kapselsackeröffnung zur extrakapsulären Katarakt-Extraktion. Klin Monatsbl Augenheilkd 199:406–408
3. Rochels R, Nover A (1988) Untersuchung zur Häufigkeit und Entstehung der Dezentrierung kapselsackfixierter Hinterkammerlinsen. Klin Monatsbl Augenheilkd 193:585–588
4. Spitznas M, Werdemann D, Ohlhorst D (1991) Refraktion nach Kataraktoperation mit Hinterkammerlinse. Klin Monatsbl Augenheilkd 199:96–98
5. Sundmacher R (1991) zit. in: 5.DGII-Kongreß Aachen 1991. Ophthalmo-Chirurgie 3:93–99
6. Ulrich WD, Ulrich Ch (1987) OPT-Okulo-Pressions-Tonometrie zur Bestimmung der Abflußleichtigkeit und Kammerwasserbildung der Augen. Thieme, Leipzig

Bulbusperforation durch Linsenhaptik – Ein Fallbericht

P. Muntean und C. Faschinger

Zusammenfassung. Es wird über einen Patienten mit perilimbaler Bulbusperforation, die durch die obere Haptik einer Vorderkammerlinse verursacht wurde, berichtet.

Vorausgegangen war nach ICCE und Vorderkammerlinsenimplantation eine YAG-Iridotomie wegen eines akuten Druckanstieges bei Sekundärglaukom ein Jahr vor der Bulbusperforation.

Als Risikofaktoren für mögliche Komplikationen nach Vorderkammerlinsenimplantation wären eine rheumatische Grundkrankheit bzw. trophische Hornhautveränderungen des Patienten anzuführen.

Summary. We report on a patient suffering from a perilimbal perforation of the globe caused by the superior haptic of an anterior chamber intraocular lens.

One year before the perforation a YAG-Iridotomy was necessary because of a secundary glaucoma.

Risc factors for probable complications after anterior chamber lens implantation seemed to be rheumatic diseases or throphic corneal disorders.

Einleitung

Wir berichten über einen Fall einer perilimbalen Bulbusperforation, die durch die obere Haptik einer Vorderkammerlinse (Typ Multiflex) hervorgerufen wurde.

Bei dem 70jährigen Patienten wurde 2 Jahre zuvor eine intrakapsuläre Kataraktoperation mit Implantation einer Vorderkammerlinse durchgeführt. 1 Jahr vor der Perforation durch die Vorderkammerlinse mußte außerdem eine YAG-Laser-Iridotomie wegen einer Iris bombata bei Sekundärglaukom durchgeführt werden. Zusätzlich bestanden bei dem Patienten an beiden Augen ausgeprägte trophische Hornhautveränderungen am Limbus, möglicherweise bedingt durch eine bestehende rheumatische Grundkrankheit.

Untersuchungsergebnisse

Der Patient kam wegen starker Schmerzen im linken Auge in die Ambulanz zur Untersuchung. Augrund eines rheumatischen Leidens war er nicht gehfähig und kam im Rollstuhl.

Nach den Schilderungen des Patienten bestanden die Beschwerden bereits seit den letzten zwei Wochen.

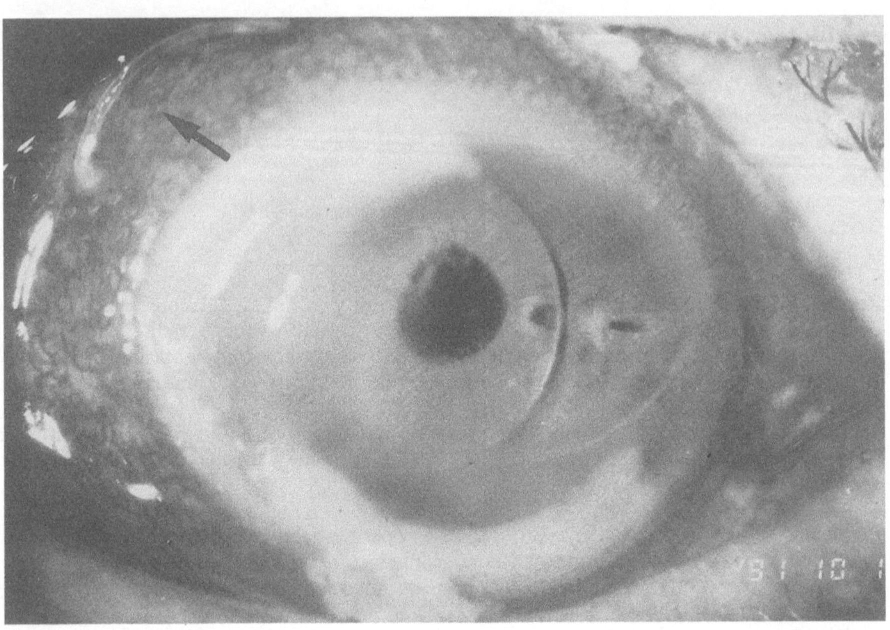

Abb. 1. Perforation durch Haptik einer Vorderkammerlinse perilimbal bei 2h. Die Haptik kommt in ihrer Länge auf dem Bulbus zu liegen

Die Untersuchung an der Spaltlampe zeigte einen massiven konjunktivalen Reizzustand des linken Auges, eitriges Schleimhautsekret im unteren Bindehautsack und Entzündungszellen in der Vorderkammer.

Der auffallendste Befund war aber die punktförmige Perforation durch das obere Füßchen der Vorderkammerlinsenhaptik bei 2h perilimbal. Die gesamte obere Haptik der Vorderkammerlinse kam auf diese Weise vor bzw. auf dem Bulbus zu liegen (Abb. 1).

Der Visus betrug zu diesem Zeitpunkt sc. 1/24 (+/−sph, +/−cyl. besserte nicht).

Das kontralaterale Auge war reizfrei. Der Visus betrug cc: −2,0 sph komb. +2,0 cyl./120° = 0,4 bei Zustand nach intrakapsulärer Kataraktoperation mit Vorderkammerlinsenimplantation. Die Fundusuntersuchung zeigte Sklerosezeichen der Netzhautgefäße und eine trockene senile Makulopathie.

Therapie

Nach antibiotischer Behandlung des Patienten mit Claforan 2×2 g per infusionem wurde die Vorderkammerlinse, nachdem zuerst die Haptik durchschnitten wurde und erst dann das Auge korneal eröffnet wurde, explantiert.

Der postoperative Verlauf war komplikationsfrei; der Patient erhielt eine Antibiotika-Kortisontropfmischung lokal.

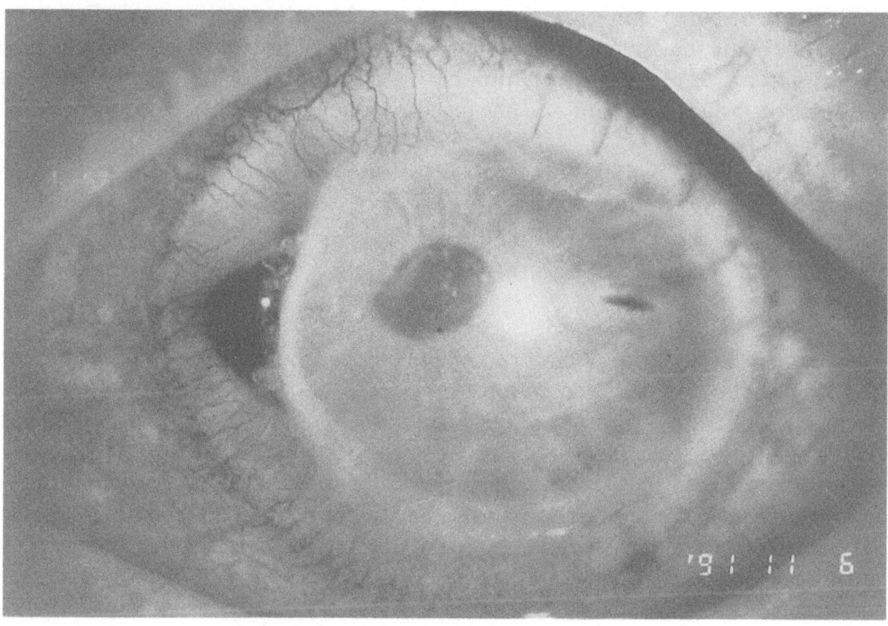

Abb. 2. Zustand nach Explantation der Vorderkammerlinse

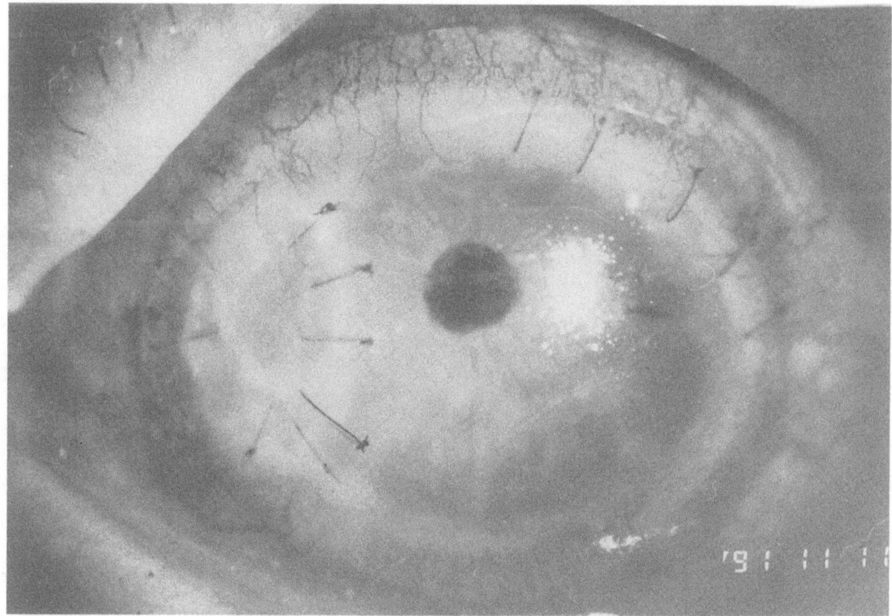

Abb. 3. Zustand nach erfolgter perforierender Keratoplastik wegen perforiertem Ulkus

3 Wochen später kam es zu einer spontanen Hornhautperforation, hervorgerufen durch eine massive Hornhautverdünnung am Limbus, die nicht im Gebiet der primären, durch die Linsenhaptik hervorgerufenen Hornhautperforation lag (Abb. 2). Zur Deckung mußte eine perforierende Keratoplastik durchgeführt werden (Abb. 3).

Nach der Gabe von Betnesol postoperativ konnte der Patient mit relativ reizfreiem Auge entlassen werden.

Diskussion

Aus dem geschilderten Fall ergibt sich die Überlegung, daß eine Vorderkammerlinsenimplantation bei Patienten mit Risikofaktoren, wie sie auch durch unspezifische rheumatische Erkrankung gegeben sind, wenn möglich nicht ausgeführt werden sollte.

In allen Fällen, bei denen rheumatische Grund- bzw. Begleiterkrankungen korneale Reizzustände oder trophische Verdünnungen in der Hornhaut begünstigt haben, sollte daher die Implantation einer Hinterkammerlinse (wenn nötig auch mit Nahtfixation der Haptik) in Erwägung gezogen werden.

Literatur

1. Arch Ophthalmol 79 (1968):563
2. Mackensen G, Neubauer H (Hrsg) Augenärztliche Operationen 2, Spätkomplikationen 3.4, Springer, Berlin Heidelberg New York Tokyo. S 107

Intraokuläre Linse – Ein Fremdkörper im Auge

Vanýsek-IOL – 33 Jahre nach der Implantation

J. Novák und J. Svěrák

Zusammenfassung. Professor Vanýsek ist ein Pionier der Implantologie in der Tschechoslowakei. Schon im Jahre 1954 hat er in Hradec Královč dier erste hier erzeugte Linse nach Ridley einem Patienten nach Kataraktoperation implantiert. Nach dem Jahre 1958 hat er 16 Linsen eigener Konstruktion und Erzeugung in die Vorderkammer implantiert. Alle IOL wurden aus dem Material PMMA der Firma ICI aus England hergestellt. Die Schlaufen waren aus Polyamid (Nylon) erzeugt. Im Jahre 1991 haben wir einen Patienten mit der letzten brauchbaren Linse (Visus =0,7) von der Gruppe des Herrn Professor Vanýsek untersucht. Die IOL wurde im Jahre 1958 implantiert und zwar nach der extrakapsulären Kataraktoperation und Nachstardiszision. Die Kunstlinse lag in der Vorderkammer in horizontaler Lage. Auf der temporalen Seite war eine Schlaufe in die Iris eingewachsen. Der iridokorneale Winkel war teilweise mit einigen Goniosynechien gesperrt. Augeninnendruck war normal. Eine Glaskörperhernie hat den optischen Teil der Kunstlinse nach vorn ohne Kontakt mit dem Endothel geschoben. Die Oberfläche der IOL war infolge unvollkommener Politur der Linse konzentrisch gerillt und mit Zellendepositen bedeckt. Einzelne Zellen konnten wir nicht differenzieren. Die Schlaufen waren um 50% dünner als ursprünglich, der optische Teil der Linse aus PMMA war in der nasalen Partie deutlich zerfallen. Die Biodegradation beider Linsenpartien zeugt für spätere Komplikationen der Artephakie, die entstehen könnten.

Summary. In 1954 Professor Vanýsek implanted the first artificial lens into the posterior chamber of the eye in Czechoslovakia. He implanted his first AC IOL in 1958. In this case the lens was manufactured by his coworkers from imported material from PMMA produced by I.C.I. Company in Gerat Britain. The flexible haptics were made from polyamid (Nylon). The last functional AC IOL (visual acuity =0,7) was examined in 1991. The implanted IOL was situated horizontally. The haptic loop has temporaly grown into the iris. The iridocorneal angle appeared to be closed with goniosynechiae. Nasaly the haptic was freely situated in the angle. Nasal margin of the optic part was displaced ahead by a small vitreous hernia. The naterior IOL surface was concentrically grooved in the light reflection as a result of imperfect polishing. It was covered with a layer of organic material showing no differentiation between the individual cells. The haptic elements exhibited expressive signs of a biodegradation. The fibres were clearly narrowed (50% of a diameter). The margin of the optical portion of IOL appeared to be remarcable distroyed by the output of the upper nasal loop. The present case report may be considered unique in the Czech literature. The biodegradation of both IOL portions that is known in polyamid but not described in PMMA, signalises the occurence of potential complications in future.

Einleitung

Die Opththalmologen hatten schon lange nach der Ersetzung der Augenlinse mit einer artefiziellen gestrebt. Im Zeitraum 1940–45 hat bei uns Herr Universitätsprofessor Jan Vanýsek mit den gläsernen intraokulären Linsen (IOL), selbstverständlich auf dem Seziersaal, experimentiert. Er hat die IOL retropupillär implantiert. Sie versanken aber in den Glaskörper. Deshalb probierte er hohle Linsen, diese haben aber die Iris hinaufgehoben und machten die Vorderkammer seicht. Nachdem die plastischen Kunststoffe zur Verfügung gekommen sind, ist ihm die Idee eingefallen, eine Akrylat IOL in die Vorderkammer zu implantieren. Die Forschungsgruppe des Herrn Professor Vanýsek hat eine IOL erst nach Ridleys Implantation hergestellt. Sie haben ein vom Ausland gebrachtes Material verwendet. Als Muster hat die Linse des genannten Autors gedient und im Jahre 1954 hat er nach einer extrakapsulären Extraktion der Katarakt seine erste IOL einem Patienten retropupillär implantiert [4]. Denselben Typ der IOL hat er noch einmal der Augenklinik der medizinischen Militärakadamie in Hradec Králové implantiert. Weitere Patienten hat er dann in Brno operiert, nach einer Reihe von Experimenten hat er ihnen die Vorderkammer-IOL eigener Verfertigung implantiert.

Vanýsek u. a. hat die ersten Erfolge der Operationen im Jahre 1957 [5] und 1959 [4] bewertet, Kvapilíková im Jahre 1962 [3] und die letzte Bewertung nach einem längeren Zeitabstand ist vom Jahre 1965 [6]. Die vorsichtig bewertete Ergebnisse und die Angst um das Schicksal des Auges verursachten, daß sich für die lange Zeit die Implantologie bei uns nicht entwickelt hat [2].

Im Jahre 1988 ist zu uns auf die Univ.-Augenklinik in Hradec Králové ein Patient gekommen, dem Herr Professor Vanýsek im Jahre 1958 eine Akrylat-IOL mit flexiblen Polyamid-Schlaufen implantierte.

Kasuistik

Patient K. K., 1925 geboren, beiderseitige kongenitale Katarakt, im Jahre 1956 extrakapsuläre Katarakt-Extraction (EKKE) und basale Iridektomie, später Diszission der sekundären Katarakt am linken Auge (LA). Im Jahre 1957 Operation auch des rechten Auges (RA): EKKE mit der basalen Iridektomie, und nach zwei Monaten Diszission der sekundären Katarakt, 17. 4. 1958 sekundäre Implantation der Vanýsek IOL eigener Verfertigung in die Vorderkammer des LA. Die IOL war ähnlich dem Dannheims Typ. Am 10. 11. 1958 dasselbe am RA.

Visus vor der Operation [4]:
- RA: 1,0 mit +12,0 dpt. sph. komb. +2,0 Zyl. dpt. Axis 90°
- LA: 1,0 mit +10,0 dpt. sph. komb. +2,5 Zyl. dpt. Axis 0°

Visus nach der IOL-Implantation [4]:

- RA: 0,3 nat., 0,75 mit +3,0 Zyl. dpt. Axis 90°
- LA: 0,6 nat., 1,0 mit +1,0 dpt. sph.

Die Stereopsie blieb bewahrt [3]. Im Jahre 1967 hatte er am LA eine Kalkverletzung. Seitdem hat sich das Sehen des LA verschlechtert. In demselben Jahr entstand eine Blutung im Augeninneren und das Sehen war vorübergehend verloren.

Diesen Patienten verfolgen wir seit 1988 in unserer Ordination für Glaukomkranke. Objektiver Befund am 15. 11. 1190 (Abb. 1):

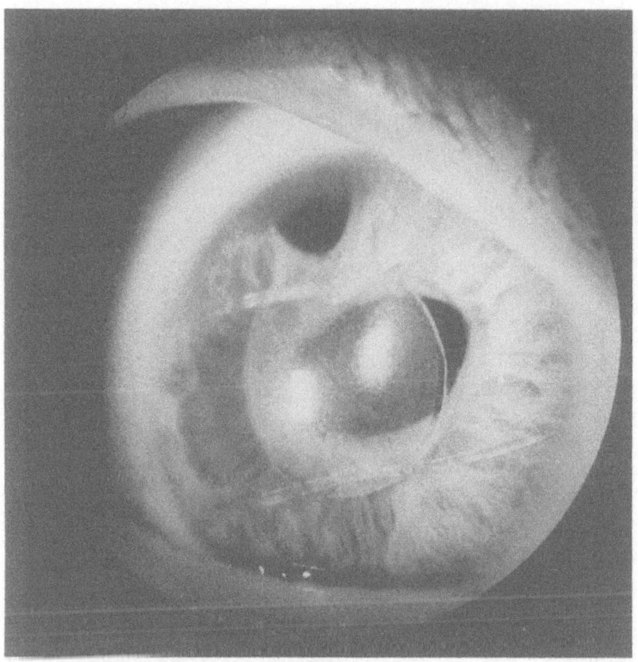

Abb. 1. IO-Linse - rechtes Auge. Vanýsek-Vorderkammerlinse eigener Verfertigung im Jahre 1957. Der optische Teil aus PMMA, die haptische Schlinge aus Polyamid

- Visus RA: 0,75 mit +0,75 dpt. sph. komb. +0,75 Zyl. dpt. 180°
- Visus LA: Bewegung vor dem Auge, richtige Lichtprojektion.

Perimeter: RA normaler Bereich, LA normale Orientation. Der Augeninnendruck RA schwankt von 20 bis 24 Torr ohne Medikation, LA Augeninnendruck nach der Palpation normal.

Rechtes Auge: Der Umkreis des Auges ohne Krankheitsbefund, Bulbus ruhig, die Hornhaut transparent, die Vorderkammer klar, die Vorderkammerlinse hat die Haptik horizontal, die temporale Haptik ist in die Iris versunken. Der Winkel ist hier mit Goniosynechien geschlossen. In der nasalen Richtung stützt sich die Haptik frei in dem Winkel. Der optische Teil der Linse ist leicht mit dem oberen nasalen Rand nach vorne gebogen, was von einer kleinen Glaskörper-Hernie verursacht ist. Die Spiegel-Reflexion der vorderen Linsenoberfläche zeigt auf der Oberfläche des optischen Teiles konzentrische Defekte (wahrscheinlich Rillen nach Drehen und nach dem nicht perfekten Polieren dieser Linsenfläche). Die ganze Oberfläche der optischen Partie der Linse ist mit einer Schicht von organischen Material bedeckt, wo man einzelne Zellen nicht unterscheiden kann. Dort wo die obere nasale Schlaufe hervorragt, ist der Rand der Linse deutlich zerfallen (Abb. 2).

Die Haptik zeigt deutliche Spuren einer Biodegradation. Es ist evident besonders beim Abstieg der unteren nasalen Schlaufe. Derselbe Faden ist beim

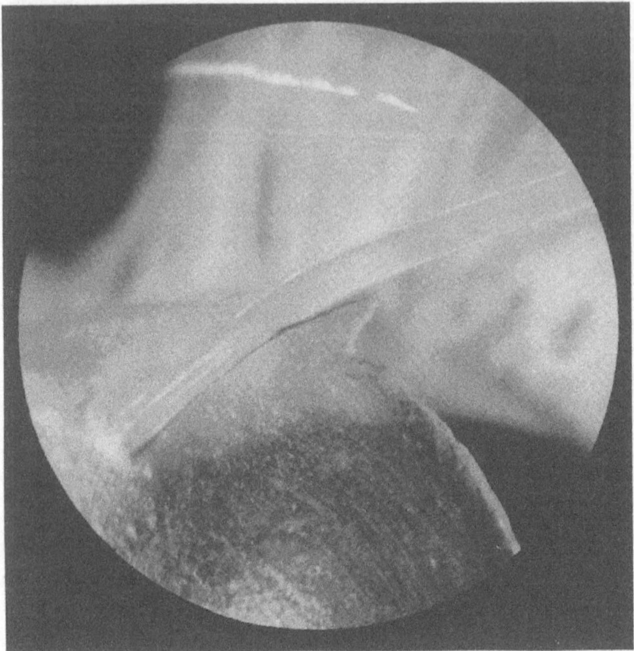

Abb. 2. IO-Linse - rechtes Auge. Die Haptik aus Polyamid zeigt deutliche Spuren einer Biodegradation

Limbus bis auf die Hälfte verdünnt (Abb. 3). Die Linse reicht nicht über die ganze Pupille. Der Glaskörper ist rein, die Pupille und der zentrale Teil der Netzhaut sieht normal aus.

Linkes Auge: Der Umkreis des Auges ohne Krankheitsbefund, Bulbus ruhig, auf der Hornhaut eine ausführliche bullose Keratopathie. Die IOL sieht man nur matt durch einen schmalen Strahl der Spaltlampe. Die Haptik ist horizontal gelegt, auf der nasalen Seite berührt sie das Hornhautendothel. Optischer Teil der Linse ist auf der nasalen Seite leicht nach vorne geschoben. Veränderungen an beiden Teilen der IOL kann man nicht differenzieren. Am Ultraschallbild sieht man deutliche Dislokation des optischen Teiles der Linse nasal und nach vorne. Das Endothel und die Vorderfläche der Linse sind voneinander im Zentrum 1,8 mm weit entfernt. Der Glaskörper hat keine endogene Strukturen und keine Merkmale der Netzhautablösung.

Diskussion

In der tschechischen Literatur ist kein anderer Fall solcher Betrachtung und auch allgemein ist es bis jetzt außerordentlich, so eine Linse nach so einer langen Zeit in vivo zu sehen. Als Ursachen dieser Seltenheit halten wir, daß man zum Beispiel im Zeitraum 1950 die IOL nicht oft implantiert hat. Die Operationstechnik dieser

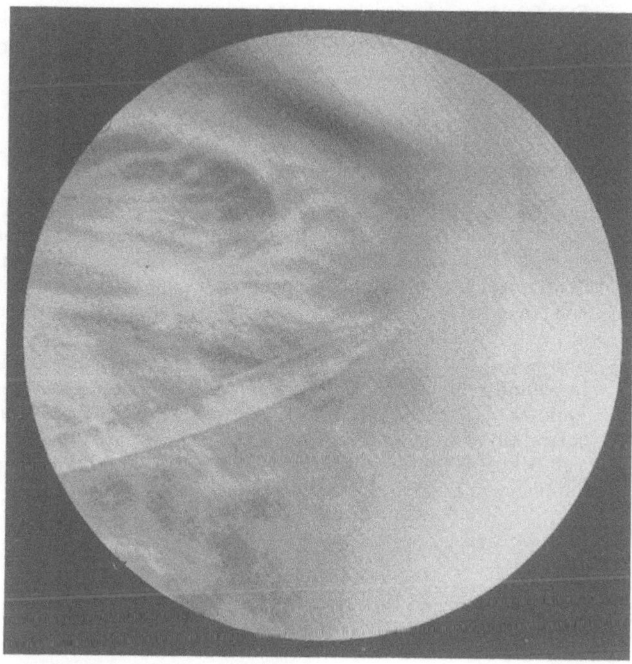

Abb. 3. IO-Linse - rechtes Auge. Dort wo die nasale Schlinge hervorragt, ist der Rand des optischen PMMA-Teiles deutlich zerfallen

Zeit war noch nicht so entwickelt (ohne Operationsmikroskop). Nachherig notwendige Explantationen oder der Verlust des Sehens qualifizierten diese Operation als eine problematische.

Deshalb meinen wir, daß unsere Beobachtung bemerkenswert ist und es wundert uns die Qualität der Operation unter damaligen Bedingungen und auch die individuelle Toleranz des dreimal operierten Auges an die zerfallende Linse. Man kann bei dem lebendigen Organismus jedesmal eine Reaktion an fremde Materiale erwarten, die Reaktion ist aber individuell. Bei unserem Patienten sind beide Teile der Linse zerfallen. Der optische Teil aus dem importierten tafelförmigen Polymethylmetakrylat (PMMA) Marke Transpex aus England, der Teil der Schlaufe aus Nylon (Polyamid). PMMA ist in jetziger Zeit als ein inertes Material qualifiziert. Polyamid degradiert leicht bei der Hydrolyse. Man kennt den Schicksal der Schlaufen aus Polyamid bei den Dannheim-Linsen [1].

Den Zustand des linken Auges des unseren Patienten kann man leicht erklären. Nach dem Unfall (der Kranke erklärt auch den mechanischen Verlauf des Unfalles) machte sich die Schlaufe der IOL locker. Ihr Kontakt entwickelte die schon beschriebene Keratopathie. Die Blutung in das Auge ist aber nicht so leicht zu erklären. Wahrscheinlich bluteten die verletzten Strukturen des Ziliarkörpers oder die verbreiteten Arterien infolge einer Entzündung nach dem Unfall kombiniert mit der mechanischen Wirkung der IOL als ein Fremdkörper im Auge.

Die Biodegradation des PMMA gibt einen Impuls zum Nachsinnen über die möglichen Komplikationen im Zusammenhang mit diesen Operationen in der Zukunft.

Literatur

1. Alpar JJ, Fechner PU (1984) IO-Linsen. Grundlagen und Operationslehre, 2. Aufl. Enke,
2. Izák M, Hazuchová, Bornemisová (1981) Surgical correction of aphakia by implantation of arteficial lens of Fjodorov-Zacharov. Summary in English. Cs Ophthalmol 37:404–410
3. Kvapilíková (1962) Binocular vision after implantation of the intraocular lens. Summary in English. Cs Ophthalmol 18:207–211
4. Vanýsek J, Iserle J, Altman J (1959) Unsere Erfahrungen und Anschauungen über IOL-Implantation in die Vorderkammer des Auges. Tschechisch. Forschungsbericht, Brno
5. Vanýsek J, Iserle J, Svěrák J, Altman J (1957) Implantation of an acrylic lens for correction of aphakia. Summary in English. Scripta Med Fac Med Univ Brno 30:301–305
6. Vanýsek J, Kvapilíková K (1965) Early and late experiences with intraocular lenses, Summary in English. Cs Ophthalmol 21:159–206

Intraokuläre Linse – Ein Fremdkörper im Auge

Zentration der intraokulären Linse (IOL) während der Operation – eine neue Methodik

J. Novák und J. Svěrák

Zusammenfassung. Die Qualität der Zentrierung der IOL spielt eine bedeutsame Rolle bei der Kapselsack-Implantationstechnik. In der heutigen Praxis orientiert sich der Operateur nach der Plazierung der Positionslöcher der IOL oder nach dem Linsenrand gegen den Rand der Pupille. Solche Methodik kann man nicht bei einer unregelmäßig runder, nicht genug erweiterten oder dislozierter Pupille verwenden.

Unsere neue Methodik nützt die Entstehung der Purkyně-Bilder (PB) und deren Dislokation bei der Dezentration sowie Neigung der IOL aus. Der Operateur kann während der Operation den optischen Teil der IOL so plazieren, um die an der vorderen und hinteren Fläche der IOL entstehende PB in eine gerade Linie zu legen, das heißt in die optische Augenachse. Das erste an der Hornhaut entstehende PB muß im geometrischen Mittelpunkt der Hornhaut sein. Hierzu verwenden wir ein spezielles Meßkreuz. Dann erreicht man mit Hilfe der Irrigation und Drehen der IOL im Kapselsack die Superposition aller drei PB.

Summary. Besides the problem of corneal astigmatism the significance of early decentration and tilt of the IOL has been increased namely in the IOL implanted by the method "all in the bag". A small early decentration can be increased by the late capsular fibrosis. During surgery the IOLs have been centrated by using the visible edges and position holes in a mydriatic pupil only.

We worked out a new surgical method of IOL centration using Purkynje images (PI 1 – corneal, PI 2 – on anterior and PI 4 on posterior IOL surface). This method enabled us to place the IOL optic part exactly into the optic axis of the eye during surgery. It is based on a simple idea of the superposition of PI 1, 3 and 4 through the optical axis of the eye. This axis is determined with a perpendicular going to the level touched the corneal centre in the point of intersection. The surgeon placed PI into the centre of the cornea after IOL implantation into the bag. A special grid in videosystem enabled the PI 1 centration on the cornea. Superposition of the PI 1, 3 and 4 was reached by irrigation and rotation of the IOL in the bag. This method is usable in the glaucomatous eyes with a narrow and irregular pupil especially.

Einleitung

Die Lichtquelle spiegelt sich mehrfach am vorderen Segment ab. J. E. Purkyně beschreibt diese Spiegelbilder im Jahre 1823. Purkyněs Bilder (PB) 1 und 2 entstehen auf der Vorder- und Hinterfläche der Hornhaut (konvexer Spiegel), PB 3 auf der Vorderfläche der Linse (konvexer Spiegel) und PB 4 auf der Hinterfläche der Linse (hohler Spiegel). Nach der Katarakt-Operation und der IOL-Implantation sieht man qualitativ verschiedene Phänomene. Infolge des höheren Brechungsindex der benützten IOL-Materialien werden nach der IOL-

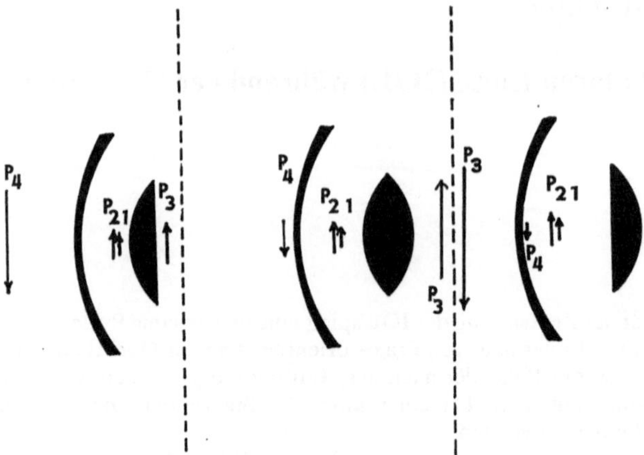

Abb. 1. Orientierung, Größe und Plazierung Purkyně's Bilder nach der Implantation der IOL – der optische Teil verschiedener Formen. Verrechnungen hat man am Gulstrands' Modell des Auges für eine IOL +20,0 dpt im Wasser; IOL-Dicke 1,3 mm; die Tiefe der Vorderkammer 3,0 mm

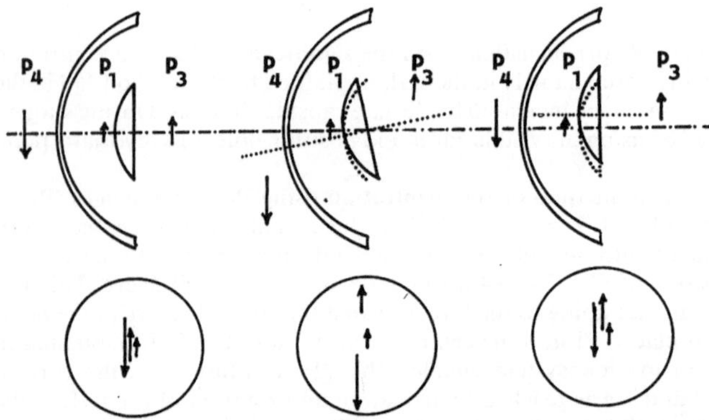

Abb. 2. Änderungen der PB-Lage bei der Dezentration und Neigung der plankovexen Kunstlinse, die konvexe Fläche zu der Hornhaut gedreht hat. *Links:* Die Linse in die Augenachse zentriert. PB decken sich. Übersichtlich nebeneinander gezeichnet. *In der Mitte:* Neigung der Linse ändert die Lage der PB 3 und 4 kontralateral. *Rechts:* Bei der Dezentration der Linse ändert sich deutlich nur die Lage der PB 3. PB 4 ist nur unerheblich disloziert

Implantation die PB 3 und 4 deutlicher. Sie können nach der Implantation der verschiedenen IOL-Typen anders orientiert und größer werden (Abb. 1).

Wenn die implantierte Linse in der Augenachse liegt (diese ist mit der Senkrechten auf die tangenziale Ebene im Mittelpunkt der Hornhaut gewonnen), PB überdecken sich bei allen Typen der IOL. Wenn die IOL von der Augenachse dezentriert oder geneigt wird, entsteht die Dislikation der PB 3 und PB 4 (Abb. 2).

Die Größe und Orientation dieser Dislokation hängt von der IOL-Form (plankonvex, bikonvex), IOL-Orientation und ihrer dioptrischen Stärke ab.

Phillips (1984) und Kozaki (1991) haben beim Verfolgen der Dezentration und Neigung nach der IOL-Implantation die Auswertung der Purkyněs Bilder ausgenützt [2, 3].

Seit Januar 1991 verwenden wir an der Universitäts-Augenklinik in Hradec Králové eine einfache Methode am demselben theoretischen Prinzip: Bewertung der Purkyněs-Bilder für die Zentration der IOL und noch während der Operation.

Methodik

Nach einer Kapselsack-Implantation der IOL, nach partialer Naht der sklerokornealen Wunde und Tonisierung des Bulbus, versuchten wir das erstemal die Zentrierung der IOL: Wir nützten die Monitor-Videoapparatur aus, wo über dem Bildschirm eine Folie mit einem Meßkreuz liegt. Der Operateur bewegt mit Hilfe der Pinzetten den Bulbus und zentriert das Bild nach dem Meßkreuz auf dem Videomonitor. Man kann diese Manipulation auch unter dem mit einem Meßkreuz ausgestattetem Mikroskop-Okular verwirklichen.

Eigene Durchführung

1. Das PB 1 zentrieren wir in die Mitte der Hornhaut. Wir bewegen den Bulbus mit zwei Pinzetten an die Bindehaut eng am Limbus bei 3 und 9 Uhr ergriffen.
2. PB 3 und 4 bedecken nicht das PB 1. Die IOL ist geneigt oder dezentriert. Wir reponieren sie. Manchmal genügt wenn man die Viskomaterialreste unter der Linse ausspült. Wenn man sich mit der Plazierung der beiden Haptiken im Kapselsack unsicher ist, dreht man mit den Schlaufen im Kapselsack.
3. PB 1 bedeckt das PB 3 und 4. Die Linse ist exakt zentriert. Kleine Dislokation (bis zu 1 mm) ist akzeptabel, weil effektive IOL-Dislokation kleiner ist, je die IOL-Stärke höher ist desto kleiner ist die wirkliche IOL-Dislokation bei derselben PB-Dislokation (Abb. 3).

Am Ende der IOL-Implantation wiederholen wir die Methodik, wenn es nötig ist. Kleine Dislokation PB 3 gegen dem PB 1 ist gewöhnlich, soweit die klassische Technik der Kern-Expression ausgenutzt wurde und die Zonulafasern nicht beschädigt sind.

Ähnlich kann man die Zentration der bikonvexen IOL oder der plankovexen Linse feststellen, die mit ihrer konvexen Seite zu der Netzhaut gewendet ist. Probleme kann man bei den zu viel vergrößerten PB 3 erhalten (IOL mit höheren dioptrischen Stärken und plankovexen IOL, die mit ihren konvexen Seiten zu der Netzhaut gewendet sind).

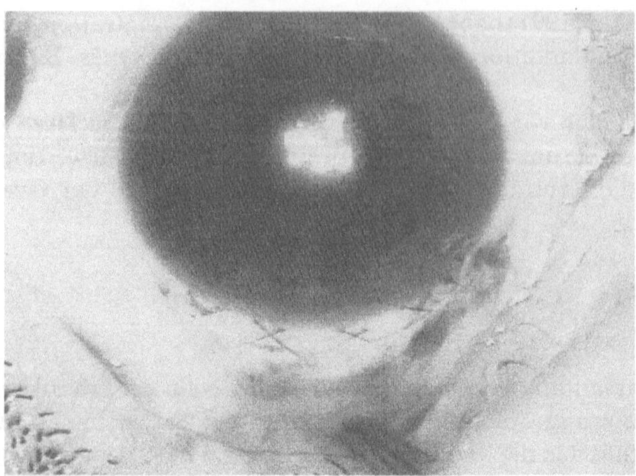

Abb. 3. Probe der IOL-Zentration am Ende der Operation. Wenn PB 1 in die Hornhautmitte zentriert ist, decken sich mit ihm die PB 3 und 4. Am Bild für die Übersichtlichkeit PB 1, 3 und 4 sind nebeneinander disloziert. Mikroskop Leitz ist verwendet

Diskussion

Nach der Kapselsack-Implantation der intraokulären Linse finden wir als Mangel die Dezentration oder Neigung der IOL (Dislokation der IOL). Bei den höheren dioptrischen Werten haben sie Einfluß auf den Erfolg der Operation und auf die Sehschärfe [1]. Als Ursache kann eine falsche Auswahl des Typs und der Größe der IOL, besonders was den haptischen Teil betrifft. Die meisten Fehler sind aber durch unvollkommene chirurgische Technik verursacht: Die Qualität und Methode der Öffnung des Kapselsackes, Beseitigung des getrübten Kernes, die Reinigung des Kapselsackes und die Implantationstechnik. Schon gleich nach der Operation führen sie zur schlechten Stellung der Linse: Einseitige Einschiebung der Haptik in den Kapselsack, die in Kapselsackrupturen orientierte Haptik, ihre unrechte Einkeilung im unbeschädigten Kapselsack, namentlich wenn die Zonulafasern zu viel gelockert sind. Die Ursachen der Dezentration und Neigung der IOL zeigen sich schon vor und während der Operation. Es gibt keine Methodik welche diese Umstände während der Operation exakt feststellen könnte. Die Zentration könnte nur approximativ mit Rücksicht auf die Positionslöcher oder auf die Linsenränder gegen den Rand der erweiterten Pupille durchgeführt worden. Der Operateur verließ sich auf die selbständige Zentrierung und bei manchen Linsenarten setzte er ihre Beweglichkeit im Kapselsack voraus. Diese Voraussetzung ist bei meisten neuen Formen der IOL und hauptsächlich bei schmaler oder unregelmäßiger Pupille (beim Glaukom) unsicher. Natürlich konnte man auch nicht den Einfluß der Dezentration während der Operation auf die Entwicklung der postoperativen Dezentration verfolgen.

Vorteile unserer Methodik sind offensichtlich. Wiederholt haben wir uns überzeugt, daß unsere neue Methodik einfach ist und die Ergebnisse gut sind. Wir wollen den Einfluß der übrigen Dezentration auf weitere Bewegung der IOL verfolgen.

Danksagung. Die Verfasser danken dem Herrn RNDr. Zdeněk Lošták, Leiter des Komputerzentrums der Firma Meopta, für die gefällige Mitarbeit und erforderliche Verrechnung.

Literatur

1. Alpar JJ, Fechner PU (1984) IO-Linsen. Grundlage und Operationslehre, 2. Aufl. Enke, Stuttgart
2. Kozaki J, Tanihira H, Yasuda A, Nagata M (1991) Tilt and decentration of the implanted posterior chamber intraocular lens. J Catarakt Refract Surg 17:592–595
3. Phillips P, Pérez-Emmanuelli J, Rosskothen HD, Koester CJ (1988) Measurement of intraocular lens decentration and tilt in vivo. J Cataract Refract Surg 14:129–135

Präoperative Infektionsprophylaxe und ihre Auswirkung auf die anaerobe bakterielle Conjunctivalflora

B. Posenauer

Zusammenfassung. Anaerobe Bakterien wie Propionibacterium acnes spielen als Erreger der chronischen postoperativen Endophthalmitis nach Cataractextraction mit IOL-Implantation eine wichtige Rolle. Fraglich ist, inwieweit die präoperative Antibiotikagabe und das Schneiden der Wimpern zu einer Reduktion der anaeroben Conjunctivalflora führen. Wir untersuchten die Conjunctivalflora von 50 Patienten, die in unserer Klinik cataractoperiert wurden im Hinblick auf anaerobe Bakterien. Bindehautabstriche wurden vor und nach der präoperativen Infektionsprophylaxe gewonnen. Das unbehandelte Partnerauge diente dabei als Kontrollauge.

Propionibacterium acnes war sowohl in den Operationsaugen als auch in den Kontrollaugen das am häufigsten nachgewiesene Bacterium. Die präoperative Infektionsprophylaxe führte nicht zur Keimreduktion. Nächsthäufige Gattung waren koagulase-negative Staphylococcen, gefolgt von Corynebact. spec. sowie verschiedenen anderen Gattungen. Bei koagulasenegativen Staphylococcen erfolgte gleichfalls keine eindeutige Keimreduktion durch die präoperative Infektionsprophylaxe, im Gegensatz zu den Conynebacterien. Über die verschiedenen anderen Gattungen ließ sich wegen der geringen Fallzahl keine Aussage treffen.

Summary. Chronic postoperative endophthalmitis can probably be caused by displacing a part of the normal conjunctival flora into the eye by IOL-Implantation. It has been shown, that Propionibacterium acnes -an anaerobic bacterium – can be the causative microorganism of chronic postoperative endophthalmitis. The normal conjunctival flora shows a lot of different anaerobic bacteria. Our question was whether antibiotic eyedrops and the cutting of the eyelashes, both routinely done in the most eyehospitals, really reduce the anerobic conjunctival flora.

We took conjunctival samples of fifty patients before and after the routinely preparation for the cataract surgery. The untreated fellow eye served as control.

The most found bacterium in the conjunctiva of the prepared eyes as well as of the control eyes was Propionibacterium acnes. Next one were coagulase negative Staphylococci followed by Corybacterium spec. and different other bacteria.

Propionibacterium acnes was not reduced by the antiinfections preparation and coagulase negative Staphylococci were not surely reduced. Only Corynebacterium spec. were reduced in the prepared eyes.

Einleitung

Propionibacterium acnes ist in vielen Fällen der Verursacher der chronischen postoperativen Endophthalmitis nach Cataractextraction mit Intraocularlinsen-Implantation [1–6, 8–11, 13, 15, 16]. Anaerobe oder fakultativ anaerobe Bakterien wie Prop. acnes, koagulase-negative Staphylokokken oder Corynebakterien gehören zur normalen Conjunctivalflora [7, 12, 14]. Vermutet wird, daß die Mikroorganismen bei der Linsenimplantation über den Kontakt mit der Conjunctiva bzw. über den Wundschnitt nach intraocular verschleppt werden.

Die in vielen Kliniken übliche präoperative Antibiotikagabe sowie das Schneiden der Wimpern oder die Verwendung abdeckender Folien sollen der Keimreduktion bzw. der Verhinderung der Sekundärkontamination dienen. Fraglich ist, ob dieses Ziel erreicht wird, oder ob etwa anaerobe Bakterien beim Schneiden der Wimpern durch mechanischen Reiz aus den Moll'schen und Zeiss'schen Drüsen exprimiert werden.

Wir untersuchten Bindehautabstriche von 50 Patienten, die sich in der Universitäts-Augenklinik Freiburg einer Cataractoperation unterzogen, im Hinblick auf die anaerobe Conjunctivalflora. Festgestellt werden sollte, ob präoperative Gentamycingabe und Wimpernscheiden die Conjunctivalflora beeinflussen. Von jedem Patienten wurden Bindehautabstriche beider Augen gewonnen. Das nicht zu operierende, unbehandelte Auge diente dabei als Kontrollauge.

Material und Methode

Bei stationärer Aufnahme, d.h. am 1. präoperativen Tag, wurde das zur Cataractextraction anstehende Auge jedes Patienten routinemäßig 3mal mit Gentamycin-haltigen Augentropfen getropft, gegen Abend wurden die Wimpern geschnitten und nochmals Gentamycin getropft. Am Morgen vor der Operation wurde gleichfalls Gentamycin getropft. Das nicht zu operierende Auge, d. h. das Kontrollauge erfuhr weder am Tag der stationären Aufnahme, noch am Operationstag eine Behandlung. Unsere Probenahme erfolgte einmal direkt vor dem Wimpernschneiden, aber nach Gentamycingabe, und einmal am Morgen der Operation. Dabei wurden jeweils Bindehautabstriche von Kontroll- und Operationsaugen, d. h. insgesamt 200 Bindehautabstriche, gewonnen. Mit einer ausgeglühten Impföse des Fassungsvolumens von 3 μl wurde jeweils dreimal der untere Bindehautfornix abgestrichen und das so gewonnene Material auf HCB-Agarplatten (Hefeextract-Homocystein-Blutagar) überführt. Mit Micro-Anaerocult P [3] erfolgte die anaerobe Bebrütung für 48 Stunden bei 36°C. Positiv bewertet wurden Platten, die mit mehr als 300 CFU pro ml bzw 3 CFU pro 10 μl bewachsen waren. Die Keimdifferenzierung erfolgte anhand biochemischer Merkmale. Antibiogramme wurden mit dem Plättchendiffusionstest (DIN-Norm, NCCLS) angelegt.

Ergebnisse und Diskussion

Insgesamt wurden 200 Bindehautabstriche von 50 Kontrollaugen und 50 mit präoperativer Infektionsprophylaxe behandelten Augen gewonnen. Insgesamt in 56 von 200 Bindehautabstrichen fand sich Propionibacterium acnes, in 49 von 200 koagulasenegative Staphylokokken, in 26 von 200 Corynebakterien und in 12 von 200 andere Gattungen wie Peptococcus, Actina, Actinomyces, Proteus und

Wohinella. Diese Häufigkeitsverteilung deckt sich in etwa mit den Angaben in der Literatur [7, 12, 14]. Zu erwarten wäre, daß die positiven Bindehautabstriche auf die nicht behandelten Kontrollaugen entfielen, während die prophylaktisch mit Antibiotika behandelten Augen Keimfreiheit aufwiesen. Dies ist jedoch nicht der Fall wie Tabelle 1 zu entnehmen ist. Propionibacterium acnes findet sich bei Kontrollaugen und Operationsaugen mit insgesamt 30 bzw. 26 positiven Bindehautstrichen jeweils in etwa gleicher Häufigkeit. Auch spielt weder das Schneiden der Wimpern noch die Gabe des Antibiotikums hierbei eine Rolle. Ähnlich liegen die Verhältnisse bei koagulase-negativen Staphylokokken. Hier finden sich insgesamt 29 positive Bindehautabstriche in der Gruppe der Kontrollaugen gegenüber 20 positiven Abstrichen in der Gruppe der Operationsaugen. Ein eindeutig positiver Effekt der routinemäßigen Infektionsprophylaxe ist demnach nicht zu verzeichnen. Die Häufigkeit von Corynebacterium im Bindehautabstrich scheint jedoch durch die routinemäßige Infektionsprophylaxe reduziert zu werden: 21 der Kontrollaugen waren positiv, während nur 5 der behandelten Operationsaugen Corynebacterien aufwiesen.

Im Antibiogramm, das wir bei allen Bakterien-Isolaten durchführten, zeigte sich bei Propionibacterium acnes die bekannte Aminoglykosidresistenz, während jedoch die koagulase-negativen Staphylokokken, die Corynebakterien sowie die übrigen seltenen Bakteriengattungen empfindlich waren. Möglicherweise erreicht Gentamycin im Bindehautsack nicht die zur Inaktivierung der Staphylokokken erforderliche Konzentration. Inwiefern speziell im Hinblick auf Propionibakterien eine andere präoperative Antibiotikaprophylaxe zu wählen ist, muß in weiteren Untersuchungen geklärt werden. Insbesondere ist hier auch die Auswirkung auf die aerobe Conjunctivalflora zu berücksichtigen, die in unseren Untersuchungen nicht eingeschlossen war.

Als Fazit bleibt festzuhalten, daß trotz präoperativer Infektionsprophylaxe mit lokaler Gentamycingabe und Wimpernschneiden mit der Präsenz anaerober oder fakultativ anaerober Bakterien im Bindehautsack zu rechnen ist. Ein wenn

Tabelle 1. Bakteriengattungen und Anzahl der positiven Bindehautabstriche bei Kontrollaugen und Operationsaugen am Tag vor und am Tag der Operation

Keimart	Positive Bindehautabstriche Kontrollauge		Positive Bindehautabstriche Op-Auge	
	1. Tag präop. (Fallzahl)	Op-Tag (Fallzahl)	1. Tag präop (Fallzahl)	Op-Tag (Fallzahl)
Propionibacterium acnes	14	16	13	13
koag.-neg. Staphylococcen	17	12	9	11
Corynebacterium spec.	10	11	2	3
Andere	5	2	3	2

Op-Auge: Operationsauge, d. h. mit präoperativer Infektionsprophylaxe; *koag.-neg.:* koagulase-negativ; *Andere:* Peptococcus, Actina, Actinomyces, Proteus, Wohinella

auch geringes Infektionsrisiko bleibt bestehen wie die sporadisch auftretenden Fälle der chronischen postoperativen Endophthalmitis beweisen.

Literatur

1. Brady SE, Cohen EJ, Fischer DH (1988) Diagnosis and treatment of chronic postoperative bacterial endophthalmitis. Ophthalmic Surg 19:580–584
2. Carlson AN, Koch DD (1988) Endophthalmitis following Nd:YAG laser posterior capsulotomy. Ophthalmic Surg 19:168–170.2
3. Costin JD, Fischer W, Kappner M, Schmidt W, Schuchmann H (1982) Kultivierung von anaeroben Mikroorganismen: Eine neue Methode zur Erzeugung eines anaeroben Milieus. Forum Mikrobiol 5:246–248
4. Forster RK, Zachary RG, Cottingham AG, Norton EW (1976) Further observation on the diagnosis, cause and treatment of endophthalmitis. Am J Ophthalmol 81:52–56
5. Friberg TR, Kuzma PM (1990) Propionibacterium acnes endophthalmitis two years after cataract extraction. Am J Ophthalmol 109:609–610
6. Jaffe GJ, Whitcher JP, Biswell R, Irvine AR (1986) Propionibacterium acnes endophthalmitis seven months after extracapsular cataract extraction and intraocular lens implantation. Ophthalmic Surg 17:791–793
7. McNatt J, Allen SD, Wilson LA, Dowell VR (1978) Anaerobic flora of the normal human conjunctival sac. Arch Ophthalmol 96:1448–1450
8. Meisler DV, Mandelbaum SID (1989) Propionibacterium-associated endophthalmitis after extracapsular cataract extraction. Ophthalmology 96:54–61
9. Meisler DM, Palestine AG, Vastine DW (1986) Chronic Propionibacterium endophthalmitis after cataract extraction and intraocular lens implantation. Am J Ophthalmol 102:733–739
10. Ormerod LD, Paton BG, Haaf J Haaf J, Topping TM (1987) Anaerobic bacterial endophthalmitis. Ophthalmology 94:799–808
11. Piest KL, Kincaid MC, Tetz MR, Apple DJ, Roberts WA, Price FW (1987) Localized endophthalmitis: a newly described cause of the so-called toxic lens syndrome. J Cataract Refract Surg 13:498–510
12. Perkins RE, Kundsin RB, Pratt AMV (1975) Bacteriology of normal and infected conjunctiva. J Clin Microbiol 1:147–149
13. Posenauer B, Funk J (1992) Chronic postoperative endophthalmitis caused by Propionibacterium acnes. European J Ophthalmol 2 (in press)
14. Singer TR, Isenberg SJ, Apt L (1988) Conjunctival anaerobic and aerobic bacterial flora in paediatric versus adult subjects. Br J Ophthalmol 72:448–451
15. Stern GA, Engel HM, Driebe WT (1990) Recurrent postoperative endophthalmitis. Cornea 9:102–107
16. Zambrano W, Flynn HW, Pflugfelder SC, Roussel TJ, Culbertson WW, Holland S, Miller D (1989) Management options for Propionibacterium acnes endophthalmitis. Ophthalmology 96:1100–1105

Funktionsergebnisse nach Triple-Operationen bei skrophulösen Hornhautnarben und Katarakt

T. Reinhard und R. Sundmacher

Zusammenfassung. Die skrophulöse Keratitis tritt heute bei uns nicht mehr auf. Mit ihren Folgezuständen, skrophulösen Hornhautnarben, haben wir jedoch bei älteren Patienten, die diese Form der Keratitis im frühen Kindesalter durchgemacht haben, nicht allzu selten zu tun. Bei im Alter hinzutretender Katarakt stellt sich häufig die Frage, nur eine Kataraktoperation oder zur gleichzeitigen Beseitigung der störenden Hornhautnarben eine Triple-Operation vorzunehmen. Der zu erwartende postoperative Visus ist in Anbetracht der in aller Regel vorliegenden Amblyopie nur schwer vorauszusagen.

Zwischen 1986 und 1991 haben wir in der Universitäts-Augenklinik Düsseldorf bei skrophulösen Hornhautnarben in 5 Fällen bei klarer Linse nur perforierende Keratoplastiken, in 24 Fällen bei gleichzeitig vorliegender Katarakt Tripleoperationen und in 7 Fällen nach zuvor bereits vorgenommener Kataraktoperation perforierende Keratoplastiken durchgeführt. Bei insgesamt unproblematischer Nachsorge darf insbesondere in den beiden erstgenannten Gruppen insgesamt in mehr als 3/4 aller Fälle mit einem z. T. erheblichen Visusgewinn gerechnet werden. Der Retinometervisus als präoperativer Funktionsindikator erwies sich als relativ unzuverlässig.

Summary. Scrophulous keratitis, a historic European term, does not occur any longer in "developed" countries. However, we still have to deal with aged patients with scrophulous corneal scars due to hyperergic corneal inflammation in early childhood. If these patients develop cataract the question arises whether or not it is better to have only cataract surgery or a triple-procedure. Since the extent of amblyopia is regularly unknown we can make no valid prediction concerning the expected postoperative visual acuity.

Between 1986 and 1991 we performed 5 perforating keratoplasties in eyes with scrophulous scars without cataract, 24 triple-procedures in eyes with scrophulous scars plus cataract and 7 perforating keratoplasties in eyes after prior cataract surgery. Especially in the first two groups postoperative visual acuity showed good improvement with minimal complications. Preoperative examination of interference acuity was not very predictive.

Skrophulöse Hornhautnarben gehen auf eine schwere infiltrative hyperergische Keratitis zurück, die charakteristischerweise zwischen dem 3. und 15. Lebensjahr auftrat.

Bei uns gibt es die Keratitis skrophulosa seit Jahrzehnten nicht mehr. Mit ihren Folgen, skrophulösen Hornhautnarben in der älteren Bevölkerung, haben wir aber noch immer zu tun. Jüngere Patienten mit narbigen Hornhautveränderungen nach Keratitis skrophulosa kommen nicht allzu selten aus Entwicklungsländern oder neuerdings aus der GUS zu uns.

Ursächlich ist nach allgemeiner Auffassung eine allergische Reaktion auf mikrobielle Allergene. Früher führte man die Erkrankung in erster Linie auf

Mycobacterium tuberculosis zurück [2–5]. Heute sieht man das Erregerspektrum nicht so eng und bezieht z. B. auch Staphylokokken mit ein, die gegenwärtig auch als die Hauptursache von Bindehaut- und Limbusphlyktänen angesehen werden [1]. Lebende Erreger im Infiltrat spielen keine Rolle [2].

Für die hier angesprochene Problematik ist entscheidend wichtig, daß die skrophulöse Keratitis im frühen Kindes- und Schulalter auftrat und die schwer befallenen Augen altersabhängig amblyop blieben. Tritt im späteren Lebensalter eine Katarakt hinzu, stellt sich häufig die Frage, nur eine Kataraktoperation oder zur gleichzeitigen Beseitigung der Hornhautnarben eine Tripleoperation vorzunehmen.

Patienten und Methodik

Zwischen November 1986 und Dezember 1991 haben wir in der Universitäts-Augenklinik Düsseldorf bei skrophulösen Hornhautnarben in 5 Fällen perforierende Keratoplastiken bei klarer Linse, in 24 Fällen Tripleoperationen und in 7 Fällen nach zunächst vorgenommener Kataraktoperation in einem zweiten Eingriff perforierende Keratoplastiken durchgeführt. Auf die vorausgegangene Kataraktoperation bezogene präoperative Visusangaben konnten wir in 3 Fällen leider nicht erfahren. Die Patientendaten können Tabelle 1, die Transplantatdaten Tabelle 2 und die Operationsdaten Tabelle 3 entnommen werden.

Tabelle 1. Patientendaten

	Perf. Kp.	Tripleop.	Kat.op. mit späterer perf. Kp.
Patienten	5	21	5
Zahl der Augen	5	24	7
Geschlecht	5f	16f, 5m	4f, 1m
Alter (Jahre)	59 (48–75)	71 (58–89)	75 (70–78)
Nachbeob. zeit (Monate)	21 (4–50)	22 (0.5–49)	23 (12–43)

Tabelle 2. Transplantatdaten

	Perf. Kp.	Tripleop.	Kat.op. mit späterer perf. Kp.
Spenderalter (Jahre)	46 (25–57)	56 (20–77)	51 (26–71)
Frischmaterial	5	23	7
Hornh. bankenmat.	0	1	0
Tp mit Epithel	5	18	6
ohne Epithel	0	6	1

Tabelle 3. Operationsdaten

	Perf. Kp.	Tripleop.	Kat.op. mit späterer perf. Kp.
Erstkeratoplastik	5	24	7
ECCE	0	24	0
IOL i. Kapselsack/ Sulcus ciliaris	0	24	0
Sek. transskl. IOL	0	0	1
Vordere Vitrektomie	0	1	4
Iridektomie, Iridotomie,	0	1	1
Irisnaht	0	1	1
Nachstaroperation	0	0	2
Gleichz. Pterygiumop.	0	1	0

Es handelte sich bei nahezu allen Patienten um beidseitige skrophulöse Hornhautnarben, in nur wenigen Fällen lagen einseitige skrophulöse Hornhautnarben vor. Beim größeren Teil unserer Patienten wurde nur ein Auge operiert. Ob es sich dabei um das „bessere" oder „schlechtere" Auge handelte, wurde sehr fallbezogen entschieden: Hatte z. B. das wesentlich „schlechtere" Auge vermutlich eine sehr tiefe Amblyopie, wurde dem Patienten geraten, primär nur das „bessere" Auge zu operieren. War das jetzt „schlechtere" Auge früher „gleich gut" gewesen, wurde dieses jetzt „schlechtere" Auge operiert. Wollte der Patient auf keinen Fall das prognostisch günstigere Auge als erstes operiert haben, so führten wir den Eingriff auch an prognostisch „schlechteren" Augen aus. Insgesamt wurde die Seitenwahl des zu operierenden Auges also nach klinischen Parametern und der Risikobereitschaft des Patienten getroffen. Bei beidseitigen skrophulösen Hornhautnarben wurde mit entsprechendem zeitlichen Abstand in wenigen Fällen beidseits operiert.

Präoperativ und bei den Follow-up Untersuchungen wurden der jeweils beste korrigierte Visus, der applanatorisch gemessene Augeninnendruck, der Vorderabschnittsbefund nach Spaltlampenuntersuchung und der Fundusbefund in Mydriasis dokumentiert. Präoperativ wurde außerdem der Retinometervisus bestimmt.

Die Visusauswertungen wurden in bezug auf die Visusstufen Non Lux, Lux, Hbw, Fz, 1/50 1/35, 0.05, 0.1, 0.2, 0.4, 0.8 vorgenommen.

In der Gruppe Kataraktoperation mit späterer perforierender Keratoplastik bestand in 3 Fällen eine bullöse Keratopathie nach der Kataraktoperation. Diese 3 Fälle müssen bzgl. der Indikation zur perforierenden Keratoplastik gesondert betrachtet werden.

Ergebnisse

Nach perforierender Keratoplastik (Abb. 1a) war ebenso wie nach Tripleoperation (Abb. 2a, 3, 4) ein guter postoperativer Visusanstieg zu verzeichnen.

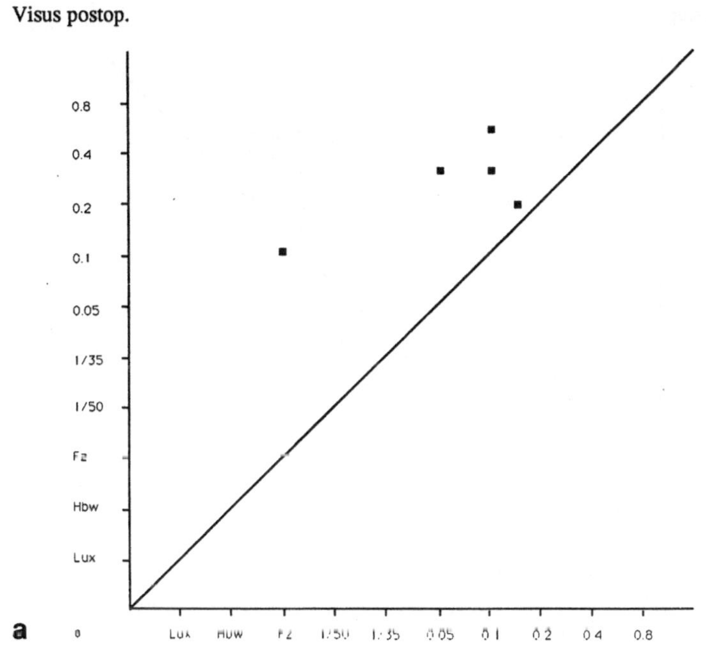

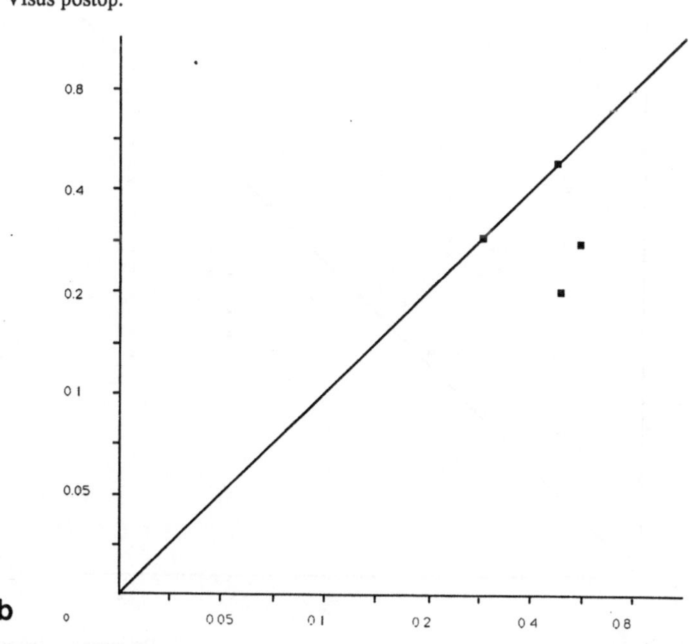

Abb. 1 a. Prä- und postoperativer Visus bei perforierender Keratoplastik wegen Skrophulosanarben (n = 5); **b:** präoperativer Retinometerwert und postoperativer Visus bei perforierender Keratoplastik wegen Skrophulosanarben (n = 4)

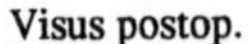

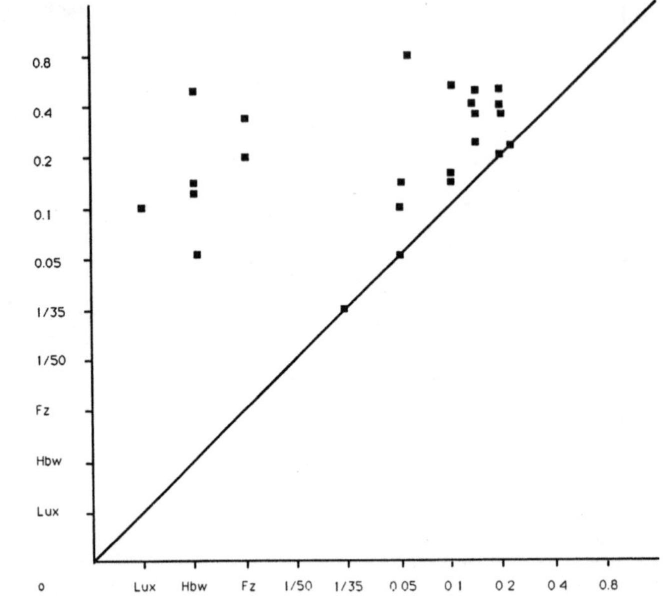

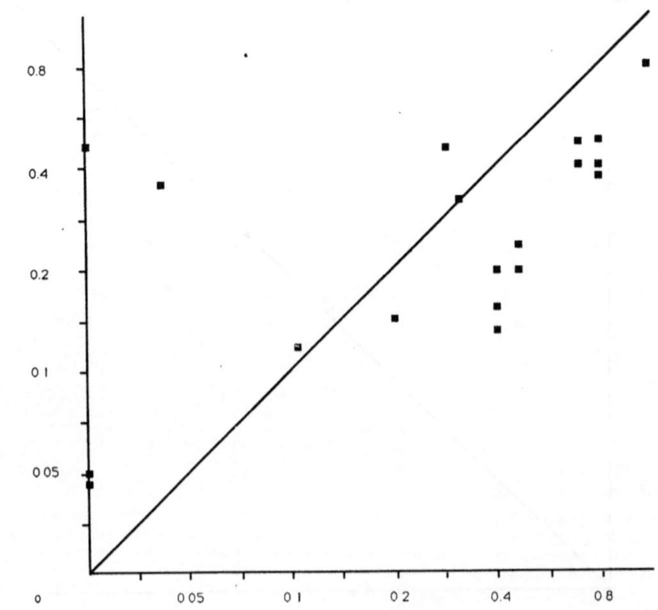

Abb. 2a. Prä- und postoperativer Visus bei Tripleoperation wegen Skrophulosanarben und Katarakt (n = 24); **b** präoperativer Retinometerwert und postoperativer Visus bei Tripleoperation wegen Skrophulosanarben (n = 19)

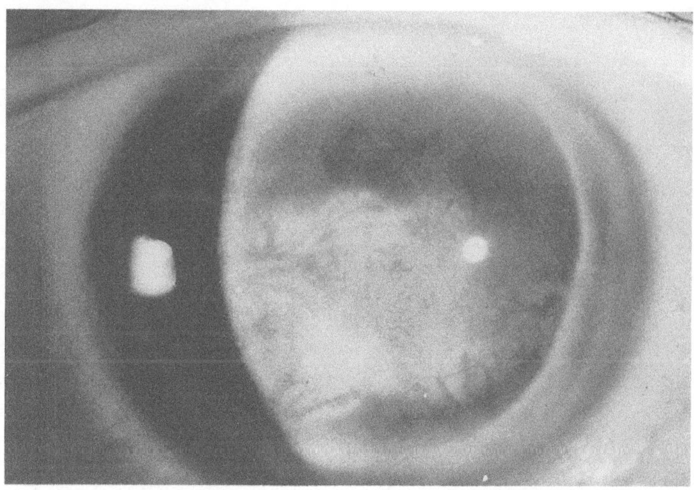

Abb. 3. Präoperativer Befund bei nach skrophulöser Keratitis vernarbter Hornhaut bei dem 67jährigen Patienten M.K.

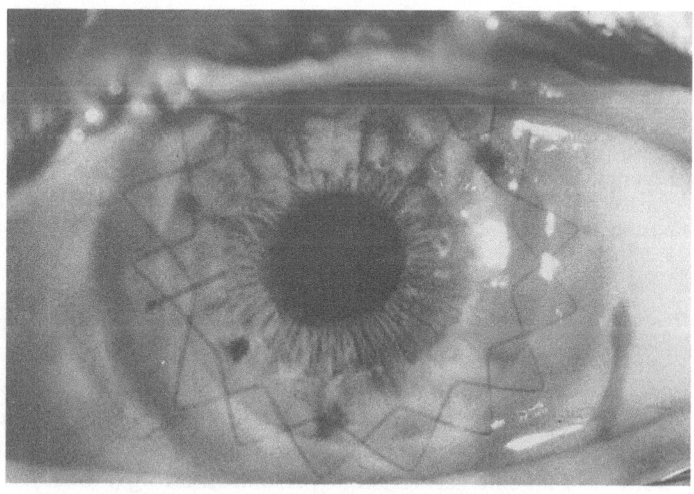

Abb. 4. Früher postoperativer Befund nach Tripleoperation bei demselben Patienten wie in Abb. 3

Bezogen auf die o. a. Visusstufeneinteilung betrug nach perforierender Keratoplastik der Visusanstieg durchschnittlich 2.6 (1–5) Stufen, nach Tripleoperation durchschnittlich 2.4 (0–7) Stufen.

Auch in der Gruppe Kataraktoperation mit späterer perforierender Keratoplastik war in Bezug auf den besten postoperativen Visus nach der zunächst vorgenommenen Kataraktoperation in 4 von 7 Fällen ein z. T. deutlicher

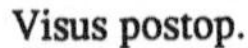

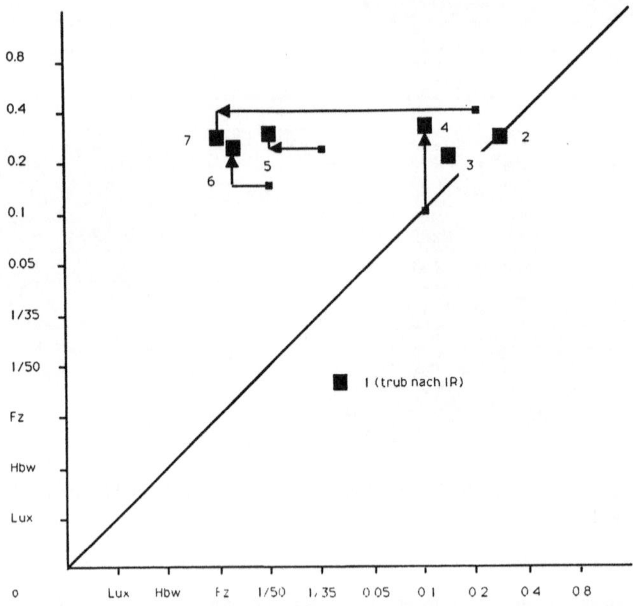

Abb. 5. Perforierende Keratoplastik wegen Skrophulosanarben nach vorausgegangener Kataraktoperation (n = 7). ■ Visus nach perforierender Keratoplastik; ▪ Visus nach vorausgegangener Kataraktoperation; *1–3* Kein Visus vor Kataraktoperation bekannt; *4* Nur Skrophulosanarben vor Keratoplastik; *5–7* Skrophulosanarben und Keratopathia bullosa vor Keratoplastik (*Beispiel 6:* Visusverbesserung durch Kataraktoperation von 1/50 auf 0.15; postoperativ Entwicklung einer bullösen Keratopathie mit Visusabfall auf Fz; Visusanstieg auf 0.25 durch die nachfolgende perforierende Keratoplastik)

Visusanstieg durch die sekundär erfolgte perforierende Keratoplastik eingetreten. Legt man als Ausgangsvisus nach Kataraktoperation den unmittelbar vor der perforierenden Keratoplastik ermittelten Visus zugrunde, so steigt diese Quote auf 5 von 7 Fällen. In einem Fall war durch die sekundär vorgenommene perforierende Keratoplastik keine meßbare Visusänderung eingetreten, in einem weiteren Fall eine geringfügige Verschlechterung (Abb. 5).

Der als präoperativer Funktionsindikator erhobene Retinometerwert erwies sich als nicht zuverlässig und lag im überwiegenden Teil unserer Patienten über dem postoperativ erreichten Visus, wie an der zum großen Teil unterhalb der Winkelhalbierenden liegenden Punkteschar ersichtlich ist (Abb. 1b, 2b).

Die postoperative Betreuung der Patienten gestaltete sich weitgehend problemlos (Tabelle 4). Erwähnenswert sind ein recht hoher Anteil an fibrinösen Reaktionen nach Triple-Operationen und an schweren Sicca-Problemen mit z. T. rezidivierenden Erosionen nach perforierender Keratoplastik und Tripleoperationen. Endotheliale Immunreaktionen traten nach perforierender Keratoplastik in 20 Prozent, nach Tripleoperation in 21 Prozent und bei perforierender

Tabelle 4. Postoperative Probleme nach Keratoplastik bei skrophulösen Hornhautnarben

	Perf. Kp.	Tripleop.	Kat.op. mit späterer perf. Kp.
Nachbeob. zeit (Monate)	21 (4–50)	22 (0.5–49)	23 (12–43)
Klare Tp	5 von 5	22 von 24	6 von 7
Immunreaktionen, endothelial	1	5	1
Ausgeprägte Sicca	2	10	2
Fibrinöse Reaktion	0	7	0

Tabelle 5. Ursache von Transplantateintrübungen nach Keratoplastik bei skrophulösen Hornhautnarben

	Perf. Kp.	Tripleop.	Kat.op. mit späterer perf. Kp.
Immunreaktionen	0	1	1
Oberflächenprobleme	0	1	0
Trübe Tp	0	2	1

Tabelle 6. Nach Keratoplastik bei skrophulösen Hornhautnarben vorgenommene operative Eingriffe

	Perf. Kp.	Tripleop.	Kat.op. mit späterer perf. Kp.
Synechiolysen	0	1	0
Fadennachlegung	0	1	0
YAG-Laser-Kapsulot.	1	4	1
Panretinale Lk bei			
Retinop. diabetica	0	1	0
SMD	0	0	1
Pars plana Kapsulot.	0	1	0
ECCE + IOL	1	0	0
Irisprolaps-Revision	0	0	1

Keratoplastik nach zunächst vorgenommener Kataraktoperation in 14 Prozent auf. Transplantateintrübungen waren im Nachbeobachtungszeitraum nach perforierender Keratoplastik gar nicht, nach Tripleoperation in 8 Prozent, nach perforierender Keratoplastik nach zunächst vorgenommener Kataraktoperation in 14 Prozent zu verzeichnen (Tabelle 5).

In allen 3 Gruppen waren nach der Keratoplastik weitere operative Eingriffe nötig, die durchweg gut von den Transplantaten toleriert wurden (Tabelle 6).

Diskussion

Nach perforierender Keratoplastik bei skrophulösen Hornhautnarben konnten wir in allen 5 Fällen einen z. T. deutlichen Visusanstieg nachweisen. Das zeigt, daß bei diesen, infolge der im frühen Kindes- und Schulalter erworbenen narbigen Hornhautveränderungen, amblyopen Augen durchaus eine funktionelle Verbesserung möglich ist. Durchschnittlich betrug die Visusverbesserung 2.6 Visusstufen.

In 7 Fällen war vor der in der Universitäts-Augenklinik Düsseldorf vorgenommenen perforierenden Keratoplastik eine Kataraktoperation durchgeführt worden. In 3 Fällen lag die Kataraktoperation viele Jahre zurück, so daß Angaben über das Ausmaß der Visusverbesserung durch die damalige Kataraktoperation nicht gemacht werden können. In diesen 3 Fällen war keine wesentliche Visusverbesserung durch die perforierende Keratoplastik zu verzeichnen. In einem weiteren Fall war durch die Kataraktoperation keine, wohl aber durch die nachfolgende perforierende Keratoplastik ein deutlicher Visusanstieg zu beobachten. In 3 weiteren Fällen war nach zuvor vorgenommener Kataraktoperation eine bullöse Keratopathie aufgetreten. Die nachfolgende perforierende Keratoplastik konnte in allen 3 Fällen einen deutlichen Visusgewinn bringen, in 2 Fällen lag der Visus über dem besten postoperativen Visus nach Kataraktoperation.

Bei Tripleoperationen wegen skrophulöser Hornhautnarben konnte in 20 von 24 Fällen ein z. T. erheblicher Visusgewinn erreicht werden. Durchschnittlich lag hier der Erfolg bei 2.4 Visusstufen. Nur in 5 Fällen brachte die Tripleoperation keine meßbare Verbesserung.

Bei skrophulösen Hornhautnarben und zunehmender Linsentrübung der in aller Regel älteren Patienten darf entsprechend diesen Ergebnissen zu einer Tripleoperation geraten werden. Die Frage, wie groß die zu erwartende Visusverbesserung ist, kann nicht über den Retinometervisus beantwortet werden, da dieser bei dem größten Teil der Patienten besser ausfiel als der beste postoperative Visus. Bei einer kleineren Gruppe von Patienten konnten bei der Erhebung des Retinometervisus, möglicherweise durch Kooperationsprobleme, keine Angaben erhoben werden. Aus den Ergebnissen der vorliegenden Studie geht hervor, daß nach einer perforierenden Keratoplastik bei skrophulösen Hornhautnarben oder einer Tripleoperation bei skrophulösen Hornhautnarben und Katarakt in mehr als ¾ aller Fälle ein z. T. sehr deutlicher Funktionsgewinn, der präoperativ im Einzelfall jedoch nur schlecht quantifiziert werden kann, zu erwarten ist.

Eine Transplantateintrübung ist über den Beobachtungszeitraum von nahezu 2 Jahren in nur wenigen Fällen, 0–14 Prozent, eingetreten. Das zeigt, daß nicht nur ein kurzfristig andauernder Visusgewinn, sondern die langfristige deutliche Verbesserung der Sehschärfe erwartet werden darf.

Immunreaktionen traten im Vergleich zu anderen Indikationen zur perforierenden Keratoplastik seltener auf, waren i.d.R. gut zu beherrschen und führten in nur 2 Fällen zur Transplantateintrübung. Auf das Auftreten fibrinöser Reaktionen muß bei relativ häufigem Vorkommen verstärkt geachtet werden, jedoch ließen sich diese in unserem Kollektiv alle gut beherrschen. Größere Mühe bereiteten die z. T. sehr ausgeprägten Sicca-Probleme der alten Patienten, die zu einer langfristigen intensiven symptomatischen Therapie veranlassen müssen.

Zusammenfassend lassen sowohl perforierende Keratoplastiken bei skrophulösen Hornhautnarben als auch Tripleoperationen bei skrophulösen Hornhautnarben und Katarakt gute postoperative funktionelle Ergebnisse bei recht unproblematischer Nachsorge erwarten.

Literatur

1. Allansmith M, Ross R (1986) Phlyktenular keratokonjunctivitis. In: Duane's clinical ophthalmology, Volume 4, Chapter 8
2. Duke-Elder S (1965) Diseases of the outer eye. System of ophthalmology, vol VIII, part I. pp 461–475
3. Gát L, Mándi L, Pintér L, Pongor F (1963) Das weitere Schicksal von Phlyktäne-Kranken. Klin Monatsbl Augenheilkd 143:535–542
4. Shin-ichi Funaischi (1923) Experimentelle Untersuchungen über die Ätiologie der phlyktänulären Augenentzündungen. Klin Monatsbl Augenheilkd 71:141–155
5. Steffensen E, Wishbow A, Nagle F, Smith R, Whitney E (1951) Topical cortisone in the treatment of anterior-segment eye disease. Am J Ophthalmol 34:345–356
6. Weekers L (1909) L'exanthème de la conjunctive phlyctenulaire envisagé comme une toxituberculide. Arch Ophthalmol (Paris) 29:294–300

Das erste Tausend der implantierten Intraokularlinsen

P. Rozsíval, J. Liehneová, J. Hakenová und E. Beranová

Zusammenfassung. Am ersten Tausend implantierten Intraokularlinsen wird über die Entwicklung der Implantologie und den Übergang zur extrakapsulären Kataraktextraktion an der Augenklinik in Ústí nad Labem berichtet. Im Jahr 1987 wurden 342 Kataraktoperationen und in der ersten Hälfte des Jahres 1991 354 Kataraktoperationen durchgeführt. Die intraokulare Linse wurde 1987 in 13,2% der Fälle, in der ersten Hälfte 1991 in 82,8% der Fälle eingepflanzt. Die extrakapsuläre Technik der Kataraktextraktion wurde im 1987 in 12,9% der Fälle und in der ersten Hälfte 1991 in 96,9% der Fälle angewandt. Bei 73,9% der Patienten wurde die Sehschärfe 0,5 und besser in der 6 monatlichen Beobachtungsdauer erzielt.

Summary. The authors report the results of the first 1000 intraocular lens (IOL) implantations and the development of extracapsular catarct extraction (ECCE). In 1987 342 cataract operations was performed and the number of cataract operations was 354 in the first half 1991. IOL was implanted in 13.2% of cases in 1987 and in 82.8% of cases in the first half 1991. ECCE was performed in 12.9% of cases in 1987 and in 96.9% of cases in the first half 1991. Visual acuity was in 73.9% of patients 0.5 and better 6 months after the surgery.

Einleitung

Die ersten intraokularen Linsen wurden in der Tschechoslowakei in den 50er Jahren eingepflanzt. Nach Aussagen der Augenzeugen und bisher erhaltender originalen Ridley-Linsen gehörte auch Augenklinik in Ústí nad Labem zu jenen Arbeitsplätzen. Aus vielen Gründen wurde dann die Entwicklung der Implantologie für viele Jahre aufgegeben. Wir berichten über die Entwicklung einer extrakapsulären Kataraktextraktion und der Linsenimplantationen, die in den letzten 5 Jahren an der Augenklinik in Ústí nad Labem durchgeführt wurden.

Material und Methoden

An unserer Augenklinik wurden im Zeitraum 1/1987 bis 6/1991 2117 Kataraktoperationen durchgeführt. Hiervon erfolgten 1036 Linsenimplantationen. Das verfolgte Patientengut besteht aus 1000 Fällen der implantierten intraokularen Linsen, bei denen die Beobachtungsdauer mindestens 6 Monate betrug. Die Operationen wurden an 458 Männern und 457 Frauen vorgenommen. Bei 85 Patienten wurde die Operation beidseitig durchgeführt – immer im Zeitabstand, der für die vollständige Abheilung des ersten Auges nötig war.

In den ersten 3 Jahren überwog eine intrakapsuläre Technik (IKKE) mit Implantation einer russischen irisgetragenen Fjodorov-Linse. Erst infolge fortschreitender Verbesserung der Operationsausrüstung durch Einsatz des modernen Opton-CS-Mikroskops und eines gut steuerbaren Saugspülgerätes ist uns zur extrakapsulären Extraktion (EKKE) überzugehen gelungen. Zuerst hatten wir zur Verfügung nur russische Hinterkammerlinsen, zur Zeit implantierten wir schon überwiegend die Hinterkammerlinsen von hervorragender Qualität der Firmen Adatomed, Pharmacie und DGR. Die Operationen wurden von insgesamt 6 unterschiedlichen erfahrenen Operateuren durchgeführt.

Ergebnisse

Bei den 342 im Jahr 1987 durchgeführten Kataraktoperationen wurde in 12,9% der Fälle eine extrakapsuläre Operationstechnik angewandt und in 13,2% der Fälle eine Intraokularlinse implantiert. In der ersten Hälfte des Jahres 1991 wurden 354 Kataraktoperationen durchgeführt, in 96,9% der Fälle wurde eine extrakapsuläre Technik angewandt und in 82,8% der Fälle eine Intraokularlinse implantiert. Übersichtlich ist der Übergang zur extrakapsuläre Extraktion und zur Implantation einer intraokularen Linse im Laufe der Jahre in Abb. 1 dargestellt.

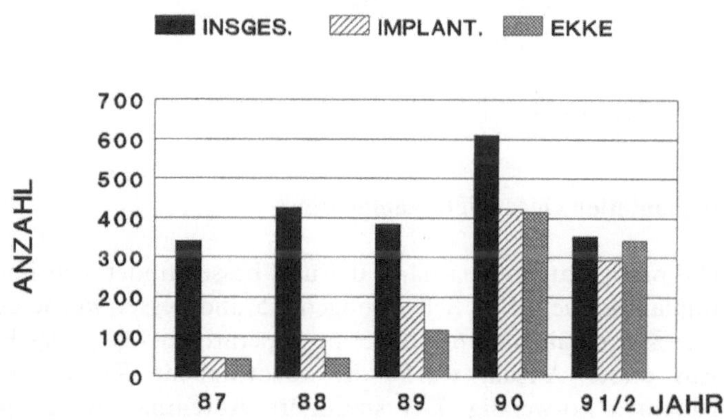

Abb. 1. Kataraktoperationen

In den Jahren 1987–89 führten wir überwiegend die intrakapsuläre Kataraktextraktion mit Implantation einer irisgetragenen Linse durch. In der ersten Hälfte 1991 ist dieses Operationsvergehen eine Ausnahme geworden (Tabelle 1). Fast in allen Fällen wurde eine extrakapsuläre Extraktion mit Implantation einer Hinterkammerlinse durchgeführt. Auch steigt die Anzahlt sekundärer Implantationen und auch die Anzahl der kombinierten Glaukom- und Kataraktoperationen mit.

Tabelle 1. Linsenimplantationen

Operation/Jahr	87+88	89	90	91/2
EKKE + IOL	4	56	284	282
IKKE + IOL	113	102	122	4
sek. Implantation	2	4	7	13
EKKE + TE + IOL	–	–	–	7
Gesamt	119	162	413	306

TE = Trabekulektomie

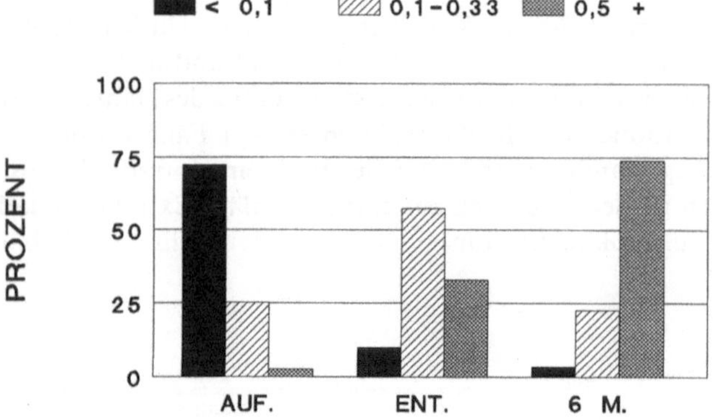

Abb. 2. Sehschärfe

Implantation einer Hinterkammerlinse

Die präoperative Sehschärfe 0,5 und besser findet sich immer bei sekundären Implantationen. Das Sehvermögen 0,5 und besser wurde bei der Entlassung in 32,8% der Fälle und 6 Monate postoperativ in 73,9% der Fälle erzielt (Abb. 2). Aus dieser Anzahl wurde die nachträgliche Korrektion nur in 12% der Patienten notwendig. Der stationäre Aufenthalt wurde im Laufe der Jahre wesentlich verkürzt. Während des letzten Jahres wurden die 156 komplikationslosen Patienten schon den zweiten postoperativen Tag entlassen. Die Patienten, bei denen einige Komplikationen auftraten, blieben im Krankenhaus bis 6 Tage.

Komplikationen

Die häufigste peroperative Komplikation war die Hinterkapselruptur, die in den letzten zwei Jahren in 21,2% der Fälle beobachtet wurde, zum Teil mit einem

Glaskörperverlust. In den Jahren 1987–89 wurde bei IKKE ein Glaskörperverlust in 9,7% der Fälle beobachtet. Die meist auftretenden frühpostoperativen Komplikationen waren Striata und ein fibrinöses Exudat – beide gewöhnlich von geringer klinischer Bedeutung. Eine wichtigere ungünstige Komplikation war ein Druckanstieg (8,9%) mit einem Hornhautödem. Für diese Komplikation wird meistens eine unvollständige Entfernung der nach einer Standardrezeptur zubereitenden viskösen Substanz aus der Vorderkammer verantwortlich gemacht. Zu den häufigsten Spätkomplikationen gehörte in den ersten 3 Jahren Dislokation der irisgetragenen Linse (6,9%). Mit zunehmender Anzahl der EKKE ist der häufigsten Spätkomplikation eine Hinterkapseltrübung geworden (4,2%). Ablatio retinae wurde in den Jahren 1987–89 8mal, in den letzten 2 Jahren einmal beobachtet. Die am schwerste ungünstige Spätkomplikation trat eine Endophthalmitis bei 8 Patienten (0,8%) auf, die an 5 Augen im Zeitabschnitt bis 12 Monaten nach der Operation durch Bulbusvisceration endete.

Diskussion

In den letzten Jahren sind wir aufgrund der Verbesserung unserer Operationsausrüstung, der Operationstechnik und mit zunehmender Zugänglichkeit intraokularer Hinterkammerlinsen zur EKKE mit Implantation der Hinterkammerlinsen übergegangen. Die erreichbaren Ergebnisse stellen unsere Möglickeiten dar. Es wurde ein annehmbares Visusresultat 0,5 und besser im Zeitraum 6 Monate nach der Operation bei fast ¾ aller Patienten erreicht. Nur 12% von diesen Patienten brauchten eine Ergänzungskorrektion. Diese Tatsache überraschte uns angenehm, denn eine Ultraschallbiometrie zur Berechnung der Brechkraft einer Intraokularlinse führten wir erst von Herbst 1990 durch. Die Verkürzung des stationären Aufenthaltes hat uns ermöglicht, die Patientenanzahl bei sinkendem Bettbestand (z. Z. 37 Betten) zu erhöhen. Der kurze stationäre Aufenthalt wurde von den Patienten günstig gewertet. Als Ursache für die höchste Rate an Hinterkapselruptur fand sich neben kleinen Erfahrungen der Operateure auch die unzureichende Qualität unserer Instrumente als auch die Qualität russischer Intraokularlinsen. Am herabgesetzten Auftreten von Ablatio Retinae beteiligt sich nicht nur kürzere Beobachtungsdauer, sondern auch die Aufrechterhaltung der natürlichen Barriere zwischen dem vorderen und hinteren Abschnitt des Auges nach der EKKE. Das niedrige Auftreten von Ablatio in den letzten zwei Jahren ist mit anderen Autoren vergleichbar [2]. Allen 8 Patienten, bei denen Endophthalmitis auftrat, wurde die von uns selbst sterilisierte russische Intraokularlinse implantiert. Bei einer Verwendung anderer Linsen wurde diese Komplikation nicht beobachtet. Nach Cusumano [1] wird dafür eine Bakterienkolonisation und die darauffolgende Reaktion des Patienten verantwortlich gemacht. Wir hoffen, daß diese schwere Komplikation bei nachfolgender Verwendung nur originalverpackter sterilisierter Linsen nicht mehr vorgekommen werden wird.

Zusammenfassend können wir aussagen, daß es uns trotz erschwerter Bedingungen gelang, die Technik einer modernen extrakapsulären Kataraktchirurgie mit Implantation einer Hinterkammerlinse zu beherrschen.

Literatur

1. Cusumano A, Busin M, Spitznas M (1991) Is chronic intraocular inflammation after lens implantation of bacterial origin? Ophthalmology 98:1703–1710
2. Kraff MC, Sanders DR (1990) Incidence of retinal detachment following posterior chamber intraocular lens surgery. J Cataract Refract Surg 16:477–4870

Vergleichende Vorderkammertiefenmessung

O.-E. Schnaudigel, J. Wilhelm, U. Fries und R. Makabe

Zusammenfassung. Im Vergleich der Vorderkammertiefenmessung mittels Ultraschall und optischer Messung wurde eine signifikante Abweichung gefunden. Die optische Messung zeigt im Mittel eine um 0,45 mm tiefere Vorderkammer. Wegen der verwandten modernen IOL-Typen, welche als physikalisch „dicke“ Linsen zu betrachten sind, fällt diese Differenz klinisch kaum ins Gewicht.

Summary. The comparision of measurements of the anterior-chamber-depth with the method of ultrasound and optical measurement showed a statistical significant difference. The measurement with ultrasound showed a 0.45 mm shorter anterior chamber. The clinical effect is small, as the modern IOLs are physical "thick" lenses.

Einleitung

Im Rahmen der Kataraktoperation mit Kunstlinsenimplantation hat die möglichst exakte Messung der Bulbusabschnitte zunehmend an Bedeutung gewonnen. Bis 1960 was das Jaeger'sche-Gerät ein optisches Verfahren zur Messung der Hornhautdicke, der Vorderkammertiefe und der Linsendicke [1], danach wurden praktisch nur noch Ultraschallgeräte zur Biometrie benutzt.

Material und Methode

Zum Vergleich der optischen Methode nach Jaeger und der Ultraschallbiometrie wurden 101 Augen von 51 Patienten (Alter von 59 bis 83 Jahren) mit dem Gerät ULTRA-SCAN-Digital-B-System IV (10 Mhz) mit einem A-Scanschallkopf vom Typ III LP-3-B mit 20 mm Wasservorlaufstrecke und Membrankontaktfläche verwandt, die optische Messung erfolgte an der Spaltlampe nach Zeiss mit dem Zusatzgerät von Jaeger.

Beide Messungen wurden am sitzenden Patienten durchgeführt, aus drei Meßwerten wurden der arithmetische Mittelwert genommen.

Ergebnisse

Die Meßwerte werden als arithmetisches Mittel, Standardabweichung, Median und Range, Minima und Maxima angegeben. Der Vergleich unabhängiger Stich-

Tabelle 1. Ergebnisse der Ultraschallmessung/optische Messung

		US	OM	Delta	HH-Radius
Anzahl	(n)	100	100	100	100
μ	(mm)	3,26	3,71	0,45	7,81
sx	(mm)	0,56	0,59	0,44	0,36
M	(mm)	3,20	3,71	0,37	7,81
R	(mm)	2,50	2,61	2,73	1,87
Max.	(mm)	4,80	5,10	1,50	8,94
Min.	(mm)	2,30	2,49	−1,23	7,07

US: Ultraschallmessung, *OM:* optische Messung; *Delta:* Differenz zwischen OM und US (OM-US); *HH-Radius:* Hornhautradius

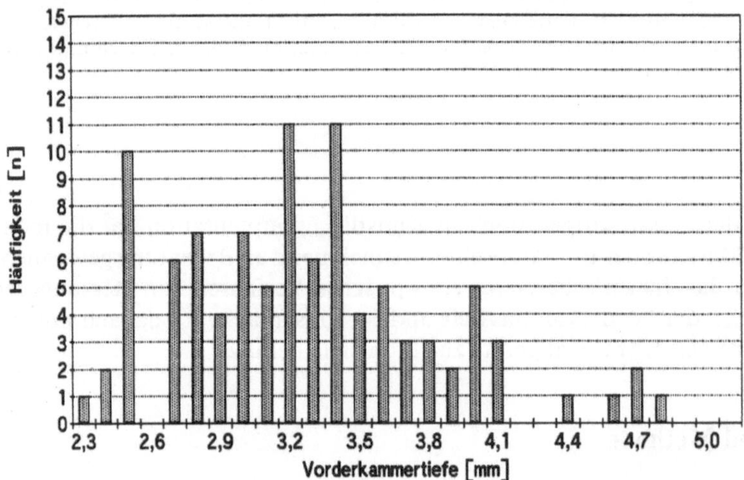

Abb. 1. Häufigkeitsverteilung der Meßwerte Ultraschall

proben erfolgte mit dem U-Test (Wilcoxon, Mann und Whitney), der verbundener Stichproben mit dem Wilcocon-Test für paarige Stichproben. Als Signifikanzniveau wurde eine Irrtumswahrscheinlichkeit von 5% angenommen.

Als direkt vergleichbar wurden nur die Vorderkammertiefenwerte ausgewählt, da die exakte Linsenanlage durch Medientrübung optisch nicht gut differenzierbar bestimmbar war. Tabelle 1 zeigt die Meßwerte.

Die Häufigkeitsverteilung der Meßwerte der Ultraschallmessung und optischen Messungen sind in Abb. 1 und 2 dargestellt, die der Differenzen der Meßwerte in Abb. 3. Die Häufigkeitsverteilung der gruppierten Meßwerte der Ultraschall- und der optischen Messung zeigt eine rechts schiefe Verteilung bei der Ultraschallmessung (Abb. 4). Abb. 5 zeigt Ergebnisse der optischen Messung aufgetragen gegen die Daten der Ultraschallmessung. Die Gleichung der Regres-

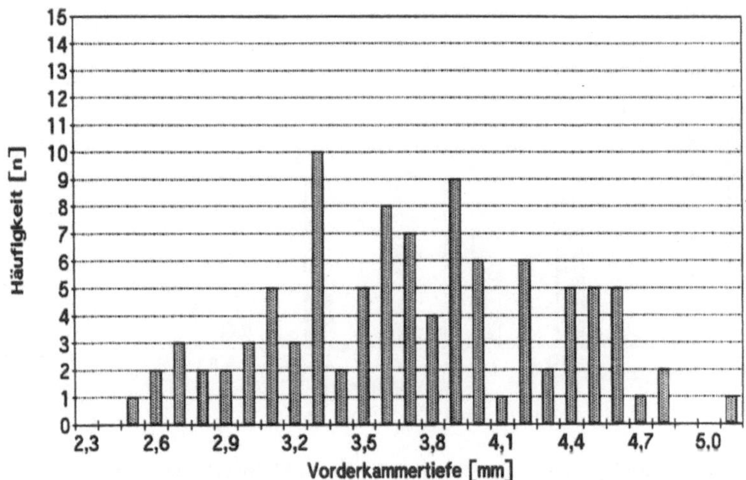

Abb. 2. Häufigkeitsverteilung der Meßwerte optische Messung

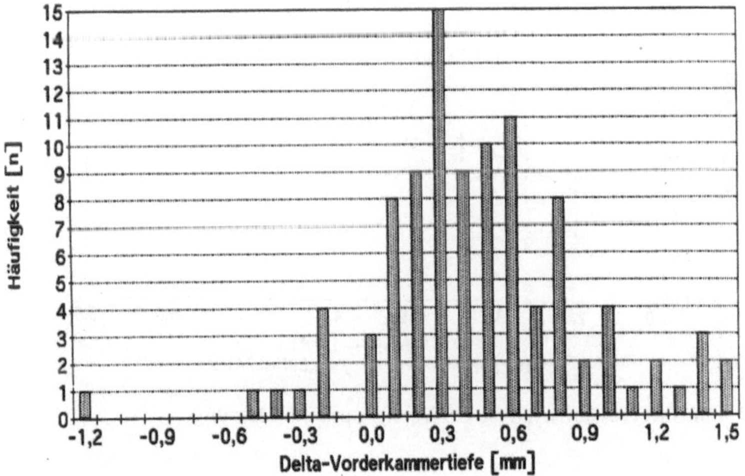

Abb. 3. Häufigkeitsverteilung der Differenz der Meßwerte (OM-US)

sionsgeraden lautet: y=1,297+0,74*x (Korrelationseffizent 0,75, signifikant a=0,05).

In Abb. 6 sind die Differenzen der Meßwerte OM-US gegen die der Ultraschallmessungen aufgetragen.

Die Meßwerte der Ultraschallmessung (Tabelle 1) sind signifikant kleiner als die der optischen Messung. Die Differenz der Meßwerte (optische Messung nach Jaeger) minus Ultraschallmessung beträgt im arithmetischen Mittel D=0,45 mm.

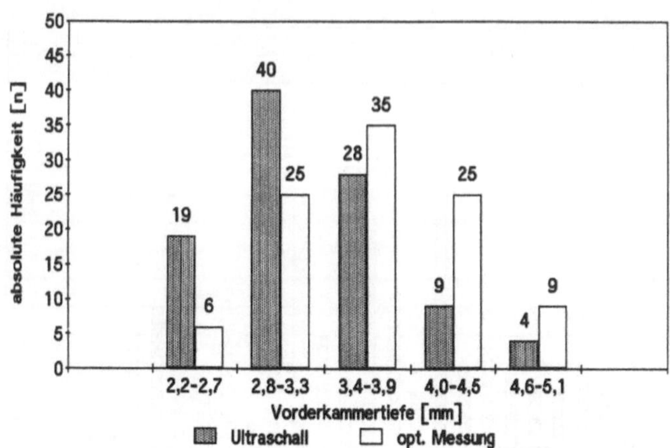

Abb. 4. Häufigkeitsverteilung der gruppierten Meßwerte der Vorderkammertiefe

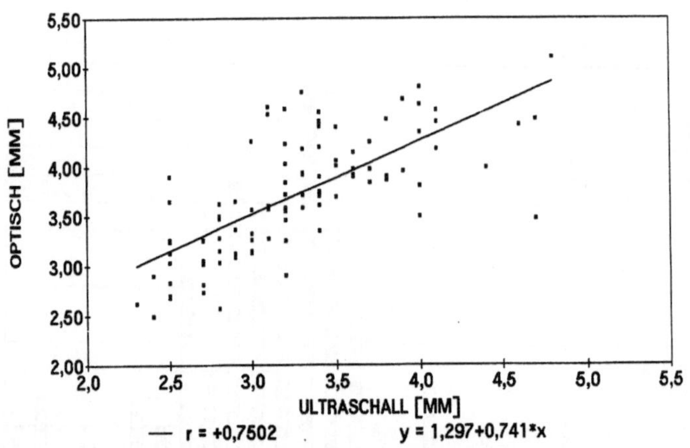

Abb. 5 Regressionsanalyse US Versus optische Messung

Diskussion

Eine Differenz zwischen optischer Messung und Ultraschallmessung liegt im Mittel bei 0,45 mm, wobei die optische Messung besser reproduzierbare Ergebnisse zeigt.

Ursache können in möglichen Fehlerquellen der Ultraschallmessung liegen; schon eine Abweichung um 5° bei mangelhafter Fixation führt zu Fehlmessungen von 0,1 mm [3–5].

Bei Vorderkammertiefen, die im Mittel präoperativ bei 3,5 mm liegen, bedingt der Fehler der Messung eine Schwankung der Stärke der zu implantierenden Kunstlinse bis zu +/−1,5 dptr. Dies bezieht sich auf plankonvexe Intraokularlin-

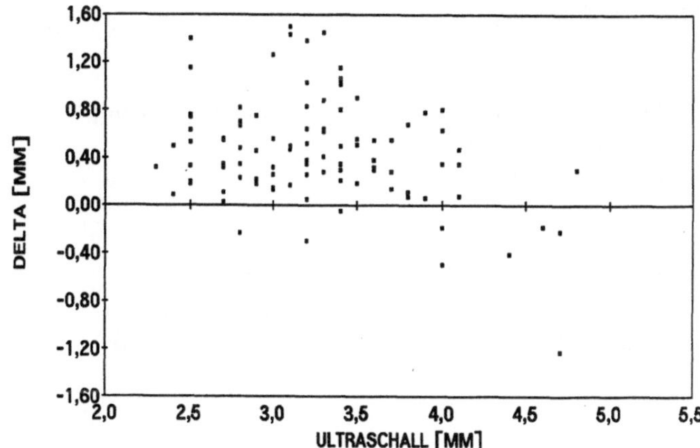

Abb. 6 Abhängigkeit der Differenz der opt. und US-Messung von der US-VK-Tiefe

sen. Bei Linsen mit neuerem Design (bikonvex, konvex–konkav) sind physikalisch andere Voraussetzungen zu berücksichtigen. Diese Linsen sind als physikalisch „dicke" Linsen zu betrachten, die gemessene Vorderkammertiefe entspricht nicht der rechnerisch festzulegenden Vorderkammertiefe, diese wird durch die Hauptbrennebene der Kunstlinse bestimmt. Zumeist wird sie bei den derzeitigen kapselsackfixierten bikonvexen Linsen mit Werten zwischen 4,5 und 4,9 angenommen. Da auf diese Weise die präoperativ gemessene Vorderkammertiefe nur teilweise berücksichtigt wird, fällt ein Meßfehler in oben angegebener Größe klinisch nicht ins Gewicht. Die Ultraschallmessung der Bulbuslänge selbst läßt sich durch vergleichbare optische Methoden kritisch nicht überprüfen.

Zusammenfassend lassen sich Vor- und Nachteile der beiden verglichenen Meßmethoden tabellarisch darstellen:

Ultraschall

Vorteile:
- vielfältige Informationen (Vorderkammertiefe, Linsendicke, Gesamtbulbuslänge)
- Unabhängig von Medientrübungen
- besser im täglichen Klinikablauf zu integrieren.

Nachteile:
- Applantation der Hornhaut
- etwas geringeren Auflösungsvermögen
- schwerer erlernbar
- vermehrte Compliance erforderlich.

Optische Messung

Vorteile
- Differenzierter durch höheres Auflösungsvermögen
- leichter erlernbar
- kontaktlose Messung.

Nachteile:
- nur zwei (maximal drei) Informationen
- limitierte Anwendbarkeit bei Medientrübungen
- zusätzlicher Untersuchungsschritt in der Klinik.

Literatur

1. Jaeger W (1952) Einfaches Zusatzgerät für die Spaltlampe zur Messung der Vorderkammertiefe. Ber Dtsch Ophthalmol Ges 57:324–326
2. Jaeger W (1952) Tiefenmessung der menschlichen Vorderkammer mit planparallelen Platten (Zusatzgerät zur Spaltlampe). Graefes Arch Ophthalmol 153:120–131
3. Jansson F (1963) Measurements of intraocular distances by ultrasound. Munksgaard, Copenhagen
4. Jansson F (1963) Measurements of intraocular distances by ultrasound and comparison between optical and ultrasonic determination of the depth of the anterior chamber. Acta Ophthalmol 41:25–61
5. Kuck H, Makabe R (1985) Vergleichende axiale Biometrie des Auges. Fortschr Ophthalmol 82:91–93

Kleinschnittkataraktchirurgie seit der Antike

M. Wenzel und K. Vössing

Zusammenfassung. Kleinschnittchirurgische Techniken waren seit der Antike über viele Jahrhunderte die einzige Methode zur Operation der Katarakt. Neben der bekannten Depression oder Reklination der Katarakt gab es alternative Kleinschnittmethoden, die Aspiration und die alleinige Diszision der Linsenvorderkapsel. Wir sehen Hinweise dafür, daß in römischer Zeit eine schonendere Variante der Absaugung durchgeführt worden ist als durch die Araber 1000 Jahre später.

Summary. Modern small-incision surgery started in 1967 when Kelman first used phacoemulsification. But small-incision-techniques have been for some 2000 years the sole method for performing cataract surgery. Besides the depression or reclination of the cataract, also the aspiration of the lens or the discision of the anterior capsule were established methods for treating cataracts. We believe that the aspiration-method of the romans was not as harmful to the eye as were the methods the arabs employed some 1000 years later. Extraction of the lens using a large corneal incision was introduced by Daviel in 1745.

Die moderne Kleinschnittchirurgie begann mit Einführung der Phakoemulsifikation durch Kelman 1967 [10]. Doch waren kleinschnittschirurgische Techniken seit der Antike über viele Jahrhunderte die einzige Methode zur Operation der Katarakt. Neben der bekannten Depression oder Reklination der Katarakt gab es atraumatische alternative Kleinschnittmethoden, die nur selten ausgeführt worden sind, aber in den Händen Geübter zu guten Resultaten führen konnten. Heute erscheinen sie uns als ihrer Zeit weit voraus. Die Extraktion der Linse durch einen großen cornealen Schnitt wurde erst von Daviel seit 1745 propagiert.

Die Depression der Katarakt

Bei der Depression der Katarakt wurde versucht, die Linse durch einen temporalen skleralen Zugang über die Pars Plana mit einer dünnen Nadel nach unten in den Glaskörper zu drücken. Eine geringfügige Alternative ist die Reklination, bei der die Linse nach hinten in den Glaskörper abgekippt wurde. Eine Beschreibung der Technik findet sich schon bei Susruta (ca. 500 v. Chr., zit. in [11]). Sie wurde im Wesentlichen unverändert über 2000 Jahre ausgeübt; sie wird bis in unsere Tage hinein noch von Medizinmännern und Barfußärzten in der 3. Welt angewandt und in Lehrbüchern beschrieben. Die folgende Beschreibung der Technik durch Aulus Cornelius Celsus (frühes 1. Jh. n. Chr.) und die

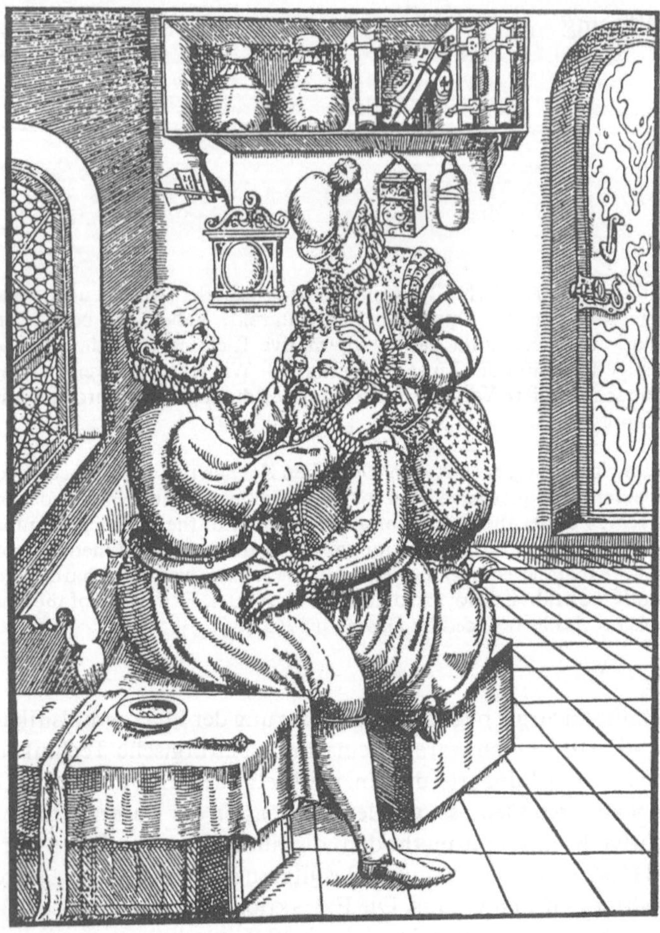

Abb. 1. Der Starstich. Bartisch (1583)

Abbildung (Abb. 1) von G. Bartisch (1583) sowie die Beschreibung der Technik durch Arruga (1962) sind nur drei der vielen Operationsbeschreibungen aus zwei Jahrtausenden.

Man nehme nun eine Nadel, welche so scharf sein muß, daß sie bequem eindringen kann, aber nicht zu dünn sein darf, und durchstoße, ohne ein Blutgefäß zu verletzen, senkrecht die beiden äußersten Augenhäute in der Mitte zwischen dem Schwarzen des Auges und dem Schläfenwinkel des Auges in einer Höhe, die etwa der Mitte des Staares entspricht. Man soll die Nadel nicht ängstlich einsenken, da sie ja in einen leeren Raum eindringt. Daß sie in denselben eingedrungen ist, kann nicht einmal einem mittelmäßig erfahrenen Operateur entgehen, da der Druck keinen Widerstand findet. Befindet sich nun die Nadel in dem leeren Raume, so muß man sie bis an den Star heranbringen, sie dort ein wenig drehen und nun den Star allmählich bis unter die Pupille herunterschieben. Ist derselbe an der Pupille vorbei, so drücke man ihn stärker herunter, damit er unten sitzen bleibt. Sitzt er fest, so ist die Operation vollendet. Steigt er wieder auf, so muß er mit der Nadel zerschnitten und in mehrere Teile zerstückelt werden, die dann leichter zu versenken und, falls sie sich wieder loslösen sollten, dem Sehen weniger hinderlich sind. Hieraus ziehe man die Nadel in der Richtung des Einstiches wieder heraus und lege weiche, mit Eiweiß getränkte Wolle auf; darüber lege man entzündungswidrige Mittel und darüber einen Verband. (Celsus, 1. Jh. n. Chr.)

Reklination
Indikationen: Sie ist nur in sehr seltenen Fällen indiziert. Patienten in schlechtem Allgemeinzustand, die sich nicht auf eine postoperative Ruhe einlassen möchten, sind Kandidaten.
Es ist eine einfache Technik, aber die Gefahr eines Sekundärglaukoms, welches ihr in vielen Fällen folgt, verpflichtet uns, sie so wenig wie möglich zu gebrauchen.
Technik: Nach gewöhnlicher Anästhesie und guter Dilatation der Pupille wird eine schmale Lanze (durch die Sklera) in die vordere Augenkammer geführt, entweder vor oder hinter die Iris. Im ersten Falle wählt man den Zugang etwa ein bis zwei mm hinter dem Limbus, im zweiten Fall 4 mm hinter dem Limbus. Eine Seite der Lanze drückt auf die Linse an einem Punkt, der gegenüber ihrem Eintritt liegt, um die Linse so weit wie möglich nach unten zu drücken. Wenn die Lanze zurückgeführt wird und die Linse wieder heraufsteigt, soll die Bewegung der Reklination wiederholt werden, das Lanzenende wird dabei zunächst auf eine, dann auf die andere Seite gepreßt.
Bei einer sehr fragilen Zonula kann die Linse tief im Glaskörper schwimmen gelassen werden, und die Zonula kann dann vollständig gelöst werden; aber in den meisten Fällen bleiben die unteren Zonulafasern an der Linse haften. (Nach Arruga, 1962)

Die Aspiration der Katarakt

Galen von Pergamon (2. Jh. n. Chr.) berichtet in seinem *Methodus Medendi,* einige Augenärzte würden statt der Depression des Stars versuchen, ihn „zu entleeren“ [7]. Zur näheren Erklärung verweist er auf ein von ihm verfaßtes, uns nicht erhaltenes chirurgisches Handbuch. Mit dieser Angabe wußte man bislang nicht allzuviel anzufangen, da die Starextraktion in der Antike sonst nur durch den Chirurgen Antyllos (wohl 2.oder 3. Jh. n. Chr.) bezeugt ist und der entsprechende Passus (es geht dort um das Absaugen mittels eines Glasröhrchens) lediglich als Exzerpt in einer persischen medizinischen Enzyklopädie des 10. Jahrhunderts auftaucht. Seine Authentizität schien deshalb nicht gesichert (vgl. U. Weisser in [6]). Hirschberg [9] begegnete der These einer schon in der Antike bekannten Extraktionsmethode denn auch mit großer Skepsis. Die erste literarisch sicher überlieferte Bezeugung der Staroperation durch Aspiration stammt von Ammar (um 1000 n. Chr.), der sich selbst als Erfinder des entsprechenden Instruments bezeichnet.

Das Verfahren bei dem Einführen der hohlen Nadel ist ebenso wie bei dem der massiven (Nadel bei der Depression der Katarakt). Aber die Handhabung ist anders. Sowie die Nadel ins Innere des Auges gelangt ist, so stoße den Star nieder, nach der ersten Vorschrift. Wenn nun der Star niedersteigt und die Hälfte der Pupille klar ist, und dir die Nadel im Innern des Auges sichtbar wird, – sie ist dir ja nicht eher sichtbar, bis als die Pupille klar wird, – dann sieh zu, an welcher von den drei Seiten der Nadel das Loch sich befindet. Diese lass auf dem Star reiten. Jetzt befiehl dem Gehilfen, dass er ihn kräftig sauge. Denn siehe, der Star hat einen dicken Körper, und über ihm ist eine Haut, wie die des weißen von Ei. Wenn der Gehilfe nun saugt, und der Star sich hängt an das Loch der Nadel, dann befiehl dem ersteren, daß er mit Kraft sauge: du aber betrachte den Star mit deinen Augen; und wenn der Star in die Nadel hineingelangt ist, dann führe die Nadel heraus, während der Gehilfe daran saugt, in der üblichen Weise, bis die Nadel herauskommt aus dem Auge. Dann ist der Star mit ihr heraus gekommen. ... Der Gehilfe muss sich aber in Acht nehmen

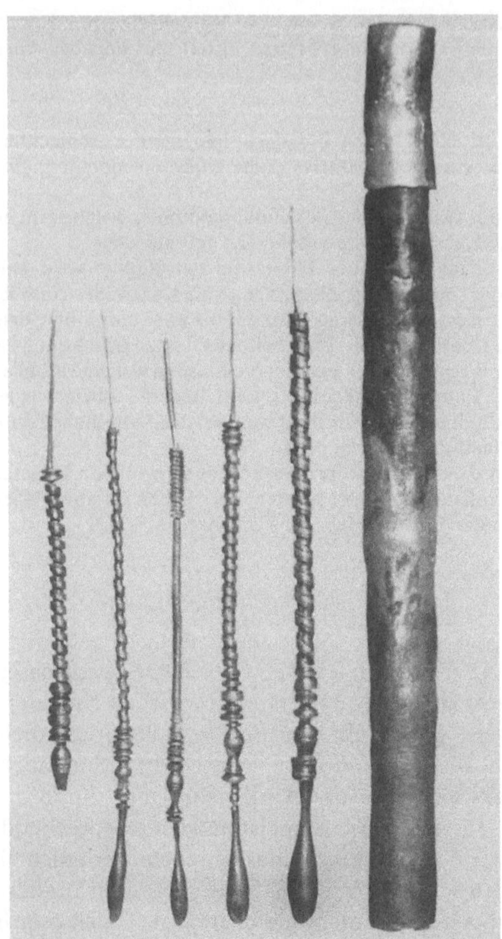

Abb. 2. Augenärztliche Operationsinstrumente aus dem 1. oder 2. Jh. n. Chr, die 1975 in der Saône bei Montbellet gefunden worden sind. Es handelt sich um drei solide Starnadeln sowie um zwei Hohlnadeln mit einer inneren Führungsnadel (3. und 5.von links). Die Hohlnadeln dienten offenbar dem Absaugen weicher Linsen (Mit freundlicher Genehmigung von Dr. E. Künzl, Direktor der Römischen Abteilung, Römisch-Germanisches Zentralmuseum, Mainz)

zur Zeit des Saugens, daß nicht von seiner Haut etwas in das Auge zurückkehrt, – denn dann würde das Auge glotzig werden, und daß nicht die Nadel auf die Eiweiß-Feuchtigkeit (Glaskörper) fällt und zur Zeit des Saugens viel von derselben anzieht, – denn dann würde das Auge schrumpfen. (Ammar, um 1000 n. Chr., zit. in [9])

Nun wurden aber 1975 in der Saône bei Montbellet ein Set römischer Starnadeln gefunden, unter denen sich zwei Hohlnadeln befanden (Abb. 2, 3). Form und Dekor deuten auf das 1. oder 2. Jahrhundert n. Chr. (E. Künzl in [6]). Innere Führungsnadeln dienten wahrscheinlich der Stabilisierung des Operationsinstrumentes beim Einführen in die Sklera und auch der Stabilisierung der Hohlnadel beim Transport im Köcher (rechts in Abb. 2). Diese Entdeckung gilt als ein besonders wichtiger Instrumentenfund in letzter Zeit (8). Er zeigt, daß das Absaugen der Katarakt schon in römischer Zeit möglich war. Die Nachricht Galens [7] gewinnt so an Gewicht, und die Authentizität des Antyllos-Exzerpts erscheint in neuem Licht, auch wenn die dort beschriebene Methode offenbar

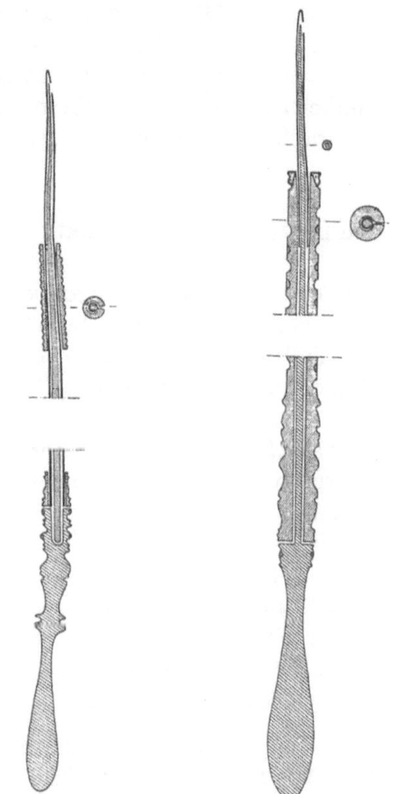

Abb. 3. Querschnitt der Hohlnadeln aus Abb. 2. Die seitliche Öffnung zur Aspiration erinnert an das Aussehen moderner Geräte zum Absaugen der Katarakt (Mit freundlicher Genehmigung von Dr. E. Künzl, Direktor der Römischen Abteilung, Römisch-Germanisches Zentralmuseum, Mainz)

nicht zu den Neufunden paßt. Interessanterweise unterscheiden sich diese römischen Hohlnadeln ebenfalls von denen des Ammar. Es ist deshalb anzunehmen, daß die Operationsmethode eine andere war: Ein Herunterdrücken der Linse war nicht notwendig.

Durch die seitliche Öffnung der Hohlnadel konnte die Gefahr der Perforation der hinteren Linsenkapsel und Aspiration des Glaskörpers reduziert werden. Das Ansaugen der Linsenkapsel oder des Glaskörpers war damals wohl aus anderen Gründen gefürchtet als heute: Die Gefahr einer späteren Aphakie-Ablatio spielte eine weit geringere Rolle als die intraoperative Verstopfung der Geräte durch diese Gewebe. Das unbeabsichtigte *Ab*saugen der „Eiweißfeuchtigkeit" kann kaum als eine Aspiration des Glaskörpers interpretiert werden [6, 9], da er sich nicht durch eine so kleine Öffnung absaugen läßt. Gefürchtet war hingegen sicher das Absaugen des Kammerwassers, da ein Kollaps der vorderen Augenkammer zum Abbruch der Operation führte, solange geeignete wässrige Lösungen zum Stellen der Vorderkammer unbekannt waren.

Wie unten näher ausgeführt, stellt die alleinige Diszision der Linsenvorderkapsel, die ja Bestandteil der Operation durch Aspiration ist, eine erfolgreiche Operationsmethode der weichen Katarakte dar. Darum ist es bei der Absaugung der Katarakt in der Antike gar nicht notwendig gewesen, die Rinden- und

Kernmassen völlig auszusaugen. Ein unvollständiges Absaugen der Katarakt konnte bei genügend großer Eröffnung der Vorderkapsel ebenfalls zur endgültigen, wenn auch langsameren Heilung führen. Dennoch war diese Methode in der Antike nicht sehr verbreitet und auf einige Spezialisten beschränkt, wie schon die literarischen Quellen nahelegen.

Die Diszision der Katarakt

Die Diszision der Linsenvorderkapsel als alleinige Operation wurde aus Versehen schon von vielen „Starstechern" beübt. Danach dauert es mehrere Wochen, bis sich die Rinde und der Kern verflüssigen und resorbieren. Conradi führte diese Methode seit 1797 gezielt aus. Sein Zeitgenosse G. J. Beer, der spätere Ordinarius von Wien und Urvater der universitären Augenheilkunde, schätzte die Methode ebenfalls [2]. Bei weichen Staren des Kindes- und Jungendalters war es eine Alternative zur Extraktion. Die Beschreibung der Operationstechnik von C. Schweigger [12], Schüler v. Graefes und sein Nachfolger auf dem Lehrstuhl der Charité, kann zeigen, welche Bedeutung diese heute praktisch vergessene Methode lange hatte. Während sie noch in der ersten Hälfte unseres Jahrhunderts Verbreitung fand [3], wird sie in moderneren Lehrbüchern kaum mehr erwähnt [4]. Neben den entzündlichen Komplikationen steigt bei kindlichen Katarakten durch die nur langsamen Resorption auch die Gefahr der Entwicklung einer Amblyopie.

> Die Operation der Cataract durch *Discision* hat als Vorbedingung jugendliches Lebensalter und gute Erweiterungsfähigkeit der Pupille durch Atropin. Man durchbohrt mit der Diszisionsnadel die Cornea gegenüber dem Rande der dilatirten Pupille und macht zunächst einen kleinen Kreuzschnitt in der Mitte der Kapsel. Durch Imbibition mit humor aqueus erfolgt eine Trübung und Aufquellung der Corticalis, einzelne Flocken derselben drängen sich aus der Kapselwunde heraus und werden allmählich resorbiert. Nach und nach erstreckt sich die Quellung auch auf die hintere Corticalis, wodurch der Linsenkern hervorgedrängt wird, so daß er schließlich aus der Kapsel heraus in die vordere Kammer fallen kann. ...
>
> Die dazu nötige Zeit erstreckt sich bei jugendlichen Individuen auf 1 bis 3 Monate. ... Die Reizbarkeit der Iris gegenüber den aufquellenden Linsenmassen verhält sich sehr verschieden und hängt in erster Linie vom Lebensalter ab; während junge Kinder selbst eine totale Quellung der Linse gut vertragen pflegen, kann bei älteren Individuen schon durch den Vorfall aufquellender Linsenmassen... eine Entzündung (der Iris hervorgerufen werden). ..
>
> *Die Indicationen der Discision* sind demnach folgende:
>
> 1) Totale Linsentrübungen des kindlichen Lebensalters; ist die Linse dabei vollständig verflüssigt, so empfiehlt v. Graefe die Anwendung einer etwas breiteren Discisionsnadel, um die Cataractflüssigkeit zugleich mit dem humor aqueus zu entleeren.
>
> 2) Für partielle Linsentrübungen des kindlichen Alters, welche überhaupt eine Staaroperation erfordern, ist die Discision die Hauptmethode.
>
> 3) Eine vorsichtige Anwendung dieser Operation ist erforderlich, jenseits des 20. Lebensjahres. Jenseits des 25. bis 30. Jahres beschränken sich die Indikationen auf Cataracten, welche durch Schrumpfung bereits erheblich verkleinert sind. Die hauptsächlichte Indication für die Ausführung der Discision im späteren Lebensalter wird gegeben durch Nachstaare. (Schweigger, 1880)

Diszision
... Nach der Diszision treten in der Vorderkammer reichlich gequollene Rindenmassen auf, die das Auge reizen und Drucksteigerungen auslösen können. Man ist zu einer Punctio corneae gezwungen, meist am 4. bis 6. Tag nach dem Eingriff, also nicht unter den günstigsten Bedingungen. ...
Die Diszision ist sogar mit nachträglichem Hornhautstich ein Eingriff von weit geringerer Bedeutung, als die lineare Extraktion. Das Auge wird eigentlich gar nicht eröffnet, das Kammerwasser fließt bei richtiger Ausführung nicht ab, Irisvorfall, Glaskörperverlust und ähnliche Zwischenfälle sind nicht möglich; Bettruhe usw. weniger oder überhaupt nicht erforderlich. Führte die Diszision zum Ziele, so wurde dem Kranken sicherlich auf die schonenste und gefahrloseste Weise geholfen.
In Betreff des Nachstars verhalten sich beide Eingriffe ziemlich gleichförmig. Wir haben selbst öfters, um in die Verhältnisse Einsicht zu nehmen, am einen Auge die Diszision, am anderen die Extraktion ausgeführt, ohne im Endergebnis irgendwelche Unterschiede feststellen zu können. Demgemäß ist es in einem guten Teil der Fälle dem freien Ermessen des Arztes überlassen, ob er sich für die Diszision oder für die Extraktion entscheidet. Doch gibt es Fälle, wo die Diszision das richtige Verfahren ist. Diese sind: 1) Der verflüssigte angeborene Star, ... 2) Der Schichtstar, ... 3) Die weichen Stare des Säuglingsalters, ... Gegenanzeigen der Diszision sind: 1) Hintere Synechien, ... 2) Kalkablegerungen, ... 3) Katarakta luxata (Blaskovics, Kreiker, 1938)

Literatur

1. Arruga H (1962) Ocular surgery. Übersetzung der 4. spanischen Auflage durch Hogan MJ, Chaparro LE. Salvat, Barcelona, S 547–548
2. Beer GJ (1799) Methode den Grauen Star sammt der Kapsel auszuziehen. Nebst einigen anderen wesentlichen Verbesserungen der Staaroperation überhaupt. Schaumburg, Wien, S 22–24
3. Blaskovics LV, Kreiker A (1938) Eingriffe am Auge, 1. Aufl. Enke, Stuttgart, S 354–357
4. Blaskovics LV, Kettesy A, Vörösmarthy D (1970) Eingriffe am Auge, 4. Aufl. Enke, Stuttgart, S 353
5. Celsus A Cornelius (1906) Über die Arzneiwissenschaft (De Medicina). Übersetzt und erklärt von Scheller/Friboes. Braunschweig. 7, 7, 13f
6. Feugère M, Künzl E, Weisser U (1985) Die Starnadeln von Montbellet (Saone-et-Loire). Ein Beitrag zur antiken und islamischen Augenheilkunde. Jahrbuch des Römisch-Germanischen Zentralmuseums, Mainz, 32:436–508
7. Galen v. Pergamon (1825) Opera Omnia. Kühn CG (Hrsg) Leipzig, Band X, 13
8. Jackson R (1990) Roman doctors and their instruments: recent research into ancient practice. J Roman Archaeol 3:5–27
9. Hirschberg J (1908) Geschichte der Augenheilkunde. In: Saemisch Th: Handbuch der Gesamten Augenheilkunde, Bd 13. § 284. Leipzig, S 230–240
10. Kelman CD (1967) Phaco-emulsification and aspiration. Am J Ophthalmol 64:23–35
11. Münchow W (1983) Geschichte der Augenheilkunde. Thieme, Leipzig
12. Schweigger C (1880) Handbuch der Augenheilkunde. Berlin, S 401–403

„Halo“ versus „cracks“ – Vergleichende rasterelektronenmikroskopische Darstellung von Nd:YAG-Laserdefekten verschiedener Energie bei Silikon- und PMMA-Implantlinsen

R. Waltersdorfer und M. E. Reich

Zusammenfassung. Auf Rückflächen von Silikon- und PMMA-Hinterkammerlinsen wurden mittels Nd:YAG-Laser Defekte gesetzt. Verschiedene Energie wurde verwendet (2 mJ, 5 mJ, 6 mJ). Höhere Laserenergien verursachten weit ausgeprägtere Defekte im PMMA als im Silikon.

Bei Treffern der Rückseite von PMMA-Linsen mit 2 mJ Laserenergie traten Frakturlinien auf und der Kraterdurchmesser war gering größer als bei Silikonlinsen. Bei dieser Energie war bei Silikonlinsen ein „Halo“ zu erkennen. Der Partikelauswurf war jedoch minimal.

Bei 6 mJ Laserenergie fanden wir im Silikon kleinere Kraterdurchmesser als im PMMA-Material. Der entstandene Defekt entsprach nicht dem Ausmaß des Schadens bei PMMA.

Jedoch zeigten sich bei 6 mJ Energie auf Silikonlinsen „Halo“ mit einem Durchmesser bis zu 0,2 mm und dichtem Partikelauswurf, so daß diese iatrogenen Linsenschäden als gleich wirksame Streulichtquellen wie die schneeflockenartigen Trübungen in PMMA-Linsen angesehen werden müssen.

Summary. Posterior surfaces of Silicon – and PMMA – posterior chamber lenses were exposed to bursts from Nd:YAG Laser. Different energy was used (2 mJ, 4 mJ, 6 mJ). High energy caused severe lense damage on PMMA than on Silicon.

2 mJ laser energy focused on posterior surfaces of PMMA lenses caused fracture lines and slightly distinct crater damages than on Silicon lenses. Silicon lenses demonstrated „halo“, surrounding each damage site with minimal particle ejection.

6 mJ energy caused smaller crater sites on Silicon than on PMMA. The crater damage is more severe on PMMA- but the „halo“ on silicon lenses increased up to diameters of 0,2 mm and thick particle-ejection was found. Therefore those iatrogenic lens defects must be considered to cause equal light scattering sources as the snowball like opacifications in PMMA lenses.

Einleitung

Trotz modernster Kunstlinsenimplantationschirurgie werden Trübungen der hinteren Kapsel im Nachbeobachtungszeitraum zwischen 6 Monaten und 5 Jahren mit einer Häufigkeit bis zu 50% beschrieben [1]. Bei Kindern wird der Nachstar bei entsprechend langer Nachkontrolle mit nahezu 100% angegeben [2]. Die Trübung der hinteren Kapsel muß nicht als Komplikation sondern kann als Implikation der modernen Kataraktchirurgie gesehen werden. Die Forschung beschäftigt sich mit der pharmakologischen Nachstarprävention [3], dennoch ist derzeit die hintere Kapsulotomie mittels Nd:YAG-Laser noch die Therapie der Wahl bei Cataracta secundaria. Energien von 1–2,5 mJ genügen im Regelfall zur Eröffnung der hinteren Kapsel [4]. Bei dichten Kapselfibrosen, sowie massiven Linsenzellregeneraten werden jedoch oft höhere Energien verwendet [5].

Laut Literatur ist die Anzahl auftretender Früh- und Spätkomplikationen unabhängig von der Anzahl der Laserimpulse sowie der verwendeten Energie [6]. Von unbeabsichtigen Linsentreffern wird in der Literatur bis zu 30% der vorgenommenen Kapsulotomien berichtet [7]. Die Faltbarkeit von Silikonlinsen macht die Implantation durch einen kleineren Schnitt möglich als bei PMMA-Implantaten. Das Ziel dieser Arbeit ist es anhand elektronenmikroskopischer Untersuchungen die Reaktion von Silikon- und PMMA-Implantlinsen auf iatrogen gesetzte Nd:YAG-Laserschäden verschiedener Energien zu vergleichen.

Material and Methode

2 Silikonlinsen des Models C 10 (Chiro Ophthalmus), bikonvex und 2 PMMA-Linsen des Types 62 P (Adatomed), plan konvex und mit Laserspacer von 0,2 mm wurden Nd:YAG-Laserimpulsen ausgesetzt. Zur Anwendung kam das Gerät des Typs Lasag Topaz.

Mit Energien von 2,4 und 6 mJ wurden jeweils 10 Defekte auf die Hinterfläche der Linsen gesetzt. Nach Besputterung der Linsen mit einer 200 Angström dicken Goldschicht erfolgten rasterelektronenmikroskopische (REM) Untersuchungen.[1]

60 Einschüsse wurden mittels REM dargestellt und vermessen. 4 repräsentative Bilder werden angeführt sowie in einer Tabelle die Größen der Defekte bei verschiedenen Energien und Materialien dargestellt.

Ergebnisse

Abbildung 1a zeigt den Defekt durch Nd:YAG-Laserenergie von 2 mJ auf der Rückfläche einer Silikonlinse. Der Linsenkrater ist 0,038 mm im Durchmesser, keine Bruchlinien, jedoch ein ausgerpägter „Halo“ (im amerikanischen Schrifttum „bul-eye“ genannt) ist deutlich sichtbar. Der Durchmesser dieses nahezu kreisförmigen Partikelauswurfes beträgt bis zu 0,19 mm.

Abbildung 1b zeigt die REM-Aufnahme eines Nd:YAG-Lasertreffers von 2 mJ auf der Rückfläche einer PMMA-Linse. Es findet sich ein Krater mit einem Durchmesser von 0,042 mm mit unregelmäßiger Randzone und vereinzelt angedeuteten Bruchlinien.

Abbildung 2a zeigt die Einwirkung von 6 mJ Nd:YAG-Laserenerie auf die Rückfläche der Silikonlinse. Der Kraterdurchmesser ist 0,073 mm. Frakturlinien sind nicht erkennbar. Der schon bei niedriger Energie aufgetretene „Halo“ zeigt hier einen Durchmesser von 0,2 mm und eine deutliche Verdichtung durch ausgeprägten Partikelauswurf.

---

[1] Das REM Jeol-T200 wurde vom Jubiläumsfonds der Österreichischen Nationalbank zur Verfügung gestellt.

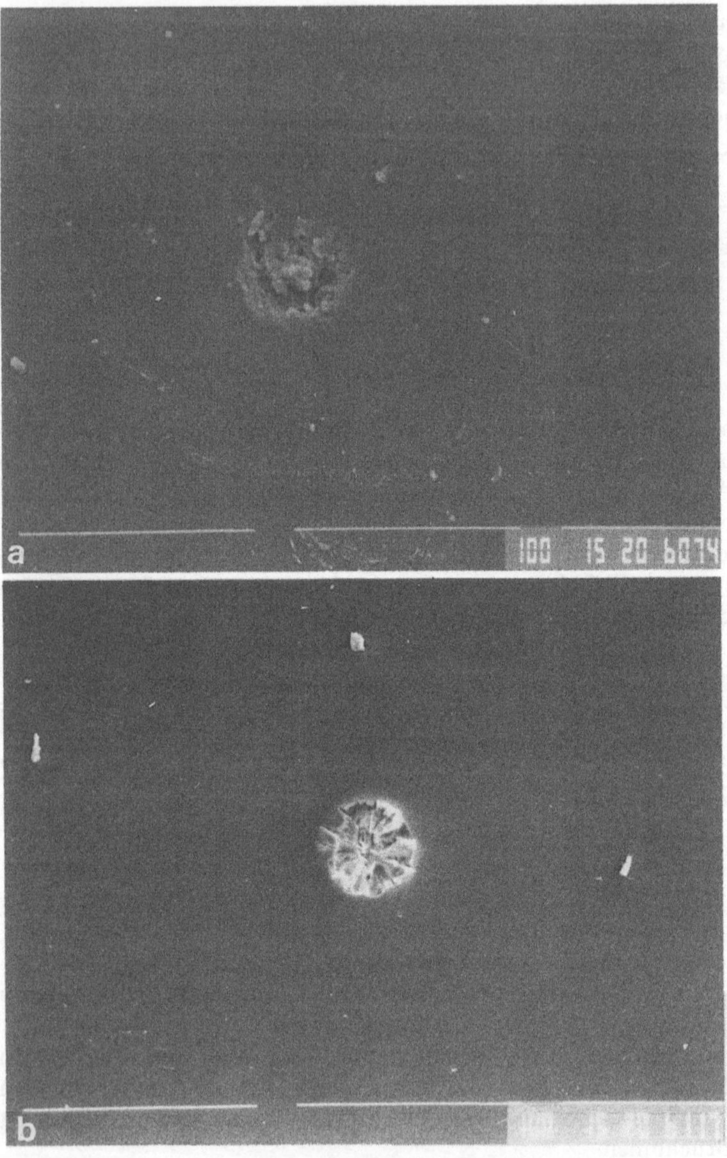

Abb. 1. a Nd:YAG-Lasereffekt von 2 mJ auf der Rückfläche einer Silikonlinse, Typ C 10. Der Linsenkrater hat 0,038 mm Durchmesser, keine Bruchlinien, ein „Halo“ ist sichtbar. Der Durchmesser dieses nahezu kreisförmigen Partikelauswurfes ist bis zu 0,19 mm; REM X 420. **b** Nd:YAG-Lasereffekt von 2 mJ auf Rückfläche einer PMMA-Linse, Typ 62 P. Kraterdurchmesser von 0,042 mm Durchmesser mit unregelmäßiger Randzone und verzeinzelt augedeuteten Bruchlinien; REM X 420

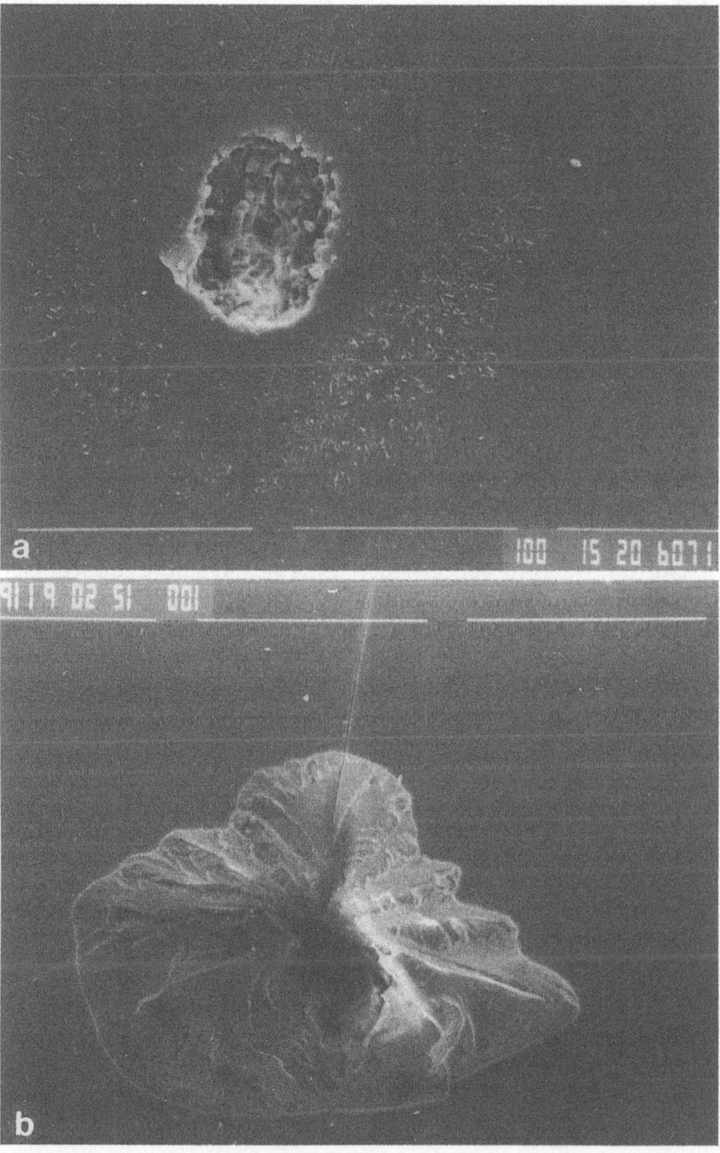

Abb. 2. a Nd:YAG-Lasereffekt von 6 mJ auf der Rückfläche einer Silikonlinse, Typ C 10. Der Kraterdurchmesser beträgt 0,073 mm, Frakturlinien sind nicht erkennbar. Der „Halo“ zeigt hier einen Durchmesser von 0,2 mm und Verdichtung durch ausgeprägten Partikelauswurf; REM X 420. **b** Nd:YAG-Lasereffekt von 6 mJ auf Rückfläche einer PMMA-Linse, Typ 62 P. Blütenförmigen Krater mit ausgeprägten Frakturlinien und einem Durchmesser von 0,15 mm; REM X 420

Tabelle 1. Die Durchschnittsgrößen der Kraterdefekte bei Silikon- und PMMA-Linsendefekten (in mm) sowie die Durchschnittsgrößen der „Halo" auf Silikon bedingt durch Energien von 2, 4 und 6 mJ in mm (minima-maxima); n = jeweils 5 Defekte mit unterschiedlicher Energie pro Linse. 2 Linsen des jeweiligen Typs wurden den Laserimpulsen ausgesetzt

Nd:YAG-Energie	2 mJ	4 mJ	6 mJ
Kraterdurchmesser X⁻ Silikon	0,038 (0,033–0,038)	0,057 (0,053–0,061)	0,073 (0,061–0,073)
Durchmesser X⁻ Silikon „Halo"	0,16 (0,12–0,19)	0,15 (0,12–0,18)	0,19 (0,12–0.2)
Kraterdurchmesser X⁻ PMMA	0,041 (0,035–0,043)	0,092 (0,07–0,15)	0,15 (0,11–0,18)

Abbildung 2b zeigt einen Defekt, bedingt durch 6 mJ Laserenergie auf einer PMMA-Linsenrückfläche. Dieser blütenförmige Krater läßt ausgeprägte Frakturlinien erkennen und ist mit 0,15 mm im Durchmesser deutlich größer als der Defekt im Silikon bei gleicher Energie. Defekte dieser Größe sind auch makroskopisch deutlich zu erkennen.

Tabelle 1 stellt die Größenverhältnisse von Silikon- und PMMA-Linsendefekten bei Energien von 2, 4, und 6 mJ dar. Es werden die Durchschnittswerte der Kraterdurchmesser beider Materialien, sowie der Ausdehnung der „Halo" bei Silikon von jeweils 10 Linsendefekten mit oben angeführten Energien angegeben.

Diskussion

Unsere Untersuchungen zeigten, daß bei Treffern der Rückseite von PMMA-Linsen mit 2 mJ Laserenergie Frakturlinien auftraten und der Kraterdurchmesser gering größer war als bei Silikonlinsen. Bei dieser Energie ist bei Silikonlinsen ein „Halo" zu erkennen. Der Partikelauswurf ist jedoch minimal.

Guthoff et al. [8] kamen bei experimentellen Untersuchungen über die räumliche Ausdehnung von Nd:YAG-Lasereffekten in verschiedenen Kunstlinsenwerkstoffen zum Schluß, daß YAG-Lasereffekte in Silikonlinsen bei Energien um 2 mJ als Streulichtquellen wohl weniger wirksam sind als die schneeflockenartigen Trübungen im PMMA-Material.

Bei 6 mJ Laserenergie fanden wir im Silikon kleinere Kraterdurchmesser als im PMMA-Material (maximal 0,073 bei Silikon zu maximal 0,17 mm bei PMMA). Die rasterelektronenmikroskopischen Aufnahmen dokumentieren, daß der dadurch entstandene Defekt nicht dem Ausmaß des Schadens bei PMMA entspricht. Jedoch zeigten sich bei 6 mJ Energie auf Silikonlinsen ein „Halo" mit einem Durchmesser bis zu 0,2 mm und dichtem Partikelauswurf, sodaß diese iatrogenen Linsenschäden als gleich wirksame Streulichtquellen wie die schneeflockenartigen Trübungen in PMMA-Linsen angesehen werden müssen.

Literatur

1. Terry AC, Stark WJ, Newsome DA et al (1985) Tissue toxicity of laser damaged intraocular lens implants. Ophthalmology 92:414–418
2. McDonell PJ, Zarbin MA, Green WR (1983) Posterior capsule opacification in pseudophakic eyes. Ophthalmology 90:1548–1553
3. Knorz MC, Münch D et al (1991) Tierexperimentelle Untersuchungen zur Nachstarprävention mit LENF. 5. Kongreß der DGII 1991, Wenzel et al (Hrsg) Springer, Berlin Heidelberg New York Tokyo, S 724–735
4. Chofflet et al (1991) Retrospektive Studie über die Komplikationen von 329 YAG-Laserkapsulotomien. Fortschr Ophthalmologie 88:806–808
5. Quentin CD, Behrens-Baumann, Goerdt (1991) Prospektive Studie über das zystoide Maculaödem nach Nd:YAG-Kapsulotomie. 5.Kongreß der DGII 1991, Wenzel et al (Hrsg) Springer, Berlin Heidelber New York Tokyo, S 659–664
6. Behrendt S, Gieß L, Duncken G (1991) Amotiohäufigkeit nach Behandlung mit Nd:YAG. Fortschr Ophthalmol 88:809–811
7. Stark WJ, Worthen D et al (1985) Neodymium:YAG-Lasers: an FDA report. Ophthalmology 92:209–212
8. Guthoff R, Seppich A, Draeger J (1991) Experimentelle Untersuchungen zur räumlichen Ausdehnung von Neodym-YAG-Lasereffekten in verschiedenen Kunstlinsenwerkstoffen. 5. Kongreß der DGII 1991, Wenzel et al (Hrsg) Springer, Berlin Heidelberg New York Tokyo, S 440–444

Pseudoakkommodation diffraktiver Multifokallinsen

Th. Wesendahl, G. Auffarth, W. Hunold, G. Kuck und E. Mehdorn

Zusammenfassung. Wir untersuchten 50 Augen von 35 Patienten 6 bis 18 Monate nach Kataraktoperation und Implantation einer diffraktiven Multifokallinse (MIOL) auf ihre Fähigkeit zur Pseudoakkommodation. Implantiert wurden 45 MIOL Typ 3M 815 LE sowie 5 Typ 3M 825 X. Das Durchschnittsalter betrug 58,2 ± 9,6 Jahre (33 bis 76 Jahre). Nur Patienten ohne weitere Pathologie und präoperativen Refraktionsfehlern < ±5 Dioptrien sowie einem Astigmatismus < −1 Dioptrie wurden MIOL's implantiert. Nach Bestimmung der objektiven und subjektiven Refraktion erfolgte die Messung der Pseudoakkommodation durch Ermittlung des Fernvisus bei Vorschaltung von Minus- und Pluslinsen von ± 1,0 bis ± 5,0 Dioptrien zur besten Fernkorrektur (Defokuskurven). Im Bereich von 0 bis −4 Dioptrien erreichten die MIOL-Patienten einen guten Visus (0,4 oder besser) mit Visusspitzen bei 0 und −3 Dioptrien. Die MIOL-Gruppe erreichte bei −1,0 bis −4,0 Dioptrien signifikant höhere Visuswerte als Patienten mit Monofokallinsen (p < 0,01) und verfügten damit über eine größere Akkommodationsbreite als Monofokallinsenträger.

Summary. Fifty eyes of 35 patients were examined for their pseudoaccommodation 6 to 18 months after cataractextraction and implantion of a diffractive multifocal intraocular lens (MIOL). 45 Type 3M 815 LE and 5 3M825 X lenses were implanted. The mean age was 58.2 years ± 9,6 years (33 to 76). Only patients without any pathology except cataract and preoperative refractive errors < ±5 diopters of spherical and ± 1 diopter of astigmatic refraction were eligible for implantation of MIOL's. After estimation of the objective and subjective refraction the patient's pseudoaccommodation were measured by testing their visual acuity, adding lenses of ± 1 to ± 5 diopters to their best distance correction. Patients with MIOL's reached a good visual acuity of 0.4 or better with a maximum peak at 0 and −3 diopters. Their visual acuity was significantly better in the range of −1 to −4 diopters compared to the monofical group suggesting a wider range of pseudoaccommodation.

Einleitung

Die Fähigkeit des Auges, auf Gegenstände unterschiedlicher Entfernungsbereiche zu fokussieren, geht mit zunehmendem Elastizitätsverlust der Linse verloren. Entsprechend erlaubt der Ersatz der natürlichen Linse durch eine konventionelle, starre IOL mit festem Brennpunkt den Refraktionsausgleich nur für einen einzigen Entfernungsbereich. Die fehlende Akkommodationsmöglichkeit macht die Brillenkorrektur für den Nahbereich unumgänglich.

Mit der Multifokallinse wird es möglich dem pseudophaken Auge eine Art der Akkommodation zu ermöglichen. Das Phänomen der Pseudoakkommodation ist allerdings nicht ausschließlich an die Präsenz der Multifokallinse gekoppelt. Auch ohne MIOL ist das Auge in der Lage, Gegenstände in unterschiedlichen

Entfernungsbereichen scharf abzubilden, z. B. bei der stenopeischen Lücke, der chromatischen Aberration und dem myoptischen Astigmatismus. Allerdings sind diese Mechanismen funktionell nicht aussreichend. Die diffraktive Konstruktion der Multifokallinse erlaubt die gleichtzeitige, scharfe Abbildung zweier unterschiedlich weit entfernter Gegenstände auf der Netzhaut. Gleichfalls sollte der erreichbare Visus in dem Bereich zwischen den Visusspitzen besser sein, als bei einer Monofokallinse.

Wir untersuchten den Effekt der Pseudoakkommodation bei Patienten mit Multifokallinsen und verglichen die Ergebnisse mit den von Monofokallinsenträgern.

Patientengut und Methoden

Wir untersuchten 6 bis 18 Monate, nach Kataraktoperation bei 35 Patienten mit MIOL die Fähigkeit der Pseudoakkommodation. Fünfzehn Patienten waren beiderseits, 20 Patienten einseitig mit einer Mulfifokallinse versorgt worden. Das Durchschnittsalter der Patienten betrug 58,2 ± 9,6 Jahre.

Für die Implantation einer MIOL wurden nur solche Patienten zugelassen, die die im folgenden genannten Kriterien erfüllten:

1. keine pathologischen Veränderungen der Augen, abgesehen von der bestehenden Katarakt, insbesondere keine Fundusveränderungen.
2. präoperativer Refraktionsfehler unter ± 5 Dioptrien.
3. präoperativer Astigmatismus maximal − 1 Dioptrie.
4. komplikationsloser intraoperativer Verlauf bis zum Zeitpunkt der Linsenimplantation

Alle Patienten wurden von einem Operateur operiert. Nach zirkulärer Kapsulorhexis von 5 bis 6 mm und extrakapsulärer Kataraktextraktion durch Phakoemulsifikation erfolgte die Implantation der MIOL in den Kapselsack. In 45 Fällen wurde eine MIOL des Typ's 815 LE, in 5 Fällen des Typ's 825 X implantiert. Die Linsen unterscheiden sich durch die Geometrie der Optik: 815 LE mit konvexplaner Optik, 825 X mit bikonvexer Optik.

Die Berechnung der MIOL-Brechkraft erfolgte mit der Formel nach Binkhorst auf einen postoperativen Soll-Refraktionswert zwischen 0 und −0,5 Dioptrien.

Postoperativ wurden bei allen Patienten folgende Untersuchungen durchgeführt:

1. Fernvisus s.c.
2. Fernvisus c.c.
3. Nahvisus s.c.
4. Nahvisus mit Fernkorrektur
5. Nahvisus mit Fernkorrektur plus Nahaddition

Danach wurde die Visusprüfung in einer Entfernung von 5 Metern unter Vorschaltung von Gläsern der Stärke ± 1,0; ± 2,0; ± 3,0; ± 4,0; ± 5,0 zur besten

Fernkorrektur wiederholt und der damit erreichte Visus in Form sogenannter Defokuskurven dokumentiert.

Als Vergleichskollektiv diente eine Gruppe von 30 Patienten mit konventioneller Monofokallinse. Das Alter der Patienten lag im Bereich von 61 bis 83 Jahre mit einem Durchschnittsalter von 70,3 ±5,8 Jahren. Auf Grund des jungen Durchschnittsalters der MIOL-Gruppe konnte bezüglich des Alters keine Strukturgleichheit der Gruppen erzielt werden. Es wurden daher in die Vergleichsgruppe nur Patienten ohne weitere pathologische Veränderungen der Netzhaut insbesondere ohne Hinterkapselfibrose aufgenommen, die einen Fernvisus von mindestens 0,8 hatten (Mittelwert 0,95 ± 0,11).

Die statistische Auswertung erfolgte unter Verwendung von Häufigkeitsverteilungsdiagrammen und Prüfung der Vergleichsparameter mit dem Wilcoxon-Test für ungepaarte Stichproben.

Ergebnisse

Das sphärische Äquivalent der MIOL-Gruppe betrug postoperativ −0,21 ± 0,71 Dioptrien, der postoperative Astigmatismus lag bei −0,87 ± 0,64 Dioptrien.

Ohne Korrektur erreichten 86% der Patienten einen Fernvisus über 0,5 (Mittelwert 0,7 ± 0,2). Der Fernvisus mit bester Korrektur war bei allen Patienten über 0,7 (Mittelwert 0,98 ± 0,13) (Abb. 1).

Ohne weitere Korrektur (weder Nah noch Fernkorrektur) erreichten 93,9% der Patienten einen Nahvisus von 0,5 oder besser. Dieser Wert erhöhte sich auf 97,8% mit bester Fernkorrektur. (Abb. 2)

Die durch Vorschalten von Plus- und Minusgläsern gewonnenen Visuswerte und die daraus erstellten Defokuskurven (Abb. 3) erlaubten die Ermittlung der

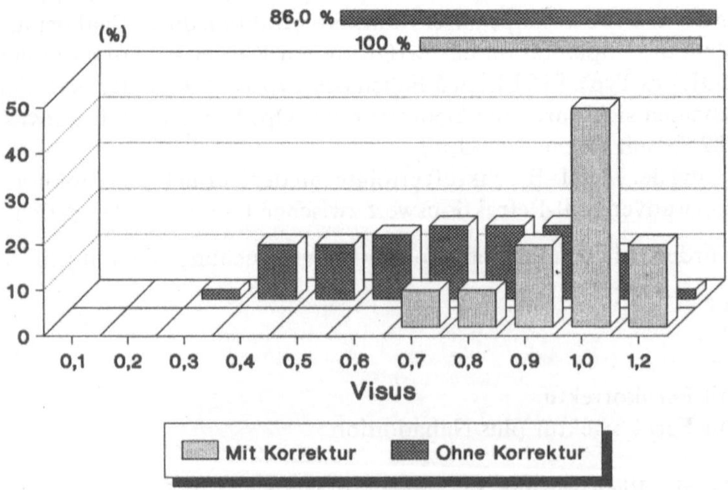

Abb. 1. Korrigierter und unkorrigierter Fernvisus der MIOL-Gruppe

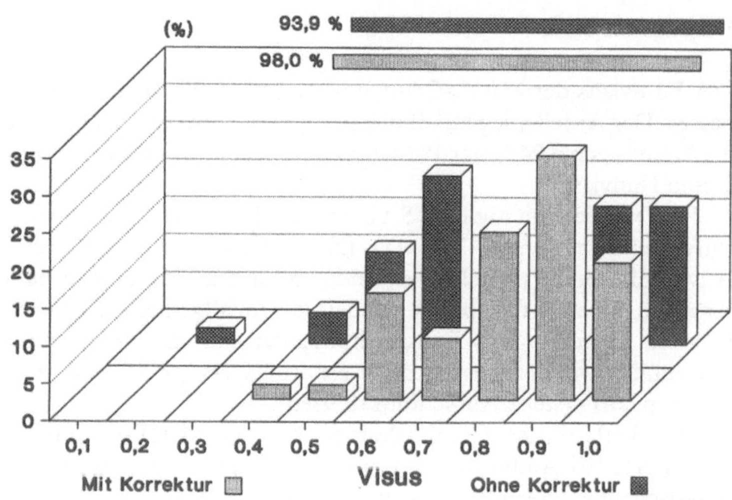

Abb. 2. Unkorrigierter Nahvisus und Nahvisus mit Fernkorrektur in der MIOL-Gruppe

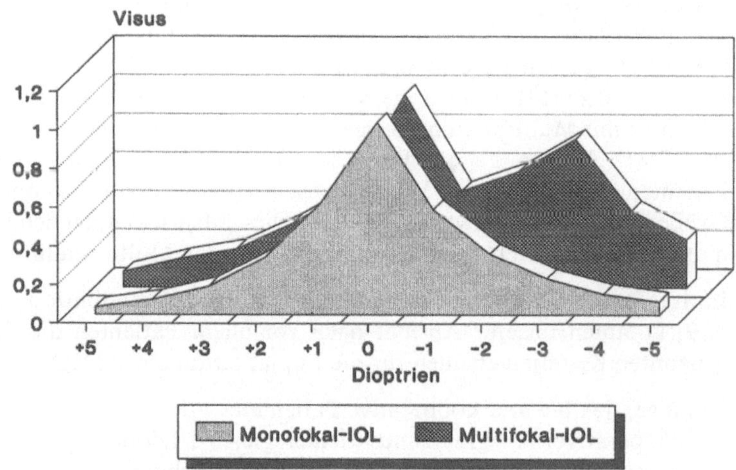

Abb. 3. Defokuskurven der Monofokallinsen- und MIOL-Gruppe

Pseudoakkommodation. Die MIOL-Gruppe erreichte über einen großen Bereich von 0 bis −4 Dioptrien einen hohen Visus der bei allen MIOL-Patienten über 0,4 lag. Bei Vorschaltung von −3 Dioptrien erreichten sie einen zweiten Visusgipfel, der in der Regel nur wenig unterhalb des mit bester Fernkorrektur erreichten Wertes lag. Die MIOL-Gruppe erreichte bei Vorsatz von −1,0 Dioptrien bis −4,0 Dioptrien signifikant höhere Visuswerte als Patienten mit Monofokallinse ($p < 0{,}01$).

Diskussion

Der Fernvisus der MIOL-Gruppe betrug in 86,0% bereits unkorrigiert 0,5 oder besser. Der Anteil stieg auf 100% mit bester Fernkorrektur. Ohne Korrektur lag der Nahvisus bei 94% der Patienten über 0,5; mit Fernkorrektur erreichten 98% diesen Nahvisus.

Im Vergleich mit anderen Studien erreichen unsere Patienten bessere postoperative Sehleistungen [1–7, 9, 11]. Dies führen wir zum einen auf die genannten Auswahlkriterien zurück, zum anderen darauf, das es sich bei den genannten Arbeiten um erste Ergebnisse handelt, die im allgemeinen schlechtere Ergebnisse lieferten [3, 6, 7]. Das Durchschnittsalter war mit 58 Jahren relativ niedrig. Gleichfalls war der postoperativ ermittelte Astigmatismus, mit 0,8 Dioptrien relativ niedrig (siehe Ausschlußkriterien).

Der Verlauf der Defokuskurven bei der MIOL-Gruppe weist maximale Visuswerte bei Addition von 0 und −3 Dioptrien auf, wobei der Visus in dem dazwischenliegenden Bereich nur geringfügig abfällt. Die Addition von Minuslinsen entspricht dem Akkommodationsaufwand für den entsprechenden Nahbereich. Dementsprechend erreichten die MIOL-Patienten im Bereich von unendlich bis 0,25 Metern einen Visus von 0,4 oder besser mit einem Maximum in Unendlich und 0,33 Metern (Zusatz 0 und −3 Dioptrien).

Die Patienten des Vergleichkollektives wiesen ohne Addition einen Visus von 0,95 ± 0,11 auf. Im Bereich von +1 bis −1 Dioptrie bestand kein signifikanter Unterschied zur MIOL-Gruppe, während im Bereich von −1 bis −4 Dioptrien die Patienten mit Multifokallinsen signifikant bessere Ergebnisse aufzuweisen hatten ($p < 0{,}01$). Der in diesem Bereich deutlich bessere Visusverlauf der MIOL-Patienten spricht für das Vorhandensein einer Pseudoakkommodation in der Größenordnung von etwa 4 Dioptrien. Dies entspricht auch den Ergebnissen der multizentrischen FDA und Europastudie der 3M Multifokallinsen [5].

Im Interesse einer Maximierung der Ergebnisse und Reduktion der Nachteile [4, 8, 9] kommen unserer Ansicht nach vor allem Patienten die die nachfolgend genannten Kriterien erfüllen für die Implantation einer MIOL in Betracht:

- junge, flexible und kooperative Patienten,
- präoperativer Astigmatismus kleiner/gleich 1 Dioptrie,
- abgesehen von der Katarakt keine weitere Pathologie,
- präoperativer Refraktionsfehler kleiner/gleich ± 5 Dioptrien.

Wir halten auch die berufliche Situation des Patienten für wichtig. Vor allem Berufskraftfahrern sollte wegen der bekannten Beeinträchtigung des Dämmerungs- und Kontrastsehens [2, 5, 9, 10] von der Implantation einer Multifokallinse abgeraten werden. Andererseits bietet die MIOL für eine Zahl anderer Berufsgruppen mit Überkopfarbeit gegenüber der Kombination IOL plus Bifokalbrille deutliche Vorteile. Bedingt durch die Positionierung des Nahzusatzes im unteren Brillensegment sind diese Patienten für Naharbeiten überkopf unzureichend korrigiert. Die Nahaddition der MIOL ist von der Blickrichtung unabhängig und erlaubt einen guten Nah- und Fernvisus über das gesammte Blickfeld.

Die Unwägbarkeiten der IOL-Kalkulation und des postoperativen Astigmatismusverhaltens, erlauben es nicht dem Patienten den Verzicht auf eine postoperative Brillenkorrektur zuzusichern. Die MIOL-Patienten erreichen aber auch ohne Korrektur für die Ferne und die Nähe ein gutes Sehvermögen, das im Einzelfall durch zusätzliche Brillenkorrektur verbessert werden kann. Im Unterschied zu Monofokallinsenträgern kommen sie jedoch ohne zusätzliche Korrektur für den zweiten Entfernungsbereich aus, wobei ihnen die Möglichkeit einer zusätzlichen Nahkorrektur für besondere Anforderungen erhalten bleibt.

Literatur

1. Duffey RJ, Zabel RW, Lindstrom RI (1990) Multifocal intraocular lenses. J Cataract Refract Surg 16:423–429
2. Guthoff R, Luttke J, Riemann S, Dornbach G, Draeger J, Kammann JP (1991) Indikationen für die Implantation diffraktiver Intraokularlinsen nach Auswertung von 50 Fällen 4. DGII-Kongreß Essen (1990) Kongreßverband. Springer, Berlin Heidelberg New York Tokyo, S 388–392
3. Hansen TE, Corydon L, Krag S, Thim K (1990) New multifocal intraocular lens design. J Cataract Refract Surg 16 (1990) S 38–43
4. Haigis W, Klatt B, Reiner J, Guthoff R (1990) Vergleichende Messungen zur Abbildungsqualität von mono- und multifokalen Intraokularlinsen. 4. DGII-Kongreß Essen (1990) Kongreßband. Springer, Berlin Heidelberg New York Tokyo, S 358–369
5. Lindstrom R (1991) Considerations for clinical use: one year results from 670 Patients in the FDA Study of the 3 M multifocal IOL; 9. European Intraocular Implantlens Congress, Valencia Spanien Sep 1991
6. Novak MR, Jacobi KW (1990) Diffraktive multifokale Intraokularlinsen: Eine postoperative klinische Studie: Klin Monatsbl Augenheilkd 196:43–47
7. Percival P (1989) Early experience with the diffractive bifocal lens. Eur J Implant Refract Surg 1:3–4
8. Rassow R, Kusel R (1991) Die Optik diffraktiver Intraokularlinsen 4. DGII-Kongreß Essen (1990) Kongreßverband. Springer, Berlin Heidelberg New York Tokyo, S 339–348
9. Teping C, Wenner M, Deppe W (1991) Funktionelle Ergebnisse nach Implantation bifokaler diffraktiver Intraokularlinsen. In: Wenzel M, Reim M, Freyler H, Hartmann C (Hrsg). 5. Kongreß der Deutschsprachigen Gesellschaft für Intraokularlinsen Implantation, Aachen 1991. Springer, Berlin Heidelberg New York Tokyo, S 225–232
10. Wenner M, Deppe W, Teping C (1991) Dämmerungssehen und Blendungsempfindlichkeit bei Trägern monofokaler und diffraktiver bifokaler Intraokularlinsen. In: Wenzel M, Reim M, Freyler H, Hartmann C (Hrsg). 5. Kongreß der Deutschsprachigen Gesellschaft für Intraokularlinsen Implantation, Aachen 1991. Springer, Berlin Heidelberg New York Tokyo, S 233–239
11. Wollensak J, Pham DT, Wiemer C (1991) Ergebnisse multifokaler Hinterkammerlinsen unterschiedlicher Typen. In: Wenzel M, Reim M, Freyler H, Hartmann C (Hrsg). 5. Kongreß der Deutschsprachigen Gesellschaft für Intraokularlinsen Implantation, Aachen 1991. Springer, Berlin Heidelberg New York Tokyo, S 210–218

Kataraktoperation und Kunstlinsenimplantation bei Diabetes mellitus

W. Wiegand, P. Kroll, R. Jahn und P. Heinz

Zusammenfassung. In einer retrospektiven Analyse wurden 118 Augen von 88 Patienten mit Diabetes mellitus, bei denen eine Kataraktoperation mit Implantation einer Intraokularlinse vorgenommen worden war, noch einmal nachuntersucht. Der mittlere Nachuntersuchungszeitraum betrug 19 Monate. Unter den perioperativen Problemen und Komplikationen kamen eine unzureichende Mydriasis (25%) und eine starke Entzündungsreaktion in der Vorderkammer (12%) am häufigsten vor. Die diabetischen Fundusveränderungen zeigten innerhalb des Nachbeobachtungszeitraumes zwar eine Progression, deren Ausmaß jedoch nicht unbedingt den Schluß zuläßt, daß die Entwicklung diabetischer Fundusveränderungen durch eine Kataraktoperation wesentlich beeinflußt wird. Die wichtigste Spätkomplikation war eine Hinterkapselfibrose (23%). Eine frühzeitige und ausreichende Laserkoagulation diabetischer Fundusveränderungen ist daher erforderlich.

Summary. We reviewed 118 eyes of 88 diabetic patients with cataract operation and intraocular lens implantation. The mean follow-up times was 19 months. The main perioperative problems and complications were an insufficient mydriasis (25%) and a severe anterior chamber inflammation (12%). During the follow-up time the diabetic retinopathy showed a progression which, however, was not strictly correlated to the preceding cataract operation. The main late complication was a fibrosis of the posterior capsule (23%). Therefore an early and sufficient laser coagulation of the diabetic patients seems to be necessary.

Einleitung

Die Implantation einer Kunstlinse ist im letzten Jahrzehnt zu einem festen Bestandteil der Kataraktoperation geworden. Zahlreiche Kontraindikationen, die in den Anfangszeiten der Linsenimplantation angeben wurden, sind nicht mehr länger relevant. Hierzu gehört auch die Kunstlinsenimplantation bei Diabetikern. Es besteht heute kein Zweifel mehr, daß eine Hinterkammerlinse auch bei Diabetikern sicher und in der Mehrzahl der Fälle ohne Komplikationen implantiert werden kann. Andererseits ist auch bekannt, daß eine Kataraktoperation bei Diabetikern in der peri- und postoperativen Phase vermehrt zu Komplikationen führen kann [1–4, 9]. Seit einigen Jahren wird außerdem die Frage, ob eine Kataraktoperation bei Diabetikern die Entwicklung der diabetischen Fundusveränderungen beeinflußt oder nicht, in der Literatur diskutiert [1, 2, 5–8, 10, 11].

Wir haben daher in einer retrospektiven Analyse die perioperativen Probleme und Komplikationen, die Entwicklung der diabetischen Fundusveränderungen und die Spätkomplikationen bei extrakapsulär kataraktoperierten Diabetikern mit Implantation einer Hinterkammerlinse untersucht.

Material und Methode

Alle Patienten mit Diabetes mellitus, die sich zwischen 1985 und 1990 in unserer Klinik einer extrakapsulären Kataraktoperation mit Implantation einer Hinterkammerlinse unterzogen hatten, wurden noch einmal zu einer Nachuntersuchung einbestellt. Zur Kontrolluntersuchung erschienen zwei Drittel der einbestellten Patienten. Insgesamt konnten 118 operierte Augen von 88 Patienten nachuntersucht werden, wobei 57 Patienten einseitig und 31 Patienten beiderseitig operiert worden waren.

Das mittlere Alter der Patienten zum Zeitpunkt der Operation betrug 71,5 Jahre, der jüngste Patient war bei der Operation 25 Jahre, der älteste 89 Jahre alt. Die Nachbeobachtungszeit zwischen Operation und Kontrolltermin betrug im Mittel 19 Monate mit einer kürzesten Zeitspanne von 7 Monaten und einer längsten Zeitspanne von 6½ Jahren.

Bei allen Patienten wurde beim Kontrolltermin eine komplette ophthalmologische Untersuchung durchgeführt. Die präoperativen und perioperativen Befunde der Patienten wurden den Krankenakten entnommen.

Die Kataraktoperationen erfolgten in allen Fällen mittels Kernexpression über einen corneoskleralen Stufenschnitt und anschließender Aspiration der Rindenreste. Sie wurden von insgesamt drei Operateuren durchgeführt. Zur Implantation kamen mehrere verschiedene Hinterkammerlinsenmodelle; gemeinsam war ihnen, daß sie eine PMMA-Optik und eine Polypropylen-Haptik besaßen. Eine Implantation in den Kapselsack wurde angestrebt.

Die postoperative Behandlung bestand bei allen Patienten in der Applikation eines lokalen Kortikosteroids und eines nichtsteroidalen Entzündungshemmers viermal pro Tag und eines Antibiotikums zweimal pro Tag für insgesamt zwei Wochen.

Ergebnisse

Die Auswertung umfaßte vor allem vier Gesichtspunkte: Die intraoperativen und unmittelbar postoperativen Probleme und Komplikationen, die Visusentwicklung, die Entwicklung der diabetischen Fundusveränderungen und die Spätkomplikationen an den Vorderabschnitten.

Perioperative Probleme und Komplikationen

Die wichtigsten in den Krankenblättern vermerkten perioperativen Probleme und Komplikationen sind in Abb. 1 dargestellt. Am häufigsten wurde in den OP-Berichten eine unzureichende Mydriasis erwähnt, gefolgt von ungewöhnlich starker Pigmentausschwemmung. Eine Ruptur der Hinterkapsel bei der Kunstlinsenimplantation trat bei sechs Patienten ein, bei drei dieser Patienten mußte eine Vorderkammerlinse implantiert werden.

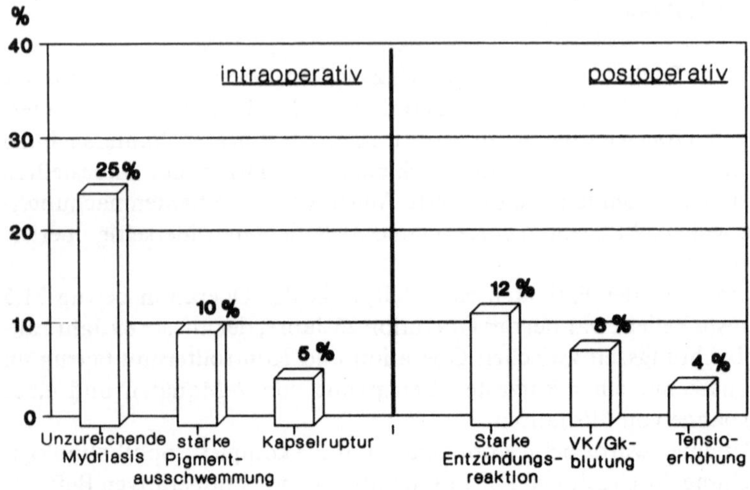

Abb. 1. Perioperative Probleme und Komplikationen

In der unmittelbar postoperativen Phase kam es bei einem relativ hohen Prozentsatz der Patienten zu einer ausgeprägten Entzündungsreaktion in der Vorderkammer, zum Teil mit fibrinösen Exsudaten. Weitere Komplikationen bestanden in sieben Fällen in einer Vorderkammerblutung und in zwei Fällen in einer Glaskörperblutung. Bei fünf Patienten trat in der unmittelbar postoperativen Phase eine transitorische Erhöhung des Augeninnendruckes auf, obwohl bei ihnen präoperativ kein Glaukom bekannt war.

Visusentwicklung

Die Kataraktoperation führte bei fast allen Patienten zu einer erheblichen Visusverbesserung, deren Ausmaß allerdings weitgehend von den diabetischen Fundusveränderungen bestimmt wurde. Innerhalb der ersten zwei Wochen nach der Kataraktoperation erreichten 93% der Patienten am operierten Auge eine Sehschärfe von ⩾0,4 und hatten damit einen brauchbaren Lesevisus. Zum Kontrollzeitpunkt war die Sehschärfe geringfügig abgefallen, einen Visus von ≥0,4 erreichten jetzt nur noch 88% der Patienten. Bei den Patienten, die am wenigsten von der Kataraktoperation profitiert hatten, lag ein diabetisches Makulaödem vor.

Entwicklung der diabetischen Fundusveränderungen

Für die Beurteilung der diabetischen Fundusveränderungen wurde die übliche Stadieneinteilung für die diabetische Retinopathie verwendet und die Befunde den entsprechenden Stadien zugeordnet. Zum Zeitpunkt der Operation, d.h.

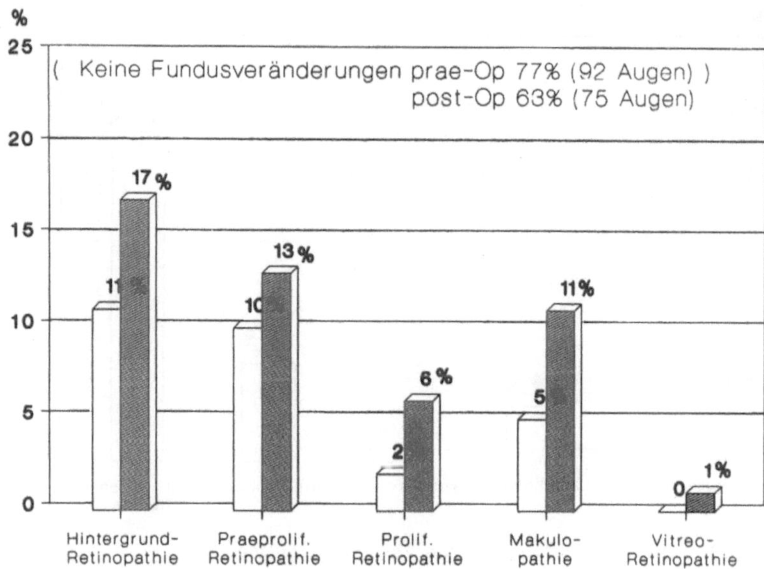

Abb. 2. Entwicklung der diabetischen Fundusveränderungen

entweder unmittelbar präoperativ oder - in den Fällen, bei denen wegen einer dichten Katarakt eine hinreichend genaue präoperative Fundusbeurteilung nicht möglich war - unmittelbar postoperativ, waren in 77% der Augen noch keine diabetischen Fundusveränderungen verhanden. Das Ausmaß der Fundusveränderungen bei den übrigen 23% der Augen mit diabetischer Retinopathie ist in Abb. 2 wiedergegeben. Dabei wurde die Inzidenz der diabetischen Makulopathie in der Abbildung gesondert dargestellt. Zu beachten ist daher, daß die Patienten mit diabetischer Makulopathie zugleich auch in einer der anderen Gruppen aufgeführt werden, da eine isolierte diabetische Makulopathie ohne sonstige diabetische Fundusveränderungen in unserem Kollektiv nicht vorkam.

Den präoperativ vorhandenen Fundusveränderungen sind in Abb. 2 die Fundusveränderungen zum Zeitpunkt der Kontrolluntersuchung gegenübergestellt. Es ist zu erkennen, daß innerhalb des Nachbeobachtungszeitraumes in allen Gruppen eine deutliche Zunahme der diabetischen Fundusveränderungen auftrat, wobei insbesondere die Zunahme der Makulopathie auffällt. Zusätzlich ist es auch innerhalb der einzelnen Gruppen zu Verschiebungen gekommen, so daß bei einem höheren Prozentsatz der Augen eine Verschlechterung der diabetischen Fundussituation zwischen Operationszeitpunkt und Kontrolluntersuchung eingetreten ist als man aus Abb. 2 entnehmen kann. Eine Neuentwicklung oder Verschlechterung der diabetischen Retinopathie fand sich bei insgesamt 23% der operierten Augen, eine Neuentwicklung oder Verschlechterung der diabetischen Makulopathie bei insgesamt 8% der operierten Augen.

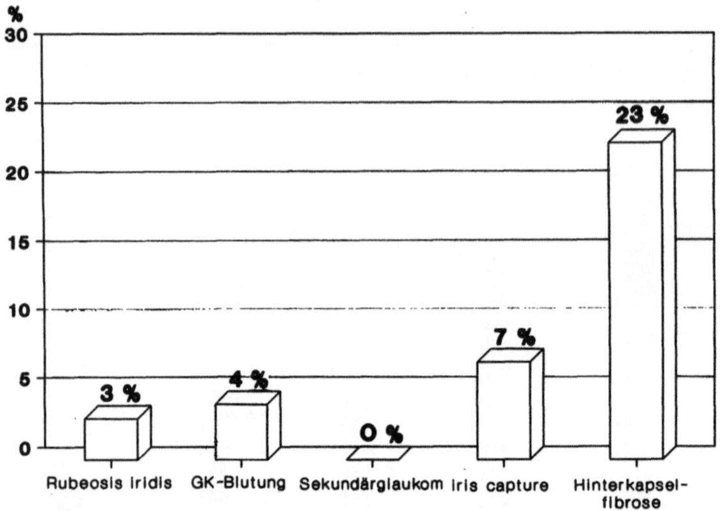

Abb. 3. Spätkomplikationen an den Vorderabschnitten

Spätkomplikationen an den Vorderabschnitten

Unter den Spätkomplikationen an den Vorderabschnitten, die sich zwischen Operation und Kontrollzeitpunkt entwickelt hatten, befand sich ein ungewöhnlich hoher Prozentsatz von visusrelevanter Hinterkapselfibrose und ebenso ein recht hoher Anteil von Augen mit Iris capture (Abb. 3). Obwohl bei einigen Patienten auch eine Rubeosis iridis im Kontrollzeitraum eingetreten war, kam es jedoch in keinem Falle zur Ausbildung eines Sekundärglaukoms (Neovakularisationsglaukoms). Hierbei ist jedoch zu berücksichtigen, daß Patienten mit ausgeprägter proliferativer diabetischer Retinopathie zum Zeitpunkt der Operation in unserem Kollektiv nur in sehr geringer Anzahl vorhanden waren. Schwere proliferative Veränderungen an den vorderen Augenabschnitten konnten sich somit erwartungsgemäß nur in wenigen Fällen ausbilden.

Diskussion

Während in früherer Zeit eine diabetische Retinopathie als Kontraindikation für eine Intraokularlinsen-Implantation angesehen wurde, wird inzwischen im Rahmen der Kataraktoperation auch bei Diabetikern routinemäßig eine Intraokularlinse implantiert. Obwohl zahlreiche Berichte über die Ergebnisse der Kataraktoperation mit Intraokularlinsen-Implantation bei Diabetikern in der Literatur vorliegen, finden sich nur wenige Arbeiten, die auf einem größeren Patientengut beruhen [2, 4, 5, 8, 10, 11]. Unsere Ergebnisse unterstützen die Auffassung, daß bei der Kataraktoperation von Diabetikern in aller Regel eine Intraokularlinse implantiert werden kann [2, 8, 10], wobei allerdings das

Vorliegen einer Rubeosis iridis oder einer schwaren Vitreoretinopathie als Kontraindikation für eine Linsenimplantation angesehen werden sollte.

Aus der Literatur ist bekannt, daß Diabetiker eine hohe Inzidenz von postoperativen Entzündungsreaktionen besitzen [1, 2, 8, 9]. Dies kann durch die vorliegende Untersuchung bestätigt werden. Hinsichtlich der postoperativen Visusentwicklung scheinen sich bei Diabetikern keine wesentlich anderen Ergebnisse zu ergeben als bei der Normalpopulation. Die postoperativen Visuswerte werden bei Diabetikern vorwiegend vom Ausmaß der präoperativ vorhandenen diabetischen Fundusveränderungen bestimmt, insbesondere von der präoperativ vorhandenen Makulopathie. Auch die weitere Visusentwicklung wird vornehmlich durch die Veränderung der Makulasituation - also Auftreten oder Verschlechterung eines Makulaödems - hervorgerufen.

Zwischen Kataraktoperation und Kontrollzeitpunkt haben die diabetischen Fundusveränderungen zwar erheblich zugenommen, aus den Zahlenwerten läßt sich jedoch nicht ableiten, daß eine Kataraktoperation die normale Progression der diabetischen Netzhautveränderungen wesentlich erhöht. Der Nachweis, daß eine Kataraktoperation zu einer Verschlechterung der diabetischen Netzhautsituation führt, muß daher einer weiteren Untersuchung vorbehalten bleiben, bei der die Fundussituation an kataraktoperierten Augen von Diabetikern mit der Fundussituation an den nicht operierten Partneraugen verglichen wird. Eine solche Studie befindet sich zur Zeit in Auswertung.

Ein hoher Prozentsatz der Diabetiker entwickelt - wie auch aus der Literatur bekannt [2, 9] - nach der Kataraktoperation eine ausgeprägte Kapselfibrose. Daher sollte bei kataraktoperierten Patienten möglichst frühzeitig eine Laserkoagulation diabetischer Fundusveränderungen erfolgen und intraoperativ eine ausreichend große vordere Kapsulotomie zugelegt werden, die einen guten Einblick auf den Fundus gewährleistet.

Literatur

1. Böke W (1987) Intraokulare Entzündungsreaktion nach Implantation einer retropupillaren Linse. Klin Monatsbl Augenheilkd 190:393–402
2. Cunliffe IA, Flanagan DW, George NDL, Aggarwaal RJ, Moore AT (1991) Extracapsular cataract surgery with lens implantation in diabetics with and without proliferative retinopathy. Br J Ophthalmol 75:9–12
3. Imre G, Bögi J (1986) Früh- und Spätkomplikationen bei der Kataraktextraktion von Diabetikern. Klin Monatsbl Augenheilkd 189:383–384
4. Lim ASM, Ang BC (1990) Implantatation and Diabetes: Analysis of 784 Cases. Asia-Pacific J Ophthalmol 2:16–18
5. Pollack A, Dotan S, Oliver M (1991) Progression of diabetic retinopathy after cataract extraction. Br J Ophthalmol 75:547–551
6. Pollack A, Dotan S, Oliver M (1991) Course of diabetic retinopathy following cataract surgery. Br J Ophthalmol 75:2–8
7. Prasad P, Setna PH, Dunne JA (1990) Accelerated ocular neovascularisation in diabetics following posterior chamber lens implantation. Br J Ophthalmol 74:313–314
8. Ruiz RS, Saatci OA (1991) Posterior chamber intraocular lens implantation in eyes with inactive and active proliferative diabetic retinopathy. Am J Ophthalmol 111:158–162

9. Schiefer U, Pötzsch D, Schütte E (1987) Komplikationen und therapeutische Möglichkeiten bei Diabetikern nach IOL-Implantation. Spektrum Augenheilkd 1:135–136
10. Sebestyen JG (1986) Intraocular Lenses and Diabetes Mellitus. Am J Ophthalmol 101:425–428
11. Vignanelli M (1990) Aggravation de la rétinopathie diabétique après extraction de la cataracte. Klin Monatsbl Augenheilkd 196:334–337